Walter Merkle (Hrsg.)
Urologie

Die überdurchschnittliche Ausstattung dieses Buches wurde
durch die großzügige Unterstützung von drei Unternehmen ermöglicht,
die sich seit langem als Partner der Mediziner verstehen.

Wir danken der
MLP Marschollek, Lautenschläger & Partner AG,
Alte Leipziger Lebensversicherungsgesellschaft aG,
Hallesche Nationale Krankenversicherung aG

Nähere Informationen hierzu siehe am Ende des Buches.

Duale Reihe

Urologie

Herausgegeben von Walter Merkle

Mit Beiträgen von W. Diederichs, W. Diemer, A. Frankenschmidt, H.-J. Graff, E.-A. Günthert, G. Haupt, M. Kämmerling, G.-R. Ludwig, M. Ludwig, H. Melchior, R. Neubauer, I. Schroeder-Printzen

267 Abbildungen in 355 Einzeldarstellungen, 117 Tabellen

Hippokrates Verlag Stuttgart

Die Deutsche Bibliothek – CIP-Einheitsaufnahme

Urologie : 117 Tabellen / hrsg. von Walter Merkle. Mit Beitr. von W. Diederichs . . . – Stuttgart : Hippokrates Verl., 1997
(Duale Reihe)
ISBN 3-7773-1116-2 kart.

Anschrift des Herausgebers:

Dr. med. Walter Merkle
Stiftung Deutsche Klinik für Diagnostik GmbH
Fachbereich Urologie
Aukammallee 33
65191 Wiesbaden

Anschrift der Reihenherausgeber:

Dr. med. Alexander Bob
Weschnitzstraße 4
69469 Weinheim

Dr. med. Konstantin Bob
Weschnitzstraße 4
69469 Weinheim

Redaktion: Dr. med. Thomas Wolffgram

Zeichnungen: Dr. med. Katja Dalkowski

Studentische Mitarbeiter dieser Ausgabe: Philipp Rehbein, Martina Nöhle, Christina Noll

Wichtiger Hinweis:
Wie jede Wissenschaft ist die Medizin ständigen Entwicklungen unterworfen. Forschung und klinische Erfahrung erweitern unsere Erkenntnisse, insbesondere was Behandlung und medikamentöse Therapie anbelangt. Soweit in diesem Werk eine Dosierung oder eine Applikation erwähnt wird, darf der Leser zwar darauf vertrauen, daß Autoren, Herausgeber und Verlag große Sorgfalt darauf verwandt haben, daß diese Angabe dem Wissensstand bei Fertigstellung des Werkes entspricht.
Für Angaben über Dosierungsanweisungen und Applikationsformen kann vom Verlag jedoch keine Gewähr übernommen werden. Jeder Benutzer ist angehalten, durch sorgfältige Prüfung der Beipackzettel der verwendeten Präparate und gegebenenfalls nach Konsultation eines Spezialisten festzustellen, ob die dort gegebene Empfehlung für Dosierungen oder die Beachtung von Kontraindikationen gegenüber der Angabe in diesem Buch abweicht. Eine solche Prüfung ist besonders wichtig bei selten verwendeten Präparaten oder solchen, die neu auf den Markt gebracht worden sind. Jede Dosierung oder Applikation erfolgt auf eigene Gefahr des Benutzers. Autoren und Verlag appellieren an jeden Benutzer, ihm etwa auffallende Ungenauigkeiten dem Verlag mitzuteilen.
Geschützte Warennamen (Warenzeichen) werden nicht besonders kenntlich gemacht. Aus dem Fehlen eines solchen Hinweises kann also nicht geschlossen werden, daß es sich um einen freien Warennamen handele.

ISBN 3-7773-1116-2

Printed in Germany 1997
Satz und Reproduktion: Fotosatz Sauter, 73072 Donzdorf.
Druck: Druckerei Kohlhammer, 70329 Stuttgart.

Inhalt

Autorenverzeichnis ... 14
Vorwort der Reihenherausgeber ... 15
Vorwort des Bandherausgebers ... 15

Teil A

Pathomechanismen, allgemeine Symptomatik und Prinzipien der Therapie *(M. Kämmerling, W. Merkle)* ... 17

1 Niereninsuffizienz ... 17
1.1 Akutes Nierenversagen (ANV) ... 17
1.1.1 Prärenales Nierenversagen ... 18
1.1.2 Intrarenales Nierenversagen ... 18
1.1.3 Postrenales Nierenversagen ... 19
1.2 Chronisches Nierenversagen (CNV) ... 21
1.3 Therapieprinzipien ... 23
1.3.1 Prävention und kausale Therapie ... 23
1.3.2 Symptomatische Therapie ... 25

2 Störungen des Harntransportes ... 26

3 Renale Hypertonie ... 28

Teil B

Urologische Leitsymptome *(W. Diederichs)* ... 35

1 Veränderte Harnausscheidung und Miktionsstörungen ... 35
1.1 Veränderungen des Harns ... 35
1.2 Veränderungen der Miktionsmenge, -häufigkeit und -qualität ... 36
1.3 Gestörter Miktionsablauf ... 37

2 Harninkontinenz ... 37
2.1 Streßinkontinenz ... 37
2.2 Urgeinkontinenz ... 38
2.3 Reflexinkontinenz ... 38
2.4 Überlaufinkontinenz ... 38
2.5 Sonderformen der Harninkontinenz ... 38

3 Harnverhaltung ... 39

4 Hämaturie ... 40
4.1 Makrohämaturie ... 40
4.2 Mikrohämaturie ... 42

5 Schmerzen ... 42
5.1 Schmerzqualitäten ... 42
5.2 Spezielle urologische Schmerzformen ... 43
Nierenschmerzen ... 43
Schmerzen bei Nierentrauma ... 44
Harnleiterschmerzen ... 44
Blasenschmerzen ... 44
Prostataschmerzen ... 44
Schmerzen des Skrotalinhaltes ... 44
Uncharakteristische Schmerzbilder bei urologischen Anomalien ... 45

6 Begleiterscheinungen urologischer Erkrankungen ... 45
Gastrointestinale Begleiterscheinungen (renointestinaler Reflex) ... 45
Veränderungen des Allgemeinzustandes ... 45
Rückenschmerzen ... 45

Teil C

Urologische Diagnostik *(W. Merkle)* ... 47

1 **Anamnese** ... 47

2 **Palpation** ... 47

3 **Sonographie** ... 48

4 **Bakteriologische und klinisch-chemische Untersuchungen des Harns** ... 51
4.1 Methoden der Uringewinnung ... 51
Spontanmiktion ... 51
Blasenkatheterismus ... 51
Suprapubische Punktion der Blase ... 51
Sterile Klebebeutel ... 52
Dreigläserprobe ... 52
4.2 Technik der Urinuntersuchung ... 52
4.2.1 Urinsediment ... 52
4.2.2 Schnelltests ... 54
4.2.3 Spezielle Untersuchungsmethoden ... 55
4.3 Bakteriologische Untersuchung (Urinkultur) ... 55
4.3.1 Untersuchung auf Urogenitaltuberkulose ... 56

5 **Harnkonkremente** ... 57

6 **Sekrete der ableitenden Harnwege** ... 58
Ejakulatdiagnostik ... 58
Prostatasekret ... 58
Urethralsekret ... 58

7 **Funktionsdiagnostik** ... 59
7.1 Kreatinin-Clearance ... 59
7.2 Inulin-Clearance ... 60
7.3 PAH-Clearance ... 60
7.4 Filtrationsfraktion ... 60
7.5 Isotopen-Clearance (Funktionsszintigraphie) ... 60
7.6 Diuresefunktionsserienszintigraphie ... 62
7.7 Statische Nierenszintigraphie ... 63
7.8 Indirekte Refluxprüfung ... 63

8 **Radiologische Verfahren** ... 64
Kontrastmittelallergie ... 64
8.1 Ausscheidungsurographie ... 65
Durchführung ... 65
Beurteilung ... 67
8.2 Spezielle urologische Röntgendiagnostik ... 70
Frühurogramm ... 70
Stehaufnahme ... 70
Miktionscysturethrogramm (MCU) ... 70
Retrograde Urethrographie ... 71
Retrograde Pyelographie ... 72
Antegrade Harnleiterdarstellung ... 73

9 **Weitere bildgebende Verfahren** ... 74
9.1 Lymphographie ... 74
9.2 Angiographie ... 74
Katheterangiographie ... 74
DSA (Digitale Subtraktionsangiographie) ... 75
Kavographie ... 75
9.3 Computer- und Kernspintomographie ... 76
9.4 Kavernosographie ... 78
9.5 Darstellung des Plexus pampiniformis ... 79
9.6 Knochenszintigraphie ... 79

10 **Transurethrale Diagnostik** ... 80
10.1 Katheterismus ... 80
10.1.1 Kathetertypen und Einsatzbereiche ... 80

10.1.2 Kathetermaterialien 81
10.1.3 Legen eines Katheters 82
10.1.4 Katheterpflege 84
10.2 Endoskopie 84
10.2.1 Zystoskopie 84
10.2.2 Ureterorenoskopie und Nephroskopie 85

11 Punktionsverfahren 86
11.1 Prostatastanzbiopsie 86
11.2 Nierenbiopsie 87
11.3 Suprapubische Harnableitung (Zystostomie) 87

12 Tumormarker 89

Teil D

Urologische Therapie *(W. Diederichs)* 91

1 Nierenentfernung (Nephrektomie) 91

2 Plastische Operationen 94

3 Harnableitung 96
3.1 Oberer Harntrakt 96
3.1.1 Temporäre Harnableitung 96
3.1.2 Permanente Harnableitung 98
3.2 Unterer Harntrakt 99

4 Endoskopische Eingriffe 99

5 Steinentfernungen (siehe Kap. H Urolithiasis) 101

Teil E

Fehlbildungen *(W. Diederichs)* 103

1 Nierenanomalien 103
1.1 Numerische Anomalien 103
1.2 Formanomalien 104
1.3 Lageanomalien 104
1.4 Zystische Anomalien 105

2 Harnleiteranomalien 107
2.1 Numerische Anomalien 107
2.2 Angeborene Obstruktion 108
2.3 Mündungsanomalien 109

3 Anomalien von Blase, Harnröhre, Prostata und Samenblasen 111

4 Anomalien des Genitale 113
Störungen der Sexualdifferenzierung 113
Penisdeviation 113
Hydrokolpos 113

Teil F

Entzündungen *(W. Merkle)* 116

1 Pyelonephritis 117
1.1 Akute Pyelonephritis 117
1.2 Chronische Pyelonephritis 122

2 Pyonephrose und abszedierende Pyelonephritis 123

3 Nierenkarbunkel und paranephritischer Abszeß 124
3.1 Nierenkarbunkel 124
3.2 Paranephritischer Abszeß 125

4 Zystitis 125
4.1 Sonderformen der Zystitis 129

5 Bilharziose 130

6	**Prostatitis**	133
7	**Urethritis**	136
8	**Morbus Reiter**	138
9	**Orchitis**	138
10	**Epididymitis**	139
10.1	Akute Epididymitis	139
10.2	Chronische Epididymitis	141
11	**Urogenitaltuberkulose**	141
12	**AIDS**	146
13	**Venerische Infektionen**	147

Teil G

Tumoren *(H.-J. Graff)* 149

1	**Tumoren des Nierenparenchyms**	149
1.1	Angiomyolipom	149
1.2	Nierenzellkarzinom	150
2	**Nierenbecken- und Harnleitertumoren**	156
3	**Harnblasentumoren**	159
4	**Penistumoren**	169
4.1	Maligne Tumoren	169
4.2	Condylomata acuminata	172
5	**Hodentumoren**	173
6	**Prostatakarzinom**	182
7	**Benigne Prostatahyperplasie**	193
8	**Harnröhrenkarzinom**	201
9	**TNM-System**	203
9.1	Geschichte	203
9.2	Allgemeine Grundlagen	203
9.3	Spezielle TNM-Klassifikation urologischer Tumoren	205
	Nierenzellkarzinom	205
	Nierenbecken- und Harnleitertumoren	205
	Harnblasentumoren	206
	Peniskarzinom	206
	Hodenkarzinom	206
	Prostatakarzinom	207
	Harnröhrenkarzinom	207

Teil H

Urolithiasis *(G. Haupt)* 211

1	**Steinarten und ihre Entstehung**	211
1.1	Kalziumsteine	212
1.2	Struvitsteine	213
1.3	Harnsäuresteine	214
1.4	Zystinsteine	214
2	**Nieren- und Harnleitersteine**	215
3	**Blasensteine**	224
4	**Harnröhrensteine**	225

Teil I

Verletzungen *(W. Merkle)* 227

1 Einführung 227
1.1 Prinzipien der Unfallurologie 227
1.2 Verteilung urologischer Verletzungen 228

2 Nierenverletzungen 229

3 Harnleiterverletzungen 235

4 Blasenverletzungen 238

5 Harnröhrenverletzungen 240

6 Verletzungen des Genitale 243

7 Spätkomplikationen und Prognose urologischer Traumata 244

Teil J

Erkrankungen der Nebenniere *(W. Merkle)* 247

1 Einleitung 247

2 Anatomische und physiologische Grundlagen 248
2.1 Aufbau der Nebenniere und Hormonproduktion 248
2.2 Regulation der Nebennierenhormone 249

3 Prinzipien der Diagnostik 249

4 Operable Erkrankungen 250
4.1 Erkrankung der Zona glomerulosa (Conn-Syndrom) 250
4.2 Erkrankungen der Zona fasciculata 252
4.2.1 Cushing-Syndrom 252
4.3 Erkrankungen der Zona reticularis 253
4.4 Erworbenes adrenogenitales Syndrom 255
4.5 Erkrankungen des Nebennierenmarks 255
4.5.1 Phäochromozytom 255
4.5.2 Neuroblastom 256

5 Chirurgische Therapieprinzipien bei Nebennierentumoren 257
Operatives Vorgehen 257
Begleittherapie 258
Nachkontrolle 258

Teil K

Fertilitätsstörungen
(G.-R. Ludwig, I. Schroeder-Printzen, M. Ludwig) 261

1 Einleitung und Definition 261

2 Ätiologie 261

3 Fertilitätsdiagnostik (G.-R. Ludwig) 263
3.1 Anamnese 263
3.2 Klinische Untersuchung und Sonographie 263
3.3 Ejakulatanalyse (Spermiogramm) 266
3.4 Endokrine Diagnostik 268
Basishormone 268
Dynamische Hormontests 269
3.5 Spezielle Tests für die erweiterte Diagnostik 269
3.6 Hodenbiopsie 269

4 Hauptursache männlicher Fertilitätsstörungen 270
4.1 Maldescensus testis 270
4.2 Idiopathischer hypogonadotroper Hypogonadismus (IHH) 271
4.3 Klinefelter-Syndrom 272

5 Erektile Dysfunktion (J. Schroeder-Printzen, M. Ludwig) 273

6 Induratio penis plastica (M. Ludwig) 282

Teil L

Kinderurologie *(A. Frankenschmidt)* 285

1 Allgemeines 285

2 Harnwegsinfekt beim Kind 288

3 Fehlbildungen des oberen Harntraktes 290
3.1 Numerische Nierenanomalien 291
3.2 Lageanomalien der Niere 291
3.3 Formanomalien der Niere 292
3.4 Strukturanomalien der Niere – zystische Nierenerkrankungen . 293
Nierendysplasie 293
Polyzystische Nierenerkrankung 293
Zysten des Nierenmarks 294
Zysten der Nierenrinde 294
3.5 Größenanomalien der Niere 294
3.6 Doppelnieren 295
3.7 Fehlbildungen des Harnleiters 298
3.7.1 Ureterabgangsstenose 298
3.7.2 Retrokavaler Ureter 299
3.7.3 Megaureteren 300
3.7.4 Ektoper Ureter 301
3.7.5 Ureterozele 302
3.8 Vesikoureteraler Reflux 303

4 Fehlbildungen des unteren Harntrakts 305
4.1 Blasendivertikel 305
4.2 Urachusanomalien 305
4.3 Harnröhrenklappen und Harnröhrenstenosen 306
4.4 Harnröhrenduplikaturen 307
4.5 Hypospadie 307
4.6 Epispadie und Blasenekstrophie 308

5 Sexuelle Differenzierungsstörungen 310
5.1 Genetische Intersexualität 311
Klinefelter-Syndrom 311
Turner-Syndrom 311
Echter Hermaphroditismus 311
Gemischte Gonadendysgenesie 312
5.2 Gonadale Intersexualität 312
Reine Gonadendysgenesie 312
Kongenitale Anorchie 312
5.3 Somatische Intersexualität 312
5.3.1 Pseudohermaphroditismus masculinus 313
5.3.2 Pseudohermaphroditismus femininus 314

6 Phimose 315

7 Lageanomalien des Hodens 316

8 Skrotale Krankheitsbilder 317
8.1 Hodentorsion 317
8.2 Epididymitis 319
8.3 Hydatidentorsion 319
8.4 Orchitis 319
8.5 Hydrozele 320
8.6 Varikozele 320
8.7 Leisten-/Skrotalhernie 320
8.8 Stumpfes Skrotaltrauma 321
8.9 Hodentumor 321

9 Kinderurologische Tumoren 321
9.1 Nephroblastom (Wilms-Tumor) 322
9.2 Neuroblastom 323
9.3 Rhabdomyosarkom 324

10 Urolithiasis 325

11 **Blasenentleerungsstörungen** ... 326
11.1 Enuresis ... 326
11.2 Obstruktive Blasenentleerungsstörung ... 327
11.2 Neurogene Blasenentleerungsstörung ... 328

Teil M

Urologie der Frau *(R. Neubauer, H. Melchior)* ... 331

1 **Erkrankungen der Niere und der ableitenden Harnwege** ... 331
1.1 Entzündungen ... 331
1.1.1 »Akute Zystitis/Urethritis« ... 331
1.2 Erkrankungen der Harnwege in der Schwangerschaft ... 335
1.2.1 Pyelonephritis ... 336
1.2.2 Urolithiasis ... 337
1.2.3 Fehlbildungen der Nieren und der ableitenden Harnwege ... 337

2 **Fisteln und Strikturen** ... 338
2.1 Fisteln ... 338
2.2 Harnleiterverletzungen und Strikturen ... 339

3 **Inkontinenz** ... 340
3.1 Streß- oder Belastungsinkontinenz ... 342
3.2 Drang- oder Urge-Inkontinenz ... 345
3.3 Reflexinkontinenz ... 347
3.4 Überlaufinkontinenz (Ischuria paradoxa) ... 347
3.5 Ungehemmte neuropathische Blase und spezielle Inkontinenzformen im Alter ... 349
3.6 Extraurethrale Harninkontinenz ... 350

Teil N

Neurogene Blasenentleerungsstörungen *(R. Neubauer, H. Melchior)* ... 353

1 **Neuropathische Reflexblase** ... 355

2 **Autonome neuropathische Blase** ... 359

Teil O

Urologische Notfallsituationen *(W. Merkle)* ... 363

1 **Harnverhaltung und Anurie** ... 364

2 **Steinkolik** ... 370

3 **Akutes Skrotum** ... 374

4 **Priapismus** ... 380

5 **Paraphimose** ... 381

6 **Hämaturie** ... 383

7 **Urosepsis** ... 386

Teil P

Psychosomatische Urologie *(E.-A. Günthert)* ... 393

1 **Typische psychosomatische urologische Krankheitsbilder** ... 393

2 **Zugang zu psychosomatischem Geschehen – die psychosomatische Anamnese** ... 395

3 **Die funktionellen Syndrome** ... 396
3.1 Myofaszialer Schmerz als pathophysiologische Symptomerklärung bei funktionellen Syndromen mit Spannungscharakter ... 396
3.2 Urogenitalsyndrom/Beckenbodenmyalgie ... 397
3.3 Sexualstörungen des Mannes ... 399
3.3.1 Psychogen gestörte Erektion (erektile Dysfunktion) ... 399

3.3.2 Orgasmus praecox und Orgasmus retardus ... 401
3.3.3 Anorgasmie des Mannes ... 401
3.4 Reizblasensymptomatik der Frau ... 401
3.5 Psychosomatisches Urethralsyndrom der Frau ... 402
3.6 Rezidivneigung der Urethrozystitis der Frau ... 403
3.7 Sexualstörungen der Frau ... 404
3.8 Psychogene Harninkontinenz ... 404
3.9 Psychogene Harnentleerungsstörung/Psychogene Harnretention ... 404
3.10 Psychogene passagere Polyurie ... 404

4 Enuresis nocturna et diurna ... 405

5 Urolithiasis ... 406

6 Erkrankungen der genitalen Schleimhäute ... 406

7 Schlußbemerkung – Ausblick ... 406

Teil Q

Anästhesie und Tumor-Schmerztherapie *(W. Diemer)* ... 409

1 Anästhesie bei urologischen Eingriffen ... 409
1.1 Voruntersuchung des Patienten ... 409
Vorbefunde und Anamnese ... 410
Prämedikationsvisite ... 410
Risikoeinstufung ... 410
Anästhesieaufklärung ... 411
1.2 Anästhesieverfahren ... 411
1.2.1 Allgemeinanästhesie ... 412
1.2.2 Regionalanästhesie ... 412
2 Postoperative Betreuung und Schmerztherapie ... 414
2.1 Postoperative Betreuung ... 414
2.1.1 Postoperative Überwachung ... 414
2.1.2 Infusionstherapie ... 414
2.1.3 Behandlung von Komplikationen ... 416
2.2 Postoperative Schmerztherapie ... 416

3 Schmerztherapie bei urologischen Tumorerkrankungen ... 418
3.1 Verfahren der Tumor-Schmerztherapie ... 418
Schmerzursachen ... 418
Schmerzdiagnostik ... 419
3.2 Grundsätze der medikamentösen Tumor-Schmerztherapie ... 420
Leitsätze der Tumor-Schmerztherapie ... 420
WHO-Stufen-Schma ... 420
3.2.1 Nichtopioid-Analgetika ... 421
3.2.2 Opioid-Analgetika ... 421
3.2.3 Symptomkontrolle ... 424
3.2.4 Parenterale Schmerztherapie ... 426
3.3 Umfassende Betreuung des Tumorpatienten ... 427
3.3.1 Palliativmedizin ... 428

Teil R

Begutachtung *(W. Merkle)* ... 429

1 Vorbemerkungen ... 429

2 Regelungen des Schwerbehindertengesetzes ... 430

3 Spezielle urologische Begutachtung ... 431
3.1 Nierenerkrankungen ... 431
3.2 Blasenerkrankungen ... 432
3.3 Erkrankungen von Prostata und Harnröhre ... 433
3.4 Harnleiterverletzungen ... 433
3.5 Schädigung des äußeren Genitales ... 433

4 Begutachtung in der gesetzlichen Unfallversicherung 434
5 Die Begutachtung im Versorgungswesen 435
6 Begutachtung nach dem Rentenrecht 435

Abkürzungsverzeichnis 437

Quellenverzeichnis 438

Sachverzeichnis 439

Autorenverzeichnis

Privatdozent Dr. med. Wolfgang Diederichs, Ruhr-Universität Bochum, Marienhospital II, Urologische Klinik, Widumer Straße 8, 44627 Herne

Dr. med. Wolf Diemer, Klinik für Anästhesiologie und Intensivmedizin der Ernst-Moritz-Arndt-Universität, Friedrich-Löffler-Straße 23b, 17487 Greifswald

Dr. med. Alexander Frankenschmidt, Klinikum der Albert-Ludwigs-Universität, Chirurgische Universitätsklinik, Abt. Urologie, Hugstetter Straße 55, 79106 Freiburg

Privatdozent Dr. med. Hans-Jürgen Graff, Städtisches Krankenhaus, Chefarzt der urologischen Abteilung, Gotenstraße 1, 42653 Solingen

Dr. med. Ernst-Albrecht Günthert, Arzt für Urologie und Psychotherapie, Englschalkinger Straße 199, 81927 München

Dr. med. Gerald Haupt, Ruhr-Universität Bochum, Marienhospital II, Urologische Klinik, Widumer Straße 8, 44627 Herne

Dr. med. Michael Kämmerling, Urologe, Kiewittstraße 1, 47638 Straelen

Professor Dr. med. Gerd-Reimar Ludwig, Städtische Kliniken, Direktor der Urologischen Klinik, Gotenstraße 6–8, 65929 Frankfurt

Dr. med. Martin Ludwig, Justus-Liebig-Universität, Urologische Klinik, Klinikstraße 29, 35385 Gießen

Professor Dr. med. Hansjörg Melchior, Städtische Kliniken, Direktor der Klinik für Urologie, Mönchebergstraße 41–43, 34125 Kassel

Dr. med. Walter Merkle, Leiter des Fachbereichs Urologie, Stiftung Deutsche Klinik für Diagnostik GmbH, Aukammallee 33, 65191 Wiesbaden

Dr. med. Rüdiger Neubauer, Städtische Kliniken, Urologische Klinik, Mönchebergstraße 41–43, 34125 Kassel

Dr. med. Immo Schroeder-Printzen, Justus-Liebig-Universität, Urologische Klinik, Klinikstraße 29, 35385 Gießen

Vorwort der Reihenherausgeber

Das (Detail-)Wissen in nahezu allen medizinischen Disziplinen schreitet unaufhaltsam fort, daher sind didaktisch optimierte Medien zum leichteren Erlernen dieser Informationen dringend erforderlich. Die Duale Lehrbuch-Reihe ermöglicht es den Studenten, sich zeitsparend und so umfassend wie gewünscht insbesondere auf das umfangreiche zweite Staatsexamen mit seinen insgesamt 24 Prüfungsfächern vorzubereiten.
Das Nebeneinander von ausführlichem Lehrbuch mit anspruchsvoller Illustration und Repetitorium spart außerdem Kosten, da kein zusätzliches Kurzlehrbuch für die Prüfungen angeschafft werden muß und das Duale Reihe-Lehrbuch auch nach dem Studium in Klinik und Praxis verwendet werden kann.
Der vorliegende Band Urologie ist Dank dem besonderen Engagement des Herausgebers und seiner Koautoren, vielfältige Aspekte der Urologie praxisnah darzustellen, sowohl für Studenten als auch Ärzte zu einem sehr attraktiven Lehrbuch geworden. Neben klassischen urologischen Themen enthält dieser Band Wissenswertes vom lebensbedrohenden urologischen Notfall über die auch in fachfremden Praxen nicht selten vorkommende Impotenzproblematik bis hin zu psychosomatischen Aspekten urologischer Symptome oder Erkrankungen in hervorragender didaktischer Aufbereitung.
Mit Recht wird häufig davor gewarnt, relevantes medizinisches Wissen allein durch das kurzfristige Pauken repetitoriumsartiger Skripten zu erwerben. Neben der kurzen Halbwertszeit des dergestalt Gelernten und entsprechenden Defiziten in grundlegenden Kenntnissen und Fertigkeiten wird auch die Entwicklung einer ganzheitlichen bzw. integrativen Betrachtungsweise des Patienten und seiner Erkrankung nachteilig beeinflußt.
Von der durchaus möglichen Freude am Lernen von Wissensinhalten zeugt dieses mit sehr viel Überlegung und Engagement erstellte Lehrbuch der Urologie. Die Reihenherausgeber danken daher Herrn Dr. Walter Merkle und seinen Autoren herzlich für ein rundum gelungenes Werk auf diesem wichtigen medizinischen Fachgebiet.
Unser besonderer Dank gilt der Firma MLP, die an dem Gelingen der Dualen einen wesentlichen Anteil hat. Durch die großzügige Unterstützung von MLP kann dieses Buch trotz exzellenter bildlicher Ausstattung preiswert angeboten werden.
Dem Verleger, Herrn Albrecht Hauff, ist für sein verlegerisches Geschick und seine Weitsicht zu danken. Herrn André Caro, Herrn Dr. Thomas Wolffgram und Herrn Bruno Feuerbacher vom Hippokrates-Verlag sei gedankt für ihr wie immer außerordentliches Engagement, das für das Gelingen der Dualen Reihe-Bücher unerläßlich ist.

Weinheim, im März 1997

Dr. med. Alexander Bob
Dr. med. Konstantin Bob

Vorwort des Bandherausgebers

Die moderne Urologie hat sich besonders in den letzten Jahren vom »Altmänner-Fach« zur Lehre von den Krankheiten des Urogenitaltrakts »von der Wiege bis zur Bahre« gewandelt. Dem trägt dieses Lehrbuch Rechung.
War früher das Rüstzeug des Urologen vor allem der Dauerkatheter, so versucht er heute, dem Patienten dieses Schicksal zu ersparen – und er schafft es auch in der Regel.
Ihm helfen zahlreiche vertiefte Erkenntnisse gerade auch über die Funktionen des Urogenitaltrakts, so daß z. B. Querschnittsgelähmten durch rechtzeitige Therapie ihrer Blasenentleerungsstörung oft das Nierenversagen bzw. die Dialyse und ein früher Tod erspart bleiben. Kinderlosen Ehepaaren hilft der Urologe zusammen mit dem spezialisierten Gynäkologen beim Versuch, doch noch Eltern zu werden.
Von diesem Wissen und Können der Urologie berichtet dieses Buch, aber auch die zentralen Kapitel, z. B. über Infektionen, Tumoren und Steine kommen nicht zu kurz. Auch hier sind die neuesten Erkenntnisse und Fähigkei-

ten der Diagnostik und Therapie in der modernen Urologie zusammengetragen.
Dabei liegt dem Herausgeber dieses Bandes wie auch seinem Koautoren viel daran, einerseits den Gegenstandskatalog für das Fachgebiet Urologie umfassend abzudecken und die Fragepraxis der Prüfungen der letzten Jahre zu berücksichtigen, andererseits aber auch das eigentliche Ziel nicht aus den Augen zu verlieren, daß das Buch für Studenten und Ärzte als Lehrbuch und Nachschlagewerk der modernen Urologie dienen soll, nicht aber dem angehenden Facharzt als Monographie für die Vorbereitung auf die Facharztprüfung. Wir haben versucht, unser Fachgebiet umfassend und verständniswekkend darzustellen, aber gleichzeitig der Versuchung zu widerstehen, das Buch zu überfrachten, was die Prüfenden in Versuchung führen könnte, gerade auch in den schriftlichen Examina unnötiges Spezialwissen abzufragen. Gerade auch das bewährte Konzept der Dualen Reihe mit dem eingearbeiteten Repetitorium hilft, den Blick für das richtige Maß zu bewahren.
Ein weiteres Anliegen war es, zusätzlich die Seitenaspekte der Urologie zu beleuchten, auch wenn dies bewußt über den Gegenstandskatalog hinausgeht; das Buch soll schließlich gerade auch dem späteren Nicht-Urologen als Nachschlagewerk dienen. So finden sich Kapitel über Aspekte der speziellen Anästhesie und über die onkologische Schmerztherapie. Der Urologe sollte – wie jeder Arzt – wissen, daß es relativ einfach ist, auch dem unheilbaren kranken Patienten Qualen zu ersparen und ein menschenwürdiges Ende zu ermöglichen.
Es gibt Stimmen, die behaupten, daß in der Praxis eines niedergelassenen Urologen bis zu 50% der Patienten urologisch psychosomatisch krank sind. Auch diese Patienten benötigen fachkundige Hilfe, und es ist ein besonderes Anliegen des Bandherausgebers, hier auch die offiziellen Stellen aufzufordern, die Psychosomatik in der Urologie zum Gegenstand der Prüfungen zu machen. Das Kapitel sei vor allem Lesern besonders ans Herz gelegt, die später in eigener urologischer oder allgemeinmedizinischer Praxis tätig werden möchten.
In einer zunehmend bürokratischeren Zeit werden auch immer mehr Bescheinigungen und Gutachten von Ärzten verlangt. Gerechte Gutachten erfordern aber, daß die Daten- und Befundlage möglichst umfassend ist. Oftmals sind die Aktenbefunde für die Beantwortung der Fragestellung jedoch dürftig, so daß u.U. berechtigte Ansprüche nicht durchzusetzen sind. Das Kapitel soll deshalb Verständnis für die gutachterliche Problematik wecken, um zu helfen, vermeidbare Fehler zu unterlassen und gerechte, weil möglichst objektive Gutachten erstatten zu können.
Daß alle diese Anliegen des Bandherausgebers umgesetzt werden konnten, verdankt er den Reihenherausgebern, Dres. Bob, und dem Hippokrates Verlag, die seinen Wünschen immer ein offenes Ohr liehen. Die bereits bekannt gute Ausstattung der Dualen Reihe-Bücher konnte auch hier umgesetzt werden. Mein Dank gilt meinen Koautoren, die ihre Arbeit kenntnisreich und mit Freude durchgeführt haben. Ich verdanke ihnen und dem Team des Hippokrates Verlag viele wichtige Hinweise, insbesondere Herrn Dr. med. Th. Wolffgram, aber auch der Studentengruppe, die das Buch auf seine Ausbildungstauglichkeit überprüft hat, um uns Fachärzten gelegentlich zu zeigen, wo wir Kompliziertes für zu selbstverständlich halten, obwohl es einer weiteren Erläuterung oder Abbildung bedarf.
Die Zeichnungen wurden von Frau Dr. med. Dalkowski ausgeführt, die mit großem Sachverstand und dem richtigen »Händchen« die Wünsche der Autoren in klare Bilder umgesetzt hat.
Zusammen mit den Autoren wünscht sich der Herausgeber, daß dieses Buch die Fortschritte der Urologie zum medizinischen Allgemeingut werden läßt, damit unsere Patienten davon profitieren können.
Den angehenden wie auch etablierten Kolleginnen und Kollegen wünschen wir Autoren, daß sie das nötige urologische Wissen diesem Buch entnehmen und es auch umsetzen, egal welche Spezialisierung sie anstreben oder ausüben. Ausdrücklich fordern wie zu Kritik und Verbesserungsvorschlägen auf und würden uns über eine große Resonanz freuen.

Wiesbaden, im März 1997 *Dr. med. Walter Merkle*

Pathomechanismen, allgemeine Symptomatik, Prinzipien der Therapie

Teil A

1 Niereninsuffizienz

Definition. Die Niereninsuffizienz ist eine akute oder chronische Störung
- der Exkretion von Stoffwechselabbauprodukten
- der Exkretion von Elektrolyten und Wasser
- der Sekretion von renalen Hormonen

Pathogenese. Eine **Niereninsuffizienz** kann aus drei prinzipiellen Ursachen entstehen, nämlich im Rahmen eines **prärenalen, intrarenalen oder postrenalen Versagens** der Nieren. Die Urologie befaßt sich vorwiegend mit dem postrenalen Nierenversagen, wohingegen prä- und intrarenale Nierenversagen meist der Nephrologie vorbehalten bleiben. Diese Einteilung hat in den meisten Fällen sicher ihre Berechtigung, es gibt jedoch auch für das prärenale und intrarenale Nierenversagen Ursachen, die einer urologischen Therapie bedürfen.
Prinzipiell kann eine Niere ihre Funktion einstellen, wenn **Gefäße, Glomeruli** oder **Tubuli** schwerwiegend **geschädigt** sind. **Schädigungen der Glomeruli** kommen z. B. durch Pathoimmunmechanismen oder toxische Substanzen zustande, sie können dadurch sowohl zum akuten als auch zum chronischen Nierenversagen führen. **Tubulusschäden** sind dagegen beim **akuten Nierenversagen** (ANV) häufiger (z. B. durch Toxine, Kontrastmittel, Hämolyse). Tubulusnekrosen führen, akut oder chronisch verlaufend, trotz zunächst intakter Glomeruli zum Ausfall der Funktion des Gesamtorgans.

> ***Hinweis:*** In der Frühphase eines akuten Nierenversagens mit Tubulusnekrose kann eventuell im Ausscheidungsurogramm (AUG) als Anhalt für die Tubulusschädigung lediglich ein positiver nephrographischer Effekt ohne Darstellung des Hohlsystems zu erkennen sein, das heißt, das Kontrastmittel wird zwar glomerulär filtriert, erscheint aber später nicht im Endharn (= Hohlraumsystem) → noch intakte glomeruläre Filtration bei fehlender Exkretion.

Im ANV kommt es auch zu einer Störung der Monozytenfunktion mit Beeinträchtigung der Immunabwehr. Dies muß therapeutisch berücksichtigt werden (z. B. antibiotische Abdeckung).

1.1 Akutes Nierenversagen

Definition. Das akute Nierenversagen (ANV) ist ein klinisches Syndrom, charakterisiert durch einen raschen Abfall der **glomerulären Filtrationsrate** (GFR). Im Gegensatz zur chronischen Niereninsuffizienz ist es **prinzipiell reversibel.**

Ätiologie
- In mehr als 50 % findet sich das ANV bei chirurgischen Patienten (vorwiegend postoperativ, seltener traumatisch ▶ »Crush-Niere«),
- 25 % bei internistischen Erkrankungen, davon ca. 9 % durch Nephrotoxinwirkung,

1 Niereninsuffizienz

◀ **Definition**

Pathogenese Eine Niereninsuffizienz entsteht im Rahmen eines **prä-, intra- oder postrenalen Versagens** der Nieren.

Ursachen können in der **Schädigung von Gefäßen, Glomeruli** oder **Tubuli** liegen. **Schädigungen der Glomeruli** kommen z. B. durch Pathoimmunmechanismen oder toxische Substanzen zustande. **Tubulusschäden** sind beim ANV häufig (z. B. durch Toxine, Hämolyse, Kontrastmittel).

◀ **Klinischer Hinweis**

Im ANV kommt es auch zu einer Störung der Monozytenfunktion mit Beeinträchtigung der Immunabwehr.

1.1 Akutes Nierenversagen

◀ **Definition**

Ätiologie
- In mehr als 50 % bei chirurgischen Patienten (postoperativ, selten traumatisch).
- Ca. 25 % sind internistischer Ursache,

- ca. 13 % im Rahmen einer Schwangerschaft,
- hämorrhagischer und kardiogener Schock und bei Transfusionszwischenfällen.

Merke ▶

Die Inzidenz des ANV durch i.v. Kontrastmittel liegt bei ca. 1%.

Risikofaktoren sind u.a. Diabetes mellitus, chronische kompensierte Niereninsuffizienz, Dehydratation und Hypertonie.

Die Einteilung erfolgt nach prä-, intra- und postrenalen Ursachen.

1.1.1 Prärenales Nierenversagen

Definition ▶

Das prärenale ANV entsteht durch Verminderung des effektiven Blutvolumens, z.B. bei **Schockniere** infolge Blutdruckabfalls. Dieser kann bedingt sein durch Blutung, Dehydratation oder Sepsis.

Merke ▶

Eine urologisch wichtige Ursache des ANV ist das **TUR-Syndrom** infolge intraoperativer Überwässerung des Körpers mit elektrolytfreier Spülflüssigkeit (hypotone Hyperhydratation).

1.1.2 Intrarenales Nierenversagen

Zur entzündlich-immunologischen Genese s. Lehrbücher der Inneren Medizin.

Wichtige urologische Ursache ist der **Verschluß intrarenaler Nierengefäße.** Der Niereninfarkt findet sich jedoch nur **selten.**

- ca. 13% in der Schwangerschaft (z.B. ANV in der Eklampsie, bevorzugt um die 28. SSW),
- ferner hämorrhagischer und kardiogener Schock und bei Transfusionszwischenfällen.

> **▶ *Merke.*** In den letzten Jahren gibt es zunehmend Hinweise auf ANV durch **Medikamente** (z.B. Antirheumatika, Antibiotika, Allopurinol), durch **Röntgenkontrastmittel** und **Rhabdomyolyse** (z.B. ungewohntes körperliches Training, z.B. Langlauf, Krafttraining, Unfall mit Muskelquetschung) sowie durch **Impfungen** (Masern, Pocken, etc.)

Die Inzidenz des ANV durch i.v. gegebene Kontrastmittel liegt bei fast 1% (bei präexistenter Niereninsuffizienz oder Diabetes mellitus ist die Inzidenz > 8%). In der Regel ist dieses ANV innerhalb 12 bis 48 Stunden spontan reversibel. Es werden jedoch auch irreversible Schäden beschrieben.

Risikofaktoren sind Diabetes mellitus, chronische kompensierte Niereninsuffizienz, Dehydratation, Hypertonie (infolge hypertoniebedingter Schädigungen des Parenchyms), Vorbehandlung mit nephrotoxischen Substanzen (Aminoglykoside etc.) sowie eine eingeschränkte Leber- und Herzfunktion. Die **Einteilung nach prä-, intra- und postrenalen Ursachen** erleichtert das Verständnis und ist für die Therapie entscheidend.

1.1.1 Prärenales Nierenversagen

▶ *Definition.* Nierenversagen durch Verminderung des »effektiven Blutvolumens«. ■

Ein typischer Fall des prärenalen Versagens ist die **Schockniere** infolge Blutdruckabfalls. Dieser kann durch eine Blutung, einen Volumenmangel bei Dehydratation (Durchfall, Erbrechen, z.B. bei Chemotherapie oder bei Gastroenteritis), aber auch durch eine Sepsis etc. bedingt sein (Tubulusnekrosen).
Weitere mögliche Ursachen sind der **Nierenstielabriß** und der akute **Blutdruckabfall**, unabhängig vom Auslöser.

> **▶ *Merke.*** Die **häufigste Ursache des prärenalen ANV ist ein intraoperativer Blutdruckabfall.** Daher ist auf eine schonende Operationstechnik zur Vermeidung großer Blutverluste und auf eine vorausschauende Narkoseführung zu achten. Durch die postoperative Überwachung in den ersten 24 Stunden lassen sich starke Blutdruckabfälle verhindern.

Eine urologisch wichtige Ursache des ANV ist das sog. **TUR-Syndrom.** Dabei handelt es sich um eine intraoperative Überwässerung des Körpers durch Einschwemmung elektrolytfreier Spülflüssigkeit in das Venensystem (endoskopische Elektrotherapie des benignen Prostataadenoms [siehe dort] mit Hochfrequenzstrom ist nur in elektrolytfreiem Medium möglich). Typisch ist die **Hyponatriämie** (hypotone Hyperhydratation). Die Patienten sind unruhig, blaß und tachykard.

1.1.2 Intrarenales Nierenversagen

Zur **entzündlich-immunologischen** Genese (z.B. Glomerulonephritis), diabetischen Nephropathie, Gicht- und Myelomniere etc. siehe Lehrbücher der Nephrologie und Inneren Medizin.
Urologisch wichtig ist der **Verschluß von intrarenalen Nierengefäßen** im Sinne eines Niereninfarktes/Nierenarterienembolie. Gegebenenfalls ist eine Operation möglich, sofern der Verschluß akut ist und sofort erkannt wird (Sonographie, AUG, Angiographie). Niereninfarkt und Nierenarterienembolie werden nur **selten** beobachtet.

Am häufigsten im urologischen Alltag sind **toxische** Ursachen durch Bakterientoxine (meist gramnegative Keime, aber auch Candida albicans möglich) im Rahmen einer **Urosepsis** *(vgl. Kap. P)*. Man denke auch an nephrotoxische Medikamentenwirkung (Aminoglykoside, Analgetika).
Ferner können akzidentell aufgenommene Gifte nephrotoxisch sein (Schwermetalle wie Cadmium). Zu kontraindizierten Medikamenten bei Niereninsuffizienz siehe unten.
Als besondere Form des intrarenalen Nierenversagens ist die **fokale Glomerulosklerose** zu nennen. Ursache hierfür ist die **Hyperperfusion** und **Hyperfiltration** verbleibender Nephrone, die bei bilateraler chronischer Pyelonephritis, unilateraler Agenesie der Niere und frühkindlicher Nephrektomie zu beobachten sind.

Häufigste Ursachen sind bakterielle Toxine im Rahmen einer **Urosepsis.**

Ursache der **fokalen Glomerulosklerose** ist die **Hyperperfusion und Hyperfiltration** verbleibender Nephrone z. B. bei lateraler Pyelonephritis.

1.1.3 Postrenales Nierenversagen

> **Merke.** Dies ist die in der **Urologie wichtigste Form** des ANV. Ursache ist immer eine Störung des Urinabflusses, die sog. **»obstruktive Uropathie«.**

◀ Merke

Als Ursache der **obstruktiven Uropathie** kommen Steine, Tumoren oder auch eine mangelhafte Blasenentleerung in Betracht, durch die der Abfluß **beider** Nieren (sofern zwei funktionstüchtige vorhanden sind) behindert wird (A-**1**).

Ursache ist immer eine Störung des Urinabflusses, die sog. **»obstruktive Uropathie«**, durch die der Abfluß **beider** Nieren behindert wird (A-**1**).

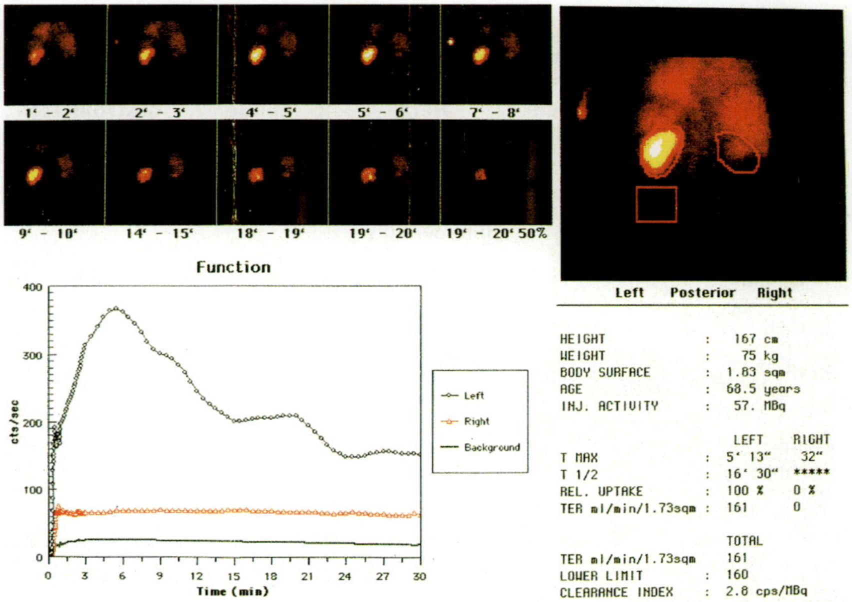

A-**1: Isotopenclearance:** Normale Funktion der linken Niere; sog. Nephrektomietyp der Ausscheidung rechts.

Obstruktionen sind auf jeder Höhe des Harntraktes möglich. Beide Harnleiter sind gleichzeitig betroffen beim **M. Ormond** (= retroperitoneale Fibrose, *s. u. Kap. A 2.1)*, bei beidseitigen Harnleitersteinen/Tumoren, bei angeborenen Megaureteren beidseits. Am häufigsten jedoch ist auf Harnleiterebene die **Uratverstopfungsniere.** Weiter finden sich Obstruktionen auf Blasenniveau (neurogene Blase, Tumoren, Strahlenblase) oder unterhalb der Blase (Prostataadenom, -karzinom, Harnröhrenstriktur, Harnröhrenklappe etc.).
Die **Differentialdiagnose Harnverhalten** oder **ANV** ist am schnellsten durch die **Sonographie** möglich (volle ⟷ leere Blase, Harnstauungsnieren?).

Obstruktionen finden sich auf jeder Höhe des Harntraktes. Den Harnleiter betreffend durch: **M. Ormond, Harnleitersteine und -tumoren, Uratverstopfungsniere.** Auf Blasenniveau durch Tumoren, Strahlenblase oder neurogen. Unterhalb der Blase durch PA/PCa, Harnröhrenstriktur oder -klappen.

Den schnellsten diagnostischen Hinweis bietet die **Sonographie** (leere ⟷ volle Blase/Nierenstauung).

> **Cave.** Harnverhalten kann (selten) mit ANV einhergehen. Verlaufskontrolle nach Entlastung!

Klinik Symptomatologie gemäß der Grunderkrankung.

Klinik. Die Symptomatologie wird durch die zum ANV führende Grunderkrankung bestimmt (z. B. postoperative Hämolyse und Verbrauchskoagulopathie).

Leitsymptom ist die plötzliche Verminderung der Urinproduktion bei gleichzeitig steigenden Retentionswerten (Harnstoff, Kreatinin) im Serum.

Leitsymptom ist die plötzliche Verminderung der Urinproduktion bei gleichzeitig ansteigenden harnpflichtigen Substanzen (Harnstoff, Kreatinin) im Serum. Dabei kann aus einer anfänglichen Oligurie eine Anurie werden (stündliche Urinausscheidung beobachten!).

> **Cave.** Meist ist zwar auch eine begleitende **Oligurie** zu verzeichnen, wobei der **Urin plasmaisoton** ist ($<$ 500 ml Urin/24h), aber es gibt auch (selten!) das Bild eines **polyurischen** Nierenversagens (mehrere Liter Urin pro Tag). Dieses Bild kann auch die Spätphase des ANV anzeigen, wenn die therapeutischen Maßnahmen nicht erfolgreich waren.

Schläfrigkeit, Erbrechen, Schwindel und Abgeschlagenheit treten auf. In der **Urämie ZNS-Störung** zwischen Erregtheit und Koma. **Elektrolytimbalanz** mit AV-Block, Kammerflimmern bis zum Herzstillstand. Fluid lung, Lungenödem sowie Diarrhö sind möglich (A-**1**).

Klinisch fallen die Patienten durch Schläfrigkeit, Erbrechen, Schwindel und Abgeschlagenheit auf. Dieser Zustand kann sich bis zum Vollbild der **Urämie** verstärken. Dabei finden sich dann Symptome der **ZNS-Störung** zwischen Erregtheit und Koma, der **Elektrolytimbalanz** mit AV-Block, Kammerflimmern bis hin zum Herzstillstand. Gelegentlich tritt auch eine urämische Perikarditis auf (kardiale Reibegeräusche bei der Auskultation). Fluid lung, Lungenödem und Diarrhö kommen ebenfalls vor (A-**1**).

A-1: Symptomatik bei akutem Nierenversagen

ZNS	Säure-Basen-Haushalt	Herz	Lunge	Gastrointestinaltrakt
Somnolenz	Hyperkaliämie	AV-Block, Kammerflimmern bis zum Herzstillstand	»fluid lung«	Erbrechen
Neuromuskuläre Übererregbarkeit	Hyponatriämie		Pleuritis	Diarrhö
Koma	Metabolische Azidose	Urämische Perikarditis	Pneumonie	Gastroenteritis
Urämische Enzephalopathie				

Ferner finden sich die Symptome der **ursächlichen Grunderkrankung** des ANV.

Merke

> **Merke.** Am gefährlichsten ist die Störung des Kaliumhaushaltes, da durch die auftretende **Hyper**kaliämie kardiale Störungen bis zum Herzstillstand auftreten können.

Therapie Normalisierung **des Kaliumspiegels** durch Ionenaustauscher, Glukose + Altinsulin.

Normalisierung des **Säure-Basen-Haushaltes!**

Therapie. Ein wesentlicher Therapiebestandteil ist die **Normalisierung des Kaliumhaushaltes** (Ionenaustauscher, z. B. Polystyrol, O-divinylbenzol, -sulfonsäure; Glukose plus Altinsulin).

Essentiell ist auch die Normalisierung des **Säure-Basen-Haushaltes**, denn die H^+-Normalisierung reguliert auch den K^+-Haushalt.

Merke. Voraussetzung einer erfolgreichen Therapie des ANV ist, wenn immer möglich, die Beseitigung seiner Ursachen (z.B. die Auffüllung des Blutvolumens; Therapie einer Sepsis; Beseitigung einer infrarenalen Obstruktion).

◀ Merke

Erst dann (ohne zeitliche Verzögerung) können medikamentöse Maßnahmen, wie die Gabe von Furosemid (250 bis 1000 mg/i.v.), Mannitol und/oder Dopamin (200 mg/min = sog. Nierendosis, bleibt praktisch ohne hämodynamische Wirkung) eventuell das Vollbild des ANV verhindern. Ist dieses trotzdem eingetreten, werden Plasmapherese oder ggf. Hämodialyse notwendig.
Im Rahmen eines ischämischen oder toxischen ANV besteht eine effektive Therapie auch in der Gabe von Kalziumantagonisten (z.B. Verapamil).

Durch medikamentöse Maßnahmen (z.B. Furosemid, Mannitol und/oder Dopamin) läßt sich evtl. das Vollbild des ANV verhindern.

Cave. Beachte bei Beseitigung einer postrenalen Obstruktion die Gefahr der **Entlastungspolyurie!**

◀ ⚠

Prognose. Prognostisch wertvoll ist die Unterteilung in oligurisches ANV (< 500 ml/24h) und nichtoligurisches ANV (normale Urinmenge), wobei das nichtoligurische Nierenversagen die bessere Prognose hat.

Prognose Prognostisch wertvoll ist die Unterteilung in oligurisches ANV und nichtoligurisches ANV mit einer besseren Prognose.

Merke. Die Prognose des ANV ist trotz moderner Therapie weiterhin ungünstig.

◀ Merke

Die **Mortalität** liegt bei chirurgischen Patienten um 65 %, bei internistischen Patienten zwischen 20 und 50%. In der oligurischen Form sind die Heilungsaussichten deutlich schlechter.
Nicht zuletzt ist die **metabolische Azidose** (H^+-Ionen-Retention) für den Ausgang der Erkrankung mitentscheidend, da in deren Verlauf Elektrolytstörungen auftreten, wobei besonders die **Hyperkaliämie** zu erwähnen ist, die ab etwa 6 mmol/l zu Störungen der elektrischen Erregbarkeit des Herzens bis hin zum Herzstillstand führt. Herzinsuffizienz, Hypertonie, Lungen- und Hirnödem können als weitere Komplikationen auftreten.
In der Spätphase des nicht erfolgreich therapierbaren ANV kommt es zu einer **Isosthenurie** und begleitenden Exsikkose infolge der polyurisch bedingten Flüssigkeitsverluste (Bilanzierung!). Es entwickeln sich dann auch eine Hypokaliämie und Hyponatriämie (durch verminderte Rückresorption). Dagegen ist in den ersten Tagen des ANV (oligo-anurische Phase) eine Hyperkaliämie bei Flüssigkeitsretention typisch.

Die Gesamtprognose ist weiterhin ungünstig. Die **Mortalität** des ANV liegt bei chirurgischen Patienten um 65 %, bei internistischen Patienten bei 20 bis 50 %.
Infolge der **Hyperkaliämie** (> 6 mmol/l) können sich Rhythmusstörungen bis hin zum Herzstillstand entwickeln.

In der Spätphase des ANV kann sich nach initialer Oligurie eine **isosthenurische Polyurie** ausbilden.

1.2 Chronisches Nierenversagen (CNV)

Ätiologie. Chronisches Nierenversagen (CNV) kann entweder langsam durch eine fortschreitende Nierenerkrankung entstehen oder aber infolge eines ANV. Die meisten Formen des CNV entstehen durch internistische Erkrankungen, wie z.B. **Glomerulonephritis** (ca. 50%), **diabetische Glomerulopathie, Hypertonie** oder **Amyloidose** im Rahmen von Systemerkrankungen. Angeborene **Zystennieren** (ca. 8% der CNV) oder chronische **Abflußstörungen** infolge **neurogener** Fehlanlagen kommen ebenfalls vor (z.B. Megaureteren, Meningomyelozelen mit neurogener Blase). Auch angeborene **Harnröhrenklappen** bei Knaben können frühzeitig zu einer chronischen Nierenschädigung führen.

1.2 Chronisches Nierenversagen (CNV)

Ätiologie Die Ursachen des CNV sind überwiegend internistisch: **Glomerulonephritis** (ca. 50%), **diabetische Glomerulonephritis, Hypertonie, Amyloidose.** Angeborene **Zystennieren** (ca. 8%) oder chronische **Abflußstörungen** spielen neben **chronisch rezidivierenden Pyelonephritiden** (ca. 20% CNV) urologischerseits die Hauptrolle.

Merke. Chronisch rezidivierende Pyelonephritiden (ca. 20% aller CNV) sind häufige Ursachen des chronischen Nierenversagens und bilden die **häufigste urologische** Ursache.

◀ Merke

Auslöser sind Störungen des Harntransportes (s.u.) mit rezidivierenden Infekten (vesikoureterorenaler Reflux, Steine, Mißbildungen, urologische Drainagen wie Harnleiterschienen und Nephrostomien, aber auch Tumoren, TBC etc. sind möglich).

Klinik Leistungsminderung, Blässe, Muskel- und Gelenkschmerzen, Muskelschwäche, Arteriosklerose und KHK begleiten das fortgeschrittene CNV.

Klinik. Das **fortschreitende CNV** betrifft nahezu sämtliche Körpersysteme in jeweils unterschiedlichem Maße. Es treten unter anderem auf:

- **Leistungsminderung** und **Blässe** durch **renale Anämie** (Ausfall von Erythropoietin und verstärkte Hämolyse)
- **Knochen- und Gelenkschmerzen** durch **renale Osteopathie** (Vitamin-D_3-Synthesestörung, Hypokalzämie, sekundärer Hyperparathyreoidismus)
- **Muskelschwäche** (Kraftminderung um bis zu 50 %) durch Myopathie (urämische Toxine, physische Inaktivität u.a.).
- Verminderung der Koronarreserve durch drastisch fortschreitende **Arteriosklerose** und **KHK** (Hypertension, Fett- und Glukoseverwertungsstörung)
- Weitere mögliche Begleiterscheinungen sind **kardiale** Störungen durch Hyperkaliämie, eine **Polyneuropathie** und in späteren Stadien auch **urämische Gastritis, Perikarditis** und **Enzephalopathie** (Dekompensationsstadium).

Diagnostik Laborchemisch zeigen sich eine Erhöhung von Kreatinin und Harnstoff sowie metabolische Azidose und Anämie.

Diagnostik. Laborchemisch fallen Erhöhung des Kreatinins, des Harnstoffs, der Harnsäure (sekundär), metabolische Azidose (infolge verminderter Ammoniumionenausscheidung) und Anämie auf. Weiter finden sich Hypokalzämie, Hyperkaliämie, Hyperphosphatämie u.a.

⚠ ▶

> ***Cave.*** Die **Clearancefunktion** ist bei einem Kreatinin von 2,0 mg/dl bereits um ca. 50 % herabgesetzt (A-**2**).

Geschädigte Nieren können über Jahre im Stadium der **kompensierten Retention** bleiben (Serum-Kreatinin 2–7 mg/dl, GFR 50–10 % der Norm).

Bevor das Endstadium der CNV eintritt, können geschädigte Nieren jahrelang im Stadium der **»kompensierten Retention«** (Kreatinin im Serum 2-7 mg/dl, GFR 50-10 % der Norm) bleiben, da die erhaltenen noch funktionstüchtigen Nephrone mit einer adaptativen Erhöhung der GFR reagieren. Der Primärharn enthält dadurch zwar eine erhöhte Konzentration harnpflichtiger Substanzen, das noch erhaltene Tubulussystem kann aber mit einer verminderten Wasserreabsorption die Bedingungen einer osmotischen Diurese herstellen. Eine weitere Verschlechterung und schließlich Dialysepflichtigkeit kann, muß aber nicht eintreten.
Dialysepatienten haben in der Regel die gleichen, oben genannten Symptome wie sog. Prädialytiker, wobei die genannten laborchemischen Störungen durch die regelmäßige Dialyse soweit wie möglich korrigiert werden.

⚠ ▶

> ***Cave.*** Durch nephrotoxische Medikamente einschließlich Röntgenkontrastmittel kann im Stadium der kompensierten Retention eine Dekompensation hervorgerufen werden (keine Nierenleistungsreserve!; Therapie s.o.).

Kontraindiziert sind Nitrofurantoin und kaliumsparende Diuretika

Vermieden werden sollten Acetazolamid, Etacrynsäure, Salicylate, Thiazide, Probenecid und Lithium.

In der Niereninsuffizienz sind folgende **Medikamente kontraindiziert:** Nitrofurantoin (Neuropathie) kaliumsparende Diuretika wie Spironolacton, Amilorid und Triamteren (Hyperkaliämie).
Vermieden werden sollten: Acetazolamid, Etacrynsäure, Salicylate, Thiazide, Probenecid und Lithium. (Entscheidend für den Einsatz sind Kaliumspiegel und Insuffizienzstadium.)

Viele Medikamente mit vorwiegend **renalem Eliminationsweg** (vor allem Antibiotika) müssen der Abnahme der Clearancefunktion angepaßt werden. Das bedeutet, daß ab einem Kreatininwert von etwa 2,0 mg/dl infolge verzögerter Ausscheidung sowohl die Dosisintervalle verlängert als auch die Einzeldosen reduziert werden müssen. Ansonsten kommt es zwangsläufig zur Entstehung höherer Plasmaspiegel (Gefahr der »Akkumulation«).
Für die einzelnen Substanzen gelten dabei unterschiedliche Beschränkungen. Nähere Informationen finden sich für jede Substanz in den jeweiligen Produktmonographien der Pharmafirmen, die diese Untersuchungen für das Zulassungsverfahren durchgeführt haben müssen.
Gerade Antibiotika können zum Nierenversagen beitragen oder die kompensierte Retention »kippen«. Auf der anderen Seite müssen sie bei Infekten gegeben werden, um eine entzündungsbedingte Funktionsverschlechterung zu vermeiden. Daher sind genaue Patientenbeobachtung und Laborkontrollen nötig, um gegebenenfalls rasch, wenn nötig sogar mittels Dialyse oder Hämoperfusion, die schädigende Substanz wieder zu entfernen.

Medikamente mit vorwiegend **renalem Eliminationsweg** müssen der Abnahme der Clearancefunktion angepaßt werden, sonst besteht die Gefahr der »Akkumulation« infolge verzögerter Ausscheidung.

Gerade Antibiotika können zum Nierenversagen beitragen. Wenn sie verabreicht werden müssen, sind regelmäßige Laborkontrollen notwendig, um rasch evtl. durch Hämoperfusion oder Dialyse die Substanz zu eliminieren.

Merke. Haupttodesursache der Dialysepatienten ist nicht die terminale Niereninsuffizienz, sondern sind Herzinfarkt und zerebrovaskulärer Insult!

◄ **Merke**

1.3 Therapieprinzipien

1.3.1 Prävention und kausale Therapie

Oberstes Gebot in der Therapie der Niereninsuffizienz ist der Versuch, deren **Entstehung** unbedingt zu **vermeiden.** Dies bedeutet, daß schon im Vorfeld eine Beeinträchtigung der Nierenfunktion, wenn eben möglich, **kausal** behandelt wird. Demnach wird beim Vorliegen einer **Glomerulonephritis** z.B. eine Beeinflussung der Antikörperproduktion durch die Gabe von Kortikoiden und Immunsuppressiva versucht (vgl. Lehrbücher der Nephrologie).
Hypertonie und **Diabetes mellitus** bedürfen nicht zuletzt unter dem Aspekt einer zunehmenden Nierenschädigung einer guten Einstellung und Führung.
Bei einer **Pyelonephritis** kommt es entscheidend darauf an, eine hämatogene von einer kanalikulären Genese zu unterscheiden und dann kausal zu therapieren *(vgl. Kap. F).* Bei einer hämatogenen Pyelonephritis ist die sorgfältige Ausbehandlung des Infektes neben einer Fokussuche die wichtigste Maßnahme. Es sei davor gewarnt, bei Abklingen des Fiebers das Antibiotikum abzusetzen, da dies nicht selten zu Rezidiven und zu einer chronischen Pyelonephritis führt. Diese wiederum kann in einem chronischen Nierenversagen enden.

1.3 Therapieprinzipien

1.3.1 Prävention und kausale Therapie

Eine Beeinträchtigung der Nierenfunktion sollte schon im Vorfeld **kausal** behandelt werden.

Hypertonie und **Diabetes mellitus** bedürfen im Hinblick auf das CNV einer guten Einstellung und Führung.

Bei einer **Pyelonephritis** muß eine hämatogene von einer kanalikulären Genese unterschieden werden.

Merke. Die Therapie einer Pyelonephritis muß insgesamt etwa 14 Tage durchgeführt werden, um eine Chronifizierung bis hin zum CNV zu verhindern.

◄ **Merke**

Bei einer kanalikulären Pyelonephritis müssen im Sinn einer kausalen Therapie höhergradige Refluxe operiert, Steine entfernt, Harnleiterstenosen erweitert, Tumoren reseziert werden.

Bei Vorliegen einer kanalikulären Pyelonephritis müssen im Sinn einer kausalen Therapie höhergradige Refluxe operiert *(vgl. Kap. Kinderurologie)*, Steine entfernt, Harnleiterstenosen erweitert und Tumoren reseziert werden. Eine vorübergehende Harnableitung mittels Harnleiterschienung (z. B. Pigtailkatheter) oder Nephrostomie erlaubt als erste Maßnahme bei einer Stauungsursache den »normalen« Harnfluß, so daß eine notwendige antibiotische Behandlung greifen kann *(vgl. auch Hinweise Kap. P)*.

Chronische Abflußstörungen, z. B. durch Harnleiterstenosen, sollten entlastend behandelt werden.

Auch bei **chronischen Abflußstörungen,** die zu einem Urinrückstand führen, ist die Entlastung die vordringlichste Aufgabe. Bei **Harnleiterstenosen** sollte die Ursachenabklärung besonders sorgfältig durchgeführt werden. Nicht selten sind nämlich Tumoren im Retroperitoneum oder kleinen Bekken bzw. ihre Metastasen der Grund der Stauung. Auch Narben nach Tumortherapie können den Harnleiter einengen.

Bei **M. Ormond** (= retroperitoneale Fibrose) entsteht möglicherweise im Rahmen eines Autoimmunprozesses eine Fibrose im Retroperitoneum mit Kompression von Harnleitern und großen Gefäßen. Therapeutisch kommen eine Harnleiterschienung oder eine perkutane Nephrostomie in Frage.

Bei **Tumorpatienten** ist die Indikation zu einer operativen Harnableitung unter Berücksichtigung des Tumorstadiums zu stellen.

In gleicher Weise wirkt ein **M. Ormond** (= retroperitoneale Fibrose). Bei diesem seltenen Krankheitsbild entsteht aus ungeklärter Ursache (Autoimmunprozeß?) eine Fibrose im gesamten Retroperitoneum, die neben den großen Gefäßen (durch Kompression entstehen Kollateralkreisläufe) auch die Harnleiter einscheidet und komprimiert. Die Folge ist eine ein- oder beidseitige Harnstauung. Sofern bei diesen Formen der Harnstauung eine Kausaltherapie, die den Harnleiter wieder freigibt, nicht möglich ist, bleibt oft nur eine innere Harnleiterschienung oder eine perkutane Nephrostomie. Die Indikation zur Anlage eines Ileumconduits oder einer anderen operativen Harnableitung sind insbesondere bei **Tumorpatienten** unbedingt im Gesamtzusammenhang des Tumorleidens und -stadiums zu stellen. Bei einer Harnleiterstenose infolge **Tbc** erfolgt nicht selten nach tuberkulostatischer Therapie eine vollständige Heilung (es gibt jedoch auch narbige Abheilungen mit bleibender Stenose).

Ist die Stauung durch ein **Prostataadenom** bedingt, erfolgt zunächst eine Katheterdrainage bis zur Stabilisierung der Nierenfunktion.

Handelt es sich bei der Stauungsursache um ein **Prostataadenom** mit beidseitigen Harnstauungsnieren, wird zunächst ein transurethraler oder suprapubischer Katheter gelegt, die Normalisierung der Nierenfunktion abgewartet und erst dann das Adenom operiert. Oft kommt es aber nicht mehr zu einer völligen Restitutio ad integrum. Dann erfolgt die Operation nach Stabilisierung der Funktion *(vgl. Kap G)*.

⚠ ▶

> **Cave.** Nach Entlastung kommt es fast immer zu einer **Polyurie,** die unter Umständen sehr kreislaufdepressiv wirken kann. Es muß neben einer Stützung des Kaliumspiegels eine der Polyurie angeglichene Infusionsmenge zugeführt werden, zum Teil anfänglich 5 bis 6 Liter pro Tag. (Bevorzugt werden Elektrolytlösungen, deren Zusammensetzung je nach Serumelektrolyten variiert werden.)

Bei **neurogenen Blasenentleerungsstörungen** ist ebenfalls zunächst die Entlastung der Blase vordringlich. Die Therapie der Blasenentleerungsstörung erfolgt **medikamentös,** durch **Katheterdrainage** oder **operativ.**

Bei **neurogener Blasenentleerungsstörung mit Harnstauungsnieren,** sei es durch Meningomyelozele, sei es durch Diabetes mellitus oder andere Noxen, sei es infolge einer traumatischen Querschnittslähmung, ist ebenfalls zunächst die Entlastung der Blase vordringlich. Nach urodynamischer Abklärung erfolgt der Versuch der Beeinflussung der Blasenentleerung auf **medikamentösem** Weg, in Form einer **Katheterdrainage** (einschließlich intermittierendem Selbstkatheterismus) oder die Entscheidung zu einer **operativen** Intervention (z. B. elektrische Vorderwurzelstimulation durch einen implantierten Schrittmacher oder aber eine definitive Form der Harnableitung, z. B. Conduit).

Merke ▶

> **Merke.** Die häufigste Todesursache für Patienten mit neurogener Blasenentleerungsstörung ist die **postrenale Niereninsuffizienz.** Sie kann nur aufgehalten werden, wenn adäquat therapiert wird *(vgl. Kap. N, Neurogene Blasenentleerungsstörungen)*.

Nierenarterienstenosen können durch transluminäre Gefäßdilatation und offene Gefäßplastik behandelt werden.

Bei **arteriellen Erkrankungen der Nierenhauptgefäße** kommen perkutane transluminäre Gefäßdilatation und offene Gefäßplastik in Betracht *(vgl. Kap. A 3)*.

1.3.2 Symptomatische Therapie

Zusätzlich zu den genannten kausaltherapeutischen Überlegungen muß eine begleitende symptomatische Behandlung durchgeführt werden.

- **Diureseförderung**

> **Merke.** Wichtigstes Prinzip ist die **Förderung der Diurese.** Dies geschieht einerseits durch ausreichendes Flüssigkeitsangebot. (**Cave:** Überwässerung → ZVD kontrollieren!!, sonst besteht die Gefahr des Lungenödems), andererseits durch Diuretika wie Furosemid, Mannitol sowie durch Dopamin (Dosierung s.o.). Dabei können vorübergehend bis zu 1 bis 2 g (!) Furosemid pro Tag notwendig werden. **Cave:** Ototoxische Nebenwirkungen in dieser Dosierung!
> Schleifendiuretika wie Furosemid sind wirkungslos und **kontraindiziert,** wenn kein Glomerulumfiltrat mehr produziert wird, sprich in der **Anurie!**

Die tägliche Trinkmenge schwankt je nach Stadium und muß sich aus der Flüssigkeitsbilanz ergeben (Einfuhr – Ausfuhr). Zum Thema einer »eiweißarmen Nierendiät« (0,6 g Eiweiß/kg/die) siehe Lehrbücher der Inneren Medizin. Von essentieller Bedeutung ist die **Vermeidung** bzw. die **Therapie von Infekten** (im Akutstadium dosisangepaßt parenteral, zur Prophylaxe eventuell auch als orale Einmalgabe). Kontraindikationen der einzelnen Antibiotika sind zu beachten. Ebenso essentiell ist die adäquate **Einstellung** des begleitenden **Hypertonus.**
Sollte jedoch keine der genannten Maßnahmen ein Fortschreiten des Nierenfunktionsverlustes aufhalten, bleiben zur Behandlung des CNV letztendlich nur noch **Hämodialyse** und **Nierentransplantation.**

- **Dialyse** *(s. Kap. Urologische Therapie)*

Hauptindikationen der Dialyse sind:
- Hypervolämie
- Hyperkaliämie
- Progressive Urämie
- Schwere Azidose

Die **Dialyse** geht mit einer erheblichen Beeinträchtigung des täglichen Lebens einher. Neben den dreimal pro Woche notwendigen Sitzungen ist eine **strenge Diätführung** erforderlich. Wie schon erwähnt, bleiben Anämie, Osteo- und Myopathie sowie KHK und Arteriosklerose auch für den Dialytiker eine ständige Einschränkung und Bedrohung.
Auch heute ist die Gefahr der Hepatitisinfektion unter Dialyse nicht völlig auszuschalten.

- **Nierentransplantation**

Aus diesen Gründen ist die Nierentransplantation in letzter Konsequenz die Therapie der Wahl im Endstadium des CNV, wobei jedoch die Altersgrenze derzeit bei ca. 50 Jahren liegt. Die Organtransplantation leidet jedoch daran, daß nicht ausreichend Spendernieren zur Verfügung stehen (auf mehr als 8000 Anwärter kamen 1993 nur etwa 2500 Transplantationen). Außerdem beträgt die Operationsmortalität bis zu 5%. Postoperative Komplikationen an der Gefäß- und Harnleiteranastomose können auftreten, die immunsuppressive Therapie (Ciclosporin A, Cortison und Azathioprin) mindert die Infektabwehr der betroffenen Personen. Auch die Gefahr der akuten oder protrahierten Abstoßung des Transplantates ist trotz verbesserter Immunsuppression noch nicht völlig gebannt (in ca. 10% Abstoßung binnen 2 Jahren).

1.3.2 Symptomatische Therapie

Zur kausalen Therapie kommt in jedem Fall eine symptomatische Behandlung.

- **Diureseförderung**

◀ **Merke**

Die tägliche Trinkmenge ergibt sich aus der Flüssigkeitsbilanz.

Von essentieller Bedeutung ist die **Vermeidung** bzw. **Therapie von Infekten** sowie die **Einstellung** der begleitenden **Hypertonie.**

Bei fortgeschrittenem CNV bleiben nur noch **Hämodialyse** und **Nierentransplantation.**

- **Dialyse**

Hauptindikationen:
- Hypervolämie
- Hyperkaliämie
- Progressive Urämie
- Schwere Azidose

Neben den dreimal pro Woche notwendigen Sitzungen ist eine **strenge Diätführung** erforderlich.

- **Nierentransplantation**

Die Nierentransplantation ist in letzter Konsequenz die Therapie der Wahl, es stehen jedoch nicht genügend Spenderorgane zur Verfügung. Ca. 10 % der Transplantate werden innerhalb von 2 Jahren abgestoßen.

2 Störungen des Harntransportes

Zu diesem Kapitel vgl. die Ausführungen in Abschnitt 1.1 und 1.2.

Definition ▶

▶ ***Definition.*** Prinzipiell spricht man von einer **obstruktiven Uropathie**, wenn auf dem Weg zwischen Papillenspitze und dem Meatus urethrae der Harntransport gestört ist. ■

Ätiologie und Pathogenese Man unterscheidet einerseits nach der **Lokalisation** der Ursache, andererseits danach, ob die Transportstörung **angeboren** oder **sekundär** erworben ist (A-**2**).

Ätiologie und Pathogenese. Man unterscheidet einerseits nach der **Lokalisation** (supravesikal, vesikal, infravesikal) der Ursache einer Transportstörung, andererseits danach, ob sie **seit Geburt** vorlag oder sekundär durch eine Erkrankung ausgelöst wurde (A-**2**).

A-2: Mögliche Ursachen einer Harntransportstörung

Angeboren: *(vgl. Kap. E):*	**I.**	**Niere/Harnleiter (supravesikal):**	Nierenbeckenabgangsenge Megaureter Retrokavaler Harnleiter Reflux Fehlmündung des Harnleiters (Ektopie, Ureterozele) Hufeisenniere V.-ovarica-dextra-Syndrom
	II.	**Blase (vesikal):**	Neurogene Blase bei MMC
	III.	**Blasenhals/Harnröhre (infravesikal):**	Harnröhrenklappe (Knaben) Meatusstenose (Mädchen) Harnröhrendivertikel Extreme Phimose
Sekundär:	**I.**	**Niere/Harnleiter:**	Am häufigsten: Stein Tumor (→ Urothelkarzinom; extraluminär → Metastase bzw. Tumor, der von außen den Harnleiter komprimiert) Harnleiterstenose (entzündlich, M. Ormond)
	II.	**Blase:**	Schrumpfblase (interstitielle Entzündung, intravesikale Chemotherapie, Strahlenblase) Blasenstein Blasentumor mit Verlegung des Ostiums Neurogene Blase, z. B. bei Diabetes mellitus, MS, Querschnittslähmung
	III.	**Blasenhals/Harnröhre:**	Am häufigsten: Prostataadenom; Prostatakarzinom Blasenhalsstenose Harnröhrenstriktur (posttraumatisch oder iatrogen) Harnröhrentumor

Während Transportstörungen durch unter II und III genannte Ursachen einen Rückstau in **beide Nieren** bewirken können, mit allen Folgen einschließlich des chronischen Nierenversagens, müssen – außer bei Vorliegen einer anatomischen oder funktionellen Einzelniere – bei Störungen nach I immer **beide Harnleiter** gestaut sein, um die **Gesamtnierenfunktion** zu beeinträchtigen.

Eine gesunde kontralaterale Niere ist meist in der Lage, die Funktion weitgehend allein zu übernehmen.

Ansonsten ist eine gesunde kontralaterale Niere in aller Regel in der Lage, die Funktion weitgehend alleine zu übernehmen. Dies geschieht meist, ohne daß der Betroffene es merkt!

◼ *Definition.* Während eine **Ektasie** eine **reversible** funktionelle Erweiterung darstellt, werden **irreversible** Endzustände als **Hydronephrose** bezeichnet. ■

◀ **Definition**

Folge der Harntransportstörung ist zunächst eine Harnstauungsniere, die bei Fortbestehen in eine **Hydronephrose** mündet. Die so betroffene Niere schrumpft unter Verlust funktionstüchtigen Parenchyms, so daß das Endbild einer **hydronephrotischen Schrumpfniere** entsteht. Sie hat ihre Funktion damit praktisch vollständig aufgegeben und scheidet, wenn überhaupt, nur noch unkonzentrierten Urin aus. Eine prävesikale Harnleiterstenose kann außerdem zu einer Harnleiterdilatation und zur Infektneigung der ableitenden Harnwege führen.

Folge einer Harntransportstörung ist zunächst eine Harnstauungsniere, die bei Fortbestehen in eine **Hydronephrose** mündet. Schließlich findet sich das Bild einer **hydronephrotischen Schrumpfniere.**

Klinik. Je nachdem, ob eine Harnabflußstörung **akut** oder **langsam** entsteht, unterscheiden sich die Symptome wesentlich.

Klinik

- **Akute Abflußstörung**

Typisches Symptom ist die **Kolik.** Charakteristisch ist ein massiver Schmerzzustand, wobei sich der Patient »vor Schmerzen krümmt«. Durch Bewegung versucht er, die Schmerzen zu lindern. Im Gegensatz dazu steht die typische Schonhaltung bei anderen abdominellen Schmerzen *(vgl. Kap. P)*, z. B. Peritonitis. Die **Schmerzprojektion** gibt Hinweise auf die Höhe der auslösenden Obstruktion.
Das Nierenlager kann klopf- und druckschmerzhaft sein.
Auslöser sind meist Steine, aber auch Koagel, nekrotische Papillen und Tumoren können das gleiche Bild hervorrufen.
Begleitend leiden die Patienten an **gastrointestinalen Symptomen** (gleiche vegetative Versorgung von Harnleiter und Darm). Dazu gehören vor allem Nausea und Vomitus sowie Störungen der Darmmotilität. Die reflektorische Darmparalyse wird verstärkt durch die Gabe von Analgetika und Spasmolytika. Die Patienten werden oftmals deshalb zunächst als »Akutes Abdomen« in die Chirurgie eingeliefert. Ferner kann eine passagere **Blutdrucksteigerung** auftreten. (Therapie dieser Hypertonie in der Regel durch Analgetika und Entlastung der Stauung, nur sehr selten sind Antihypertensiva erforderlich; *vgl. Kap. 3.2.)* Im Akutstadium finden sich außerdem Störungen des Elektrolythaushaltes (Kalium), u. U. eine infizierte Stauungsniere bis hin zur Urosepsis, selten eine Fornixruptur (gelegentlich während AUG, *vgl. Kap. C).* Die Funktion der betroffenen Niere wird durch Druckschädigung des Parenchyms schnell schlechter.

- **Akute Abflußstörung**

Typisches Symptom der akuten Abflußstörung ist die **Kolik.**

Das Nierenlager kann klopf- und druckschmerzhaft sein.

Gleichzeitig treten **gastrointestinale Symptome** auf in Form von Übelkeit, Erbrechen und Darmparalyse. Deshalb werden diese Patienten oftmals als »Akutes Abdomen« zunächst chirurgisch eingewiesen.
Eine passagere Blutdrucksteigerung kann auftreten.

- **Chronische Abflußstörung**

Hierbei sind die Beschwerden nur selten dramatisch. Es finden sich **diffuse Rückenschmerzen** (Patienten häufig beim Orthopäden in Behandlung!), **Oberbauchschmerzen,** gelegentliche **Übelkeit**. Bei **Infektionen** des gestauten Harntraktes **Schüttelfrost** und **Fieber** (erhöhte Infektanfälligkeit infolge der Stauung).
Die Patienten wurden früher u. U. chirurgischerseits probelaparotomiert, bevor eine Stauungsniere als Ursache feststand. Seitdem der Ultraschall zur Verfügung steht, kommt dies nicht mehr vor.
Die Anamnese ist oft lang, wenn man die uncharakteristischen Beschwerden retrospektiv richtig deutet.
Im Urin läßt sich meist eine **Mikrohämaturie** oder **Leukozyturie** nachweisen. Eine Makrohämaturie tritt in 1/3 der Fälle auf.
Bei der körperlichen Untersuchung kann über der betroffenen Niere ein diskreter Klopf- und Druckschmerz ausgelöst werden. Unter Umständen ist bei schlanken Patienten mit ausgeprägter Hydronephrose die Niere tastbar.

- **Chronische Abflußstörung**

Die Beschwerden bei chronischer Harnstauung können lange wenig dramatisch sein: (diffuse) **Rückenschmerzen, Oberbauchschmerzen** oder durch **Infektionen** bedingtes Fieber.

Im Urin ist meist eine **Mikrohämaturie** oder **Leukozyturie** nachweisbar.
Bei der körperlichen Untersuchung kann über der betroffenen Niere ein diskreter Klopf- und Druckschmerz ausgelöst werden.

Therapie Die Therapie ist **immer ursachenbezogen:** Im Akutstadium Harnleiterschienung und Nephrostomie, nach Stabilisierung meist operativ.

Therapie. Die Therapie ist **immer ursachenbezogen.** Dabei kommen Harnleiterschienung und Nephrostomie in der Akuttherapie zum Einsatz. Danach, sobald der Zustand sich stabilisiert hat, muß – meist operativ – die Ursache der Stauung beseitigt werden *(vgl. 1.1.3).*

Merke ▶

> ***Merke.*** Ist der Zustand nur wenige Tage bis Wochen alt, ist mit einer Restitutio ad integrum nach Beseitigung der Abflußstörung zu rechnen.

3 Renale Hypertonie

3 Renale Hypertonie

Ätiologie Ursächlich unterscheidet man **renovaskuläre** und **renoparenchymatöse** Hypertonie. Die Häufigkeit der **sekundären** Hypertonieformen liegt bei 5 %.
Pathophysiologisch handelt es sich um eine Störung des Renin-Angiotensin-Aldosteron-Systems (Syn A-**1**).

Ätiologie. Ursächlich unterscheidet man **renovaskuläre** und **renoparenchymatöse** Hypertonie. Beide gehören zu den sekundären Hypertonieformen. Ihre Häufigkeit liegt bei etwa 5 % (1 % vaskulär, 2 bis 4 % parenchymatös).
Pathophysiologisch handelt es sich um eine Störung des Renin-Angiotensin-Aldosteron-Systems. Sowohl über Natriumretention als auch über Vasokonstriktion entsteht diese Hypertonieform (Syn. A-**1**).

Synopsis A-1: Renin-Angiotensin-Aldosteron-Mechanismus

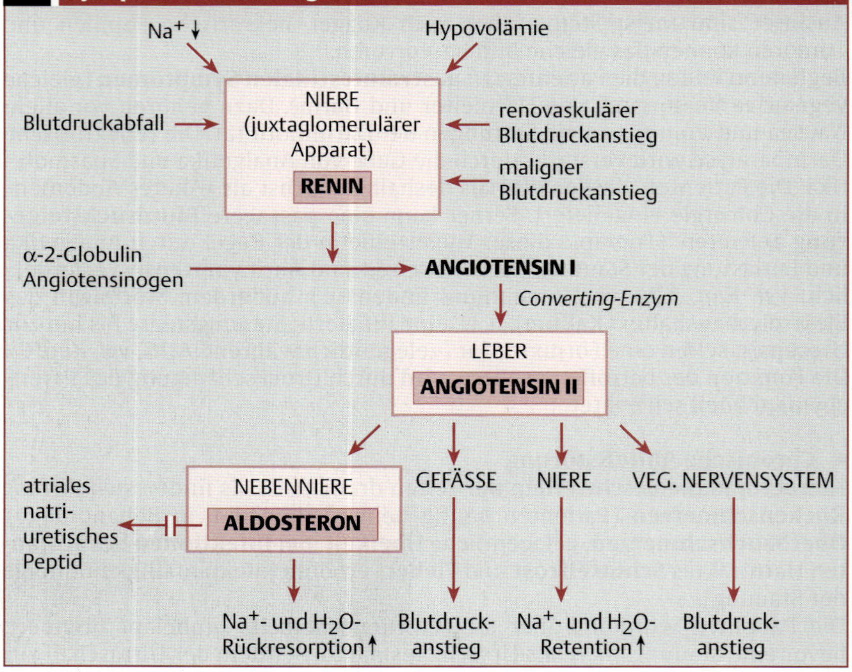

Die sog. **Page-Niere** entsteht durch traumatische Organkompression und Ischämie. Sie ist eine Sonderform des renovaskulären Hochdrucks.

Eine Sonderform des Renin-Angiotensin-Hochdrucks ist die sog. **Page-Niere,** bei der im Gegensatz zur renovaskulären Hypertonie die Hauptnierengefäße frei durchgängig sind. Infolge eines Nierentraumas mit subkapsulärem Hämatom, das sich organisiert, kommt es zu einer Organkompression mit partieller Ischämie. Dadurch wird wiederum der Renin-Angiotensin-Mechanismus in Gang gesetzt. Die Ursache kann in beiden oder auch nur in einer Niere liegen.

Merke ▶

> ***Merke.*** Die essentielle Hypertonie hat ihren Altersgipfel zwischen 30 und 60 Jahren. Die renale Hypertonie ist selten und betrifft häufig auch jüngere Menschen. Daher sollte bei jungen Hypertonikern generell nach einem renalen Hypertonus gesucht werden.

- **Renal-parenchymatöse Hypertonie**

Ursächlich kommen in Frage: kongenitale Hypoplasie, polyzystische Nierendegeneration, chronisch-interstitielle Nephritis, chronische Glomerulonephritis, chronische Pyelonephritis (mit Schrumpfniere), Niereninsuffizienz (90% aller Prädialytiker), Nierentuberkulose und Nierentumoren.

- **Renal-parenchymatöse Hypertonie**

Durch Hypoplasie, polyzystische Nierendegeneration, Nephritiden, Niereninsuffizienz, Tbc, Tumoren.

- **Renal-vaskuläre Hypertonie**

Man unterscheidet nach radiologischen Kriterien in **arteriosklerotisch** (häufig Männer über 50) bedingte und **fibromuskuläre** Nierenarterienstenose (häufiger bei jungen Frauen).

- **Renal-vaskuläre Hypertonie**

Man unterscheidet **arteriosklerotische** und **fibromuskuläre** Nierenarterienstenosen.

Diagnostik. Am Beginn der Diagnostik stehen die Anamnese (Alter!) und die körperliche Untersuchung. Ein Strömungsgeräusch über der betroffenen Nierenarterie (paramedian supraumbilikal) kann auf eine renovaskuläre Hypertonie hinweisen. Ergibt sich der Verdacht einer **renovaskulären Hypertonie,** so werden Isotopennephrogramm (mit Captopril-Test, s. *Kap. C*) und Angiographie (meist als DSA, *s. Kap. C*) als Werkzeuge eingesetzt. Ferner kann die Reninausscheidung der Nieren in das venöse Blut gemessen werden; z.B. per Cava-Katheter im Sinne eines »Renin-Mapping«.
Als weiteres diagnostisches Hilfsmittel wird die Farbduplexsonographie eingesetzt. Sie ist vor allem im Screening hilfreich.

Diagnostik Die **renovaskuläre Hypertonie** wird mittels Isotopennephrogramm plus Captopril-Test und **Angiographie** sowie mit dem sog. Renin-Mapping, z.T. auch mittels FCDS, diagnostiziert.

> ***Merke.*** An eine **renale Hypertonie** sollte man denken bei:
> - Hypertonie vor dem 30. Lebensjahr
> - Plötzlichem Beginn, rascher Verschlimmerung
> - Außergewöhnlicher Therapieresistenz
> - Maligner Hypertonie
> - Kombination aus Hypertonie und erhöhten Kreatininwerten (Niereninsuffizienz)

◀ **Merke**

Die Sonographie zeigt ggf. eine kleine Niere als Hinweis. Sofern vorhanden, kann die **farbcodierte Duplexsonographie** benutzt werden. Das sog. »Früh-AUG« (Ausscheidungsurogramm) hat seine Bedeutung angesichts der genannten Verfahren verloren (A-**2**).

Auch die **farbcodierte Duplexsonographie** besitzt eine diagnostische Bedeutung.
Das AUG hat heute nur nachrangige Bedeutung (A-**2**).

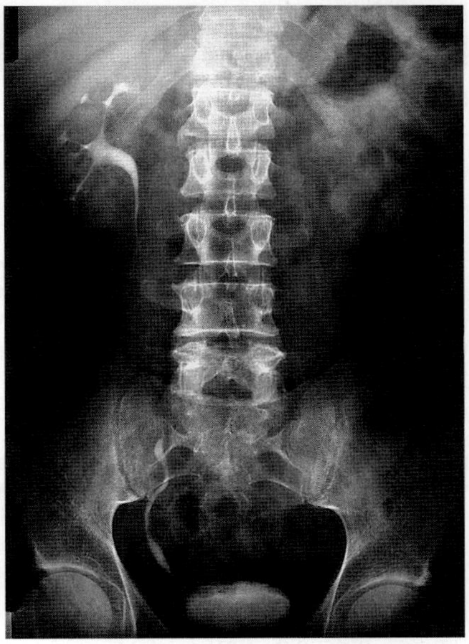

A-**2: Ausscheidungsurogramm** des Patienten von A-**3**: Normale Ausscheidung rechts, links nur verzögerte KM-Darstellung im Sinne eines sog. nephrographischen Effekts.

> ***Merke.*** Nur die Kombination der Untersuchungsverfahren sichert vor Durchführung einer Katheterangiographie die Diagnose einer renovaskulären Hypertonie ausreichend.

◀ **Merke**

In der Isotopenclearance sieht man einen verzögerten Kurvenanstieg. Die Untersuchung dient aber vorwiegend der Therapieentscheidung.

Bei der Durchführung einer seitengetrennten Isotopenclearance zeigt sich die Nierenarterienstenose in einem verzögerten Kurvenanstieg (A-**3**). Die Clearanceuntersuchung dient dabei nicht so sehr der Suche nach einer Stenose, als dem Funktionsnachweis vor geplanter Therapie, ob sich organerhaltende Eingriffe lohnen oder die Nephrektomie bei fast funktionslosem Organ indiziert ist.

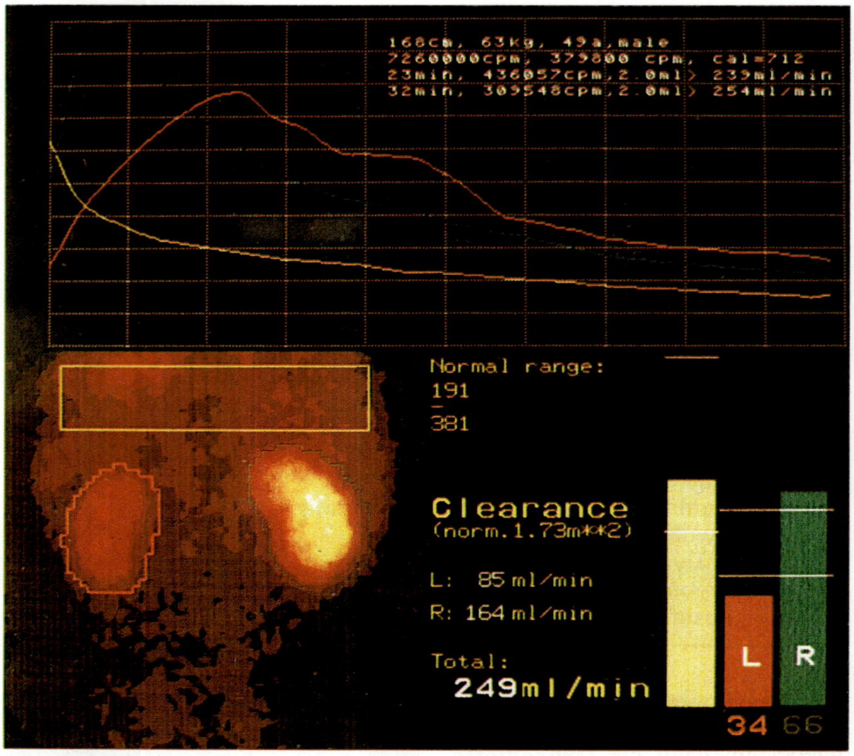

A-**3**: **Isotopenclearance:** Normale rechte Niere mit schneller Anflutungsphase/schnellem Kurvenanstieg; typischer verzögerter Kurvenanstieg der linken Niere bei Stenose der A. renalis sinistra.

Die höchste diagnostische Treffsicherheit bietet die Katheterangiographie (DSA-Technik).

Das Verfahren mit der höchsten diagnostischen Treffsicherheit ist auch heute noch die **Katheterangiographie** (meist in DSA-Technik).
Ein Indikator der biochemischen Aktivität der Nierenarterienstenose ist der Quotient aus Plasmareninaktivität im Nierenvenenblut in Ruhe und nach Stimulation. Aus diesem Quotienten kann errechnet werden, ob und wie eine Nierenarteriendiagnostik erfolgen muß (A-**3**).

A-3: Schema der Plasmarenin-Diagnostik und DD für die Reninerhöhung

Anstelle der aufwendigen Bestimmung der Reninkonzentration im Plasma erfolgt heute die einfache, aber genauso aussagekräftige **Bestimmung des entstandenen Angiotensin I,** da Renin aus Angiotensinogen das Angiotensin I freisetzt.

Renin: Ruhe 0,2–2,0
Nach Stimulation*: Verdoppelung (bis Vervierfachung)

(Angaben in µg entstandenem Angiotensin I pro l und Std.)

* Furosemid, Bewegung.

Dabei ist es allerdings unerheblich, ob die blutdruckrelevante Reninaktivierungserhöhung durch eine Gefäßstenose der A. renalis zustande kommt oder ob die gefäßbedingte Blutdrucksteigerung diese unterhält.

Auf das Vorliegen eines **renal-parenchymatösen Hochdrucks** wird in der Regel geschlossen, wenn ein Hypertonus mit einer die Nierenfunktion beeinträchtigenden Parenchymerkrankung (s.o.) einhergeht (z.B. Hypertonieprävalenz bei < 90% aller Patienten im Prädialysestadium). Der Hochdruck kann jedoch auch erster Hinweis auf eine renal-parenchymatöse Grunderkrankung sein!

Bei begleitender Parenchymerkrankung (z.B. im Prädialysestadium) liegt in der Regel ein **renal-parenchymatöser Hochdruck** vor.

Hochdruckwirksame Harnabflußstörungen (30% aller chronischen Harnabflußstörungen) sind:

- Hydronephrose
- Ureterstrikturen
- Retrokavaler Ureter, Ureterkompressionen
- Vesikorenaler Reflux

Hochdruckwirksame Harnabflußstörungen sind Hydronephrose, Ureterstrikturen, retrokavaler Ureter, Ureterkompression und vesikorenaler Reflux.

Therapie der renovaskulären Hypertonie

> ***Merke.*** Bei einer **renovaskulären Hypertonie** muß immer eine **operative** Lösung erwogen werden. Erst wenn diese aus irgendwelchen Gründen nicht durchgeführt werden kann, sollte eine alleinige pharmakologische Behandlung erfolgen.

Therapie der renovaskulären Hypertonie

◄ **Merke**

- **Pharmakotherapie**

Die Pharmakotherapie folgt im wesentlichen den Kriterien der Behandlung einer essentiellen Hypertonie, wobei ACE-Hemmer neben Diuretika und Kalziumantagonisten bevorzugt eingesetzt werden. Sympatholytika und Vasodilatatoren werden ebenfalls verordnet. Hinzu kommen allgemeine Maßnahmen wie Kochsalzreduktion und Minderung von Gewicht und Alkoholkonsum.

- **Pharmakotherapie**

Medikamentös werden bevorzugt ACE-Hemmer, Diuretika und Kalziumantagonisten eingesetzt.

> ***Merke.*** Eine eingeschränkte Indikation für ACE-Hemmer besteht bei beidseitiger Nierenarteriostenose, Niereninsuffizienz mit Clearance < 30 ml/min.

◄ **Merke**

- **Operative Korrektur einer Nierenarterienstenose**

Das Prinzip ist die Beseitigung der Verengung, so daß die betreffende Niere wieder ausreichend durchblutet wird und damit über den Regelmechanismus (Macula densa) die Reninproduktion auf das Normalmaß sinkt.

- **Operative Korrektur einer Nierenarterienstenose**

Prinzip: Nach Beseitigung der Verengung sinkt über den Regelmechanismus die Reninproduktion auf das Normalmaß.

A-4: Vier Operative Therapiealternativen der Nierenarterienstenose

1 Offene Gefäßplastik	3 Autotransplantation
2 PTD (perkutane transluminale Dilatation)	4 Nephrektomie

Zu den operativen Verfahren *siehe* ▤ A-**4**.

Voraussetzung aller dieser Verfahren ist ein **angiographischer Nachweis** einer Stenose der A. renalis. Dies kann per DSA oder durch Katheterangiographie geschehen *(vgl. Kap. C).*

Eine **offene Gefäßplastik** ist eine aufwendige Operation, die in aller Regel transabdominell durchgeführt wird. Neben einer Erweiterung der stenotischen Stelle durch Aufnähen eines Patch (»Flicken«) kann auch unter Umständen eine Resektion mit Gefäßanastomose in Frage kommen.

Voraussetzung ist immer der **angiographische Nachweis** einer Stenose der A. renalis.

Bei der **offenen Gefäßplastik** kommen eine Erweiterung durch Patch-Technik oder eine Resektion mit Anastomose in Frage.

> ***Cave.*** Patienten mit arteriosklerotischer Ursache der Stenose haben meist auch in anderen Gefäßregionen Verengungen! Bei ihnen ist das Operationsrisiko erhöht!

Die **perkutane transluminale Dilatation (PTD)** ist die eleganteste Methode, eine Nierenarterienstenose zu erweitern. Voraussetzung für diese Methode ist eine Angiographie (**A-4a bis d**). Zunächst wird über die A. femoralis ein Angiographiekatheter in die Nierenarterie eingebracht und diese dargestellt. Vor allem fibromuskuläre Stenosen lassen sich danach mittels eines Ballons aufdehnen, der den Angiographiekatheter umgibt.

Bei der **PTD** wird mittels eines Dilatationskatheters unter angiographischer Kontrolle die Stenose aufgedehnt (**A-4a bis d**). Am geeignetsten dafür sind die fibromuskulären Stenosen.

Bei arteriosklerotischen Stenosen muß mit einer Rezidivrate von etwa 30 % gerechnet werden.
Kontraindikationen der PTD sind:
- Aortenaneurysma
- Poststenotisches Aneurysma der Nierengefäße
- Segmentarterienbefall

Bei arteriosklerotischen Stenosen muß man dagegen mit einer Rezidivrate von etwa 30 % rechnen. Beachten muß man allerdings **Kontraindikationen einer PTD:**
- Aortenaneurysma
- Segmentarterienbefall
- Poststenotisches Aneurysma der Nierengefäße

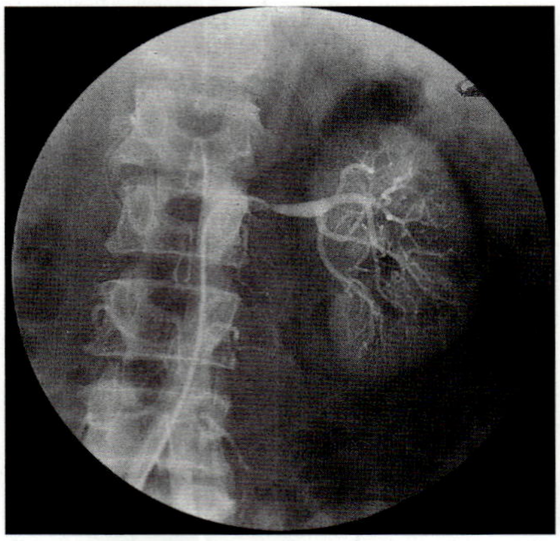

a Darstellung der stenotischen A. renalis sinistra.

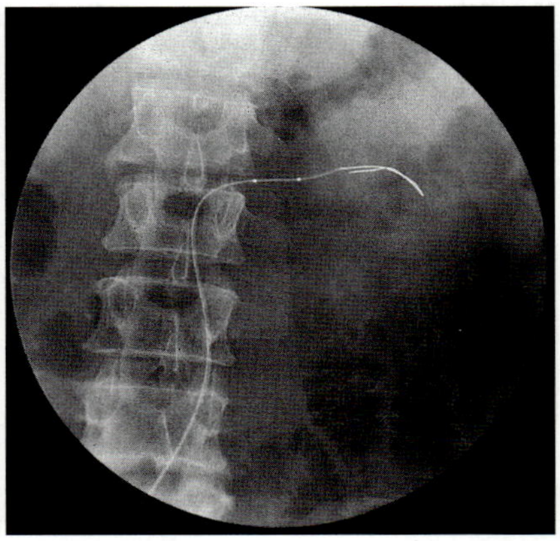

b Einlage und Positionierung des Ballon-Dilatationskatheters (Ballon zwischen den Markern ·–·).

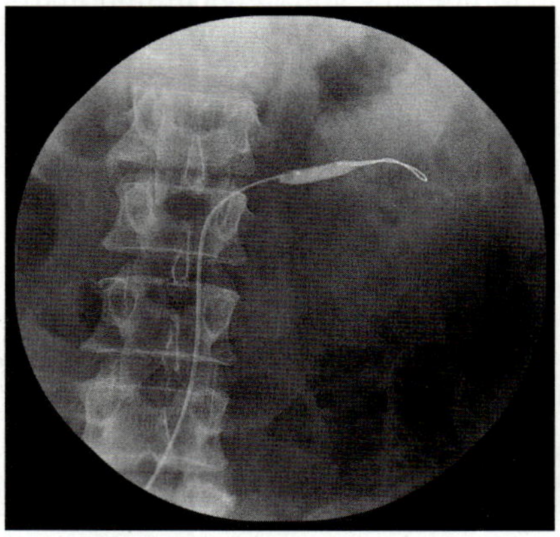

c Mit Kontrastmittel gefüllter Dehnungsballon

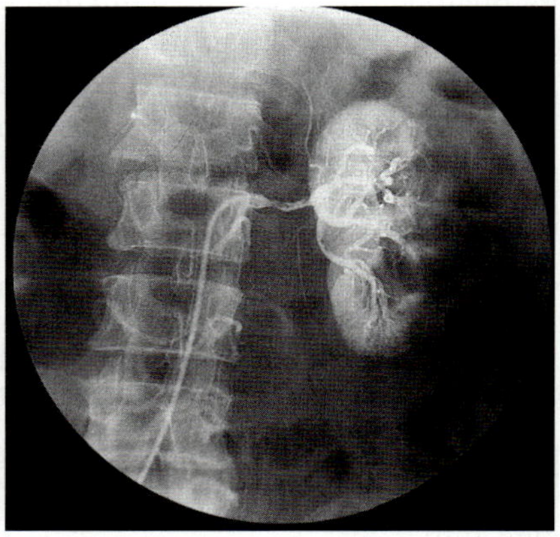

d Zustand nach Dehnung der Stenose.

A-4a bis d: Angiographien und PTD des Patienten aus A-**2** und A-**3.**

Folgende **Komplikationen** sind möglich:
- Thrombose der A. renalis
- Ruptur der A. renalis

Nach dem Eingriff sollten für ein halbes Jahr **Thrombozytenaggregationshemmer** eingenommen werden.
Es bestehen folgende **Komplikationsmöglichkeiten** bei PTD:
- Thrombose der A. renalis:
  Sollte durch Nachbehandlung vermeidbar sein
- Ruptur der A. renalis:
  Sofortige notfallmäßige operative Freilegung! Nur diese ist lebensrettend! Eventuell muß dabei nephrektomiert werden.

Merke ▶

Merke. Eine PTD darf nur in Operationsbereitschaft durchgeführt werden!

Eine **Autotransplantation** erfolgt bei ansonsten gesunder Niere, wenn PTD oder Plastik aus technischen oder anatomischen Gründen nicht möglich sind (A-**5**).

Wenn eine PTD oder Gefäßplastik aus technischen oder anatomischen Gründen nicht möglich ist (oder der Eingriff erfolglos bleibt), kann bei ansonsten gesunder Niere auch eine **Autotransplantation** mit Anschluß an die Iliakalgefäße (Technik wie bei Allotransplantation) erfolgen (A-**5**). Diese Möglichkeit wird nur selten in Anspruch genommen.

Bei einseitiger Schrumpfniere renal-vaskulärer oder renal-parenchymatöser Genese, die sich im Isotopennephrogramm als erheblich funktionseingeschränkt erweist, ist eine **Nephrektomie** das beste Verfahren, die gesteigerte Reninproduktion zu normalisieren.

Eine **Nephrektomie** ist das beste Verfahren bei einseitiger Schrumpfniere.

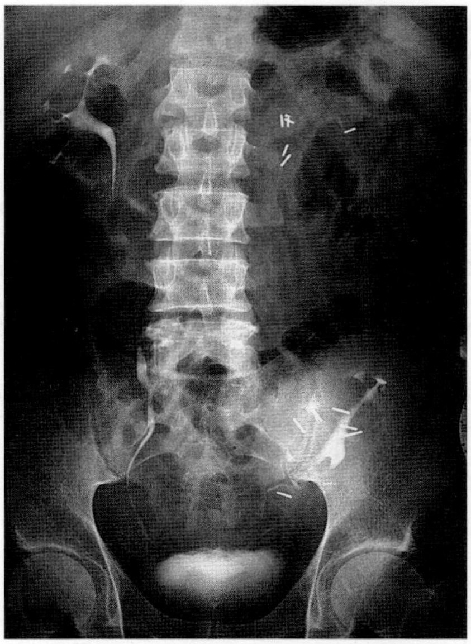

A-**5: Zustand nach Autotransplantation der linken Niere** (AUG-Kontrolle).

Therapie des renal-parenchymatösen Hypertonus. Sie besteht primär in einer adäquaten Therapie des Grundleidens (z.B. exakte Blutzuckereinstellung bei Diabetes, konsequente Behandlung rezidivierender Pyelonephritiden, Absetzen von Noxen bei Analgetika-Nephropathie etc.).
Selten kann eine operative Maßnahme (z.B. Nephrektomie) den Blutdruck senken: einseitige Schrumpfniere bei CPN; hydronephrotische Schrumpfniere bei chronischer Stauung, o.ä.
In der Regel muß eine **differenzierte medikamentöse antihypertensive Therapie** durchgeführt werden: Schleifendiuretika wie Etacrynsäure und Furosemid (keine kaliumsparenden Diuretika), antiadrenerge Substanzen, Kaliumantagonisten und ACE-Hemmer.

Therapie des renal-parenchymatösen Hypertonus Sie besteht nach adäquater Therapie des Grundleidens (exakte Diabeteseinstellung, Behandlung rezidivierender Pyelonephritiden, Absetzen von Noxen) in der Regel in einer **differenzierten medikamentösen antihypertensiven Behandlung.**

Cave. Circulus vitiosus:
Nierenfunktionseinschränkung → Hypertonus
Hypertonus → weiterer Funktionsverlust!

◄ ⚠

Prognose. Alle unter A-**4 a–d** genannten Verfahren haben ein Problem gemeinsam: Oft wird, weil an einen nephrogenen Hochdruck nicht gedacht wird, die Diagnose verschleppt. Die Gefäße des betroffenen Patienten werden durch den therapeutisch schwer einstellbaren Hypertonus erheblich geschädigt, so daß sich schließlich die Hypertonie verselbständigt bzw. fixiert. Eine Beseitigung der primären Ursache löst das Problem dann nicht mehr, da inzwischen ein **fixierter Hochdruck** vorliegt.

Prognose Wird rechtzeitig an einen renalen Hypertonus gedacht, können die genannten Verfahren zum Erfolg führen. Wird die Diagnose verschleppt, entwickelt sich ein **fixierter Hypertonus,** der operativ nicht mehr zu beeinflussen ist.

Merke. Vor allem bei jungen Hypertonikern nie die renale Hypertonie vergessen. Lieber einmal mehr eine DSA durchführen lassen als einmal zu wenig! FCDS als Screening einsetzen.

◄ **Merke**

Wenn jedoch einer der o.g. Eingriffe Erfolg hat, dann kann auf eine medikamentöse Therapie oft gänzlich verzichtet werden. Es bleibt lediglich die regelmäßige Überwachung.

K

Der klinische Fall. Ein 41jähriger Patient wird seit etwa einem Jahr wegen eines arteriellen Hypertonus behandelt. Der Hypertonus ist zunächst problemlos einstellbar. Dann kommt es zu einem medikamentös nicht mehr ausreichend beherrschbaren Blutdruckanstieg innerhalb einiger Monate, bis der Patient schließlich mit Blutdruckwerten von 240/130 mmHg während der Arbeit kollabiert. Im Rahmen einer darauf veranlaßten DSA findet sich eine hochgradige Nierenarterienstenose links, so daß sich der Verdacht auf einen renovaskulären Hypertonus erhärtet.
In der urologischen Abteilung, in die der Patient eingewiesen wird, erfolgt im Rahmen einer Katheterangiographie eine Ballondilatation der linken A. renalis (◘ A-**4**). Postoperativ bewegen sich die Blutdruckwerte **ohne** antihypertensive Therapie bei 150/80 mmHg. Einige Wochen später wird der Patient mit einer hypertensiven Krise und Werten von 250/140 mmHg erneut notfallmäßig stationär aufgenommen.
Die Kontrollangiographie zeigt einen kompletten Re-Verschluß der linken A. renalis. Die linke A. renalis wird daraufhin operativ freigelegt, eine zunächst angestrebte Gefäßplastik ist wegen der aortennahen Lage der Stenose jedoch nicht möglich. Es erfolgen daher eine Autotransplantation der linken Niere ins kleine Becken mit Resektion der Stenose und Anschluß an die Iliakalgefäße.
Bei regelrechter postoperativer Nierenfunktion zeigen die klinischen Kontrollen bei dem Patienten auch zwei Jahre später noch normotone Blutdruckwerte ohne medikamentös antihypertensive Therapie.

Essentials ▶

Essentials

- Die **häufigste Ursache für ein Akutes Nierenversagen** ist der unbemerkte Blutdruckabfall während einer Operation. Deshalb sind einerseits eine schonende Operationstechnik mit Vermeidung großer Blutverluste in kurzer Zeit ebenso Pflicht wie eine perfekte, d. h. auch vorausschauende Narkoseführung, die solche blutdruckrelevanten Op-Phasen durch geeignete Maßnahmen »entschärfen« kann. Auch die postoperative Überwachung in den ersten 24 Stunden hat RR-Abfälle zu verhindern. Das traditionelle Mißtrauen zwischen Operateur und Anästhesist muß der perfekten Zusammenarbeit weichen.

- Der **negative Einfluß von Medikamenten** auf die Nierenfunktion (z. B. Kontrastmittel, Antirheumatika, Antibiotika) muß beachtet werden. Dies gilt auch für die Dosisanpassung einer Medikation in Abhängigkeit von der Nierenleistung.

- Die **Differentialdiagnose »Harnverhalt – Akutes Nierenversagen«** läßt sich am schnellsten durch eine Sonographie der Blase (voll – leer) stellen. Wertvolle Zeit kann so gespart werden.

- Die beste »Therapie« der **Niereninsuffizienz** ist deren **Vermeidung**! Dies bedeutet die konsequente Ausschaltung aller Ursachen, die eine Niereninsuffizienz hervorrufen können bzw. sie dekompensieren lassen.

- Das Stadium der kompensierten renalen Retention kann durch eine **Vermeidung weiterer Noxen** (z. B. Analgetikaabusus, Reflux, chronische Infekte) und eine angepaßte Ernährungsweise deutlich verlängert, wenn nicht sogar dauernd gehalten werden. Die Patienten sind in der konsequenten Durchführung zu bestärken und auf das Risiko einer »schlampigen« Lebensweise hinzuweisen (Dialyse!).

- Die **renal bedingte Hypertonie** ist selten. Bei jungen Hypertonikern (unter 30 Jahren) ist sie aber eine relativ häufige Ursache für die Blutdruckerhöhung, die sich kausaltherapeutisch behandeln läßt. Eine entsprechende Diagnostik ist deshalb bei jungen Hypertonikern Pflicht.

- **»Hypertonie** tut nicht weh.« Gerade deshalb werden Diagnostik und Therapie oft unzureichend durchgeführt. Aber nur Konsequenz dabei bietet die Chance, **Spätschäden** zu verhindern oder zu mildern.

Teil B

Urologische Leitsymptome

Zu den wesentlichen Krankheitszeichen in der Urologie, die bei der Untersuchung des Patienten und der Anamneseerhebung *immer* eruiert werden müssen, zählen die **Veränderungen der Harnausscheidung** insbesondere im Tag-Nacht-Rhythmus, die **Hämaturie** und der hinweisende **Schmerz** samt seiner Projektionszonen.

Die wesentlichen urologischen Leitsymptome sind **Veränderungen der Harnausscheidung, Hämaturie** und **Schmerzen.**

1 Veränderte Harnausscheidung und Miktionsstörungen

1.1 Veränderungen des Harns

Die normale gelbliche Färbung des Urins kann sich durch Dursten, starkes Schwitzen (dunkler = konzentrierter Urin) oder bei größeren Trinkmengen verändern (heller = verdünnter Urin).
Beimengungen zum Urin (Blut, Schleim, Eiter, Sekret) führen zur Verfärbung und Trübung. Neben dieser reinen Inspektion des Urins sollte immer eine orientierende Schnelldiagnostik mit Urinteststreifen und eine mikroskopische Untersuchung des Urins erfolgen *(siehe* ◘ C-**5**, *S. 55).*
Die Färbung des Urins wird durch verschiedene Beimengungen beeinflußt. Eine **Hämaturie,** d. h. blutiger Urin, tritt häufig auf bei Tumoren, Entzündungen oder Steinen in den Harnwegen, Blasenhalsvarizen infolge einer Prostatahyperplasie oder ist renaler Genese, z. B. bei schweren Störungen der Blutgerinnung.

Änderungen der Urinfarbe werden durch Konzentration (dunkler Urin) oder Verdünnung (heller Urin) hervorgerufen.
Beimengungen zum Urin führen zur Verfärbung und Trübung. Schnelldiagnostik mit Teststreifen und mikroskopische Untersuchung gehören zum Basisprogramm (◘ C-**5**, *S. 55).*
Beimengungen zum Urin können sein:
- Blut (**Hämaturie** bei Tumoren, Infekten, Blasenhalsvarizen)
- Stuhl (**Fäkalurie**)
- Luft (**Pneumaturie**)
- Eiter (**Pyurie**)
- Chylus (**Chylurie**)

▶ *Merke.* Prinzipiell besteht immer ein Tumorverdacht, so daß jede Hämaturie umgehend abgeklärt werden muß.

◀ **Merke**

Infolge von Blasen-Darm-Fisteln bei M. Crohn, einer ausgeprägten Sigmadivertikulitis, einer Tumorinfiltration oder als Folge von aktinischen Gewebeveränderungen kann es zu Beimengungen von Stuhl zum Urin, einer **Fäkalurie**, kommen.
Teilweise bemerken die Patienten aber auch Luftbeimengungen zum Urin (**Pneumaturie**), die häufig durch eine Sigma-Blasenfistel, jedoch auch durch eine Infektion der Harnwege mit gasbildenden Bakterien (meist bei Diabetikern) ausgelöst sein kann.
Bei schweren chronischen Harnwegsinfektionen, begünstigt durch liegende Katheter, nekrotisch zerfallende Blasentumoren oder einen Diabetes mellitus, ist der Urin durch Eiterbeimengungen, als sogenannte **Pyurie**, meist infolge einer Pyozystis verändert.
Milchigweißer Urin ist Hinweis auf Lymphbeimengungen zum Urin, einer sogenannten **Chylurie**. Dieser seltene Befund wird erhoben, wenn z. B. bei Verstopfung der renalen Lymphwege durch retroperitoneale Tumoren oder Traumen eine Fornixruptur mit Übertritt von Chylus in die Harnwege erfolgt.

Ursachen der **Fäkalurie:**
- Fisteln (z. B. M. Crohn)
- Sigmadivertikulitis
- Tumorinfiltration
- Aktinische Gewebeveränderungen

Ursachen der **Pneumaturie:**
- Sigma-Blasenfistel
- Gasbildende Bakterien

Ursachen der **Pyurie:**
- Chronische Harnwegsinfektionen
- Katheter
- Blasentumoren
- Diabetes mellitus

Die **Chylurie** wird durch Verstopfung der renalen Lymphwege verursacht.

1.2 Veränderungen der Miktionsmenge, -häufigkeit und -qualität

Quantitative Veränderungen der Harnmenge:
- **Polyurie** (> 2 l/24 h)
- **Oligurie** (< 0,5 l/24 h)
- **Anurie** (< 0,1 l/24 h)

Die **Polyurie** ist meist Folge einer Polydipsie, eines Diabetes mellitus oder einer Diruetikaeinnahme.
Dursten, Fieber oder Durchfall sind die häufigsten Ursachen der **Oligurie.**

Ist der Urin nicht konzentriert, muß an eine Nierenfunktionsstörung gedacht werden.

Merke ▶

Einer **Anurie** liegen prä-, intra- oder postrenale Ursachen zugrunde.

Als **Pollakisurie** wird die Vermehrung des Harndranges während des Tages, als **Nykturie** die Erhöhung der nächtlichen Miktionsfrequenz bezeichnet.

Merke ▶

Die **Nykturie** ist sowohl Leitsymptom einer Herzinsuffizienz als auch einer Prostatahyperplasie.

Schmerzen bei der Miktion sind Leitsymptome von Erkrankungen des unteren Harntraktes.

Mit dem Begriff der **Dysurie** wird eine erschwerte, schmerzhafte Miktion beschrieben.

Starke und stärkste, meist krampfartige Schmerzen bei der Miktion kennzeichnen die **Algurie** und **Strangurie.**

Die o.g. Störungen gehen sehr oft mit einem nicht unterdrückbaren imperativen Harndrang einher.

1.2 Veränderungen der Miktionsmenge, -häufigkeit und -qualität

Die durchschnittliche Harnmenge über 24 Stunden beträgt 1 bis 1,5 l. **Quantitative Abweichungen** hiervon werden als **Polyurie** (> 2 l/24 h), **Oligurie** (< 0,5 l/24 h) oder **Anurie** (< 0,1 l/24 h) bezeichnet.
Die **Polyurie** ist ein Leitsymptom einer Polydipsie, verschiedener Nierenerkrankungen, des **Diabetes mellitus** und D. insipidus, eines Hyperkalzämiesyndroms, aber auch Folge einer Medikamenteneinnahme (z. B. Diuretika).
Eine **Oligurie** kann mit einer Erhöhung des spezifischen Uringewichts (über 1020) einhergehen, aber auch Ausdruck eines extrazellulären Flüssigkeitsmangels wie z. B. bei Dursten, Fieber, Durchfall oder einer Herzinsuffizienz sein.
Ist der Urin jedoch nicht konzentriert, muß immer an eine Nierenfunktionsstörung gedacht werden.

> ▶ ***Merke.*** Ein fast völliges Fehlen der Urinausscheidung, eine **Anurie**, ist umgehend abklärungsbedürftig.

Hierbei ist es wichtig, zwischen einer prärenalen (z. B. Schock), renalen (z. B. chronisch destruierende Nephropathie) oder postrenalen Genese (z. B. beidseitige Harnleiterokklusion durch Harnleitersteine, Blutkoagel, Papillennekrosen oder eine extraureterale Tumorkompression) zu unterscheiden.

Eine **Zunahme der Miktionshäufigkeit** bzw. des Harndranges während des Tages, die **Pollakisurie**, ohne daß hiermit unbedingt eine Erhöhung der Gesamturinmenge einhergeht, ist Leitsymptom sehr unterschiedlicher Erkrankungen des unteren Harntraktes (z. B. Harnwegsinfekt, Prostatahyperplasie, Harnblasenkarzinom, Harnleiterstein, Schrumpfblasenbildung oder Störung der Blaseninnervation). Die jeweiligen Miktionsmengen sind hierbei eher gering.

> ▶ ***Merke.*** Es wird daher zwischen einer **Polyurie** (große Urinmenge/24 Std.) und einer **Pollakisurie** (häufiges Wasserlassen) unterschieden. Beide Leitsymptome können jedoch auch gleichzeitig auftreten, z. B. im Rahmen einer sog. Entlastungspolyurie.

Der nachts auftretende Harndrang, die **Nykturie**, ist häufig Folge von abendlichen sog. Trinkstößen und Leitsymptom einer Herzinsuffizienz. Sie tritt ferner auf bei Schlafstörungen und ist ein Hauptsymptom bei der Prostatahyperplasie.

Die sog. **Qualität der Miktion** wird wesentlich durch das Auftreten von miktionsabhängigen Schmerzen gemindert. Schmerzen vor, während und nach der Miktion sind fast immer Ausdruck einer Erkrankung des unteren Harntraktes.
Eine erschwerte, schmerzhafte Miktion, die **Dysurie**, ist Leitsymptom einer Abflußbehinderung der unteren ableitenden Harnwege, wie z. B. bei der Prostatahyperplasie oder bei Entzündungen (z. B. Urethritis, Prostatitis, Zystitis).
Mit **Algurie** werden starke Schmerzen bei der Miktion, meist bei Entzündungen oder Verletzungen von Blase und unteren Harnwegen bezeichnet. Ausdruck stärkster krampfartiger miktionsabhängiger Beschwerden ist die **Strangurie** (z. B. radiogene oder interstitielle Zystitis).
Sehr häufig gehen die unterschiedlich schmerzhaften Miktionsstörungen mit einem imperativen, d. h. nicht unterdrückbaren, Harndrang einher.

1.3 Gestörter Miktionsablauf

Die normale Miktion ist Folge einer Sphinkterrelaxation mit nachfolgender Detrusorkontraktion. Bei normaler Harnröhrenweite kommt es dann zu einem kräftigen Harnstrahl. Die Harnblase wird restharnfrei entleert.
Veränderungen dieser einzelnen Komponenten können zu einer Störung der Miktion und Restharnbildung führen. Ein typisches Beispiel ist die subvesikale Obstruktion infolge einer Prostatahyperplasie.
Nach einem besonders morgens verzögerten Miktionsbeginn zeigt sich ein deutlich **abgeschwächter Harnstrahl** bei **verlängerter Miktionszeit.**
Die mögliche unvollständige Blasenentleerung (= **Restharnbildung**) sowie ein verzögerter Verschluß der hinteren Harnröhre können zu einem **Nachträufeln** von Urin mit sog. Restharngefühl führen.
Diese Symptome treten auch bei proximalen Harnröhrenengen auf, während bei distalen, speziell meatalen Strikturen der Harnröhre primär über eine **Aufspreizung** oder **Drehung** des **Harnstrahles** berichtet wird.
Restharn kann ein Symptom sein für eine infravesikale Obstruktion oder eine neurologisch bedingte Detrusorschwäche. Auch ein Uterus myomatosus kann durch Verdrängung der Harnblase zu Miktionsstörungen und somit zu Restharn führen.
Eine **Unterbrechung des Harnstrahls** kann durch eine kurzzeitige Okklusion des Blasenhalses mit einem Blasenstein oder durch Blutkoagel verursacht werden.
Außerdem zeigt sich dieses Phänomen bei einer Detrusor-Sphinkter-Dyssynergie *(vgl. Kapitel N, Neurogene Blasenstörungen).*
Die Harnstromunterbrechung sowie das Nachträufeln von Urin sind von der sog. **zweizeitigen Miktion** abzugrenzen. Hierbei entleert sich nach abgeschlossener Miktion Urin aus einem großen Blasendivertikel oder bei ausgeprägtem vesikorenalen Reflux aus dem oberen Harntrakt in die leere Harnblase und führt zu einem erneuten Harndrang mit nachfolgender Miktion.

1.3 Gestörter Miktionsablauf

Die häufigsten Störungen des Miktionsablaufes sind der **abgeschwächte Harnstrahl**, die **verlängerte Miktionszeit**, das Gefühl der unvollständigen Blasenentleerung sowie Nachträufeln von Urin.

Diese Symptome treten auch bei proximalen Harnröhrenengen auf, bei distalen Verengungen spreizt sich der Harnstrahl.
Bei **Restharn** muß an eine infravesikale Obstruktion, eine neurologisch bedingte Detrusorschwäche und bei Frauen an einen Uterus myomatosus gedacht werden.
Unterbrechungen des Harnstrahls können Folge von Blasensteinen, Blutkoageln oder einer Detrusor-Sphinkter-Dyssynergie sein.
Davon abgegrenzt werden muß die **zweizeitige Miktion.** Nach abgeschlossener Miktion kommt es zum erneuten Harndrang, da sich z. B. der Inhalt eines großen Blasendivertikels in die Blase entleert hat.

2 Harninkontinenz

Neben den o.g. quantitativen und qualitativen Funktionen des Harntraktes stellt die Veränderung der Harnkontinenz ein wichtiges Leitsymptom für Erkrankungen des unteren Harntraktes dar.
Das geordnete Zusammenspiel von Harnblase und Schließmuskelapparat gewährleistet während der Urinspeicherphase die Kontinenz. Die typischen Symptome des Harnverlustes, d.h. der Inkontinenz, lassen sich in unterschiedlichen Gruppen zusammenfassen.
Formen der Harninkontinenz sind die Streß-, Urge-, Reflex- und Überlaufinkontinenz.

2 Harninkontinenz

Neben den o.g. quantitativen und qualitativen Funktionen des Harntraktes stellt die Veränderung der Harnkontinenz ein wichtiges Leitsymptom für Erkrankungen des unteren Harntraktes dar.
Harnverlust = Inkontinenz.
Formen der Harninkontinenz sind die Streß-, Urge-, Reflex- und Überlaufinkontinenz.

2.1 Streßinkontinenz

Bei der **Streß- oder auch Belastungsinkontinenz** tritt passiver Urinverlust bei Belastung (Husten, Pressen, Heben, Lachen) durch eine Erhöhung des intraabdominalen Druckes auf.

2.1 Streßinkontinenz

Bei der **Streßinkontinenz** kommt es zu einem passiven Urinverlust unter Belastung (Husten, Pressen, Heben, Lachen).

> ***Merke.*** Die **Schwere der Streßinkontinenz** wird in Abhängigkeit von der jeweiligen Körperlage definiert:
> **Grad I:** Urinverlust unter Belastung nur im Stehen
> **Grad II:** Urinverlust auch beim Sitzen
> **Grad III:** Urinverlust selbst im Liegen

◀ **Merke**

Ursächlich sind Veränderungen nach Geburten, Operationen oder Verletzungen.

Der Östrogenmangel in der Postmenopause kann eine Streßinkontinenz begünstigen.

Auch Medikamente (z. B. Psychopharmaka) können den Harnröhrenverschlußdruck senken.

Häufig findet sich eine Insuffizienz des Verschlußapparates nach Geburten, Operationen im kleinen Becken, Verletzungen von Harnröhre und Blasenhals oder bei einer Adipositas.
Bei der Frau spielt der Östrogenmangel in der Postmenopause in diesem Zusammenhang eine zusätzliche Rolle, da es dadurch zum Tonusverlust der Urethralschleimhaut und der Muskulatur kommt.
Auch Medikamente wie β-Sympathomimetika, Alpharezeptorenblocker und einige Psychopharmaka können durch eine Senkung des Harnröhrenverschlußdruckes zur Streßinkontinenz führen.

2.2 Urgeinkontinenz

Urge- oder Dranginkontinenz nennt man den unwillkürlichen Harnabgang bei imperativem Harndrang.

Sie ist ein häufiges Symptom einer Zystitis, von Tumoren und Innervationsstörungen *(vgl. Kap. N)*.

2.2 Urgeinkontinenz

Urge- oder Dranginkontinenz nennt man den unwillkürlichen Harnabgang bei imperativem Harndrang. Die Funktion des Schließmuskelapparates ist hierbei erhalten.
Die motorische Urgeinkontinenz beruht auf willkürlich nicht beeinflußbaren Detrusorkontraktionen, welche bei der rein sensorischen Form fehlen.
Die Urgeinkontinenz ist häufiges Symptom einer Zystitis, von Tumoren der unteren Harnwege sowie Innervationsstörungen der Harnblase *(vgl. Kapitel N)*.
Klinisch von besonderer Bedeutung sind sowohl die Streß- als auch die Urgeinkontinenz. Zum einen sind sie die häufigsten Formen der Harninkontinenz, zum anderen bestehen fließende Übergänge bzw. Mischtypen dieser Inkontinenzformen.

2.3 Reflexinkontinenz

Die Reflexinkontinenz ist die Folge eines **anomalen spinalen Reflexes**, der ohne das subjektive Gefühl des Harndranges ausgelöst wird.
Die Reflexinkontinenz wird immer durch neurologische Erkrankungen verursacht.

2.3 Reflexinkontinenz

Die Reflexinkontinenz ist die Folge eines **anomalen spinalen Reflexes**, der ohne das subjektive Gefühl des Harndranges ausgelöst wird.
Dieser Inkontinenzform liegt immer eine neurologische Erkrankung zugrunde (z. B. Querschnittlähmung durch Trauma, Tumor oder Dikusprolaps oberhalb des sakralen Miktionszentrums; ZNS-Erkrankungen, multiple Sklerose).

2.4 Überlaufinkontinenz

Ursache der Überlaufinkontinenz (Ischuria paradoxa) ist ein Anstieg des intravesikalen Druckes über das Druckmaximum in der Harnröhre als Folge einer **passiven Überdehnung der Blasenwand.**
Diese Druckerhöhung äußert sich als ein stetiger tropfenweiser Urinverlust.
Die Überlaufinkontinenz findet sich häufig bei Prostatahyperplasie oder neurogenen Blasenstörungen.

2.4 Überlaufinkontinenz

Ursache der Überlaufinkontinenz (Ischuria paradoxa) ist ein Anstieg des intravesikalen Druckes über das Druckmaximum in der Harnröhre als Folge einer **passiven Überdehnung der Blasenwand**. Eine Detrusoraktivität ist bei der Überlaufinkontinenz nicht nachzuweisen.
Wenn der passive intravesikale Druck bei zunehmender Blasenfüllung den urethralen Verschlußdruck überwindet, setzt meist ein stetiger tropfenweiser Urinverlust ein. Diese Form der Harninkontinenz findet sich häufig bei Detrusorschwäche bzw. Detrusordekompensation infolge einer Prostatahyperplasie oder einer neurogenen Blasenfunktionsstörung.

2.5 Sonderformen der Harninkontinenz

Sonderformen stellen die Inkontinenz bei extraanatomischen Fisteln und bei der Enuresis (Bettnässen) dar.
Ursachen einer **extraurethralen Harninkontinenz** sind meist Fisteln zwischen dem weiblichen Genital- und Harntrakt.
Angeborene Ursachen sind eher selten.

Die **Enuresis** (Synonym für Bettnässen) bezeichnet allgemein den unwillkürli-

2.5 Sonderformen der Harninkontinenz

Sonderformen stellen die Inkontinenz bei extraanatomischen Fisteln und bei der Enuresis (Bettnässen) dar.
Ursachen einer **extraurethralen Harninkontinenz** sind meist Fisteln zwischen dem weiblichen Genital- und dem Harntrakt. So findet sich diese Form der Inkontinenz als Folge einer Komplikation nach gynäkologischen Voroperationen oder Strahlentherapie (z. B. ureterovesikale, vesikovaginale oder vesikorektale Fistel).
Demgegenüber sind angeborene ektope Harnleitermündungen sehr seltene Ursachen einer extraurethralen Harninkontinenz.
Die **Enuresis** (Synonym für Bettnässen) bezeichnet allgemein den unwillkürlichen Urinverlust. Bis zum Ende des 3. Lebensjahres ist die Enuresis

physiologisch *(vgl. Kapitel L)*. Innerhalb dieser Zeit entwickelt sich eine zunehmende Blasenkontrolle. Eine Inkontinenz kann bei verspäteter Reifung oder Defekt (z. B. Meningomyelozele) des Nervensystems persistieren. Bei psychischen oder sekundären organischen Erkrankungen entwickelt sich eine Enuresis nach temporärer Kontinenz (sog. **sekundäre Enuresis**). Die Enuresis tritt bei den meisten Kindern nur nachts (**E. nocturna**), seltener aber auch am Tage (**E. diurna**) oder ständig auf (**E. diurna et nocturna**).

Die hier aufgeführten Leitsymptome zur Beschreibung quantitativer und qualitativer Miktionsstörungen müssen teilweise aneinandergereiht werden, um die Beschwerdesymptomatik der Patienten umfassend zu beschreiben *(vgl.* ▤ B-**1**).
So klagt der sogenannte »Prostatiker« meist über eine Pollakisurie und Nykturie, während bei einer Zystitis Dysurie, Pollakisurie und Urgeinkontinenz eventuell in Verbindung mit einer Pyurie oder Hämaturie im Vordergrund stehen.

chen Urinverlust. Bis zum Ende des 3. Lebensjahres ist die Enuresis physiologisch *(vgl. Kap. L)*.

Bei psychischen oder sekundären organischen Erkrankungen entwickelt sich eine Enuresis nach temporärer Kontinenz (sog. **sekundäre Enuresis**).
Die Enuresis tritt bei den meisten Kindern nur nachts (**E. nocturna**), seltener aber auch am Tage (**E. diurna**) oder ständig auf (**E. diurna et nocturna**).
Die genannten Leitsymptome kommen oft in charakteristischer Kombination gemeinsam vor *(vgl.* ▤ B-**1**).

B-1: Urologische Leitsymptome auf einen Blick

Harnveränderungen:		
Hämaturie	=	Blutbeimengung zum Urin
Fäkalurie	=	Stuhlbeimengung zum Urin
Pneumaturie	=	Luftbeimengungen zum Urin
Chylurie	=	Lymphbeimengungen zum Urin
Pyurie	=	Eiterbeimengung zum Urin
Miktionsveränderungen:		
Polyurie	=	Urinproduktion > 2 l/24 h
Oligurie	=	Urinproduktion < 0,5 l/24 h
Anurie	=	Urinproduktion < 0,1 l/24 h
Pollakisurie	=	Zunahme der Miktionshäufigkeit
Nykturie	=	Nächtliche Miktionshäufigkeit
Dysurie	=	Erschwerte, schmerzhafte Miktion
Algurie	=	Starke Schmerzen bei der Miktion
Strangurie	=	Stärkste, krampfartige miktionsabhängige Schmerzen
Inkontinenzformen:		
Streßinkontinenz	=	Passiver Urinverlust bei Belastung
Urgeinkontinenz	=	Unwillkürlicher Harnabgang bei imperativem Harndrang
Reflexinkontinenz	=	Inkontinenz bei anomalem spinalem Reflex
Überlaufinkontinenz	=	Tropfenweiser Urinabgang bei maximal gefüllter Blase ohne eigentliche Miktion
Extraurethrale Inkontinenz	=	Durch Fistelbildung (z. B. Blasenscheidenfistel) konstanter Harnabgang
Enuresis	=	Einnässen, intermittierender, unwillkürlicher Harnabgang

3 Harnverhaltung

Der plötzliche Verschluß der Harnröhre infolge einer Prostatahyperplasie, durch Fremdkörper (z. B. Blasensteine) oder der plötzliche Ausfall der Detrusorinnervation (z. B. nach operativen Eingriffen in Narkose, Bandscheibenprolaps, Trauma des Sakralmarkes) führt zu einem **akuten Harnverhalt** (fast immer schmerzhaft).

3 Harnverhaltung

Im Gegensatz zum chronischen Harnverhalt geht der **akute, plötzliche Harnverhalt** fast immer mit Unterbauchschmerzen einher.

> ***Merke.*** **Leitsymptome des akuten Harnverhalts** (einer der häufigsten urologischen Notfallsituationen) ist der meist starke Unterbauchschmerz bei tastbarem »Unterbauchtumor«.

◀ **Merke**

Hieraus ergibt sich schon klinisch eine klare Abgrenzung zur Anurie, bei der trotz fehlender Urinausscheidung die Harnblase jedoch leer ist (Schmerz und »Tumorhinweise« fehlen; *vgl. Kapitel Notfälle)*.

Bei der Anurie hingegen ist die Harnblase leer.

Ein langsam zunehmender, **chronischer Harnverhalt** entwickelt sich meist schmerzlos und kann mit den Zeichen einer Überlaufinkontinenz einhergehen.
Meistens manifestiert sich der chronische Harnverhalt bei einer Prostatahyperplasie, einer Blasenhalssklerose oder einer Harnröhrenstriktur.

Demgegenüber entwickelt sich bei einer langsam zunehmenden Obstruktion ein **chronischer Harnverhalt**, welcher meist schmerzlos verläuft und mit den Zeichen einer Überlaufinkontinenz *(siehe 2.4)* einhergehen kann. Als funktionelle Ursache finden sich meist eine Prostatahyperplasie, die auch eine akute Harnsperre auslösen kann, eine Blasenhalssklerose oder eine Harnröhrenstriktur.

4 Hämaturie

4 Hämaturie

Merke ▶

▶ *Merke.* Das wichtigste urologische Leitsymptom ist die sichtbare (= Makro-) oder mikroskopisch nachweisbare (= Mikro-)Hämaturie.

Bei der Makrohämaturie muß eher an einen Tumor, bei der Mikrohämaturie eher an eine sonstige Nierenerkrankung gedacht werden.
»Roter Urin«, z. B. durch Nahrungsstoffe, muß von »blutigem« Urin abgegrenzt werden.

Prinzipiell handelt es sich jedoch nur um graduelle Unterschiede eines Symptomes. Allerdings muß differentialdiagnostisch bei einer Makrohämaturie zunächst an einen Tumor, bei der Mikrohämaturie eher an eine sonstige Nierenerkrankung gedacht werden.
Vom »blutigen« Urin muß der »rote« Urin abgegrenzt werden, der durch Nahrungsstoffe (rote Rüben, Farbstoffe oder phenolphthaleinhaltige Abführmittel) sowie im Rahmen einer Porphyrie, Myoglobinurie oder Hämoglobinurie auftreten kann.

4.1 Makrohämaturie

4.1 Makrohämaturie

Merke ▶

▶ ***Merke.*** Der Nachweis einer Makrohämaturie ist unbedingt abklärungsbedürftig, da bis zu dessen Ausschluß immer ein **Tumorverdacht** besteht!

Auch eine einmalige Hämaturie kann Leitsymptom eines **Tumors** sein. Deshalb muß die umgehende Abklärung der Hämaturie erfolgen.

Schon eine einmalige Makrohämaturie oder ein einmaliger Abgang von Blutkoageln kann Hinweis z. B. auf einen Blasentumor oder **Tumor** im oberen Harntrakt sein.
Wird auf eine umgehende Abklärung verzichtet, so kann eine Geschwulstlokalisation insbesondere bei kleineren Tumoren im oberen Harntrakt erst bei Progredienz und zeitlicher Verzögerung erfolgen.

Bei der Hämaturie muß hinsichtlich des Zeitpunktes während der Miktion zwischen einer **totalen, initialen** oder **terminalen Form** unterschieden werden.

Bei der Anamneseerhebung sollte erfragt werden, wann die **Makrohämaturie während der Miktion** (total, initial, terminal) aufgetreten ist *(vgl. Kap. C)*:
- **total:** Gesamte Urinportion blutig (meist Blutung im mittleren und oberen Harntrakt
- **initial:** Urin nur zu Miktionsbeginn blutig (z. B. bei Urethritis)
- **terminal:** Urin zum Ende der Miktion blutig (häufig bei hämorrhagischer Zystitis)

Schmerzlose Makrohämaturien lassen eher auf einen **Tumor** schließen, schmerzhafte Hämaturien sind eher benigner Genese (▤ B-**2**).

Zusätzlich muß immer eruiert werden, ob die Makrohämaturie **schmerzlos** (meist **tumorbedingt**) oder schmerzhaft (meist benigne) verlaufen ist (▤ B-**2**), da diese Angaben für das diagnostische Vorgehen wichtig sind (◘ Syn. B-**1**).

Merke ▶

▶ ***Merke.*** Sekundär kann auch eine anfänglich schmerzlose Makrohämaturie infolge einer koagelbedingten Blasentamponade zu Schmerzen führen.

Die in Syn. B-**1** aufgelisteten Untersuchungen müssen stufenweise bis zur Befundsicherung bzw. bis zum sicheren Tumorausschluß durchgeführt werden. So können Sonogramm, Übersichtsaufnahme und Urogramm ausreichend zum Nachweis eines Harnleitersteines bzw. Ausschluß eines Harnleitertumors sein. Ein Nierenbeckentumor kann hingegen möglicherweise erst durch ein retrogrades Ureteropyelogramm einschließlich einer Urinlavage aus dem Nierenbecken oder eine Ureterosonoskopie nachgewiesen werden. Ein Computertomogramm und besonders ein Angiogramm werden nur in Ausnahmefällen benötigt.

Die in Syn. B-1 aufgelisteten Untersuchungen müssen stufenweise bis zum Befund durchgeführt werden. Während z. B. bei Steinen Basisuntersuchungen (Sonogramm, Übersicht, Urogramm) ausreichen, muß z. B. ein Tumor im Nierenbecken durch ein retrogrades Ureteropyelogramm etc. nachgewiesen werden.

B-2: Schmerzlose und schmerzhafte Makrohämaturie: häufigste Ursachen und Lokalisationen

Lokalisation	Hämaturie	
	Schmerzlos	**Schmerzhaft**
Oberer Harntrakt	Nierenparenchymtumor Nierenbeckentumor Antikoagulanzien Tuberkulose Harnleitertumor	Nierenstein Nierengefäßverschluß Nierentrauma Aortenaneurysma Harnleiterstein Endometriose
Mittlerer Harntrakt	Blasentumor Blasenhalsvarizen	Hämorrhagische Zystitis Blasenstein, Bilharziose
Unterer Harntrakt	Prostatakarzinom	Prostatitis, Urethritis

Synopsis B-**1**: **Urologische Funktionsdiagnostik bei nachgewiesener Hämaturie**

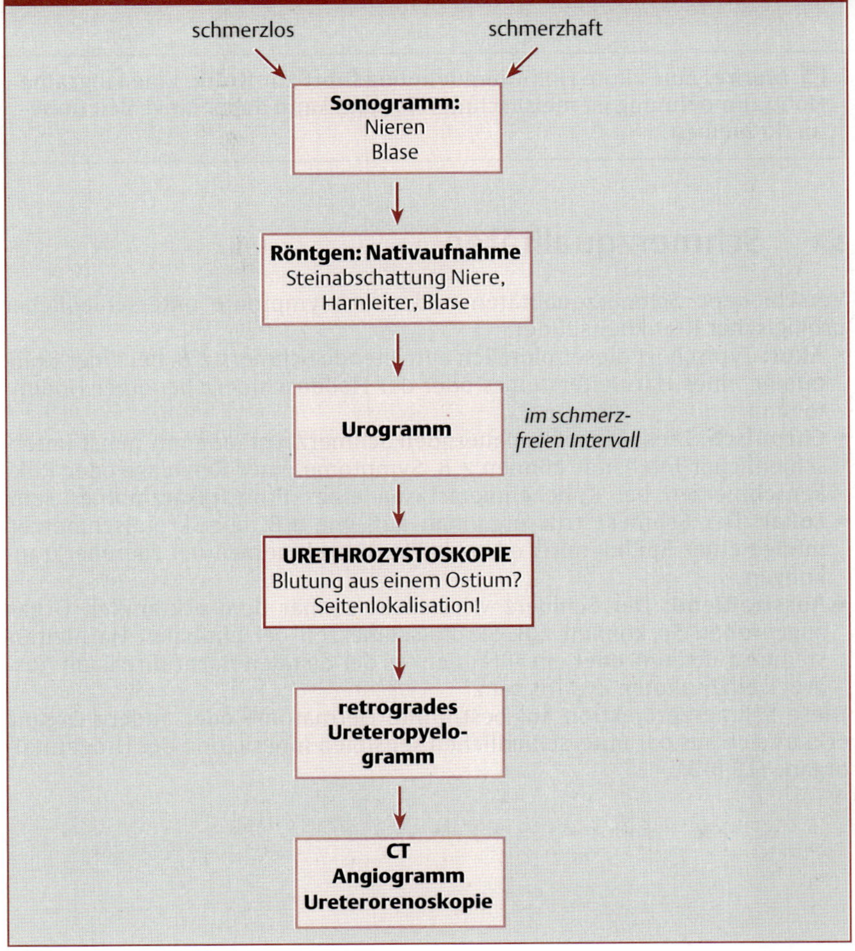

4.2 Mikrohämaturie

Erythrozytenzylinder und **dysmorphe Erythrozytenveränderungen** weisen auf eine Nierenparenchymerkrankung hin.

4.2 Mikrohämaturie

Die anhaltende Mikrohämaturie ist meist Ausdruck einer Nierenparenchymerkrankung, insbesondere wenn im Urinsediment **Erythrozytenzylinder** und **dysmorphe Erythrozytenveränderungen** in der Phasenkontrastmikroskopie nachgewiesen werden. Hierbei empfiehlt sich eine weitere nephrologische Abklärung.

Merke ▶

> ▶ ***Merke.*** Prinzipiell können alle Erkrankungen, die zu einer Makrohämaturie führen, auch nur mit einer Mikrohämaturie wie z.B. bei einer Urolithiasis oder einem Urotheltumor assoziiert sein.

5 Schmerzen

Schmerzen im Harntrakt entstehen durch **Dehnungen** infolge Harnabflußstörungen oder Entzündungen.

Bei dieser Art der Schmerzentstehung steht das akute Ereignis im Vordergrund.

5 Schmerzen

Bei Erkrankungen des Harntraktes treten Schmerzen meist infolge von **Dehnungen** auf. So führt z.B. ein Harnleiterstein zu einer akuten Harnabflußstörung mit Ektasie des kranial gelegenen Harnleiters.
Entzündungen bedingen eine Kapseldehnung parenchymatöser Organe.
Wesentlich ist bei dieser Art der Schmerzentstehung das akute Ereignis, da eine sich langsam, z.B. durch einen Tumor, entwickelnde Harnabflußstörung meist nicht mit Schmerzen einhergeht.

Merke ▶

> ▶ ***Merke.*** Eine akute Hohlraumdehnung führt zur **Kolik**. Eine langsame Hohlraumdehnung ist meist schmerzlos und kann daher lange Zeit unbemerkt bleiben.

5.1 Schmerzqualitäten

Bei den Schmerzqualitäten urologischer Erkrankungen können der **akute,** der **chronische,** der **lokale** und der **ausstrahlende** Schmerz unterschieden werden.

5.1 Schmerzqualitäten

Verschiedene Schmerzqualitäten bilden Leitsymptome unterschiedlicher urologischer Krankheitsbilder:

- **Akut:** Typisch ist dieser plötzlich auftretende Schmerz z.B. bei einer Kolik infolge eines Harnleitersteines oder der Hodenschmerz bei einer Hodentorsion.
- **Chronisch:** Diese länger andauernden Schmerzzustände mit meist unterschiedlicher Intensität können z.B. Symptome einer Reizblase oder Rükkenschmerzen bei Knochenmetastasen eines Prostatakarzinomes sein.
- **Lokal:** Der Schmerz tritt organnah auf, wie z.B. bei Skrotalschmerzen infolge einer Epididymitis oder als Flankenschmerzen bei Nierenerkrankungen.
- **Ausstrahlend:** Der Schmerz wird nicht primär dem erkrankten Organ zugeordnet. So können z.B. Skrotalschmerzen bei lumbalen Harnleitersteinen auftreten, oder ein »Brennen« in der distalen Harnröhre kann Ausdruck einer akuten Zystitis sein.

Die Schmerzprojektion auf bestimmte Dermatome erklärt sich aus der Innervation der Urogenitalorgane (▤ B-**3**).

Diese Schmerzprojektion auf bestimmte Dermatome oder andere Organe erklärt sich aus der unterschiedlichen sensiblen Innervation der Urogenitalorgane (▤ B-**3**).

B-3: Sensible Versorgung des Urogenitaltraktes

Urogenitalorgan	Innervation
Niere, Ureter	$Th_6 - L_5$
Skrotum, Penis, Detrusor	$Th_6 - L_5 + S_1 - S_4$
Trigonum, Hoden, Penis, Skrotum	$S_1 - S_4$

Der Schmerzcharakter wird nicht nur intra- oder interindividuell unterschiedlich empfunden, sondern ist auch abhängig von Lebensalter und psychosomatischen Irritationen *(vgl. Kapitel P).*

Grundsätzlich kann zwischen einem **dumpfen Dauerschmerz** bei Beteiligung parenchymatöser Organe wie Niere, Prostata und Hoden sowie **krampfartigen, intermittierenden Schmerzen** bei Affektionen von Hohlorganen (Nierenhohlsystem, Harnleiter und Blase) unterschieden werden.

Der Schmerzcharakter ist von vielen Faktoren abhängig (Alter, Psyche).

Unterschieden werden **dumpfer Dauerschmerz** bei Beteiligung parenchymatöser Organe und **krampfartige, intermittierende Schmerzen** (B-**1**).

5.2 Spezielle urologische Schmerzformen

Nierenschmerzen

Typisch ist ein lokaler Klopf- und Druckschmerz (B-**1**) im kostovertebralen Winkel unterhalb der 12. Rippe meist mit Ausstrahlung in den Unterbauch z. B. bei Pyelonephritis, Nierenstein oder Nierengefäßerkrankung.

Von diesen urologischen Schmerzursachen müssen eine Radikulitis, eine Gallenkolik, ein Ulcus ventriculi sowie eine Pankreatitis abgegrenzt werden.

5.2 Spezielle urologische Schmerzformen

Nierenschmerzen

Infolge ihrer typischen Schmerzform lassen sich Nieren-, Harnleiter- (B-**1**), Blasen-, Prostata- und Skrotalerkrankungen meist gut voneinander unterscheiden.

Von diesen urologischen Schmerzursachen müssen eine Radikulitis, eine Gallenkolik, ein Ulcus ventriculi sowie eine Pankreatitis abgegrenzt werden.

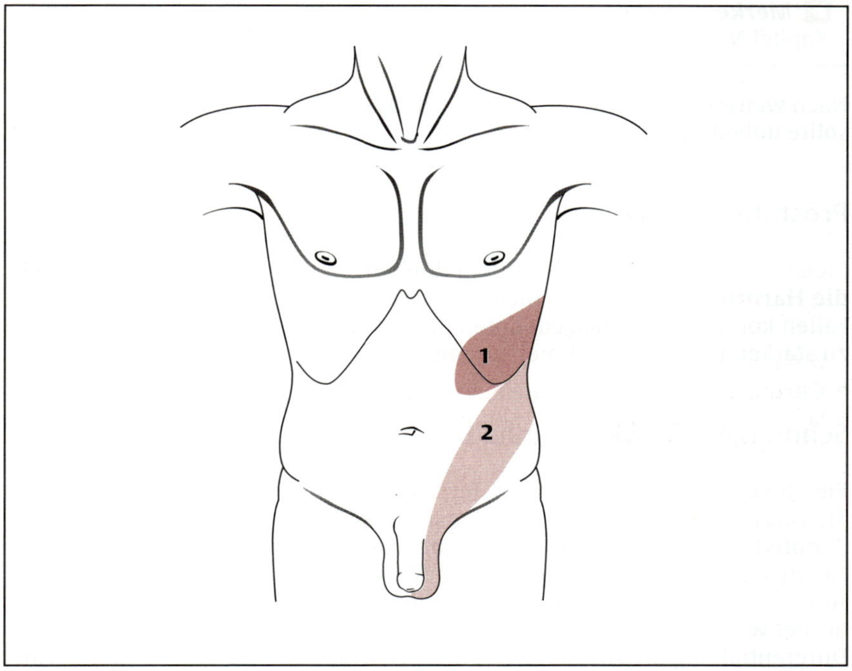

B-1: Schmerzausstrahlung bei Nieren- (1) und Harnleitererkrankungen (2), z. B. Koliken.

Schmerzen bei Nierentrauma

In Abhängigkeit von der Schwere des Traumas kommt es zur Abwehrspannung, starken Schmerzen oder auch zur Kolik.

Ein Nierenberstungstrauma führt zu einem retroperitonealen Hämatom, der Patient ist meist im Schock. Initiale Symptome können Flankenschmerzen, abdominale Abwehrspannung und atemabhängige Schmerzen sein.

Schmerzen bei Nierentrauma

Die Schmerzpalette bei Nierentrauma reicht von einer Abwehrspannung im Bereich des Oberbauchs (leichtes Trauma) über starke Schmerzen bei Verletzung des Nierenparenchyms mit Kapselspannung, bis hin zur Kolik, die durch Passage von Blutkoageln durch den Ureter hervorgerufen wird.
Kommt es jedoch infolge eines Nierenberstungstraumas zu einem retroperitonealen Hämatom, befindet sich der Patient meist im Schock. Ist er bei Bewußtsein, kann er folgende Symptome zeigen:
- Flankenschmerzen
- Atemschmerzen (Rippenfrakturen)
- Akutes Abdomen (peritoneale Reizung)

Harnleiterschmerzen

In Abhängigkeit von der Lokalisation kommt es bei hohen (oberes Drittel) Harnleiterveränderungen zu nierenschmerzähnlichen Symptomen. Im mittleren und unteren Drittel überwiegen Mittel- bis Unterbauchschmerzen mit Ausstrahlung in Blase, Harnröhre, Skrotum oder Vulva (▣ B-**1**). Differentialdiagnosen: gynäkologische und gastroenterologische Erkrankungen.

Harnleiterschmerzen

In Abhängigkeit von der Lokalisation *(vgl.* ▣ B-**1**) kommt es bei hohen (oberes Drittel) Harnleiterveränderungen zu nierenschmerzähnlichen Symptomen. Im mittleren und unteren Drittel überwiegen Mittel- bis Unterbauchschmerzen mit Ausstrahlung in Blase, Harnröhre, Skrotum oder Vulva.
In der Differentialdiagnostik sollten eine Adnexitis, eine Tubargravidität, eine Appendizitis, eine Divertikulitis, ein M. Crohn oder eine inkarzerierte Hernie ausgeschlossen werden.

Blasenschmerzen

Typisch für den »Blasenschmerz« ist ein **suprapubischer Druckschmerz,** insbesondere bei akutem Harnverhalt.

Blasenschmerzen

Typisch ist ein **suprapubischer Druckschmerz**, insbesondere bei akutem Harnverhalt.

Merke ▶

> ▶ ***Merke.*** Ein chronischer Harnverhalt ist fast immer schmerzlos *(vgl. Kapitel Notfälle).*

Nach weiteren Leitsymptomen wie z. B. Dysurie und Pollakisurie bei Zystitis sollte unbedingt gefragt werden.

Prostataschmerzen

Bei Prostataerkrankungen findet sich meist infolge von Entzündungen ein **ausstrahlender Schmerz in die Harnröhre** mit unterschiedlichen Miktionsbeschwerden.

Prostataschmerzen

Meist findet sich infolge von Entzündungen ein **ausstrahlender Schmerz in die Harnröhre** mit unterschiedlichen Miktionsbeschwerden. In selteneren Fällen kommt es bei ausgedehnten Entzündungen (z. T. mit Abszeßbildung) zu starken perinealen Schmerzen mit Ausstrahlung ins Rektum.

Schmerzen des Skrotalinhaltes

Ein lokal akut auftretender stechender Schmerz (z. B. Hodentorsion, Trauma) muß gegenüber einem langsam zunehmenden Schmerz (z. B. Epididymitis) abgegrenzt werden.

Schmerzen im Skrotalinhalt können durch Torsion, Hernien, Steine oder Aneurysmen verursacht werden. Auch eine Prostatitis strahlt in das Skrotum aus.

Schmerzen des Skrotalinhaltes

Ein lokal akut auftretender stechender Schmerz (z. B. Hodentorsion, Trauma) muß gegenüber einem langsam zunehmenden Schmerz (z. B. Epididymitis) abgegrenzt werden *(siehe auch Kapitel Notfälle).*
Lassen sich palpatorisch Hoden und Nebenhoden voneinander abgrenzen, so kann vielfach ein lokaler Druckschmerz einem der beiden Organe zugeordnet werden.
Differentialdiagnostisch können eine Hydatidentorsion, eine Leistenhernie, ein Harnleiterstein oder auch ein Aortenaneurysma Ursachen von Schmerzen im Skrotalinhalt sein. **Nicht selten ruft auch eine Prostatitis Skrotalschmerzen hervor.**

Merke ▶

> ▶ ***Merke.*** Weder durch die Schmerzentstehung des lokalen Schmerzbefundes noch durch die Schmerzqualität lassen sich Hoden- und Nebenhodenerkrankungen immer eindeutig voneinander abgrenzen.

Uncharakteristische Schmerzbilder bei urologischen Anomalien

- **Nephroptose (»Senkniere«):** Die Nephroptose selbst schmerzt nicht, sie kann aber durch Zug an den Nierenstielgefäßen oder bei passagerem Harnstau infolge Ureterabknickung zu uncharakteristischen Mittelbauchschmerzen führen. Diese Schmerzen klingen in horizontaler Lage ab.
- **Hufeisen- oder Beckennieren:** Hufeisen- oder Beckennieren können uncharakteristische diffuse Schmerzen im Mittelbauch verursachen, da sie durch ihre atypische Lage den retroperitonealen Nervenplexus komprimieren. Das Rovsingsche Zeichen (= Retroflexionsschmerz der Hufeisennieren) ist selten.
- **Endometriosen:** Grundsätzlich folgen Endometriosen dem Menstruationszyklus. So führen Endometriosen des Harnleiters oder der Harnblase zu periodischer partieller Harnleiterobstruktion. Folge ist eine zyklische Hämaturie oder uncharakteristische Beschwerden.
- **V.-ovarica-dextra-Syndrom:** Es kann unklare Schmerzen im rechten Mittelbauch mit Ausstrahlung in die rechte Flanke hervorrufen, die abhängig sind vom Grad der Ureterobstruktion. Das Syndrom kommt vor allem in der Schwangerschaft vor.

Uncharakteristische Schmerzbilder bei urologischen Anomalien

- **Nephroptose:** Sie selbst schmerzt nicht, kann aber indirekt zu uncharakteristischen abdominellen Schmerzen führen.
- **Hufeisen- oder Beckennieren** können den retroperitonealen Nervenplexus komprimieren und dadurch diffuse Mittelbauchschmerzen verursachen.
- **Endometriosen** des Harnleiters führen zu zyklischer Hämaturie oder uncharakteristischen Beschwerden.
- Das **V.-ovarica-dextra-Syndrom** kann Schmerzen im rechten Mittelbauch mit Ausstrahlung in die rechte Flanke hervorrufen. Schwangerschaft!

6 Begleiterscheinungen urologischer Erkrankungen

6 Begleiterscheinungen urologischer Erkrankungen

Gastrointestinale Begleiterscheinungen (renointestinaler Reflex)

Nieren- und Harnleiterveränderungen gehen häufig mit gastrointestinalen Symptomen einher, die auch im Vordergrund stehen können (z. B. Darmatonie bis hin zum »akuten Abdomen« oder ausgeprägte Übelkeit mit Erbrechen bei einem Harnleiterstein). Die Ursache hierfür liegt in der teilweise gemeinsamen autonomen als auch sensiblen Versorgung der intestinalen und urogenitalen Organe.
Außerdem können sich hinter Beschwerden im Sinne eines Ulkusleidens, einer Gallenblasenerkrankung oder einer Appendizitis eine chronische Pyelonephritis, ein Nieren- oder Harnleiterstein sowie ein Nierenabszeß oder -tumor verbergen.

Gastrointestinale Begleiterscheinungen (renointestinaler Reflex)

Nieren- und Harnleiterveränderungen gehen häufig mit gastrointestinalen Symptomen einher, die auch im Vordergrund stehen können.
Diese Symptomatik ist durch die teilweise gemeinsame autonome und sensible Versorgung der intestinalen urogenitalen Organe verursacht.
Hinter vermeintlich gastrointestinalen Symptomen können sich Erkrankungen des Urogenitaltraktes verbergen.

Veränderungen des Allgemeinzustandes

Symptome von Müdigkeit, Abgeschlagenheit und Gewichtsverlust können alleinige Hinweise auf einen Nierentumor sein.
Eine chronische Harnstauung (z. B. bei Prostatahyperplasie) oder eine Niereninsuffizienz kann sich z. T. in gleicher Weise äußern, da sich auch hierbei eine renale Anämie entwickeln kann.

Veränderungen des Allgemeinzustandes

Müdigkeit, Abgeschlagenheit und Gewichtsverlust können Hinweise auf einen Nierentumor, aber auch auf eine Niereninsuffizienz sein.

Rückenschmerzen

In der täglichen allgemeinärztlichen Praxis gehören chronische Rückenschmerzen zu den häufigsten Symptombildern. Diese sind meist Ausdruck einer degenerativen Wirbelsäulenerkrankung.

Rückenschmerzen

Zumeist sind Rückenschmerzen Ausdruck degenerativer Wirbelsäulenerkrankungen.

> ***Merke.*** Chronische Rückenschmerzen können auch durch **Wirbelsäulenmetastasen**, z. B. bei einem Prostata- oder Nierenkarzinom, sowie durch eine **obstruktive Uropathie** bedingt sein.

◀ **Merke**

Essentials ▶

Essentials

- Bei unwillkürlichem Urinverlust sind viele Erkrankungen abzuklären. Vorlagen oder gar Katheter sind die falsche Behandlung. Urinverlust ist kein Schicksal, sondern kann nach eingehender urologischer Diagnostik bei beiden Geschlechtern und in jedem Alter erfolgreich behandelt werden.

- Beim akuten Abdomen muß zwingend eine urologische Differentialdiagnostik betrieben werden.

- Leisten- und Skrotalschmerzen verlangen die Abklärung von pathologischen Veränderungen nicht nur in der Leiste und im Skrotum, sondern auch von Erkrankungen der Prostata (vor allem Prostatitis).

- Mikro- und Makrohämaturie erfordern grundsätzlich die differentialdiagnostische Abklärung auf einen malignen Tumor.

Urologische Diagnostik

1 Anamnese

Die Anamnese ist – wie in der gesamten Medizin – auch in der Urologie die »Mutter der Diagnostik«. Nach der Aufforderung an den Patienten, seine Beschwerden zu schildern, folgen gezielte Fragen, als Versuch, die erste grobe Vermutungsdiagnose weiter einzugrenzen, so daß aus der Vermutungs- eine Verdachtsdiagnose wird, die dann mittels zielorientierter Diagnostik weiter abgeklärt bzw. bewiesen oder widerlegt wird. Die wichtigsten Fragen urologischer Anamneseerhebung gehen nach:

- Algurie
- Miktionsfrequenz und -zeit
- Fieber
- Lokalisation und Ausstrahlung von Schmerzen
- Einsetzen der Schmerzen – langsam, schnell, kollikartig
- Begleitumstände der Schmerzen (Auslöser)
- »Blut im Urin« (Makrohämaturie)

1 Anamnese

Auch in der Urologie ist die Anamnese die **»Mutter der Diagnostik«.**

Die wichtigsten Fragen richten sich nach Fieber, Schmerzen, Dysurie, Hämaturie.

2 Palpation

Auch wenn – mit Ausnahme des äußeren Genitale – urologische Organe schwer zugänglich sind, beruht die urologische Diagnostik selbstverständlich zunächst auf der physikalischen Untersuchung. Beispielsweise ist die Feststellung der **Kopfschmerzhaftigkeit des Nierenlagers** hinweisgebend. Aber auch die fehlende Feststellung von Veränderungen kann wichtig sein, denn ist z.B. eine Niere tastbar, handelt es sich fast immer um einen sehr großen Nierentumor oder eine multizystische Degeneration.
Die gefüllte Blase kann, nicht unähnlich einem schwangeren Uterus, palpiert werden, die **Prostata ist rektal tastbar**. Gerade hier läßt sich mit dem Zeigefinger oft schon erfühlen, ob ein lokales oder fortgeschrittenes Prostatakarzinom vorliegt. Der Befund muß durch entsprechende Untersuchungen objektiviert werden.
Am äußeren Genitale lassen sich, sofern ein Frühbefund vorliegt, durch die Palpation eine Reihe von Differentialdiagnosen erfassen. Aber bereits wenige Stunden nach Beginn des Krankheitsereignisses kann die Palpation aufgrund der engen anatomischen Verhältnisse so erschwert sein, daß nur noch die Hodenfreilegung die Entscheidung bringen kann. Sie ist dann Diagnostik und Therapie zugleich. Der klassische Befund ist die Schwellung aufgrund von Epididymitis oder Hodentorsion *(vgl. Kap. P).*

2 Palpation

Die urologische Diagnostik beginnt – nach einer ausführlichen Anamneseerhebung – mit der körperlichen Untersuchung.
Äußeres Genitale, eine gefüllte Blase, eine deutlich vergrößerte Niere und die Prostata (transrektal) lassen sich tasten.
Eine Klopfschmerzhaftigkeit des Nierenlagers ist ein hinweisgebender palpatorischer Befund.

Die am **häufigsten eingesetzte technische Diagnosemethode** in der Urologie ist die Ultraschalluntersuchung.

Die Ultraschalluntersuchung bringt keine Strahlenbelastung mit sich und ist wegen ihrer Einfachheit die bildgebende **Methode der Wahl**.

Probleme urologischer Sonographie zeigen sich an den Kriterien der Diagnostik renaler Raumforderungen (C-**1**).

3 Sonographie

In den letzten Jahren hat die Sonographie als einfach anzuwendende und relativ **aussagekräftige** sowie **ungefährliche technische Untersuchung**, die auch Schwangeren und Kindern problemlos zugemutet werden kann, einen diagnostischen Siegeszug ohnegleichen angetreten, so auch in der Urologie. Viele andere Diagnoseverfahren wurden ersetzt oder auf den zweiten Platz verwiesen. Dies ist sicherlich berechtigt, jedoch darf man nie vergessen, daß das Ergebnis der Sonographie entscheidend von der umfassenden Ausbildung und Erfahrung des Untersuchers abhängt. Bei allem Segen, den diese Technik gebracht hat, muß man vor einer Selbstüberschätzung des Untersuchers warnen.
So darf die Sonographie Weichen stellen, differentialdiagnostische Überlegungen steuern und Befunde wieder und wieder kontrollieren lassen, aber sie darf sicherlich nicht dazu führen, daß es z.B. allein aufgrund eines Ultraschallbildes zur Nephrektomie wegen eines (vermeintlichen) Nierentumors kommt, da bei falscher Schalltechnik, d.h. vor allem falscher Bildschnittebene, leicht ein Tumor in eine normale Niere hineininterpretiert werden kann, der einer Objektivierung durch CT nicht standhalten würde. Ein Beispiel sei in C-**1** gegeben.

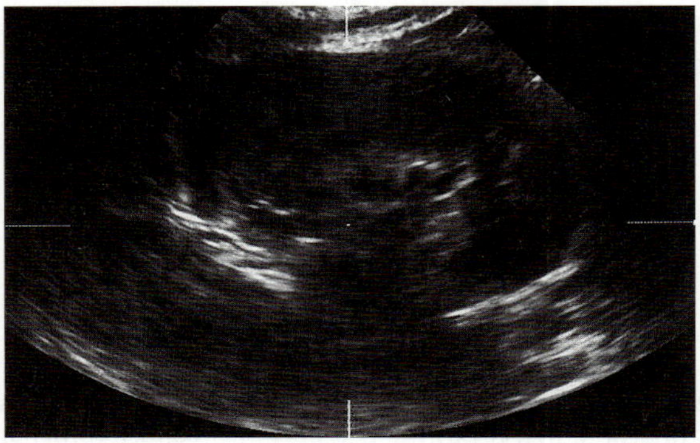

C-**1a**

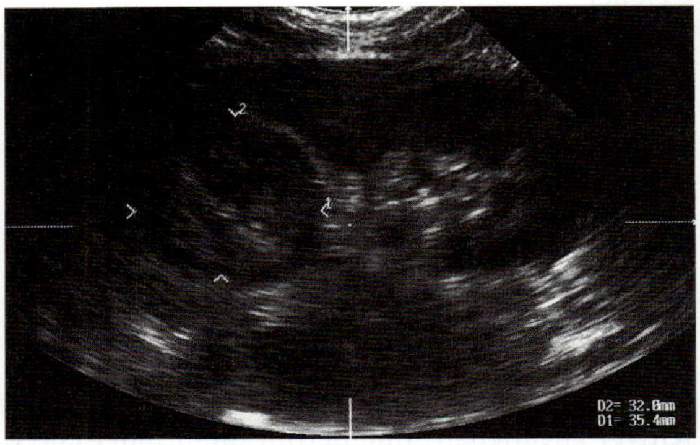

C-**1b**

C-**1: Vermeintlicher Nierentumor** im Ultraschallbild. Die Raumforderung entsteht durch eine falsche Schnittebene. Vergleiche hierzu die Abbildungen in Syn. C-**1**, die einen tatsächlichen Tumor zeigen.

Zur **Screening-Sonographie** wurden Kriterien zur Bewertung von sonographisch vermuteten renalen Raumforderungen erstellt (Syn. C-**1**).

Dennoch beweist gerade die **Screening-Sonographie** ihren Wert in der Frühdiagnostik von Nierentumoren, die damit geheilt werden können.
Man hat deshalb Ultraschallkriterien für die Bewertung von sonographisch vermuteten renalen Raumforderungen erstellt (Syn. C-**1**).

Synopsis C-**1: Ultraschallkriterien bei renaler Raumforderung**

Solider Tumor

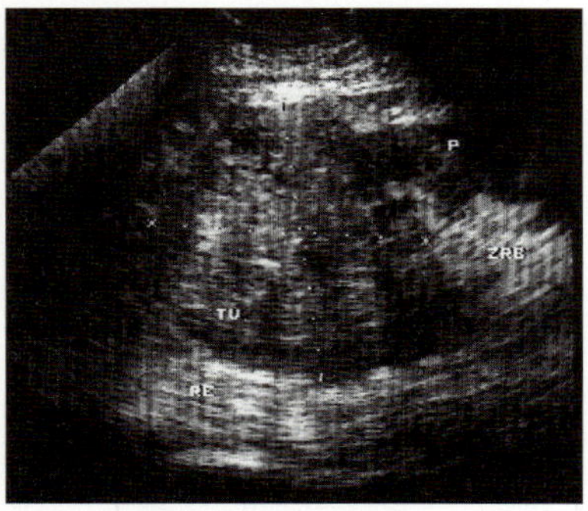

Solider Tumor
- Überragen der Außenkontur
- Oft unregelmäßige Begrenzung
- Impression des Mittelechos (im Sonogramm ZRB)
- Oft unregelmäßige, solide Binnenechostruktur
- Aufgehobene Atembeweglichkeit

Zyste:
- Glatte Begrenzung
- Distale Schallverstärkung (im Sonogramm weiß)
- Echofrei

Zyste

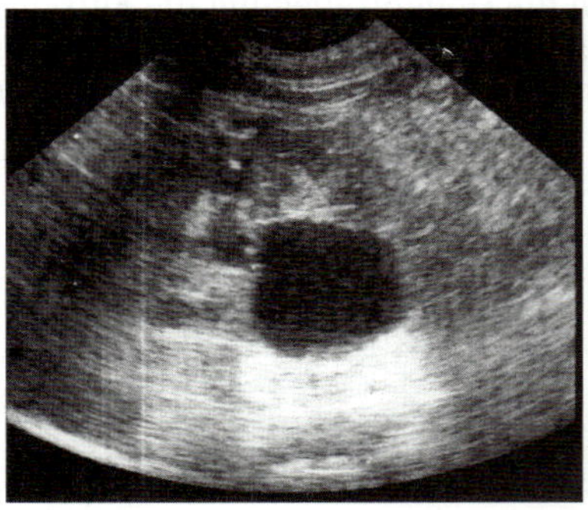

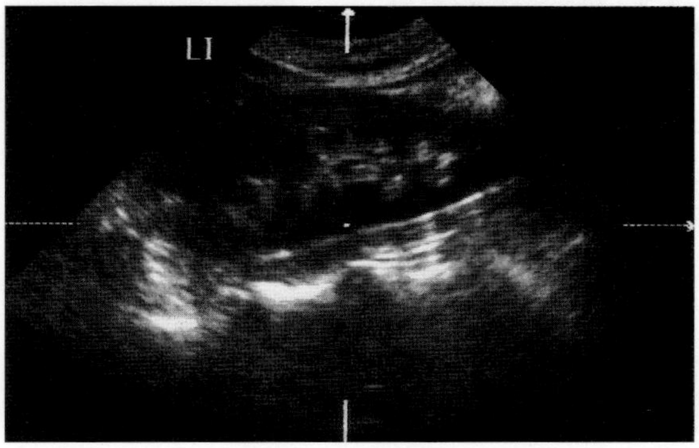

C-2 a: **Normalbefund der Niere im Sonogramm.**

Einen Normalbefund der Nieren im Ultraschallbild zeigt C-**2a**. Pathologische Ultraschallbefunde sind in den einzelnen Kapiteln angeführt.
Ein Vorteil der Sonographie ist ihr Einsatz als Real-time-Untersuchung, so daß Bewegungsabläufe eines Organs erfaßt werden können (z. B. Atembeweglichkeit der Niere). Ferner sind viele Schnittebenen möglich, so daß eine »Schichtung«, d. h. das Scannen, des Organes bzw. eines Befundes möglich ist. Ein Nachteil ist allerdings die Tatsache, daß funktionelle Untersuchungen der Ausscheidung nur mit Einschränkungen erfolgen können, so daß z. B. eine echte Ausscheidungsfunktion der Nieren derzeit noch nicht sicher sonographisch befundet werden kann. Ansätze zur Funktionssonographie gibt es aber bereits. Bei Kindern können Refluxe z. B. durchaus mittels moderner Ultraschallkontrastmittel sonographisch nachgewiesen werden. Die farbcodierte Duplexsonographie wird in Zukunft Funktionsdiagnostik zunehmend ermöglichen.
Dies bedeutet: Wo vorwiegend statische Befunde (Form, Größe, Lage, Zusammensetzung = flüssig/solide) erhoben werden sollen, kann die Sonographie konventionelles Röntgen z.T. ersetzen, ja sie ist in einigen Punkten, z. B. der Suche nach Tumoren, dem AUG überlegen. Selbst CT-Abbildungsqualitäten können mit modernsten Geräten und durch erfahrene Untersucher erreicht werden.
Bei der Erhebung von Ausscheidungsbefunden ist das radiologische Verfahren wegen der Beobachtung des Verhaltens der Kontrastmittelausscheidung dem Ultraschall (noch?) überlegen.
Im Idealfall ergänzen sich beide Untersuchungsverfahren.
Moderne Weiterentwicklungen sind die 3-D-Sonographie (z. B. C-**2b**) und die Funktionsaufnahme des Urinflusses im MRT *(vgl. Kap. Pädiatrie)*, die allerdings noch nicht die Abbildungsqualitäten eines AUG erreichen.

In C-**2a** wird ein sonographischer Normalbefund der Nieren gezeigt.

Real-time-Einsatz und Scannen sind die Vorteile der Sonographie. Funktionelle Diagnostik ist derzeit dagegen nur mit Einschränkung möglich.

Bei der statischen Befunderhebung ist die Sonographie diagnostische Methode der Wahl.

Für die Funktionsdiagnostik spielen radiologische Kontrastmitteluntersuchungen die größere Rolle.

Urologische Einsatzgebiete der Sonographie. Aus den genannten Überlegungen ergeben sich die urologischen Einsatzgebiete der Sonographie:

- Tumordiagnostik in allen Organen einschließlich Nachweis von Lymphknotenmetastasen
- Abklärung von Blutungsursachen
- Steindiagnostik in Niere, Blase, Prostata (über die gefüllte Blase als Schallfenster hindurch),
- Stauungsnachweis,
- Restharnkontrolle,
- Abszeßdiagnostik

Urologische Einsatzgebiete der Sonographie
- Tumordiagnostik
- Abklärung von Blutungsursachen
- Steindiagnostik
- Stauungsnachweis
- Restharnkontrolle
- Abszeßdiagnostik

Ferner wird die Sonographie eingesetzt, um gezielt Organe punktieren zu können, z. B. zur Anlage einer Nephrostomie oder zur Probebiopsie, z. B. eines suspekten Prostatabefundes (transrektale Sonographie, *s. a.* Syn. G-7).
Neuere Verfahren, wie die farbcodierte **Duplexsonographie,** kombinieren in einem Gerät die Vorteile von Doppler- und »normalem« Ultraschallbild. Dadurch lassen sich Gefäßstrukturen in etwa 3/4 der Fälle gut nachweisen. Interessant ist die Technik derzeit in der Abklärung von Gefäßprozessen wie Nierenarterienstenosen und erektiler Dysfunktion.

Die Sonographie ermöglicht es, Organe gezielt zu punktieren und Nephrostomien sicher anzulegen (z.B. transrektale Biopsie *(s. a.* Syn. G-**7**).

Die **Duplexsonographie** ermöglicht die Abklärung von Gefäßprozessen, z. B. bei erektiler Dysfunktion.

C-1: Kriterien zur Beurteilung eines Ultraschallbildes

1	Feststellung, welche Organe abgebildet sind
2	Feststellung, ob die topographische Zuordnung der Organe richtig ist
3	Beurteilung jedes Organs zunächst für sich auf ▶ Größe ▶ Abgrenzung ▶ Raumforderung bzw. Konturunregelmäßigkeit ▶ Relation der unterschiedlichen Organanteile zueinander (z. B. Verbreiterung des Parenchyms oder des Zentralreflexes in der Niere etc.) ▶ Ungewöhnliche Reflexe (z. B. Stein mit Schallschatten)
4	Beurteilung des Raumes, der das Organ umgibt
5	Einklassifizierung der erhobenen Befunde, die von der Norm abweichen, nach festen Kriterien (z. B. Tumor- und Zystenkriterien in der Niere, s.o.), wobei besonders nach »flüssig« und »solide« unterschieden werden muß
6	Sofern paarige Organe vorhanden sind, erfolgt der Seitenvergleich
7	Zuletzt beurteilt man organspezifische Besonderheiten wie Atembeweglichkeit der Nieren, Füllungszustand der Blase etc.

Beurteilungskriterien

In C-1 werden die wichtigsten Beurteilungskriterien eines Ultraschallbildes genannt.

Beurteilungskriterien. Die Kriterien und Anforderungen an die Qualität der Ultraschalldiagnostik werden gegenwärtig von der Fachgesellschaft für Sonographie (DEGUM) erstellt und sind danach für alle Fachgebiete verbindlich. **C-1** führt die wichtigsten Beurteilungskriterien eines Ultraschallbildes an. Bei der Erhebung von Ultraschallbefunden empfiehlt sich wie bei der körperlichen Untersuchung möglichst ein **festes Untersuchungsschema**. Man vermeidet dadurch, Befunde zu übersehen.

Merke ▶

▶ ***Merke.*** Ultraschallbefunde sollte man immer am Real-time-Bild erheben, nicht aber am dokumentierten Foto, da sonst Fehlbeurteilungen möglich sind. Dies gilt besonders bei der Tumordiagnostik.

Der Foto-Ausdruck dient nur zur Dokumentation. In diesem Punkt unterscheidet sich die Sonographie vom Röntgenbild, da sie ein dynamisches Untersuchungsverfahren ist.
Als transrektale Sonographie (TRUS, C-**2 b**) ist das Verfahren als Beurteilung der Prostata und Samenblase allen anderen Techniken überlegen. K-**3 a** und **b** zeigen eine normale und entzündlich vergrößerte Samenblase (hier als 3-D-Sonographie), die im koronaren Schnitt **(b)** den Befund besonders deutlich macht.

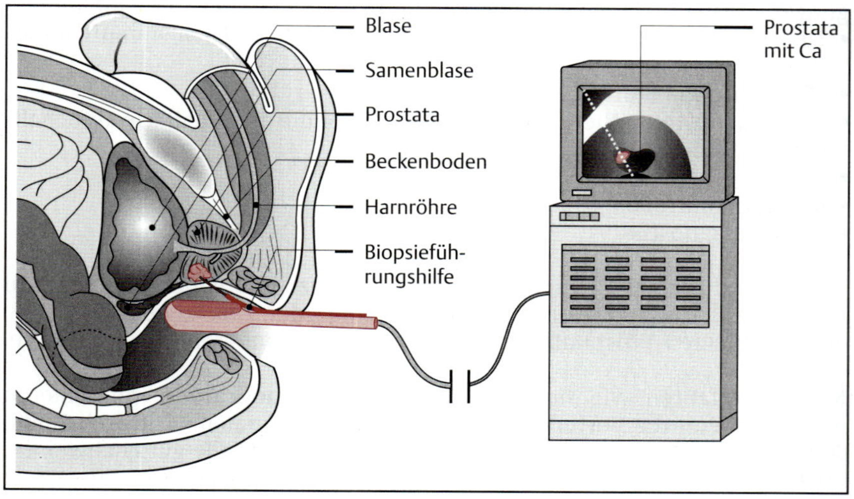

C-**2 b: TRUS**

4 Bakteriologische und klinisch-chemische Untersuchungen des Harns

4 Bakteriologische und klinisch-chemische Untersuchungen des Harns

Die **Untersuchung des Urins ist die einfache Basisdiagnostik in der Urologie.** Da sie aussagekräftig ist, ist sie in der Lage, die weitere urologische Diagnostik entscheidend zu steuern.
Allerdings setzt dies voraus, daß die **Uringewinnung korrekt** erfolgt. Ferner muß der Untersucher wissen, auf welche Weise die Urinprobe gewonnen wurde.

Die **Urinuntersuchung ist die Basisdiagnostik** in der Urologie und besitzt eine hohe Aussagefähigkeit.

Voraussetzung ist eine **korrekte Uringewinnung.**

4.1 Methoden der Uringewinnung

Spontanmiktion

4.1 Methoden der Uringewinnung

Spontanmiktion

Spontanurin wird als **»Mittelstrahlurin«** gewonnen. Bei Männern ist er meist ausreichend, sowohl für Sediment als auch Bakterienkultur, da nur geringe Verunreinigungen möglich sind, sofern das Genitale vor der Miktion gewaschen wurde.
Technik: Man fordert den Patienten auf, einige Milliliter Urin spontan zu miktionieren, dann die Mittelportion in einem sauberen, sterilen Gefäß aufzufangen und je nach Fortsetzung der Untersuchung die Miktion zu unterbrechen oder die Blase zu entleeren.
Bei Frauen: Die Untersuchung von Mittelstrahlurin ist durchaus möglich, auch wenn aufgrund der Mündung der Urethra in das Vestibulum zahlreiche Verunreinigungen vorhanden sein können, die falsch-positive Befunde ergeben. Nur ein negativer Urinbefund ist deshalb verwertbar.

Spontanurin wird als **Mittelstrahlurin** gewonnen. Bei Männern ist dies fast immer ausreichend.

Technik: Während der Miktion muß der Patient die Mittelportion in einem sauberen, sterilen Gefäß auffangen.

Bei Frauen gibt es zahlreiche Verunreinigungen, die bei der Untersuchung des Mittelstrahlurins die falsch positiven Befunde ergeben können!

> ***Merke.*** Bei Frauen sollte, wenn irgend möglich, aus diesem Grund die Uringewinnung über einen sterilen Einmalkatheter erfolgen.

◄ **Merke**

Daß dies eine vorherige sorgfältige Desinfektion des Vestibulums und ebenfalls eine Lokalanästhesie mittels Anästhetikagel wie beim Mann erfordert, ist selbstverständlich, damit der Befund einerseits verwertbar ist, andererseits die Urinentnahme schmerzfrei erfolgt.

Bei der Gewinnung von Katheterurin sind die Desinfektion und die Lokalanästhesie erforderlich, damit die Urinprobe steril und schmerzfrei gewonnen wird.

Blasenkatheterismus

Blasenkatheterismus

Mittels sterilem Einmalkatheter ist er, wie beschrieben, besonders bei Frauen empfehlenswert. Bei Männern erfolgt der diagnostische Katheterismus nur dann, wenn gleichzeitig ein Harnverhalt besteht. Der dabei abgelassene Urin wird selbstverständlich untersucht.
Katheterurin bringt im Routinefall beim Mann keine Aussagevorteile gegenüber Mittelstrahlurin.

Während bei den Frauen der Blasenkatheterismus für die Routine immer empfehlenswert ist, sollte er beim Mann nur beim Harnverhalt durchgeführt werden.
Katheterurin bringt im Routinefall bei Männern keine Vorteile.

> ***Merke.*** Urin aus einem Dauerkatheter bzw. einem Urinauffangbeutel ist wegen massiver Verunreinigungen in der Regel nicht verwertbar!

◄ **Merke**

Suprapubische Punktion der Blase

Suprapubische Punktion der Blase

Aus diagnostischen Gründen besteht nur selten eine Indikation. Bei zweifelhaften Urinbefunden, vor allem nach urologischen Eingriffen oder wenn andere Verfahren unmöglich sind, wird die Punktion mittels einer langen, dünnen Nadel nach den gleichen Kriterien wie die suprapubische Katheteranlage durchgeführt.

Eine suprapubische Blasenpunktion ist selten aus diagnostischen Gründen notwendig. Sie ist bei zweifelhaften Urinbefunden, nach urologischen Eingriffen oder als Mittel der letzten Möglichkeit indiziert.

Merke ▶

> **Merke.** Suprapubisch gewonnener Urin ist im Normalfall immer steril, daher beweisen auch nur leicht pathologische Befunde einen Harnwegsinfekt.

Technik
In Lokalanästhesie wird die Blase nach Hautdesinfektion ca. 1 cm kranial der Symphyse in der Mediansagittallinie mit einer dünnen Nadel punktiert.

Technik: In Lokalanästhesie wird die Blase nach Hautdesinfektion ca. 1 cm kranial der Symphyse in der Mediansagittallinie mit einer dünnen Nadel punktiert.

Merke ▶

> **Merke.** Voraussetzung ist eine volle Blase (Perkussion, Ultraschall!), um eine versehentliche intraabdominelle Punktion z.B. in den Darm zu vermeiden.

Durch die Blasenfüllung wird das Peritoneum nach kranial verdrängt und kann deshalb nicht mehr beschädigt werden. Daher ist die Blasenpunktion bei größeren Narben, Schwangerschaft, Tumoren und Hernien **kontraindiziert.**

Bei einer vollen Blase wird nämlich der Peritonealüberzug nach kranial abgedrängt, die Blasenvorderwand kann direkt unter der Bauchhaut erreicht werden. Deshalb sind Narben im Unterbauch, Schwangerschaft, große Unterbauchtumoren und große Hernien **Kontraindikationen** für dieses Verfahren.

Sterile Klebebeutel

Sterile Klebebeutel können bei Kleinkindern nach Genitaldesinfektion zur Uringewinnung verwandt werden.

Sterile Klebebeutel

Sterile Klebebeutel sind nur bei Kleinkindern anwendbar. Das Genitale wird vorher desinfiziert.

Dreigläserprobe

1. Portion: Harnröhre
2. Portion: Blase
3. Portion: Prostata (nach Massage)

Bei Verdacht auf Prostataentzündung erfolgt vor der dritten Probe eine transrektale Prostatamassage.

Dreigläserprobe

Im Gegensatz zum Mittelstrahlurin wird bei der Dreigläserprobe auch die **erste Urinportion** aufgefangen. Sie gibt Hinweise auf das Vorliegen von entzündlichen Harnröhrenerkrankungen.
Die **zweite Portion** (= Blasenportion) wird wie üblich gewonnen, die Blase aber nicht vollständig entleert.
Dritte Portion: Bei Verdacht auf eine Prostataentzündung erfolgt *vor* der dritten Probe eine transrektale Prostatamassage. Ggf. kann das Sekret direkt auf einem Objektträger aufgefangen werden (meist nur bei deutlicher Entzündung). Wenn dies nicht möglich ist, wird das Prostatasekret mit der noch in der Blase befindlichen Urinmenge als 3. Probe ausgewaschen.

4.2 Technik der Urinuntersuchung

Basisparameter sind Farbe, Trübung, pH-Wert und spez. Gewicht des Urins.

4.2 Technik der Urinuntersuchung

Grundsätzlich werden untersucht: Farbe, Trübung, pH-Wert, spezif. Gewicht des Urins.

4.2.1 Urinsediment

Das durch Zentrifugation gewonnene Urinsediment ist die grundlegende Urinuntersuchung. Qualitativ und quantitativ werden Erythrozyten, Leukozyten, Zylinder, Salze und Zellen beurteilt.

4.2.1 Urinsediment

Grundlegende Untersuchung ist das Urinsediment.
Herstellung:
- Zentrifugieren des Urins,
- Verwerfen des Überstandes,
- Aufschütteln des Sediments, das unter dem Mikroskop betrachtet wird (400fache Vergrößerung).

Zur **qualitativen Beurteilung** des Urinsedimentes im Mikroskop *vgl.* **C-3**.

Die **qualitative Betrachtung** des Urinsedimentes im Mikroskop erfolgt zur Suche nach folgenden Bestandteilen:
- Leukozyten,
- Erythrozyten,
- Zylinder,
- Salze,
- Zellen (C-**3**).

Die quantitative Betrachtung ist vor allem bei einer Erythrozyturie im Rahmen einer Glomerulonephritis von Bedeutung. Verwendet wird z. B. eine Fuchs-Rosenthal-**Zählkammer**, die Zellzahl berechnet sich nach der Formel:

$$\frac{\text{Zellzahl}}{\text{min}} = \frac{\text{Zellzahl} \times 1000 \times \text{Urinmenge(ml)}}{180 \text{ min}}$$

Dabei gewinnt auch das zeitliche Ausscheidungsverhalten eine Bedeutung.

Normwerte: Erythrozyten $<$ 2000/min
Leukozyten $<$ 4000/min

Höhere Werte sind pathologisch.

Wenn nach der **Gesichtsfeldmethode** beurteilt wird, sind normal:
Erythrozyten: 0–4 pro Gesichtsfeld Leukozyten: 2–6 pro Gesichtsfeld

Die **quantitative Betrachtung** hat überwiegend bei der Auszählung von Erythrozyten und Leukozyten Bedeutung. Sie wird mit einer **Zählkammer** durchgeführt.

◀ **Normwerte**

Die Normwerte der **Gesichtsfeldmethode** sind:
Erythrozyten: 0–4/Gesichtsfeld
Leukozyten: 2–6/Gesichtsfeld

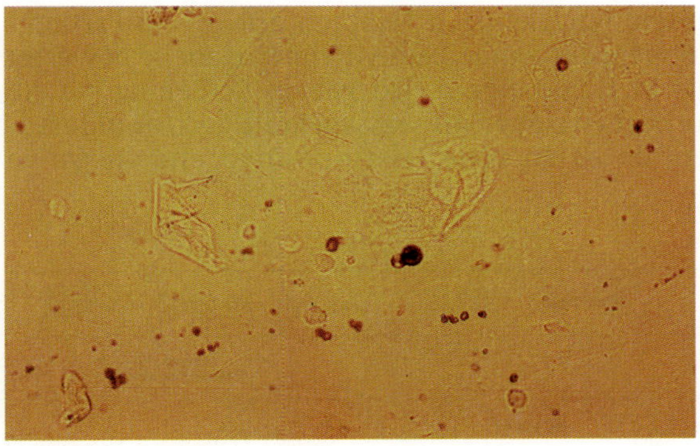

C-3: **Urinsediment** mit Erythrozyten, Leukozyten, Salzkristallen und Bakterien.

Die Wertung von Sedimentbefunden führt zu abzuklärenden *Differentialdiagnosen* (C-**2**).

C-**2** zeigt **Differentialdiagnosen** in Abhängigkeit von den Urinsedimentbefunden.

C-2: Urinsedimentbefunde und mögliche Differentialdiagnosen

- **Erythrozyturie (Mikrohämaturie):**
  - Tumor (Niere, Hohlsysteme, Blase, Prostata)
  - Steine
  - Entzündung (Niere, Blase, Prostata, Harnröhre, Samenblase, Nebenhoden)
  - Tbc
  - Verletzung
  - Appendizitis(!)
  - Adnexitis der Frau
  - Glomerulonephritis(!)
  - Parasiten (Bilharziose)

Am Aussehen der Erythrozyten ist z. T. ihre Herkunft ablesbar (Niere ⟷ Harnleiter/Blase)

- **Leukozyturie**
  - Entzündung
  - Tbc (Leitsymptom ist die sterile Leukozyturie!)
  - Steine
  - Tumor
- **Zellen**
  - Plattenepithelien – normal
  - Urothelien – normal oder Tumor, dann Urinzytologie nötig
  - Zylinderepithelien – Verdacht auf Einbruch einer Divertikulitis oder eines Darmtumors in die Blase
- **Bakteriurie:**
  - siehe unten
- **Proteinurie/Eiweißzylinder**
  - Hinweis auf Nierenparenchymschaden (nephrotisches Syndrom, Proteinurie => 0,3 g Eiweiß/l Urin; Pyelonephritis)

Den Vergleich der verschiedenen Bestimmungsmethoden zeigt ◘ Syn. C-**2 a**).

Synopsis C-2 a: Urindiagnostik

Definition	**Sediment**	**Kammer**	**Addis-Count**
Erythrozyturie	> 5/GF*	> 8/µl	> 3 Mio./die
Leukozyturie	> 10/GF*	>10/µl	> 5 Mio./die

* GF = Gesichtsfeld im Mikroskop

4.2.2 Schnelltests

Die Schnelltests dienen nur der Orientierung.
Bei den **Teststäbchen** (»Stix«) erfolgt durch Enzymreaktionen ein Farbumschlag, der anhand einer Referenztabelle bewertet wird (◘ C-**4**). Die Befunde sind zur Screening-Untersuchung verwertbar, aber nicht als aussagefähige Urinuntersuchung anzusehen.

4.2.2 Schnelltests

Eine orientierende Sonderform der Urinuntersuchung sind die Schnelltests, im Klinikjargon »Stix« genannt. Synonym wird auch der Ausdruck »Trockenchemie« benutzt, da erst durch den »nassen« Urin die aufgebrachten Chemikalien anfangen können zu reagieren. Es handelt sich um **Teststäbchen**, die in den Urin getaucht werden. Nach einigen Minuten erfolgt ein Farbumschlag infolge Enzymreaktionen, der anhand einer Referenztabelle bewertet werden kann (◘ C-**4**). Die Methode eignet sich gut als Screening, ob ein pathologischer Befund vorliegt, ist aber als aussagekräftige Urinuntersuchung *nicht* zu verwerten, da es zu viele falsch-positive und -negative Befunde gibt.

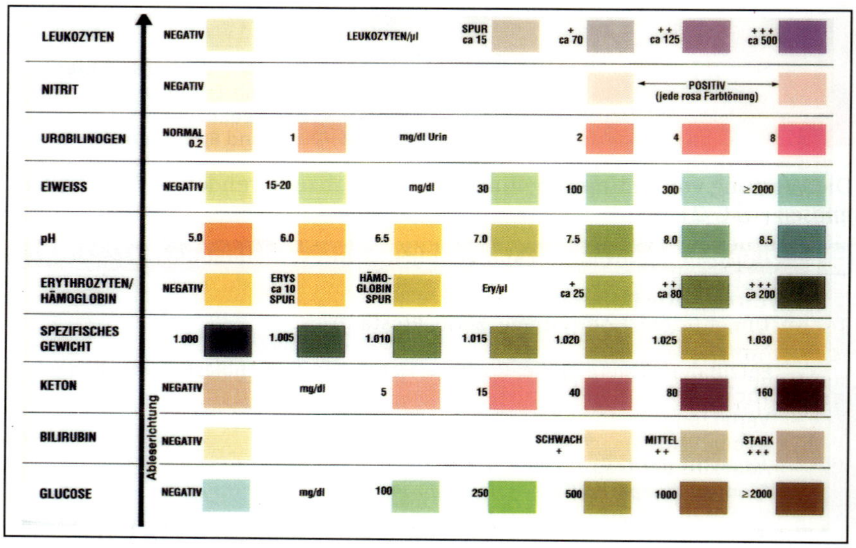

◘ C-**4: Ablesetabelle für Urinschnelltest** (»Stix«)

Durch die Schnelltests lassen sich die wichtigsten Parameter nachweisen.

Stix-Schnelltests sind in vielen Allgemeinpraxen beliebt. Es gibt verschiedene spezielle Stix, die z. B. nur Eiweiß nachweisen können oder auch Bakterien (Relevanz?, da erst ab einer Keimzahl von 10^5 ein Harnwegsinfekt vorliegt), Leukozyten, Erythrozyten etc.

Merke ▶

Merke. Stix-Befunde, die nicht zur Klinik passen, müssen mit Labordiagnostik (Urinsediment und -kultur) kontrolliert werden. Dies gilt besonders für Negativ-Befunde.

4.2.3 Spezielle Urinuntersuchungsmethoden

- **Untersuchung körperwarmen Urins:** Wichtig ist dies für die Untersuchung auf Parasiten, wobei vor allem die Bilharziose angesichts der Urlaubsgewohnheiten an Bedeutung gewinnt (Nachweis von Bilharzien-Eiern). Ferner kann der Nachweis von Amöben und Trichomonaden gelingen (Partnerinfekt, beim Mann selten). Im raumkalten Urin sind nach wenigen Minuten diese Parasiten zerstört.

- **Ziehl-Neelsen-Färbung:** Dies ist die Untersuchung auf »säurefeste Stäbchen« im Rahmen einer Tbc-Abklärung. Sie ist aber nur orientierend einsetzbar, da auch saprophytäre Mykobakterien angefärbt werden.

- **Urinzytologie:** Die Urinzytologie ist die wichtigste Färbemethode des Urins, z. B. mit Methylenblau, HE, Papanicolaou (C-**5**).

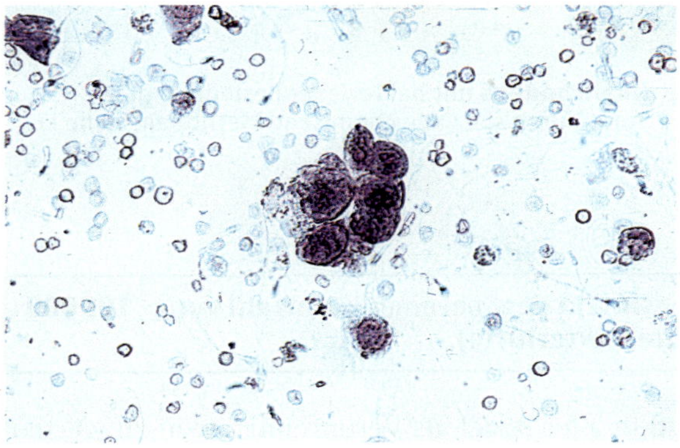

C-**5**: **Urinzytologie.** In Bildmitte liegt ein Zellhaufen hochmaligner Karzinomzellen (G3) mit rarefiziertem Zytoplasma und riesigem Kern (hohe Zellteilungsrate).

Indikation: Sie dient zur Suche von Tumorzellen im Harntrakt. Vor allem bei Urothelkarzinomen und Tumoren, die in die Harnwege einbrechen, ist sie sehr aussagekräftig. Bei Blasentumoren, vor allem dem Carcinoma in situ, ist die Urinzytologie wesentlich sensitiver als alle anderen diagnostischen Verfahren einschließlich der Zystoskopie.

Technik: Verwendet wird zentrifugierter Urin. Das Sediment wird aufgeschwemmt, dann gefärbt und fixiert. Für die Auswertung bedarf es an Erfahrung, die sich Urologe und/oder Pathologe besonders erwerben müssen. Dann allerdings ist eine **sehr hohe Aussagekraft** das Ergebnis. Sogar als Screening auf Urothelkarzinome bzw. in der Tumornachsorge wird die Urinzytologie deshalb eingesetzt.

4.3 Bakteriologische Untersuchung (Urinkultur)

Die Urinkultur dient zum Bakteriennachweis einerseits, andererseits über das anschließend durchzuführende Antibiogramm der Auswahl möglicher Antibiotika bzw. der Überprüfung einer zunächst »blind« angefangenen Antibiotikagabe.
Bis zum Erhalt des Antibiogramms vergehen mindestens 48 Stunden, in denen bei fieberhaften Erkrankungen oder erheblichen Beschwerden des Patienten eine auf Erfahrung und Vermutung basierende Antibiotikatherapie erfolgen muß.

4.2.3 Spezielle Urinuntersuchungsmethoden

- **Untersuchung körperwarmen Urins** bei Verdacht auf Bilharziose, Amöben und Trichomonaden

- **Ziehl-Neelsen-Färbung** auf säurefeste Stäbchen (nur noch selten). Cave: auch saprophytäre Mykobakterien werden eingefärbt.
- **Urinzytologie:** Wichtigste Färbemethode des Urins, um Tumorzellen feststellen zu können (C-**5**).

Die Urinzytologie ist indiziert bei der Suche nach
- Urothelkarzinomen
- in die Harnwege einbrechenden Tumoren
- Blasentumoren (hohe Sensitivität beim Carcinoma in situ).

Technik der Urinzytologie: Urinsediment herstellen, färben, fixieren. Einsatzbereiche sind aufgrund der **hohen Aussagekraft** auch das Screening auf Urothelkarzinome oder die Tumornachsorge.

4.3 Bakteriologische Untersuchung

Die **Urinkultur** dient dem Bakteriennachweis und dem daraus abzuleitenden Antibiogramm.
Aber erst ab einer Keimzahl von $> 10^5$ liegt ein signifikanter Harnwegsinfekt vor.

Durchführung: Steril aufgefangener Urin wird auf einem Nährboden über 24 Stunden bei 37 °C inkubiert (C-**6**). Anschließend erfolgt die Auszählung, die Keimartbestimmung und ggf. die Anlage eines Antibiogramms.

Durchführung: Steril aufgefangener Urin (zur Gewinnung s. o.) wird über einen Nährboden gegossen. Zur Erleichterung befinden sich im Handel mehrere gebrauchsfertig abgepackte Eintauchnährböden (C-**6**), die danach 24 Stunden bei 37 °C inkubiert werden. Anschließend erfolgen die Auszählung der Keime und die Keimartbestimmung mit Anlage eines Antibiogramms, sofern ein signifikanter Harnwegsinfekt vorliegt.

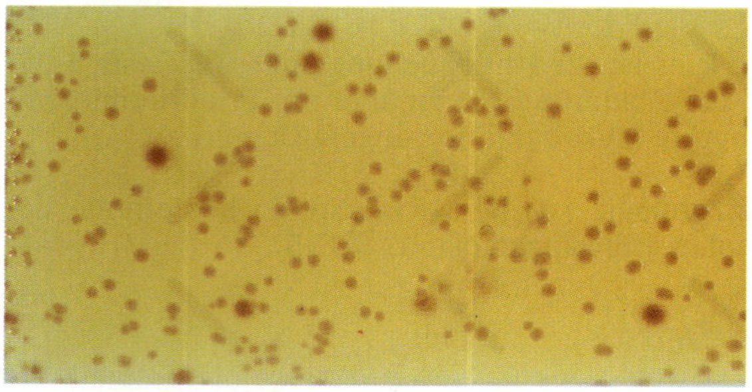

C-**6**: **Beispiel eines Eintauchnährbodens** mit bakterieller Besiedelung. Die weitere Keimdifferenzierung erfolgt durch spezielle chemische Methoden, siehe LB der Mikrobiologie.

Merke ▶

Merke. **Ein Harnwegsinfekt** liegt bei einer **Keimzahl von ≥ 100 000 pro ml** vor (= **signifikante Bakteriurie**).

Beim Mittelstrahlurin sind geringe Keimzahlen auf Verunreinigungen zurückzuführen, während beim Blasenpunktionsurin eine Keimbesiedlung unabhängig von der Anzahl als pathologisch zu werten ist. **E. coli** und **Enterokokken** sind die **häufigsten Keime**.

Geringere Keimzahlen sind in aller Regel als Verunreinigungen zu werten, sofern es sich um Mittelstrahlurin handelt. Bei Blasenpunktionsurin, der steril sein muß, ist eine Keimbesiedlung als pathologisch zu werten.
Die **häufigsten Keimarten** sind dabei **E. coli** und **Enterokokken** *(vgl. Kap. F).*

4.3.1 Untersuchung auf Urogenitaltuberkulose

Leitsymptom der Uro-Tbc ist die sog. **»sterile Leukozyturie«.**
Weiterhin besteht ein typischerweise **saurer Urin** (pH ca. 5,5) sowie eine **Mikrohämaturie.**
Urinkultur auf **Spezialnährböden** ist möglich, einschließlich eines Antibiogramms.
Ein Ergebnis liegt jedoch erst nach mehreren Wochen vor.

4.3.1 Untersuchung auf Urogenitaltuberkulose

Leitsymptom ist eine signifikante Leukozyturie (**»sterile Leukozyturie«**) im Sediment bei gleichzeitig negativer Urinbakteriologie, da Mykobakterien auf den handelsüblichen Urinnährböden nicht wachsen können.
Die Klinik sowie andere Untersuchungen, vor allem Röntgen, müssen hier weiterhelfen. **Mikrohämaturie** und **saurer Urin** (pH ca. 5,5) sind ebenfalls typisch. Ein »normaler« Harnwegsinfekt weist dagegen einen meist alkalischen Urin-pH-Wert auf. Auf **Spezialnährböden** kann eine Anzüchtung von Tuberkelbakterien versucht werden. Auch Antibiogramme sind möglich. Allerdings dauert es mehrere Wochen, bis ein Ergebnis vorliegt, da die Reduplikationsrate von Mykobakterien sehr gering ist.
Die Sensitivität von Tierversuchen ist zwar am höchsten, mit 85 % kommen aber diese Spezialnährbödenkulturen dem sehr nahe.
Wichtig zur Erhöhung der Treffsicherheit ist folgendes Prozedere:
An 3 aufeinanderfolgenden Tagen Gewinnung von **Morgenurin** (ist am konzentriertesten und enthält deshalb am meisten Keime), der mit Spezialnährböden bebrütet wird. Ein Tierversuch wird nur bei spezieller Fragestellung zusätzlich durchgeführt.
Eine Ziehl-Neelsen-Färbung auf das Vorhandensein sog. säurefester Stäbchen ist wegen der geringen Sensitivität und Spezifität entbehrlich.

Zur Erhöhung der Treffsicherheit muß an drei aufeinanderfolgenden Tagen **Morgenurin** gewonnen werden, der dann auf Spezialnährböden bebrütet wird.

5 Harnkonkremente

Alle Steine bestehen aus einer sog. organischen Matrix und einem kristallinen, anorganischen Anteil, der etwa 95–98 % des Gewichts ausmacht. Dieser kristalline Teil ist abhängig von der Ursache des Steinleidens einerseits und richtungweisend für die Nachsorge und Rezidivhäufigkeit andererseits. ▤ C-**3** informiert über die verschiedenen Steinarten.

Steine bestehen aus einer organischen Matrix und einem kristallinen Anteil (▤ C-**3**).

▤ C-3: Steinarten und ihre Zusammensetzung

Chemische Zusammensetzung	**Kristallographischer Name**	**Anteilshäufigkeit** (davon monomineralisch)
Ca-Oxalat	Whewellit, Weddellit	65 % (21 %)
Ca-Phosphat	Apatit, Brushit	5 % (1 %)
Mg-Ammonium-Phosphat	Struvit	7 % (2 %)
Harnsäure	Harnsäure	15 % (8 %)
Zystin	Zystin	0,3 % monomineralisch
Seltene Steine: Xanthin, 2,8-Dihydroxiadenin		

Meist sind Steine aus mehreren Bestandteilen zusammengesetzt, wobei der überwiegende Anteil für die Nachsorge maßgebend ist.
Die Analyse erfolgt inzwischen ausschließlich durch die **Röntgendiffraktionsanalyse**, die die genaue Zusammensetzung ergibt. Schon am makroskopischen Aussehen kann man die Steinzusammensetzung abschätzen: (▤ C-**4**).

Die Analyse erfolgt durch **Röntgendiffraktion.** Schon am makroskopischen Aussehen kann man die Steinzusammensetzung abschätzen (▤ C-4).

▤ C-4: Makroskopisches Aussehen der Steine

Ca-Oxalat:	Klein, rauhe Oberfläche, dunkelbraun bis schwarz (Whewellit), Weddellit dagegen scharfkantig, gelblich
Ca-Phosphat:	Relativ weich, grau-weißlich
Struvit:	Bröckelig, grau
Harnsäure:	Rundlich, glatt, gelbbraun bis etwas rötlich
Zystin:	Glatt, gelblich

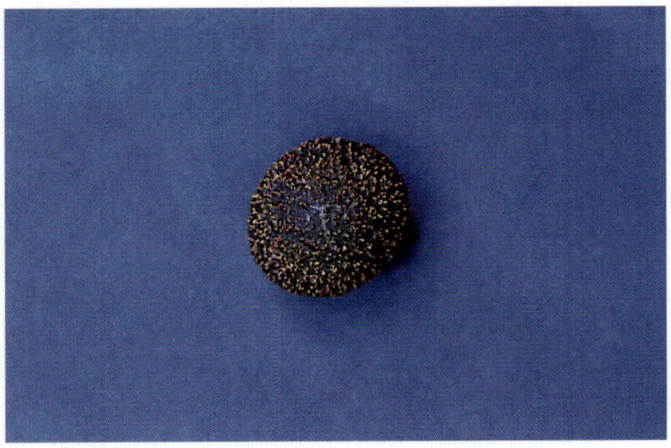

C-7: Darstellung eines Blasensteins, der in toto aus der Blase gewonnen wurde.

6 **Sekrete der ableitenden Harnwege**

Hierzu gehören Ejakulat, Prostata- und Urethralsekret.

6 Sekrete der ableitenden Harnwege

Hierzu gehören Ejakulat sowie Prostata- und Urethralsekret.

Ejakulatdiagnostik

Die Ejakulatdiagnostik erfolgt bei der Abklärung einer Impotentia generandi *(vgl. Kap. K)*.
Gewonnen wird das Sperma durch Masturbation. Zuvor ist eine 5tägige sexuelle Karenz nötig.

Ejakulatdiagnostik

Die **Indikation** zur Ejakulatdiagnostik besteht bei der Ursachenabklärung einer Impotentia generandi.
Das Ejakulat wird durch Masturbation unmittelbar vor der Untersuchung gewonnen. Andere Verfahren verfälschen u.U. die Befunde. Dies gilt sowohl, wenn die Masturbation zu Hause erfolgt, da dann z.B. die Verflüssigungszeit unbekannt bleibt, als auch besonders, wenn das Ejakulat durch Geschlechtsverkehr unter Kondomschutz gewonnen wird, da in Kondomen spermizide Substanzen vorhanden sind, deren Einfluß auf die Spermatozoen nicht abschätzbar ist.
Vor Durchführung eines Spermiogramms wird mindestens 5 Tage sexuelle Karenz gefordert, da durch häufige Ejakulationen ebenfalls die Samenqualität beeinflußt werden kann. Einzelheiten hierzu *siehe Kapitel K.*

Prostatasekret

Prostatasekret wird durch Prostatamassage gewonnen und dient der Abklärung einer Prostatitis.

Prostatasekret

Proastatasekret wird bevorzugt zur **Abklärung einer Prostatitis** durch die Prostatamassage gewonnen, z.B. auch im Rahmen einer Dreigläserprobe; *siehe Seite 52.*

Merke ▶

> ▶ ***Merke.*** Die Prostatamassage ist bei massiven Schmerzen bzw. in der akuten, floriden Entzündungsphase wegen der Gefahr der Keimaussaat mit ggf. Auslösen einer Urosepsis kontraindiziert. Die Patienten verweigern hier oft zu Recht die rektale Palpation.

Typisch bei einer akuten Prostatitis sind **Leukozytennester im Exprimat**.

Bei einer akuten Prostatitis sieht man **Leukozytennester im Exprimat**.

Urethralsekret

Das Urethralsekret wird bei der Abklärung einer Urethritis vor allem auf Chlamydien und Gonokokken untersucht. Hierfür sind Spezialverfahren notwendig.

Urethralsekret

Die Beurteilung des Urethralsekretes ist normalerweise bei der Abklärung einer Urethritis indiziert, d.h. bei der Suche nach Gonokokken bzw. Chlamydien.
Der Ausfluß wird aufgefangen. Ist er gering, erfolgt die Entnahme aus der Fossa navicularis mittels sterilem (dünnem) Watteträger. Dies ist sehr unangenehm, aber vor allem in der Chlamydiendiagnostik meist unumgänglich, da erst ab einer Tiefe von etwa 4 cm Chlamydien sicher nachgewiesen werden können.

Merke ▶

> ▶ ***Merke.*** Chlamydien gewinnen eine zunehmende Bedeutung als Ursache einer Urethritis.

Chlamydien können nur in Spezialausstrichen direkt als Einschlußkörperchen nachgewiesen werden.

Bei Verdacht auf Gonokokken wird eine **Methylenblaufärbung** durchgeführt.

Zum Nachweis müssen Spezialausstriche durchgeführt werden, da Chlamydien nur als zelluläre Einschlußkörperchen direkt nachgewiesen werden können. Inzwischen gibt es aber auch Spezialkulturmedien für die Anzüchtung. Dies gilt auch für den Nachweis von Ureaplasmen. Inwieweit die PCR künftig routinemäßig zum Einsatz kommen wird, bleibt abzuwarten.
Bei Verdacht auf Gonokokken veranlaßt man eine **Methylenblaufärbung**, die die Diplokokken sicher erkennen läßt. Die zusätzliche Suche nach Candidahyphen sowie Trichomonaden (körperwarmen Urin untersuchen!) ergänzt die Abklärung einer Urethritis.

7 Funktionsdiagnostik

Die Funktionsdiagnostik betrifft vor allem die **Beurteilung der Nierenleistung**. Zwar ist die Urodynamik ebenfalls eine Funktionsdiagnostik für die Blase, ihr ist aber ein eigenes Kapitel *(Kap. N)* gewidmet. Dies gilt auch für die Beschreibung der Reproduktionsfunktion *(Kap. K)*.
Ganz allgemein läßt sich die Nierenfunktion mit mehreren Meßmethoden untersuchen, die jedoch aus methodischen Gründen zu unterschiedlichen Ergebnissen führen.
Die zur Verfügung stehenden Substanzen werden an verschiedenen Stellen im Nephron ausgeschieden, so daß in der Gesamtsicht der Methoden die glomeruläre wie auch die tubuläre Partialfunktion getrennt erfaßt werden können.
Die Indikation zur **Clearance-Untersuchung** ist immer dann gegeben, wenn die **renale Ausscheidungsleistung** erfaßt werden soll, wobei unterschieden werden kann in reine Ausscheidungsfunktion für Stoffwechselendprodukte und in Urinproduktionsfunktion (Menge).

7 **Funktionsdiagnostik**

Die Funktionsdiagnostik betrifft überwiegend die **Beurteilung der Nierenleistung.**

Unterschiedliche Maßnahmen führen zu unterschiedlichen Ergebnissen in der Beurteilung der Nierenleistung. Grund dafür ist, daß die Markersubstanzen an verschiedenen Stellen in der Niere ausgeschieden werden (Tubulus, Glomerulum).

Indiziert ist die **Clearance-Untersuchung** zur Erfassung der **renalen Ausscheidungsleistung.**

Definition. Clearance = »Reinigung« des Blutes von einer Markersubstanz, z. B. Kreatinin, Hippuran etc. ■

◄ **Definition**

7.1 Kreatinin-Clearance

Sie ist eine sog. endogene Clearance, d. h., es wird untersucht, inwieweit die Niere körpereigenes Kreatinin ausscheidet. Deshalb ist diese Untersuchungsart **auch von der Menge des gebildeten Kreatinins abhängig**, das als Stoffwechselprodukt im Zusammenhang mit der Gesamtmuskelmasse des Körpers steht (unterschiedliche Muskelmasse von Mann und Frau!). C-**5** zeigt die Berechnung der Kreatinin-Clearance.

7.1 Kreatinin-Clearance

Sie ist eine endogene Clearance und deshalb nicht nur von der Nierenleistung, sondern **auch von der Muskelmasse des Körpers abhängig.**
Die Normwerte sind geschlechtsspezifisch, auch erfolgt eine Alterskorrektur. C-**5** zeigt die Berechnung der Kreatinin-Clearance.

C-5: Berechnung der Kreatinin-Clearance

$$Cl. = \frac{U \times V}{P \times t} \text{ [ml/min]} \qquad \text{(Gesamtkörperclearance)}$$

wobei:
- U = Urinkonzentration in mg/ml
- V = Urinmenge pro 24 Std. in ml
- P = Plasmakonzentration in mg/ml
- t = 1440 min (bei 24-Std.-Messung)

Prinzipiell wird die Kreatinin-Clearance als **Gesamtkörper-Clearance** gemessen, da zwischen rechter und linker Niere bei Messung des Blasenurins nicht unterschieden werden kann. Nur im Ausnahmefall, z. B. bei beidseitiger Nephrostomie, kann eine seitengetrennte Kreatinin-Clearance erhalten werden.

Da die Blase den Urin beider Nieren aufnimmt, wird die Kreatinin-Clearance prinzipiell als **Gesamtkörper-Clearance** gemessen.

Normwerte:	Frau:	97 – 140 ml/min
	Mann:	85 – 125 ml/min.

(Alterskorrektur der glomerulären Filtrationsrate [GFR] von 5% Verminderung pro Lebensjahrzehnt.)

◄ **Normwerte**

Merke. Das Serumkreatinin steigt erst dann über Normwerte an, wenn die Clearance bereits unter 50% der Norm gefallen ist.
Also: Normales Serumkreatinin kann eine normale Nierenfunktion anzeigen, muß es aber nicht! Nur die Clearance ist zuverlässig.

◄ **Merke**

Die Messung mit intravenös applizierten Substanzen ist etwas genauer, da die Muskelmasse keinen Einfluß nimmt.

Mit intravenös applizierten Substanzen ist ebenfalls die Clearancefunktion bestimmbar. Die Messung ist etwas genauer, da die Muskelmasse keinen Einfluß nimmt.

7.2 Inulin-Clearance

Selektive Messung der **glomerulären Leistung** (Formel s.o.).

7.2 Inulin-Clearance

Inulin wird fast ausschließlich glomerulär filtriert, weshalb es die **glomeruläre Leistung** selektiv mißt (Formel s.o.).

7.3 PAH-Clearance

PAH wird **glomerulär filtriert** und **tubulär sezerniert**, so daß bei Kenntnis der Inulin-Clearance die Tubulusfunktion errechnet werden kann.

7.3 PAH-Clearance

PAH wird sowohl **glomerulär filtriert** als auch **tubulär sezerniert**, so daß bei gleichzeitiger Kenntnis der Inulin-Clearance die Tubulusfunktion errechnet werden kann: $Cl_{tub} = Cl_{PAH} - Cl_{In}$.

7.4 Filtrationsfraktion

Die Filtrationsfraktion mißt den **effektiven Plasmafluß** der Niere.

7.4 Filtrationsfraktion

Sie mißt den **effektiven Nierenplasmafluß:** $FF = Cl_{In}/Cl_{PAH}$
Dieser Wert ist außerdem abhängig vom Salz- und Eiweißgehalt sowie dem Alter.

7.5 Isotopen-Clearance

Merke ▶

7.5 Isotopen-Clearance (Funktionsszintigraphie)

▶ ***Merke.*** Die Isotopen-Clearance ist die in praxi wichtigste Form der Funktionsprüfung der Niere und damit am gebräuchlichsten. Sie ist genauer als chemische Verfahren und wird immer seitengetrennt durchgeführt, was ihren Nutzwert weiter erhöht (▤ C-**6**).

Indikationen zur Isotopen-Clearance zeigt ▤ C-**6**.

C-6: Indikationen zur Isotopen-Clearance
▶ Allgemeine Kontrolle der Nierenfunktion vor und nach Operationen
▶ Darstellung obstruktiver Uropathien, z. B. Nierenbeckenabgangsstenose
▶ Verdacht auf Nierenarterienstenose
▶ Beurteilung einer chronischen Pyelonephritis
▶ Überwachung der Nierenfunktion bei Patienten mit noch kompensierter Niereninsuffizienz

Methodik: Verschiedene isotopenmarkierte Substanzen (J^{131}- oder J^{123}-Hippuran) kommen zur Anwendung. Der Ausscheidungsverlauf des Tracers wird mit der Gammakamera erfaßt (▣ C-**9**).

Methodik: Zunächst erfolgt die radioaktive Markierung der Clearancesubstanz, z. B. ^{131}Jod-Hippuran oder ^{123}Jod-Hippuran (Ausscheidung 20 % glom., 80 % tub.). Der Isotopendiagnostiker erhält die Substanz in strahlensicheren Behältern vorbereitet geliefert. Sie wird intravenös injiziert. Anschließend wird der Ausscheidungsverlauf des Tracers mit der Gammakamera erfaßt (▣ C-**9**).
Der erhaltene Wert liegt ca. 15 % unter dem PAH-Clearancewert.

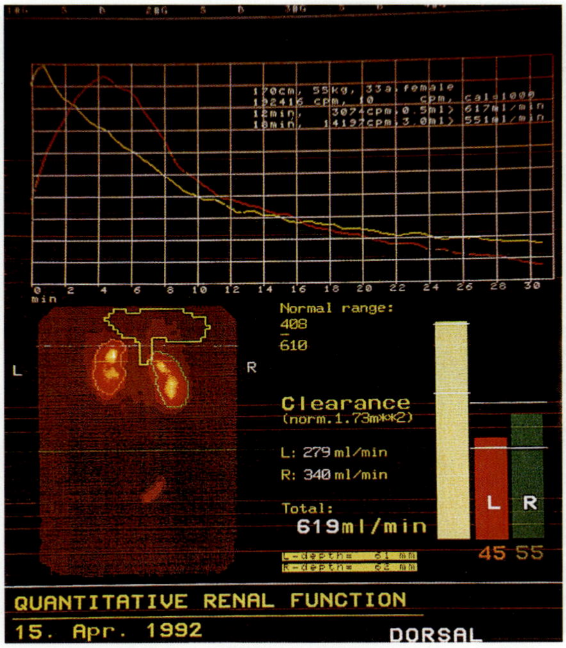

C-**8: Isotopen-Clearance.** Die beiden Nieren werden farblich differenziert (rot = links, grün = rechts). Normale Nierenfunktion, nur geringe Seitendifferenz.

Eine neuentwickelte Clearancesubstanz ist ^{99m}Technetium-Mercapto-acetyl-Triglycin (MAG-3), das im Ausscheidungsverhalten sehr ähnlich dem Hippuran reagiert. Da aber nur 2 % glomerulär filtriert werden, ist MAG-3 ein Maß für die tubuläre Exkretion.
Nachteil der Substanz ist eine relativ schnelle Ausscheidung und eine gewisse Strahlenbelastung als β- und γ-Strahler.

Applizierte Dosis:

- ^{123}J-OJH: 100 MBq, bei Kindern 1 MBq/kg;
- ^{131}J-OJH: 8–11 MBq;
- MAG-3: 75 MBq, bei Kindern 37 MBq × (Alter +1)/(Alter +7).

Die durchschnittliche Strahlenexposition zeigt C-**7**.

Die Strahlenexposition ist C-7 zu entnehmen.

C-7: Durchschnittliche Strahlenexposition bei der Isotopen-Clearance

^{131}J-OJH:	Niere – 0,03 μGy/MBq Blase – 6,3 μGy/MBq	**Effektive Äquivalenzdosis:**
^{123}J-OJH:	Niere – 6 μGy/MBq Blase – 0,2 μGy/MBq	^{131}J – 0,066 mSv/MBq ^{123}J – 0,015 mSv/MBq
MAG-3	17 μGy/MBq	

Mit Jod-Hippuran kann nicht nur die Ausscheidungsleistung (Clearance) der Niere gemessen werden, sondern auch ein Isotopennephrogramm erstellt werden, das weitere wichtige Informationen liefert. Dabei dauert die Perfusionsphase bis zu 1 min p.i., die Parenchymphase bis zu 3 min p.i., der intrarenale Transport bis zu 6 min p.i., die Eliminationsphase bis zu 30 min p.i. Entsprechend der Kurvenverläufe (C-**9**) lassen sich Stauungs-, Isosthenurie- und Nephrektomietyp unterscheiden.

Jod-Hippuran dient auch der Erstellung eines Isotopennephrogramms, woraus sich Rückschlüsse über den Urinabfluß ziehen lassen.

Anhand der Kurvenverläufe lassen sich Stauungs-, Isosthenurie- und Nephrektomietyp unterscheiden (C-9).

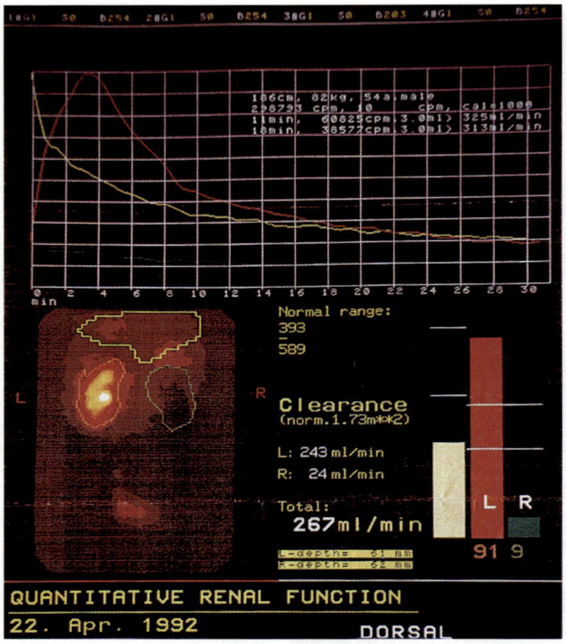

C-**9: Isotopen-Clearance.** In diesem Fall handelt es sich um einen sog. Nephrektomietyp, d. h. die rechte Niere scheidet kaum noch harnpflichtige Substanzen aus (flache Kurve)

Weiterhin können erfaßt werden:
- arterielle Perfusion
- intrarenale Funktion
- Abflußverhältnisse

Die DSA ist bei der Diagnostik der Nierenarterienstenose genauer als das Isotopennephrogramm.

Auch können die **arterielle Perfusion**, z. B. bei einer Nierenarterienstenose, die **intrarenale Funktion**, z. B. bei Pyelonephritis (Schäden zeigen sich sehr früh, früher als im AUG), und die **Abflußverhältnisse** selektiv erfaßt werden.
Derzeit ist allerdings die DSA bei der Nierenarterienstenose noch wesentlich genauer. Der Einsatz von Captopril (ACE-Hemmer) beim Nephrogramm bringt die entscheidende Verbesserung bei diesem Verfahren und läßt die Op-Indikation bei nephrogenem Hochdruck abschätzen. Einzelheiten siehe spezielle Literatur.
Die Perfusionsszintigraphie mit ^{99m}Tc-DTPA (400 MBq appliziert) ergibt zusätzlich Informationen über die postrenalen Abflußverhältnisse.

7.6 Diuresefunktionsserienszintigraphie

Die Diuresefunktionsserienszintigraphie dient zur funktionellen Beurteilung der Abflußverhältnisse und ermöglicht die Festlegung der Operationsindikation bei einer Nierenbeckenabgangsstenose.
Der Verlauf der Ausscheidung wird nach i.v.-Gabe von Furosemid beobachtet. Dabei kann zwischen einer Stauung (keine Änderung der Ausscheidung) und einer harmlosen Erweiterung (vermehrte Ausscheidung) unterschieden werden (C-**10**).

7.6 Diuresefunktionsserienszintigraphie

Weitere Aussagen über die Abflußverhältnisse erzielt man mit der Diuresefunktionsserienszintigraphie (auch Furosemid-Szintigraphie genannt, C-**10**). Dabei wird ca. 10 min p.i. 20 mg Furosemid i.v. injiziert und der Verlauf der Ausscheidung danach beobachtet. Wenn es sich bei einem weiten Hohlsystem im AUG nicht um eine Stauung handelt, sondern nur um eine Ektasie, die ohne funktionelle Bedeutung ist, wird die radioaktive Substanz nach Furosemid schnell ausgeschieden, die Kurve sinkt. Als positiver Effekt gilt eine Abnahme der Radioaktivität um > 50 % nach 5 Minuten.
Bei einer Weitstellung infolge einer Stauung wird dagegen die Markersubstanz weiter angereichert, so daß die Kurve steigt. Dies ist z. B. bei der Indikationsstellung zur Nierenbeckenplastik wichtig.

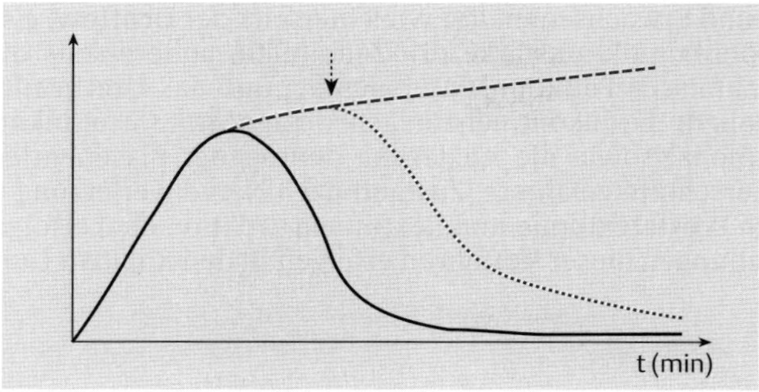

C-10: Diureseszintigramm. Zur Darstellung kommt im Vergleich zur normalen Niere (schwarze Linie) ein Stauungstyp, hier bedingt durch eine Nierenbeckenabgangsstenose (durchgezogene rote Linie).
Bei einer nur funktionellen Abflußstörung scheidet die Niere nach Diuretikagabe prompt aus (gestrichelte rote Linie).

Ein sehr ähnliches Ergebnis erzielt man auch mit der Furosemid-Sonographie (Sonographie vor und nach Furosemid in der gleichen Schnittebene), allerdings mit vergleichsweise grober Darstellung.

7.7 Statische Nierenszintigraphie

Verwandt wird hierzu ^{99m}-Tc-Dimercaptobernsteinsäure.
Die Nierenszintigraphie gibt Aufschluß über Größe und Lage der Niere. Das kann wichtig sein, wenn z. B. im Rahmen der Abklärung von **angeborenen Mißbildungen** eine Niere gesucht wird und das AUG keine erkennbare Ausscheidung zeigt, z. B. bei Hypoplasie. Ferner kann bei einer Refluxnephropathie deren Ausmaß bestimmt werden. Bei Durchführung mit ^{99m}Tc-DMSA beträgt die Strahlenexposition 380µGy/MBq. Zur Refluxprüfung dient aber in der Regel das MCU (siehe dort).

7.7 Statische Nierenszintigraphie

Die statische Nierenszintigraphie gibt Aufschluß über Größe und Lage der Niere.
Diese Untersuchung ist zur Abklärung von **angeborenen Mißbildungen** indiziert (z. B. Hypoplasie).

7.8 Indirekte Refluxprüfung

Im Anschluß an eine Perfusionsszintigraphie werden dem Patienten 150–350 MBq ^{99m}Tc-DTPA i.v. appliziert. Unter anschließender Miktion wird beobachtet, ob eine Mehranreicherung des Tracers im Nierenbecken gemessen werden kann. Vorteile der Methode sind die relativ geringe Strahlenbelastung, die fehlende Invasivität **(kein Katheterismus der Blase)** und hohe Sensitivität. Nachteilig ist, daß das distale Harnleiterdrittel wegen Überstrahlung durch die Blase nicht einsehbar ist. Aber gerade hier finden sich erstgradige Refluxe. Die Methode wird deshalb nur eingesetzt, wenn aus bestimmten Gründen ein Katheterismus für ein normales MCU nicht möglich ist.

7.8 Indirekte Refluxprüfung

Ohne Katheterisierung der Blase ist eine indirekte Refluxprüfung mittels Isotopendiagnostik möglich. Allerdings lassen sich erstgradige Refluxe nicht nachweisen.

Merke. Für alle Isotopenmethoden gilt: Nach Untersuchungsende muß der Patient seine Blase entleeren, da sie radioaktiven Urin enthält.

◀ **Merke**

Für eine ausführliche Darstellung siehe jedoch Lehrbücher der klinischen Nuklearmedizin.

Weitere Untersuchungen zur Funktionsdiagnostik sind urodynamische **Untersuchungen (Uroflow)** und das **Urethradruckprofil**. Diese Methoden sind zur Abklärung von Harninkontinenz und Blasenentleerungsstörungen geeignet (siehe spezielle *Kapitel L u. N)*.

Zur Funktionsdiagnostik gehören auch **urodynamische Untersuchungen** im Kindes- und Erwachsenenalter wie einerseits der **Uroflow**, also die Messung der Spontanmiktionstärke pro Zeiteinheit, andererseits die aufwendige urodynamische Funktionsuntersuchung und das **Urethradruckprofil**, womit vor allem die Inkontinenzursachendiagnostik (Streßinkontinenz vs. Urgeinkontinenz) sowie die Abklärung neurogener Blasenentleerungsstörungen (Querschnittsgelähmte, Zustand nach Nervenverletzung im kleinen Becken nach Prostatektomie und Rektumexstirpation etc.) erfolgt. Ausführliche Darstellungen dieser Verfahren erfolgen in den *Kapiteln L und N.*

8 Radiologische Verfahren

8 Radiologische Verfahren

Neben der Sonographie ist die radiologische Diagnostik das zweite technisch-diagnostische Standbein in der Urologie. Die Befunde sind gut dokumentierbar, bringen jedoch eine erhöhte Strahlenbelastung mit sich.

Zur Optimierung der Aussagekraft radiologischer Bilder ist der Patient am besten nüchtern und hat vor Durchführung eines Urogramms nichts getrunken.

Die radiologische Diagnostik nimmt in der Urologie neben der Sonographie die hervorragendste Stellung in der Diagnostik ein. Vor allem ist sie in der Lage, was aus forensischen Gründen immer wichtiger wird, reproduzierbare und gut dokumentierbare Befunde zu liefern. Sie ist weniger als die Sonographie von der individuellen Begabung des Arztes abhängig, hat allerdings den Nachteil, daß aus Strahlenschutzgründen die Durchführung von Wiederholungsuntersuchungen stark eingeschränkt ist.
Um die Aussagekraft der Bilder zu steigern, ist der Patient sinnvollerweise nüchtern und hat am Vorabend der Untersuchung ein Meteorismus verhinderndes Präparat eingenommen (z.B. Dimeticon), ggf. ist sogar vor der Untersuchung ein Abführmittel nötig. Dadurch werden Darmgasüberlagerung und Kontrastmittelverdünnung durch zu großen Flüssigkeitsgehalt des Körpers bei der Urographie weitgehend vermieden.

Merke ▶

▶ ***Merke.*** Vor einer Urographie sollte keine Kontrastmitteluntersuchung des Magen-Darm-Traktes erfolgt sein, da das Kontrastmittel dieser Untersuchung die Beurteilung nachfolgender Untersuchungen stark beeinträchtigt.

Die **korrekte Reihenfolge radiologischer Untersuchungsverfahren** verhindert die gegenseitige Beeinträchtigung der Aussagefähigkeit.
1. Schilddrüsenszintigramm, 2. AUG, 3. KE, 4. MDP.

Die **richtige Reihenfolge von kombinierten Untersuchungsgängen** ist deshalb:
1. Schilddrüsenszintigramm
2. Ausscheidungs-Urogramm (AUG)
3. Kontrastmittel-Einlauf (KE)
4. Kontrastmittel-Magen-Darm-Passage (MDP)

Kontrastmittelallergie

Kontrastmittelallergie

Merke ▶

▶ ***Merke.*** Vor Durchführung einer Urographie muß der Patient über eine eventuell vorliegende Kontrastmittelallergie befragt werden! Frauen im gebärfähigen Alter müssen zusätzlich vor jeder Röntgenuntersuchung auf das Vorliegen einer Schwangerschaft befragt werden!

Relative Niereninsuffizienz und multiples Myelom sind Kontraindikationen für die intravenöse KM-Gabe.
Bei Kreatininwerten > 2,5 mg/dl reicht die Konzentrationsleistung nicht mehr für aussagekräftige Bilder aus.

Auch beim multiplen Myelom und einer relativen Niereninsuffizienz darf kein Kontrastmittel (KM) i.v. gegeben werden.
Ein AUG bei Kreatinin-Werten über 2,5 mg/dl ist zudem nicht sinnvoll, da die Konzentrationsleistung der Niere(n) nicht mehr ausreicht, um das gegebene KM so zu konzentrieren, daß es auf dem Röntgenbild erkennbar wäre. Ferner steigt das Risiko von KM-Zwischenfällen an.

Merke. Oberhalb eines Wertes von 4,5 mg/dl ist KM-Gabe sogar kontraindiziert, da es zu einem akuten Nierenversagen kommen kann.

◀ Merke

In solchen Fällen kann und darf die röntgenologische Abklärung von Niere und Harnleiter nur noch per retrograder Pyelographie erfolgen (s.u.), schwangere Frauen dürfen nur bei vitaler Indikation u.U. geröntgt werden. Es gibt ionische und nichtionische KM. Zwar ist die Bildqualität ionischer KM geringfügig besser, **nichtionische KM** sind jedoch deutlich **weniger allergen** und deshalb in aller Regel, besonders bei einer allgemeinen Allergieanamnese, vorzuziehen. Ggf. kann man vor Gabe des KM ein Antihistaminikum und Cortison vorspritzen. Intubationsbereitschaft muß immer gegeben sein, da die Zwischenfälle ohne Vorwarnung auftreten können.
Außerdem sind nichtionische KM deutlich weniger nephrotoxisch und deshalb bei urologischen Fragestellungen zu bevorzugen. Nachteil ist allerdings ihr höherer Preis, wobei im Zweifel immer der Sicherheit des Patienten Vorrang einzuräumen ist. C-**8** stellt mögliche Reaktionen auf Kontrastmittel und ihre Behandlung dar.

Es gibt ionische und nichtionische Kontrastmittel.
Besonders bei einer allgemeinen **Allergieanamnese** sind **nur nichtionische KM zu geben** und gleichzeitig Vorbereitungen für die Behandlung einer allergischen Reaktion zu treffen.
C-**8** stellt mögliche Reaktionen auf Kontrastmittel und ihre Behandlung dar. Außerdem sind nichtionische KM weniger nephrotoxisch.

Merke. Bei Kontrastmittel-Allergie ist ein Ausscheidungsurogramm aber auch mit nichtionischen KM kontraindiziert!

◀ Merke

C-8: Mögliche Reaktionen auf Kontrastmittel und ihre Behandlung

- **Leichter Zwischenfall:**

Symptome	Therapie
Unruhe, Übelkeit, Brechreiz, Hustenreiz, Niesen, Rötung/Schwellung der Haut/Schleimhaut, Juckreiz, Lidödem, Urtikaria	RR/EKG, Sauerstoff (4–6 l/min), ggf. Sedierung (Diazepam 5–10 mg langsam i.v.), H_1- und H_2-Blocker, evtl. Glukokortikoide

- **Schwerer Zwischenfall:**

Cave: Anaphylaktischer Schock, ohne Vorwarnsymptome möglich!

Symptome	Therapie
Angstgefühl, generalisiertes Exanthem, Schweiß, Schüttelfrost, Kreuzschmerzen, Dyspnoe, Bronchospasmus, Glottisödem, Tachykardie, zentrale Krämpfe, RR-Abfall, Bewußtlosigkeit	Atemwege freimachen, Schockbekämpfung 1000–1500 ml kolloide Lösungen i.v., evtl. Suprarenin, hochdosiert Glukokortikoide, H_1- und H_2-Blocker
Kreislaufschock, Herzstillstand	Wiederbelebung, Beatmung, Defibrillation, Dopamin/Dobutrex, intensivmedizinische Behandlung

8.1 Ausscheidungsurographie

Trotz möglicher Risiken durch Kontrastmittelallergien bleibt das AUG die urologische Basisuntersuchung (AUG = Ausscheidungsurogramm = IVP – intravenöses Pyelogramm).

8.1 Ausscheidungsurographie

Das AUG ist die urologische Röntgen-Basisuntersuchung.

Durchführung

Sie umfaßt immer eine sog. **»Leeraufnahme«** (= Abdomenübersichtsbild) als 1. Bild, d. h. ohne Gabe von Kontrastmitteln (C-**11a**). Danach wird ein jodhaltiges, wäßriges Kontrastmittel (KM) intravenös injiziert bzw. besser verträglich als Kurzinfusion appliziert. Gleichzeitig steigert dies die Konzentration des KM in der Niere und damit die Abbildungsqualität. Dessen Aus-

Durchführung

In der Regel werden 3 Aufnahmen angefertigt: **Leeraufnahme,** KM-Aufnahmen nach 10 und 20 min (C-**11a–c**).

Zur Beurteilung der Fähigkeit der Blase zur restharnfreien Entleerung wird die 2. KM-Aufnahme am besten nach Miktion durchgeführt.

scheidung wird nach standardisierten Zeiten in Bildern festgehalten. Üblich sind 2 Aufnahmen nach 7 und 15, bzw. 10 und 20 Minuten (C-**11b** und **c**). Dabei kann sinnvollerweise die 2. KM-Aufnahme nach Miktion des Patienten durchgeführt werden, um die Fähigkeit der Blase zur restharnfreien Entleerung zu beurteilen. Außerdem kann man bei prävesikalen Harnleitersteinen erst bei entleerter Blase den beweisenden prävesikalen KM-Stopp erkennen.

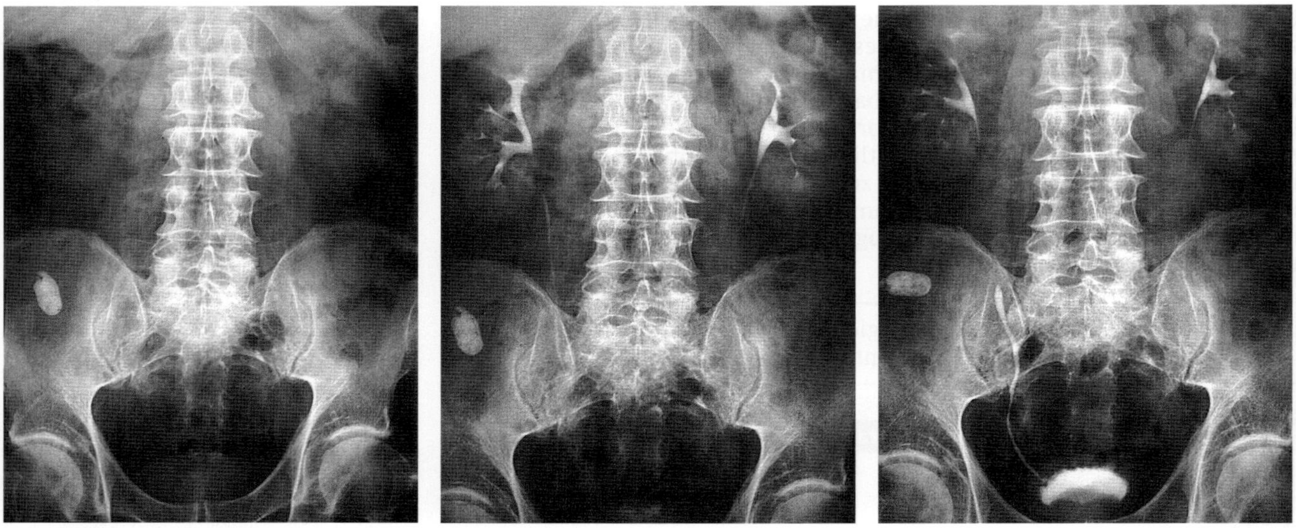

a **b** **c**

C-**11a** bis **c: Ausscheidungsurogramm** mit sog. **Leeraufnahme (a)** und zwei **KM-Aufnahmen nach 10 und 20 min. p.i. (b** und **c);** unauffälliger Befund.

Spätaufnahmen werden bei Abflußstörungen durchgeführt. Erst wenn nach 24 Stunden keine KM-Ausscheidung erkennbar ist, gilt die Niere als »stumm«.

Sogenannte **Spätaufnahmen** bis 24 Stunden p.i. können sich anschließen, wenn eine Niere trotz normalem Kreatinin verzögert ausscheidet. Dies ist besonders häufig bei Harnleitersteinen der Fall. Der Urin-Stopp an einem Konkrement oder Tumor mit Urinrückstau verhindert die schnelle Durchmischung des Urins mit dem KM. Nach Stunden ist diese aber durch Diffusion erfolgt, die Stelle (und evtl. Ursache) des KM-Stopps fast immer sichtbar. Die Wartezeit kann bis zu 24 Stunden betragen C-**12**.

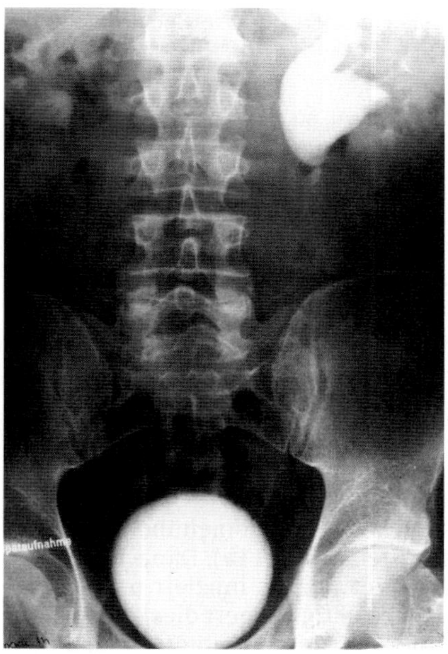

C-**12: Nierenbeckenabgangsstenose links mit Stauungsgrad II** in der AUG-Spätaufnahme 2 Stunden p.i.

Merke. Erst wenn auch auf einer 24-Stunden-Aufnahme keine KM-Darstellung im AUG zu erkennen ist, darf die Niere als »stumm« gelten.

◄ Merke

»Stumm« bedeutet aber nicht notwendigerweise »funktionslos«. Eine solche Niere kann sich nach Entlastung u.U. wieder erholen, wenn die ursächliche Stauung nicht zu lange bestanden hat. In Zweifelsfällen wird eine solche Niere z.B. durch eine Nephrostomie entlastet, nach einer Erholungszeit von meist 4 Wochen eine Isotopen-Clearance durchgeführt. C-**13** zeigt die Stauungsgrade nach Emmett.

»Stumm« bedeutet nicht notwendigerweise funktionslos.
Nach einer Erholungszeit ist eine bisher »stumme« Niere ggf. wieder funktionsfähig. C-**13** zeigt die Stauungsgrade nach Emmett.

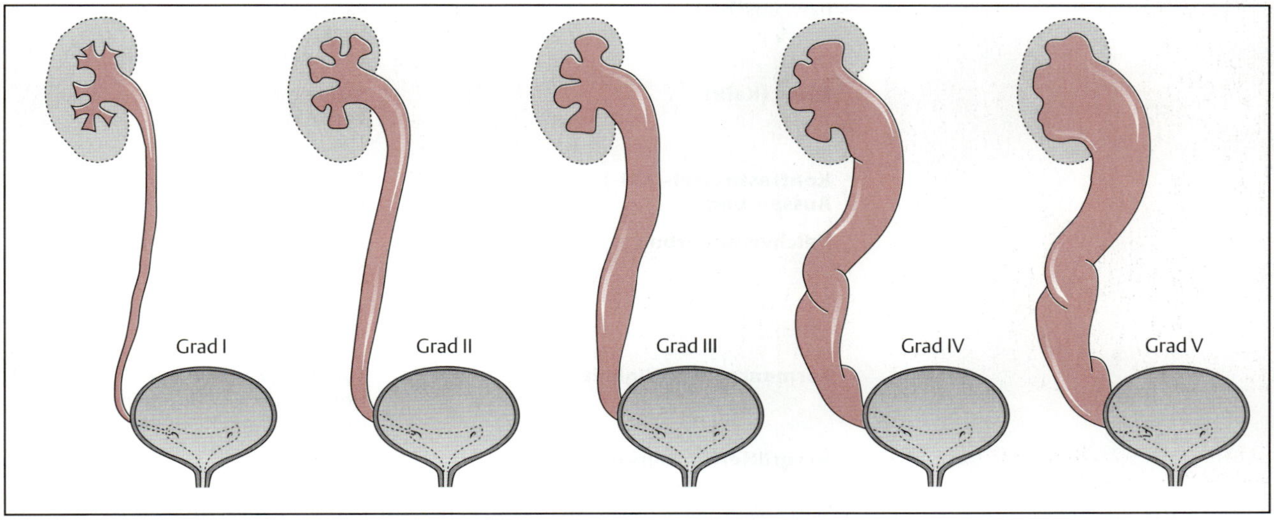

C-**13: Stauungsgrade nach Emmett** (schematisch)

Beurteilung

Die Beurteilung eines AUG erfolgt nach festen Kriterien (C-**9**).
Mittels AUG (alle 3 Bilder zusammen) können Skelettsystem, Muskeln (M. psoas), Nieren, Harnleiter, Blase, Prostata (indirekt durch angehobenen Blasenboden) und Samenblasen, Uterus (ggf. Impression), sowie Leber- und Milzschatten beurteilt werden. Dazu gehören ferner Frakturen, Steine, sonstige Verkalkungen (Fremdkörper, Phlebolithe [= Venenverkalkung), Tb-Verkalkungen, Bilharziose-Verkalkung etc.] und auch das Funktionsverhalten der Nieren (z.B. Stauung) (C-**14**).

Beurteilung

Die Beurteilung eines AUG erfolgt nach festen Kriterien (C-**9**).
Das AUG ermöglicht die Beurteilung von Nieren, Harnleiter, Prostata (indirekt), Samenblase sowie Skelettsystem und Muskeln; C-**14**).

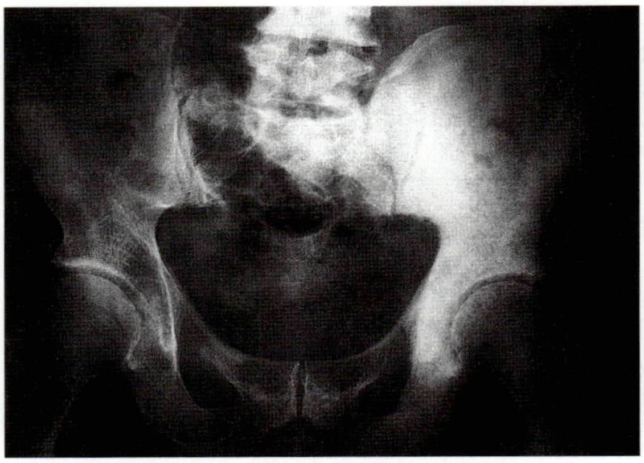

C-14: Knochenmetastase durch Prostatakarzinom im AUG (helle Verdichtungszone linke Beckenschaufel).

C-9: Typische Röntgenbefunde im AUG und mögliche Diagnosen

Degenerative Knochenveränderungen	Osteochondrose, Spondylose, Syndesmophyten u.v.m.
Dysrhaphie	Alle Formen der Spina bifida
Frakturen	Wirbelkanaleinengung: Hinweis auf mögliche neurogene Blasenentleerungsstörung
Fleckförmige Knochenstruktur (aufgehellt oder verdichtet)	V.a. Knochenmetastasen, Morbus Paget
Psoasschatten verstrichen bzw. unscharf	Retroperitoneales Hämatom Paranephritischer Abszeß Senkungsabszeß Retroperitoneale Fibrose
Niere (Kalk)	Steine Verkalkte Tumoren Tbc
Kontrastmittel-(KM-) Aussparung	Tumoren, Steine (Harnsäure, Koagel), nekrotische Papille
Kelchveränderung	Chronische Pyelonephritis (plumpe Kelche) Tumoren Tbc (Kelchhalsstenose) Papillennekrose
Formunregelmäßigkeit	Tumoren, Fehlbildung Normvarianten (Doppelniere, Hufeisenniere, Kuchenniere)
Vergrößerter Nierenschatten	Tumor Zyste Nierenvenenthrombose
Harnleiter (KM-Aussparung)	Steine Koagel Tumoren
Blase (KM-Aussparung)	Steine Tumoren Ureterozele Fremdkörper (einschl. DK) Blasenbodenanhebung durch Prostata
Darm	
– Gasüberlagerung	Meteorismus Subileus, z. B. bei Kolik
– Spiegelbildung	Ileus
Verkalkte Lymphknoten	(Oft) frühere Darm-Tbc

Merke ▶

▶ ***Merke.*** Das AUG ist aufgrund dieser universellen Aussagemöglichkeiten immer die erste Röntgenuntersuchung in der Urologie. Erst danach erfolgen bei noch unklaren Befunden oder speziellen Fragestellungen weitere Untersuchungen, s.u.

Modifikationen des normalen AUG sind das Anlegen einer Kompression sowie Aufnahmen in Bauchlage.
Schichtaufnahmen (C-15) gehören zur routinemäßigen Ergänzung eines AUG, um Befunde stärker hervortreten zu lassen. Gedrehte Aufnahmen helfen ferner bei der Zuordnung von Strukturen untereinander.

Das Routine-AUG kann durch Anlage einer Kompressionsbandage, die die Harnleiter kurzzeitig abdrückt, ergänzt werden. Dies ergibt eine bessere Darstellung des NBKS. Ferner ist eine Untersuchung in Bauchlage möglich. Diese Varianten werden heute nur noch selten angewandt.
Wichtiger ist aber die Möglichkeit, sog. **Schichtaufnahmen** (**C-15**) anzufertigen. Sie dienen vor allem dazu, bei Überlagerung oder unscharfer Zeichnung z.B. des NBKS oder bei Verdacht auf Tumor eine Schicht des Organs klar zu erkennen, andere Schichten aber quasi auszublenden. Man kann

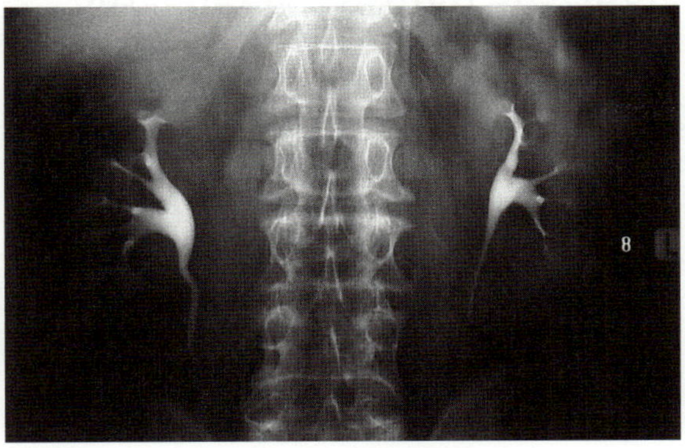

C-15: **AUG mit Schichtaufnahme der Nierenbeckenkelchsysteme beidseits.**

dabei das Organ in mehreren Schichten nacheinander untersuchen und so weitere Informationen erhalten.

Bei Überlagerung von kalkdichten Strukturen auf z. B. eine Niere kann ebenfalls mittels Schichtung die Zugehörigkeit bestimmt werden, je nachdem, in welcher Organschicht die Struktur scharf abgebildet ist.

Mittels Schichtung können z. B. kalkdichte Strukturen dem entsprechenden Bezirk zugeordnet werden.

Allerdings kann diese Zuordnung auch durch sog. »gedrehte Aufnahmen« möglich werden. Dazu werden, am besten unter Durchleuchtung, die Patienten um 45 links oder rechts angehoben. Auch streng seitliche Aufnahmen werden gelegentlich zu diesem Zweck durchgeführt. Strukturen, die sich dabei gegeneinander verschieben, gehören verschiedenen Organen an, unveränderte Projektionen zeigen dagegen Zugehörigkeit an.

Diese Zuordnung kann zusätzlich durch »gedrehte Aufnahmen«, Durchleuchtung oder durch eine zweite Ebene erzielt werden.

Wichtigstes Beispiel: Die Projektion von Gallensteinen auf die rechte Niere.

C-**10** führt Regeln zur Beurteilung eines AUG auf.

C-10 führt Regeln zur Beurteilung eines AUG auf.

C-10: Regeln zur Beurteilung eines Ausscheidungsurogrammes

1 Beurteilung der **Knochenstruktur** (Frakturen, degenerative Veränderungen, Fehlstellungen/-bildungen)

2 Beurteilung von **kalkdichten Verschattungen** (Phlebolithe, Steine, verkalkte Lymphknoten, Fremdkörper)

3 Beurteilung der **Weichteile und ihrer Konturen** (Nierenschatten, Psoasschatten, Blasenschatten; Überschreiten der Konturen durch Tumoren)

4 Beurteilung des **Zeitpunktes** und der **Zeitgleichheit der KM-Ausscheidung** (nach 10 und 20 min, Darstellungszeitpunkt der Harnleiter)

5 Beurteilung der **Konfiguration der Kelche** und des **Nierenbeckens**

6 Beurteilung von evtl. vorhandenen **KM-Aussparungen** (Steine, Tumoren)

7 Beurteilung des **KM-Abflusses in die Harnleiter**

8 Beurteilung der **KM-gefüllten Harnblase** (Wand, Aussackungen, KM-Aussparungen, Blasenbodenanhebung; ggf. Restharn, sofern Aufnahmen nach Miktion vorhanden)

9 Beurteilung evtl. vorhandener **KM-Paravasate**

10 Beurteilung der **Zusammengehörigkeit** von **kalkdichten Verschattungen** und **KM-gefüllten Strukturen** (z. B. Steine in Projektion auf rechte Niere: DD Nephrolithiasis – Cholezystolithiasis)

11 Beurteilung von ggf. vorhandenen **Spezialaufnahmen** wie **Schichtung, gedrehten Aufnahmen** etc.

In ähnlicher Weise werden auch die nachfolgenden Spezialröntgenaufnahmen beurteilt.

8.2 Spezielle urologische Röntgendiagnostik

Frühurogramm

Ein Frühurogramm kann bei Verdacht auf eine Nierenarterienstenose durchgeführt werden. Es ist heute weitgehend durch die DSA *(s. S. 75)* ersetzt.

Stehaufnahme

Stehaufnahmen helfen, eine **Nephroptose** zu erkennen. Die physiologische Absenkung beträgt etwa eine Wirbelkörperhöhe.

Miktionscysturethrogramm (MCU)

Das MCU dient zur **Diagnostik subvesikaler Abflußhindernisse** und **zum Nachweis eines vesikoureterorenalen Refluxes** (▣ C-16).

Das MCU wird bei Verdacht auf ein Abflußhindernis durchgeführt und kann im Anschluß an ein AUG erfolgen.

Zum Nachweis eines Refluxes muß das MCU vor einem AUG durchgeführt werden, indem per Katheter Kontrastmittel in die Blase gefüllt wird. Zur Stadieneinteilung des Refluxes *siehe* ▣ **C-17.**

8.2 Spezielle urologische Röntgendiagnostik

Frühurogramm

Die Indikation hierzu ist selten geworden, da zur Abklärung einer vermuteten Nierenarterienstenose die DSA *(siehe Seite 75)* aussagekräftigere Befunde liefert. Aus historischen Gründen: Durchführung 1, 2, 3 und 5 Minuten nach KM-Gabe i.v. Eine verzögerte Ausscheidung einer Niere im Seitenvergleich begründet den Verdacht auf eine Stenose der A. renalis auf der betroffenen Seite.

Stehaufnahme

Das normale AUG wird im Liegen durchgeführt. Bei Verdacht auf eine Senkniere **(Nephroptose)** wird die 10-Minuten-Aufnahme im Liegen geschossen, anschließend der Röntgentisch um ca. 70° so gekippt, daß die Patientin (meist sind Frauen betroffen !) auf den Füßen steht. Die 20-Minuten-Aufnahme erfolgt danach. Im Vergleich zur vorhergehenden Liegend-Aufnahme wird die Absenkung der Nieren im Stehen beurteilt. Normal ist das Tiefertreten um etwa 1 Wirbelkörperbreite.

Miktionscysturethrogramm (MCU)

Indikation: Ein **MCU** wird durchgeführt **bei Verdacht** auf
a) ein **subvesikales Hindernis** (Harnröhrenenge, -divertikel, bei Mädchen Meatusstenose)
b) einen **vesikoureterorenalen Reflux** (▣ C-**16**).

Das MCU kann bei a) im Anschluß an ein AUG erfolgen, ist kontrastärmer als eine retrograde Urethrographie beim Mann, jedoch weniger aufwendig. Cave: Sollte ein MCU im Anschluß an ein AUG durchgeführt werden, kann keine Aussage über einen Reflux, sondern nur über die Harnröhre gemacht werden.
Bei b) hingegen muß das MCU vor einem AUG durchgeführt werden, indem mittels Katheterismus die Blase mit KM aufgefüllt wird. Unter Miktion erfolgt dann ebenfalls eine Aufnahme, jedoch ist neben der Darstellung der Harnröhre und des Blasenhalses auf etwaige KM-Darstellung der Harnleiter zu achten, die einen Reflux anzeigen würden *(vgl. Kapitel M).* Die Stadieneinteilung des vesikoureterorenalen Refluxes ist ▣ C-**17** zu entnehmen.

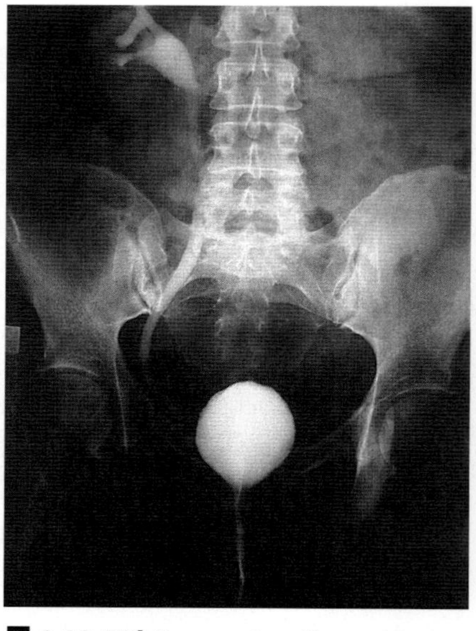

▣ C-**16: Miktionscysturethrogramm (MCU):** Vesikorenaler Reflux rechts

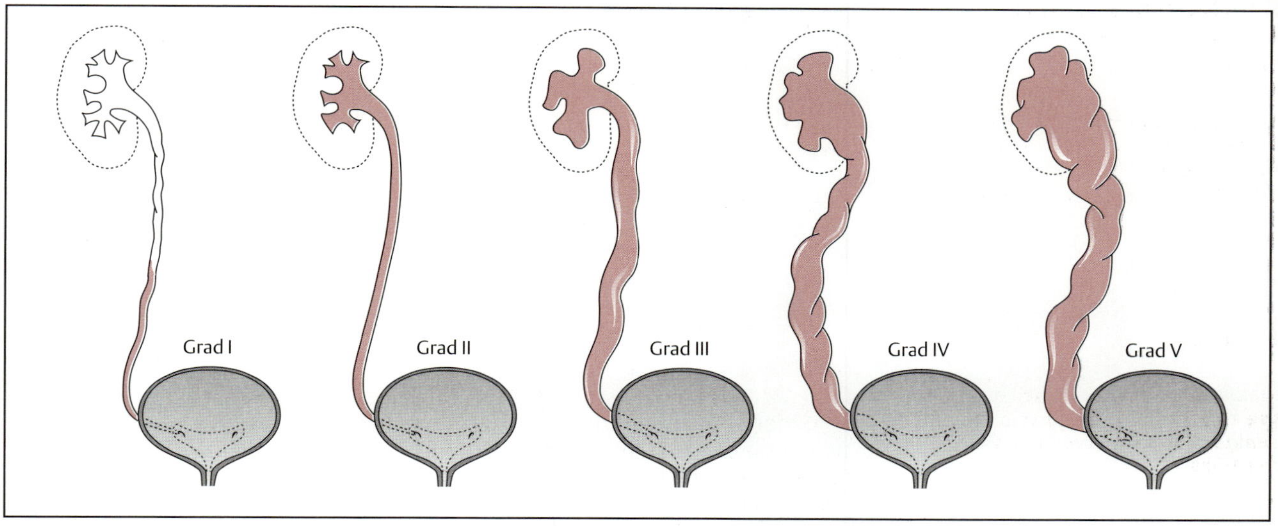

C-17: **Stadieneinteilung des vesikoureterorenalen Refluxes** *nach Parkkulainen.*

Retrograde Urethrographie

Sie ist die Untersuchungsmethode zur Darstellung der (männlichen) Harnröhre (C-**18**). Die weibliche Harnröhre ist nur in Ausnahmefällen darzustellen.
Indiziert ist sie bei Verdacht auf eine **Harnröhrenstriktur,** aber auch -tumoren, -divertikel, -steine und -fisteln. Bei einer Tbc ist auch die Darstellung von Prostatakavernen möglich.

Retrograde Urethrographie

Die retrograde Urethrographie stellt die männliche Harnröhre dar (C-**18**). Hauptindikation ist die Abklärung einer **Harnröhrenstriktur.**

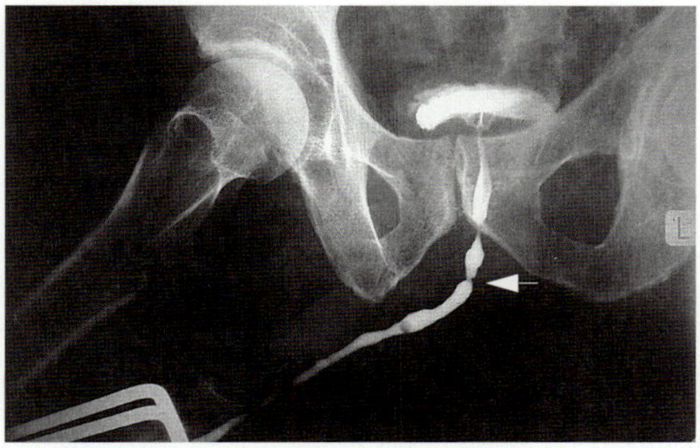

C-**18: Retrograde Urethrographie:** Darstellung einer bulbären Harnröhrenstriktur (←)

Merke. Harnröhrenklappen bei Knaben können im Gegensatz zu Strikturen nur beim MCU, nicht aber im Urethrogramm dargestellt werden, da sie sich nur beim MCU aufstellen, beim retrograden Urethrogramm aber durch den Spülstrahl des KM quasi weggeklappt werden.

◄ **Merke**

Durchführung: Nach Desinfektion der Glans wird eine sterile Olive auf den Meatus aufgesetzt oder ein dünner geblockter Katheter bis zur Fossa navicularis gelegt, über die das KM vorsichtig retrograd in die Harnröhre gespritzt wird. Der Patient wird aufgefordert, seinen Sphinkter zu relaxieren, so daß das KM bis in die Blase gelangt.
Wichtig: Der Patient liegt in Lauensteinlage, d.h. ein Oberschenkel wird seitlich abgespreizt. Damit wird eine Überlagerung der Harnröhre durch Knochenstrukturen vermieden (C-**19**).

Durchführung: Das Kontrastmittel wird retrograd in die Harnröhre gespritzt. Der Sphinkter muß durch den Patienten möglichst relaxiert werden.

Die Aufnahme erfolgt in Lauensteinlage (C-**19**).

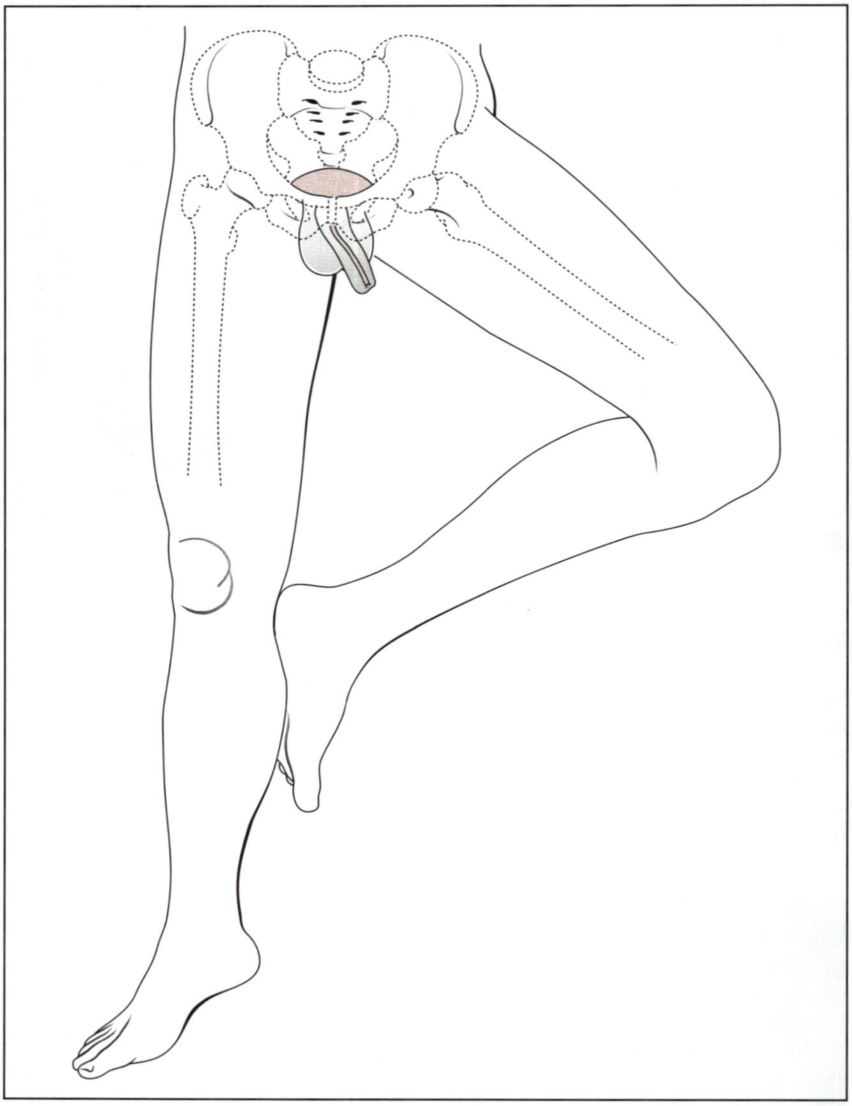

C-19: **Lauensteinlage beim Urethrogramm.**

Merke ▶

> **Merke.** Gewaltsames Spritzen des KM führt zu Einrissen der Mukosa mit der Gefahr einer Urosepsis!

Retrograde Pyelographie

Die retrograde Pyelographie ermöglicht die Harnleiter- und Nierenbeckendarstellung mit Hilfe eines speziellen Katheters (C-20) von der Blase aus.

Retrograde Pyelographie

Sie ermöglicht die Darstellung *eines* Harnleiters und Nierenbeckens. Dazu ist eine Zystoskopie erforderlich, wobei ein dünner, speziell geformter Ureterenkatheter (sog. Chevassue-Katheter) (C-**20**) durch das Ostium hindurch in den Harnleiter eingelegt wird. Danach wird KM langsam über den

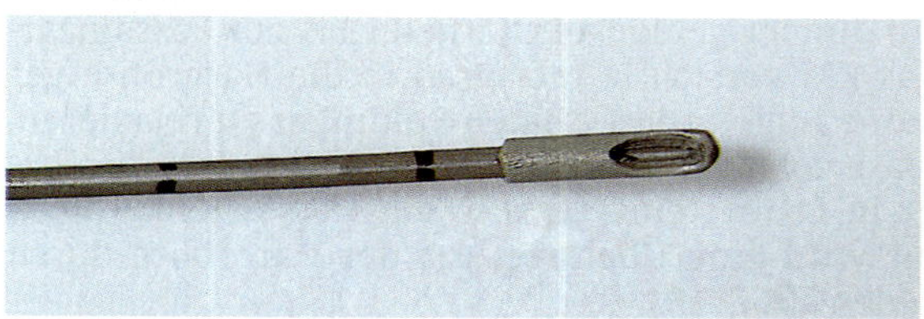

C-**20: Chevassue-Katheter zur Durchführung einer retrograden Pyelographie.**

Katheter gespritzt und sein Verlauf im Harnleiter – am besten unter Durchleuchtung – beobachtet. Steine, Tumoren, Strikturen etc. können erfaßt werden (C-**21**).
Indikationen: Bei KM-Allergie oder wenn im AUG keine Aussage möglich, sei es infolge geringer Kontrastierung, sei es, weil z.B. bei einer Makrohämaturie eine stumme Niere besteht und z.B. ein Harnleitertumor vermutet wird, oder weil eine Niereninsuffizienz vorliegt, kann die retrograde Abklärung erfolgen. Das hierbei applizierte KM bleibt intraluminär, kann somit keine allergische Reaktion auslösen, solange keine Hohlraumverletzung durch die Manipulation eintritt, die dem KM die Penetration nach intravasal ermöglichte.
Da die Harnleiterdarstellung bei einer Nierenbeckenabgangsstenose relativ schlecht im AUG dargestellt ist, kann präoperativ vor einer geplanten Nierenbeckenplastik zur Operationserleichterung ebenfalls eine retrograde Pyelographie durchgeführt werden. Selektiv aus dem Katheter gewonnener Urin kann auf Bakterien und auch zytologisch untersucht werden.
Hochsteriles Arbeiten ist Pflicht, vor allem, wenn ein Abflußhindernis besteht, da sonst das **Risiko einer Urosepsis** besteht.

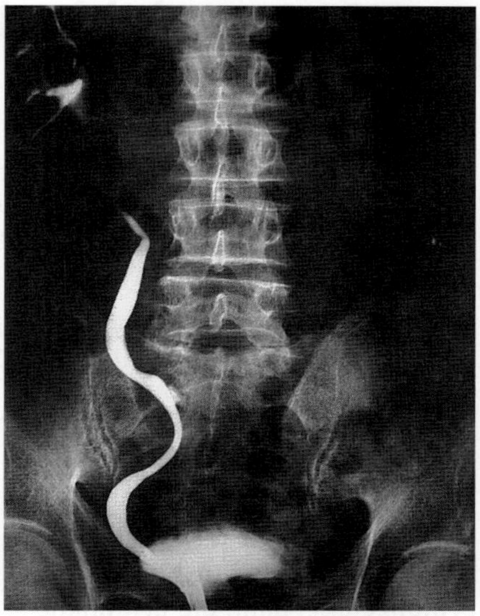

C-**21: Retrograde Pyelographie**

Dargestellt werden Steine, Tumoren, Nierenbeckenabgangsstenose etc. (C-**21**).

Indikationen:
- KM-Allergie
- »Stumme Niere«
- Niereninsuffizienz

Die retrograde Pyelographie kann außerdem präoperativ (z.B. vor einer geplanten Nierenbeckenplastik) zur Erleichterung der anatomischen Übersicht durchgeführt werden.

Hochsteriles Arbeiten ist Pflicht, da das **Risiko einer Urosepsis** besteht.

> ***Merke.*** Die retrograde Pyelographie steht am Ende urologischer Röntgendiagnostik, da sie invasiv ist.

◄ **Merke**

Kontraindikationen: Vor allem sind dies anatomische Gründe wie z.B. ein großes, vor allem endovesikal wachsendes Prostataadenom/-karzinom, Blasentumoren über den Ostien, eine Harnröhrenstriktur, die zunächst nicht überwunden werden kann, besonders aber Verletzungen der Harnleiterschleimhaut wegen des Risikos von KM-Übertritt bei Allergikern.

Kontraindikationen: Verletzungen der Harnleiterschleimhaut bei KM-Allergie, da dann KM nach intravasal gelangen kann. Ferner Prostataadenome oder -tumoren, Blasentumoren und Harnröhrenstrikturen, die die Instrumentation unmöglich machen.

Antegrade Harnleiterdarstellung

Voraussetzung ist eine transkutane Punktion der Niere *(vgl. Nephrostomie, Seite 73).* Die KM-Darstellung dient in aller Regel der Verlaufskontrolle nach einer Therapie (C-**22**). Nur im Notfall, z.B. bei Urosepsisgefahr infolge einer infizierten Harnstauungsniere, wird die Niere nephrostomiert ohne zunächst die exakte Ursache zu kennen. Dann ist nach Abklingen der Akutphase auch die primäre Harnleiterdarstellung über den Nephrostomiekatheter erlaubt.

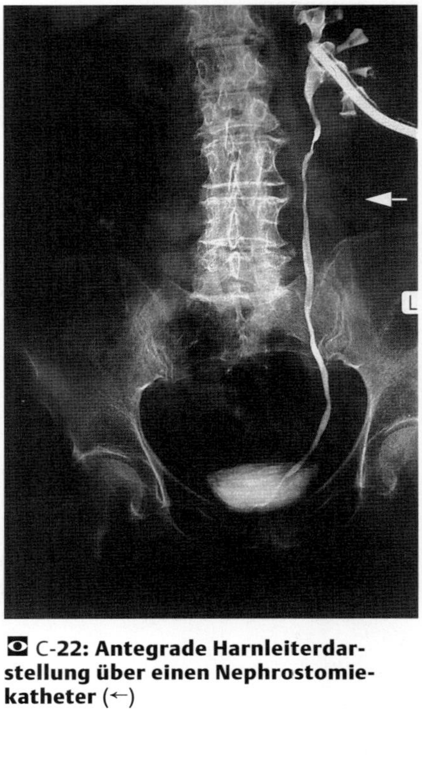

C-**22: Antegrade Harnleiterdarstellung über einen Nephrostomiekatheter** (←)

Antegrade Harnleiterdarstellung

Die antegrade Harnleiterdarstellung setzt eine liegende **Nephrostomie** voraus und dient deshalb vor allem der Verlaufskontrolle einer Therapie (C-**22**).

9 Weitere bildgebende Verfahren

9.1 Lymphographie

Indikation: Die pedale Lymphographie wird in spezieller Fragestellung beim Staging von Hodentumoren eingesetzt. Fettembolien durch das ölige Kontrastmittel sind möglich. Speicherdefekte und Gefäßabbrüche sind metastasenverdächtig.
Durchführung: Punktion je eines Lymphgefäßes an beiden Füßen.

Durch Frühaufnahmen lassen sich die Lymphgefäße darstellen. Die Spätaufnahmen zeigen die Lymphknoten (C-**23**).

Die Lymphographie wird heute meist durch CT und MRT ersetzt. Im CT ist eine Feinnadelpunktion möglich.

Bei speziellen Fragestellungen kann eine laparoskopische Lymphknotenbiopsie erfolgen.

9 Weitere bildgebende Verfahren

9.1 Lymphographie

Indikation: Die vorwiegende Indikation ist in der Urologie das Tumorstaging bei malignen Hodentumoren. Auch ein Peniskarzinom-Staging ist möglich, bei Blasen- und Prostatakarzinomen ergeben sich aufgrund der andersgearteten Lymphgefäßversorgung keine im Normalfall verwertbaren Aussagen.
Durchführung: Nach Punktion je eines Lymphgefäßes an beiden Füßen wird langsam ein öliges, jodhaltiges Kontrastmittel injiziert.
Deshalb ist eine Lungen-Fett-Embolie als Komplikation möglich! Ferner kann es in seltenen Fällen zu Temperaturerhöhung und Lipoidpneumonie kommen.
Zunächst erfolgen Lymphgefäß-(= Früh-)Aufnahmen, nach mehreren Stunden Speicher-(=Spät-)Aufnahmen. Dadurch sind zunächst die Lymphgefäße, dann die Lymphknoten erkennbar. Umgehungskreisläufe, Gefäßabbrüche und KM-Aussparungen (Speicherdefekte) an den Lymphknoten sind metastasenverdächtig (C-**23**).
Die Lymphographie wird heute nur noch selten durchgeführt. Die Lymphknotendarstellung erfolgt fast ausschließlich mittels CT und MRT. Dabei kann bei Bedarf auch eine gezielte Feinnadelpunktion (CT-gesteuert) angeschlossen werden.
Bei speziellen Fragestellungen kann man Lymphknoten im kleinen Bekken und Retroperitoneum mittels laparaskopischer Lymphadenektomie gewinnen.

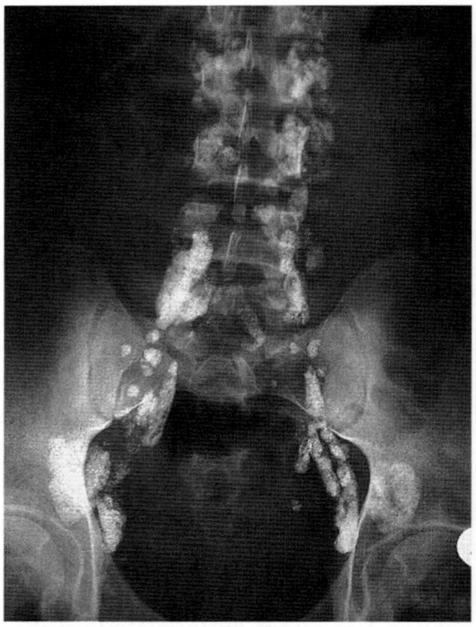

C-**23: Lymphographie bei einem Hodentumorpatient.** Unregelmäßige, verspätete und z. T. auch unvollständig dargestellte Lymphknoten sind tumorverdächtig.

9.2 Angiographie

Die Gefäßdarstellung erfolgt mittels Katheterangiographie oder DSA.

Katheterangiographie

Die Katheterangiographie ermöglicht die Darstellung von Gefäßstenosen und pathologischen Tumorgefäßen sowie Gefäßverletzungen bei Traumata (C-**24**).

9.2 Angiographie

Es handelt sich um die Darstellung der (Nieren-)Gefäße mit KM. Heute stehen mehrere Techniken zur Verfügung, die sich z.T. ersetzen, z.T ergänzen.

Katheterangiographie

Nach Punktion einer Femoralarterie wird über einen Führungsdraht der Angiographiekatheter eingewechselt und bis in die Aorta vorgeschoben. Dadurch können Aorta und Nierenarterien *selektiv* dargestellt werden. Zu diesem Zweck wird KM mit relativ hohem Druck, in großer Menge und kurzer Zeit injiziert. In der Niere kann man zunächst die Parenchymphase, dann die Gefäßphase und schließlich die Ausscheidungsphase unterscheiden. In aller Regel ist aber nur die Gefäßphase interessant, da ein vorhergehendes AUG Pflicht ist (C-**24**).

Indikation: Die Angiographie ermöglicht meist die **Differentialdiagnose zwischen Nierenarterienstenose und -verschluß** sowie eine **Darstellung der Gefäßversorgung einer Hufeisenniere.** Die Suche nach Blutungsquellen in der Versorgung Polytraumatisierter erfolgt nur selten angiographisch, sondern meist intraoperativ.
Risiken: In 0,3% kommt es zu ernsthaften Komplikationen wie Thrombose, Embolie, Aneurysmen und A-V-Fisteln. Die Patienten sind darüber vor Untersuchungsbeginn aufzuklären.

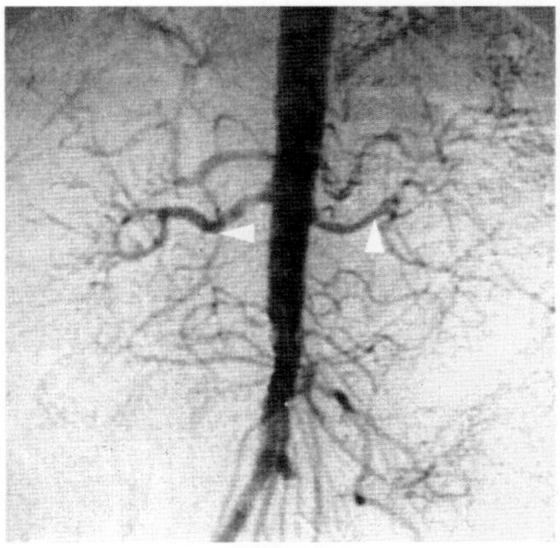

C-24: **Katheterangiographie** der distalen Aorta und der Nierenarterien.

Risiken können sehr selten Thrombose, Embolien, Aneurysmen und A-V-Fisteln sein.

DSA (Digitale Subtraktionsangiographie)

DSA (Digitale Subtraktionsangiographie)
Die DSA erfolgt mittels intravenöser KM-Bolusinjektion und computerunterstützter Bildauswertung mit Subtraktion der Werte einer Referenz(-Leer-)Aufnahme (C-**25**).

Sie erfolgt durch eine Bolusinjektion von ca. 50 ml KM über eine Armvene. Danach werden im ausgewählten Bereich (in der Urologie Nierenbereich) mittels Bildverstärker und Computerauswertung der Röntgenaufnahmen Bilder errechnet. Dazu wird gegenüber einer Referenz-(Leer-)Aufnahme die Veränderung unter KM-Gabe bestimmt und im Bild wiedergegeben (C-**25**).

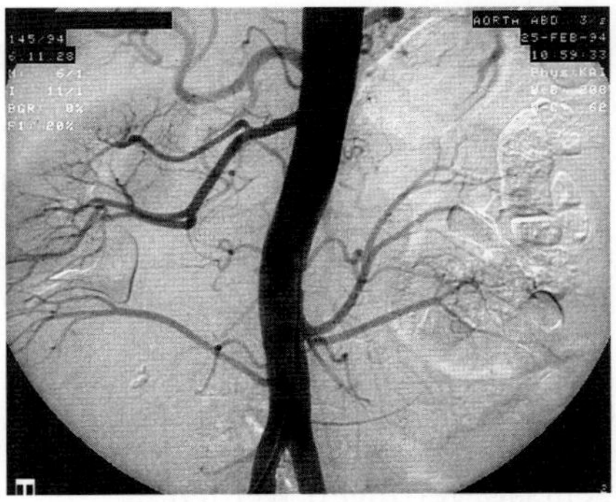

C-25: **DSA (Digitale Subtraktionsangiographie):** Dargestellt ist der renale Gefäßbaum beidseits.

Indikation: Die **Darstellung einer Nierenarterienstenose**, die Differentialdiagnose einer renalen **Raumforderung** mit Verdacht auf einen Cavathrombus und die **Verlaufskontrolle von Transplantatnieren** sind geläufige Indikationen.
Im Gegensatz zur konventionellen Angiographie besteht eine deutlich geringere Strahlen- und KM-Belastung als Vorteil, nachteilig ist aber immer noch eine geringere Auflösung besonders kleiner Gefäße. Ferner leidet die Qualität erheblich bei fehlender Kooperation des Patienten (unruhiges Liegen).

Indikation: Eingesetzt wird sie zur **Darstellung von Gefäßstenosen** und der **Kontrolle von Transplantatnieren.** Auch in der **Tumordiagnostik** kann sie verwandt werden.
Die DSA hat eine geringe Strahlenbelastung, der KM-Bedarf ist geringer. Nachteilig ist die etwas schlechtere Auflösung.

Merke. Soll bei einer Nierenarterienstenose lediglich die Diagnostik vor der Operation erfolgen, ist die DSA vorzuziehen. Soll hingegen eine Nephrektomie vermieden und eine Nierenarteriendilatation durchgeführt werden, sollte man die Katheterangiographie vorziehen, da diese Therapie in der gleichen Sitzung durchgeführt werden kann.

◄ **Merke**

Kavographie

Kavographie

Nach Punktion einer Femoralvene erfolgt die Darstellung der Vena cava mittels Katheter. Die Kavographie dient zur **Darstellung eines vermuteten Tumorthrombus** bei großen Nierentumoren (C-**26**) im Rahmen der Operationsplanung oder in der Abklärung eines vermuteten retrokavalen Harnleiters.

Die Kavographie dient in der Urologie vor allem zur **Darstellung eines Tumorthrombus** bei großen Nierentumoren (C-**26**).

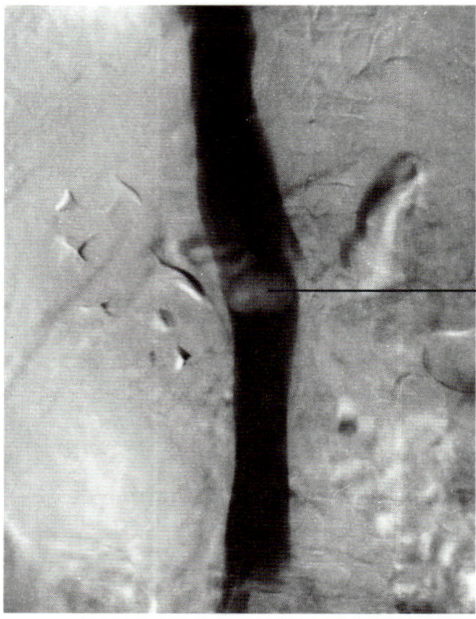

C-26: **Kavographie.** Dargestellt ist ein Tumorthrombus bei Nierentumor.

9.3 Computer- und Kernspintomographie

CT und **MRT** dienen vor allem der Darstellung von Nierentumoren und Metastasen von Hodentumoren sowie Metastasen in der Leber (C-**11**).

Im Rahmen der Urologie dient das **Computertomogramm (CT)** der Suche bzw. dem Ausdehnungsnachweis von Tumoren und Metastasen (C-**11**). Dabei ist die Befundung in aller Regel bei Nierentumoren und Hodentumoren gut, bei Blasentumoren und Prostatakarzinomen gibt es jedoch einen nicht unerheblichen Teil von falsch-negativen und falsch-positiven Befunden.

Pathologische Lymphknoten < 1 cm sowie Lebermetastasen bis zu 0,5 cm werden im CT nicht sicher erkannt (C-**27**).

Im Rahmen der Metastasensuche werden pathologische Lymphknoten kleiner 1 cm Durchmesser meist nicht sicher erkannt. Zusammen mit einer zuvor durchgeführten Lymphographie kann beim Hodentumor dieser Prozentsatz verringert werden.
Lebermetastasen (C-**27**), die in der Urologie ebenfalls wichtig sind (Tumoren der Nieren, Hoden und Blase vor allem), werden bis zur Größe von etwa 0,5 cm nicht erkannt, darüber aber meist sicher diagnostiziert.

Zweifelhafte Befunde erfordern ein Kontroll-CT nach ca. 3 Monaten.

Deshalb sind bei zweifelhaften Befunden CT-Kontrollen nach etwa 3 Monaten empfehlenswert. Auch bei Lungenbefunden gilt dies.

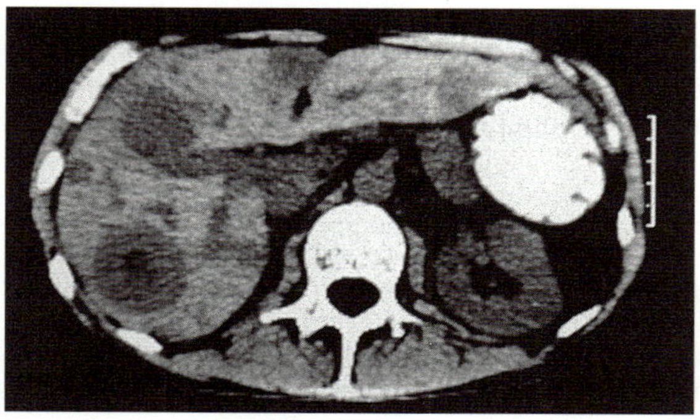

C-**27: Computertomographie.** Darstellung von Lebermetastasen.

C-11: Urologische Indikationen für die Computertomographie

- **Tumoren:** Nebenniere, Nierenparenchym (bei Nierenbecken, Harnleiter, Blase, Prostata eingeschränkte Aussagekraft)
- **Entzündungen:** Abszeß, Tbc
- **Trauma:** Niere, Beckenorgane
- **Lymphknotenstatus**

Durchführung der CT: Wichtig ist auf jeden Fall, sowohl eine Serie ohne, als auch eine Serie mit KM durchzuführen, da aus der Anreicherung Rückschlüsse über die Dignität gezogen werden können. Voraussetzung ist ferner, daß der Untersucher mit der Querschnittsanatomie der Organe vertraut ist, da das CT den Körper in viele kleine Querschichten unterteilt.

Durchführung der CT: Zunächst werden Aufnahmen ohne Kontrastmittel und anschließend mit Kontrastmittel durchgeführt. Die Anreicherung läßt Rückschlüsse auf die Dignität zu.

Konvention: Vereinbarungsgemäß werden die Bilder so erstellt, daß der linke Bildrand der rechten Körperseite entspricht und die Bilder grundsätzlich »von den Füßen des Patienten aus« betrachtet werden.
Da das CT aus vielen einzelnen Röntgenbildern besteht, das entweder durch eine Serie von ringförmig angeordneten Einzelkameras oder durch rotierende Röntgenscanner entsteht und erst durch ein kompliziertes Rechenverfahren zu einem Scheibenbild, wie wir es kennen, zusammengesetzt wird, ist es wichtig zu wissen, wie der Rechner arbeitet. So werden die Dichtewerte nach Hounsfield, dem Entwickler (Nobelpreis 1982), eingeteilt. Anhand der unterschiedlichen Dichtewerte werden nicht nur die Bilder erstellt, sondern es lassen sich auch pathologische Rückschlüsse ziehen (▤ C-**12**).

Konvention: Der linke Bildrand entspricht der rechten Körperseite, die Bilder werden von kaudal betrachtet. Die unterschiedlichen Dichtewerte der Gewebe werden in Hounsfield-Einheiten unterteilt (▤ C-**12**).

C-12: Dichtewerte nach Hounsfield (HE)

Niere:	30 bis 45 HE
Pankreas :	35 bis 50 HE
Leber:	40 bis 60 HE
Fett:	–75 bis –110 HE
Blut:	45 bis 60 HE
Nierensteine:	70 bis 1700 HE
Abszeß:	30 bis 50 HE (Abnahme nach einigen Tagen)
Reiner Eiter:	0 bis 15 HE
Frisches Hämatom: (bei bindegewebiger Organisation):	15 bis 20 HE 40 bis 60 HE)

– 1000 HE : Luft	(HE = Hounsfield-Einheiten)
0 HE : Wasser	
+ 1000 HE : Knochen	

Nach KM-Gabe steigen die HE-Werte um 60 bis 120 Einheiten an. Ferner ergeben sich im CT oft »Nebenbefunde«, die anderer Routinediagnostik entgangen sind, wie z. B. ein Bauchaortenaneurysma oder ein Nebennierentumor, wobei aber nicht vergessen werden sollte, daß die Sonographie oft in der Lage ist, sofern der Untersucher geübt ist, in vielen Bereichen der Urologie eine vergleichbare Aussagekraft wie ein CT zu erreichen.
Das CT muß also gezielt eingesetzt werden, als Screeningverfahren ist es wenig tauglich.
Ferner sind die Befunde des Radiologen immer nur so gut wie seine Vorinformation durch den anfordernden Arzt, z. B. hier den Urologen.

Nach KM-Gabe steigt die meßbare Dichte. Es können ggf. den Routineuntersuchungen entgangene Befunde dargestellt werden (z. B. Aortenaneurysma).

Das CT dient normalerweise nicht dem Screening.

Die **Kernspintomographie** (= MRT, NMR oder MRI) findet immer mehr Eingang in die tägliche Routinediagnostik. Bei urologischen Erkrankungen ist es als ergänzende Maßnahme hilfreich, wenn es darum geht, schwierige Differentialdiagnosen zu entscheiden. Dies kann besonders im Bereich der Niere und Nebenniere wichtig sein, wenn weder im CT noch im Sonogramm oder Angiogramm eine Aussage über die Dignität einer Raumforderung zu treffen ist (◘ C-**28**).
Gute Aussagen liefert das NMR auch in der Traumatologie.

Die **Kernspintomographie** (= MRT, NMR oder MRI) hilft in der Abklärung der Dignität von – vor allem – renalen Raumforderungen, wenn andere Diagnostik nicht dazu in der Lage ist (◘ C-**28**).

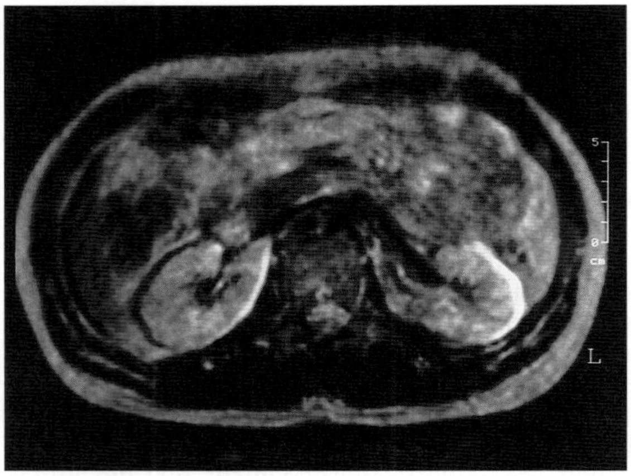

C-28: **MRT. Darstellung eines retroperitonealen Tumors.**

Die **MRT** beruht auf der Darstellung eines Resonanzeffektes von Atomkernen nach Anregung durch ein starkes Magnetfeld.

Die **MRT** beruht auf dem **Resonanzeffekt** zwischen **Atomkernen**, die **durch ein Magnetfeld** angeregt werden. Ähnlich dem CT sind dabei die Magnete kreisförmig um den Körper des Patienten angeordnet. Folglich ergibt sich auch im MRT ein Scheibenbild des Körpers. Zusätzlich können vertikale Schnitte errechnet und dargestellt werden. Je nach Ausrichtung des Magnetfeldes ergeben sich unterschiedliche Bildkontraste (T1–T2-Bild genannt). Die Reaktion von Tumorzellen läßt dabei Rückschlüsse auf die Dignität zu *(vgl. Kap. I)*.

Die MRT kommt ohne jodhaltige Kontrastmittel aus und ist auch bei KM-Allergikern möglich. Es entsteht keine Strahlenbelastung.

Ein weiterer Vorteil der MRT sei herausgestellt – sie kommt ohne jodhaltige Kontrastmittel aus. Als Kontrastmittel dient Gadolinium. Bei Allergikern ist sie deshalb dem CT überlegen und kann es dann sogar ersetzen. Ferner besteht keine Strahlenbelastung. In einer speziellen Aufnahmetechnik (»Wasseraufnahme«) kann es sogar z. T. das AUG bei Kindern ersetzen *(vgl. Kapitel L)*.

9.4 Kavernosographie

Die Kavernosographie läßt die Darstellung des Corpus cavernosum vor allem in der Impotenzdiagnostik zu (C-**29**). Nach Punktion und KM-Injektion stellt sich der Schwellkörper dar.
Mögliche **Indikationen** sind V. a. venöses Leakage bei erektiler Dysfunktion, Priapismus und Penistrauma.

9.4 Kavernosographie

Hierbei wird der Penisschwellkörper mittels Punktion eines Corpus cavernosum und Injektion von KM dargestellt (C-**29**).

Indikation: Bei Verdacht auf ein venöses Leakage wird es bei erektiler Dysfunktion durchgeführt, sofern der Patient bereit ist, sich ergebende operative Konsequenzen aus der Diagnostik auf sich zu nehmen.

Bei der Abklärung eines Priapismus oder eines Penistraumas ist das Kavernosogramm ebenfalls hilfreich. Dabei findet verdünntes KM Anwendung *(vgl. Kapitel I)*.

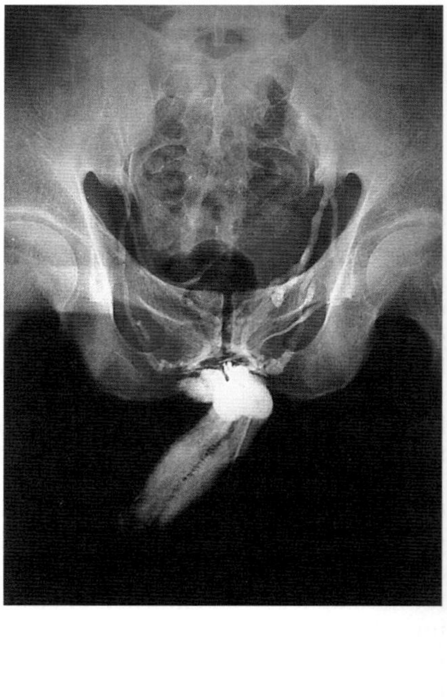

C-**29**: **Kavernosographie.**
(Übersichtsaufnahme)

9.5 Darstellung des Plexus pampiniformis

Die Darstellung des Plexus pampiniformis bei Rezidivvarikozele und die Darstellung der Vasa deferentes bei Verdacht auf Verschlußazoospermie sind weitere radiologische Techniken bei besonderen Fragestellungen. Zur Diagnostik müssen diese Strukturen punktiert werden.

9.5 Darstellung des Plexus pampiniformis
Bei Rezidivvarikozele kann der Plexus pampiniformis, bei einer Verschlußazoospermie der Ductus deferens mittels Punktion röntgenologisch dargestellt werden.

> ***Merke.*** Alle diese Techniken werden mit jodhaltigen Kontrastmitteln durchgeführt. Für sie gelten also die gleichen Beschränkungen wie oben angeführt.
> Nur das retrograde Pyelogramm, das Urethrogramm sowie das MCU mit Katheterfüllung der Blase sind Ausnahmen, da bei vorsichtigem Arbeiten das KM intraluminär bleibt. Allergische Reaktionen entstehen aber nur bei intravasaler Verabreichung.

◀ **Merke**

9.6 Knochenszintigraphie

Die Knochenszintigraphie als hochsensitive Untersuchung auf das Vorliegen von (malignen/metastatischen) Knochenveränderungen gehört bei mehreren urologischen Tumoren zur Basisdiagnostik.
Sie weist **Wochen bis Monate vor der Darstellbarkeit von Knochenumbauprozessen in einer konventionellen Röntgenuntersuchung signifikante Befunde auf.** Ferner wird sie als Ganzkörperuntersuchung durchgeführt und besitzt somit Screening-Charakter.
Sie ist wesentlich weniger strahlenbelastend als die (wesentlich unsensitivere) Röntgendiagnostik.

9.6 Knochenszintigraphie
Die Knochenszintigraphie ermöglicht die **Früh- und Verlaufsdiagnostik von Knochenmetastasen, da sie Wochen bis Monate vor konventionellen radiologischen Darstellungen von Knochenumbauprozessen signifikante Befunde aufweist.** Vor allem das Prostatakarzinom verursacht Knochenmetastasen, aber auch Nieren- und Blasentumoren.

> ***Merke.*** Vor allem das Prostatakarzinom metastasiert mit Vorliebe in des Skelettsystem. Aber auch Nierenzellkarzinom- und Blasenkarzinomabsiedelungen finden sich zumeist in fortgeschritteneren Tumorstadien in den Knochen.

◀ **Merke**

Durchführung: Injizierte ^{99m}Technetium-Zinndiphosphonat-Verbindungen reichern sich selektiv in Knochenstrukturen an. Bei Vorliegen von Metastasen wird aufgrund des hierdurch angeregten Stoffwechsels mehr ^{99m}Tc gespeichert, so daß eine Schwärzung im Bild erscheint (▣ C-**30**).
Falsch-positive Befunde können allerdings z. B. durch Knochenfrakturen, degenerative Veränderungen und entzündliche Prozesse (Osteomyelitis) entstehen, die jedoch röntgenologisch erkannt werden können. Ferner gibt eine Verlaufskontrolle nach 4 bis 12 Wochen Aufschluß über die Genese der Anreicherung: Zunahme bedeutet eher Metastase, Stabilität bzw. Abnahme eher Fraktur/Prellung.
Mehrphasenszintigramme können unter bestimmten Voraussetzungen Floridität und/oder Art des Knochenprozesses diagnostizieren.
Bei der Abklärung eines Hyperparathyreoidismus können ebenfalls Knochenumbauzonen dargestellt werden. (Für Einzelheiten vergl. Lehrbücher der Strahlendiagnostik.)

Durchführung: Injizierte Tracer-Radionukleide reichern sich aufgrund des stärkeren Stoffwechsels in Metastasen dort stärker an (▣ C-**30**).
Falsch-positive Befunde entstehen durch Frakturen und entzündliche Knochenprozesse.
Eine Verlaufskontrolle nach 4–12 Wochen zeigt: Mehranreicherung im Vergleich zur Voraufnahme bedeutet eher Metastase, weniger Anreicherung bedeutet eher Fraktur.
Mehrphasenszintigramme dienen der Abklärung von Floridität bzw. Art von Knochenprozessen.

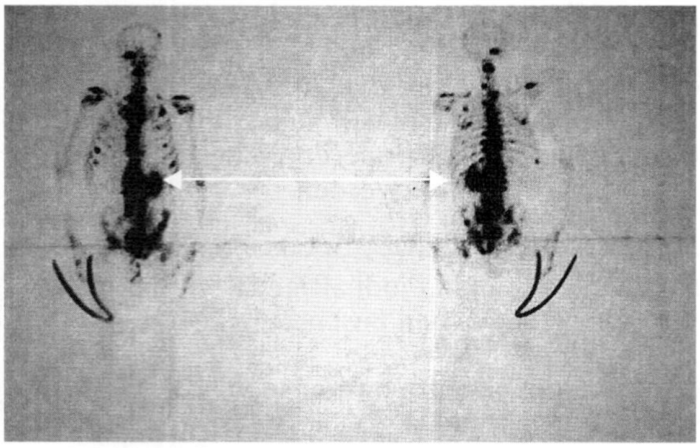

C-30: **Knochenszintigramm.** Die dunkleren Stellen zeigen hier einen erhöhten Knochenumbau durch Metastasen an, die durch ein Prostatakarzinom bedingt sind. Nebenbefund: Anreicherung in der gestauten Niere (Pfeil). Zur Verbesserung der Metastasensuche werden die Aufnahmen von vorn und unten angefertigt, was insbesondere das Aufspüren kleiner Filiae erleichtert.

10 Transurethrale Diagnostik

Die transurethrale Diagnostik basiert auf der Zystoskopie. Aber auch die Ureterorenoskopie erfolgt transvesikal.

10 Transurethrale Diagnostik

Die transurethrale Diagnostik in der Urologie erfolgt durch die Urethrozystoskopie in allen ihren Varianten.
Zur urologischen Endoskopie gehören aber auch die transurethral durchgeführte Ureterorenoskopie, die perkutane Nephroskopie und neuerdings selbst die Laparoskopie, also auch Verfahren, die nicht transurethral durchgeführt werden.

10.1 Katheterismus

Der Katheterismus ist nur bei der Frau Teil der Urindiagnostik, sonst ist er Therapiebestandteil.

10.1 Katheterismus

Der transurethrale Katheterismus als Diagnostikum ist nur zur Urinabnahme bei der Frau zwecks Gewinnung einer Urinkultur indiziert. Vor allem in der Intensivmedizin sollte er - durchgeführt wegen der Ausscheidungsbilanzierung – durch einen suprapubischen Katheter ersetzt werden *(s. S. 87).*

10.1.1 Kathetertypen und Einsatzbereiche

Die häufigsten Kathetertypen (C-**31**) sind:
- **Nelatonkatheter:** Für Frauen und Männer ohne subvesikales Hindernis.
- **Tiemannkatheter:** Für Männer mit subvesikalem Hindernis, z. B. durch ein Prostataadenom.

10.1.1 Kathetertypen und Einsatzbereiche

Der Katheter dient jedoch als Therapeutikum bei bestimmten Indikationen. Dabei finden in der Urologie viele Kathetertypen Verwendung. Für den Allgemeinarzt wichtig sind vor allem der **Nelaton- und der Tiemannkatheter** (C-**31**).
Es gibt sie in Größen zwischen 6 und 30 Charrière (1 Charr. = 0,33 mm) Durchmesser, mit und ohne Ballon und aus verschiedenen Materialien sowie mit und ohne zusätzlichen Spülkanal.

- **Nelatonkatheter:**
  - Gerader Katheter mit zwei seitlichen Augen zur Aufnahme des Urins
  - Frauen sowohl zur einmaligen als auch Dauerharnableitung. Männer ohne subvesikales Hindernis (Einmal- und Dauerableitung).
- **Tiemannkatheter:**
  - An der Spitze leicht konisch zulaufender Katheter, wobei die Spitze leicht gebogen ist, ca. 20°,
  - Männer, bei denen aufgrund z. B. eines Prostataadenoms ein Nelatonkatheter nicht in die Blase eingeführt werden kann.

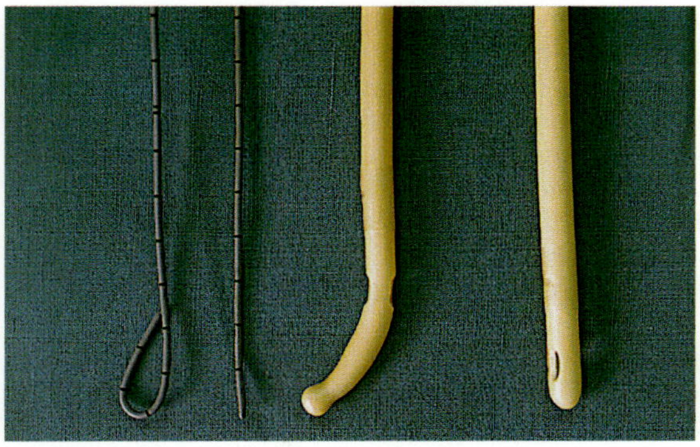

C-31: **Nelaton- (rund) und Tiemann- (leicht gebogen, spitz zulaufend) katheter;** Ureterenkatheter und Harnleiter(Stein-)schlinge.

Gerade bei größeren Prostataadenomen, die zu einem Harnverhalt führen, ist ein Tiemannkatheter indiziert, da er leichter der veränderten Harnröhrengeometrie folgen kann. Dabei muß die gebogene Spitze beim Katheterisieren dekkenwärts weisen (C-32).

Der Tiemannkatheter kann besser der veränderten Harnröhre angepaßt werden (C-32).

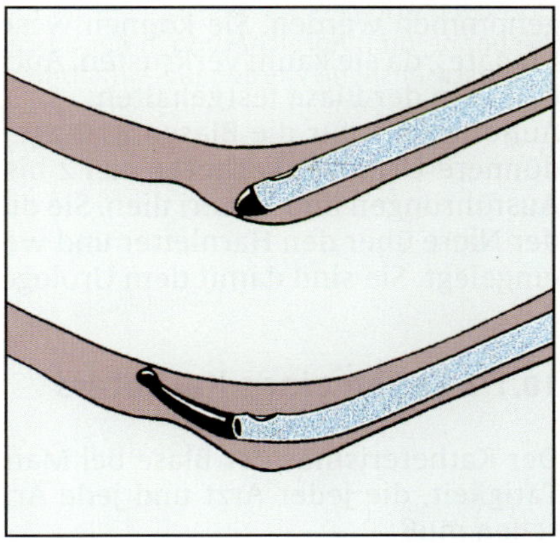

C-32: **Harnröhrenpassage beim Mann mit Tiemannkatheter (unten) und Nelatonkatheter (oben).** Der Vorteil des Tiemannkatheters wird deutlich.

◄ **Merke**

Merke. Außer bei urologischen Operationen, bei denen Katheter der Notwendigkeit der Ableitung auch blutigen Urins relativ dicklumig und mit einem Spülkanal versehen sein müssen, reichen für die Ausscheidungskontrolle in anderen Fachgebieten Katheterstärken von 14 bis 18 Charr. in aller Regel aus.

Transurethrale Katheter infizieren sich, wenn sie länger als 3 Tage liegen, und führen schließlich zu einer Harnöhrenstriktur. Deshalb empfiehlt sich bei absehbar notwendiger längerer Urinableitung eine suprapubische Katheteranlage.

Dies gilt auch bei einem Harnverhalt z.B. infolge eines Prostataadenoms. Bei zu groß gewählten Kathetern, die länger als etwa 1 Woche liegen, ist aufgrund der Abflußbehinderung des urethralen Sekrets, das sich fast immer nach einigen Tagen superinfiziert, eine lokale Entzündung zu erwarten, die nicht selten in eine Harnröhrenstriktur mündet. Auf diese Weise werden Patienten, die eine gefährliche Erkrankung wie z.B. einen Herzinfarkt oder eine große Bauchoperation glücklich überstanden haben, iatrogen zu Dauerpatienten der Urologen. Dies muß verhindert werden.
Deshalb empfiehlt es sich, entweder kleine Katheter (z.B. aus Silikon, s.u.) bei perfekter ärztlicher und schwesterlicher Pflege oder - besser - eine suprapubische Harnableitung anzulegen. **Die Zystostomie ist bei Männern, bei denen die Notwendigkeit einer langfristigen Urindauerableitung besteht, unbedingt zu bevorzugen.**

10.1.2 Kathetermaterialien

10.1.2 Kathetermaterialien

Einmalkatheter bestehen meist aus **PVC.**

Als Kathetermaterialien kommen PVC, Gummi, Latex und Silikon in Frage. **Einmalkatheter** sind meist aus **PVC,** damit etwas starrer, so daß sie nicht als Dauerableitung geeignet sind. Sie werden deshalb auch ohne Ballon geliefert.

Dauerkatheter (mit Ballon) meist aus **Latex**, das aber zu Inkrustationen und Entzündungen neigt.

Am gewebeschonendsten sind **Silikonkatheter**, die kaum Entzündungsreaktionen auslösen.

Für die Drainage der Ureteren gibt es sog. **Ureterenkatheter** (UK) von 2 bis 10 Charr. Sie werden über ein Zystoskop in den Harnleiter eingelegt.

Gummi sollte wegen seiner starken Verkrustungsneigung keine Verwendung mehr zur Dauerableitung finden.
Die meisten Katheter, die als vorübergehende Dauerableitung gedacht sind und deshalb auch mit aufblasbarem Ballon geliefert werden, bestehen aus **Latex**. Dieses Material ist ausreichend fest, um in die Blase eingeführt werden zu können, aber auch ausreichend weich, um keinen allzu starken Druck auf die Harnröhre auszuüben. Allerdings kann es ebenfalls nach einiger Zeit verkrusten (Ammonium-Magnesium-Phosphat!), es kann auch Entzündungsreaktionen hervorrufen (durch die enthaltenen Weichmacher im Material).
Silikonkatheter sind am gewebefreundlichsten und inzwischen auch kaum noch teurer als Latexkatheter. Sie sind nach Operationen an der Harnröhre indiziert, da sie kaum Entzündungsreaktionen auslösen können, und sollten im Rahmen von definitiven Dauerableitungen der Blase, sofern es für diese Patienten keine bessere Möglichkeit als den Dauerkatheter geben sollte, genommen werden. Sie können wesentlich länger liegen bleiben (bis zu 3 Monate), da sie kaum verkrusten. Auch sie werden durch einen aufblasbaren Ballon in der Blase festgehalten.
Außer diesen für die Blasendrainage vorgesehenen Kathetern gibt es noch dünnere **Ureterenkatheter** von 2 bis 10 Charr., ebenfalls in verschiedenen Ausführungen und Materialien. Sie dienen der Ableitung von Urin direkt aus der Niere über den Harnleiter und werden über ein Zystoskop in den Ureter eingelegt. Sie sind damit dem Urologen vorbehalten.

10.1.3 Legen eines Katheters

Der Katheterismus ist bei beiden Geschlechtern eine allgemeinmedizinische Aufgabe. Er darf nie aus Bequemlichkeit bei der Pflege erfolgen.

10.1.3 Legen eines Katheters

Der Katheterismus der Blase bei Mann und Frau ist eine allgemeinärztliche Tätigkeit, die jeder Arzt und jede Ärztin bei beiden Geschlechtern beherrschen muß.
Die Aufgabe des Urologen dagegen ist es, den Katheterismus dann durchzuführen, wenn es aus irgend einem anatomischen oder pathologischen Grund Schwierigkeiten bei der Anlage des Katheters gibt.

Merke ▶

▶ ***Merke.*** Das Anlegen eines Katheters ist **ein invasiver Eingriff**, der im ungünstigsten Falle mit dem Tod des Patienten enden kann (infolge einer durch den Katheter ausgelöste Urosepsis bei falscher Technik bzw. Pflege!). Die Indikation zur Anlage vor allem eines Dauerkatheters muß deshalb streng gestellt werden.

Dem wiederholten sterilen Einmalkatheterismus ist der Vorzug zu geben, da die Infektionsrate weitaus geringer ist als beim Dauerkatheter.

Zur Infektionsprophylaxe gehört ein geschlossenes Drainagesystem. Ferner ist auf eine ausreichende Diurese zu achten. **Eine medikamentöse Infektprophylaxe ist nutzlos, solange ein Katheter liegt,** und deshalb entbehrlich, dies gilt auch für sog. Spülungen.

Es darf auf keinen Fall geschehen, daß ein Dauerkatheter aus Bequemlichkeit für Ärzte, Pflegepersonal oder Angehörige angelegt wird!
Wenn ein Katheterismus indiziert ist, sollte in den Fällen, in denen es nicht auf die kontinuierliche Ausscheidungskontrolle ankommt, dem wiederholten sterilen Einmalkatheterismus der Vorzug gegeben werden, denn fast ausnahmslos jeder Dauerkatheter ist nach 48 bis 72 Stunden infiziert, die Infektionsrate bei wiederholtem, sterilem Einmalkatheterismus ist demgegenüber sehr gering.
Es gilt nämlich, **Dauerkatheterfolgen** wie chronische Prostatitis, Epididymitis, rezidivierende Harnröhrenstriktur etc. unbedingt zu vermeiden.
Zur Infektionsprophylaxe bei Dauerkatheterträgern gehört ein sog. geschlossenes Urinableitungssystem, so daß der Auffangbeutel über ein Ventil entleert werden kann, ohne die Schlauchverbindung zum Katheter zu lösen.
Solange ein Katheter liegt, ist ferner auf eine ausreichende Diurese zu achten (mindestens 1,5 l/die). **Eine medikamentöse Infektprophylaxe ist nicht nötig und auch nicht möglich, da sich Bakterien an der Oberfläche des Kathetermaterials unangreifbar in eine »Nische« zurückziehen können.** Manuelle Blasenspülungen sind aus den gleichen Gründen verlassen, sei es mittels Kochsalzlösung, sei es gar mittels Antibiotikalösungen wie früher üblich.

Merke. Jeder Katheterismus muß unter sterilen Bedingungen erfolgen!

◀ Merke

Synopsis C-2: Technik des Katheterismus

Der/Die Patient/in liegt auf dem Rücken. Zunächst werden alle Hilfsmittel bereitgestellt. Entweder hat man eine Hilfsperson, die die Materialien steril zureicht, oder man legt alle Materialien auf einem sterilen Tuch zurecht, bevor man sich selbst die **sterilen Handschuhe** anzieht. Das Genitale des Patienten wird mit einem **sterilen Schlitztuch** abgedeckt. Danach werden Glans bzw. Vestibulum vaginae mit einem **Schleimhautdesinfektionsmittel** (z.B. Polyvidon-Jod) dreimal hintereinander desinfiziert, indem mit jeweils einem neuen Tupfer von innen nach außen Glans - nach Zurückstreifen des Präputiums – bzw. Vestibulum bestrichen werden. Hierzu wird der Penis mit der linken Hand (bei Linkshändern rechte Hand) gefaßt, die danach unsteril ist und am Penis bleibt und ihn nicht losläßt. Bei der Frau spreizt die linke (bzw. rechte) Hand die Schamlippen auseinander und hält sie geöffnet.
Danach wird ein **steriles Gleitmittel**, das mit einem **Lokalanästhetikum** versetzt ist, **in die Harnröhre instilliert**.
Nun wird mit der sterilen anderen Hand bzw. einer Pinzette der sterile Katheter gefaßt und **vorsichtig** und **gewaltfrei** langsam in die Harnröhre vorgeschoben.
Der Katheter wird bei der Frau ca. 10 bis 12 cm weit vorgeschoben. Dann kommt fast immer Urin. Sollte es sich um eine Dauerableitung handeln, wird der Ballon über das vorhandene Ventil mit 10 ml Kochsalzlösung geblockt.
Beim Mann wird der Katheter ganz bis zum Ventil eingeführt, da die Harnröhre länger ist. Nach der ggf. erfolgten Blockung wird er vorsichtig zurückgezogen, bis der Ballon am Blasenausgang liegt (C-**33**).
Sollte vor allem beim Mann der erste Versuch fehlschlagen, kann mit einem dünneren Tiemannkatheter ein zweiter steriler Versuch unternommen werden. Er muß nach exakt den gleichen Kriterien ablaufen. Wenn dies wieder fehlschlagen sollte, z.B. weil eine Harnröhrenenge vorliegt, dann darf nicht forciert bougiert werden, sondern muß der Urologe konsultiert werden.

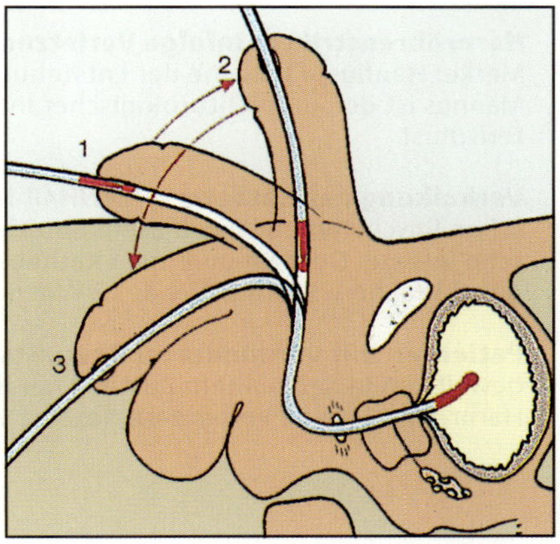

C-33: Schematische Darstellung des Blasenkatheterismus

Merke. Jede Gewaltanwendung beim Katheterisieren vermeiden!

◀ Merke

Ein korrekter Katheterismus ist zwar unangenehm, weil der Sphinkter überwunden werden muß, aber er ist nicht eigentlich schmerzhaft. Wenn der Patient jedoch Schmerzen hat, ist fast immer falsche Technik die Ursache, nur selten z.B. ein Prostataabszeß. In allen diesen Fällen besteht dann die Indikation zur Anlage einer suprapubischen Zystostomie, wenn auch der Urologe scheitern sollte.

Ein korrekter Katheterismus ist unangenehm, aber nicht schmerzhaft. Bei Schmerz ist die Technik falsch.

Sollte er trotz strengster Indikationsstellung notwendig sein, erfolgt der **Katheterismus von Kindern** in der gleichen Weise, wobei allerdings kleinere Katheter Verwendung finden. Außerdem sollte man Kinder immer ernst nehmen und nie belügen. Denn: Der Satz: »Das tut nicht weh« ist nicht nur unkorrekt, sondern führt nur dazu, daß Kinder sich wehren und jede weitere Maßnahme - zu Recht – verweigern! Kinder sollte man immer altersrelevant aufklären, daß Katheterismus zwar unangenehm, aber nicht sehr schmerzhaft ist, wenn sie ruhig halten. (Der Autor hat damit beste Erfahrungen gemacht, zum Wohle beider Seiten.)

Die Indikation zum **Katheterismus von Kindern** ist streng zu stellen.

Der Katheterismus erfordert bei Kindern eine besondere altersrelevante Aufklärung.

Ggf. ist bei Kindern die Indikation noch einmal zu überdenken.

Sollte das Kind trotzdem die Prozedur nicht ertragen wollen, sollte man seine Indikation nochmals überdenken und ggf. verzichten. Sollte dies nicht möglich sein, sollte auch eine Punktion der Blase in Erwägung gezogen, ggf. an eine Sedierung gedacht werden.

10.1.4 Katheterpflege

Tägliche Katheterpflege ist Pflicht. Das Sekret der Harnröhre muß täglich entfernt werden. ▤ C-**13** zeigt die Komplikationen des Katheterismus.

10.1.4 Katheterpflege

Aufgrund des Katheterreizes und der fehlenden Spülung mit Urin sondert die Harnröhre ein seröses Sekret neben dem Katheter ab. Dieses Sekret ist ein hervorragender Bakteriennährboden und muß **jeden Tag** entfernt werden. Wasser und Seife genügen dazu.
▤ C-**13** stellt die Komplikationen des Katheterismus dar.

C-13: Komplikationen des Katheterismus

Komplikationen entstehen eigentlich nur bei falscher Technik!

- **Harnröhrenverletzung** bei gewaltsamem Vorgehen.
- **Fieber** infolge eines HWI bei unsteriler Technik
  Merke: Es gibt kein Katheterfieber, nur unsteriles Arbeiten!
- **Mangelhafte Blockung,** so daß der Katheter z. B. in die prostatische Harnröhre rutscht und dort **Drucknekrosen erzeugt**.
- **Harnröhrenstriktur infolge Verletzung und Urethritis.**
  Merke: Häufigste Ursache der Entstehung einer Harnröhrenstriktur des Mannes ist der aus nichturologischer Indikation durchgeführte Dauerkatheterismus!
- **Verkalkung des Katheters** (MgNH4P-Material) führt zu erheblichen dysurischen Beschwerden bzw. Blasenkrämpfen, Blutung, unterhält symptomatische Infekte. Deshalb muß man Katheter immer rechtzeitig wechseln (Latex: Alle 3 Wochen, Silikon: Alle 8–12 Wochen).
- **Patienten mit verminderter Bewußtseinslage** ziehen sich u.U. den Katheter gewaltsam in geblocktem Zustand heraus und zerstören dabei Sphinkter und Harnröhre. Dies zu verhindern, fordert viel pflegerische Aufmerksamkeit.

10.2 Endoskopie

Die urologische Endoskopie erfolgt unter sterilen Kautelen.

10.2 Endoskopie

Für die Endoskopie gilt, wie für den Katheterismus, die absolute Notwendigkeit sterilen, vorsichtigen Vorgehens.

10.2.1 Zystoskopie

Die Zystoskopie ist das am häufigsten durchgeführte Verfahren in der Urologie.

Nach Instillation eines Gleitmittels wird mit einem starren Instrument, das eine Lichtquelle enthält, durch die Harnröhre bis zur Blase vorgegangen (◘ C-**34**). Die Blase kann sodann ausgeleuchtet werden. ▤ C-**14** führt Indikationen und Kontraindikationen zur Zystoskopie auf.

10.2.1 Zystoskopie

Das in der Urologie am häufigsten durchgeführte endoskopische Verfahren ist die Zystoskopie, die beim Mann immer mit der Urethroskopie kombiniert wird.
Verwendet werden fast ausschließlich starre Instrumente aus Metall, die im Inneren mehrere Prismen enthalten, über die sowohl (Kalt-)Licht übertragen werden kann, um die Blase auszuleuchten, als auch die Einsicht in den Hohlraum erfolgt (◘ C-**34**). Dazu wird nach Instillation eines Gleitmittels, das ein Schleimhautanästhetikum enthält, unter Streckung des Penis und unter Sicht der Schaft in die Harnröhre bis zur Blase vorgeschoben. Bei der Frau wird das Instrument ohne Sicht über die kurze, gerade Urethra in die Blase geschoben, erst dann die Optik eingewechselt. Indikationen und Kontraindikationen zur Zystoskopie zeigt ▤ C-**14**.

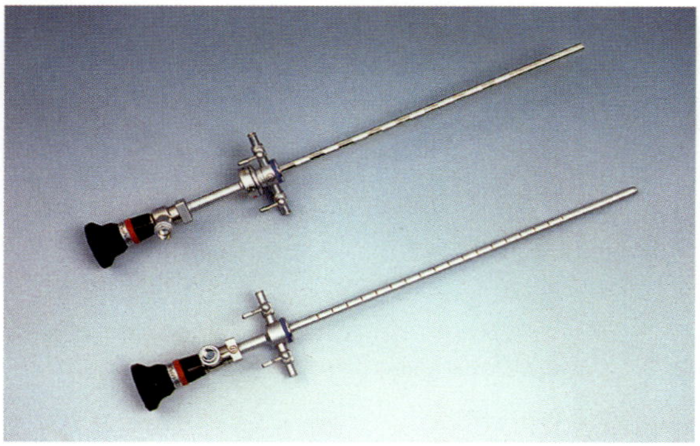

C-34: Zystoskop

C-14: Indikationen und Kontraindikationen der Zystoskopie

Indikationen

- Harnröhreninspektion (Verengung, Schleimhautverhältnisse, allgemeine Beschaffenheit); bei der Frau wird die Harnröhre meist nicht gespiegelt.
- Beurteilung der Verhältnisse der prostatischen Harnröhre (Länge, Verengungsgrad, Verlauf, evtl. tumoröse Veränderungen)
- Beurteilung der Blasenbeschaffenheit (Entzündungen, Tumoren, Steine, Fisteln → Pneumaturie!!)
- Beurteilung der Ostien (Lokalisation, Blutausstoß, Form, Funktion →refluxverdächtig?)
- **Abklärung einer Hämaturie** (Tumor, Stein, Antikoagulanzien, hämorrhagische Zystitis)
  Am besten sollte die Zystoskopie bereits während der Blutung stattfinden, um die Blutungsquelle ausmachen zu können.

Kontraindikationen

- Akute Zystitis, Prostatitis, Epididymitis, Urethritis (Schmerzen)
- Harnröhrenabriß bei Beckenringfraktur (auch Kontraindikation für Katheterismus → *siehe Kap. I*)
- Relative Kontraindikationen: Großes Prostataadenom, Harnröhrenstriktur, Via falsa der Harnröhre – hier kann bis zum Hindernis vorsichtig urethroskopiert werden, eine gewaltsame Passage ist aber verboten!

Komplikationen: Sie sind die gleichen wie beim Katheterismus, also Verletzung und Infektion.
Auch hier gilt: **Zwar ist die Untersuchung unangenehm, aber starke Schmerzen entstehen nur bei falscher Technik.**

Komplikationen sind Verletzungen und Infektionen.

10.2.2 Ureterorenoskopie und Nephroskopie

10.2.2 Ureterorenoskopie und Nephroskopie
Ureterorenoskopie und Nephroskopie dienen der Diagnostik und Therapie von Tumoren und Steinen (**C-35, C-36**).

Durch die Verbesserung, vor allem Miniaturisierung des Instrumentariums können auch Harnleiter und Nierenbecken endoskopisch untersucht werden (**C-36**). Da dies aber jeweils schmerzhaft ist, erfolgt die Untersuchung in Allgemein- oder Regionalanästhesie.
Die **Ureterorenoskopie** dient dabei nicht nur der Diagnostik, welcher Genese eine KM-Aussparung im Harnleiter ist, also Tumor, Stein etc., sondern auch der operativen Therapie, meist der Steinentfernung bzw. -zertrümmerung.
Die **Nephroskopie** wird nach sonographie- und/oder röntgengesteuerter perkutaner Punktion des Nierenbeckens durchgeführt. Auch hier sind Diagnostik und Therapie kombiniert. Die Hauptindikation ist jedoch die Steinextraktion (sog. Perkutane Nephrolitholapaxie = PNL).
Komplikationen sind vor allem die Entstehung von Blutungen und die Verletzung von Harnleiter und Nierenbecken sowie von Nachbarorganen wie

Die Nephroskopie setzt eine sonographie- oder röntgengesteuerte Punktion des Nierenbeckens voraus.

Komplikationen:
- Blutung
- Traumatisierung

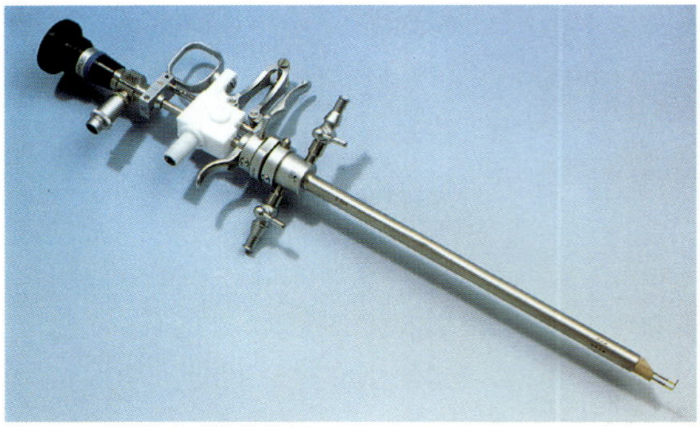

C-35: **Resektoskop**

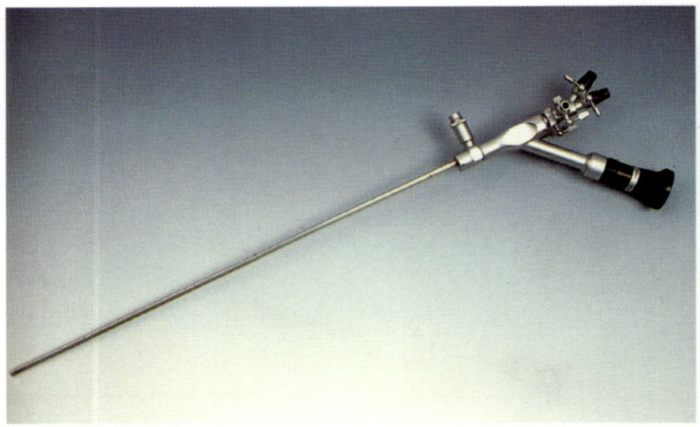

C-36: **Ureterorenoskop**

Darm und evtl. Lunge. Die Patienten sind darüber aufzuklären, die Möglichkeit des »Umsteigens« auf ein Schnittoperationsverfahren muß deshalb bei Komplikationen dieser minimal-invasiven Operationsverfahren jederzeit gegeben sein.

Bei speziellen Fragestellungen (CIS?) erfolgt die Diagnostik per Resektion und ist damit z. T. bereits Therapie *(vgl. Kap. G, Tumoren).*

Bei Blasentumoren erfolgt die Diagnostik in der Regel durch Zystoskopie. Besteht jedoch der Verdacht auf ein begleitendes Carcinoma in situ (gerötete Stelle, positive Urinzytologie G 3), gehört zur Diagnostik die transurethrale Resektion, die ggf. als sog. Mapping durchgeführt wird. Dabei verschwimmen die Grenzen zwischen Diagnostik und Therapie *(vgl. Kapitel G Tumoren).*

Mittels Fluoreszenzzystoskopie kann die Diagnostik gerade auch kleiner Blasentumoren verbessert werden.

Ebenfalls bei Blasentumoren kann während der Zystoskopie eine photodynamische Markierung erfolgen, so daß die zuvor mittels **Aminolaevulinsäurelösung** markierten Tumoren im Fluoreszenzlicht aufleuchten. Die Markersubstanz wird ca. 2 Stunden vor der Zystoskopie per Katheter instilliert. Normale Blasenschleimhaut fluoresziert nicht, wohl aber auch sehr kleine Tumoren, die dem Auge sonst entgehen. Wichtig ist dies vor allem zur Früherkennung von Blasentumorrezidiven.

11 Punktionsverfahren

11 Punktionsverfahren

Punktionsverfahren in der Urologie dienen der Gewebediagnostik einerseits, andererseits der Urinableitung (siehe Nephrostomie).

Einerseits dienen Punktionsverfahren der Gewinnung von Gewebeproben, andererseits können Urinableitungen auf diese Weise perkutan durchgeführt werden, ohne daß es einer eigentlichen Operation bedarf.

11.1 Prostatastanzbiopsie

11.1 Prostatastanzbiopsie

Die häufigste Gewebebiopsie ist die Prostatastanzbiopsie, die vorwiegend **transrektal** erfolgt (s.a. Syn. G-**7**). Blutungen kommen vor, sind aber durch Tamponade beherrschbar. Eine Antibiotikaprophylaxe ist Pflicht.

Die häufigste Punktion zur Gewinnung von Gewebe in der Urologie ist die Prostatastanzbiopsie.

Sie wird vorwiegend unter digitaler Führung mittels einer geschliffenen Hohlkanüle **transrektal** durchgeführt (s.a. Syn. G-**7**). Dabei können suspekte, harte Knoten gezielt erfaßt werden.

Bei Vorhandensein eines Transrektalschallkopfs sollte die Probeexzision auch ultraschallgeführt erfolgen. Die Treffsicherheit ist bei kleinen Befunden sowie zentral im Organ gelegenen Tumoren mittels dieser transrektalen Sonographie deutlich höher.

Voraussetzung ist ein regelrechter Gerinnungsstatus.

Voraussetzung: Wie bei jeder Punktion muß der Gerinnungsstatus vorher überprüft und in Ordnung sein, um das Blutungsrisiko zu minimieren.

Komplikationen sind transrektale und urethrale **Blutungen** sowie fieberhafte **Infektionen.**

Komplikationen sind einerseits transrektale **Blutungen**, die jedoch nur selten auftreten und fast immer durch eine Rektaltamponade zu beherrschen sind. Ferner kann es zu urethralen Blutungen kommen.

Am häufigsten sind jedoch **hochfieberhafte Infektionen** durch Keimverschleppung.
Deshalb gehört eine Antibiotikaprophylaxe zur Routine.
Bei der **perinealen Punktionstechnik** wird das Infektionsproblem weitgehend vermieden, jedoch ist sie schwieriger zu erlernen und weist eine höhere Rate an falsch-negativen Biopsaten auf. Ferner sind Blutungen schwerer zu erkennen. Insgesamt wird sie selten angewandt.

Die **perineale Punktion** hat ein geringeres Infektionsrisiko, aber eine geringere Treffsicherheit.

11.2 Nierenbiopsie

Zur feingeweblichen Differenzierung von Glomerulonephritiden werden Gewebeproben vom Urologen im Auftrag des Nephrologen durchgeführt, da eine Glomerulonephritis durch radiologische und sonographische Verfahren nicht bewiesen werden kann.
Die Biopsie tumorverdächtiger Nierenbefunde ist wegen der Gefahr der Tumorzellstreuung umstritten.
Dagegen ist die Punktion von Nierenzysten ein gängiges Verfahren. Es erfolgt ultraschallgesteuert. Das Punktat wird danach bakteriologisch, laborchemisch und zytologisch untersucht.
Die Punktionen an der Niere können dabei fast immer in Lokalanästhesie erfolgen.
Dies gilt auch für die perkutane Nephrostomie mit Einlage eines dünnen Katheters zur Ableitung von Harnstauungsnieren.
In gleicher Technik, also ultraschallgesteuert, können Abszesse und Lymphozelen punktiert und drainiert werden.
Allen diesen Techniken ist die **Komplikationsmöglichkeit** von **Blutung** und **Infektion** gemeinsam. Sie sind aber in aller Regel harmlos und gut zu beherrschen, wenn der Gerinnungsstatus im Normbereich liegt.

11.2 Nierenbiopsie

Zur Erweiterung nephrologischer Diagnostik führt der Urologe Nierenbiopsien vor allem bei Glomerulonephritiden durch.

Die Biopsie tumorverdächtiger Nierenbefunde ist wegen möglicher Tumorzellstreuung umstritten.
Nierenzysten werden häufig punktiert, ihr Inhalt auf Tumorzellen untersucht.
Die Punktion der Niere erfolgt in Lokalanästhesie.

Komplikationen sind **Blutungen, Infektionen.**

11.3 Suprapubische Harnableitung (Zystostomie)

Eine Sonderform der Blasenentleerung ist die suprapubische Zystostomie. Sie ist indiziert, wenn ein transurethraler Katheterismus kontraindiziert ist oder auch **als Dauerableitung, wenn der Katheter länger als nur einige Tage** liegen müßte. Auf diese Weise wird beim Mann die gefürchtete Spätkomplikation einer (meist bulbären) Harnröhrenstriktur vermieden.

Technik. Die Punktion erfolgt unter Lokalanästhesie immer in der Medianlinie, etwa 1 bis 2 Querfinger kranial der Symphyse (◘ C-**38 a bis c**).

11.3 Suprapubische Harnableitung (Zystostomie)

Die suprapubische Blasenpunktion ist indiziert, wenn entweder ein transurethraler Katheterismus kontraindiziert bzw. nicht möglich ist, oder wenn die **Harnableitung länger als 3 Tage** notwendig ist.

Technik Auffüllen der Blase, in Lokalanästhesie, Punktion 1 cm suprasymphysär in der Medianlinie senkrecht zur Bauchdecke (◘ C-**37 a bis c**).

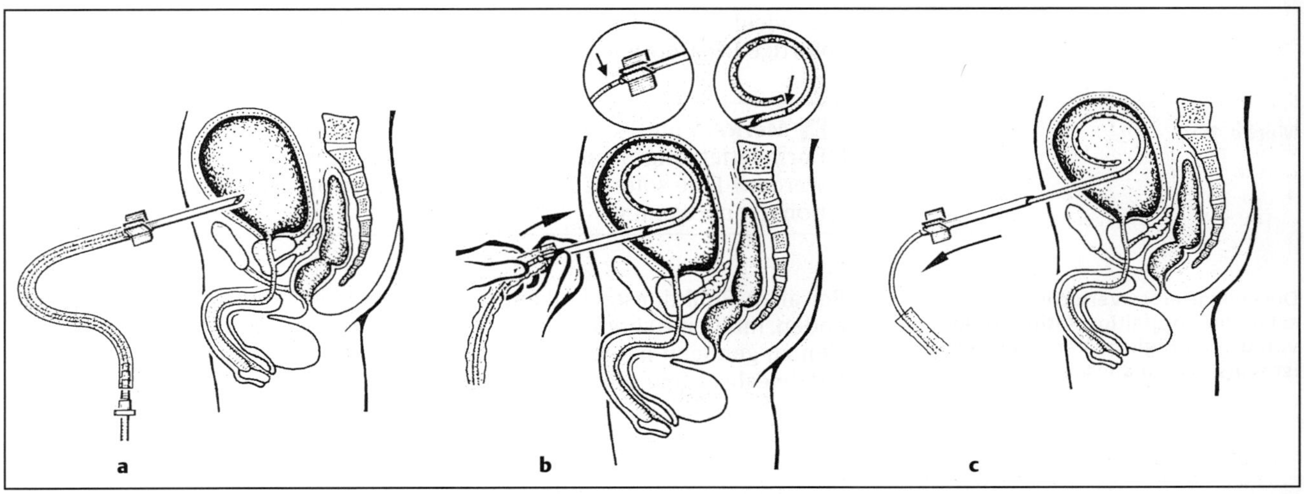

◘ **C-37 a bis c: Technik der suprapubischen Punktion und Kathetereinlage**

Merke ▶

> **Merke.** Die Blase muß vor Anlage einer Zystostomie immer gefüllt sein.

Durch die Füllung der Blase wird der Peritonealüberzug der Blase nach kranial verdrängt (C-**38 a und b**).

Nur bei einer gefüllten Blase (C-**38 a und b**) wird der Peritonealüberzug der Blase soweit verdrängt, daß extraperitoneal die Blase durch die Kanüle erreicht werden kann. Es gibt im Handel Hohlkanülen, über die ein Katheter vorgeschoben und in der Blase belassen werden kann.
Kontraindikationen sind streng zu beachten (C-**15**).

Kontraindikationen sind streng zu beachten (C-**15**). Bei Unterbauchschmerzen nach einer suprapubischen Harnableitung besteht immer der Verdacht auf eine **Darmverletzung.**

C-15: Kontraindikationen der suprapubischen Harnableitung

- Leere Blase, bzw. unvollständige Füllung. Deshalb sind Perkussionskontrolle bzw. Ultraschall vor der Punktion Pflicht.
- Verwachsungen infolge Unterbauchoperation/Verletzung, da sich das Peritoneum trotz Auffüllung der Blase nicht suprasymphysär von der Bauchdecke lösen kann.
- Große Leisten- und Bauchwandhernien wegen der Gefahr der Darmverletzung.
- Schwangerschaft, um das Kind bzw. seine Fruchtblase nicht zu gefährden.
- Aszites, da fast immer der Aszites punktiert wird, die Blase aber meist nicht erreicht wird.

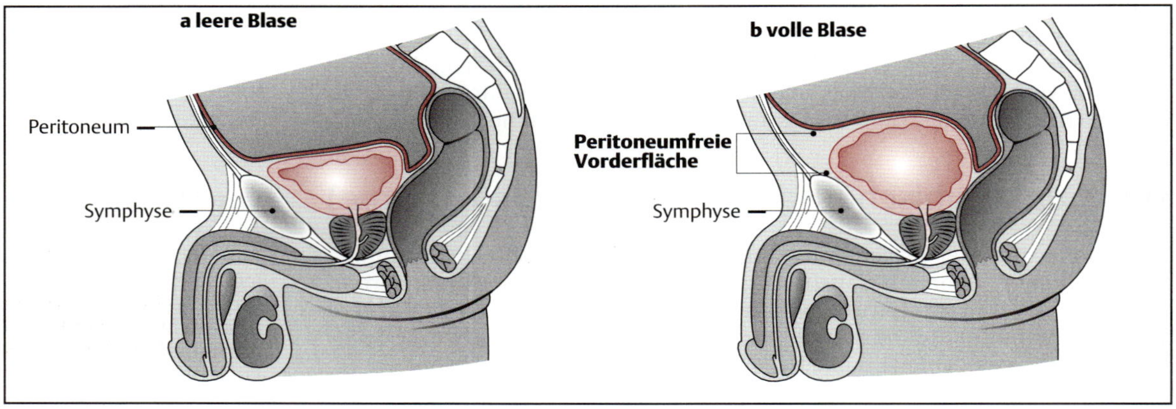

C-**38 a und b: Peritonealbeziehung der Harnblase.** Bei einer gefüllten Blase hebt sich der Peritonealüberzug der Blase über den Oberrand der Symphyse.

Die wichtigste **Komplikation** ist die **Darmverletzung**. Therapie ist die sofortige Laparotomie.

Merke ▶

> **Merke.** Unterbauchschmerzen nach Zystostomie sind immer auf eine Darmverletzung suspekt und dürfen nicht mit Analgetika behandelt werden! Eine sofortige Diagnostik (z. B. Zystogramm, im Zweifel Operation) ist notwendig.

Die Einlage eines Verweilkatheters setzt eine sorgfältige Katheterpflege voraus. Der tägliche Verbandwechsel ist selbstverständlich.

Bei allen Punktionstechniken, die mit der Einlage eines Verweilkatheters enden, muß eine sorgfältige Katheterpflege erfolgen, die den gleichen Kriterien zu genügen hat wie bei intraoperativ gelegten Drainagen. Sterile Verbandwechsel sind selbstverständlich.

12 Tumormarker

Maligne Zellen neigen teilweise dazu, Stoffe auszuscheiden, die für ihren Zelltyp kennzeichnend sind. Wenn es gelingt, diese Stoffe im Blut nachzuweisen, hat man einen Hinweis auf das Vorhandensein bzw. die Aktivität und Menge von Tumorzellen. Diese Stoffe werden Tumormarker genannt. Gegenwärtig ist man auch in der Urologie bestrebt, möglichst viele und aussagekräftige Tumormarker zu finden und ihre klinische Relevanz zu prüfen. Sie dienen der **Diagnostik** und **Verlaufsbeobachtung.**
Derzeitig verwendete Tumormarker sind:

- **Alpha-Fetoprotein** und **Beta-HCG** bei nichtseminomatösen Hodentumoren (Normwert: AFP < 20 ng/ml; β-HCG < 2 ng/ml)
- **Prostataspezifisches Antigen (PSA)** bei Prostatakarzinom (Normwert: < 4 ng/ml, Unsicherheitszone 4–10 ng/ml).

Da bei Tumormarker-Werten in der Unsicherheitszone schon Karzinome vorliegen können, versucht man, durch eine Weiterentwicklung der PSA-Bestimmung diese Problematik zu lösen. Der Quotient aus eiweißgebundenen und -ungebundenen PSA gibt Hinweise, ob ein Karzinom oder eher eine benigne Prostatavergrößerung vorliegen dürfte. *(Vgl. Kapitel G Tumoren)*
Beachtet werden muß aber, daß auch Gesunde eine Basalsekretion an diesen Markern haben, so daß sie derzeit zum Screening nur eingeschränkt taugen, denn es gibt gerade beim PSA einerseits falsch-negative, wie auch falsch-positive Werte. So kann ein Karzinom vorliegen, obwohl der Wert noch nicht signifikant erhöht ist. Andererseits kann eine erhöhte PSA bei einem großen Prostataadenom oder einer Entzündung gemessen werden. Auch beim Alpha-Fetoprotein ist so etwas möglich – der Wert kann z.B. bei der Bilharziose erhöht sein.

> ***Merke.*** Tumormarker erweisen ihren Wert vor allem in der Verlaufsbeobachtung einer malignen Erkrankung.

Erhöhte Werte bei Stellung der Tumordiagnose, die unter der Therapie sinken, zeigen deren Wirksamkeit an. Ferner bedeutet ein Wiederanstieg, daß die Tumorerkrankung wieder progredient ist.
Tumormarker sind bei der **Feststellung eines Progresses** in aller Regel wesentlich sensitiver als bildgebende Untersuchungsverfahren.
Darüber hinaus kann man gerade beim Hodentumor durch die Markerbestimmung abschätzen, welche Anteile im Tumor bzw. seinen Metastasen enthalten sind:

- Alpha-Fetoprotein: Dottersackanteile
- β-HCG:
  - Chorionkarzinom
  - Synzytiotrophoblasten im Seminom

12 Tumormarker

Tumormarker dienen derzeit bei Prostatakarzinomen und Hodentumoren zur **Diagnostik** und **Verlaufsbeobachtung.**

Wichtige urologische Tumormarker sind:

- Alpha-Fetoprotein (AFP)
- β-HCG
- Prostataspezifisches Antigen (PSA)

Auch bei Gesunden findet eine Basalsekretion statt, so daß sich die Tumormarker eher zur Verlaufskontrolle manifester Tumorerkrankungen eignen *(vgl. Kap. G).*

◀ **Merke**

Erhöhte Werte, die bei der Tumortherapie sinken, zeigen die Therapiewirksamkeit an. Ein Wiederanstieg bedeutet **Progredienz der Erkrankung.**
Demnach sind Tumormarker bei der Diagnostik sensitiver als andere Verfahren.
Die Tumormarker helfen beim Hodentumor, seine Zusammensetzung bzw. die seiner Metastasen abzuschätzen.

Essentials ▶

Essentials

- Neben der physikalischen Untersuchung ist die **Sonographie** heute die **Eingangsuntersuchung in der Urologie.** Ihre Befunde sind ggf. durch andere Maßnahmen zu überprüfen (z. B. renale Raumforderung – wirklich ein Tumor?).

- Die **korrekte Uringewinnung** ist für eine aussagekräftige bakteriologische Untersuchung essentiell.
  Nur folgende Techniken sind letztlich verwertbar:
  Mann: Mittelstrahlurin
  Frau: Katheterurin
  Bei Zweifel von Verunreinigungen: Blasenpunktionsurin. Auf diese Weise werden Fehler in der Diagnostik »Harnwegsinfekt« vermieden.

- Das **Urinsediment** gehört zur Basisdiagnostik. Es dient u. a. als Screening auf das Vorliegen von Tumoren, Steinen, Nephropathien etc. Stixbefunde sind durch ein Urinsediment zu überprüfen. Das Sediment ist immer nur im Zusammenhang mit Klinik und weiteren Untersuchungsbefunden aussagefähig.

- Aus Angst vor Schmerzen wird selbst bei **Makrohämaturie** oft die **Zystoskopie** unterlassen. Hinter jeder Makrohämaturie kann aber ein Blasentumor stecken, der zystoskopisch zu diagnostizieren ist. Die Sonographie ist (zu) oft falsch-negativ.

- Nur die **Clearanceuntersuchung** gibt ein verläßliches Bild der vorhandenen **Nierenleistung**. Der Kreatininwert wird erst ab einer Clearanceleistung von unter 50% pathologisch. Bei bestimmten urologischen Erkrankungen (z. B. neurogene Blasenentleerungsstörung) ist deshalb die alleinige Kreatininüberprüfung unzureichend.

- Vor der Anordnung von **Kontrastmitteluntersuchungen** (Urogramm, CT) muß die **Nierenleistung** (Kreatininwert reicht als Screening) überprüft werden; so werden schlechte Befunde, aber auch Niereninsuffizienzen durch KM verhindert.
  Weiterhin hat es selbstverständlich zu sein, eine Kontrastmittelallergie vorher auszuschließen (Anamnese!).

- **Instrumentelle urologische Röntgenuntersuchungen** (z. B. retrograde Harnleiterdarstellung) müssen unter operationsgemäßen **Sterilitätskriterien** durchgeführt werden. Dies gilt ebenfalls für jede korrekt durchgeführte Zystoskopie, um iatrogene Infektionen des Harntrakts zu vermeiden.

- Der **transurethrale Katheterismus** muß **steril** durchgeführt werden. Ferner ist jede Gewaltanwendung untersagt (Gefahr der Verletzung und letztlich der Urosepsis).

- Anstelle eines transurethralen **Dauerkatheters** muß immer die alternative Anlage eines **suprapubischen Blasenkatheters** durch den Urologen erwogen werden. Dies gilt vor allem bei Überwachungspatienten auf internistischen und operativen Intensivstationen! Nur so lassen sich Spätkomplikationen der Ausscheidungsbilanzierung per Harnableitung vermeiden; diese wären sonst: Harnröhrenstriktur (sehr häufig!) und Prostatitis bzw. chronische Harnwegsinfekte und auch Steine.

- **Tumormarker** sind wichtig zur Überwachung einer Tumorerkrankung, sie ersetzen aber nie die klinische Untersuchung zusammen mit adäquater instrumenteller Diagnostik.

Teil D

Urologische Therapie

Es gibt sowohl konservative als auch operative urologische Behandlungsverfahren. Diese umfassen dabei die Onkologie urologischer Tumoren einschließlich der Polychemotherapie und in Zusammenarbeit mit den Fachkollegen die Strahlentherapie. Weiterhin ist die organspezifische Psychosomatik ihr Arbeitsgebiet.
Operativ wird die offene Schnittoperation genauso wie die endoskopische Operation einschließlich der Laparoskopie durchgeführt. Selbstberührungsfreie Eingriffe wie die Stoßwellenlithotripsie sind möglich.
Auch funktionelle Therapien finden Anwendung, z. B. bei Blasenentleerungsstörungen.
Nach urologischer Therapie gehört die Überwachung in urologische Hand. Besonders die Tumornachsorge einschließlich der Entscheidung der adäquaten Behandlungsform bei Rezidiven (Op, Chemotherapie, Bestrahlung) erfordert aufgrund ihrer organ- und methodenspezifischen Besonderheiten die gesamte Breite der diagnostischen Möglichkeiten (z. B. kann eine Blasentumornachsorge nur durch eine Zystoskopie erfolgen). Weiterhin können Stoffwechselstörungen nach der Bildung von kontinenten Ersatzblasen beim Übersehen von Frühsymptomen zu lebensbedrohlichen Zuständen führen (Elektrolytentgleisung, Azidose, Hypovitaminose etc.).
Nach der Implantation von Stents z. B. müssen die möglichen Komplikationen einschließlich einer drohenden Sepsis rasch erkannt und unverzüglich zielgerichtet therapiert werden.

Die urologische Therapie umfaßt die operative aber auch konservative Behandlung des Patienten. Dabei spannt sich die konservative Tätigkeit bis zur Polychemotherapie aber auch organspezifischen psychosomatischen Behandlung.
Operationsverfahren können als Schnitteingriff aber auch endoskopisch durchgeführt werden. Ein Schwerpunkt ist die Nachsorge urologischer Tumoren, die aufgrund ihrer vielen Besonderheiten urologische Spezialkenntnisse erfordert.

1 Nierenentfernung (Nephrektomie)

1 Nierenentfernung (Nephrektomie)

Definition. Die Nephrektomie ist die operative Entfernung einer Niere. Es wird zwischen der unilateralen und der eher selteneren bilateralen Nephrektomie unterschieden. Darüber hinaus besteht z. B. bei malignen Erkrankungen die Möglichkeit der Ureteronephrektomie. ■

◄ **Definition**

Die **partielle Nephrektomie** kann als Heminephrektomie, Nierenteilresektion oder Polresektion z. B. bei lokalisierten Erkrankungen (Doppelnieren, Entzündungen, benignen Tumoren, Trauma, Zysten) in Erwägung gezogen werden.
Bei der **unilateralen Nephrektomie** müssen hierbei die Existenz und die Funktionstüchtigkeit der kontralateralen Niere berücksichtigt werden, um das Risiko einer möglichen Dialysepflichtigkeit des Patienten abzuschätzen. Diese Einschätzung ist besonders schwierig bei einer **notfallmäßigen Nephrektomie.**

Eine **partielle Nephrektomie** kann bei lokalisierten Erkrankungen (z. B. benigne Tumoren) indiziert sein.

Bei der **unilateralen Nephrektomie** muß immer die Funktionstüchtigkeit der kontralateralen Niere beachtet werden.

Indikationen. Schwere entzündliche Nierenveränderungen (z. B. Pyonephrose bei blockierendem Harnleiterstein oder eine emphysematöse Pyelonephritis mit multiplen Nierenrindenabszessen) mit Zeichen der Urosepsis sowie traumatische Nierenerkrankungen (schwere Nierenkontusion oder Nierenstielabriß) erfordern meist die umgehende Nephrektomie.
Hierbei fällt die Entscheidung zur Nephrektomie »leichter«, wenn zumindest ein Sonogramm (besser noch ein Urogramm – wenn der Patientenzustand dieses zuläßt –) eine funktionstüchtige kontralaterale Niere zeigt *(vgl. Kap. I).*
Die Grundkrankheiten, die eine Nephrektomie erforderlich machen können, zeigt ▤ D-**1**.

Indikationen Eine Nephrektomie muß unter Umständen notfallmäßig z. B. bei schwerer Urosepsis, Abszeßbildung oder bei Nierenverletzungen erfolgen.

Indikationen für eine geplante Nephrektomie zeigt ▤ D-**1**.

Relative Kontraindikationen sind Einnierigkeit und Gefahr einer miliar tuberkulösen oder septischen Streuung.

Relative Kontraindikationen. Die Nephrektomie ist nicht indiziert bei Patienten, die nur eine Niere haben (angeboren, operativ). Auch bei einer miliaren Streuung einer Tuberkulose verbietet sich die Nephrektomie, Ausnahmen sind jedoch lebensbedrohliche Zustände wie schwerstes Trauma, Tumor, Pyonephrose.

D-1: Mögliche Indikationen zur Nephrektomie

Grundkrankheit	Pathomechanismus	Operationsmethode
Infektionskrankheiten	Nierentuberkulose St. III	Totale Nephrektomie, unilateral
	Pyonephrose	Totale Nephrektomie, unilateral
	Xanthogranulomatöse Pyelonephritis	Totale Nephrektomie, unilateral
Funktionelle Dysregulationen	Renale Hypertonie bei Gefäßmißbildung	Totale Nephrektomie, unilateral
	Terminale Niereninsuffizienz/Transplantation	Totale Nephrektomie, bi- oder unilateral
Neoplastische Erkrankungen	Nierenbeckenkarzinom	Totale Ureteronephrektomie, unilateral
	Nierenkarzinom	Totale Nephrektomie, unilateral
Angeborene Erkrankungen	Nierenzysten	Nierenteilresektion, unilateral
	Doppelnieren	Heminephrektomie
	Hydronephrose	Totale Nephrektomie, unilateral
Traumatische Verletzungen	Nierenruptur	Nierenteilresektion, totale Nephrektomie, unilateral
	Nierenkontusion	Nierenteilresektion, unilateral

Diagnostik Bei einer geplanten Nephrektomie wird die Indikation nach einer geordneten Diagnostik gestellt. Eine **spezielle Diagnostik** vor einer möglichen Nephrektomie wird bei einer **funktionseingeschränkten Niere** und bei **Tumoren der Niere** insbesondere bei einer **Einzelniere** vorgenommen.
Die präoperative Diagnostik umfaßt je nach Grunderkrankung:
- Seitengetrennte Clearancemessung
- Bestimmung des Renin-Quotienten
- CT
- Arteriographie
- Retrogrades Ureteropyelogramm

Die Arteriographie ist zur operativen Planung bei einer **Einzelniere** unumgänglich. (Kenntnis über die Zahl der Nierenhauptarterien, Verlauf der Segmentarterien)

Zur **Technik** der Nephrektomie sowie zur Enukleation eines Nierentumors siehe D-**1** und D-**2**.

Diagnostik. Bei einer geplanten Nephrektomie wird die Indikation nach geordneter Diagnostik (Sonographie, Ausscheidungsurogramm und weiteren Untersuchungen entsprechend der Organveränderung s.u.) gestellt.
Bei **funktionseingeschränkter Niere** muß zusätzlich eine seitengetrennte Clearancemessung durchgeführt werden, wobei der Funktionsanteil der zu entfernenden Niere unter 20% liegen sollte (z.B. Schrumpfniere mit und ohne Nierensteine, Hydronephrose, hypoplastische Niere, multizystische Nierendegeneration, Nierentuberkulose).
Bei einer einseitigen Nierenschädigung mit noch nicht fixierter arterieller Hypertonie wird zusätzlich die Bestimmung des Renin-Quotienten (gesunde/erkrankte Niere) durchgeführt.
Bei **Tumoren des Nierenparenchyms** ist an zusätzlicher Diagnostik ein Computertomogramm erforderlich.
Diese Untersuchung ist bei **Tumoren des Nierenhohlsystemes** in der Regel entbehrlich, da zur Tumordarstellung insbesondere von kleineren Geschwülsten eine Hohlraumdiagnostik (retrogrades Ureteropyelogramm mit Urinlavage zur zytologischen Untersuchung, diagnostische Ureterorenoskopie mit P.E.) effektiver ist *(vgl. Kap. C)*.
Die o.g. Diagnostik muß bei einer tumortragenden **Einzelniere** noch um eine Arteriographie erweitert werden, da bei der operativen Planung eine genaue Kenntnis der arteriellen Gefäßversorgung (ein oder mehrere Nierenhauptarterien, Verlauf der Segmentarterien) unumgänglich ist.
Nur so kann das Ziel, geschädigte Nierenanteile unter weitgehender Erhaltung der Nierenfunktion zu resezieren oder zu enukleieren, erreicht werden.
Zur **Technik** der Nephrektomie sowie zur Enukleation eines Nierentumors siehe D-**1** und D-**2**.

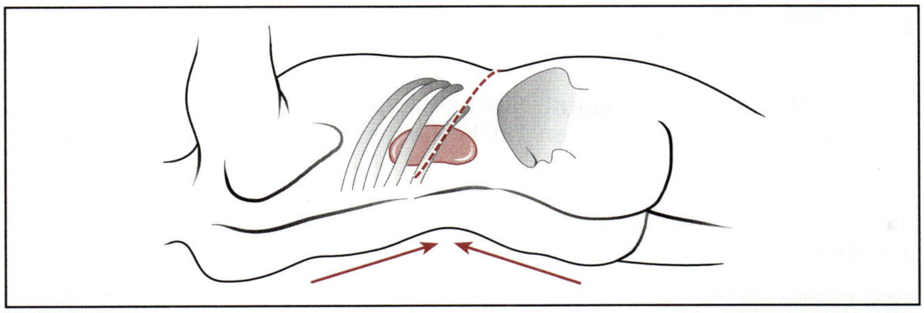

D-1: **Typische Seitenlagerung des Patienten zur Nephrektomie.** Über einen Flankenschnitt wird isoliert der Retroperitonealraum eröffnet.

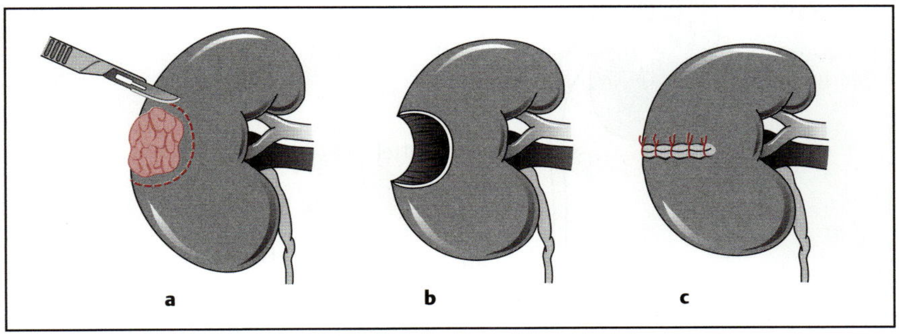

D-2: **Prinzip der Enukleation eines Nierentumors**

Komplikationen. Die wichtigsten Komplikationen bei der Nephrektomie sind:
- Blutverluste
- Postoperativer Ausfall der kontralateralen Niere
- Wundinfektion, Wundheilungsstörungen
- Verletzung von Nachbarorganen (Milz, Leber, Darm, Pleura, V. cava, Aorta)

Nach einer Nephrektomie kommt es innerhalb von einem Monat in Abhängigkeit vom Funktionsanteil der entfernten Niere zu einem Anstieg der Leistungsfähigkeit der verbliebenen Einzelniere um bis zu 20 %.
War die entfernte Niere deutlich in ihrer Funktion gemindert, so lag zum Zeitpunkt der Diagnosestellung schon meist eine Hyperplasie der kontralateralen Niere vor.

Komplikationen:
- Blutverluste
- Postoperativer Ausfall der kontralateralen Niere
- Wundinfektion, Wundheilungsstörungen
- Verletzung von Nachbarorganen (Milz, Leber, Darm, Pleura, V. cava, Aorta)

Die verbleibende Niere übernimmt einen Teil der Funktion durch eine Leistungssteigerung (bis zu 20 %).

Für die **versicherungsrechtliche Beurteilung** ist daher auch nicht der Nierenverlust an für sich, sondern die verbliebene Nierenfunktion von Bedeutung. Eine Minderung der Erwerbsfähigkeit (M.d.E.) bei der **Invaliditätsbemessung** besteht daher meist nur vorübergehend:
- Verlust einer Niere (Trauma, Entzündung) bei Gesundheit der anderen Niere (für meist 6 Monate) 25 %
- Verlust einer Niere (Tumor) bei Gesundheit der anderen Niere (in den ersten 5 Jahren) 60–100 %
- Dauerdialysebehandlung *(vgl. Kap. Q).* 100 %

Für die **versicherungsrechtliche Beurteilung** ist nicht der Nierenverlust an für sich, sondern die verbliebene Nierenfunktion von Bedeutung.

Der nicht tumorbedingte Verlust einer Niere wird mit einer M.d.E. von 25 % bewertet, eine Dauerdialysebehandlung hingegen mit 100 % M.d.E.

2 Plastische Operationen

In allen Abschnitten des Harntraktes können sowohl offene als auch endoskopische Operationsverfahren zur Verbesserung der Organfunktion angewendet werden.
Indikationen sind hauptsächlich Stenosen (Syn. D-1).

• **Kelchhalsstenosen** können zu Hydrokalices, rezidivierenden Flankenschmerzen, Entzündungen, Steinbildung und Parenchymdestruktionen führen.

• **Subpelvine Stenosen** können zu einer typischen Ballonierung des Nierenbeckens und der Kelche führen (D-3). Mittels Urogramm, Furosemid-Sonogramm, Isotopennephrogramm wird eine **dekompensierte** von einer **kompensierten** Form unterschieden. Eine operative Korrektur erfolgt durch eine **Nierenbeckenplastik** (D-3) oder eine **endoskopische Schlitzung** des pyeloureteralen Überganges.

2 Plastische Operationen

In allen Abschnitten des Harntraktes können sowohl offene als auch endoskopische Operationsverfahren zur Verbesserung der Organfunktion angewendet werden.

Indikationen. Indikationen sind hauptsächlich Stenosen in allen Bereichen des Harntraktes.

Synopsis D-**1: Typische Stenoselokalisationen**

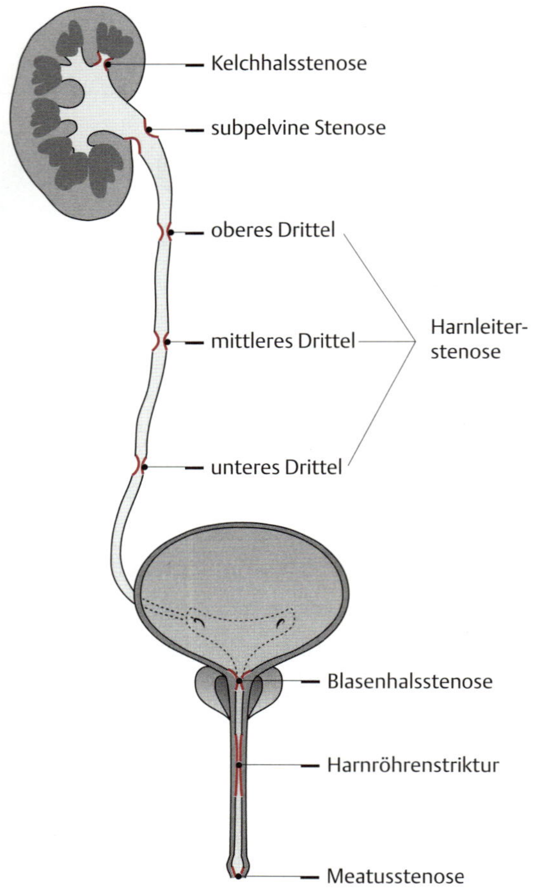

• **Kelchhalsstenosen** können zu Hydrokalices, rezidivierenden Flankenschmerzen, Entzündungen, Steinbildung und Nierenparenchymdestruktionen führen.
Je nach Ausmaß der sekundären Veränderungen, die mittels Sonogramm und Urogramm beurteilt werden, ist eine operative Korrektur indiziert (endoskopische Kelchhalsschlitzung ggf. mit Steinentfernung oder offene Nierenpolresektion).

• **Subpelvine Stenosen** können zu einer typischen massiven Ballonierung des Nierenbeckens und der Kelche führen (= dekompensierte Form; *siehe* D-**3**). Mittels Urogramm, Furosemid-Sonogramm, Isotopennephrogramm und eventuell einem Whitaker-Test (perkutane Perfusionsdruckmessung) wird eine **dekompensierte** von der meist **nicht korrekturbedürftigen kompensierten** Form unterschieden.
Eine operative Korrektur erfolgt mittels einer sog. **Nierenbeckenplastik** (D-**3**) oder in Einzelfällen auch einer **endoskopischen Schlitzung** des pyeloureteralen Überganges.

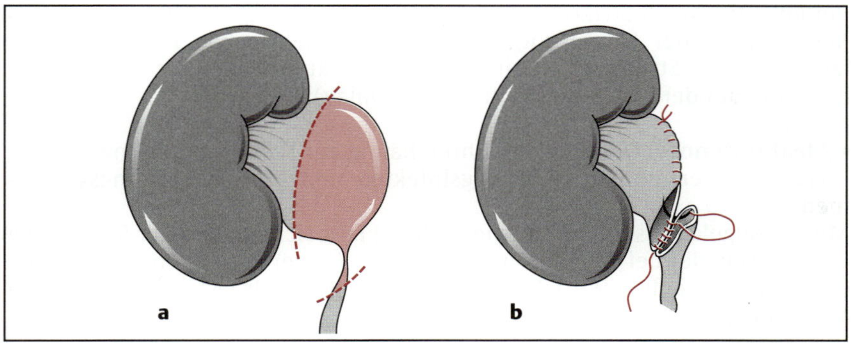

D-3: **Prinzip der Nierenbeckenplastik:** Entlang der markierten Linien **(a)** erfolgt die Resektion des Nierenbeckens und Durchtrennung des Harnleiters, welcher danach mit dem verkleinerten Nierenbecken reanastomosiert wird **(b)** (Technik n. Anderson-Hynes)

- **Harnleiterstenosen:** Bei noch ausreichend funktionstüchtiger Niere (> 20 % der Gesamtfunktion) erfolgt eine Korrektur:
- **Oberes Drittel:** modifizierte Nierenbeckenplastik
- **Mittleres Drittel:** End-zu-End-Anastomose, Harnleiterersatz durch ein Dünndarminterponat
- **Unteres Drittel:** Ureterneueinpflanzung (Psoas-hitch-Technik; D-**4**)

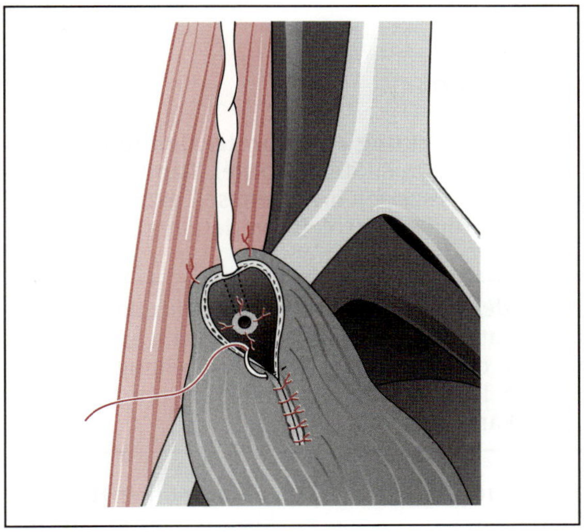

D-**4: Distaler Harnleitersatz mittels antirefluxiver Ureter-Harnblasenimplantation.** Die mobilisierte und nach oben gezogene Harnblase wird hierbei am M. psoas fixiert (sog. **Psoas-hitch-Technik).**

- **Vesikorenaler Reflux:** Kommt es trotz Langzeitantibiose zu einer Zunahme von refluxbedingten Nierenveränderungen (Kelchdestruktionen, Parenchymnarben), ist eine operative Korrektur indiziert.

Offene Operation:
- **Bei Kindern: Antirefluxplastik** nach Politano oder Lich-Gregoir. Prinzip: Verlängerung des intramuralen Harnleiterverlaufs
- **Bei Erwachsenen: Ureterneueinpflanzung** (Psoas-hitch-Technik; D-**4**)

- **Endoskopisch:** paraureterale Kollagenumspritzung

- **Blasenhalsstenose:** Diese Enge ist meist iatrogen bedingt (Zustand nach Prostatektomie). Therapeutisch erfolgt eine endoskopische Schlitzung des Blasenhalses.

- **Harnröhrenstriktur:** Vorangegangen sind meist ein Harnröhrenkatheterismus, eine transurethrale Operation oder eine Urethritis *(vgl. Kap. P).*

- **Harnleiterstenosen:** Voraussetzung einer Korrektur ist eine Nierenfunktion > 20 %:
- **Oberes Drittel:** modifizierte Nierenbeckenplastik
- **Mittleres Drittel:** End-zu-End-Anastomose, Harnleiterersatz.
- **Unteres Drittel:** Ureterneueinpflanzung (D-**4**)

- **Vesikorenaler Reflux:** Kommt es trotz Langzeitantibiose zu einer Zunahme refluxbedingter Nierenveränderungen, ist eine Operation indiziert.
- **Offene Operation**
  - Bei Kindern: **Antirefluxplastik** durch Verlängerung des intramuralen Harnleiterverlaufes.
  - **Bei Erwachsenen: Ureterneueinpflanzung** (D-4).
- **Endoskopisch:** paraureterale Kollagenumspritzung
- **Blasenhalsstenose:** endoskopische Schlitzung des Blasenhalses.

- **Harnröhrenstriktur:** endoskopische Schlitzung der Harnröhre. Bei rezidivierenden Strikturen ist meist eine offene Korrektur erforderlich.

Bei kurzstreckigen Strikturen wird eine endoskopische Schlitzung (mittels Messerchen oder Laser) vorgenommen. Bei mehrfachen Rezidiven oder langstreckigen Strikturen ist eine offene Korrektur (z.B. unter Verwendung der Vorhaut oder von Penisschafthaut als Onlay) erforderlich.

- **Meatusstenose:** Sie führen häufig zu Harnstromabschwächung, rezidivierenden Harnwegsinfekten und typischen Drangsymptomen.
Der vorhandene Schnürring wird dann geschlitzt.
Bei Frauen besteht ein behandlungsbedürftiger lokaler Östrogenmangel.

- **Meatusstenose:** Diese Engen führen häufig zur Harnstromabschwächung, rezidivierenden unteren Harnwegsinfekten und typischen Drangsymptomen.
Mittels Kugeldehnsonden (Bougie à Boule) läßt sich ein distaler Schnürring nachweisen, der bei 12 Uhr mit einem Skalpell oder speziellem Urethrotom (nach Otis) geschlitzt wird. Bei Frauen muß eine lokale Östrogenapplikation als Rezidivprophylaxe angeschlossen werden (lokaler Östrogenmangel).

3 Harnableitung

Vom Nierenkelchhals bis zum Meatus urethrae kann es zu den in Syn. D-**1** abgebildeten Harnabflußstörungen kommen.

3 Harnableitung

Vom Nierenkelchhals bis hinunter zum Meatus urethrae kann es zu vielfältigen Störungen des Harnabflusses kommen *(siehe* Syn. D-**1**). Die häufigste Form ist der Harnverhalt bei Prostatahyperplasie. In diesem Beispiel wie auch allgemein besteht die Therapie in der Sicherstellung einer Harnableitung.

3.1 Oberer Harntrakt

3.1.1 Temporäre Harnableitung

Sie wird gewählt zur **Überbrückung eines ureteralen Abflußhindernisses** (z.B. Stein, Koagel, Tumor, retroperitoneale Fibrose).

3.1 Oberer Harntrakt

3.1.1 Temporäre Harnableitung

Diese Form wird gewählt zur **Überbrückung eines ureteralen Abflußhindernisses.** Hierzu zählen intrinsische (z.B. Stein, Koagel, Papillennekrose, Tumor) und extrinsische Prozesse (subpelvine Stenose, extraureteraler Tumor, retroperitoneale Fibrose, iatrogene Harnleiterverletzung).

Merke ▶

Merke. Durch Entlastung des »gestauten« oberen Harntraktes (z.B. nach Anlage eines Harnröhrenkatheters bei Harnverhalt) kann es zur sog. **Entlastungspolyurie** kommen, die eine intensive Überwachung mit i.v. Substitution von Flüssigkeit (z.T. > 10 l/die) und Elektrolyten (Na^+, K^+, Ca^{++}, Cl^-) erforderlich machen kann.

Eine temporäre Harnableitung kann retrograd durch Einlage einer **Harnleiterschiene** (D-**5**) oder antegrad durch eine **perkutane Nephrostomie** erfolgen (D-**6**).

Eine temporäre Harnableitung kann retrograd durch Einlage einer **Harnleiterschiene** (D-**5**) oder antegrad durch eine **perkutane Nephrostomie** (D-**6**) erfolgen.

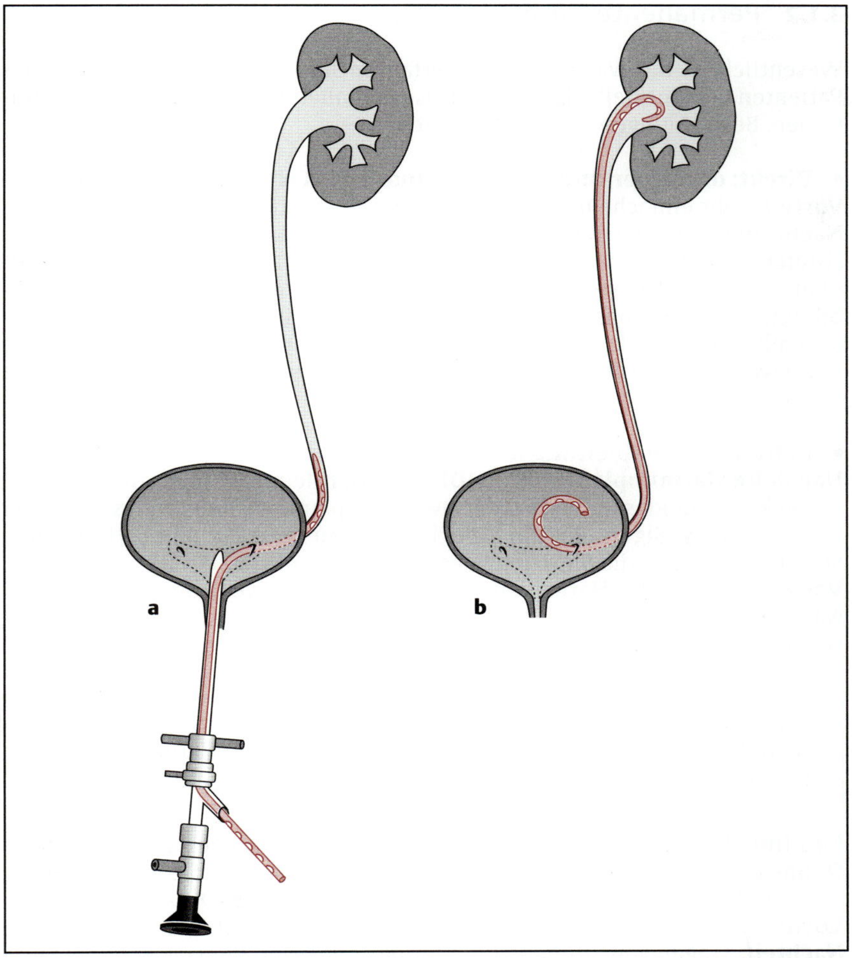

D-**5: Temporäre Harnableitung durch Einlegen einer Harnleiterschiene.** Über das eingelegte Arbeitszystoskop **a** wird die Doppel-J-Schiene in den Harnleiter geschoben. Nach Entfernung des Instrumentes **b bleibt die Schiene mit ihren beiden »J«-förmigen Enden aufgerollt in Nierenbecken und Blase liegen und schient dadurch den Harnleiter.**

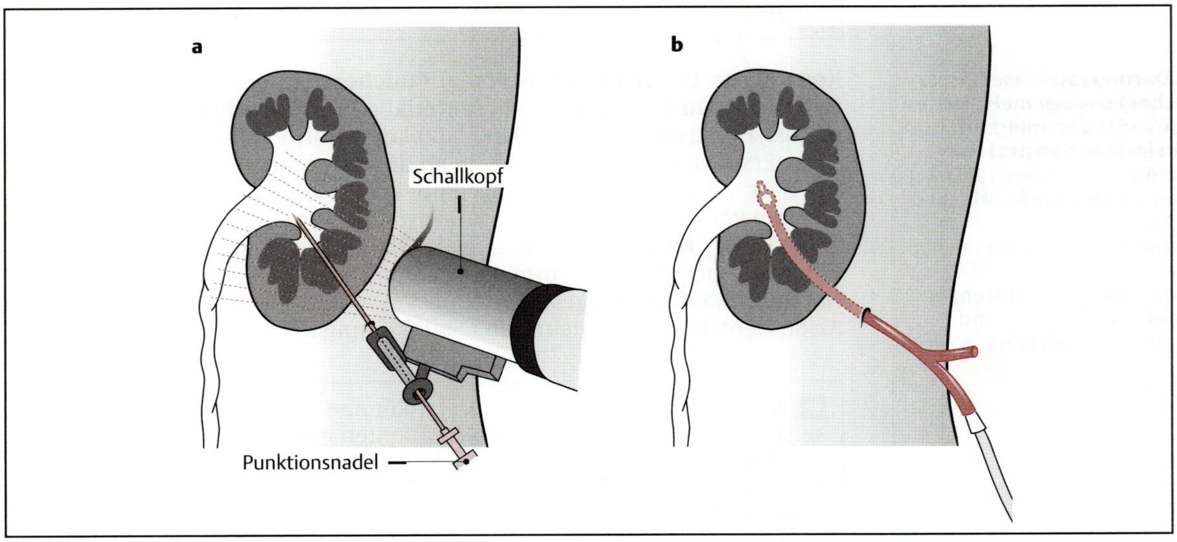

D-**6: Anlage einer perkutanen Nephrostomie:** Mittels sonographiegesteuerter Punktion **a** wird ein Führungsdraht ins Nierenhohlsystem vorgeschoben und nach Aufdehnung des Stichkanales ein Nephrostomiekatheter eingebracht **b.**

3.1.2 Permanente Harnableitung

Eine **permanente Harnableitung** des oberen Harntraktes kann **direkt** z. B. durch die perkutane Nephrostomie oder eine Ureterhautfistel erfolgen.
Nachteile: ständiger Katheterwechsel, zwei Schläuche oder Beutel sind dem Patienten kaum zumutbar, erhöhte Infektionsgefahr und Stomastenose der Ureterhautfistel.

Indirekt kann die Harnableitung in Darmabschnitte erfolgen.
Harnleiterdarmimplantation (HDI): Die Harnleiter werden in das Rektosigmoid implantiert (D-**7b**).
Vorteil: kontinente Harnableitung.
Nachteile: rezidivierende Pyelonephritiden, Urinresorption (Folge: hyperchlorämische, hypokaliämische Azidose).

Merke ▶

Das **Conduit** besteht aus Dünn- oder Dickdarm und nimmt an der oralen Seite die Ureteren auf und mündet mit der aboralen Seite mit einem »nassen« Stoma (D-**7a**).
Vorteil: geringeres Pyelonephritisrisiko als bei HDI.
Nachteil: Tragen von Stomabeuteln infolge Urininkontinenz.
Merke ▶

Kontinente Darmersatzblase: Ersatzblasen **(Pouches)** werden meist aus Dünndarm gebildet und speichern Urin. Sie können beim Mann an die Harnröhre angeschlossen werden. (D-**7c**), sonst münden sie über ein kontinentes, »trockenes« Stoma.
Vorteile: Harnkontinenz, ureteraler Refluxschutz.
Nachteile: Malabsorptionsstörungen, Azidoseentstehung, Schleim- und Steinbildung in der Ersatzblase.

Merke ▶

3.1.2 Permanente Harnableitung

Wesentlich für die Wahl eines der Verfahren sind der Allgemeinzustand des Patienten und spezielle anatomische Gegebenheiten (abdominale Voroperationen, Bestrahlungen, Darmerkrankungen).

- **Direkt: durch perkutane Nephrostomien (PCN) oder Ureterhautfisteln**

Vorteil: Sehr einfache und schnelle Operationsmethode:
Nachteile: ständiger Kathetherwechsel, zwei Schläuche (PCN) oder Beutel (Ureterhautfisteln) sind dem Patienten psychosozial kaum zuzumuten. Darüber hinaus bestehen eine erhöhte Infektionsgefahr und die Gefahr der Ausbildung einer Stomastenose bei Ureterhautfisteln. Ureterhautfisteln sind deshalb weitgehend verlassen worden. Die PCN wird als definitive Methode nur gewählt im Terminal-Stadium bzw. bei einseitiger Ableitung, wenn die zweite Niere funktionslos ist oder bereits fehlt.

- **Indirekt: Harnableitung in Darmabschnitte**

Harnleiterdarmimplantation (HDI): Die Harnleiter werden am Übergang des Rektosigmoides in die Dickdarmwand implantiert, neuerdings z. T. unter Bildung eines Sigma-Rektum-Pouches. Voraussetzung einer Harn- und Stuhlkontinenz ist die Suffizienz des Analsphinkters (D-**7b**).
Vorteile: kontinente Harnableitung, geringer operativer Aufwand.
Nachteile: rezidivierende Pyelonephritiden, Urinresorption (Ausbildung schwerer **hyperchlorämischer, hypokaliämischer Azidosen**).

> ▶ ***Merke.*** Bei der HDI kann es durch Urinresorption zur hyperchlorämischen, hypokaliämischen Azidose kommen, der durch Harnalkalisierung vorgebeugt werden muß.

Conduit: Die Harnleiter werden in ein ca. 15 cm langes ausgeschaltetes Dünn- oder Dickdarmsegment implantiert, welches als nicht kontinentes, »nasses« Urinstoma am Unterbauch ausgeleitet wird (D-**7a**).
Vorteil: geringeres Pyelonephritisrisiko im Vergleich zur HDI.
Nachteil: Tragen von Stomabeuteln infolge der Urininkontinenz.

> ▶ ***Merke.*** Das Ileum-Conduit ist die häufigste Form der permanenten Harnableitung. Die sogenannten Pouches werden jedoch damit dank verbesserter Op-Techniken zunehmend öfter gebildet.

Kontinente Darmersatzblase (sog. Pouches): Von 60–80 cm Dünn- (und Dickdarm-) anteilen, die antimesenterial eröffnet werden, wird eine Darmplatte genäht, aus der dann die Ersatzblase geformt wird.
Diese Ersatzblase kann beim Mann an die Harnröhre anastomosiert werden (D-**7c**). Ansonsten erfolgt die Entleerung mittels Einmalkatheterismus über ein kontinentes, »trockenes« Urinstoma. Auch bei Frauen kann in geeigneten Fällen der Pouchanschluß an die Harnröhre erfolgen.
Vorteile: Harnkontinenz, ureteraler Refluxschutz.
Nachteile: aufwendigeres Operationsverfahren, Malabsorptionsstörungen, Azidoseentstehung, Schleim- und Steinbildung in der Ersatzblase.

> ▶ ***Merke.*** Kontinente Ersatzblasen können zu erheblichen Stoffwechselstörungen führen, weshalb die Patienten engmaschig nachuntersucht werden müssen. Als Spätfolgen können nach Jahren **Malignome in Ersatzblasen** auftreten.

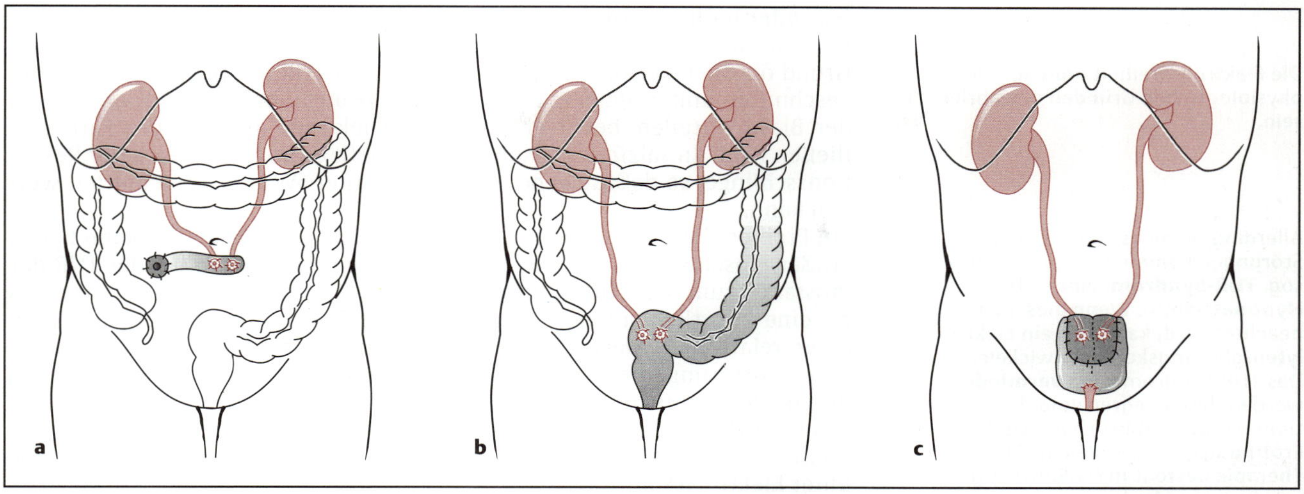

D-7: **Permanente Harnableitung in Darmsegmente: a** Ileum-Conduit, **b** Harnleiterdarmimplantation, **c** kontinente Ileumersatzblase

3.2 Unterer Harntrakt

Harnabflußstörungen im unteren Harntrakt (z.B. Harnverhalt bei Prostatahyperplasie) können **transurethral** mittels Einmal- oder Dauerkatheter sowie **suprapubisch** über einen Fistelkatheter vorübergehend behandelt werden. Die zur Harnabflußstörung führende Ursache (z.B. Prostatahyperplasie, neurogene Blasenentleerungsstörung) wird hierdurch nicht beseitigt *(vgl. Kap. C).*

3.2 Unterer Harntrakt

Harnabflußstörungen im unteren Harntrakt können durch eine **transurethrale** oder **suprapubische** Kathetereinlage vorübergehend behandelt werden.

4 Endoskopische Eingriffe

Durch eine Miniaturisierung des endoskopischen Instrumentariums können heute diagnostische und operative Eingriffe **transurethral** im Bereich von Harnröhre, Blase, Harnleiter und Nierenhohlsystem durchgeführt werden.

- **Harnröhre:** Über ein spezielles Zystoskop können unter Sicht Harnröhrenengen mit einem festen Messer oder unter Einsatz eines Lasers geschlitzt werden. Im Bereich des Blasenhalses wird bei einer narbigen Enge (sog. **Sphinktersklerose)** oder bei einer kleinen, aber obstruktiv wirksamen Prostata (< 15 ml Gesamtvolumen) eine Blasenhalsinzision bei 5 und 7 oder 6 Uhr vorgenommen.

- **Prostatahyperplasie:**

Transurethrale Resektion (TUR): Mit einem modifizierten Instrument (sog. Resektoskop, C-**35**) können z.B. Prostataadenome und Blasentumoren endoskopisch entfernt werden = sog. **TUR** (transurethrale Resektion). Inzwischen werden über 90% dieser Erkrankungen standardmäßig mittels TUR operiert. Auch hierfür bedarf es einer speziellen operativen Ausbildung, die der Urologe erhält. Schnittoperationen bei diesen Indikationen sind die Ausnahme geworden. Allerdings müssen dabei folgende Besonderheiten beachtet werden: Während die Zystoskopie mit physiologischer Kochsalzlösung als Spülflüssigkeit auskommt, muß diese bei der TUR **elektrolytfrei** sein. Damit jedoch keine Hämolyse bei Kontakt der Spülflüssigkeit mit anresezierten Gefäßen (vor allem Venen) entsteht, muß die TUR-Spüllösung

4 Endoskopische Eingriffe

Mit Hilfe spezieller Endoskope können diagnostische und operative Eingriffe **transurethral** in allen Harnabschnitten durchgeführt werden.

- **Harnröhre:** Harnröhren- und Blasenhalsengen **(Sphinktersklerose)** können endoskopisch geschlitzt werden.

- **Prostatahyperplasie**

Transurethrale Resektion (TUR)
Transurethral kann mit einem Resektoskop (C-**35**) eine Resektion von Prostata und Blase erfolgen.

Bei der **TUR** ist zu beachten, daß eine **elektrolytfreie, isoosmolare Spüllösung** benutzt wird, damit es nicht zu einer Hämolyse an traumatisierten Gefäßen kommt.

Die Elektrolytfreiheit muß aus elektrophysiologischen Gründen gewährleistet sein.

iso- oder halbisoosmolar sein. Man bedient sich dazu meistens einer sterilen Mannit-Sorbit-Lösung, die keine Salze enthält.
Grund für die Elektrolytfreiheit ist, daß bei der TUR mit Hochfrequenzstrom geschnitten und koaguliert wird. Eine Salzlösung würde den Strom diffus in der Blase verteilen, bevor er zur Negativelektrode am Bein des Patienten fließen kann. In salzfreier Lösung jedoch fließt er nur im Bereich der Resektionsschlinge, so daß Gewebe damit auch unter »Wasser« geschnitten werden kann.

Allerdings kann es zu speziellen Störungen kommen, vor allem zum sog. **TUR-Syndrom**, einer iatrogenen **Hyponatriämie**. Wenn dies nicht beachtet wird, kann sich ein Elektrolytentgleisungskoma entwickeln.
Das TUR-Syndrom kann **vermieden** werden durch Begrenzung der Resektionszeit bzw. Abbruch der Op bei der Eröffnung größerer Venen. Die Therapie besteht in Na-Substitution und Furosemidgabe.

Ein Problem hat jedoch die Salzfreiheit der TUR-Spüllösung: Es kann bei zu großer Einschwemmung über eröffnete Venen – vor allem bei der TUR der Prostata – zum sog. **TUR-Syndrom** kommen. Dies ist letztlich nichts anderes als eine künstlich erzeugte **Hyponatriämie** (< 120 mmol/l), begleitet von einer relativen Hypervolämie, wodurch an den elektrischen Membranen Potentialstörungen entstehen. Das TUR-Syndrom kann **vermieden** werden durch eine Begrenzung der Resektionszeit – und damit der Na-freien Spüllösung – auf ca. 1 Stunde bzw. durch Abbruch der Operation bei der Eröffnung großer Venen. Die Therapie besteht aus Natriumzufuhr und Furosemidgabe unter Elektrolytkontrolle.
Die **Symptome** des TUR-Syndroms sind Hypertonie, Anstieg des ZVD, Unruhe, Angst, Krämpfe, Rhythmusstörungen, selten Hämolyse, im schlimmsten Fall sogar Koma. Sie sistieren nach Beginn der Therapie rasch. In letzter Zeit werden Versuche unternommen, mittels Laseranwendung oder mittels Kurz- bzw. Mikrowelle Prostataadenome zu behandeln. Spezielle Instrumentarien sind hierfür notwendig. Der Stellenwert dieser neuen Techniken ist derzeit noch nicht endgültig festgelegt. *Vgl. hierzu Kap. G Tumoren.*

Merke ▶

▶ ***Merke.*** Das Ausmaß der Harnröhrenobstruktion bedingt die Indikation zur Operation. **Die Größe der Prostata bedingt die Wahl des Operationsverfahrens** (< 70 ml Prostatavolumen: transurethral, > 70 ml offene Enukleation; D-**8**).

Prinzip der TUR: Die Anwendung von Hochfrequenzstrom, der über eine im Endoskop verlaufende Schlinge appliziert wird, ermöglicht die **TUR** der Prostata. Hierzu wird eine elektrolytfreie Spüllösung benutzt (D-**8a, b**).

Prinzip der transurethralen Resektion (TUR): Durch die Verwendung von Hochfrequenzstrom, der über eine im Endoskop verlaufende Schlinge appliziert wird, kann je nach Stromqualität Gewebe geschnitten oder koaguliert werden. Hierzu wird eine nicht leitfähige Spüllösung (d.h. elektrolytfrei; Urin muß ausgespült werden) benutzt (D-**8a, b**).

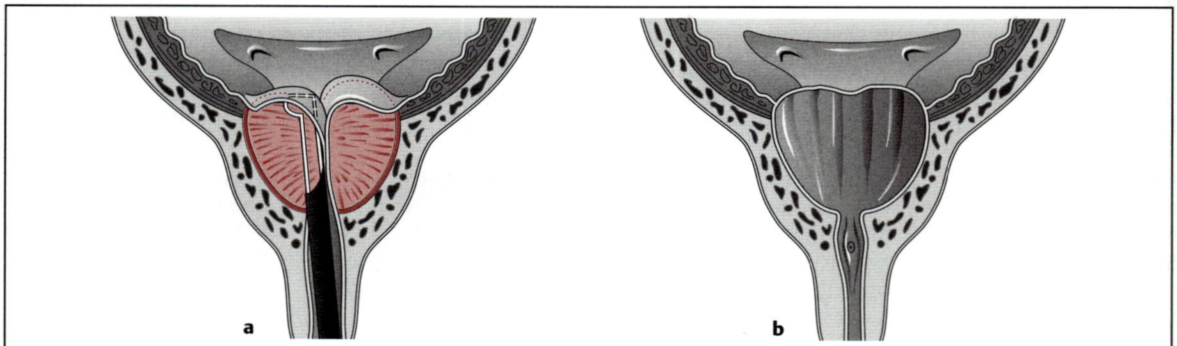

D-**8: Prinzip der transurethralen Prostataresektion.** Mittels Hochfrequenzstrom wird das Adenom **a** ausreseziert, bis sich eine kugelige, auf die chirurgische Kapsel reichende Wundhöhle ergibt **b**, die vom Blasenhals bis zum Colliculus seminalis reicht.

Frühkomplikationen: Perforationen der Prostatakapsel, Verletzungen von Blase, Harnleiterostien und externem Sphinkter (cave: Inkontinenz), das **TUR-Syndrom** und die Blutung.
Spätkomplikationen: Harnröhrenstriktur, Harninkontinenz, Infektionen des Urogenitaltraktes und die retrograde Ejakulation.

Frühkomplikationen: Perforation der chirurgischen Kapsel, Verletzung von Blase, Harnleiterostien und externem Sphinkter (cave: Inkontinenz), **TUR-Syndrom** (übermäßige Aufnahme von elektrolytfreier Spüllösung in die Blutbahn führt über eine Hypervolämie und Hyponatriämie zum Lungenödem und zum Schock), Blutung.
Spätkomplikationen: Harnröhrenstriktur und Blasenhalssklerose, **Harninkontinenz,** Harnwegsinfektion und Epididymitis, Adenomrezidiv (bei unvollständiger Resektion) und retrograde Ejakulation.

• **Blasentumoren:** Die Resektion von gestielten oder breitbasigen Tumoren erfolgt technisch wie bei der Prostataresektion. Nach vollständiger Resektion des Tumors werden zusätzlich Gewebeproben vom Resektionsgrund und -rand zur genaueren Bestimmung des Tumorstadiums entnommen. **Hauptkomplikationen** sind die **Blasenperforation** und die **Nachblutung.**

• **Blasensteine und Fremdkörper:** Können diese von der Größe her nicht direkt extrahiert werden, besteht die Möglichkeit der transurethralen Zertrümmerung oder der offenen Entfernung über eine Sectio alta.

• **Harnleiterspiegelung:** Mittels kleinlumiger und entsprechend langer Endoskope kann das Lumen des Harnleiters bis hinauf zum Nierenbecken und den Kelchen inspiziert werden. Mit feinen Zangen, Schlingen und Drahtkörbchen können Harnleitersteine gefaßt und über Ultraschall-, elektrohydraulische oder Lasersonden im Harnleiter zertrümmert werden.
Teile dieses Instrumentariums eignen sich auch zur Gewinnung von Gewebeproben oder zur Koagulation von Harnleitertumoren. Die diagnostischen und therapeutischen Möglichkeiten im Nierenhohlsystem sind allerdings noch sehr begrenzt.
Komplikationen: Blutungen, Harnleiterperforation bis hin zum Harnleiterabriß.

• **Blasentumoren:** Die Resektion von Blasentumoren erfolgt technisch wie bei der Prostataresektion. **Hauptkomplikationen** sind die **Blasenperforation** und **Nachblutung.**

• **Blasensteine und Fremdkörper:** Können diese nicht extrahiert werden, können sie transurethral zertrümmert oder offen entfernt werden.

• **Harnleiterspiegelung (Ureterorenoskopie):** Mit kleinlumigen Endoskopen kann das Harnleiterlumen inspiziert werden. Unter Verwendung von Zangen, Schlingen etc. können die Harnleitersteine gefaßt und elektrohydraulisch oder durch Laser im Harnleiter zertrümmert werden. Auch können Gewebeproben entnommen und Tumoren koaguliert werden. **Komplikationen:** Blutungen, Harnleiterperforation und -abriß.

5 Steinentfernungen

Hier sei zu den Techniken der Steinextraktion bzw. -entfernung einschließlich der extrakorporalen Stoßwellenlithotripsie (ESWL) auf das *Kapitel H, Urolithiasis* verwiesen.

5 Steinentfernungen

Zur Diagnostik und Therapie der Urolithiasis siehe *Kapitel H, Urolithiasis.*

Essentials

- Bei der **Nierenfunktionsüberprüfung** müssen beide Nieren getrennt untersucht werden.

- Die urologische Therapie ist nicht nur konservativ, sondern auch operativ. Sie umfaßt dabei die **Onkologie urologischer Tumoren** einschließlich der Polychemotherapie und in Zusammenarbeit mit den Fachkollegen die Strahlentherapie. Weiterhin ist die **organspezifische Psychosomatik** ihr Arbeitsgebiet.
  Operativ wird die **offene Schnittoperation** genauso wie die **endoskopische Operation** einschließlich der Laparoskopie durchgeführt. Selbst berührungsfreie Eingriffe wie die **ESWL** sind möglich.
  Weiterhin führt die Urologie auch **funktionelle Therapien** durch, z. B. bei Blasenentleerungsstörungen.

- Urologischer Therapie sollte eine fachurologische Nachbehandlung folgen. Die **Tumornachsorge** einschließlich der Entscheidung der adäquaten Behandlungsform bei Rezidiven (Op, Chemotherapie, Bestrahlung) erfordert die gesamte Breite der diagnostischen Möglichkeiten (z. B. kann eine Blasentumornachsorge nur durch eine Zystoskopie erfolgen). Weiterhin können Stoffwechselstörungen nach der Bildung von kontinenten Ersatzblasen beim Übersehen von Frühsymptomen zu lebensbedrohlichen Zuständen führen (Elektrolytentgleisung, Azidose, Hypovitaminose etc.).
  Nach der **Implantation von Fremdmaterial** (z. B. Stents) müssen die möglichen Komplikationen einschließlich Sepsis rasch erkannt und unverzüglich zielgerichtet therapiert werden können.

◄ **Essentials**

Teil E

Fehlbildungen

1 Nierenanomalien

An der Niere zeigen sich **kongenitale Mißbildungen häufiger als an jedem anderen Organsystem**. Sie sind teilweise mit anderen Mißbildungen vergesellschaftet, z. B. Nierenagenesie, -ektopie und -malrotation mit kongenitaler Skoliose und Kyphose, Hufeisennieren mit dem Turner-Syndrom, Nierenzysten mit dem Hippel-Lindau-Syndrom.
Nicht jede Mißbildung des Harntraktes ist pathologisch (z. B. Doppelniere), aber viele bergen hohe Risiken für Infektionen und spätere Niereninsuffizienz mit sich (z. B. Reflux, Blasenekstrophie, MMC, Harnröhrenklappe etc.), die in ihrer Wertigkeit richtig diagnostiziert und eingeschätzt sowie folgerichtig therapiert werden müssen, wozu oft operative Maßnahmen gehören.

1 Nierenanomalien

An der Niere zeigen sich **kongenitale Mißbildungen häufiger als an jedem anderen Organsystem**. Sie sind teilweise mit anderen Mißbildungen vergesellschaftet.
Nicht jede Mißbildung ist pathologisch (z. B. Doppelniere). Viele bergen hohe Risiken für Infektionen und spätere Niereninsuffizienz in sich.

1.1 Numerische Anomalien

Das Fehlen einer (nie symptomatisch) oder – extrem selten – beider Nieren wird als **Nierenagenesie** bezeichnet. Zum Nachweis einer einseitigen Agenesie, die sich z. T. nur schwer von einer einseitigen Nierenhypoplasie unterscheiden läßt, dienen die Renosonographie und das Ausscheidungsurogramm.
Mit Hilfe der Zystoskopie kann ein Ausschluß über eine Harnleiterostienanlage geführt werden. Gleichzeitig besteht die Möglichkeit, bei einem Ostiennachweis zur Darstellung des Harnleiters bzw. des Nierenhohlsystems ein retrogrades Ureteropyelogramm anzufertigen.
Überzahl: Der Nachweis einer dritten Niere ist sehr selten. Abzugrenzen sind dagegen Doppelnieren (= eine Niere mit zwei Nierenbecken; E-**1**).

1.1 Numerische Anomalien

Das Fehlen einer (nie symptomatisch) oder – extrem selten – beider Nieren wird als **Nierenagenesie** bezeichnet. Zum Nachweis der einseitigen Agenesie dienen die Sonographie und das Urogramm.

Überzahl: Der Nachweis einer dritten Niere ist sehr selten. Abzugrenzen sind Doppelnieren (Niere mit 2 Nierenbecken; E-**1**).

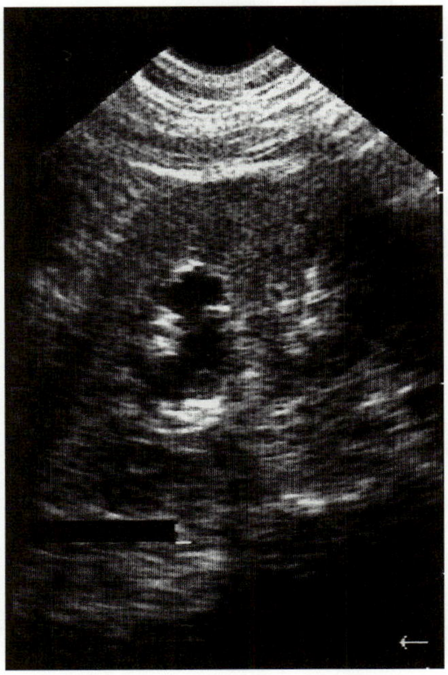

E-**1**: **Doppelniere mit Aufstau eines der beiden Nierenbeckenkelchsysteme** durch Stein im kranialen Teil des Ureter fissus (Sonogramm).

1.2 Formanomalien

Verschmelzungsnieren: Die **Hufeisenniere** ist die häufigste Form einer Verschmelzungsniere. Beide Nierenunterpole sind durch eine Gewebebrücke verbunden (E-**2**).

1.2 Formanomalien

Verschmelzungsnieren: Die **Hufeisenniere** ist die **häufigste Form.** Im Bereich der Nierenunterpole ist eine mehr oder weniger starke Gewebebrücke ausgebildet. Infolge der unzureichenden Rotation (Malrotation) zeigen die Nierenbecken nach ventral (E-**2**).

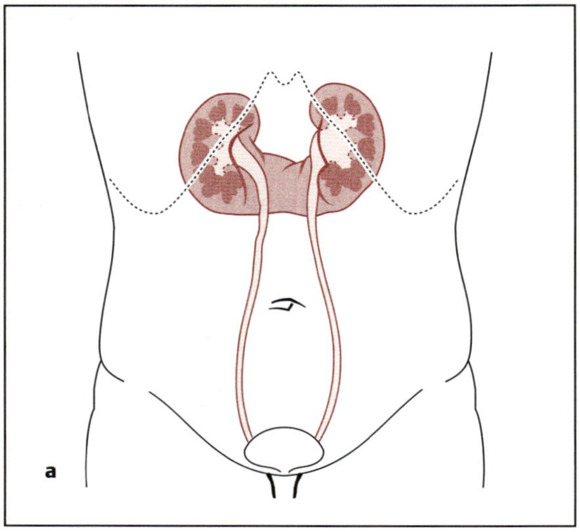

a Schematische Darstellung

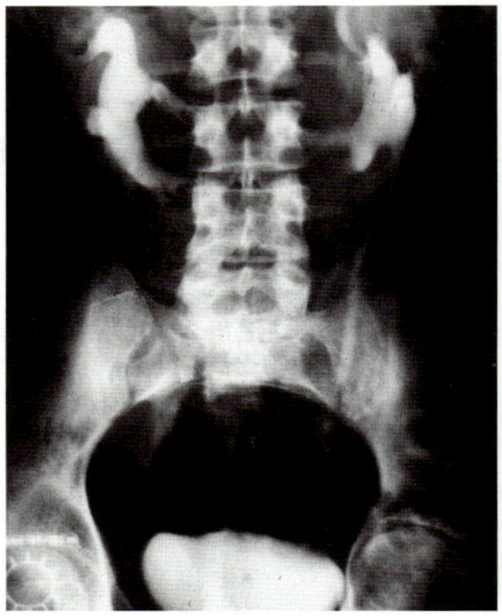

b mit Nierenbeckenstein links aufgrund gestörter Abflußverhältnisse

E-**2: Hufeisennieren**

1.3 Lageanomalien

Die **häufigste Form** einer Nierenlageanomalie ist die **Malrotation** (Nierenbecken liegt noch ventral).

1.3 Lageanomalien

Die **häufigste Form** einer Nierenlageanomalie ist die **Malrotation** (= inkomplette Rotation), d. h., das Nierenbecken liegt noch ventral (meist asymptomatisch).

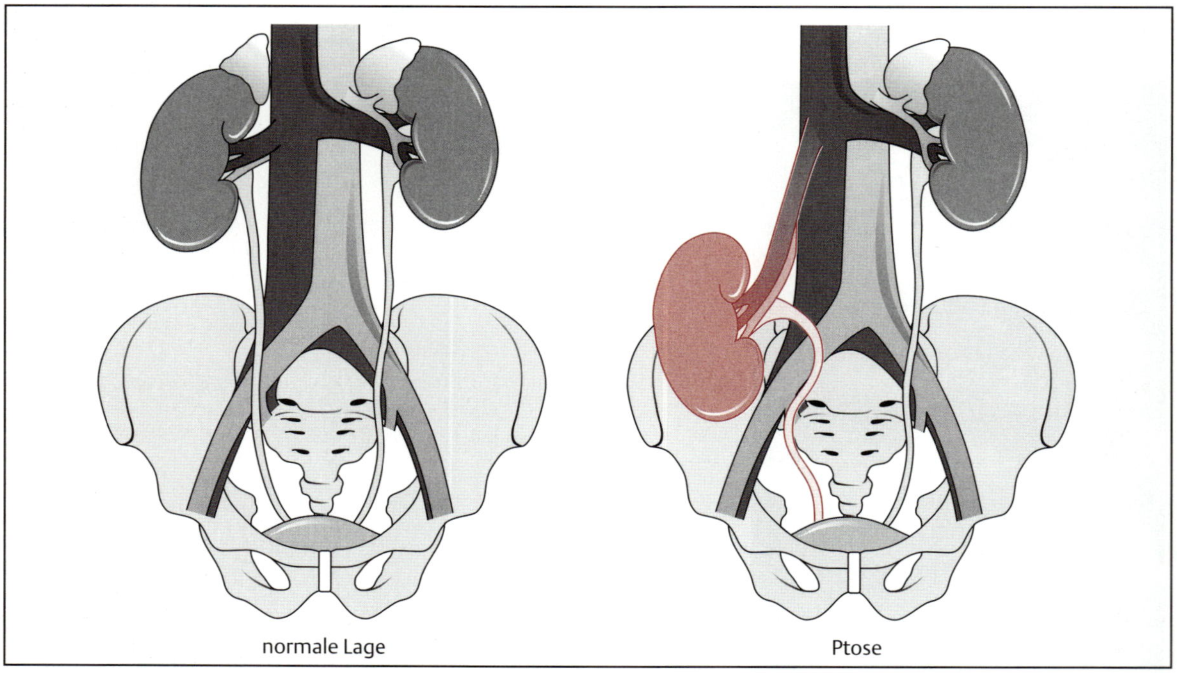

E-**3: Nephroptose**

Seltener sind **ektope Nieren** (thorakale Niere oder Beckenniere). Durch ein Urogramm (mit Aufnahmen im Liegen und Stehen) können kaudal verlagerte Nieren gegenüber einer **Nephroptose** (E-**3**) (= normale Nierenlage im Liegen mit jedoch abnormem Absinken im Stehen, d. h. ein Tiefertreten um mehr als eine Wirbelkörperhöhe) abgegrenzt werden.
Beide Harnleiter verlaufen ventral über die Parenchymbrücke. Hierdurch können sich subpelvine Stenosen, Harnwegsinfekte und Harnsteine ausbilden, die über die entsprechenden Symptome zur Diagnose führen (typische radiologische Zeichen im Urogramm: nach kranial divergierende Nierenachsen, Brückenkelche).
Neben einer Infekt- und Steinsanierung kommt als Therapie bei entsprechender Klinik eine Brückendurchtrennung in Frage. Seltener finden sich **unilaterale Verschmelzungsnieren** (meist asymptomatisch), d. h., eine Niere ist zur Gegenseite gewandert (= gekreuzte Dystopie; *vgl.* E-**4**).

Ektope Nieren mit thorakaler oder Beckenlage sind selten.
Bei der **Nephroptose** (E-**3**) sinkt die im Liegen normal gelagerte Niere beim Stehen um mehr als eine Wirbelkörperhöhe ab.
Beide Harnleiter verlaufen ventral über die Parenchymbrücke. Dies begünstigt die Entstehung subpelviner Stenosen, von Harnwegsinfekten und Harnsteinen.

Seltener finden sich **unilaterale Verschmelzungsnieren** (meist asymptomatisch), d. h. eine Niere ist zur Gegenseite gewandert (= **gekreuzte Dystopie,** *vgl.* E-**4**).

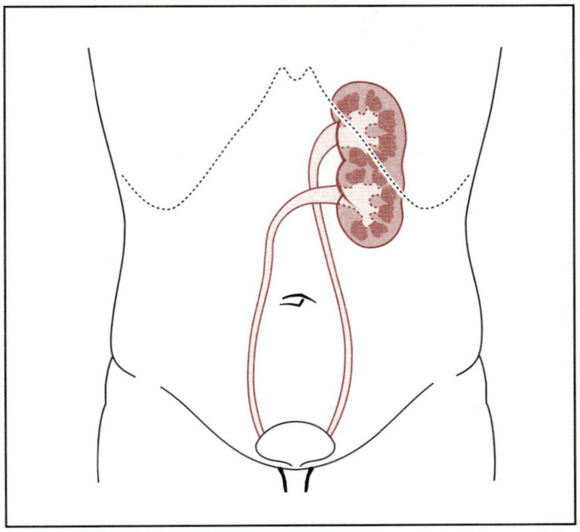

E-**4: Unilaterale Verschmelzungsniere mit gekreuzten Harnleitern** (gekreuzte Dystopie).

- **Nierenhypoplasie:** Eine Nierenhypoplasie bezeichnet eine kleine bzw. Zwergniere **mit normalem Hohlsystem**. Im Gegensatz zu den narbigen Veränderungen bei der einseitigen Schrumpfniere. Einseitig ist die Veränderung meist asymptomatisch und wird häufig als sonographischer Zufallsbefund entdeckt.
Das beidseitige Vorliegen ist infolge der fortschreitenden Niereninsuffizienz meist früh symptomatisch.

- Eine **Nierenhypoplasie** bezeichnet eine kleine bzw. Zwergniere **mit normalem Hohlsystem.**
Einseitig ist die Hypoplasie meist asymptomatisch, beidseits infolge fortschreitender Niereninsuffizienz frühsymptomatisch.

- **Nierendysplasie:** Von der Hypoplasie muß die Nierendysplasie abgegrenzt werden (kleine Niere mit schmalem Parenchymsaum, aber **verplumpten Kelchen)**. Histologisch finden sich nur bei dieser Form Knorpelzellen und primitive Tubuli.

- Als **Nierendysplasie** bezeichnet man eine kleine Niere mit schmalem Parenchym, aber **verplumpten Kelchen.**

Merke. Die Nierenhypo- als auch -dysplasie läßt sich z. T. kaum von einer Schrumpfniere, z. B. im Rahmen einer chronischen Pyelonephritis, abgrenzen.

◀ **Merke**

1.4 Zystische Anomalien

1.4 Zystische Anomalien

Zystische Anomalien lassen sich mit Hilfe von Sonographie, Ausscheidungsurogramm, retrogradem Pyelogramm und Szintigraphie nachweisen.

Der Nachweis erfolgt durch Ultraschall, AUG, retrogrades Pyelogramm und Szintigraphie.

• **Multizystische Nierendysplasie:** Sie findet sich immer **nur einseitig.** Im Kindesalter ist sie die häufigste Form der zystischen Nierenveränderung. Häufig ist sie kombiniert mit einer ipsilateralen Harnleiteratresie.
Klinisch fällt ein palpapler Nierentumor auf (DD: Hydronephrose, Wilms-Tumor, Neuroblastom).
Therapie: Nephrektomie.

• **Multizystische Nierendysplasie:** Die multizystische Nierendysplasie findet sich immer **nur einseitig.** Im Kindesalter ist sie die häufigste Form der zystischen Nierenveränderung. Fast immer geht die multizystische Nierendegeneration mit einer ispilateralen Harnleiteratresie einher.
Klinisch fällt ein palpapler Nierentumor auf, welcher differentialdiagnostisch von einer Hydronephrose, einem Wilms-Tumor sowie einem Neuroblastom abgegrenzt werden muß. Therapeutisch ist die Nephrektomie meist unumgänglich.

• **Polyzystische Nierendysplasie:** Sie ist **immer beidseitig.** Zusätzlich finden sich häufig auch Gallengangs-, Leber- und Pankreaszysten (▤ E-**1**).
Man unterscheidet zwei Formen:

• **Polyzystische Nierendysplasie:** Gegenüber der multizystischen ist die polyzystische Nierendysplasie **immer beidseitig.** Zusätzlich lassen sich häufig außerdem Gallengangs-, Leber- und Pankreaszysten nachweisen.
Von der zeitlichen Ausprägung her werden zwei Verlaufsformen unterschieden (siehe auch ▤ E-**1**):

▤ E-1: Einteilung zystischer Nierenveränderungen nach Osathanondh und Potter

Typ I	▶ Bilaterale polyzystische Nieren vom infantilen Typ ▶ Autosomal rezessiv ererbt	▶ Immer mit zystischen Gallengängen vergesellschaftet ▶ Kinder meist nicht lebensfähig
Typ II	▶ Hypoplastische oder dysgenetische Zystenniere	▶ Bei einseitiger Ausprägung meist klinisch stummer Verlauf ▶ Leber ohne Mißbildungen
Typ III	▶ Bilaterale polyzystische Nieren vom Erwachsenen-Typ ▶ Autosomal dominant vererbt	▶ Zunehmende Niereninsuffizienz bis hin zur Urämie meist ab dem 40. Lebensjahr (große, von Zysten vollständig durchsetzte Nieren!) ▶ Zystische Gallengangserweiterungen finden sich selten
Typ IV	▶ Polyzystische Nieren infolge von Ureterobstruktionen (in der Fetalzeit)	▶ Bei massiver Ausbildung Tod im frühen Kindesalter

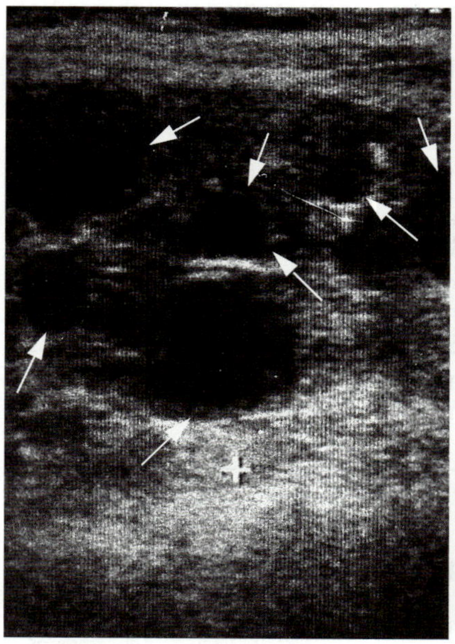

E-**5**: **Adulte Form der polyzystischen Nierendysplasie**; man erkennt viele relativ große Zysten (→).

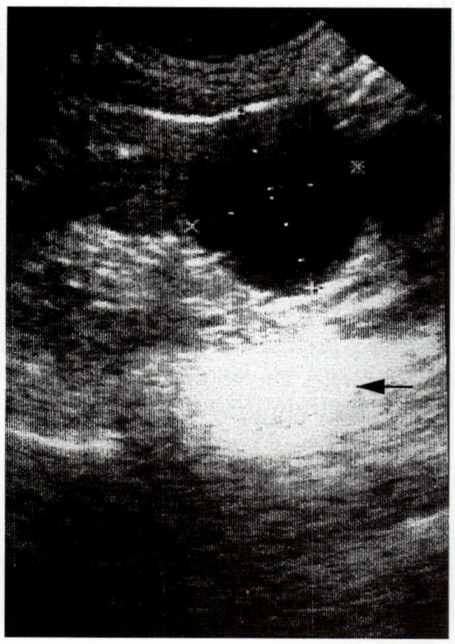

E-**6**: **Solitärzyste** (x–x) mit typischer **Schallverstärkung** (→) unterhalb der Zyste.

- Die **infantile Form** (autosomal rezessiv vererbt) wird meist bei Neugeborenen gefunden, die infolge der Urämie in den ersten Lebenstagen versterben.
- **Adulte Form** (autosomal dominant vererbt; 100% Penetranz). Die Zysten manifestieren sich vielfach erst nach dem 40. Lebensjahr und führen über eine Parenchymkompression zur Niereninsuffizienz (▣ E-**5**).
  Klinisch imponieren infolge der erheblichen Organvergrößerung tastbare Tumoren, die teilweise zu Flankenschmerzen und Hypertonie führen. Eine spezifische Therapie ist nicht möglich! Dialyse bzw. Transplantation sind die Folge.

• **Markschwammniere:** Hier liegen zystische Erweiterungen der Sammelrohre vor. Radiologisch fallen **kleinste Verkalkungen** (meist Oxylatsteine) in den radiär auf den Kelch zulaufenden Sammelrohren auf. Diese Veränderungen können auf einzelne Nierensegmente beschränkt sein.

• **Solitärzyste:** Diese Veränderung tritt meist isoliert, seltener multipel an einer oder beiden Nieren auf und ist klinisch meist symptomlos (▣ E-**6**). Wenn große Zysten lokale Druckschmerzen verursachen oder zu Verdrängungen des Nierenhohlsystems mit Abflußbehinderung führen, sollte eine **perkutane Entlastungspunktion** erfolgen.
In seltenen Fällen finden sich in Zysten bei der Sonographie **Binnenechos.** Hierbei muß an ein **Zystenwandkarzinom** mit Einblutung gedacht werden. Diagnostisch sollte dann ein CT durchgeführt werden und bei weiterer Unsicherheit eine Nierenfreilegung erfolgen.
Zysten mit randständigen Verkalkungen sind typisch für eine **renale Echinokokkose** (cave: Punktion kontraindiziert).

- Die **infantile Form** (autosomal rezessiv vererbt) wird meist bei Neugeborenen gefunden.
- Die **adulte Form** (autosomal dominant vererbt) manifestiert sich meist erst nach dem 40. Lebensjahr. Parenchymkompression führt zur Niereninsuffizienz (▣ E-**5**).

Infolge der erheblichen Organvergrößerung imponieren tastbare Tumoren. Teilweise führen sie zu Flankenschmerzen und Hypertonie. Dialyse bzw. Transplantation sind die therapeutischen Möglichkeiten.
• **Markschwammniere:** Hier liegen zystische Erweiterungen der Sammelrohre vor. Typisch sind radiäre Verkalkungen im Röntgenbild.
• **Solitärzyste:** Diese Veränderung tritt meist isoliert, seltener multipel an ein oder beiden Nieren auf und ist klinisch meist symptomlos (▣ E-**6**).
Wenn große Zysten zu Druckschmerzen oder zu Verdrängungen des Nierenhohlsystems mit Abflußbehinderung führen, sollte eine **Entlastungspunktion** erfolgen.
Sind in der Sonographie **Binnenechos** der Zyste erkennbar, kann es sich um ein **Zystenwandkarzinom** handeln.

2 Harnleiteranomalien

Angeborene Ureteranomalien sind häufig (z.B. Ureterduplikation; häufigste angeborene Anomalie des Harntraktes).

2 Harnleiteranomalien

Angeborene Ureteranomalien sind häufig.

2.1 Numerische Anomalien

• **Harnleiteratresie:** Beim einseitigen Fehlen eines Harnleiters, der Harnleiteratresie, kommt es entweder zu einer multizystischen Nierenveränderung oder zu einer Nierenagenesie.

• **Duplikation:** Man unterscheidet zwei Formen:
- **Inkomplett:** Die beiden Harnleiter vereinigen sich vor der Einmündung in die Harnblase (= **Ureter fissus,** ▣ E-**7a**). Klinisch kann es infolge eines **Pendelurins** (uretero-ureteraler Reflux) über die Harnleitervereinigung zu einer Störung der Urinentleerung kommen mit Ausbildung von Flankenschmerzen, Harnwegsinfekten sowie Entwicklung einer Hydronephrose der unteren oder oberen Nierenanlage.
  Therapeutisch bleibt dann nur noch eine Heminephroureterektomie des hydronephrotischen Nierenanteiles übrig.
- **Komplett:** Beide Harnleiter münden getrennt über je ein Ostium (= **Ureter duplex**) in die Blase (▣ E-**7b**). Embryologisch bedingt liegen diese Ostien übereinander, wobei das kraniale Ostium zum unteren und das kaudale Ostium zum kranialen Nierenbecken gehört (Meyer-Weigertsches Gesetz). Bei dieser Ureteranomalie zeigt das obere Ostium häufiger einen vesikorenalen Reflux. Das untere Ostium mündet hingegen teilweise an ektoper Stelle.

2.1 Numerische Anomalien

• **Harnleiteratresie:** Beim Fehlen eines Harnleiters kommt es zur multizystischen Nierenveränderung oder zu Nierenagenesie.
• **Duplikation:**
Bei der **inkompletten Harnleiterduplikation** vereinigen sich die Ureteren vor der Einmündung in die Harnblase **(Ureter fissus,** ▣ E-**7a**).
Es kann infolge des **Pendelurins** zur Störung der Urinentleerung mit Flankenschmerzen, zu Harnwegsinfekten und zur Hydronephrose kommen.
Bei der **kompletten Harnleiterduplikation** münden die Ureteren getrennt über je ein Ostium (= **Ureter duplex)** in die Blase (▣ E-**7b**).

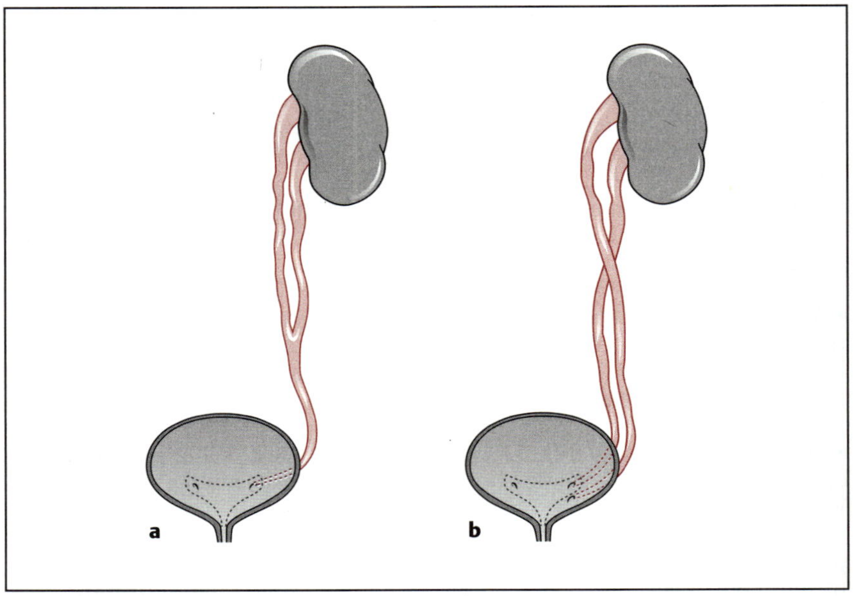

E-**7: Ureterduplikation**
a inkomplett (Ureter fissus)
b komplett (Ureter duplex; vesikale Mündungen der Harnleiter entsprechend dem **Meyer-Weigertschen Gesetz**)

2.2 Angeborene Obstruktion

- **Subpelvine Obstruktion:** Durch eine Veränderung der Harnleiterwand oder durch ein Nierenpolgefäß kommt es zu einer Erweiterung des NBKS im Sonogramm (E-**8**) oder Urogramm.

Klinisch imponieren Flankenschmerzen, ggf. Hämaturie und Infekte.
Bei ausreichender Nierenfunktion kann eine Nierenbeckenplastik durchgeführt werden (D-3).

2.2 Angeborene Obstruktion

- **Subpelvine Obstruktion:** Durch eine Veränderung der Harnleiterwand oder durch ein trennendes Nierenpolgefäß in diesem Bereich kommt es meist im Kindesalter, aber auch bei älteren Patienten, zu einer typischen Erweiterung des Nierenbeckenkelchsystems im Sonogramm (E-**8**) und Urogramm (C-**12**).

Klinisch imponieren Flankenschmerzen (meist nach Flüssigkeitszufuhr), ggf. Hämaturie und lokale Infekte. Bei noch ausreichender Nierenfunktion erfolgt eine operative Korrektur (sog. Nierenbeckenplastik) des pyeloureteralen Überganges *(vgl.* D-3, *Kap. Urologische Therapie).*

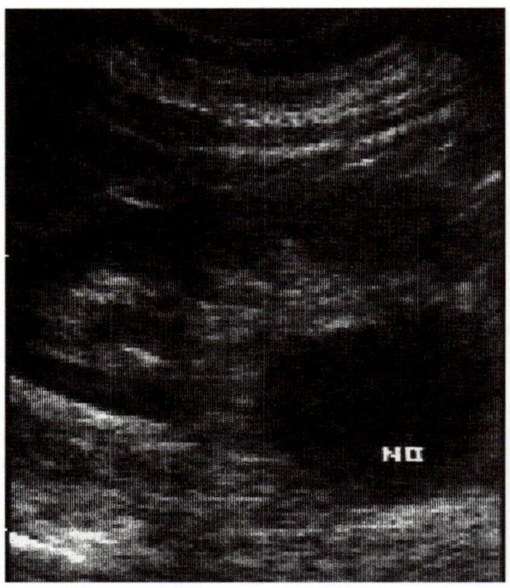

E-**8: Typische Ballonform des Nierenbeckens bei subpelviner Harnleiterobstruktion im Sonogramm**

- **Primär obstruktiver Megaureter:** Ein veränderter Harnleiterwandaufbau kann durch ungenügende Harnleiterperistaltik zur funktionellen Obstruktion führen.

Der über der Enge gelegene Harnleiter ist erweitert. **Rezidivierende Harnwegsinfekte** stehen im Vordergrund. Das enge Harnleitersegment muß häufig operativ entfernt werden.

- **Primär obstruktiver Megaureter:** Eine Veränderung des Harnleiterwandaufbaues (Zunahme von zirkulärer Muskulatur und Kollagen) führt über eine ungenügende Harnleiterperistaltik zu einer funktionellen Obstruktion.

Der über der Enge gelegene Harnleiterabschnitt ist deutlich erweitert. **Wiederholte Harnwegsinfekte** und Fieber stehen klinisch im Vordergrund. Das enge Harnleitersegment muß dann häufig operativ entfernt werden. Ein Megaureter kann sich aber auch ohne Vorliegen einer Obstruktion ausbilden (klinisch asymptomatisch und nicht behandlungsbedürftig). Mittels verschiedener Funktionsuntersuchungen (Furosemid-Sonogramm, Isotopennephrogramm, Whitaker-Test) können diese beiden Formen voneinander abgegrenzt werden *(vgl. Kap. C)*.

• **Retrokavaler Ureter:** Infolge einer embryologischen Fehlentwicklung (Persistenz der Kardinalvenen) verläuft der Harnleiter retrokaval und kann hier komprimiert werden (Klinik und Therapie wie beim primär obstruktiven Megaureter).

• **Ovarial-Venen-Syndrom:** Eine weitere Form der extrinsischen Ureterkompression durch Venen stellt das Ovarial-Venen-Syndrom dar. Durch den meist gemeinsamen Verlauf von V. ovarica und mittlerem Ureter kommt es bei einer Venenhyperämie oder einer Thrombose während oder nach der Schwangerschaft zu Ureterobstruktionen bzw. Stenosen (meist rechts). Diese wird meist im Rahmen einer Abklärung von Rückenschmerzen sonographisch entdeckt. Bevorzugt erfolgt für die Dauer der Schwangerschaft eine Harnleiterschienung mittels Pigtail-Katheter.

Ein Megaureter kann sich auch ohne eine Obstruktion ausbilden. (Klinisch asymptomatisch; nicht behandlungsbedürftig.)
Durch Furosemid-Sonogramm kann eine obstruktive Form differenziert werden.

• **Retrokavaler Ureter:** Infolge einer embryologischen Fehlentwicklung verläuft der Harnleiter retrokaval und kann hier komprimiert werden.

• **Ovarial-Venen-Syndrom:** Es stellt eine weitere Form der Ureterkompression durch Venen dar. Die Therapie besteht in einer vorübergehenden Harnleiterschienung.

2.3 Mündungsanomalien

• **Ureterektopie:** Meist in Verbindung mit einer Ureterduplikatur oder einer Ureterozele mündet der Harnleiter an verschiedenen Lokalisationen im unteren Harn- oder Geschlechtstrakt (z. B. prostatische Harnröhre, Samenblase oder auch der Scheide; ◘ E-**9**).
Klinisch zeigen sich **häufig Harnwegsinfektionen.** Liegt die ektope Harnleiteröffnung distal des externen Sphinkters (kommt nur bei Mädchen vor), besteht eine Harninkontinenz.

• **Ureterozele:** Der terminale Ureteranteil ist dabei sackartig ausgeweitet und imponiert sonographisch als »Zyste in der Blase« (◘ E-**10 b**).
Klinisch auffällig sind hierbei rezidivierende Harnwegsinfekte.
Bei der Diagnostik (Sonogramm, Urogramm, ◘ E-**10 b/c**) fallen teilweise eine Ektasie des oberen Harntraktes sowie eine Steinbildung in der Ureterozele auf. Therapeutisch erfolgt meist eine endoskopische Schlitzung der Ureterozele mit Entfernung des möglicherweise vorhandenen Steines. Als Folge dieser Ostienschlitzung kann es zu einem vesikorenalen Reflux kommen, der ggf. operiert werden muß.

2.3 Mündungsanomalien

• **Ureterektopie:** Meist in Verbindung mit einer Ureterduplikatur oder einer Ureterozele mündet der Harnleiter an verschiedenen Lokalisationen im unteren Harn- oder Geschlechtstrakt (◘ E-**9**).
Häufige Harnwegsinfektionen sind die Folge.

• **Ureterozele:** Der terminale Ureteranteil ist sackartig ausgeweitet und imponiert sonographisch als »Zyste in der Blase« (◘ E-**10 b**).
Klinik: Rezidivierende Harnwegsinfekte.
In Sonographie und Urogramm (◘ E-**10 b/c**) fallen eine Ektasie des oberen Harntraktes und eine Steinbildung auf.
Therapie: endoskopische Schlitzung der Ureterozele.

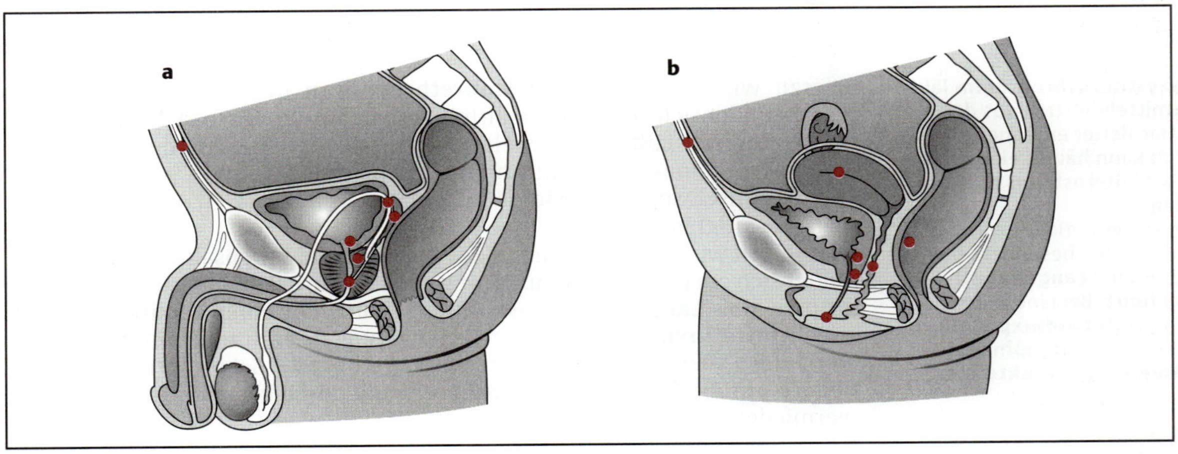

◘ E-**9: Ureterektopie.** Mündungsstellen ektoper Ureterostien bei Mann bzw. Frau.

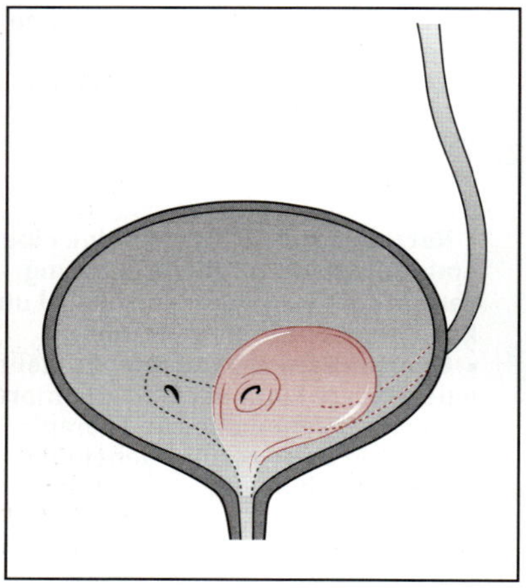

a Schema Ureterozele

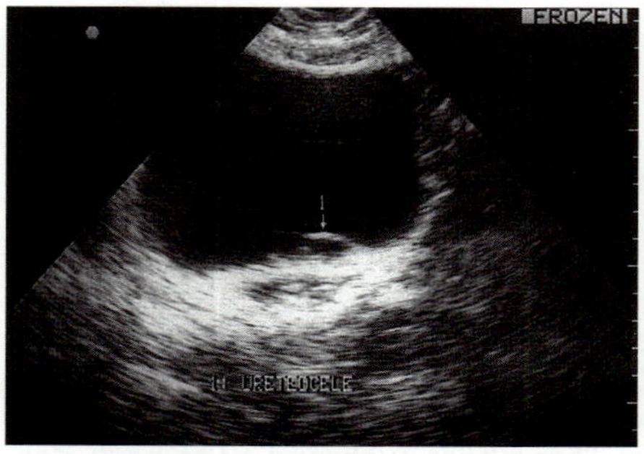

b Sonogramm: »Zyste« in der Blase

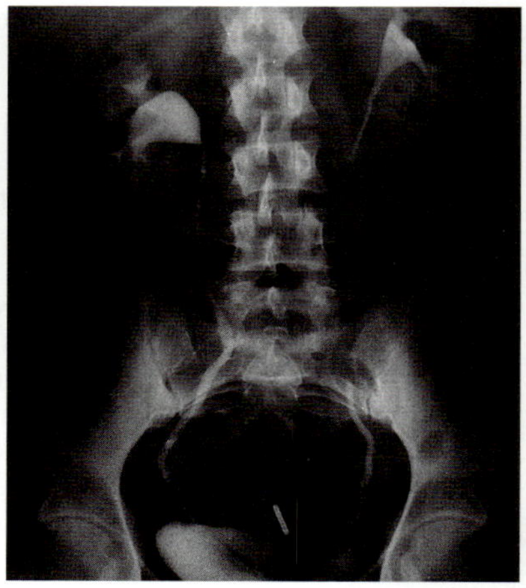

c AUG: hier sog. Kobrakopfphänomen durch die Ureterozele

E-**10 a–c: Ureterozele.** Im Sonogramm fällt diese Uretermündungsanomalie als »Zyste« in der Harnblase auf.

• **Vesikorenaler Reflux:** Durch einen kurzen intramuralen Harnleiterverlauf und Minderung der intravesikalen Uretermuskulatur kommt es zu einem Reflux von Blasenurin in den oberen Harntrakt. Zur Stadieneinteilung des vesikoureterorenalen Reflux s. *Kap. C*, C-**17**).
Infolge von Pyelonephritiden und Druckschädigung des Nierenparenchyms kann sich eine Schrumpfniere oder Hydroureteronephrose entwikkeln.
Ein vesikorenaler Reflux kann **primär** (kongenital) oder **sekundär** (meist bei subvesikaler Obstruktion) bedingt sein, z. B. durch Harnröhrenklappen, neurogene Blasenentleerungsstörungen oder iatrogen.

• **Vesikorenaler Reflux:** Durch einen nur kurzen intramuralen Harnleiterverlauf und Minderung der intravesikalen Uretermuskulatur kommt es zu einem Reflux von Blasenurin in den oberen Harntrakt. Zur Stadieneinteilung des vesikoureterorenalen Reflux *siehe Kap. C, Urologische Diagnostik*, C-**17**). Infolge rezidivierender Pyelonephritiden und einer Druckschädigung des Nierenparenchyms können sich verschiedene Schweregrade der Nierenschädigung bis hin zur Schrumpfniere oder Hydroureteronephrose ausbilden.

- **primär** (kongenital, meist bei Mädchen): eine ungenügende Ausbildung der vesikalen Uretermuskulatur (z. B. oberes Ostium bei Ureter duplex) bedingt einen zu kurzen intramuralen Harnleiterverlauf.
- **sekundär:** Als Folge einer subvesikalen Obstruktion (Harnröhrenklappen, neurogene Blasenentleerungsstörung), wiederholter Zystitiden oder iatrogen bedingt nach Ureterozelenschlitzung oder Prostatektomie kommt es zum vesikorenalen Reflux.

Merke ▶

▶ ***Merke.*** Bei wiederholten fieberhaften Harnwegsinfekten sollte immer ein vesikorenaler Reflux ausgeschlossen werden.

Ein **Miktionszystourethrogramm** läßt den Kontrastmittelübertritt aus der Blase in den Harnleiter erkennen.
Zystoskopisch kann häufig eine Erweiterung des Harnleiterostiums nachgewiesen werden.
Je nach Ausmaß des Refluxes wird bei leichteren Formen (insbesondere bei Kindern) primär eine **Langzeitantibiose** durchgeführt. Bei einer Persistenz erfolgt eine **Antirefluxplastik.**
In schweren Fällen (Schrumpfniere) erfolgt eine **Nephroureterektomie.**

Hierzu wird ein **Miktionszystourethrogramm** durchgeführt. Bei einem Reflux findet sich ein Kontrastmittelübertritt aus der Blase in den Harnleiter. **Zystoskopisch** läßt sich in vielen Fällen eine Erweiterung des Harnleiterostiums (Stadion- oder Golflochform) nachweisen.
Therapeutisch sollten zunächst sekundäre Ursachen (z. B. Harnröhrenklappen) beseitigt werden.
Ansonsten wird je nach Ausmaß des Refluxes und Lebensalters (bei Kindern bildet sich ein primärer Reflux häufig spontan zurück) bei leichteren Formen primär eine **Langzeitantibiose** durchgeführt. Bei einer Persistenz erfolgt eine **Antirefluxplastik** (Prinzip: Verlängerung des intramuralen Harnleiterverlaufes). Bei schweren Nierenveränderungen (Schrumpfniere) bleibt jedoch nur die **Nephroureterektomie** (kann durch korrekte Therapie meist vermieden werden).

Reflux Grad 1–2 wird vorwiegend konservativ, Reflux Grad 4–5 vorwiegend operativ behandelt.

Regel: Reflux Grad 1–2: Vorwiegend konservative Therapie, Reflux Grad 4–5 vorwiegend primär operative Therapie *(vgl. Kap. Kinderurologie).*

3 Anomalien von Blase, Harnröhre, Prostata und Samenblasen

• **Blasendivertikel:** Hierbei handelt es sich meist um Pseudodivertikel, da sich nur die Schleimhaut zwischen den Detrusorfasern hernienartig nach außen vorstülpt. Ursache ist meist eine **subvesikale Obstruktion** (BPH, Harnröhrenstriktur, Harnröhrenklappen) oder eine Detrusor-Sphinkter-Dyssynergie.

In selteneren Fällen sind diese Divertikel kongenital (gesamte Wand ausgestülpt) bedingt. Liegen Divertikel paraureteral, so begünstigen sie einen vesikoureteralen Reflux. Klinisch zeigen sich meist Harnwegsinfekte infolge von Restharnbildung im Divertikel. Neben einer Beseitigung der Obstruktion muß teilweise eine offene Resektion des Divertikels vorgenommen werden.

• **Spaltbildungen:** Infolge einer embryonalen Entwicklungsstörung der Bauchwand kommt es in schwersten Fällen zu keiner Vereinigung der Schambeine, Rektusmuskulatur, Penisschwellkörper sowie einer Blasenspaltbildung (**Blasenekstrophie,** E-**11**).

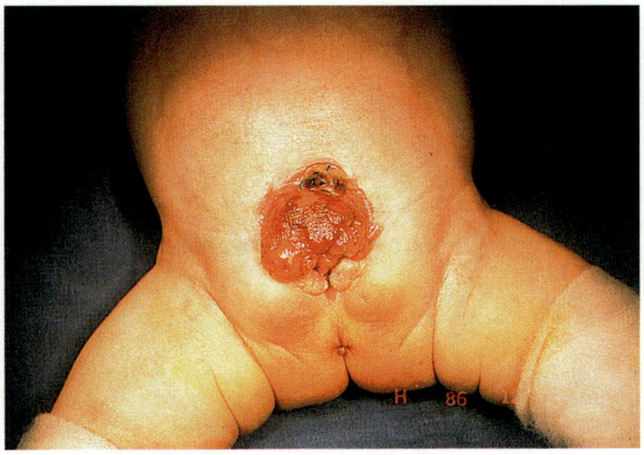

E-**11: Blasenekstrophie**

Die Blasenplatte mit den Uretermündungen liegt dann offen im Bauchwandniveau. In leichteren Fällen findet sich nur eine ungenügende Vereinigung der Penisschwellkörper mit Ausbildung einer **Epispadie** (vorzeitige Harnröhrenmündung an der Penisventralseite, E-**12**). Je nach Schwere der Fehlbildung erfolgt eine operative Rekonstruktion (Blase, Bauchwand, Symphyse, Penis).

• **Urachuspersistenz:** Bei unvollständiger Urachusobliteration kommt es zur Ausbildung einer Urachuszyste bis hin zu einer freien Verbindung vom Blasendach zum Nabel. Klinisch imponiert ein Urinaustritt am Nabel, der durch eine Urachusexzision behandelt wird.

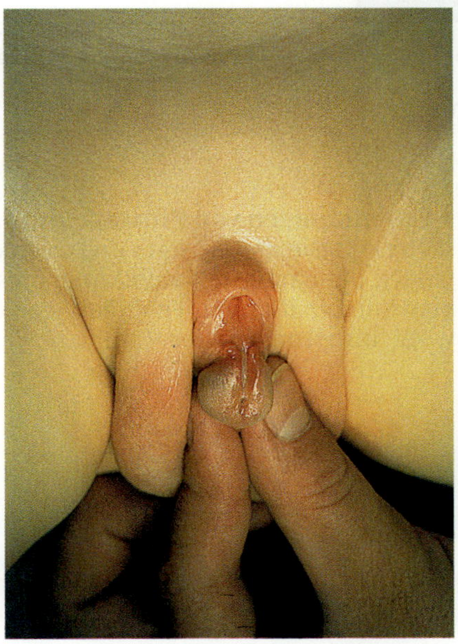

E-**12: Epispadie** an der Dorsalfläche des Penis.

3 Anomalien von Blase, Harnröhre, Prostata und Samenblasen

• **Blasendivertikel:** Meist handelt es sich um Pseudodivertikel, da sich nur die Schleimhaut zwischen den Detrusorfasern hernienartig nach außen vorstülpt. Ursache ist meist eine **subvesikale Obstruktion.** Paraureterale Divertikel begünstigen einen vesikoureteralen Reflux.

Harnwegsinfekte sind häufig Folge von Restharnbildung im Divertikel. Die Obstruktion muß beseitigt werden und das Divertikel reseziert werden.

• **Spaltbildungen:** Infolge einer embryonalen Entwicklungsstörung der Bauchwand kommt es in schwersten Fällen zu keiner Vereinigung der Schambeine, Rektusmuskulatur, Penisschwellkörper sowie einer Blasenspaltbildung (**Blasenekstrophie,** E-**11**).

Eine vorzeitige Harnröhrenmündung an der Ventralseite des Penis wird als **Epispadie** bezeichnet (E-**12**).

• **Urachuspersistenz:** Bei unvollständiger Urachusobliteration kommt es zur Ausbildung einer Urachuszyste bis hin zu einer freien Verbindung vom Blasendach zum Nabel (Urinaustritt am Nabel).

• **Harnröhrenklappen:** Im Bereich der prostatischen Harnröhre (also nur bei Knaben!) findet sich ein gefenstertes Diaphragma, welches schon intrauterin zu einer ausgeprägten subvesikalen Obstruktion mit beidseitiger Hydronephrose und Niereninsuffizienz führen kann.
Die Therapie besteht in der Schlitzung bzw. Laserung der Klappe.

• **Hypospadie:** Die Harnröhre mündet vorzeitig im Verlauf der Penisdorsalseite (perineal, Penisschaft, Sulcus coronarius) infolge einer embryonalen Hemmungsmißbildung (E-**13**, E-**14**). Es kann zu einer Abknickung des Gliedes bei der Erektion kommen. Eine operative Korrektur sollte bis zum Schuleintritt abgeschlossen sein.

• **Harnröhrenklappen:** Im Bereich der prostatischen Harnröhre (also nur bei Knaben!) findet sich ein gefenstertes Diaphragma, welches schon intrauterin zu einer ausgeprägten subvesikalen Obstruktion mit beidseitiger Hydronephrose und Niereninsuffizienz führen kann.
In leichteren Fällen kommt es nur zu einer Harnstromabschwächung und wiederholten Harnwegsinfekten. Die Therapie besteht in einer transurethralen Schlitzung bzw. Laserung des Diaphragmas und Behandlung der sekundären Harntraktveränderungen.

• **Hypospadie:** Die Harnröhre mündet vorzeitig im Verlauf der Penisdorsalseite (perineal, Penisschaft, Sulcus coronarius) infolge einer embryonalen Hemmungsmißbildung (E-**13**, E-**14**).
Das rudimentäre Corpus spongiosum kann zu einer dorsalen Abknickung des Gliedes bei der Erektion führen. Eine operative Korrektur, welche bis zum Schuleintritt abgeschlossen sein sollte, hat eine Aufhebung der Penisabknickung und Verlagerung des Meatus urethrae an die Penisspitze zum Ziel.

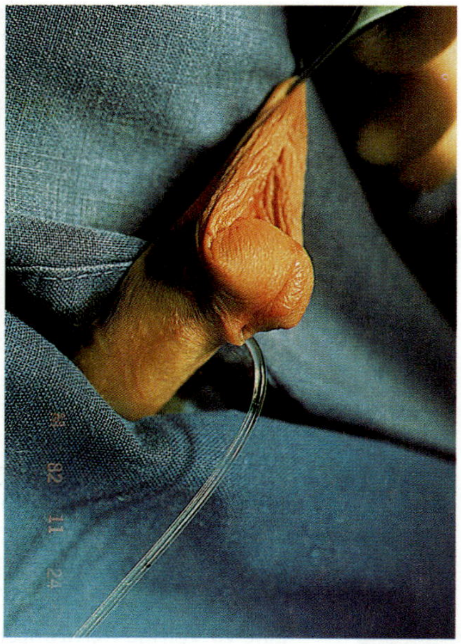

E-**13: Hypospadie** mit Harnröhrenmündung im Bereich des Sulcus coronarius (markiert durch einen Katheter).

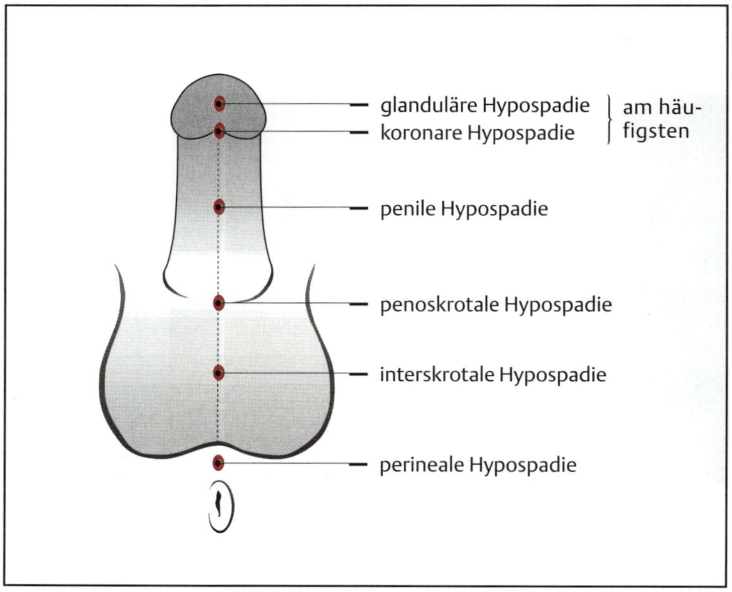

E-**14: Verschiedene Schweregrade der Hypospadie.**

• **Fehlbildungen von Prostata und Samenblasen:** Eine partielle oder komplette Aplasie der Prostata als auch der Samenblasen ist die häufigste Fehlbildung dieser Organstrukturen, wenn auch insgesamt sehr selten.

• **Fehlbildungen von Prostata und Samenblasen:** Eine partielle oder komplette Aplasie der Prostata und auch der Samenblasen ist eine sehr seltene, jedoch die häufigste Fehlbildung dieser Organstrukturen. Meist findet sich eine Kombination mit Fehlbildungen der Nieren oder der ableitenden Harnwege, insbesondere der Harnblase.

4 Anomalien des Genitale

Störungen der Sexualdifferenzierung

Genetisch:

- **Hermaphroditismus verus:** Es liegen gleichzeitig testikuläre als auch ovarielle Gewebe vor.

- **Klinefelter-Syndrom:** Meist liegt eine Chromosomenkonstellation XXY vor. Dieses Syndrom ist eine der häufigsten Ursachen einer primären genitalen Hypoplasie (auch als **Kryptorchismus** = versteckter, beidseits nicht tastbarer Hoden), einer Infertilität und einer Hypospadie *(vgl. Kap. L).*

Phänotypisch:

- **Männlicher Pseudohermaphroditismus:** Obwohl gonadal männlich, sind die sekundären Geschlechtsmerkmale infolge mangelnder Virilisierung (z. B. testikuläre Feminisierung bei inadäquater Testosteronbildung oder Rezeptorstörung) weiblich ausgebildet.
- **Weiblicher Pseudohermaphroditismus:** Trotz Vorliegen von Ovarien kommt es zur Ausbildung von männlichen sekundären Geschlechtsmerkmalen (z. B. adrenogenitales Syndrom; *Kapitel L.*

Penisdeviation

Diese Penismißbildung in Form einer Verkrümmung des Penisschaftes kann nach dorsal, ventral oder aber auch seitlich abweichend ausgeprägt sein. In Abhängigkeit vom Ausmaß der Deviation kann hierdurch die **Kohabitation erschwert** werden.
Bei angeborenen Veränderungen finden sich häufig rudimentäre Stränge des Corpus spongiosum (Chorda) als Ursache. Zusätzlich kann eine Hypospadie auftreten, die dann operativ mit korrigiert wird. Eine Induratio penis plastica ist häufigste Ursache einer erworbenen Penisdeviation *(vgl. Kap. K).*

Hydrokolpos

Definition. Flüssigkeitsgefüllte Scheide (und Uterus).

Voraussetzung ist ein kompletter Scheidenverschluß. Durch eine Sekretretention kommt es zum **Hydrokolpos.**
Klinisch auffällig wird diese Erkrankung durch eine Infektion des retinierten Sekretes oder bei Auftreten eines **Hämatokolpos** bei der Menarche. Der Scheidenverschluß muß dann operativ eröffnet werden.

Essentials

Nicht jede Mißbildung des Harntraktes ist pathologisch (z. B. Doppelniere), aber viele bergen hohe Risiken für Infektionen und spätere Niereninsuffizienz mit sich (z. B. Reflux, Blasenekstrophie, Myelomeningocele (MMC), Harnröhrenklappe etc.), die in ihrer Wertigkeit richtig diagnostiziert und eingeschätzt sowie folgerichtig therapiert werden müssen, wozu oft operative Maßnahmen gehören. Rezidiverende Harnwegsinfekte müssen deshalb urologisch auf das Vorliegen von Mißbildungen abgeklärt werden, vor allem im Kindesalter.

---

4 Anomalien des Genitale

Störungen der Sexualdifferenzierung

Genetisch:
- **Hermaphroditismus verus:** gleichzeitig testikuläre als auch ovarielle Gewebe.
- **Klinefelter-Syndrom:** Chromosomenkonstellation XXY. Dieses Syndrom ist eine der häufigsten Ursachen einer primären genitalen Hypoplasie (= Kryptorchismus), einer Infertilität und der Hypospadie.

Phänotypisch:
- **Männlicher Pseudohermaphroditismus:** Gonaden männlich, die sekundären Geschlechtsmerkmale mangels Virilisierung weiblich.
- **Weiblicher Pseudohermaphroditismus:** Trotz Ovarien kommt es zur Ausbildung von männlichen sekundären Geschlechtsmerkmalen.

Penisdeviation

Diese Penismißbildung in Form einer Verkrümmung des Penisschaftes kann nach dorsal, ventral oder aber auch seitlich abweichend ausgeprägt sein. **Kohabitationserschwernisse** können die Folge sein.
Eine Induratio penis plastica ist meist Ursache der erworbenen Form.

Hydrokolpos

◄ **Definition**

Durch eine Sekretretention bei komplettem Scheidenverschluß entwickelt sich ein **Hydrokolpos.** Auffällig wird die Erkrankung durch eine Infektion oder durch einen **Hämatokolpos.**

◄ **Essentials**

Entzündungen

Anatomie und Physiologie des Urogenitaltrakts führen zu einigen **typischen Verlaufsmustern entzündlicher Prozesse** im Harntrakt.
So gibt es Hohlraumentzündungen, wie z.B. die Zystitis, oder Parenchymentzündungen wie die Epididymitis oder Prostatitis, aber auch Erkrankungen, die den gesamten Urogenitaltrakt (Pyelonephritis mit gleichzeitiger Zystitis) oder sogar den Gesamtkörper in Mitleidenschaft ziehen wie eine Urosepsis.

Anatomie und Physiologie des Urogenitaltrakts führen zu **typischen Verläufen entzündlicher Prozesse** (z. B. Hohlraum- und Parenchyminfekte, Urosepsis).

> ▶ ***Merke.*** Die gramnegative Urosepsis ist die häufigste Ursache eines septischen Geschehens im Körper (vgl. hierzu *Kap. P).*

◀ **Merke**

Aufgrund der engen anatomischen Beziehungen der Organe des Urogenitaltrakts (UGT) reagiert dieser bei Entzündungen oft als Einheit, was bei Diagnostik und Therapie berücksichtigt werden muß.
Urogenitalinfekte können dabei entweder **endogen**, also durch Keimbesiedelung auf dem Blutwege, oder **exogen**, also als aufsteigende Infektion entlang der urinführenden Wege (z.B. nach Instrumentation oder DK) entstehen.
Dabei sind Übergriffe zunächst lokaler Entzündungsherde auf andere Organe des UGT nicht nur möglich, sondern sogar häufig.
Ein Sonderfall ist dabei die Urogenitaltuberkulose, die zwar meist hämatogen entsteht, sich dann aber kanalikulär ausbreitet.
Prädisponierende Faktoren aller Arten von Entzündungen im UGT sind schlechte Abwehrlagen, z.B. bei Diabetes mellitus, hormonelle Veränderungen in der Schwangerschaft sowie angeborene und/oder erworbene Obstruktionen der urinführenden Organe, wozu letztlich auch Steine und Tumoren gehören.

Urogenitalinfekte entstehen sowohl **endogen** (= hämatogen) oder – häufiger – **exogen** als aufsteigende Infektion entlang urinführender Wege.

Die Urogenitaltuberkulose entsteht meist hämatogen, breitet sich aber dann kanalikulär aus.

Prädisponierende Faktoren einer Entzündung im Urogenitaltrakt sind Diabetes mellitus, hormonelle Veränderungen in der Schwangerschaft, Obstruktionen der urinführenden Organe (Stenosen, Steine, Tumoren).

> ▶ ***Merke.*** Voraussetzung jeder Diagnostik auf Entzündungen im UGT ist die korrekt gewonnene Urinkultur. Zur Technik vgl. die Ausführungen in *Kap. C.*

◀ **Merke**

Wichtig ist es, keine Behandlung einer nicht signifikanten, asymptomatischen Bakteriurie durchzuführen (Keimzahl $< 10^5$ ml Spontanurin), sondern den symptomatischen Patienten (Dysurie, evtl. Fieber, begleitende Stauung) zu behandeln, der einen pathologischen Urinbefund aufweist (**symptomatischer HWI, Keimzahl $> 10^5$**)!

Es gibt eine **Ausnahme** von dieser Regel:
Bei Schwangeren und Kindern muß auch jeder asymptomatische Infekt behandelt werden, da sonst eine Gefährdung der fetalen Entwicklung bzw. eine Zerstörung vor allem von Nierengewebe eintreten kann. Es ist nachgewiesen, daß in diesen Fällen Funktionsdefekte im Nierenparenchym unter der Infektion auftreten. Jenseits des 3. Lebensjahrzehnts beträgt das Risiko der Narbenentstehung nur noch 10%.
In der Schwangerschaft müssen selbstverständlich fetale Schädigungen durch Antibiotika strikt vermieden werden. Nach heutiger Kenntnis sind die in ▤ F-1 aufgeführten **Antibiotika kontraindiziert.**

Signifikant ist ein Urinbefund erst ab einer **Keimzahl $> 10^5$/ml.** Erst bei gleichzeitigen **Infektsymptomen** bzw. einer Stauung besteht eine Behandlungsindikation.

Ausnahme:
Schwangere und Kinder – hier muß jeder auch asymptomatische Infekt behandelt werden, um eine fetale Entwicklungsstörung bzw. Nierenfunktionsdefekte zu vermeiden. **Kontraindiziert** sind hier aber die in ▤ **F-1** aufgeführten **Antibiotika.**

F-1: In der Schwangerschaft *kontraindizierte* Antibiotika

Aminoglykoside	Nitrofurantoin
Amphotericin B (systemisch)	Nitroimidazole
Chloramphenicol	Polymyxin B
Colistin	Pyrimethamin
Ethambutol	Rifampicin
Flucytosin	Sulfonamide
Ganciclovir	Tetracycline
Griseofulvin	Trimethoprim
Gyrasehemmstoffe	Vancomycin
Mebendazol	Zidovudin
Mefloquin	

Merke ▶

Merke. Die meisten Harnwegsinfekte (HWI) werden durch **gram-negative Erreger** (bevorzugt E. coli) hervorgerufen.

Das vorherrschende **Keimspektrum** unterscheidet sich nach Geschlecht, Alter, aber auch zwischen allgemeinem und urologischem Krankengut (Syn. F-**1**).

Dabei gibt es deutliche Unterschiede der Häufigkeitsverteilung der Keime zwischen urologischem und allgemeinem Krankengut. Aber auch die Geschlechtsverteilung bei urologischen Patienten ist bei den Keimen unterschiedlich (Syn. F-**1**).

Synopsis F-1: Keimspektrum bei Harnwegsinfekten

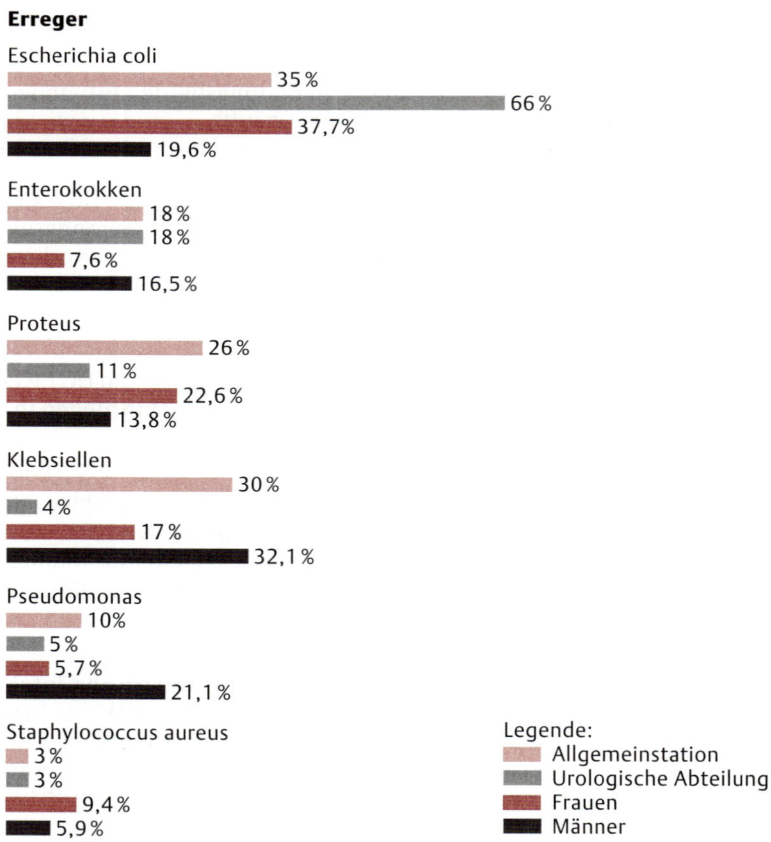

Das Keimspektrum differiert je nach allgemeinem und urologischem Krankengut bzw. je nach Geschlecht bei urologischen Patienten.

mod. nach R. Hubmann: Unspezifische Entzündungen der Nieren und der ableitenden Harnwege. In: R. Hohenfellner, E. J. Zingg: Urologie in Klinik und Praxis. Bd.I. S. 346–364. Thieme, Stuttgart 1982.

Ferner haben junge und ältere Menschen ebenfalls eine unterschiedliche **Keimbesiedlung** im Krankheitsfall. So findet sich **E. coli** eher **bei jüngeren** Patienten, wohingegen **ältere** öfter auch an **Proteus-, Klebsiellen-, Enterobacter-, Serratia-** und **Pseudomonasinfekten** erkranken.
Hinzu kommt, daß bei den Jüngeren bevorzugt Frauen von HWI betroffen sind (bis 30 : 1), wohingegen bei Älteren der Anteil der Männer stark zunimmt, so daß schließlich eine Altersverteilung bis 2–3 : 1 resultiert. Der Grund dafür ist, daß die kurze Harnröhre der Frau eine leichtere Eintrittspforte für Keime darstellt als die lange Harnröhre des Mannes. Im Klimakterium erklären Hormondysbalancen eine verminderte lokale Abwehr mit erhöhter Infektanfälligkeit der Frauen.
Im Alter führt jedoch die **Miktionsstörung** beim Mann z. B. durch ein **Prostataadenom** mit Restharn zu einer Zunahme der Anfälligkeit der Männer für einen HWI. Außerdem gibt es organspezifische »Vorlieben« der Keime. So sind grampositive Kokken, sofern sie Erreger von HWI sind, vor allem in den männlichen Adnexen zu finden, am häufigsten Enterokokken sowie S. aureus und S. epidermidis.
Bei sog. komplizierten Harnwegsinfektionen, d. h., wenn z. B. gleichzeitig eine Harnstauung besteht, ist die Keimverteilung anders. Zu je einem Drittel findet man E. coli, andere gramnegative Keime und grampositive Keime wie Enterokokken und Staphylokokken.
Dennoch: **E. coli ist der häufigste HWI verursachende Keim.**

Während **bei jüngeren** Menschen **E. coli** überwiegt, finden sich **bei älteren** öfter **Proteus, Klebsiellen, Enterobacter, Serratia** und **Pseudomonas.**

Jüngere Frauen und ältere Männer sind bevorzugt von HWI betroffen.

Prostataadenome mit Restharnbildung führen zu erhöhter Infektanfälligkeit.

Komplizierte Harnwegsinfekte haben ein anderes Keimspektrum: Je ein Drittel E. coli, gramnegative Keime und grampositive Kokken.

E. coli ist der häufigste HWI-Keim.

1 Pyelonephritis

1.1 Akute Pyelonephritis

Pathogenese. Es gibt eine relativ seltene **primäre**, d. h. **hämatogene**, und eine **sekundäre**, d. h. **kanalikulär-aszendierende** Form. Die primäre Form ist meist schwer zu verhindern, heilt aber in aller Regel folgenlos aus. Die sekundäre Form dagegen ist oft mit einer Obstruktion vergesellschaftet, sei es eine angeborene oder erworbene Stenose im UGT, ein **Steinleiden** oder z. B. ein Reflux, also eine angeborene Mißbildung. Begleitend und fördernd findet man auch das Prostataadenom mit Restharnbildung oder eine neurogene Blasenentleerungsstörung.
Eine einseitige Pyelonephritis ist eher auf eine Obstruktion suspekt als eine beidseitige Erkrankung.
Das Vorliegen einer primären (= hämatogenen, also bakteriell-interstitiellen) Pyelonephritis läßt sich vermuten, wenn eine der nachgenannten Begleiterkrankungen vorliegt:
- Angeborene Nierenerkrankung (z. B. multizystische Nierendegeneration)
- Medikamentenabusus (vor allem Analgetika **aller** Art; nicht nur Phenacetin, das heute aus dem Handel ist!)
- Diabetes mellitus, Gicht, Hypertonie

Dagegen kann man meist anfangs nicht unterscheiden, ob es sich um eine akute Pyelonephritis oder um einen akuten Schub einer chronischen Entzündung handelt.

1 Pyelonephritis (PN)

1.1 Akute Pyelonephritis

Pathogenese Eine akute Pyelonephritis entsteht vorwiegend kanalikulär-aszendierend. Sie ist oft mit einer subrenalen Obstruktion vergesellschaftet, die vor einer Ausheilung beseitigt werden muß (z. B. **Stein,** Tumor, Stenose, Reflux), wohingegen die seltenere hämatogene Form meist folgenlos ausheilt.
Eine einseitige PN ist eher auf eine Obstruktion suspekt als eine beidseitige Erkrankung.
Die PN ist eine bakteriell-interstitielle Nephritis.
Begleiterkrankungen sind:
- Angeborene Nierenerkrankungen
- Medikamentenabusus (Analgetika)
- Diabetes mellitus, Gicht, Hypertonie.

> ▶ ***Merke.*** Eine reine »Nierenbeckenentzündung« gibt es nicht. Es handelt sich immer auch um eine **bakterielle interstitielle Nephritis**. Möglich sind dabei auch kleinere Abszesse in Mark und Rinde.

◀ **Merke**

Klinik. Symptome der Pyelonephritis sind:
- Ein- oder beidseitige **Flankenschmerzen**, die z. T. in den Unterbauch ausstrahlen,
- Fieber bis ggf. 40 °C, z. T. mit Schüttelfrost
- Dysurische Symptome der begleitenden Zystitis (Pollakisurie)
- Allgemeines schweres Krankheitsgefühl

Klinik
Symptome der PN:
- Flankenschmerzen
- Hohes Fieber
- Dysurische Symptome der Begleitzystitis (Pollakisurie).

Therapie Zur Therapie gehören strenge Bettruhe und **reichliche Flüssigkeitsaufnahme.** Ggf. sind antipyretische Maßnahmen nötig. Medikamentös verwendet man **hochdosierte Breitspektrumantibiotika** (▦ F-2).

Nichtnosokomiale Keime sollten monotherapeutisch behandelt werden. **Hospitalkeime** sollten mit Antibiotikakombinationen therapiert werden. Zur Keim-Sensitivität s. ▦ F-3.

Durch **Ursachenabklärung** lassen sich Rezidive und eine Chronifizierung verhindern.

Therapie. Grundsätzlich ist strenge Bettruhe angezeigt und unterstützt die Abheilung. **Reichliche Flüssigkeitszufuhr** (wegen Fieber und zur Keimverdünnung und -elimination, mindestens 2 l), ggf. auch vorübergehend parenteral, ist Pflicht. Physikalische Maßnahmen zur Kühlung und ggf. Antipyretika begleiten die allgemeinen Maßnahmen symptomatisch.
Nach Abnahme einer Urinkultur und **vor** Erhalt des Ergebnisses erfolgt die unverzügliche Behandlung mit einem **hochdosierten Breitspektrumantibiotikum** als kurative Therapie. Zur Auswahl siehe ▦ F-**2**.
Grundsätzliche Empfehlung ist, Infektionen mit nichtnosokomialen Keimen mittels Monotherapie zu behandeln, Infektionen mit **Hospitalkeimen** jedoch ggf. mit Kombinationstherapie. Diese Empfehlung der Kombination gilt auch für abwehrgeschwächte Patienten mit Diabetes mellitus und Immunschwächen aller Art (Tbc, HIV, etc.). Über die Empfindlichkeit der häufigsten Erreger informiert ▦ F-**3.**
Zusätzlich muß nach Abklingen der akuten PN im Intervall eine **Ursachenabklärung** erfolgen (s.o.). Läßt sich eine solche finden, muß sie beseitigt werden, um Rezidive zu verhindern (z.B. Nierenbeckenplastik, Steintherapie).
Denn wenn eine sekundäre Pyelonephritis vorliegt, führt eine alleinige Antibiotikatherapie ohne definitive Korrektur der Obstruktion in vielen Fällen zu einer Chronifizierung bis hin zur Niereninsuffizienz bei Rarefizierung der Parenchymdicke bzw. einer pyelonephritischen Schrumpfniere.

▦ **F-2: Gebräuchliche Antibiotika bei urologischen Infektionen**

	1. Wahl	**Reserve**
Primärer HWI	Co-Trimoxazol* Ampicillin	Gyrasehemmer Cefuroxim
Rezidivierender HWI	Gyrasehemmer Cefuroxim	Orale Cephalosporine
Komplizierter HWI**	Gyrasehemmer Cephalosporine Piperacillin Tobramycin Mezlocillin Apalcillin	Kombination (Synergismus von β-Laktamantibiotika mit Aminoglykosiden ist nachgewiesen.) Bei Anaerobierverdacht: zusätzlich Nitroimidazole.
Schwere Infektionen:		
Staphylokokken	Cefotaxim-Gruppe	Vancomycin, Teicoplanin
Candida und andere Pilze	Fluconazol Nystatin	5-Fluorocytosin Amphotericin B
Chlamydien/ Mykoplasmen	Gyrasehemmer	Tetracycline
Anaerobier	Metronidazol	Imipenem Fosfomycin

* Bei Frauen genügt meist eine 1(bis 3-)tägige Therapie, sofern es sich um einmalige banale Infekte handelt. Bei mehreren Rezidiven muß eine längere Behandlung (mind. 1 Woche) mit einer anschließenden Ursachenabklärung erfolgen. Männer dürfen dagegen nie mit einer Kurzzeittherapie behandelt werden, wenn sie einen HWI haben; sie benötigen eine Therapie über 7 – 10 Tage, da eine Prostatitis als Ausgangsquelle eines HWI nicht immer sicher ausgeschlossen werden kann. Mit einer Kurztherapie ist diese aber nicht zu beseitigen.

** Nach urologischen Eingriffen, bei Dauerkatheterträgern, die urologisch behandelt werden müssen, bei Obstruktionen aller Art. Voraussetzung ist dabei aber eine meist operative, zumindest vorübergehende Beseitigung der Ursachen (z.B. Stauung mit Stent oder Nephrostomie entlasten).

Merke

- Zur Notfalldiagnostik gehören klinische Untersuchung, Temperaturmessung, Urinsediment, Ultraschall, Urinkultur.
- **Nach Abklingen der akuten Krankheitsphase muß eine Ursachenabklärung erfolgen,** wobei einerseits hämatogene Streuherde bedacht werden müssen, was jedoch selten zu greifbaren Resultaten führt (s.o. auch prädisponierende Faktoren), andererseits aber muß eine Obstruktion im UGT ausgeschlossen werden (AUG, Ultraschall, Uroflow). Ferner ist routinemäßig zu prüfen, ob ein Reflux vorliegt (MCU). Sollten pathologische Befunde erhoben werden, muß deren Beseitigung im Intervall erfolgen (Antibiotikaschutz ist empfehlenswert).
- Patienten mit Begleiterkrankungen bedürfen einer ergänzenden Diagnostik und Therapie infolge ihres erhöhten Rezidivrisikos. Die Rezidivrate liegt sonst bei bis zu 50% in den ersten 3 Jahren nach der Ersterkrankung!

◀ Merke

F-3: Antibiotika-Empfindlichkeit der häufigsten Erreger (in %)

	Imipenem	Cephalosporine	Azylureidopenicilline	Aminoglykoside	Gyrasehemmer
E. coli	99	90	71	96	99
Klebsiella	98	90	31	98	90
Pseudomonas	85	Ceftazidim 88 übrige < 20	85	Tobramycin 93	90
Enterobacter	99	60 (2.+3. Generation)	68	99	96
Proteus	96	96	89 (P. vulgaris 44)	96	100

Im allgemeinen werden banale HWI zu lange, Pyelonephritis und HWI mit Prostatabeteiligung zu kurz behandelt. **Richtige Dauer einer antibiotischen Therapie:**

- Banale Infekte (z.B. einmaliger HWI einer Frau) 1–3 Tage
- Pyelonephritis und (manifeste) Prostatitis 2 (bis 3) Wochen.

Eine falsche Therapie hat zwei Hauptrisiken: Organschäden bis hin zur Niereninsuffizienz und die Resistenzentwicklung der Keime.

Rezidivierende HWI besonders bei Frauen, die nachweislich keine auslösende Ursache wie Mißbildung, Harnabflußstörung etc. haben, können mittels einer Immunstimulation positiv beeinflußt werden. Die lokale Abwehrlage der Blasenschleimhaut wird gesteigert, so daß bakterienhaltiger Urin nicht zwangsläufig auch klinisch manifeste Zystitis bedeuten muß. Im Handel befindet sich ein Präparat aus lysierten, immunaktiven Fraktionen von E.-coli-Stämmen. Auch für Enterokokkeninfekte gibt es ein Autolysat.

Wichtig ist auch, daß die Östrogenbalance der Patientinnen ausgeglichen ist bzw. durch eine entsprechende Therapie hergestellt wird (Antiandrogene, lokale Östrogenapplikation etc.).

Therapierichtlinie:
- Banale Infekte: Kurzzeittherapie (1–3 Tage)
- Komplizierte Infekte (= HWI mit Begleiterkrankung) und PN: mindestens 1 Woche (meist 2 Wochen)

Risiko bei falscher Therapie:
- Organschäden bis hin zur Niereninsuffizienz
- Resistenzentwicklung der Keime.

Die lokale Abwehrbereitschaft der Blasenschleimhaut kann durch eine Immunstimulation verbessert werden.

Bei Frauen ist auf eine ausgeglichene Östrogenbalance zu achten.

1.2 Chronische Pyelonephritis

Eine chronische Pyelonephritis ist eine **interstitielle Nephritis** für die prädisponierende Faktoren bekannt sind (▤ F-4).

1.2 Chronische Pyelonephritis

Wie auch bei der akuten Pyelonephritis handelt es sich um eine **interstitielle Nephritis**, für die einige Risikofaktoren bekannt sind (▤ F-**4**).

F-4: Disponierende Faktoren für eine chronische Pyelonephritis

- Diabetes mellitus
- Steinerkrankung und Abflußhindernisse aller Art (z. B. Tumoren)
- Analgetikanephropathie
- Reflux

Klinik Außer im akuten Stadium meist stumm. Daran denken bei rezidivierenden Zystitiden und Leistungsknick bei jungen Patienten.

Klinik. Meist ist die Klinik bei der chronischen Pyelonephritis stumm, solange sie keinen akuten Schub entwickelt, der wie eine akute Pyelonephritis imponiert (siehe dort). Verdacht muß geschöpft werden vor allem bei rezidivierenden Zystitiden (junge Frauen!) und wenn junge Patienten über Symptome wie Kopfschmerz, ständigen Durst, Leistungsknick etc. klagen.

Diagnostik Leukozyturie, Leukozytenzylinder, erhöhte Retentionswerte im fortgeschrittenen Stadium bis hin zur Dialysepflichtigkeit.

Blutdruckmessung ist obligat. Ein AUG erfolgt nur bei Kreatininwerten unterhalb 3 mg/dl. Isotopenclearance und MCU folgen.

Diagnostik

Labor: Leukozyturie, ggf. auch Leukozytenzylinder und Proteinurie sind häufig, nicht immer aber ist ein bakterieller Infekt nachweisbar.
Sind Retentionsparameter erhöht, besteht bereits ein fortgeschrittenes Stadium. Das Endstadium sind dialysepflichtige Werte, begleitet von einer Isosthenurie.
Klinische und bildgebende Diagnostik: Die Blutdruckmessung ist obligat! Gegebenenfalls muß hier eine differenzierte Abklärung einer renalen Hypertonie erfolgen, wozu vor allem die DSA eingesetzt wird.
Bei normalen oder nur gering erhöhten Retentionsparametern erfolgt ein AUG, bei Kreatininwerten oberhalb 3–4 mg/dl muß wegen der Nephrotoxizität auf Kontrastmittel verzichtet werden, zumal der bildgebende Effekt zunehmend schlechter wird. Eine Isotopenclearance gehört spätestens jetzt zum Diagnosespektrum. Das MCU muß spätestens jetzt zwingend durchgeführt werden.

Therapie Im Schub erfolgt eine 10–14tägige Antibiotikatherapie. Die Ursachenausschaltung ist die beste Prophylaxe. Eine Langzeitmedikation mit Nitrofurantoin wird oft durchgeführt.

Therapie. Eine antibiotische Therapie über 10–14 Tage (ggf. kreatininangepaßt) ist im Schub selbstverständlich. Ansonsten ist die Prophylaxe der chronischen Pyelonephritis ihre beste »Therapie«, d.h. nach einer akuten Pyelonephritis muß eine Ursachenabklärung und Noxenausschaltung erfolgen (Einzelheiten siehe dort).

Merke ▶

> ▶ ***Merke.*** Die Prophylaxe nach akuter Pyelonephritis ist die beste »Therapie« der chronischen Pyelonephritis.

Die Chemoprophylaxe besteht in der Regel aus einer Langzeitdosierung von Nitrofurantoin (keine Resistenzentwicklung). Handelt es sich eindeutig um eine einseitige chronische Pyelonephritis als Streuquelle, kommt ggf. eine Nephrektomie als Herdsanierung in Betracht.

Merke ▶

> ▶ ***Merke.*** Die Spätkomplikationen der insuffizient behandelten chronischen Pyelonephritis sind die pyelonephritische Schrumpfniere und die Dialyse.

Eine **xanthogranulomatöse Pyelonephritis** ist eine pseudotumoröse **Sonderform** einer chronischen Pyelonephritis. Ihre Differentialdiagnose ist deshalb der Nierentumor.

Eine **Sonderform** der chronischen Pyelonephritis ist die sog. **xanthogranulomatöse Pyelonephritis.**
Es handelt sich um eine chronisch-eitrige, verfettende Entzündung, die Parenchym, Nierenbecken und Hilusfett umfaßt und lymphozelluläre Infiltrate enthält, die einen Pseudotumor erzeugen können. Die wichtigste Differentialdiagnose ist deshalb auch das Nierenzellkarzinom. Oft wird die Diagnose erst nach Nephrektomie durch den Pathologen gestellt.

2 Pyonephrose und abszedierende Pyelonephritis

2 Pyonephrose und abszedierende Pyelonephritis

◀ Definition

Definition. Es handelt sich hierbei um zwei Krankheitsbilder mit prinzipiell der gleichen Ursache. Während die **abszedierende Pyelonephritis** ein z.T. dramatisches, jedenfalls immer **akutes Geschehen** ist, wobei die Abszesse im Parenchym vorliegen und auch zum Teil im Nierenbecken gefunden werden können, ist die **Pyonephrose** ein **langsam schleichender Prozeß**, der u.U. jahrelang relativ unbemerkt schwelen kann, bis er entdeckt wird, obwohl er Beschwerden verursacht, die aber oft fehlgedeutet werden (Lumbago!). Das Nierenbeckenkelchsystem ist eitergefüllt. ■

◀ Merke

Merke. Eine therapieresistente Lumbalgie erfordert eine – zunächst sonographische – Abklärung der Nieren.

Pathogenese Ursache ist meist eine steinbedingte Harnstauungsniere. Auch eine hämatogene Entstehung ist möglich.

Pathogenese. Die Hauptursache für die Pyonephrose ist in den meisten Fällen eine steinbedingte Harnstauungsniere. Aber auch eine hämatogene Entstehung ist prinzipiell möglich. Unbemerkt bleibt dieser Zustand meist deshalb, weil die Abwehrlage des Körpers oft so gut ist, daß er die Entzündung lange Zeit unter Kontrolle halten kann, bis eines Tages die Virulenz der Erreger überwiegt und die Patienten symptomatisch werden .

Klinik Hierzu vergleiche F-5.

Klinik. Zur Klinik *vergleiche* F-**5**.

F-5: Klinik und Therapie der abszedierenden Nephritis und Pyonephrose

Abszedierende Pyelonephritis	Pyonephrose
Klinik	
Hohe/sept. Temperatur/Schüttelfrost	Keine/subfebrile Temperatur
Deutlicher Flankenschmerz	Unspezifische »Kreuzschmerzen«
Leukozytose	Hohe BSG
Leukozyturie	Leukozyturie
Drohende Urosepsis (vgl. *Kap. P*)	
Therapie	
Sofortige Entlastung der gestauten Niere (z. B. perkutane Nephrostomie)	Perkutane Nephrostomie
Notfallnephrektomie (selten geworden)	Im Intervall Nephrektomie
Im Intervall Beseitigung der Ursache der Stauung	Antibiotika**begleit**therapie
Antibiotika**begleit**therapie	

Therapie **Akute abszedierende Pyelonephritis**
- **Sofortige Entlastung** der gestauten Niere

Pyonephrose:
- **Niere** nach vorübergehender Entlastung **entfernen**

Beide Erkrankungen besitzen ein hohes Mortalitätsrisiko.

Therapie. Während es bei der **akuten** abszedierenden Pyelonephritis darauf ankommt, **sofort** eine **Entlastung** der gestauten Niere durchzuführen, um eine Urosepsis zu verhindern, und nur bei einer primär hämatogenen Ursache ohne Stauung auch ggf. eine Notfallnephrektomie durchgeführt werden muß, kommt es bei der **Pyonephrose** darauf an, nach **vorübergehender Entlastung** die **Niere** zu **entfernen**, wobei darauf geachtet werden muß, daß das eiterhaltige Nierenbecken geschlossen bleibt.
Dies ist zwar wegen der Verwachsungen operativ äußerst schwierig, aber wichtig, da es sonst trotz Antibiotikatherapie zu schweren Wundinfektionen kommen kann, die in einem solchen Fall auch heutzutage nicht selten tödlich verlaufen können.

Merke ▶

Merke. Bei Verdacht auf eine Pyonephrose bzw. Urosepsis ist die sofortige **Einweisung in eine urologische Klinik** zur Entlastung der Eiterherde erforderlich. **Jede Verzögerung steigert die Mortalität.**

K

Der klinische Fall. Ein scheinbar gesunder, sportlich durchtrainierter 46jähriger Mann wurde jahrelang wegen Lumbago behandelt. Nach Umzug in eine andere Stadt wollte er wieder ein Massagerezept wegen der bekannten Lumbago. Diesmal erfolgte aber durch den Orthopäden eine sorgfältige Diagnostik, die schließlich in Zusammenarbeit mit dem Urologen zur Feststellung einer Pyonephrose der linken Niere führte. Sie wurde primär operiert, dabei kam es zur Perforation des eitergefüllten NBKS.
Zuvor war der Patient hochdosiert antibiotisch abgeschirmt, die Wunde wurde mehrfach mit Polyvidon-Jod gespült, heilte zunächst scheinbar p.p. Nach 5 Tagen bekam der Patient septisches Fieber, die Antibiotika wurden gemäß dem nun vorliegenden Antibiogramm optimiert, die Wunde war gerötet und wurde eröffnet. Trotz Drainage hatte sich etwa ein halber Liter Eiter angesammelt. Die Wundtoilette wurde sorgfältig ausgeführt. Der Zustand des Patienten verschlechterte sich trotz intensiver Therapie weiter, so daß er intubiert werden mußte. Eine Pneumonie mit dem gleichen Keim (Proteus) kam hinzu, schließlich entstand eine entzündungsbedingte Arrosion des Colon descendens. Der Patient erhielt eine Hämofiltration zur Keimreduktion und zusätzlich Immunglobuline. Dennoch verstarb er 2 Wochen nach der Primäroperation an einer generalisierten Sepsis.

Merke ▶

Merke
- Eine Pyonephrose ist auch für körperlich durchtrainierte Patienten vital gefährlich.
- Eine Eiterentlastung vor Operation muß erfolgen, Antibiotikaschutz allein genügt nicht.
- Auch ein scheinbar guter anfänglicher Verlauf ist kein Hinweis auf eine gute Gesamtprognose, sofern Eiter während der Op in die Wunde läuft.
- Bei einer gramnegativen Sepsis ist oft jede Therapie zum Scheitern verurteilt.

3 Nierenkarbunkel und paranephritischer Abszeß

3 Nierenkarbunkel und paranephritischer Abszeß

Auch hier handelt es sich um zusammenhängende Erkrankungen.

Es handelt sich wieder um zwei Krankheitsbilder, die zusammenhängen können.

3.1 Nierenkarbunkel

3.1 Nierenkarbunkel

Definition ▶

Definition. Das Nierenkarbunkel entsteht aus konfluierenden Eiterherden der Nierenoberfläche, die nekrotisch werden.
Es kann Folge eines infizierten Kelchsteines sein. Dann bestimmen gramnegative Erreger das Bild. Ist die Genese jedoch in der hämatogenen Streuung von Hautaffektionen zu sehen, herrschen grampositive Erreger vor, was aber seltener ist. ■

Klinik Flankenschmerzen, Schonhaltung und Fieber sind typisch.

Klinik. Flankenschmerzen, Schonhaltung und Fieber sind typisch.

Diagnostik Leukozytose, Vergrößerung der Niere in Sonogramm und CT, typisch ist eine verminderte Atemverschieblichkeit.

Diagnostik. Leukozytose und eine vergrößerte Niere im AUG, Sonogramm und CT. Hervorzuheben ist eine Verminderung der Atemverschieblichkeit des Organs. Ggf. ist die Differentialdiagnose gegen einen Nierentumor zu stellen.

Therapie Inzision und Drainage unter gleichzeitiger Antibiotikagabe.

Therapie. Inzision und Drainage (ubi pus – ibi evacua!) erfolgen unter gleichzeitiger Antibiotikatherapie. Eine alleinige Antibiotikagabe ist nicht ausreichend!

3.2 Paranephritischer Abszeß

3.2 Paranephritischer Abszeß

Pathogenese. Aus einem Karbunkel kann sich ein paranephritischer Abszeß bilden. Aber auch eine Pyonephrose oder eine primär hämatogene Streuung sind ursächlich möglich. Das Keimspektrum ist identisch.

Pathogenese Er entsteht aus Karbunkel, Pyonephrose oder auch primär hämatogener Streuung.

Klinik. Man findet ebenfalls Fieber, starke, dumpfe Flankenschmerzen, bei drohender Perforation auch eine Hautrötung. Der Abszeß kann sich bis in den Oberschenkelbereich absenken (entlang des M. psoas).
Je nach Lage des Abszesses kann es aber auch zu Störungen der Atmung (pleuritische Reizung) und peritonitischen Zeichen kommen.

Klinik Symptomatisch bestehen Fieber, starke Flankenschmerzen, ggf. Harnstauung. Eine Abszedierung entlang des M. psoas ist möglich. Peritonitische und pleuritische Reizung kommen vor.

> ***Merke.*** Röntgenologisch typisch für einen paranephritischen Abszeß ist der verstrichene Psoasschatten auf der Nierenübersichtsaufnahme. Die **Atemverschieblichkeit** der ipsilateralen Niere ist meist **aufgehoben.**

◀ **Merke**

Die Wirbelsäule ist zum Prozeß hin (schmerz-)gekrümmt. Eventuell kann eine Fluktuation in der Flanke getastet werden (Einschmelzung).

Die Wirbelsäule ist zum Prozeß hin gekrümmt (Schonhaltung).

Therapie. Inzision und Drainage unter gleichzeitiger Antibiotikatherapie. Wenn ein Karbunkel zum Abszeß geführt hat, muß meist im Intervall die Nephrektomie angeschlossen werden.

Therapie Grundsätzlich werden Abszesse inzidiert und drainiert, eine alleinige Antibiotikatherapie ist nicht ausreichend.

> ***Merke.*** Nie alleinige Antibiotikatherapie, da Antibiotika die Abszeßmembran nicht passieren können.

◀ **Merke**

Sonderfälle

- **Chronischer paranephritischer Abszeß:** Er wird wie eine Pyonephrose erst relativ spät diagnostiziert. Somit kann es schon zu chronisch-entzündlicher Allgemeinreaktion wie einer **Amyloidose** gekommen sein. Therapie ist die Drainage, ggf. Nephrektomie. Anschließend erfolgt die Suche nach Streuherden, die unverzüglich zu sanieren sind.
- **Senkungsabszesse** infolge Tbc sind differentialdiagnostisch zu erwägen. Siehe hierzu *Seite 141 ff.*

Sonderfälle:

- **Chronisch paranephritischer Abszeß:** Er wird meist erst spät entdeckt (vgl. Pyonephrose) und kann deshalb eine **Amyloidose** auslösen. Therapie sind Drainage bzw. Nephrektomie. Die Streuherdsanierung schließt sich an.
- Bezüglich **Senkungsabszeß** durch Tbc *siehe Seite 141 ff.*

4 Zystitis

4 Zystitis

Die Entzündung der Blase ist die häufigste urologische Erkrankung, die aber meist von Nicht-Urologen behandelt wird. Ein einfacher Infekt, der vor allem Frauen trifft, ist in aller Regel keine Indikation für eine spezielle Facharztbetreuung.

Eine einfache Blasenentzündung ist, vor allem bei Frauen, die häufigste Entzündung des Urogenitaltraktes.

Definition. In aller Regel werden bei einer Blasenentzündung (Zystitis) nur die Mukosa und Submukosa betroffen, selten ist ein Befall aller Schichten einschließlich der Muskularis. ■

◀ **Definition**

> ***Merke.*** **Rezidivierende Harnwegsinfekte**, fieberhafte HWI, HWI bei gleichzeitigem Verdacht auf das Vorliegen von Mißbildungen, einer Obstruktion – gleich welcher Art – oder nach Durchführung einer Operation oder Bestrahlung sowie HWI bei Tumorpatienten bedürfen einer sorgfältigen **urologischen Abklärung** und dürfen nicht einfach mit einer antibiotischen Behandlung abgetan werden. Dies gilt vor allem, wenn hochpathogene Keime beteiligt sind. Hier muß zwingend die urologische Ursachenabklärung erfolgen.

◀ **Merke**

Eine Zystitis kommt meist alleine vor, eine orientierende **Suche nach Begleiterkrankungen** ist aber nötig (Niere, Adnexe, kleines Becken).

Eine Blasenentzündung kommt meist isoliert vor, wenn es sich um einen banalen Infekt handelt. Sie kann jedoch Begleiterkrankung einer weiteren Entzündung im UGT – oder bei sonstigen pathologischen Befunden – sein. Deshalb sollte eine **zumindest orientierende Untersuchung folgender Organe dazugehören:** Niere, männliche Adnexe (z. B. Prostata), Organe des kleinen Beckens (einschl. Uterus und Ovarien sowie Rektum wegen Fluor bzw. Durchwanderungsdivertikulitis).

Pathogenese
- Vorwiegend **gramnegative Erreger** (v.a. E. coli)
- vorwiegend Frauen betroffen, Männer erst im Prostataadenomalter
- Mißbildungen
- Tumoren

Pathogenese. Ursache einer Zystitis können sein:
- Vorwiegend **gramnegative Erreger,** ganz besonders E. coli.
- Frauen bevorzugt infolge einer kurzen Urethra und hormoneller Dysbalance (Androgenüberschuß; Östrogenmangel); Männer sind meist erst im »Prostataadenomalter« infolge der Miktionsstörung durch das subvesikale Abflußhindernis betroffen.
- **Mißbildungen** (angeborene Meatusstenose der Mädchen, Harnröhrenklappe bei Knaben; Mißbildungen der männlichen Adnexe jeglicher Art, Blasendivertikel, Harnröhrendivertikel, vesikorenaler Reflux). Sie alle führen zu einer Beeinträchtigung des Harnflusses und zu Pendelurin.
- **Tumoren** einschließlich Carcinoma in situ

Merke ▶

> ***Merke.*** Ein HWI kann **Begleitsymptom eines Tumors** sein, weshalb spätestens beim HWI-Rezidiv eine Abklärung erfolgen muß.

- Fremdkörper
- Zustand nach iatrogener Manipulation
- Neurogene Blasenentleerungsstörungen
- Subvesikale Miktionshindernisse

- **Fremdkörper** (am häufigsten **Dauerkatheter,** aber auch eingebrachte Fremdkörper nach autoerotischen Handlungen sind denkbar.
- **Zustand nach iatrogener Manipulation** (auch **Einmalkatheterismus; Zystoskopie**)
- **Neurogene Blasenentleerungsstörungen** (z. B. Z. n. Apoplexie, Z. n. Querschnitt, Z. n. Operation im kleinen Becken, infiltrative Tumoren im kleinen Becken jeglicher Genese, Z. n. Bestrahlung, Diabetes mellitus, MS, Alkoholismus, sonstige Polyneuropathie – **Anmerkung:** HWI und Steinbildung mit chronischer Pyelonephritis sind auch noch heute die Hauptursache für eine Lebensverkürzung solcher Patienten!)
- **Subvesikale Miktionshindernisse** (Harnröhrenstriktur, Blasenhalsenge, Prostataadenom, Prostatakarzinom)

Merke ▶

> ***Merke.*** Das **Prostataadenom** ist beim Mann die häufigste Ursache des HWI.

- Restharn
- Steine
- Kältetrauma
- Allergische Reaktion
- Geschlechtsverkehr (Honeymoon-Zystitis)
- Hormonmangel
- Schwangerschaft
- Psychische Faktoren
- Verminderte Abwehrlage

- **Restharn**
- **Steine** (Blase, Harnröhre)
- **Kältetrauma** (häufig nach Schwimmen)
- **Allergische Reaktion**
- **Geschlechtsverkehr** (meist Frauen, sog. Honeymoon-Zystitis)
- **Hormonmangel** (meist Frauen im Klimakterium) infolge der relativen Schleimhautatrophie durch Östrogenmangel
- **Schwangerschaft**
- **Psychische Faktoren** (als Folge der dadurch entstehenden Miktionsstörung, die entweder absichtliche Miktionsvermeidung oder im Gegenteil eine Pollakisurie aufweist)
- **Verminderte Abwehrlage** (Urinbeschaffenheit verändert – alkalisch), bakterizide Aktivität der Blasenschleimhaut vermindert, Schutzflora der Harnröhre vermindert, z. B. durch falsche Antibiotikatherapie!

Merke ▶

> ***Merke.*** Jede gesunde Blasenschleimhaut hat eine **Eigenimmunität** zum Schutz vor bakteriellen Infektionen.

- Zustand nach **Bestrahlung des kleinen Beckens** (radiogene Zystitis, z.T. mit Ulzera der Schleimhaut und Schrumpfung der Blase)
- **Zytostatikatherapie** (vor allem Cyclophosphamid, sofern keine Prophylaxe durch Mesna; lokale Instillationstherapie bei bestimmten Blasentumoren)
- **Tuberkulöse Zystitis** (s. u.)
- **Parasiten** (z.B. Bilharziose, s.u.)
- **Interstitielle Zystitis** (s. u.)

- Bestrahlung
- Zytostatika
- Tbc
- Parasiten
- Interstitielle Zystitis

> ***Merke.*** Meist ist eine Zystitis bakteriell bedingt, aber nicht immer. So finden sich auch radiogene, interstitielle, zytostatikainduzierte und parasitär bedingte Zystitiden, auf die sich allerdings eine bakterielle Entzündung aufpfropfen kann.

◀ **Merke**

Eine **Mitursache einer Zystitis bei Frauen** findet sich, neben den genannten Möglichkeiten, besonders in der Anatomie, d.h. der relativ **kurzen Urethra**, wodurch eine kanalikulär-aszendierende Infektion über die Urethra möglich wird (z.B. Badewasser-Reflux). Außerdem liegen Vaginalöffnung und Analöffnung in enger anatomischer Nachbarschaft. So eigenartig es klingen mag – falsche Reinigungstechnik nach Defäkation (Reinigung vaginalwärts) kann somit rezidivierende Coli-Infekte unterhalten. Eine gezielte Nachfrage lohnt sich.

Die **Zystitis bei der Frau** ist deshalb häufig, weil die Anatomie (**kurze Urethra**) aszendierende Infektionen erleichtert. Falsche Hygiene kann einem HWI Vorschub leisten.

Ferner gibt es bei Frauen eine ganz typische auslösende Ursache, nämlich den **Geschlechtsverkehr,** in dessen Folge schon nach wenigen Stunden ein HWI auftreten kann. Dies ist in Studien nachgewiesen worden.

Eine zweite häufige Ursache ist der **Geschlechtsverkehr**, der vor allem bei Frauen zum HWI führt.

Hormonelle Störungen kommen hinzu. So disponiert ein **Östrogenmangel** in der Postmenopause zu einer erhöhten Anfälligkeit für bakterielle Besiedlung, andererseits kann auch ein »Überschuß« an Hormonen eine erhöhte Anfälligkeit hervorrufen; dies ist bei Schwangeren der Fall. Analog wirkt ein relativer Androgenüberschuß bei jungen Frauen.

Auch **hormonelle Störungen** (Östrogenmangel) können Ursache von Harnwegsinfekten sein.

Klinik. Es bestehen grundsätzlich dysurische Beschwerden, die aber in der Ausprägung und Heftigkeit sehr unterschiedlich sein können. Dies sind:
- Pollakisurie mit kleinen Miktionsmengen
- Nykturie
- Algurie (gelegentlich auch nur terminales Brennen)
- Imperativer Harndrang
- Gelegentlich Fieber. (Dies zeigt dann den Mitbefall anderer Organe an. Einzelheiten siehe Abschnitt über Pyelonephritis)
- Schmerzhafte Makrohämaturie. Sie ist das Leitsymptom einer hämorrhagischen Zystitis.

Klinik Die Zystitis geht mit dysurischen Beschwerden einher wie Pollakisurie, Nykturie, Algurie, imperativem Harndrang, Fieber, schmerzhafte Makrohämaturie (hämorrhagische Zystitis).

> ***Merke.*** Eine reine Zystitis erzeugt kein Fieber!

◀ **Merke**

K ***Der klinische Fall.*** Eine 22jährige Arzthelferin mit bisher unauffälliger urologischer Anamnese erkrankte binnen 2 Jahren an 7 Harnwegsinfekten, einige davon fieberhaft. Die antibiotische Therapie durch den Hausarzt anhand pathologischer Urinsedimentbefunde und zwei Urinkulturen aus Mittelstrahlurin half schließlich nicht mehr, die Abstände der Infektrezidive wurden kürzer, die Beschwerden stärker. Schließlich, nach einem hochfieberhaften Infekt, erfolgte die urologische Vorstellung.

Die Anamnese ergab bereits wertvolle Hinweise:
- Die ersten HWI traten ca. ½ Jahr nach der Hochzeit auf.
- Kurz nach Beginn der Zystitis traten Fieber und linksseitige Flankenschmerzen auf.
- In letzter Zeit war der Geschlechtsverkehr zunehmend unangenehm, endete meist mit einem Brennen in der Scheide.

Die Untersuchungsergebnisse zeigten folgende Befunde:
- Infektion mit Ureaplasma urealyticum ($> 10^6$ Keime).
- Vesikorenaler Reflux II° links.
- Relativer Androgenüberschuß.
- Partneruntersuchung: Ureaplasma urealyticum im Ejakulat (der Ehemann war subjektiv beschwerdefrei!).

Die konsequente Therapie bestand aus einer **Partnertherapie** mit einem Gyrasehemmer (Ciprofloxacin).
Ferner:

- Umstellung der hormonellen Antikonzeption auf ein östrogenbetontes Präparat, vorübergehend Östrogenvaginalovula zusätzlich.
- Vorübergehend GV mit Kondom.

Die Patientin blieb danach infektfrei und hatte keine Beschwerden mehr. Der Reflux war verschwunden.

Schlußfolgerungen

- Ein rezidivierender Harnwegsinfekt kann eine multifaktorielle Genese haben, d. h. hier:
  - Sexualkontakt mit einem infizierten Partner.
  - Lokale Abwehrschwäche (relativer Androgenüberschuß).
  - Sekundärer Reflux mit sekundärer Pyelonephritis infolge permanenter Schwellung des linken Ostiums bei chronischer Zystitis.
  - Positive Urinkulturen (hier vom Hausarzt veranlaßt) weisen oft fehl, wenn sie aus Mittelstrahlurin bei Frauen gewonnen sind und trotz Rezidiven auf die Anlage von Spezialnährböden verzichtet wird.
- Eine zielgerichtete Diagnostik zu veranlassen ist leicht, wenn man die Beschwerden des Patienten richtig deutet. Folglich in diesem Fall:
  - Neuer Sexualpartner → STD-Keim?
  - Flankenschmerz + Fieber → Reflux?
  - Brennen in der Scheide bei GV → Hormonelle Dysbalance?

Bei chronischen Zystitiden sind ähnliche Beschwerden schwächer ausgeprägt.

Bei **chronischen Zystitiden** können ähnliche Beschwerden bestehen, meist jedoch sind sie nicht so heftig ausgeprägt. Gelegentlich ist nur noch ein Symptom vorhanden, wie z. B. der imperative Harndrang.

Diagnostik
Urinbefunde:
- Leukozyturie
- Mikrohämaturie
- Positive Urinkultur

Diagnostik

Urinbefunde:

- Leukozyturie
- Mikrohämaturie
- Positive Urinkultur

Bei einer sterilen Urinkultur und gleichzeitiger Leukozyturie muß eine weitere Diagnostik erfolgen auf: CIS, Tbc, Bilharziose (F-6). Ein Laborfehler muß ebenfalls in Erwägung gezogen werden.

Findet sich neben einer Leukozyturie gleichzeitig eine negative Urinkultur, müssen andere Differentialdiagnosen berücksichtigt werden (F-**6**). Eine erneute Untersuchung kann einen Laborfehler meist ausräumen.

F-6: Differentialdiagnosen einer sog. sterilen Leukozyturie
Falsche antibiotische Vorbehandlung (sehr häufig)
Tuberkulose
Carcinoma in situ (CIS)
Bilharziose
Nekrotisierende Papillitis bei Analgetikanephropathie
Laborfehler (falsch-negative Urinkulturbestimmung)

Finden sich pathologische Blutbefunde (vor allem Leukozytose), muß eine Begleiterkrankung der Zystitis (V. a. PN) vorliegen.

Bei rezidivierenden bzw. komplizierten HWI erfolgt die weitere Diagnostik (Zystoskopie, Sonographie, AUG, MCU, Uroflow) nach Abklingen der akuten Symptome.

Bei therapieresistenten auffälligen Schleimhautbezirken sollten Probebiopsien durchgeführt werden.

Blutbefunde sind dagegen nur dann pathologisch (vor allem Leukozytose), wenn es sich nicht um einen banalen Infekt handelt, sondern um einen komplizierten. So handelt es sich dann oft scheinbar »nur« um eine Zystitis, in Wahrheit aber um eine klinisch stumme Pyelonephritis (s. o.).
Wenn die akuten Symptome abgeklungen sind, muß **bei rezidivierenden oder komplizierten Infekten** (s. o.) eine Abklärung mittels Zystoskopie und Ultraschall erfolgen. Auch ein AUG gehört dazu. Vor allem bei jungen Patienten sollte ein MCU wegen eines möglichen Refluxes nicht vergessen werden. Ein Uroflow ergänzt sinnvollerweise die Diagnostik.
Bei suspekten Schleimhautbezirken, vor allem wenn sie therapieresistent sind, sollte eine Probebiopsie mit histologischer Untersuchung erfolgen.

Therapie Im Vordergrund steht die symptomatische Therapie der Beschwerden, dann folgen die Ermittlung und Ausschaltung der auslösenden Noxe.

Therapie. Vgl. hierzu die allgemeinen Anmerkungen über die Antibiotikatherapie zu Beginn des Kapitels.
Die Therapieprinzipien bei akuter und chronischer Zystitis unterscheiden sich. Gemeinsam ist außer bei einmaligem banalem Infekt die Suche nach der auslösenden Ursache. Bevor diese jedoch kausal therapiert wird, erfolgt zunächst die symptomatische Therapie der Beschwerden verursachenden Zystitis.

- **Akute Zystitis:** Grundsätzlich werden die Patienten angehalten, reichlichst zu trinken (mindestens 2 l pro Tag), da es hierdurch zur Keimverminderung kommt. Zusätzlich erfolgt eine Antibiotikatherapie, wobei zunächst »blind« begonnen werden muß. Umgesetzt wird das Antibiotikum, sobald eine Resistenztestung ergeben sollte, daß der nachgewiesene Erreger nicht sensibel für das eingesetzte Antibiotikum ist. Zur Dauer der Therapie und zur Wahl des Breitbandantibiotikums zu Beginn der Behandlung siehe ▤ F-**2**.
Für die Patienten bedeutet die vermehrte Flüssigkeitszufuhr: »Je mehr es brennt, desto mehr muß man löschen«. Viele Patienten versuchen natürlich, die schmerzhafte Miktion dadurch zu verhindern, daß sie gerade bei HWI besonders wenig trinken, in der Hoffnung, dadurch Schmerzen vermeiden zu können. Das Gegenteil ist richtig. Neben der Keimreduktion führt die hohe Trinkmenge zu einer Schmerzlinderung in kurzer Zeit.
Ferner können die **dysurischen Beschwerden** gelindert werden. Hierzu helfen Butyl-Scopolamin, Azo-Farbstoffe, oder auch Oxybutinin, die vor allem den unangenehmen imperativen Harndrang lindern und die Pollakisurie reduzieren. Analgetisch kann diese Behandlung unterstützt werden z.B. mit Tramadol oder Novaminsulfon.
Sollte eine **hämorrhagische Zystitis** vorliegen, ist u.U. eine vorübergehende Dauerkatheterisierung der Blase mit gleichzeitiger Spülung unumgänglich. Analgetika sind dann jedoch obligat, da der Katheter die Beschwerden durchaus verstärkt, aber zur Stillung der Blutung nötig ist. Handelt es sich um eine nichtbakterielle Zystitis, ist die **reichliche Flüssigkeitszufuhr,** z.B. bei der Zytostatikazystitis, zur Verdünnung der ausgeschiedenen reizenden Metaboliten hilfreich.

Akute Zystitis
Wichtig (zur Keimreduktion) ist eine hohe Flüssigkeitszufuhr (>2 l/die), die die Antibiotikatherapie begleitet *(vgl.* ▤ **F-2**). Analgetika und Medikamente zur Linderung des imperativen Harndrangs unterstützen diese Therapie.

Bei einer **hämorrhagischen Zystitis** kann eine vorübergehende Kathetereinlage mit Spülungen notwendig werden. Analgetika sind dann wegen der Schmerzen obligat.
Bei einer **nichtbakteriellen** Zystitis ist eine ausreichende Flüssigkeitszufuhr hilfreich.

- **Chronisch-rezidivierende Zystitis:** Ursachenabklärung und Kausaltherapie sind vorrangig. Erst in zweiter Linie kommen die Maßnahmen, die an der Blase ansetzen. Neben der reichlichen Flüssigkeitszufuhr ist eine Antibiotikadauertherapie über 3 Monate mit Nitrofurantoin oder Co-Trimoxazol oft erfolgreich. Ferner gehört eine Ansäuerung des Urins dazu (z.B. mit L-Methionin), da die meisten pathogenen Keime in saurem Milieu nur schlecht leben können.
An eine begleitende **Pilzinfektion**, z.B. mit Candida, muß gedacht werden. Hierbei erfolgt eine gezielte antimykotische Therapie (z.B. Nystatin). Dysurische Beschwerden werden wie bei der akuten Zystitis behandelt, meist sind sie aber nicht so stark ausgeprägt.
Bei rezidivierenden Coli-Infekten, vor allem bei Frauen häufig (Genitalhygiene!), kann auch eine lokale Steigerung der Abwehr der Blasenmukosa durch Immunstimulation *(s. Kapitel D)* durchgeführt werden. Bei Zystitiden, die vor allem nach Geschlechtsverkehr auftreten, genügt meist eine danach prophylaktisch genommene Einmaldosis Co-Trimoxazol (als »Pille danach«).
Sollte die Therapie aber nicht zum gewünschten Dauererfolg führen, ist eine bioptische Abklärung der Blasenschleimhaut empfehlenswert, um Ursachen wie ein Carcinoma in situ (Zytologie!), eine Tbc, eine Bilharziose (Urlaubsanamnese!) nicht zu übersehen.
Die Prophylaxe einer Zytostatikazystitis bei Methotrexat-Gabe mittels Calciumfolinat und bei Cyclophosphamid mittels Mesna ist selbstverständlich.

Chronisch-rezidivierende Zystitis
Bei der chronisch-rezidivierenden Zystitis ist die Kausaltherapie vorrangig. Nur wenn kein Auslöser gefunden werden kann, erfolgt eine Dauertherapie bzw. -prophylaxe mit Nitrofurantoin und Ansäuerung des Urins
Eine begleitende **Candida-Infektion** wird antimykotisch mit Nystatin behandelt.

Eine Steigerung der lokalen Abwehr der Schleimhaut ist möglich.

Bleibt eine Therapie letztlich erfolglos, sollte eine PE der Schleimhaut erfolgen (CIS, Tbc, Bilharziose).

Eine Zytostatikazystitis läßt sich vermeiden durch Calciumfolinat bei Methotrexat und Mesna bei Cyclophosphamid.

4.1 Sonderformen der Zystitis

- **Hämorrhagische Zystitis:** Es handelt sich hierbei meist »nur« um die stärkste Ausprägung einer bakteriellen Blasenschleimhautentzündung (s.o.). Vorkommen kann sie allerdings auch bei einer Strahlenzystitis oder nach Zytostatikatherapie. Hierbei sind sogar Ulzera möglich. In einem solchen Fall muß eine Dauerspülung der Blase erfolgen und eine TUR oder Laserbestrahlung des Ulkus angeschlossen werden.

4.1 Sonderformen des Zystitis

- **Hämorrhagische Zystitis:** Meist als stärkste Ausprägung einer Zystitis, aber auch nach Bestrahlung und Zytostatikatherapie auftretend.

Bei einer Makrohämaturie sollte auch nach einer Antikoagulanzientherapie gefragt werden.

- **C. cystica** ist Folge rezidivierender Entzündungen.

- Eine **interstitielle Zystitis** kann durch dehnungsbedingte Schleimhautrisse zur Makrohämaturie führen. Die Ursache der Entzündung ist unklar. Die Patientinnen leiden unter massiven Dysurien. Am Ende der Therapieversuche, die zahlreich, aber relativ unzuverlässig sind, steht oft die Harnableitung durch z. B. ein Conduit.

Anamnestisch sollte bei einer Makrohämaturie auch nach einer Antikoagulanzientherapie gefragt werden, die ebenfalls das Bild einer hämorrhagischen Zystitis bieten kann.

- **Cystitis cystica:** Sie tritt vor allem bei jungen Frauen auf und zeigt ein charakteristisches zystoskopisches Bild. Sie ist die Folge rezidivierender Entzündungen und kann im Biopsat Lymphfollikel enthalten.
- **Interstitielle Zystitis:** Auch sie kann zu einer Makrohämaturie führen, denn bei Dehnung der Blasenwand infolge Urinfüllung kommt es zu Einrissen der Schleimhaut.

Die Ursache dieser speziellen Entzündung ist letztlich unklar. Neuere Erkenntnisse deuten darauf hin, daß eine interstitielle Zystitis auch – oder gerade – psychisch bedingt ist *(vgl. Kapitel P, Psychosomatik)*.

Die Blase weist eine histologisch nachweisbare submuköse Fibrose mit Mastzellinfiltraten auf, die schließlich zu einer Schrumpfblase führt. Bis dahin werden die Patienten, meist Frauen im mittleren Alter, durch massive Dysurien mit schmerzhaftem, imperativem Harndrang gequält. Therapieversuche mit Cortisol, Antiphlogistika, oraler Gabe von Kalziumantagonisten oder Pentosanpolysulfat, Blasendehnungen unter Narkose, Resektion bzw. Laserung eventuell vorhandener Ulzera (typisch an der Blasenhinterwand, Hunnersches Ulkus) etc. führen selten zu Dauererfolgen.

Relativ neu und bisher am erfolgreichsten ist die **Blaseninstillation** mit DMSO (Dimethylsulfoxid). Alle 1–2 Wochen werden 50 ml einer 50%igen Lösung für eine halbe Stunde instilliert. Die Therapie wird bis zur Beschwerdefreiheit fortgesetzt. Nachteil ist allerdings die bisher fehlende BGA-Zulassung. Ein weiterer neuer Therapieansatz ist die Instillation von Hyaluronsäure.

Am Ende der Therapie stehen oft die Harnableitung und ggf. Zystektomie, da selbst die stillgelegte Blase schmerzen kann.

Blasenaugmentationen sind nicht selten ohne Dauereffekt, da in solchen Fällen mindestens das Trigonum stehenbleibt und aufgrund der hier liegenden nervalen Versorgung Auslöser der Dysurien ist.

5 Bilharziose

Die Bilharziose kommt in Europa endemisch nicht vor, kann aber von Reisenden mitgebracht werden.

5 Bilharziose

Zwar ist die Bilharziose keine in Europa endemische Erkrankung, angesichts der Urlaubsfreudigkeit unserer Bevölkerung ist es aber dennoch wichtig, darüber Bescheid zu wissen. Auch Zuwanderer aus Endemiegebieten erhöhen die Inzidenz der Bilharziose im Krankengut.

Merke ▶

> ▶ ***Merke.*** Von den parasitären Tropenkrankheiten ist die Bilharziose die häufigste, die zu Veränderungen am Urogenitaltrakt führt.

Epidemiologie **Schistosoma haematobium** ist vor allem in Afrika und Nahost endemisch. Der Zwischenwirt ist eine Süßwasserschnecke. Beim Baden dringen die **Zerkarien** durch intakte Haut ein und entwickeln sich im Menschen zu Schistosomen.

Epidemiologie. Der Erreger, **Schistosoma haematobium,** kommt in Nord- und Ostafrika (Urlaubsländer!), Teilen von Westafrika und Nahost, vereinzelt auch in einigen europäischen Mittelmeerländern endemisch vor. Andere Schistosoma-Arten befallen den Urogenitaltrakt nur im Ausnahmefall (z. B. Sch. japonicum, Sch. mansoni etc.).

Der Zwischenwirt dieses Pärchenegels ist eine Süßwasserschnecke. Der Mensch ist der einzige Wirtsorganismus. Beim Baden in Süßwasser dringen die **Zerkarien durch intakte Haut** in den Menschen ein und entwickeln sich dort zu Schistosomen. Nur die Hälfte der Betroffenen bemerkt zu diesem Zeitpunkt ein Jucken an der Eintrittsstelle.

Merke ▶

> ▶ ***Merke.*** Direkte Infektionen von Mensch zu Mensch sind nicht möglich.

Klinik. Erst nach 5–7 Wochen treten **grippeähnliche Symptome mit Fieber** auf. Ursache sind die in Kapillaren abgelegten Eier, die den Körper zur Abwehr herausfordern.
Die Eier finden sich u.a. auch in den Venengeflechten der Blase. Dort sondern sie eine ulzerös wirkende Substanz ab, wodurch sie in das Blasenlumen gelangen und dort wieder ausgeschieden werden. Der Kreislauf ist geschlossen, wenn die Miktion in Süßwasser stattfindet (bzw. die Klärgrube dorthin eingeleitet wird), von wo aus die dort lebende Schneckenart die Eier wieder aufnimmt.
Durch eine spezifische Entzündungsreaktion kommt es zur Bildung von sog. Bilharzinomen, die in der Folge zu einer **Schrumpfung der Blase** führen können. In dieser Zeit bestehen **dysurische Beschwerden und Mikro-, z.T. auch terminale Makrohämaturie.**
Bis diese Blasensymptome auftreten, können u.U. Monate vergehen, die »Grippe« ist längst vergessen. Bakterielle Sekundärinfekte können das Bild weiter verschleiern. Infolge der Schrumpfblase entsteht schließlich ein vesikorenaler Reflux, ggf. mit Harnleiterstenose und Harnstauungsniere. Auch Blasensteine und Blasenwandverkalkungen (F-**1 a,b**) sind möglich.

Klinik Die **Prodromalsymptome** sind uncharakteristisch **grippal.** Die Eier werden in den Blasenvenengeflechten abgelagert, gelangen in die Blase und werden bei der Miktion ausgeschieden.

Eine spezifische Entzündungsreaktion führt zu Bilharzinomen, in deren Folge es zu **Dysurie, Hämaturie** und schließlich **Blasenschrumpfung** kommt.

Steine, Reflux, Harnleiterstenose treten auf. Typisch ist eine Blasenwandverkalkung (F-**1 a, b**).

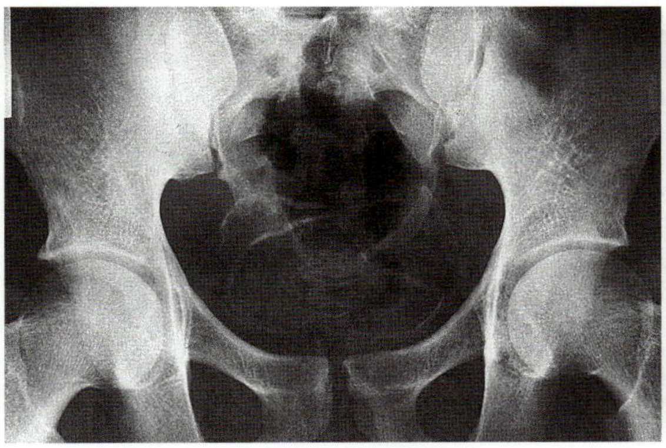

a Schalenförmige Verkalkungen/Wandverkalkungen im AUG

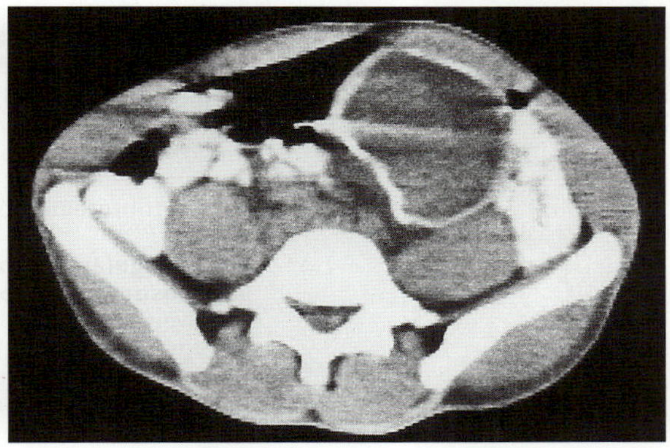

b im CT

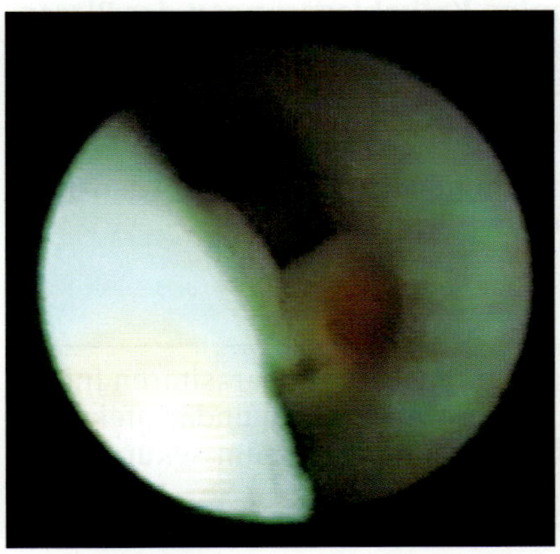

c Ureterorenoskopische Darstellung von Bilharzioseveränderungen im Harnleiter: typische, stellenweise hämorrhagische Ureteritis bilharziosa (glasig erscheinendes Gewebe mit Blutdurchsetzung).

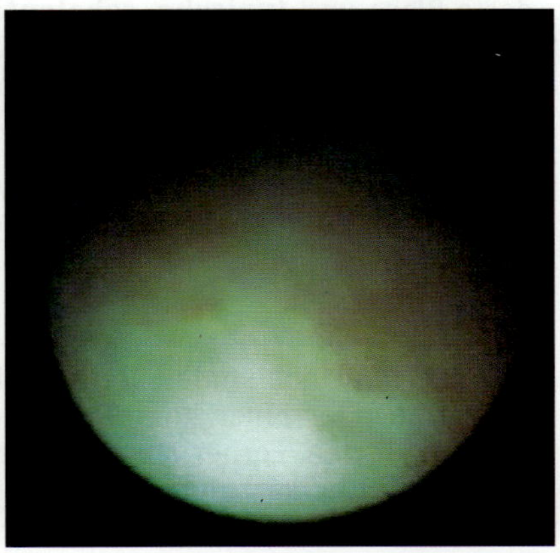

d Zystoskopisches Bild einer Bilharziose. Man erkennt die typischen Veränderungen an der Blasenschleimhaut, die als »Sandy patches« beschrieben werden.

F-1: Veränderungen der Blase bei Bilharziose.

Eine weitere Komplikation ist die Bildung von **Blasentumoren** (Plattenepithelkarzinom, F-2) infolge der chronischen Entzündung.

Das zweite Problem neben der Entstehung einer Schrumpfblase ist die Ausbildung von Blasentumoren (50% Plattenepithelkarzinome als Folge der chronischen Entzündung). Ferner können auch Blasenhalsobstruktionen und spontane Blasenrupturen auftreten, die operativ therapiert werden.

Diagnostik (F-7).
Unspezifische Laborwerte werden ergänzt durch die Mikroskopie körperwarmen Urins und immunchemischer Tests (Mirazidenschlüpftest, Zerkarienhüllreaktion).

Diagnostik. Sie beruht zunächst auf Laborwerten (F-**7**) und mikroskopischer Untersuchung des körperwarmen Urins auf Schistosomaeier. Immunchemische Tests (Mirazidenschlüpftest, Zerkarienhüllreaktion) ergänzen die Diagnostik.

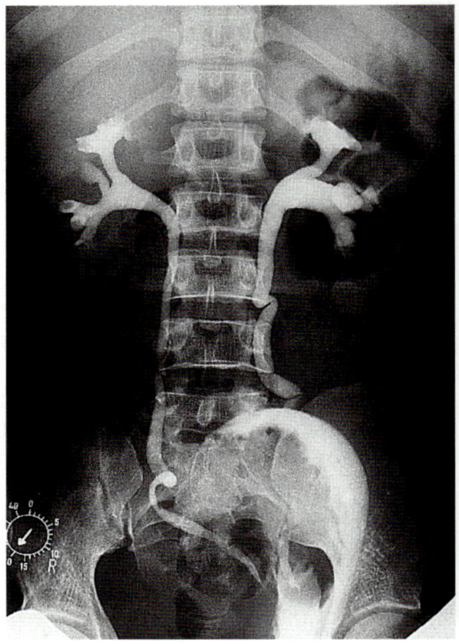

F-**2**: **Plattenepithelkarzinom der Blase,** das diese fast völlig ausfüllt und zur Harnstauung führt.

F-7: Laborbefunde bei Bilharziose

- Geringe Leukozyturie, Mikrohämaturie
- Leukozytose, Eosinophilie
- Alphafetoproteinerhöhung
- **In frisch gelassenem, körperwarmem Urin direkter Nachweis von Schistosomaeiern** (bereits nach 15 min sind die Eier zerstört und nicht mehr nachweisbar)
- Weitere Tests: Mirazidenschlüpftest, Hauttest, Zerkarienhüllreaktion (allerdings Infektionsgefahr). Zu Einzelheiten siehe Spezialliteratur

Radiologisch fallen **Blasenwandverkalkung,** Harnleiterstenose, Reflux etc. auf.

Weiterführend veranlaßt man ein Ausscheidungsurogramm (AUG), in dem man allerdings erst im fortgeschrittenen Stadium eine kapazitätsgeminderte Blase und **typische, schalenförmige Kalkablagerungen** der Blasenmuskulatur erkennt (F-**1 a**). Die aufgrund der Schrumpfung mit Verziehung der Harnleiterostien auftretenden Refluxe müssen bei jedem Patienten mit einer Bilharziose mittels MCU ausgeschlossen werden.

Zystoskopisch müssen tumorverdächtige Knoten reseziert werden.

Zystoskopie: Die zunächst tumorverdächtigen »Knötchen« werden nach Biopsie eindeutig histologisch eingeordnet.

Therapie

Therapie

Merke ▶

Merke. Unbehandelt sterben die Patienten an einer parasitären Intoxikation oder einer komplizierenden Urosepsis bei Sekundärinfektion mit Bakterien. Ferner sterben eine Reihe von Patienten am sekundären Plattenepithelkarzinom!

Die Therapie erfolgt mit **Praziquantel**. Begleitinfekte werden zusätzlich antibiotisch behandelt.

Derzeit am effektivsten ist die Behandlung mit **Praziquantel.** Andere Medikamente sind damit obsolet geworden, denn Praziquantel ist nicht nur effektiv, sondern auch fast nebenwirkungsfrei. Eine Einmaldosis von 40 mg/kg Körpergewicht genügt. Alle Schistosomenarten sind empfindlich. Resistenzen gibt es derzeit nicht. Wichtig ist die antibiotische Therapie von bakteriellen Begleitinfektionen.

Eine ggf. notwendige operative Therapie erfolgt danach. Nur bei früher

Nach medikamentöser Vorbehandlung werden Komplikationen operativ beseitigt durch z.B. transurethrale Resektion eines obstruktiven Blasenhalses oder eine Antirefluxplastik bei Reflux. Bei Tumoren erfolgt so früh wie möglich die Zystektomie, da Plattenepithelkarzinome auf eine Chemotherapie nicht ansprechen. Die Prognose ist trotz früher Operation nur mäßig. Dies bedeutet, daß die auslösende Bilharziose konsequent und frühzeitig behandelt werden muß.

Zystektomie können bilharziosebedingte Karzinome geheilt werden. Eine konsequente, möglichst frühzeitige Praziquantel-Therapie beugt dem Plattenepithelkarzinom vor.

Prävention. Vermeidung von Süßwasser (Seen, Flußufer) zum Baden und Schwimmen in den genannten Regionen. Beachten muß man, daß auch eine erfolgreich behandelte Bilharziose nicht gegen eine Reinfektion immunisiert.

Prävention Vermeiden von Baden im Süßwasser in Endemiegebieten. Es besteht keine Immunität nach abgeheiltem Infekt.

K ***Der klinische Fall.*** Eine 23jährige Frau war wenige Wochen nach einem Urlaub vom praktischen Arzt wegen eines therapieresistenten HWI zum Urologen zur Ursachenabklärung überwiesen worden. Da die Patientin bereits in der Kindheit mehrfach Harnwegsinfekte hatte, die jedoch nach Eintritt der Pubertät sistierten, führte er eine sorgfältige Abklärung durch unter Einschluß von AUG, MCU, Ultraschall, Antistreptolysintiter, Tbc-Diagnostik, Urinzytologie und Zystoskopie. Er fand nichts außer einer diskreten Entzündung der Blasenschleimhaut im Bereich der Hinterwand. Nur das Sediment war konstant pathologisch, die Urinkultur negativ. Im Rahmen einer Besprechung mit Kollegen über ungewöhnliche Fälle stellte er auch alle seine Befunde zu dieser Patientin vor. Auch vergaß er nicht zu erwähnen, daß der HWI erst nach dem Urlaub aufgetreten sei. Auf die Nachfrage, wo die Patientin denn gewesen sei, wußte er nur »im Süden«. Damit bestand die Notwendigkeit, auch für Europäer exotische Befunde mit in die Differentialdiagnose einbeziehen zu müssen.
In der Tat – die Patientin war nach Ghana gereist und hatte dort unter Einheimischen gewohnt. Die Suche nach Schistosomaeiern im **körperwarmen** Urin war dann auch positiv, die Patientin nach der Praziquantel-Therapie geheilt.

Merke
- Wenn die normale Abklärung fruchtlos bleibt, Symptome aber persistieren, ist auch nach ungewöhnlichen Ursachen zu fahnden.
- Eine kurze Urlaubsanamnese gehört bei HWI zur Routine, »Urlaub im Süden« sollte Anlaß zur Detailnachfrage geben.
- Im Zweifel informieren tropenmedizinische Institute über Endemiegebiete.

◀ **Merke**

6 Prostatitis

6 Prostatitis

Prostata, Samenblasen und Harnröhre können im Rahmen einer bakteriellen Entzündung als sogenannte **männliche Adnexitis** gemeinsam betroffen sein. Entsprechend gehören imperativer Harndrang, abgeschwächter Strahl und Algurie zum Beschwerdebild. Druckgefühl in der Dammregion ist typisch, Ausstrahlung in die Leistenregion kommt vor.

Entzündungen von Prostata, Samenblasen und Harnröhre werden als **männliche Adnexitis** zusammengefaßt. Imperativer Harndrang, abgeschwächter Strahl und Algurie sowie Druckgefühl im Damm sind typisch.

Pathogenese. Eine Prostatitis entsteht entweder **hämatogen** bei gleichzeitiger Entzündung anderer Parenchymorgane, **häufiger aber kanalikulär** über die Urethra aufsteigend. Auch **lymphogen** kann sie bei einer Proktitis hervorgerufen werden. Für eine Prostatitis gibt es prädisponierende Faktoren wie eine Harnröhrenstriktur, Urethradivertikel oder auch ein Prostataadenom. Diabetiker sind häufiger betroffen.

Pathogenese Eine Prostatitis entsteht meist kanalikulär aszendierend oder hämatogen. Harnröhrenstriktur, Urethradivertikel und Prostataadenom prädisponieren.

Klinik. Die Symptomatik bei akuter und chronischer Prostatitis zeigt ▤ F-**8**.

Klinik Hierzu siehe ▤ F-**8**.

F-8: Symptomatik und Palpationsbefund bei akuter und chronischer Prostatitis

Akute Prostatitis	Chronische Prostatitis
Symptomatik: ▶ Pollakisurie ▶ imperativer Harndrang ▶ Algurie ▶ (hohes) Fieber ▶ Dammschmerz ▶ Schmerzen beim Stuhlgang	▶ ständige Dysurien ▶ imperativer Harndrang ▶ Druckgefühl im Damm ▶ Parästhesien, Störungen in der Sexualfunktion ▶ Hämospermie (fakultativ)
Befund: ▶ Sehr schmerzhafte Palpation ▶ ggf. sogar Fluktuation bei Abszedierung	▶ Palpation nur z. T. schmerzhaft ▶ oft veränderte Konsistenz

Diagnostik
Labor:
- Leukozytose
- Leukozyturie
- Positive Dreigläserprobe

Tests auf Chlamydien, Mykoplasmen, Ureaplasmen, Pilze, Tbc, Urin-/Exprimatkultur, ggf. Ejakulatkultur sollten durchgeführt werden.
Eine kulturelle Anzüchtung von Bakterien aus dem Prostatasekret bzw. Ejakulat beweist die Entzündung.

Diagnostik. Die Laboruntersuchungen ergeben:
Leukozytose, Leukozyturie und positive Dreigläserprobe. Tests auf das Vorliegen von Chlamydien, Mykoplasmen, Ureaplasmen, Pilze oder Tbc sowie eine Urin-/Exprimatkultur und ggf. eine Ejakulatkultur bei chronischer Prostatitis sollten durchgeführt werden.
Ferner suche man immer nach morphologischen Veränderungen des Urogenitaltrakts als Auslöser!
Zwar sollte immer versucht werden, eine Bakterienkultur aus dem Prostatasekret nach Prostatamassage bzw. aus dem Ejakulat zu erhalten, die Anzüchtung gelingt aber nicht in allen Fällen. Außerdem ist bei einer floriden Prostatitis die rektale Palpation oft wegen Schmerzen unmöglich, ja u.U. sogar gefährlich, da eine Urosepsis ausgelöst werden kann. Deshalb:

Merke ▶

▶ ***Merke.*** Bei Prostatitis mit Fieber ist eine Prostatamassage kontraindiziert.

Faustregel zur Keimdiagnostik:
- Junge Patienten – Chlamydien- und Ueraplasmenprostatitis
- Ältere Patienten – bakterielle Prostatitis

Einteilung der Prostatitis:
- Akute bakterielle Prostatitis
- Chronische bakterielle Prostatitis
  a) uropathogene Erreger
  b) Chlamydien, Ureaplasmen
  c) Tuberkelbakterien
- Pilz-Prostatitis
- Gonorrhö

Für die Keimdiagnostik gibt es eine **Faustregel:**
- Junge Patienten – Chlamydien- und Ureaplasmenprostatitis
- Ältere Patienten – Bakterien (bei subvesikalem Miktionshindernis.

Entsprechend dem Ergebnis der durchgeführten bakteriellen Diagnostik ergibt sich dann eine **Einteilung der Prostatitis:**
- Akute bakterielle Prostatitis
- Chronische bakterielle Prostatitis, verursacht durch:
  a) uropathogene Erreger
  b) Chlamydien, U. urealyticum
  c) Tuberkelbakterien
- Pilz-Prostatitis
- Prostatitis im Rahmen einer Gonorrhö

Therapie Siehe hierzu F-**9**.

Therapie. Auch die Therapieansätze richten sich nach der Floridität des Krankheitsbildes (F-**9**).

F-9: Therapie der akuten und chronischen Prostatitis

Akute Prostatitis	Chronische Prostatitis
▶ Antibiotika (am besten nach Antibiogramm, bis dahin Cotrimoxazol, Cephalosporine, Gyrasehemmer, Doxycyclin) ▶ Spasmoanalgetika ▶ ggf. vorübergehende suprapubische Katheteranlage	▶ Spasmoanalgesie ▶ Stuhlgangregulierung ▶ Balneotherapie ▶ Antibiotika nur bei positiver Kultur (bevorzugt hochdosiert Gyrasehemmer)

Die Beseitigung auslösender Ursachen wie z. B. einer Harnröhrenstriktur schließt sich an.

Im Anschluß sollten ursächliche Erkrankungen wie z. B. eine Harnröhrenstriktur beseitigt werden.

> **Merke.** Die Dauer der Antibiotikatherapie wird nach dem Befund der Dreigläserprobe bestimmt. Erst wenn diese unauffällig ist, kann sie beendet werden, sonst ist der Übergang in eine chronische Prostatitis möglich. Die Therapie kann bis zu 4 Wochen und länger dauern.

◀ **Merke**

Wenn ein junger Mann an einer Prostatitis leidet, muß man immer an Chlamydien bzw. Ureaplasmen denken. Gyrasehemmer sind hier die Mittel der Wahl. Die **Partneruntersuchung** gehört bei diesen Fällen zwingend dazu. Bis dahin darf Geschlechtsverkehr nur unter Kondomschutz erfolgen (Unterbrechung der Infektkette).

Bei Chlamydien- und Ureaplasmeninfekten sind Gyrasehemmer Mittel der Wahl. **Partnerdiagnostik** bei jungen Prostatitispatienten.

> **Merke.** Bei Chlamydien- und Ureaplasmeninfektionen muß zwingend die Untersuchung und Mittherapie des – u. U. subjektiv beschwerdefreien – Sexualpartners erfolgen.

◀ **Merke**

Differentialdiagnose. Die Differentialdiagnose der chronischen Prostatitis ist wichtig. Denn hierzu gehören auch eine **granulomatöse Prostatitis** und das **Prostatakarzinom** sowie die sog. **Prostatopathie** *(vgl. Kap. P)*. Im Zweifelsfall muß eine Probebiopsie der Prostata erfolgen, damit kein Tumor übersehen wird, denn nur im Frühstadium ist ein Karzinom der Prostata heilbar *(vgl. Kap. G)*. Auch moderne Untersuchungsverfahren wie der transrektale Ultraschall oder das Serum-PSA helfen bei der DD nicht entscheidend weiter, da es falsch-negative Befunde gibt.

Differentialdiagnose Hierzu gehören **granulomatöse Prostatitis, Prostatakarzinom** und die sog. **Prostatopathie.**

Transrektaler Ultraschall und PSA helfen nicht bei der DD, da es falsch-negative Befunden gibt.

Prostatopathie

Die gleichen Beschwerden wie eine chronische Prostatitis kann auch eine sog. Prostatopathie (synonym: Prostatodynie) hervorrufen. Es handelt sich hierbei um eine psychosomatische Erkrankung, die oft von Störungen des Sexuallebens begleitet wird. Ein anderer Name dafür ist auch »vegetatives Urogenitalsyndrom«.

Prostatopathie
Zur Prostatopathie *vgl. Kap. P.*
Es handelt sich um eine psychosomatische Erkrankung (syn. Prostatadynie).

> **Merke.** Bevor eine psychosomatische Erkrankung diagnostiziert werden darf, muß eine sorgfältige Untersuchung der Prostata auch auf chronische Entzündungen und Tumoren erfolgen.

◀ **Merke**

Auffällig ist, daß meist »Männer in den besten Jahren« über einen plötzlichen Leistungsknick in ihrem Sexualleben klagen, vor allem wenn sie unter Streß stehen.

> **Merke.** Nicht nur der Magen, sondern auch die Prostata bzw. der Beckenboden ist ein mögliches »Streßorgan«.

◀ **Merke**

Eine gezielte, einfühlsame Anamnese bringt die Diagnostik oft in die richtige Richtung. Etwa die Hälfte aller »chronischen Prostatitiden« sind in Wahrheit psychosomatisch zu behandelnde Prostatopathien *(vgl. Kap. P)*.

Etwa die Hälfte aller »chronischen Prostatitiden« sind in Wahrheit Prostatopathien.

Granulomatöse Prostatitis

Die granulomatöse Prostatitis ist eine Sonderform der Prostataentzündung, die mit relativ leichten dysurischen Symptomen einhergeht, jedoch infolge einer granulombildenden Entzündungsreaktion palpatorisch meist mit einem Prostatakarzinom verwechselt wird. Klären kann nur die **Biopsie**. Knötchenartige Herde aus Histiozyten, Lymphozyten, Plasmazellen und mehrkernigen Riesenzellen sichern dann die Diagnose.
Ursache ist ein Sekretrückstau mit Extravasation in das Stroma. Eine bakterielle Begleitinfektion gehört typischerweise dazu.

Granulomatöse Prostatitis
Die granulomatöse Prostatitis ist eine Sonderform mit relativ leichten Dysurien. Palpatorisch wird sie wegen ihrer Festigkeit oft mit einem Karzinom verwechselt. Nur die **Biopsie** klärt.

Prostataabszeß
Er entsteht als Exazerbation einer akuten Prostatitis. Analkrampf und fluktuierende Raumforderung sind typisch. Die Abszeßdrainage besitzt oberste Priorität noch vor der gleichzeitig notwendigen Antibiotikatherapie. Bei inadäquater Therapie besteht die Gefahr einer Urosepsis.

Prostataabszeß
Er ist die Exazerbation einer akuten Prostatitis, sei es wegen schlechter Abwehrlage (z.B. Diabetes mellitus), sei es wegen falscher oder verzögerter Therapie. Typisch sind Analkrampf und fluktuierende Raumforderung. Therapeutisch muß sofort eine operative Abszeßdrainage erfolgen mit gleichzeitiger intravenöser Antibiotikatherapie mit Penicillin bzw. Cephalosporinen und Aminoglykosiden. Man punktiert ähnlich wie bei der Karzinomdiagnostik transrektal bzw. transperineal. Vereinzelt erfolgt auch eine transurethrale Resektion, um den Eiterherd zu entleeren.
Ein Prostataabszeß kann bei inadäquater Therapie in eine Urosepsis münden.

7 Urethritis

7 Urethritis

Algurie und Ausfluß sind die typischen Symptome einer Urethritis.

Es handelt sich um eine Entzündung der Urethra, die mit Algurie und Ausfluß einhergeht. Generell wird unterschieden :

Gonorrhoische Urethritis
In einem Drittel sind Harnröhrenentzündungen gonorrhoischen Ursprungs. Die gonorrhoische Urethritis kann zur Ausbildung von Harnröhrenstrikturen führen.

Gonorrhoische Urethritis
Nur etwa ein Drittel der Harnröhrenentzündungen sind gonorrhoische Infektionen, die einer spezifischen Therapie zugeführt werden müssen. Für den Urologen bedeutsam ist, daß eine **Gonorrhö (GO)** noch Jahre nach ihrer Ausheilung zu einer Harnröhrenstriktur führen kann.

Nichtgonorrhoische Urethritis
Die NGU ist Aufgabengebiet des Urologen.

Nichtgonorrhoische Urethritis
Während die GO-Urethritis die Dermato-Venerologie betrifft, wird die **Nicht-Gonorrhoische-Urethritis (NGU)** vom Urologen abgeklärt und behandelt. Sie ist mitunter schwierig zu diagnostizieren.

Merke ▶

▶ ***Merke.*** Auslöser der NGU ist zwar auch ein venerischer Infektionsweg, weshalb die Partneruntersuchung und -therapie unumgänglich ist, aber Erreger sind fast immer **Chlamydia trachomatis, Mykoplasmen** und **Ureaplasmen.**

Ursachen Weitere Erreger können sein:
- Streptokokken
- Trichomonaden
- Enterobacteriaceae

Prädisponierend sind Diabetes mellitus, Tbc, anale Sexualpraktiken.

Ursachen. Weitere Erreger einer solchen STD (Sexually Transmitted Disease) können aber auch Streptokokken, Trichomonaden und Enterobacteriaceae sein.
Herpesviren können ebenfalls vorkommen. Der Morbus Reiter ist ein Sonderfall, der anschließend besprochen wird.
Prädisponierende Faktoren der NGU sind Diabetes mellitus, Tbc und besondere Sexualpraktiken (anal).

Diagnostik Das Harnröhrensekret wird beurteilt; in der Regel bedeutet **glasig: NGU, eitrig: GO** bzw. **bakterielle Urethritis.**

Das Sekret wird nach Gram gefärbt, um eine GO auszuschließen.
Primäraffektionen am Genitale sowie Lymphknotenindikationen machen eine venerische Begleitinfektion wahrscheinlich.

Diagnostik. Grundsätzlich wird das Harnröhrensekret beurteilt. Dabei gilt als Faustregel:
- **Glasig: Verdacht auf NGU**
- **Eitrig: Verdacht auf GO bzw. bakterielle Urethritis**.

Man fertigt eine Gramfärbung des Sekretes an. Wenn diese negativ ausfällt, ist eine GO weitestgehend ausgeschlossen. Die Suche nach Lymphknotenbefall in der Leiste, Primäraffekten am Penisschaft ist obligat, denn jede NGU kann eine venerische Begleitinfektion (Lues!) aufweisen, die sich z.B. noch im Stadium I befinden kann. Bei Frauen ist der Gynäkologe zuzuziehen, da die NGU hier nur schwer zu diagnostizieren ist und oft auch die Adnexe befällt (Folge ist bei beidseitigem Befall die Sterilität).

> **Merke.** Jede NGU kann, da sie eine sexuell übertragbare Erkrankungen (STD) ist, mit einer spezifischen Infektion, z. B. Lues, Gonorrhö, vergesellschaftet sein.
> Die Abklärung gehört unbedingt dazu, bevor die Ausschlußdiagnose einer »einfachen« NGU fällt.

◀ **Merke**

Spezielle Abstrichmethoden lassen die typischen **intrazellulären Einschlußkörperchen** bei **Chlamydien** heute zweifelsfrei erkennen. Weiterhin gibt es Festphasenenzymimmuntests, die kaum störanfällig sind. Sie ermöglichen sogar die Diagnostik aus der ersten Urinportion (Harnröhrenportion). Neuerdings kann man auch Ligasekettenreaktionen verwenden.
Da jede NGU Ausgangspunkt einer Prostatitis sein kann, gehört die **Prostatamassage** zur Diagnostik.
Trotz vieler Leukozyten im Exprimat ist die Exprimatkultur negativ, wenn es sich um Chlamydien/Mykoplasmen handelt, da sie nicht auf Standardnährböden wachsen. Man suche deshalb nach Einschlußkörperchen in Zellen eines Urethralabstriches. Auch eine Trichomonadeninfektion gehört zur Differentialdiagnose, somit die Untersuchung körperwarmen Urins zur Diagnostik. Mit Spezialnährböden lassen sich Mykoplasmen und Ureaplasmen jedoch anzüchten (Hinweis an den **Mikrobiologen**!).

Chlamydien werden durch **Einschlußkörperchennachweis** oder mittels Festphasenenzymimmuntest nachgewiesen.

Jede NGU kann Auslöser einer Prostatitis sein, deshalb gehört die **Prostatamassage** zur Diagnostik.
Bei vielen Leukozyten im Exprimat, aber steriler Kultur, kann es sich um Chlamydien handeln. Auch an Trichomonaden ist zu denken. Der **Mikrobiologe** ist auf den Verdacht hinzuweisen (Spezialnährböden).

Therapie. Mykoplasmen/Chlamydien werden mit Tetracyclinen (Doxycyclin), besser jedoch mit Gyrasehemmern (Ciprofloxacin, Ofloxacin), evtl. auch mit Erythromycin behandelt. Andere Antibiotika sind wirkungslos.
Bei Trichomonaden gibt man Metronidazol, bei Soor (Candida) Nystatin und bei Herpes Virustatika lokal und evtl. oral (Aciclovir).

Therapie Die Therapie der NGU erfolgt bevorzugt mit **Tetracyclinen** und **Gyrasehemmern.** Trichomonadeninfekte werden mit Metronidazol, Soor (Candida) mit Nystatin und Herpes mit Virustatika behandelt.

> **Merke.** Grundvoraussetzung jeder erfolgreichen Therapie einer NGU ist die **Partnertherapie**, und zwar auch dann, wenn dieser – meist ist es die Frau - keine erkennbaren Symptome aufweist.

◀ **Merke**

Solche unbemerkten Infekte sind nicht nur Ausgangspunkt für den Reinfekt des Partners (sog. Ping-Pong-Effekt), sondern oft auch für eine Sterilität der Frau infolge subklinischer Adnexitis.

Eine unbemerkt verlaufende NGU ist eine mögliche Ursache für eine Sterilität.

> **Merke.** Während der laufenden Therapie darf Geschlechtsverkehr, wenn überhaupt, nur mit Kondomschutz erfolgen.

◀ **Merke**

8 Morbus Reiter

Definition ▶

Pathogenese und Klinik Die Übertragung erfolgt meist durch Geschlechtsverkehr. Ursache ist vermutlich ein allergisches Geschehen im Zusammenhang mit einer Allgemeininfektion. HLA-B-27-Träger sind signifikant häufiger betroffen. **Polyarthritiden** treten ca. 14 Tage nach einer Urogenitalinfektion auf.

Diagnostik
- Erhöhte BSG
- Negative RF
- Einschlußkörperchen im Urethralabstrich bei Chlamydieninfekt

Therapie
- NSAR
- Glucocorticoide

8 Morbus Reiter

▶ ***Definition.*** Es handelt sich um eine Allgemeinerkrankung bei genetisch disponierten Patienten, die oft mit einer Urethritis beginnt. Klassisch ist die **Symptom-Trias: Konjunktivitis, Polyarthritis, Urethritis**, aber nur selten vollständig. Aber auch alle anderen serösen Schleimhäute (Keratitis, Balanitis) können befallen sein. Durchfälle sind vor allem bei der mediterranen Form möglich. ■

Pathogenese und Klinik. Die Übertragung der urethritischen Form erfolgt meist durch Geschlechtsverkehr. Ursache ist wahrscheinlich ein allergisches Geschehen im Zusammenhang mit einem Infekt, wobei allgemein urogenitale Infektionen, Enteritiden (z.B. Campylobacter fetus als Auslöser einer Reisediarrhö) und Ruhrepidemien (Shigella flexneri) in Frage kommen. Auffallend häufig sind die Betroffenen Träger des Erbfaktors HLA B-27. **Polyarthritiden** entstehen typischerweise etwa 10 – 14 Tage nach einer Urogenitalinfektion (HWI, Prostatitis, Epididymitis, Orchitis).
In etwa einem Drittel der Fälle findet sich lediglich eine Balanitis circinata.

Diagnostik. Laborchemisch ist die BSG stark erhöht, Rheumafaktoren sind negativ, im Urethralabstrich finden sich bei Chlamydieninfekt Einschlußkörperchen im direkten Immunfluoreszenztest.

Therapie. Therapeutisch kommt die Antibiotikatherapie meist zu spät. Nichtsteroidale Antirheumatika, ggf. kurzfristig Glucocorticosteroide kommen deshalb in Frage. Die Zusammenarbeit mit dem Internisten bzw. Rheumatologen ist empfehlenswert.

9 Orchitis

Pathogenese Die Orchitis entsteht **hämatogen** auf meist viraler Genese. Klassisch ist die **Mumps**-Orchitis, die vorwiegend geschlechtsreife Männer betrifft. Andere Virus-Orchitiden sind bei Kindern möglich, aber selten.

Eine beidseitige Mumps-Orchitis führt durch Schädigung des Keimepithels zur Sterilität.

Klinik Meist ist nur ein Hoden betroffen, die Patienten haben Fieber. Bei ausgeprägten Formen ist die DD gegen einen Hodentumor nur noch operativ möglich.

Therapie Therapeutisch nutzt man Hodenhochlagerung, Kühlung, Analgetika und Antiphlogistika sowie Cortison.

9 Orchitis

Pathogenese. Es handelt sich um eine **hämatogene** Erkrankung des Hodens selbst, meist viraler Genese. Klassisch ist die **Mumps**-Orchitis (Parotitis epidemica). Aber auch Coxsackie-Viren, Varizellen/Zoster-Viren und Mononukleose kommen als Auslöser in Betracht. Eine bakterielle Orchitis nach einer Epididymitis ist dagegen ein Spätbefund.
Kinder haben normalerweise keine Orchitis nach Mumps zu befürchten. Betroffen sind Männer im geschlechtsreifen Alter. Andere Virusorchitiden sind dagegen auch bei Kindern möglich, allerdings selten.
Problematisch ist die Mumps-Orchitis durch eine irreversible Schädigung des Keimepithels mit nachfolgender Sterilität, wenn die Entzündung beidseits auftritt, denn der betroffene Hoden wird azoosperm und oft atrophisch. Die Hormonproduktion in den Leydig-Zellen ist nicht betroffen.

Klinik. Meist findet sich ein unilateraler Befall. Der betroffene Hoden ist deutlich vergrößert und druckschmerzhaft. Anamnestisch besteht ein zeitlicher Zusammenhang mit einer Parotitis (ggf. auch nur im Lebensumfeld des Patienten). Bei der akuten Form hat der Patient Fieber und allgemeine Krankheitszeichen. Bei der subakuten Form fehlen diese, so daß die Differentialdiagnose gegen einen Hodentumor schwierig werden kann. Im Zweifel muß man den Hoden also freilegen. Dies gilt vor allem für die Sonderform einer granulomatösen Orchitis, die nur histologisch festgestellt werden kann. Intraoperativ ist der Hoden prallelastisch mit bläulicher Tunica albuginea.

Therapie. Da es sich um eine virale Erkrankung handelt, ist eine kausale Therapie derzeit nicht möglich. Subjektive Linderung verschaffen Hochlagerung, Kühlung, Antiphlogistika, ggf. Antipyretika, Analgetika und vorübergehend Cortison. Inwieweit Immuntherapeutika oder Virostatika helfen können, ist noch unklar.

10 Epididymitis

10.1 Akute Epididymitis

Definition. Akute Entzündung des Nebenhodens.

Pathogenese. Die akute Epididymitis entsteht **kanalikulär aszendierend** über den Ductus deferens. Nicht selten dient eine Prostatitis, die unbemerkt sein kann, als Keimreservoir.
Prädisponierende Faktoren sind vor allem eine infravesikale Obstruktion, aber auch Entzündungen des UGT und Anomalien jeder Art sowie besonders transurethrale Dauerkatheter. Folglich muß nach Abklingen der akuten Entzündung hier eine sorgfältige Ursachenforschung betrieben werden. Der Diabetes mellitus wirkt wie bei allen Infektionen auch hier fördernd. Das Keimspektrum umfaßt alle Bakterien eines HWI und schließt Chlamydien und Mykoplasmen ein.
Bei Patienten unter 35 Jahren überwiegen Chlamydien, über 35 Jahren dagegen gramnegative Keime.
Zu tuberkulöser Epididymitis siehe gesondert *Seite 141 ff.*

Klinik. Typisch ist, daß eine Epididymitis nur das Erwachsenenalter betrifft und nie vor der Pubertät auftritt.
Die Patienten weisen eine **plötzlich eintretende, erhebliche, sehr schmerzhafte Schwellung** des Skrotums auf. Hautrötung und Überwärmung sind typisch. Die Patienten haben u. U. sehr hohes **Fieber**. Die Schmerzen können entlang dem Samenstrang nach kranial in den Bauch ausstrahlen. Palpatorisch findet man anfangs eine **wurstförmige Schwellung des Nebenhodens**, der bereits wenige Stunden später nicht mehr vom Hoden abgegrenzt werden kann.

> **Merke.** Hochlagern des Skrotums auf eine Unterlage ist schmerzlindernd (**Prehnsches Zeichen positiv**).

Bei Störung der Durchblutung infolge massiver Schwellung und mäßiger Abwehrlage des Patienten kann es zur Abszedierung kommen. Die betrifft besonders häufig Diabetiker und Alkoholiker.

Diagnostik. Kennzeichnend sind:
- Leukozytose,
- Leukozyturie,
- Mikrohämaturie,

und eine **positive Urinkultur** mit signifikanter Keimzahl von 10^7.

Differentialdiagnose

> **Merke.** Wichtig ist die Abgrenzung zur **Hodentorsion**, da diese eine sofortige operative Versorgung erfordert.

Klinisches Unterscheidungsmerkmal ist das **Prehnsche Zeichen** (positiv = Schmerzabnahme beim Anheben des Skrotums bei Epididymitis, negativ = Schmerzzunahme bei wahrscheinlicher Hodentorsion. Cave: Das Zeichen ist nicht beweisend!)
Eine Leukozytose oder leichtes Fieber sind auch bei einer Hodentorsion möglich.
Ist die Dopplersonographie positiv, spricht dies für eine Epididymitis, ist sie negativ, eher für eine Hodentorsion. Cave: Auch diese Untersuchung ist nicht beweisend.

10 Epididymitis

10.1 Akute Epididymitis

◄ Definition

Pathogenese Die akute Epididymitis entsteht vorwiegend **kanalikulär aszendierend**. Eine Prostatitis kann Keimreservoir sein.
Prädisponierende Faktoren sind vor allem eine infravesikale Obstruktion und transurethrale Dauerkatheter.

Bei Patienten unter 35 Jahren überwiegen Chlamydien, im höheren Alter dagegen Bakterien als Auslöser.
Zur tuberkulösen Epididymitis *siehe S. 141 ff.*

Klinik Die Epididymitis tritt erst nach der Pubertät auf. Sie äußert sich als **akute, schmerzhafte Schwellung** des Skrotums mit Überwärmung und Hautrötung. Das **Fieber** ist meist sehr hoch. Palpatorisch ist der **Nebenhoden wurstförmig verdickt**, später nicht mehr abgrenzbar.

◄ Merke

Diabetiker und Alkoholiker neigen zur Abszeßausbildung.

Diagnostik
- Urinkultur positiv.
- Leukozytose
- Leukozyturie
- Mikrohämaturie

Differentialdiagnose

◄ Merke

Das **Prehnsche Zeichen** dient der DD zur Hodentorsion, ist aber nicht beweisend. Dies gilt auch für die Dopplersonographie. Deshalb muß beim kleinsten Zweifel an der richtigen Diagnose die notfallmäßige Hodenfreilegung erfolgen.

Merke ▶

> **Merke.** Beim geringsten Zeichen, daß es sich bei dem Krankheitsbild doch um eine Torsion handeln könnte, muß die unverzügliche Hodenfreilegung erfolgen! (Einzelheiten *siehe Kap. O,* »Akutes Skrotum«.)

Therapie Bettruhe, Hochlagerung, Kühlung lindern die Beschwerden, Antipyretika, Antiphlogistika und Analgetika desgleichen. Kausal erfolgt zunächst eine **Antibiotikatherapie**. Bei gleichzeitigem subvesikalem Hindernis empfiehlt sich die vorübergehende Anlage einer Zystostomie.

Therapie. Sofern eine akute Hodentorsion ausgeschlossen ist, lindern strikte Bettruhe, Hodenhochlagerung und Kühlung die Beschwerden rasch. Antipyretika, Antiphlogistika und Analgetika werden als wohltuend empfunden. **Nach Abnahme einer Urinkultur gibt man Antibiotika.** Dabei muß eine Infektion mit z. B. Chlamydien berücksichtigt werden, so daß derzeit zunehmend Gyrasehemmer verordnet werden müssen.
Bei weiterhin bestehenden starken Schmerzen kann eine Samenstrangblokkade mit Lokalanästhetika helfen.

Merke ▶

> **Merke.** Bei ausgeprägten subvesikalen Hindernissen (schlechter Flow!) empfiehlt sich die Unterbrechung der Miktion durch einen vorübergehenden **suprapubischen Katheter.**

Keine transurethrale Katheteranlage (Keimaszension entlang dem D. deferens).
Ein vorhandener transurethraler Katheter muß entfernt, ggf. in eine Zystostomie umgewandelt werden.
Komplikation Eine **Abszedierung** erkennt man an der fehlenden Reaktion auf die Therapie. Palpatorisch und **sonographisch** findet man eine Einschmelzung. Die Therapie ist nun die Semikastration.

Nie erfolgt die Katheteranlage transurethral, da sich jeder Katheter infiziert und so die Epididymitis infolge Keimaszension entlang des Ductus deferens weiter unterhalten würde. Ein vorhandener transurethraler Dauerkatheter muß sogar entfernt, ggf. in eine suprapubische Harnableitung umgewandelt werden.
Als **Komplikation** kann vor allem eine **Abszedierung** entstehen. Eine fehlende Reaktion auf die Therapie ist suspekt darauf. **Sonographisch** kann man die Einschmelzung gut erkennen, im späteren Stadium auch als Fluktuation tasten. Die Abszeßdrainage oder meist besser die Semikastration sind dann erforderlich. Zwar ist der Hoden selbst meist nicht betroffen, aber die Infiltration der Umgebung ist fortgeschritten, so daß eine Abheilung nur sehr zögerlich wäre.

Folgediagnostik und -therapie
Nach Abklingen der Beschwerden erfolgt die Ursachendiagnostik, um z. B. ein Miktionshindernis zu erkennen.

Folgediagnostik und -therapie. Da meist eine sekundäre Verursachung (subvesikales Miktionshindernis) besteht, muß nach Abklingen der akuten Erkrankung die Ursachenforschung beginnen. Sie umfaßt AUG, Urethrogramm, Uroflow, Zytoskopie.

Merke ▶

> **Merke.** Diese Untersuchungen dürfen erst nach Beschwerdefreiheit und negativer Urinkultur durchgeführt werden, sonst wird die Infektion wieder aktiviert.

Die meist operative Therapie wird angeschlossen.

Dabei gefundene Veränderungen müssen kausal angegangen werden, also z. B. Inzision einer Harnröhrenstriktur, TUR eines Prostataadenoms. Wichtig: Auch ein Prostatakarzinom kann eine Epididymitis hervorrufen, so daß auch hiernach gesucht werden muß.

Prophylaxe Die **Vasoligatur** empfiehlt sich als Prophylaxe bei rezidivierenden Epididymitiden, wenn eine Prostatitis als Streuherd ausgeschlossen ist.

Prophylaxe. Rezidive lassen sich durch eine **Vasoligatur** verhindern. Somit ist der kanalikuläre Infektionsweg verschlossen. Der Nachteil der Sterilität ist nach abgeschlossener Familienplanung zweitrangig, da eine Epididymitis immer zu einer Verklebung der Samenkanälchen führt, so daß auf der betroffenen Seite eine Verschlußazoospermie resultiert *(vgl. Kap. K).* Eine Prostatitis als Streuherd sollte vorher ausgeschlossen sein.

10.2 Chronische Epididymitis

Sie ist Folge einer rezidivierenden Epididymitis. Sie kann immer wieder aufflackern. Im Intervall ist der Nebenhoden nur verdickt, etwas vermehrt druckschmerzhaft und verhärtet. Bei einer akuten Exazerbation entstehen die **Symptome einer akuten Epididymitis.**
Wenn auch eine länger anhaltende antibiotische Therapie nicht zum Erfolg führt, muß eine **Epididymektomie** im Intervall erfolgen. Allerdings sollte vorher nach Obstruktionen etc. gesucht werden. Erst wenn diese beseitigt sind und die chronische Epididymitis nicht ausheilt, ist die Operation gerechtfertigt. Der Nebenhoden muß dabei unbedingt histologisch untersucht werden, da sich hinter einer chronischen Epididymitis auch einmal eine Tbc verstecken kann (s. u.).

10.2 Chronische Epididymitis

Eine chronische Epididymitis entsteht als Folge von Rezidiven. Im Intervall bleibt der Nebenhoden verdickt. Sollte auch eine langdauernde Antibiotikatherapie nicht erfolgreich sein, erfolgt die **Epididymektomie.** Der Pathologe nimmt dabei auch zu einer möglichen versteckten Tbc Stellung.

11 Urogenitaltuberkulose

Epidemiologie. Eine detaillierte Besprechung der Urogenital-Tbc hat eine zunehmende Berechtigung, da die Tbc »im Schlepptau« von AIDS und malignen Tumoren eine Renaissance erlebt! Deshalb beginnen sich die nachfolgend angegebenen Inzidenzzahlen langsam zu erhöhen. Derzeit besteht eine Inzidenz allein der Urogenital-Tbc von 3 Neuerkrankungen auf 100 000 Einwohner.

11 Urogenitaltuberkulose

Epidemiologie Im Zusammenhang mit AIDS ist die Inzidenz der Urogenitaltuberkulose ansteigend.

> ***Merke.*** Verdacht, Krankheits- und Todesfall sind **meldepflichtig.**

◀ **Merke**

Die Urogenital-Tbc betrifft vorwiegend 3 Organe: **Niere, Prostata und Nebenhoden.** Sie umfaßt etwa ein Drittel aller extrapulmonalen Tuberkulosefälle. Typischerweise besteht ein Altersgipfel zwischen 30 und 50 Jahren.

Niere, Prostata und Nebenhoden sind betroffen. Die Urogenitaltuberkulose umfaßt ein Drittel aller extrapulmonalen Tuberkulosefälle.

Ätiologie und Pathogenese. Auslöser ist vor allem **Mycobacterium tuberculosis,** der Bovis-Stamm ist selten beteiligt.
In ca. 80% ist die Uro-Tbc beim Mann mit einer Genital-Tbc vergesellschaftet, bei Frauen nur in weniger als 10%.

Ätiologie und Pathogenese
Mycobacterium tuberculosis ist der überwiegende Erreger. Beim Mann ist die Uro-Tbc fast immer mit einer Genital-Tbc vergesellschaftet.

> ***Merke.*** Der **Primärkomplex liegt zu 90% in der Lunge** und den Hiluslymphknoten.

◀ **Merke**

Typisch sind lange Latenzzeiten, wobei Virulenz des Erregers und Abwehrlage des Körpers für die Exazerbation mitentscheidend sind.
Die Latenzzeit beträgt ca. 5–12 Jahre zwischen Primäraffekt und Befall des UGT.
Die Urogenital-Tbc ist also die Manifestation eines **sekundären Organbefalls.**

Typisch ist eine lange Latenzzeit von ca. 5–12 Jahren.

Die Urogenital-Tbc ist eine **sekundäre Tbc.**

Pathologie. Infolge einer **hämatogenen** Einstreuung von Tuberkelbakterien in die Nierenrinde entstehen Miliarherde, die verschmelzen können und dabei Parenchym zerstören. Beidseitiger Befall ist möglich.
Die Konglomerate verkäsen, brechen ins Nierenbeckenkelchsystem ein und unterhalten die kanalikuläre Aussaat. In der Niere entstehen so z. T. ausgeprägte Destruktionen.

Pathologie
Die Nieren-Tbc entsteht **hämatogen.** Miliarherde können dabei verschmelzen und Parenchym zerstören. Wenn sie verkäsen und ins Nierenbecken einbrechen, kommt es zur kanalikulären Aussaat.

> ***Merke.*** Typisch sind **Kelchhalsstenosen** unterhalb von **verkäsenden Hohlräumen** und unregelmäßige **Verkalkungen** in Projektion auf die Nieren im Röntgenbild (F-**3** und F-**4**).

◀ **Merke**

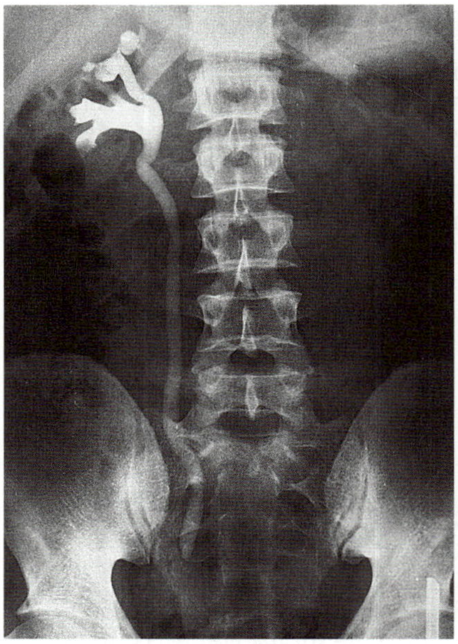

F-3: **Nierentuberkulose:** Typisch sind **Kelchhalsstenosen** unterhalb von verkäsenden Hohlräumen.

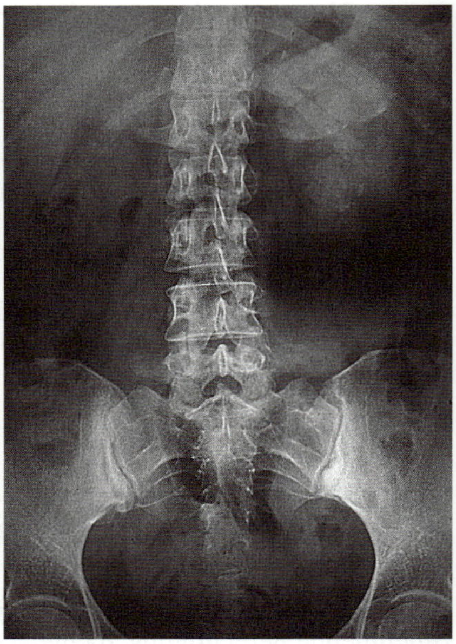

F-4: **Nierentuberkulose:** Im Röntgenbild fallen **unregelmäßige Verkalkungen** in Projektion auf die Nieren auf.

Die kanalikuläre Ausbreitung betrifft Ureter, Blase, Urethra und Prostata.

Die kanalikuläre Ausbreitung der Nieren-Tbc betrifft Ureter, Blase, Urethra und Prostata.
Welche Organe und wie ausgeprägt sie befallen werden, ist nicht vorhersehbar. Es können Granulome in der Submukosa und Muskularis entstehen.

Merke ▶

Merke. **Tuberkelhaltiger Urin ist hochinfektiös** und kann als Infektionsquelle für andere, z. B. Familienmitglieder, dienen. Deshalb ist eine eigene Toilette für den Uro-Tbc-Patienten zu fordern, Händedesinfektion ist Pflicht.

Harnleiter Bei Befall des Harnleiters entsteht eine **Ureteritis caseosa** mit typisch perlschnurartigem Aussehen im AUG (F-**5**). Bei Harnleiterverschluß kann eine **Pyonephrose** oder auch eine **Kittniere** entstehen.

Harnleiter: Bei Befall des Harnleiters (**Ureteritis caseosa**) sieht dieser im AUG bzw. der retrograden Harnleiterdarstellung perlschnurartig aus (F-**5**). Durch Verschluß kann es zu einer **Pyonephrose** kommen. Bei langsamer Entstehung der Harnleiterobstruktion ist eine **Kittniere** möglich.

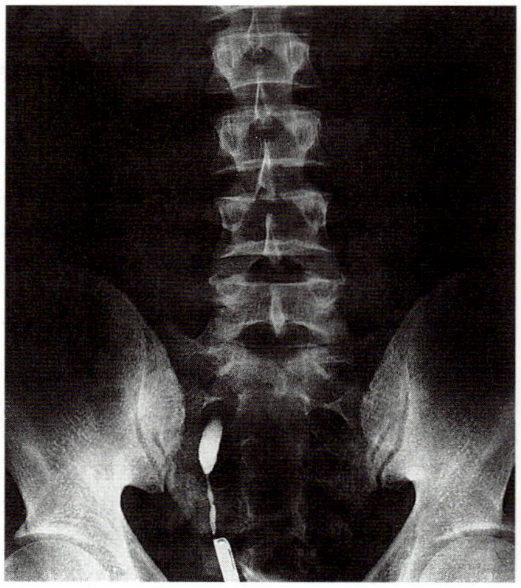

F-**5**: Bei **Uro-Tbc mit Befall des Harnleiters** erscheint dieser perlschnurartig.

Blase Die Veränderungen reichen von anfangs bullösen Ödemen der Schleimhaut im Ostienbereich bis Hämorrhagien und später Schrumpfblasenbildung.

Blase: An der Blase finden sich anfangs bullöse Veränderungen im Bereich der Ostien, dann Hämorrhagien mit Knötchenbildung. Es besteht eine Neigung zu Kontaktblutungen. Chronische Reizzustände führen schließlich zu einer Schrumpfblase.

Merke ▶

Merke. Unter rechtzeitiger Chemotherapie sind diese Folgezustände fast immer reversibel.

Prostata: Veränderungen der Urethra sind meist mit einer Prostata-Tbc kombiniert. Prostata, Samenblasen und Nebenhoden sind vorwiegend kanalikulär betroffen, seltener hämatogen. Es entstehen Konglomerattuberkel mit Verkäsung und Kavernenbildung in der Prostata. Diese sind im **Urethrogramm** zu erkennen.
Die dreidimensionale transrektale Sonographie hilft ebenfalls in der Diagnose der Prostata-Tbc, vor allem bei Frühfällen, die noch keine Kavernenbildung aufweisen (F-**6**). Palpatorisch imponiert die Prostatatuberkulose hart wie ein Karzinom, so daß die Differentialdiagnose evtl. auch erst histologisch getroffen wird.
Ejakulatkulturen können positiv ausfallen, dies gilt auch für die Dreigläserprobe.

Prostata Urethra- und Prostata-Tbc sind eng vergesellschaftet. Die Entstehung erfolgt bevorzugt kanalikulär. Kavernen in der Prostata sind im **Urethrogramm** erkennbar.
Auch die Ejakulatkulturen können positiv ausfallen.
In Frühfällen hilft die dreidimensionale transrektale Sonographie in der Früherkennung (**F-6**). Palpatorisch kann die Prostata-Tbc wie ein Karzinom imponieren.

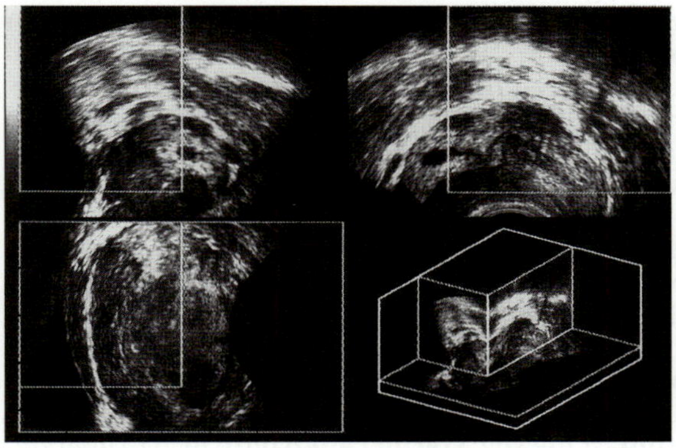

F-**6: Prostata-Tuberkulose** in der transrektalen, dreidimensionalen Sonographie. Der größte Tbc-Herd im rechten Seitenlappen ist mit dem 3-D-Rahmen markiert. Sonographisch ist die Differentialdiagnose zum Prostatakarzinom (ebenfalls hypodenses Areal = dunkel im Sonogramm) nicht sicher zu entscheiden.

Nebenhoden: Am Nebenhoden entsteht wegen der dortigen Verbindung zum Ductus deferens fast immer zunächst eine Cauda-Entzündung. Bei weiterer Ausbreitung sind der ganze Nebenhoden und dann sogar per continuitatem der Hoden via Nebenhodenkopf betroffen. Nicht selten wird die Diagnose erst histologisch gestellt, wenn eine vermeintlich chronische Epididymitis therapieresistent ist und eine Epididymektomie vorgenommen wurde. Klinisch besteht eine deutliche Verhärtung des Nebenhodens, der **perlschnurartig verdickt** ist. **Spontane Perforation und Fistelbildung sind möglich.**

Nebenhoden Die Nebenhoden-Tbc beginnt fast nur im Caudabereich. Nicht selten erfolgt die Diagnosestellung erst durch den Pathologen, der den chronisch-entzündlichen Nebenhoden nach Epididymektomie untersucht.
Der Nebenhoden ist **perlschnurartig verdickt.**

Stadieneinteilung. Bei der Urogenitaltuberkulose lassen sich 3 Stadien differenzieren (F-**10**):
1. Parenchymatös-ulzeröses Stadium
2. Ulzerokavernöses Stadium
3. Destruierendes Stadium

Stadieneinteilung Hierzu *siehe* **F-10.**
1. Parenchymatös-ulzeröses Stadium
2. Ulzerokavernöses Stadium
3. Destruierendes Stadium

F-10: Stadieneinteilung der Urogenitaltuberkulose

1. Parenchymatös-ulzeröses Stadium:
Infiltrate an der Nierenrinde. Dieses Stadium wird klinisch meist übersehen.

2. Ulzerokavernöses Stadium:
Röntgenologisch findet man nun Verkalkungen in der Nierenregion. Papillendefekte, Kavernenbildung, Kelchhalsstenosen sind im AUG zu erkennen. Stumme Rindenkavernen zeigen sich durch Verdrängungsphänomene des Hohlsystems. Stauungszeichen hängen vom Ausmaß des Ureterbefalls ab. Die Blase kann schon deutlich befallen sein, dies zeigt sich in einer konsekutiven Schrumpfung.

3. Destruierendes Stadium (Pyonephrose und Kittniere):
Man sieht Verkalkungen im AUG sowie eine (fast) stumme Niere. Bei der retrograden Darstellung erkennt man eine langstreckige Ureterstenose und Zerstörung der Niere.

Klinik Die **Symptome** sind **uncharakteristisch** (Nachtschweiß, Abgeschlagenheit). **Dysurien** sind möglich, Flankenschmerzen ebenfalls.

Klinik. **Symptome** können völlig fehlen bzw. sind **oft uncharakteristisch** (Nachtschweiß, Abgeschlagenheit, Grippegefühl).
Pollakisurie, therapieresistente Leukozyturie und Hämaturie bzw. Zystitis, Koliken (bei Abgang nekrot. Materials), dumpfe Flankenschmerzen weisen jedoch ebenfalls auf eine floride Uro-Tbc hin.

Merke ▶

> ***Merke.*** Die Urogenital-Tbc ist ein Chamäleon, das viele Symptome bieten kann, die eigentlich auf andere Erkrankungen hinweisen.

Diagnostik Die **PCR** mit ihrer hohen Sensitivität und Schnelligkeit ergänzt die Tbc-Diagnostik.
Tuberkelbakterien wachsen nur auf **Spezialnährböden.**

Diagnostik. Seit kurzem kann die Diagnostik auch mittels PCR (Polymerase-chain-reaction) erfolgen. Die Sensitivität ist sehr hoch, das Ergebnis liegt in der Regel schon nach 2–3 Tagen vor. Problem der Methode ist, daß sie gegenüber Kontaminationen mit der DNA von Tuberkelbakterien (z. B. in der Laborluft) sehr empfindlich ist.
Die **Bakteriologie** ist nur **auf Spezialnährböden (= Hohn-Kultur = Eiernährboden)** durchführbar, auf denen auch eine Resistenztestung möglich ist. Der Tierversuch ist nur noch Zweifelsfällen vorbehalten, die Ziehl-Neelsen-Färbung dagegen unspezifisch.

Untersuchungsmaterialien
- Mittelstrahlurin, Katheterurin
- Menstrualblut, Abradat
- Prostataexprimat, Ejakulat

Untersucht wird in der Regel der **Morgenurin.**

Leitsymptom ist dabei die sog. **sterile Leukozyturie.**

Verwendet werden für die Untersuchung:
- bei der Frau Mittelstrahl- oder Katheterurin, Menstrualblut, Abradat.
- beim Mann Mittelstrahlurin, Exprimat der Prostata, Ejakulat

Üblicherweise wird **Morgenurin** an drei aufeinanderfolgenden Tagen untersucht.
Das **klassische Leitsymptom** ist die sog. **sterile Leukozyturie**, da Tuberkelbakterien auf normalen Nährböden nicht wachsen können. Eine sterile Leukozyturie kann aber auch bei einer nekrotisierenden Papillitis bei Analgetikanephropathie gefunden werden.

Merke ▶

> ***Merke.*** Jeder sog. »sterile Infekt« des UGT (d. h. die Urinkultur ist negativ, die Klinik aber eindeutig entzündlich) ist bis zum Beweis des Gegenteils eine mögliche Urogenital-Tbc!

Der Urin ist typischerweise sauer (daher »säurefeste Stäbchen«) und enthält Erythrozyten.

Die gesamte Palette urologischer Röntgendiagnostik ist nötig, um das Ausmaß der Uro-Tbc exakt zu erfassen. Sonographie und Zystoskopie ergänzen die Untersuchung.

Eine Mikrohämaturie kommt ebenfalls vor. Der Urin-pH ist typischerweise sauer (pH < 6). Hiernach haben die Tuberkelbakterien den Namen »säurefeste Stäbchen«.
Zur Erfassung der Ausdehnung wird in der Röntgendiagnostik ein AUG, ggf. mit Schichten und Kompression durchgeführt. Retrograde Darstellung, Computertomogramm und Urethrogramm gehören zur Routine. Eine Angiographie ist jedoch meist entbehrlich.
Die Sonographie ist vor allem in der Differentialdiagnose gegen andere Stauungszustände geeignet.
Die Zystoskopie erlaubt die Beurteilung von Blasenveränderungen. Auf gleichem Wege ist eine Biopsie am leichtesten zu gewinnen.

Der Tuberkulintest ist unspezifischer Hinweis auf einen stattgehabten Kontakt mit Tuberkelbakterien.

Weiterhin gibt es den Tuberkulintest. Er ist unspezifisch und zeigt nur den Kontakt mit Tuberkelbakterien an, nicht dagegen eine frische Infektion, auch wenn die Größe der Hautreaktion etwas über die Abwehr aussagen kann.

Merke ▶

> ***Merke.*** Eine **Prostata-** oder gar **Nebenhoden-Probeexzision (PE)** ist **kontraindiziert**, da es sonst zu Fistelbildungen und Keimaussaat käme.

Therapie Die Therapie der Uro-Tbc erfolgt wie bei der pulmonalen Tbc, als **Triple-Drug-Therapie** (▤ F-**11**). Der Therapiebeginn sollte stationär erfolgen.

Therapie. Die Therapie erfolgt bei der Uro-Tbc nach denselben Prinzipien wie bei jeder anderen Tbc-Form auch, d. h. **primär konservativ-medikamentös als sog. Triple-Drug-Therapie** (▤ F-**11**).

> ***Merke.*** Klassisch ist nach wie vor eine **Dreifach-Kombination** in den ersten 3 Monaten aus INH (Isoniazid), RMP (Rifampicin), EMB (Ethambutol) bzw. INH, RMP und PZA (Pyrazinamid). Ggf. wird auch SM (Streptomycin) in die Kombination aufgenommen.

◀ **Merke**

Vor jeder Tuberkulostatikabehandlung müssen die Patienten sorgfältig untersucht werden, wobei besonderes Augenmerk auf die möglichen spezifischen, z.T. gravierenden **Nebenwirkungen** der Medikamente gelegt werden muß, also auf die **Nierenfunktion** bei Ethambutol (EMB) und Streptomycin (SM), **Leberschäden** bei Rifampicin (RMP), Pyrazinamid (PZA) usw. Die **Initialtherapie von 6–12 Wochen** sollte in einer Klinik erfolgen, besonders wenn Stauungszeichen vorliegen.
Sobald das Ergebnis der Resistenztestung vorhanden ist, kann in der **2. Phase über 7–15 Monate** eine Zweifachkombination verabreicht werden, z.B. aus RMP und INH oder EMB. Eine 3. Phase mit einer Monotherapie ist heute entbehrlich und wird nicht mehr durchgeführt.
Wichtig ist die **regelmäßige Untersuchung auf eingetretene Nebenwirkungen,** da es sich um eine Langzeittherapie handelt. Besonders bei Vorliegen von Harnleiterobstruktionen ist eine Zusatzmedikation mit Kortikosteroiden wichtig und beugt einer vorübergehenden Verstärkung der Harnstauung vor.
Die Erfolge der Therapie sind langfristig recht gut.

Die Patienten müssen über die z.T. gravierenden **Nebenwirkungen der Tuberkulostatika** informiert werden (Nierenfunktionsstörungen, Leberschäden).

Die **Initialtherapie** von 6–12 Wochen sollte in einer Klinik erfolgen.
In der **2. Phase** verabreicht man eine Zweifachtherapie.

Wichtig sind **Kontrolluntersuchungen auf Nebenwirkungen.**
Die Zusatzmedikation von Kortikoiden ist bei Harnleiterobstruktionen nötig, um einer Verstärkung der Harnstauung vorzubeugen.
Die Therapieerfolge sind gut.

F-11: Tuberkulostatikatherapie

Substanz	Erwachsenen-dosis (Maximal-dosis)/Tag	Nebenwirkungen
Mittel der ersten Wahl		
Isoniazid (INH)	5 mg/kg KG (p.o., i.v.) (300 mg)	periphere Neurotoxizität (Begleittherapie: Pyridoxin = Vit. B_6); Überempfindlichkeitsreaktionen; Hepatotoxizität
Rifampicin (RMP)	10 mg/kg KG (p.o., i.v.) (600 mg)	Hepatotoxizität; Orangefärbung von Urin und Sekreten; Überempfindlichkeitsreaktionen
Pyrazinamid (PZA)	35 mg/kg KG (p.o.) (2 g*)	Hyperurikämie; Arthralgien, Myalgien; Hepatotoxizität
Ethambutol (EMB)	15–25 mg/kg KG (p.o., i.v.) (2,5 g*)	Optikusneuritis; Rot-Grün-Schwäche; Überempfindlichkeitsreaktionen
Streptomycin (SM)	15 mg/kg KG (i.v., i.m.) (1 g*)	Ototoxizität (N. acusticus, N. vestibularis); Nephrotoxizität (Gesamt-Maximaldosis: 30 g)
Mittel der zweiten Wahl		
Paraaminosalicylsäure (PAS)	150 mg/kg KG (i.v.) (12 g)	Diarrhö; Hepatotoxizität; Überempfindlichkeitsreaktionen
Protionamid (PTH)	10–15 mg/kg KG (p.o., i.v.) (1 g)	Magen-Darm-Beschwerden; Hepatotoxizität; Hypoglykämie
Cycloserin (CS)	15–20 mg/kg KG (p.o.) (1 g)	Depression, Psychosen, Epilepsie
Capreomycin (CM)	15–30 mg/kg KG (i.m.) (1 g)	Ototoxizität (N. acusticus, N. vestibularis): Nephrotoxizität

* Reduktion bei Niereninsuffizienz erforderlich.
Hinweis: Bei Kindern und bei Begleiterkrankungen kann eine Dosisanpassung nötig sein. Dies gilt auch für die Therapie einer Rezidiv-Tbc.

Merke ▶

> **Merke.** Operative Maßnahmen dürfen erst nach erfolgter medikamentöser Therapie erfolgen, um eine **Keimaussaat zu verhindern, die tödlich enden könnte!**

F-12 führt die **Operationsindikationen auf.**

Abzuwarten ist daher immer die Phase der stabilen Konversion. Diese ist meist nach 3–4 Monaten erreicht. Dann ist das operative Risiko auch bei Tbc gering. F-**12** führt die **Operationsindikationen** auf.

F-12: Operationsindikationen bei Urogenitaltuberkulose

Indikation	Operationsverfahren
Lokale Sanierung eines Prozesses	Drainage, Nephrektomie, Nierenteilresektion
Harnstauung	Vorübergehende Nephrostomie (palliativ), definitive Harnableitung, z. B. Conduit
Wiederherstellung des Abflusses bei Tbc-bedingten Destruktionen	Rekonstruktive Operation z. B. Ureterokalikostomie, Harnleiterneuimplantation in die Blase etc.
Schrumpfblase	Blasenerweiterungsplastik z. B. mit Ileumaugmentation

Nephrektomie nur bei totaler Organzerstörung, z. B. Kittniere.

Die Nephrektomie dagegen kommt nur im Stadium III in Frage, also wenn die Niere, wie bei einer Kittniere, total zerstört ist.

Prognose Die Prognose ist bei früher Diagnosestellung und unter stadiengerechter Therapie relativ gut.
Unter Therapie ist die Ansteckungsgefahr sehr gering.

Eine **Nachkontrolle nach 5 Jahren** ist vorgeschrieben.

Etwa 95 % der Patienten können geheilt werden. Bei einer Niereninsuffizienz vermindert sich die Lebenserwartung.

Prognose. Unter Kombination aller Maßnahmen, die stadien- und befundgerecht erfolgen muß, wobei die medikamentöse Therapie der Grundpfeiler ist, haben die Patienten eine **relativ gute Prognose**. Schon nach kurzer Zeit sind die Kontrollkulturen negativ. Die Ansteckungsgefahr ist unter Therapie sehr gering, so daß die Arbeitsunfähigkeit angesichts der Gesamttherapiedauer nur relativ kurze Zeit währt.
Wichtig ist die vorgeschriebene **Nachkontrolle nach 5 Jahren.** Dabei dürfen definitive Defektzustände, wie etwa Kavernen, nicht als Zeichen einer aktiven Erkrankung fehlgedeutet werden.
Alles in allem ist die Lebenserwartung eines Tbc-Patienten nicht beeinträchtigt, wenn Diagnose und Therapie früh erfolgen. Dann kann man in 95 % die Betroffenen heilen. Besteht jedoch bereits eine Niereninsuffizienz, ist die Lebenserwartung gemindert.

12 AIDS

12 AIDS

Die Immunschwächekrankheit AIDS zeigt ein großes Spektrum an urogenitalen Manifestationen.

Seit im Jahr 1981 AIDS zum ersten Mal im Morbid Mortal Weekly Report beschrieben worden ist, sind inzwischen auch die urologisch-nephrologischen Manifestationen dieser viral bedingten Immundefekterkrankung weitgehend bekannt.

Früherkennungshinweise ergeben sich bei **Soor, Herpes, Condylomata acuminata.**

Der Urologe ist u. U. in die Früherkennung einbezogen, wenn er **Condylomata acuminata, Genitalsoor, Herpes simplex genitalis** oder auch Veränderungen eines genital manifestierten Kaposisarkoms findet.

Das **Kaposisarkom** kann sich in den männlichen Adnexen und retroperitoneal (auch in den Nieren) manifestieren.
Auffallend ist bei ca. 35 % d. F. eine signifikante **Proteinurie.**
Renale Insuffizienz auf dem Boden einer Glomerulonephritis ist häufig.

Das **Kaposisarkom** kommt, wenn auch selten, in den männlichen Adnexen und dem äußeren Genitale vor, dann ist es eine Blickdiagnose. Retroperitoneal manifestiert es sich mit »Lymphomen«, aber auch wie ein Nierentumor.
Etwa ein Viertel der Betroffenen weist eine signifikante **Proteinurie** auf, die sich bei einigen sogar als nephrotisches Syndrom manifestieren kann.
Ebenfalls ein Viertel der Patienten entwickelt eine **renale Insuffizienz.** Bioptisch zeigt sich dabei dann eine fokale und segmentale Glomerulonephritis.

Wichtig ist die Verdachtsdiagnose einer HIV-Nephritis über die Sonographie. Die Nieren sind vergrößert, die Echogenität ist erhöht. Ursache sind die interstitiellen Infiltrate. Auch eine partielle Nephrokalzinose ist möglich und wird ebenfalls sonographisch erkannt.

Sonographisch finden sich typische Zeichen: Erhöhte Echogenität, Organvergrößerung, Nephrokalzinose.

AIDS bzw. die dadurch hervorgerufenen Veränderungen können zu einer **Mikro-** bzw. auch **Makrohämaturie** führen, deren Ursachenforschung allerdings frustran verlaufen kann, da sie nicht immer erklärbar ist.

AIDS kann zur **Mikro-/Makrohämaturie** führen.

Urologisch weiterhin wichtig sind z.T. schwere **Harnwegsinfekte** bis hin zur Pyurie, die gerade auch **atypische Keime** wie Candida, Salmonellen, Acinetobacter und auch Zytomegalieviren umfassen können. Auffallend ist, daß E. coli in der Häufigkeit hinter Pseudomonas zurücktritt.

Harnwegsinfekte kommen bevorzugt mit **atypischen Keimen** vor. Dies muß in der Therapie berücksichtigt werden (bakterizide Antibiotika).

Meist ist der Urologe aber nur Mitbehandler, vor allem bei diesen atypischen Harnwegsinfekten. In Frage kommen wegen der reduzierten Abwehrlage nur hochpotente bakterizide Antibiotika in ggf. clearanceangepaßter Dosierung.

Der Urologe ist meist nur Mitbehandler, wenn Harnwegsinfekte vorliegen.

Weiterhin wurde eine erhöhte Koinzidenz zwischen M. Reiter und AIDS gefunden, oft aber ohne die komplette Symptomtrias.

Zwischen AIDS und M. Reiter besteht eine erhöhte Koinzidenz.

> ***Merke.*** Wie **Blut** und **Sperma**, so ist **auch Urin** von AIDS-Patienten **hochinfektiös.**

◀ **Merke**

13 Venerische Infektionen

13 Venerische Infektionen

Im Rahmen genitaler Untersuchungen wird der Urologe auch mit venerischen Infektionen konfrontiert. In aller Regel äußert er jedoch nur den Verdacht auf das Vorliegen einer solchen Erkrankung und wird den Patienten anschließend an den Kollegen des **dermatologisch-venerologischen Fachgebiets** weiterleiten. Sollte eine Begleitinfektion, z.B. eine Prostatitis, vorliegen, wird die Therapie des Patienten in kollegialer Absprache gemeinsam durchgeführt.

Beim Verdacht auf das Vorliegen einer Geschlechtskrankheit übernimmt in der Regel der Kollege des **dermatologisch-venerologischen Fachgebiets** die Behandlung. Bei urologischen Begleitinfektionen, z.B. Prostatitis, erfolgt die Behandlung gemeinsam.

Dabei muß der Urologe eine Gesetzesrichtlinie unbedingt beachten: Hat er den Verdacht, daß der Patient sich der weiteren Diagnostik und Therapie entziehen will und auch bei der Ermittlung möglicher Sexual-/Infektionspartner/-innen nicht kooperieren möchte, muß er eine namentliche **Meldung** an die Gesundheitsbehörde erstatten, um den Patienten ggf. polizeilich einer Therapie zuführen zu lassen. Dieses Prozedere dürfte aber die Ausnahme sein.

Bei Verdacht, daß ein Patient sich der Therapie entziehen will, muß eine namentliche **Meldung** erstattet werden.

Folgende venerische Infektionen sollte der Urologe bei Hauterscheinungen am äußeren Genitale differentialdiagnostisch erwägen:
- Herpes genitalis
- Lues
- Gonorrhö
- Ulcus molle
- Lymphogranuloma inguinale
- AIDS mit Condylomata acuminata

Hauterkrankungen des äußeren Genitale werden in der Regel vom Dermatologen behandelt. Demnach sollte der Urologe das Erscheinungsbild folgender Erkrankungen kennen:
- Herpes genitalis
- Lues
- Gonorrhö
- Ulcus molle
- Lymphogranuloma inguinale
- Condylomata acuminata (z.B. auch bei HIV)

Differentialdiagnostisch sind nichtvenerische Hautveränderungen abzuwägen:
- M. Bowen
- Leukoplakie
- Mykosen (vor allem Candida-Balanitis)
- Atopische Dermatosen
- Lichen sclerosus et atrophicus
- Dyschromien (z.B. Vitiligo)

Nichtvenerische Hauterkrankungen kommen differentialdiagnostisch in Frage:
- M. Bowen
- Leukoplakie
- Mykosen (v.a. Candida-Balanitis)
- Atopische Dermatosen
- Lichen sclerosus et atrophicus
- Dyschromien (z.B. Vitiligo)

Alle diese Hautveränderungen einschließlich der venerischen Erkrankungen werden von Dermatologen abgeklärt und behandelt. Auf eine Darstellung wird deshalb in diesem Buch verzichtet und auf Fachbücher der Dermato-

Eine Genitalmykose kann mit Nystatin-Creme behandelt werden. Risikofaktoren sind Diabetes mellitus, Antibiotikatherapie, Phimose.

Beim Verdacht auf eine Präkanzerose erfolgt in Zweifelsfällen die Probebiopsie.

Venerologie verwiesen (z.B. Jung, E.G.: Duale Reihe Dermatologie, Hippokrates, Stuttgart 1995).
Lediglich die Candidose wird gelegentlich vom Urologen durch eine Salbentherapie behandelt (z.B. Nystatin). Bei Rezidiven sollte aber der Dermatologe zugezogen werden. Oft sind übrigens Diabetiker oder Patienten mit einer (über-)langen Antibiotikatherapie betroffen. Auch eine Phimose fördert die Candidose. Die Zirkumzision ist dann selbstverständlich.
Da aber auch der Dermatologe gelegentlich Schwierigkeiten in der Differentialdiagnose von Hautveränderungen hat, zumal wenn es sich möglicherweise um Präkanzerosen handeln könnte *(vgl. Kap. G, Tumoren)*, wird er den Urologen auffordern, für ihn die Probebiopsie durchzuführen, um die Diagnose histopathologisch klären zu lassen.

Essentials ▶

Essentials

- Die Voraussetzung jeder Diagnostik auf Entzündungen im Harntrakt ist die **korrekt gewonnene Urinkultur** *(siehe Kap. C)*.
- Eine **nicht signifikante (< 10^5 Keime/ml) asymptomatische Bakteriurie** ist kein Harnwegsinfekt und deshalb nur zu überprüfen, nicht aber zu behandeln. Ausnahmen bilden Kinder und schwangere Frauen.
- Bei **rezidivierenden**, vor allem **fieberhaften Harnwegsinfekten** muß zwingend eine urologisch geführte **Ursachenforschung** (Stein, Tumor, Abflußstörung des Urins) betrieben werden.
  Bei ursächlichen Begleiterkrankungen kann eine alleinige antibiotische Therapie auf Dauer nicht erfolgreich sein und fördert nur die Resistenzentwicklung der Bakterien.
- **Rezidivierende Pyelonephritiden** sind eine häufige Ursache der **Niereninsuffizienz**. Deshalb muß nach Abklingen der Akuterkrankung eine urologische Ursachenforschung zwingend durchgeführt werden.
- Bei jedem **fieberhaften Harnwegsinfekt** ist eine sofortige **sonographische Untersuchung** der Nieren Pflicht, um eine infizierte Harnstauungsniere nicht zu übersehen. Sonst droht die Gefahr der Urosepsis *(siehe Kap. O, Urologische Notfälle)*.
- Eine banale **Zystitis** verläuft fieberfrei. Bei gleichzeitigem Fieber liegen **Begleitentzündungen** von Niere oder männlichen Adnexen vor. Dies muß in der Behandlung berücksichtigt werden, eine alleinige Antibiotikagabe ist in diesen Fällen unzureichend.
- Eine **»sterile Leukozyturie«** muß zwingend auf eine **Uro-Tbc** abgeklärt werden.
- **Therapieresistente Harnwegsinfekte** können auch im Zusammenhang mit einer **genitalen Partnerinfektion** oder exotischen Urlaubsreisen stehen. Die gezielte Nachfrage und ggf. Untersuchung gehören dazu.
- Bei der **akuten, fieberhaften Prostatitis** ist die **rektale Untersuchung kontraindiziert** (Gefahr der Auslösung einer Urosepsis).
- Zur Abklärung einer sog. **chronischen Prostatitis** gehört immer auch die Einbeziehung einer **psychosomatischen Ursache** *(vgl. Kap. P)*.
- Bei einer **Epididymitis** muß ein **subvesikales Miktionshindernis** diagnostisch ausgeschlossen werden. Eine Antibiotikatherapie ist ggf. durch eine vorübergehende suprapubische Harnableitung zu ergänzen (z.B. beim Vorliegen einer Harnröhrenstriktur).

Teil G

Tumoren

1 Tumoren des Nierenparenchyms

1.1 Angiomyolipom

Etwa vier Fünftel aller soliden Raumforderungen des Nierenparenchyms sind bösartig. Benigne Tumoren kommen selten vor. Klinische Bedeutung besitzt lediglich das Angiomyolipom, dessen hoher Gehalt an Fettgewebe in der Regel eine Diagnostik ohne histologische Abklärung erlaubt. Dieser Tumor kommt vor als solitäre Raumforderung (meist Frauen, 40–60 Jahre; gelegentliche Manifestation als massive retroperitoneale Blutung) oder aber in Form multipler und bilateraler Tumoren beim M. Bourneville-Pringle*. Bei der Ultraschalluntersuchung fällt er als sehr reflexreicher Tumor auf (G-**1 a**); in der Computertomographie sind Hounsfield-Einheiten von –35 bis –70 (typisch für Fettgewebe!) charakteristisch (G-**1 b**). Das Angiomyolipom metastasiert nicht, kann aber organüberschreitend expansiv wachsen. Angiomyolipom und Nierenzellkarzinom können aber auch nebeneinander vorkommen.

Für die **Therapie** sind Tumorgröße und Symptomatik entscheidend. Bei kleinen Tumoren (<4 cm im Durchmesser) sind sonographische und CT-Kontrollen ausreichend. Bei einem Tumordurchmesser >4 cm (Blutungsneigung höher!) ist eine organerhaltende Exzision zu erwägen.

Bei multifokalem und bilateralem Befall kommt bei Blutungen eine selektive Embolisation der tumorversorgenden Gefäße in Betracht, gegebenenfalls auch eine organerhaltende Operation (Enukleation oder Nierenteilresektion).

1 Tumoren des Nierenparenchyms

1.1 Angiomyolipom

Die Mehrzahl der soliden Nierentumoren ist bösartig.

Angiomyolipome sind gutartige Tumoren mit hohem Fettgehalt. Bei der Ultraschalluntersuchung fallen sie als sehr reflexreiche Tumoren auf (G-**1 a**).

Die Computertomographie ist diagnostisch beweisend durch Dichtemessung (Fett!; G-**1b**).

Die **Therapie** des Angiomyolipoms richtet sich nach dem Tumordurchmesser:

- < 4 cm: sonographische und radiologische Kontrollen
- > 4 cm: wegen Blutungsneigung operativ

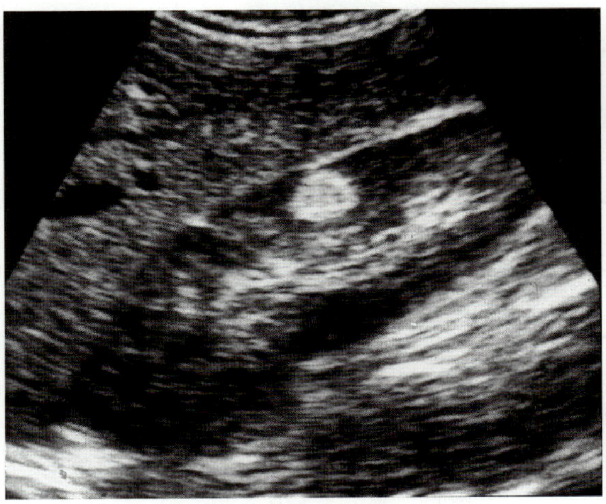

a Sonographie

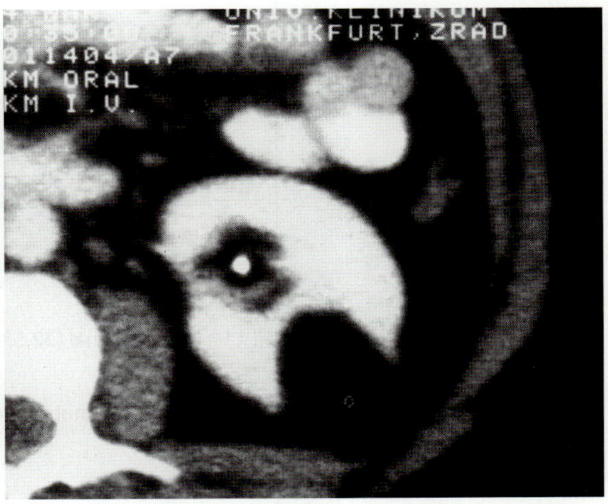

b CT

G-**1 a, b: Angiomyolipom.** Typischer Befund in Sonographie und CT ohne Kontrastmittelanreicherung

* Sogenannte tuberöse Hirnsklerose. Symptomenkomplex aus Groß- und Kleinhirnrinden- sowie Ventrikeltumoren, Adenoma sebaceum, Netzhautgliomen sowie Nierentumoren.

1.2 Nierenzellkarzinom

Synonym: Grawitz-Tumor, Hypernephrom.

Merke ▶

Epidemiologie Männer sind doppelt so häufig betroffen wie Frauen. Inzidenz: 9/100 000 Einwohner pro Jahr.

Prädispositionsfaktoren: Alter, Nikotin, Übergewicht, Medikamente.

Ätiologie Die Ätiologie ist unbekannt. Mehrfach wurden Anomalien des Chromosoms 3 gefunden.

Pathogenese Der Tumor wächst expansiv verdrängend, aber auch infiltrativ im Organ (G-**2**)!

Ein Tumoreinbruch in venöse Gefäße ist charakteristisch (V. renalis/V. cava!). Klinisch kommt es dadurch zu einer **Varikozele**, die im Liegen persistiert → Tumorverdacht!
Die Metastasierung erfolgt hämatogen in Lunge, Knochen und Leber; bzw. lymphogen in die regionären Lymphknoten im Bereich des Gefäßstiels.

1.2 Nierenzellkarzinom

Synonym: Grawitz-Tumor, Hypernephrom

▶ ***Merke.*** Das Nierenzellkarzinom ist der häufigste maligne Parenchymtumor der Niere: Ursprungsort ist der proximale (und distale?) Tubulus.

Epidemiologie. Männer sind häufiger betroffen als Frauen (männl. : weibl. = 2–3,5 : 1). Bevorzugt wird das 5.-6. Lebensjahrzehnt. Die Inzidenz steigt (9 Neuerkrankungen/100 000 Einwohner/Jahr). 1,5 % der Tumoren sind bilateral, eine Seitenbevorzugung besteht nicht.
Als prädisponierend gelten höheres Alter, Rauchen, Übergewicht bei Frauen, regelmäßige Einnahme von Analgetika und Diuretika, Exposition gegenüber Cadmium und Blei.

Ätiologie. Die Ätiologie ist unbekannt. Bei familiären Häufungen wurden Translokationen auf Chromosom Nr. 3 festgestellt. Auf Chromosom Nr. 4 befindet sich ein Tumorsuppressor-Gen.

Pathogenese. Der Tumor wächst überwiegend expansiv verdrängend, aber auch invasiv innerhalb der Organgrenzen und infiltriert das Hohlsystem der Niere und das perirenale Fettgewebe. Etwa 15 % wachsen multizentrisch. Absiedlungen in der Nebenniere werden in 7 % gesehen. Charakteristisch ist die Neigung des Tumors, in venöse Gefäße einzubrechen und hier Geschwulstthromben zu bilden, die von der Vena renalis, Vena cava (G-**2**) bis zum rechten Herzvorhof reichen können. Klinisches Korrelat ist eine **symptomatische Varikozele**, die beidseits auftreten kann und im Liegen persistiert. Die Metastasierung erfolgt überwiegend hämatogen, der Häufigkeit nach in Lunge, Knochensystem (Humerus, Skapula, Femur), Leber und Gehirn sowie kontralaterale Niere und Nebenniere. Etwa ¼ der Patienten weisen zusätzliche regionale Lymphknotenmetastasen im Bereich des Gefäßstiels (paraaortal, parakaval, interaortokaval) auf.

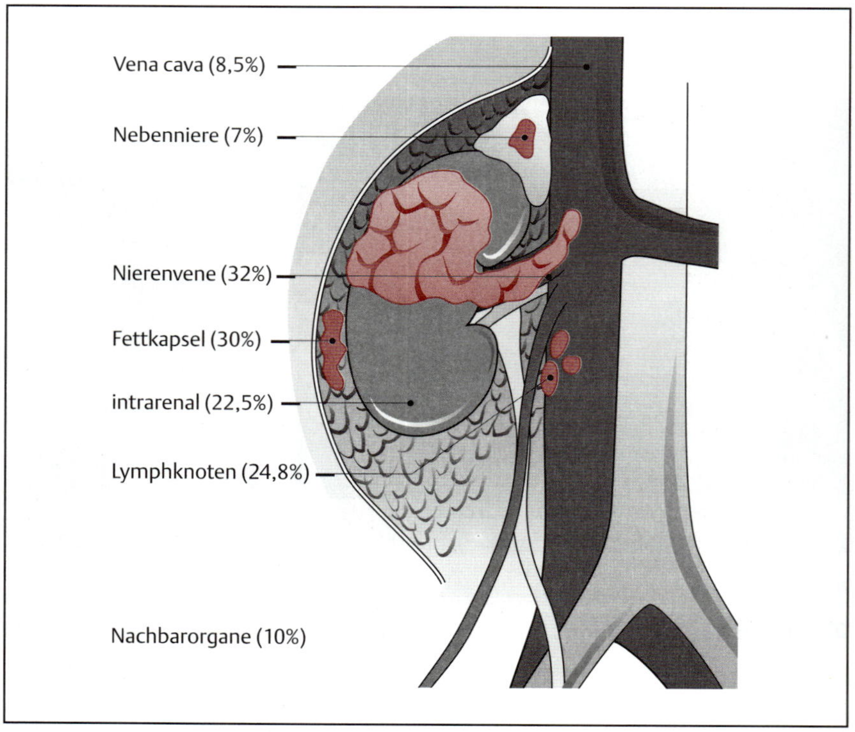

G-**2: Expansives Wachstum und Metastasierung beim Nierenzellkarzinom**

Histologisch unterscheidet man der Häufigkeit nach klarzellige, chromophile (baso-, eosinophile) und chromophobe Nierenzellkarzinome. Die Stadieneinteilung erfolgt nach dem TNM-System *(siehe Seite 205)*.

Histologische Einteilung:
- klarzellig
- chromophil
- chromophob

Symptome. Das Nierenzellkarzinom ist das Chamäleon der Urologie. Frühsymptome existieren nicht. Zu 60% ist zumindest periodisch eine Makro- bzw. Mikrohämaturie nachweisbar. Hämaturie bedeutet den Einbruch des Tumors in das Hohlsystem der Niere (Stadium T3!) und ist somit kein Frühsymptom. Flankenschmerzen sind häufig unspezifisch; regelrechte Koliken sind jedoch bei Abgang von Blutkoageln möglich und lassen zunächst an einen Harnleiterstein denken *(vgl. Kapitel P)*.
Die Tumoren erreichen oft erstaunliche Größe und sind dann palpabel. Die charakteristische Trias (Hämaturie, Flankenschmerzen und palpabler Tumor) ist nur bei jedem 10. Nierentumor vorhanden. **Eine symptomatische Varikozele, besonders rechtsseitig** und neu auftretend in der 5. und 6. Dekade, ist dringend verdächtig auf einen Nierentumor. Ursächlich ist die Behinderung des venösen Abflusses durch Tumorkompression oder durch einen Geschwulstthrombus in der Vena renalis bzw. Vena cava.

Symptome Charakteristisch ist eine Vielzahl von Symptomen, die zunächst nicht an einen Nierentumor denken lassen. Oft ist eine Hämaturie (Spätsymptom) nachweisbar. Flankenschmerzen und Koliken können vorkommen.

Die Trias Hämaturie, Flankenschmerz und palpabler Tumor ist die Ausnahme. Das Neuauftreten einer **symptomatischen Varikozele** insbesondere rechts im 5.-6. Lebensjahrzehnt deutet auf einen Nierentumor mit Gefäßeinbruch.

▶ ***Merke.*** Differentialdiagnose zur idiopathischen Varikozele des Jugendalters: Überwiegend rechtsseitige Varikozele. **Im Liegen** zeigt sich **keine Entleerung der venösen Gefäße.**

◀ **Merke**

Viele andere Symptome eines Nierentumors sind unspezifisch und veranlassen zunächst eine Abklärung durch andere Fachgebiete: Z.B. Fieber (durch Tumorzerfall oder endogene Pyrogene), BSG-Beschleunigung, Rückenschmerzen (Knochenmetastasen), Anämie (Serum-Ferritin ↓, EBK ↓), pathologische Leberfunktionswerte (Lebermetastasen!), Gewichtsverlust. Nach neueren Erkenntnissen wird ein Teil dieser Symptome über eine Interleukin-6-Produktion vermittelt. Zu diesen Symptomen gehört auch das sogenannte **Stauffer-Syndrom**, das sowohl bei metastasierenden als auch nichtmetastasierenden Nierentumoren vorkommt und durch folgende Befundkonstellation charakterisiert ist (▦ G-**1**).
Diese Befundkonstellation ist nicht spezifisch für ein Nierenzellkarzinom. Sofern vorhanden, können diese blutchemischen Veränderungen in der Nachsorge als »Tumormarker« eingesetzt werden.
Charakteristisch für ein Nierenzellkarzinom sind weitere **paraneoplastische Symptome** (▦ G-**2**).

Fremdsymptome: Fieber, erhöhte BSG, Rückenschmerzen, Anämie, pathologische Leberfunktionswerte (sog. **Stauffer-Syndrom**; ▦ G-**1**).

Paraneoplastische Symptome beim Nierenzellkarzinom *siehe* ▦ G-**2**.

G-1: Stauffer-Syndrom: Laborwerte

Alkalische Phosphatase ↑	Albumin ↓
Indirektes Bilirubin ↑	Prothrombin ↓
α2-Globuline ↑	γ-GT ↑

G-2: Paraneoplastische Symptome beim Nierenzellkarzinom

Erythropoetin ↑	→	Sekundäre Polyglobulie (1–5%)
»Parathormon« ↑	→	Hyperkalzämie (10–12%)
Renin ↑	→	Hypertonie
ACTH ↑	→	Cushing-Syndrom

Seltener kommt es beim Nierenkarzinom zur ektopen Produktion von Insulin, Glukagon, Choriongonadotropin und Enteroglukagon.
Alle diese Fremdsymptome führen zur Verzögerung der Diagnosestellung. Auf der anderen Seite werden heute – dank der immer häufiger durchgeführten routinemäßigen Oberbauchsonographie – viele asymptomatische Nierentumoren zufällig entdeckt, in einem niedrigen T-Stadium und einer deshalb deutlich besseren Prognose.

Die routinemäßige orientierende Abdominalsonographie erkennt viele Nierentumoren in einem heilbaren Frühstadium.

Diagnostik Grundlage der Diagnostik (Syn. G-**1**) ist die Sonographie, die zystische (= in der Regel gutartige) von soliden (= i. d. R. bösartigen) Raumforderungen abgrenzt (G-**3** und G-**4**).

Diagnostik. Grundlage der Diagnostik (Syn. G-**1**) sind das Ausscheidungsurogramm (AUG) bzw. die Sonographie. Röntgenologisch imponiert – bei meistens ungestörter Ausscheidungsfunktion der Niere – eine Spreizung bzw. Deformierung der Nierenkelche, die Anlaß zu einer Ultraschalluntersuchung gibt. Diese klärt zunächst die Frage, ob es sich um eine Nierenzyste (die häufigste renale Raumforderung!) handelt oder um einen soliden bzw. gemischt solid-zystischen Tumor (G-**3** und G-**4**).

Synopsis G-1: Diagnostik des Nierenzellkarzinoms

Basisuntersuchung	→	**AUG, Sonographie**		
↓				
Staging	→	**Computertomographie**	→	Op
↓				
Cavabeteiligung DD: Komplizierte Zyste	→	**MRT**	→	Op
↓				
Differentialtherapie (Enukleation, organerhaltende Resektion, Embolisation)	→	**Angiographie**	→	Op

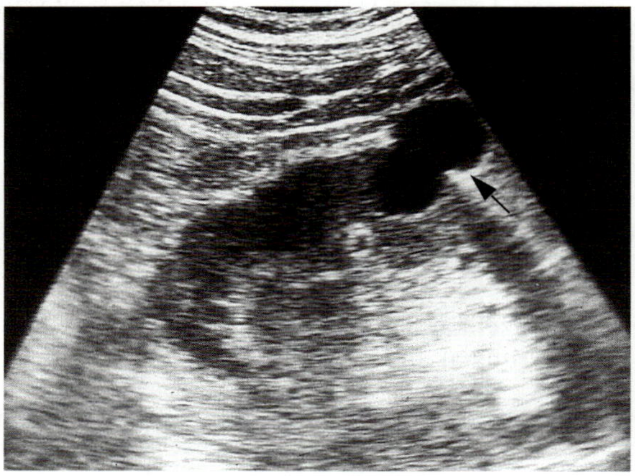

G-**3: Nierenzyste im Sonogramm** (←)

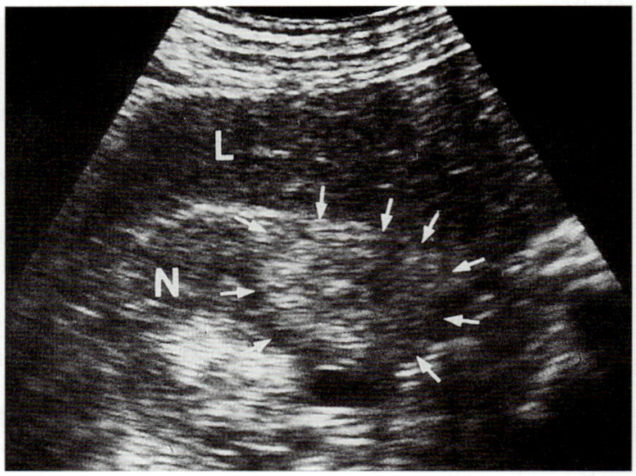

G-**4: Nierentumor im Sonogramm** (←)

Merke ▶

Merke. Jede nichtzystische renale Raumforderung muß bis zum Beweis des Gegenteils als Nierenzellkarzinom angesehen werden. Ausnahme: Angiomyolipom.

Durch die Computertomographie können die Größe, die Beziehung zu Nachbarorganen und evtl. LK-Metastasen festgestellt werden (G-**5**).

Nierenzysten mit Einblutungen (**komplizierte Zysten**) können nur durch die MRT abgegrenzt werden.

Bei Verdacht auf einen **Tumorthrombus** in der V. cava sind ein Kavogramm bzw. eine MRT indiziert.

Die weitere Abklärung erfolgt nun mittels der abdominellen Computertomographie (G-**5**), die bei der Dichtemessung (Differentialdiagnose zur Zyste!) vor und nach intravenöser Kontrastmittelgabe häufig eine Zunahme der Hounsfield-Einheiten beim Nierenzellkarzinom anzeigt, bedingt durch die reiche Gefäßversorgung des Tumors (sogenanntes Kontrastmittel-Enhancement). Nierenzysten zeigen dieses Phänomen wegen der fehlenden Gefäßversorgung nicht. Probleme bieten hier Nierenzysten mit Einblutungen (sogenannte **komplizierte Zysten**) in ihrer Abgrenzung zu zystisch zerfallenden Nierenzellkarzinomen. Hier hilft die Kernspintomographie weiter. Die Computertomographie erlaubt in der Regel die Diagnose einer Infiltration benachbarter Organe bzw. des perirenalen Fettgewebes sowie den Nachweis vergrößerter Lymphknoten (> 1 cm Durchmesser). Besteht der Verdacht auf einen **Tumorthrombus** in der Vena cava, sind eine Kavographie und ggf. eine Kernspintomographie indiziert. Bei schlanken Patienten

gelingt auch der sonographische Nachweis. Tumorthromben kommen überwiegend bei rechtsseitigen Tumoren vor (kurze V. renalis!).
Die Angiographie (G-**6**) hat an Bedeutung erheblich abgenommen, zumal eine ausreichende Beurteilung des T- und N-Stadiums nicht möglich ist. Die Kenntnis der Gefäßversorgung ist jedoch wichtig, wenn – wie z. B. bei einer Einzelniere oder bei einem beidseitigen Nierenzellkarzinom – organerhaltend operiert werden soll. Eine Biopsie des Tumors ist wegen der Gefahr der Zellverschleppung kontraindiziert.

Besonders bei rechtsseitigen Tumoren daran denken.

Die Angiographie (G-**6**) ist unnötig, außer bei
- organerhaltenden Eingriffen,
- Tumoren in Einzelnieren,
- bilateralen Tumoren.

Die Biopsie des Tumors ist wegen der Gefahr der Zellverschleppung kontraindiziert.

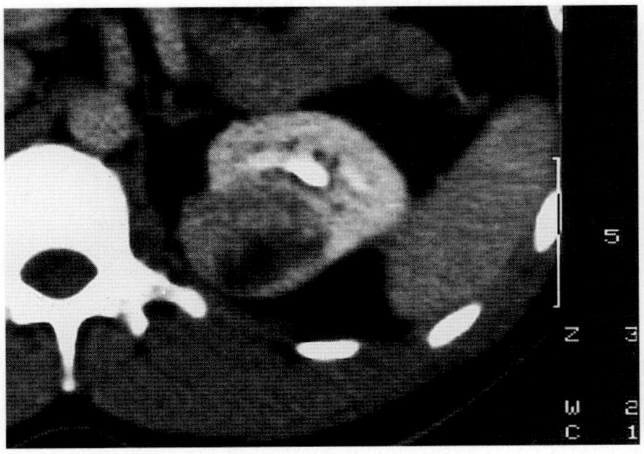

G-**5**: **CT Nierentumor**

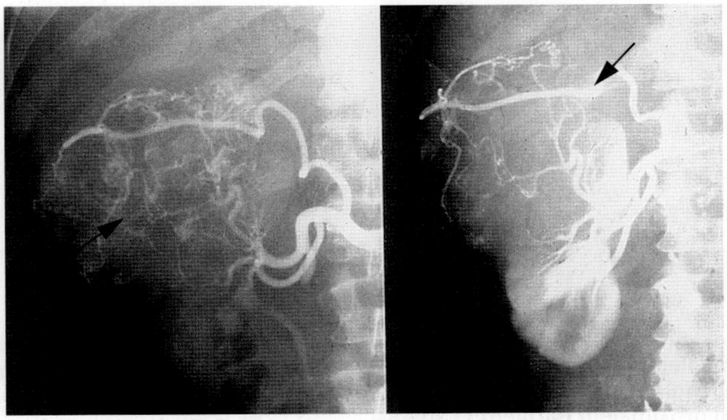

G-**6**: **Angiographie Nierentumor**, typische unregelmäßige Gefäßstruktur (»pooling«)

Bevor eine Festlegung der Behandlung möglich ist, müssen **Metastasen** in anderen Organen ausgeschlossen werden. Hierzu sind folgende Umgebungsuntersuchungen notwendig:
- Röntgen der **Lunge** a.p. und seitlich (G-**7**)
- Sonographie der **Leber**,
- Fakultativ **Knochenszintigramm** (besonders bei Erhöhung der alkalischen Phosphatase; ggf. Rö.-Zielaufnahmen),
- Fakultativ weitere gezielte Untersuchungen, sofern klinisch Metastasenverdacht besteht (z. B. neurologische Symptome → Computertomographie des Schädels).

Der Ausschluß von regionären und Fernmetastasen geschieht durch **Röntgenaufnahme der Lunge, Lebersonographie, Knochenszintigraphie.**

Differentialdiagnose. Neben Sarkomen und anderen seltenen Tumoren (z. B. Reninome) sind die wichtigsten Differentialdiagnosen in G-**3** aufgeführt.
Die fetale Lappung der Niere kann gelegentlich einen Tumor vortäuschen. In der Angiographie ist jedoch keine pathologische Gefäßzeichnung nachweisbar, und das CT räumt mit 98 % Zuverlässigkeit die letzten Zweifel aus.

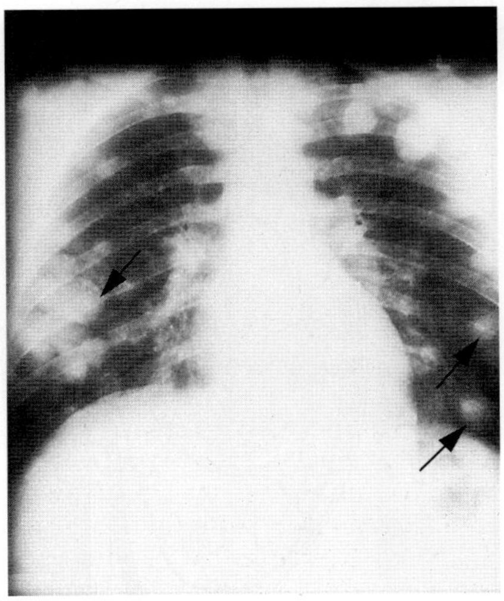

G-**7**: **Lungenfiliae bei Nierentumor** im a.p.-Röntgenbild des Thorax (→ Beispiele unter vielen)

Differentialdiagnose Die wichtigsten Differentialdiagnosen sind in G-**3** aufgeführt.

G-3: Differentialdiagnose der Nierentumoren

Raumforderung	Klinische Charakteristika – weitere Diagnostik
Solitäre Nierenzyste	Ultraschall (echoarm, dorsale Schallverstärkung)/ Computertomographie (kein Kontrastmittelenhancement!). Ggf. Punktion mit zytologischer Untersuchung
Nebennierentumor	Hormonell aktiv? Keine Kelchdeformierung, jedoch evtl. Kaudalverlagerung der Niere. Computertomographie!
Nierenbeckentumor	Retrograde Pyelographie (Kontrastmittelaussparung im Hohlsystem) und Spülzytologie! Ggf. Computertomographie. Fortgeschrittene Stadien sind nicht von einem Nierenzellkarzinom zu unterscheiden.
Xanthogranulomatöse Pyelonephritis	Häufig stumme Niere, Nephrolithiasis, Flankenschmerz, septische Temperaturen, Harnwegsinfekt (E. coli!). Retrograde Pyelographie, Zytologie (Schaumzellen)
Metastasen in der Niere	Internistische Anamnese: Bronchialkarzinom? Magenkarzinom? Lymphome? Lymphoproliferative Erkrankungen?

Therapie Die Therapie besteht in der radikalen Entfernung von Niere, Nebenniere, perirenalem Fettgewebe und proximalem Harnleiter (G-**8**).

Therapie. Haben die Umgebungsuntersuchungen keine Metastasen ergeben, erscheint der Tumor lokal operabel und befindet sich der Patient in einem operationsfähigen Zustand, ist die radikale Tumornephrektomie (G-**8**) die Behandlung der Wahl.

Definition ▶

Definition. Radikale Tumornephrektomie bedeutet die En-bloc-Entfernung von Niere, Nebenniere, perirenalem Fettgewebe sowie des proximalen Harnleiters. Der operative Zugang zur Niere erfolgt transabdominal oder (thorako-)retroperitoneal. ■

Geschwulstthromben in der Vena cava müssen entfernt werden. Eine systematische Lymphadenektomie bei Lymphknotenbeteiligung ist umstritten.

Geschwulstthromben in der Vena cava erfordern eine Kavotomie. Ein Viertel der Patienten weist zum Zeitpunkt der Diagnosestellung Lymphknotenmetastasen auf. Ob eine grundsätzliche systematische Lymphadenektomie einen therapeutischen Vorteil bringt, ist umstritten.
Die Notwendigkeit der routinemäßigen Adrenalektomie wird gegenwärtig, besonders bei kaudalen Nierentumoren, diskutiert.

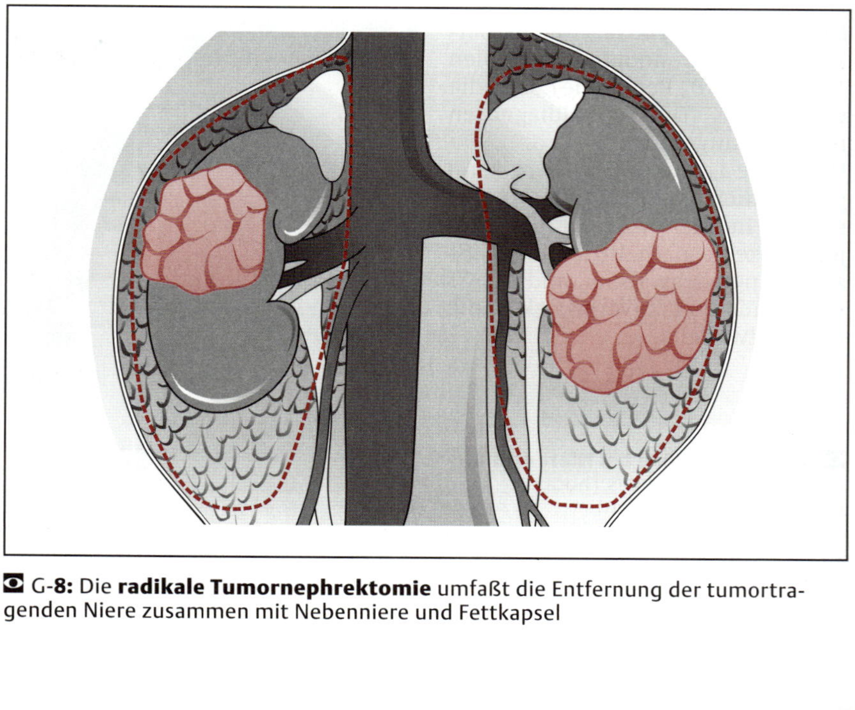

G-**8:** Die **radikale Tumornephrektomie** umfaßt die Entfernung der tumortragenden Niere zusammen mit Nebenniere und Fettkapsel

Eine prä- oder postoperative Bestrahlung ist sinnlos. Organerhaltende Operationstechniken wie die Ausschälung des Tumors mit einem 1 cm breiten Parenchymsaum (sogenannte Tumorenukleation, G-**9**; *siehe Kapitel D)* finden Anwendung bei Tumoren in Einzelnieren, bilateral synchronen Tumoren oder bei deutlicher Funktionseinschränkung der gesunden kontralateralen Niere.

Die Strahlentherapie hat in der Behandlung des Primärtumors keinen Platz. In Sonderfällen (z. B. Einzelniere) kann auch eine organerhaltende Operation erfolgen (G-9).

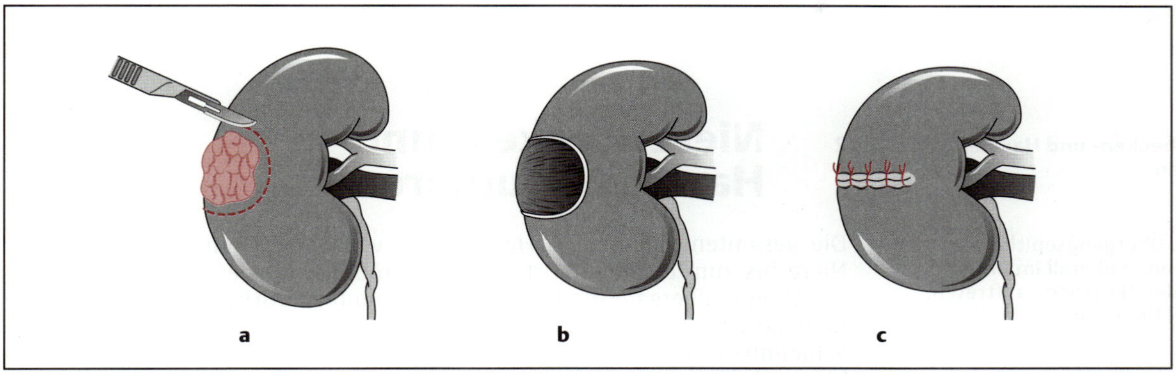

G-9: Tumorenukleation
Freilegen der Niere über dem Tumor. Nach Inzision der Kapsel **a** wird ein kegelförmiger Parenchymbezirk zusammen mit dem Tumor entnommen **b.** Abschließend wird das Parenchym mit Kapselnähten adaptiert **c**

Eine solitäre Lungenmetastase kann u. U. durch Lungenteilresektion erfolgreich behandelt werden.
Die **Tumorembolisation** kann bei lokal inoperablen Tumoren als Palliativtherapie eingesetzt werden. Dazu wird die A. renalis der betroffenen Niere selektiv katheterisiert und der Tumor mittels Gewebeklebstoff embolisiert. **Hauptindikation** hierfür ist die **rezidivierende Blutung** in das Hohlraumsystem; auch Knochenmetastasen werden mit gutem Erfolg embolisiert. Etwa ein Viertel der Patienten weist bereits bei Diagnosestellung Fernmetastasen auf. Die Behandlungsmöglichkeiten sind hier – wie auch bei sekundär auftretenden Metastasen – begrenzt. Eine Hormontherapie (Androgene, Progesteron, Antiöstrogene) führt nur in etwa 1 % zu Remissionen. Chemotherapeutika haben nur in 5–15 % eine positive Wirkung, wobei Vinblastin und Cyclophosphamid als Mittel der Wahl gelten (maximale Remissionsraten bis 25 %). Auch die Behandlung mit Immunmodulatoren (Interferon, Interleukin, Tumornekrosefaktor) zeigt Ansprechraten von maximal 20 %. Eine aktive spezifische Immuntherapie, wobei aus Tumorgewebe, zirkulierenden T-Lymphozyten oder auch den Tumor infiltrierenden Lymphozyten Impfstoffe hergestellt werden, führt in ca. 30 % zu einer vorübergehenden Krankheitsremission. Lungenmetastasen sprechen auf eine inhalative Interferongabe noch besser an.

Bei einer Solitärmetastase der Lunge kann eine Lungenteilresektion erfolgreich sein.
Eine mögliche Palliativtherapie besteht in der Tumorembolisation.

Rezidivierende Blutungen in das Hohlraumsystem stellen hierfür die Hauptindikation dar.
25 % der Patienten haben zum Zeitpunkt der Diagnose bereits Metastasen. Die Behandlungsmöglichkeiten sind dann begrenzt.
Eine Hormontherapie bleibt ohne Effekt; Chemotherapie, Immuntherapie sowie Immunmodulation (Interferon, Interleukin) erzielen in 20–30 % zeitlich begrenzte Remissionen.
Bei Lungenmetastasen Versuch der inhalativen Interferongabe.

Für Interessierte: Erst kürzlich wurde in der Membran von Nierenkarzinomzellen ein Pumpmechanismus (das sogenannte P170-Glykoprotein) nachgewiesen. Dieses steht unter der Kontrolle eines Multi-drug-resistance-Gens (MDR-Gen), welches die Ausschleusung chemisch unterschiedlicher Zytostatika aus dem Zellinneren bewirkt. Dieser Mechanismus arbeitet kalziumabhängig. Hier ergeben sich möglicherweise Ansatzpunkte der Verbesserung der Chemotherapie durch den Einsatz von Kalzium-Kanal-Antagonisten (z. B. Verapamil-Analoga). Daneben existieren aber weitere Resistenzmechanismen gegen Zytostatika.

◄ **Für Interessierte**

Prognose. Die globale 5-Jahres-Überlebensrate beträgt 49 %. Die Prognose ist abhängig vom primären T-Stadium. Das Vorhandensein von Lymphknotenmetastasen ist prognostisch gleichzusetzen mit Fernmetastasen. Die Lebenserwartung bei Fernmetastasen beträgt 8–12 Monate. Spätmetastasen nach 10, 20 und mehr Jahren sind möglich.

Prognose **Die Prognose im Frühstadium ist gut.**
Lymphknotenmetastasen sind prognostisch gleichzusetzen mit Fernmetastasen. Spätmetastasen nach 10 und mehr Jahren sind möglich.

Nachsorge
Während der Nachsorge muß regelmäßig kontrolliert werden:
- Sonographie
- CT
- Rö-Thorax in 2 Ebenen
- Laborparameter

Nachsorge. In der onkologischen Nachsorge werden zunächst vierteljährlich, dann halbjährlich in den ersten 5 Jahren untersucht:
- Ultraschall der Einzelniere
- Computertomographie des oberen Abdomens
- Röntgen-Thorax in 2 Ebenen
- Blutuntersuchungen (Serum-Kreatinin, ggf. Tumormarker bei einem Stauffer-Syndrom)

2 Nierenbecken- und Harnleitertumoren

Tumoren des Übergangsepithels (**Urothel**) können überall im Bereich der ableitenden Harnwege auftreten. Die Mehrzahl findet sich in der Harnblase.

2 Nierenbecken- und Harnleitertumoren

Die gesamten ableitenden Harnwege – von der oberen Kelchgruppe der Niere bis zum distalen Drittel der Harnröhre – werden von einem mehrschichtigen Übergangsepithel, dem sogenannten **Urothel**, ausgekleidet. Eine maligne Entartung (Urothelkarzinom) ist prinzipiell an jeder Stelle dieser Schleimhaut möglich. Die Mehrzahl der Tumoren wird jedoch in der Harnblase gebildet, da hier gegenüber dem Karzinogen die exponierte Oberfläche am größten und die Einwirkungsdauer am längsten ist.

Ätiologie Aromatische Amine sind für das Urothel karzinogen.
Berufsanamnese!

Ätiologie. Wie auch bei den Urothelkarzinomen der Harnblase gelten aromatische Amine (Benzidin, β-Naphthylamin, Cyclophosphamid, PVC) als karzinogen (Berufsanamnese: chem. Industrie, Petrochemie, Umgang mit Plastik, Teer, Koks).

Merke ▶

▶ ***Merke.*** Beim Vorliegen eines Urothelkarzinoms **muß** deshalb die Berufsanamnese erhoben werden *(vgl. Seite 159).*

Zigarettenkonsum und Phenacetinabusus erhöhen das Risiko für Urothelkarzinome.

Ein Zusammenhang mit dem Zigarettenkonsum gilt ebenfalls als sicher. Der chronische Mißbrauch phenacetinhaltiger Medikamente kann zum Urothelkarzinom führen (Risiko um den Faktor 150 erhöht!).
Eine weitere Besonderheit stellt das gehäufte Auftreten von beidseitigen Nierenbeckenkarzinomen bei der **Balkannephropathie** dar (mögliche Ursache: Pilzinfektion durch karzinogene Mykotoxine).

Pathogenese Histologisch überwiegen **papilläre Tumoren**, seltener sind Plattenepithelkarzinome (ca. 10%).

Pathogenese. Neben überwiegend **papillär wachsenden Urothelkarzinomen** kommen Plattenepithelkarzinome (ca. 10%) und ganz selten auch Adenokarzinome sowie Sarkome vor. Aufgrund der geringen Wanddicke des Harnleiters sind eine Infiltration bzw. ein organüberschreitendes Wachstum nicht selten.
23%–46% der Nierenbeckenkarzinome wachsen **multizentrisch**; multiple Tumoren in Nierenbecken und Harnleiter werden in 8–25% gefunden, simultane Tumoren in der Harnblase in 20–50%.

Die papillären Tumoren wachsen häufig **multizentrisch**; in bis zu 50% finden sich zusätzlich Harnblasenkarzinome.

Merke ▶

▶ ***Merke.*** Simultane Tumoren entstehen, da das Urothel als Ganzes den karzinogenen Einflüssen unterliegt.

Die **Metastasierung** erfolgt in regionäre Lymphknoten, in Leber, Knochen und Lunge.
Die meisten Ureterkarzinome sind im distalen Harnleiterdrittel lokalisiert.
Die Stadieneinteilung erfolgt nach dem TNM-System *(s. S. 203 f.).*

Die **Metastasierung** erfolgt in die regionären retroperitonealen Lymphknoten bzw. in Leber, Knochen und Lunge.
Die meisten Ureterkarzinome finden sich im distalen Harnleiterdrittel. Männer sind doppelt so häufig wie Frauen betroffen (bevorzugte Altersgruppe 50–70 Jahre).
Die Stadieneinteilung erfolgt nach dem TNM-System *(siehe S. 203 f.).*

Symptome. Charakteristisch ist die **schmerzlose** totale Makrohämaturie. Jedoch Vorsicht: **Regelrechte Nierenkoliken durch den Abgang von Koageln sind jederzeit möglich.** Trotzdem vergeht häufiger mehr als ein halbes Jahr bis zur Diagnosestellung! Eine Mikrohämaturie ist jedoch die Regel.
Bei einer Nierenstauung sind konstante ziehende bis drückende Flankenschmerzen vorhanden. Schmerzen entstehen auch durch das Tumorwachstum und dessen Affektion der Nachbarorgane, sei es durch Obstruktion des Harnleiters, durch Ausbreitung in das Retroperitoneum oder sei es durch das Auftreten von Knochenmetastasen.

Symptome Hauptsymptom ist die **schmerzlose Makrohämaturie**, jedoch können abgehende Koageln auch Koliken verursachen.

Das Tumorwachstum und die dadurch entstehende Affektion der Nachbarorgane kann Schmerzen verursachen.

> ***Merke.*** Jede schmerzlose Makrohämaturie ist verdächtig auf einen bösartigen Urotheltumor, bis das Gegenteil bewiesen ist. Schmerzhafte Hämaturien schließen jedoch einen Tumor keineswegs aus.

◄ **Merke**

Diagnostik. Grundlage ist das **Ausscheidungsurogramm (AUG)**. Charakteristisch ist eine wandständige Kontrastmittelaussparung (sogenannter Füllungsdefekt) im Nierenbecken oder Harnleiter (G-**10**).
Eine begleitende Nierenstauung, die auch sonographisch feststellbar ist, signalisiert häufig ein infiltratives Wachstum.
Der nächste Schritt in der Diagnostik ist die **Urethrozystoskopie**. Die Blasenspiegelung im Blutungsstadium erlaubt die Lokalisation der Blutungsquelle (Harnröhre – Blase – rechtes/linkes Hohlsystem).

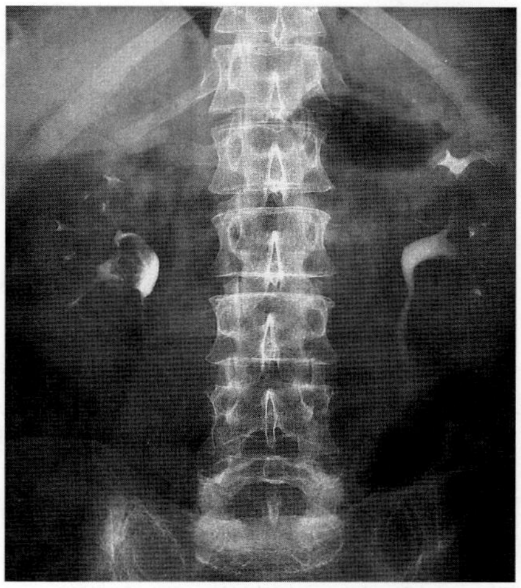

G-**10: Infusionsurogramm:** Füllungsdefekt durch einen ausgedehnten Urotheltumor der mittleren Kelchgruppe und des Nierenbeckens, rechts

Diagnostik Die Diagnose wird meist durch das **Ausscheidungsurogramm** (AUG) vermutet: Kontrastmittelaussparung (G-**10**).

Eine begleitende Nierenstauung bedeutet in der Regel ein infiltratives Tumorwachstum.

Der nächste Schritt ist die **Urethrozystoskopie** zur Ermittlung der Blutungsquelle.

> ***Merke.*** Jede Makrohämaturie muß unverzüglich endoskopisch abgeklärt werden.

◄ **Merke**

Im Rahmen der Zystoskopie erfolgt zusätzlich eine **retrograde Kontrastmitteldarstellung** des betroffenen Hohlsystems (G-**11**) mit gleichzeitiger Entnahme einer Spülzytologie (sogenannte Lavage). Ist mit diesen Standarduntersuchungen keine eindeutige Diagnose möglich, kann auch eine Ureteroskopie mit gleichzeitiger Probeentnahme erfolgen. Eine Computertomographie ist selten hilfreich, beweist aber ein organüberschreitendes Tumorwachstum oder regionäre Lymphknotenmetastasen. Eine Angiographie ist entbehrlich.

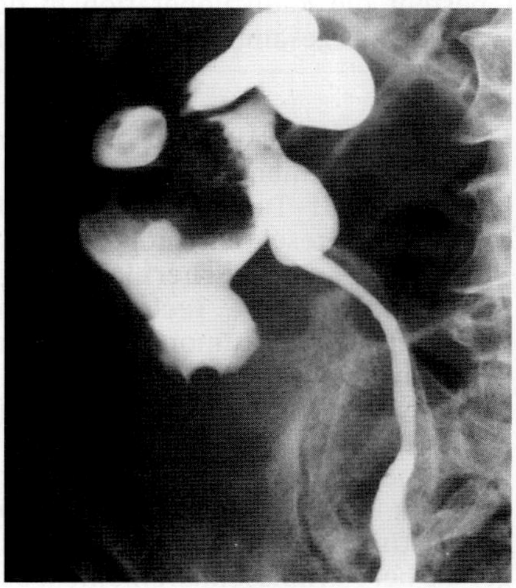

G-11: Retrograde Kontrastmitteldarstellung

Die Bestätigung der Diagnose erfolgt durch **retrograde Kontrastmitteldarstellung** des Hohlsystems (G-**11**) und gleichzeitige Entnahme einer Spülzytologie.

Die Computertomographie dient lediglich zum Nachweis eines organüberschreitenden Tumorwachstums.

Differentialdiagnose Siehe G-4.

Differentialdiagnose. Die Differentialdiagnose ist in G-**4** dargestellt.

G-4: Differentialdiagnose Hohlraumtumor

Raumforderung	Klinische Charakteristika/diagnostische Abklärung
Nierenzellkarzinom	Zytologisch meist negativ. Retrograde Pyelographie unauffällig. Computertomographie! Differentialdiagnose zum T4-Nierenbeckenkarzinom nicht möglich.
Nicht schatten-gebende Steine	Koliken? Sonographie (dorsale Schallauslöschung!) – Zytologisch meist negativ (cave hochdifferenziertes Urothelkarzinom!) – Computertomographie (ohne Kontrastmittel)/ Ureteroskopie sind beweisend
Urotuberkulose	Distale Harnleiterstenose bzw. Kelchhalsengen typisch! Sterile Leukozyturie, saurer Urin-pH!, Nachweis von Mykobakterien, Anamnese!
Papillennekrosen	Kleine Füllungsdefekte! Bei der retrograden Pyelographie Aussparung in der Papillenregion. Diabetes mellitus!
Blutkoagel	Klinisch Makrohämaturie; ggf. Koliken. Retrograde Pyelographie: umflossener Füllungsdefekt, evtl. variable Lage im Nierenbecken oder im Harnleiter, Zytologie negativ
Extrinsische Harnleiter-kompression	Tumoren im kleinen Becken (insbesondere gynäkologische Tumoren), Lymphknotenmetastasen, Tuberkulose, retroperitoneal metastasierende Tumoren (Magen, Mamma, Lunge): Zytologisch meist negativ. Retrograde Pyelographie: Langstreckige oder kurze segmentale Stenosen. Computertomographie hilfreich
Harnleiter-endometriose	Wandständiger Füllungsdefekt. Zyklusabhängige Makrohämaturie, ggf. Ureteroskopie!

Therapie Therapie der Wahl ist die Entfernung von Niere, gesamtem Harnleiter (**Nephroureterektomie**) sowie einer 1 cm breiten Harnblasenmanschette mit der Harnleitermündung (G-**12**).

Therapie. Nach Sicherung der Diagnose und Ausschluß von Metastasen ist unabhängig von der Lokalisation der Geschwulst im oberen Harntrakt die **Nephroureterektomie unter Mitnahme einer Blasenmanschette** (d.h. Harnleitermündung mit 1 cm breitem Sicherheitsabstand) Therapie der Wahl (G-**12**). Eine Lymphadenektomie erfolgt fakultativ, insbesondere bei vergrößerten Lymphknoten.

Merke ▶

Merke. Bei Urothelkarzinomen der oberen ableitenden Harnwege besteht die Radikaloperation in der Entfernung der Niere unter Mitnahme des gesamten Harnleiters mit einer Blasenmanschette.

Eine organerhaltende Operation ist nur in Sonderfällen indiziert, z. B. bei Einzelniere oder beidseitigem Tumor (G-13). Dann ist meistens eine adjuvante Therapie nötig.

Spezielle Techniken sind:
- Endoskopische Laserbehandlung
- Chemoinstillationstherapie

Die Chemotherapie bei fortgeschrittenem Karzinom ist wenig effektiv.

Eine organerhaltende Exzision wäre insbesondere bei undifferenzierten und invasiven Karzinomen in 60% von einem Rezidiv gefolgt. In ausgewählten Fällen (z.B. G1–Tumor im distalen Harnleiter, Einzelniere) ist eine distale Harnleiterteilresektion mit Neueinpflanzung in die nach kranial mobilisierte Blase (sogenannte **Hörnerblase**) möglich (G-**13**).
Spezielle operative Techniken einschließlich endoskopischer Laserbehandlung sind bei Tumoren in Einzelnieren oder bilateralen Karzinomen zu erwägen. In Einzelfällen ist zusätzlich eine Chemoinstillationstherapie (BCG, Adriamycin, Mitomycin, *s. oberflächliches Blasenkarzinom, Seite 165)* nützlich.
Bei inoperablen oder gar metastasierenden Nierenbecken- und Harnleitertumoren kann eine Polychemotherapie (Cisplatin, Methotrexat, Epirubicin, Vinblastin) versucht werden. Die Ansprechraten liegen jedoch noch niedriger als bei Harnblasenkarzinomen, obwohl es sich histologisch um den gleichen Tumor handelt.

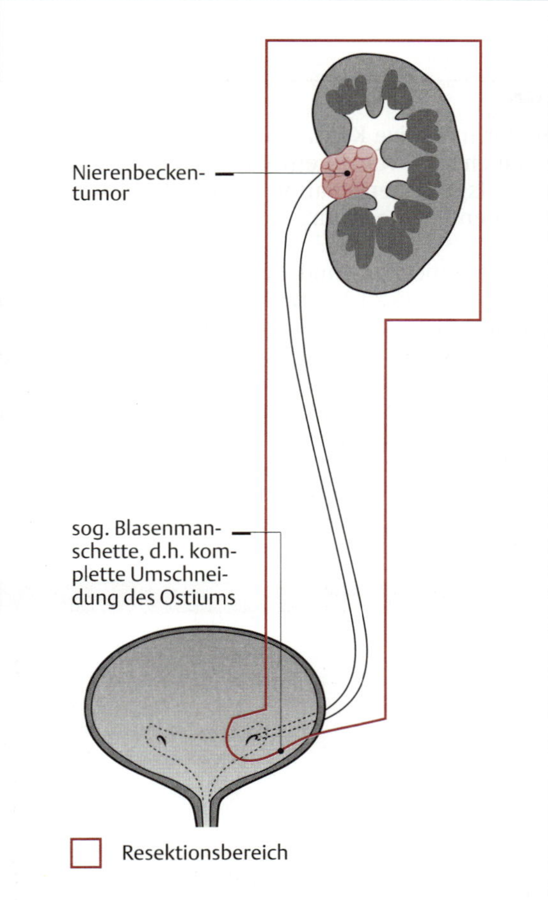

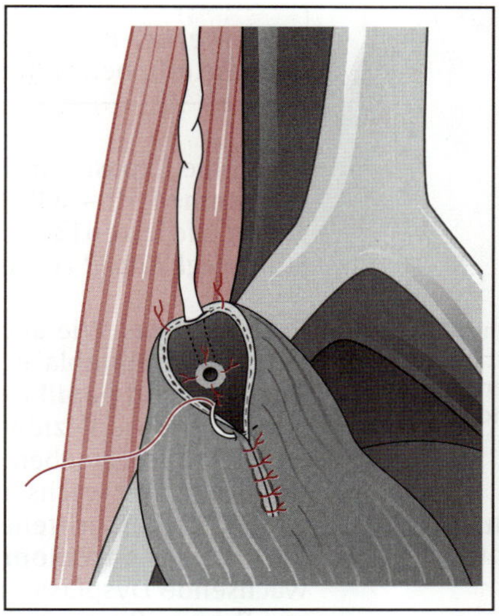

G-13: **Sog. Psoashitch-Hörnerblase** nach distaler Harnleiterteilresektion mit Neueinpflanzung in die nach kranial mobilisierte Blase

G-12: **Nephroureterektomie** unter Mitnahme einer Blasenmanschette

Prognose. Die Prognose ist insbesondere bei oberflächlichen Tumoren (Stadium Ta/T1) gut (5-Jahres-Überlebensrate 80-100%), bei invasiv wachsenden Tumoren und schlechtem Differenzierungsgrad eher ominös (5-Jahres-Überlebensraten < 20%). Wichtigster prognostischer Faktor ist die Infiltrationstiefe (d. h. das T-Stadium).

Prognose Bei oberflächlichen Tumoren liegt die 5-Jahres-Überlebensrate bei 80–100%, bei invasiven Tumoren wesentlich niedriger.

Nachsorge. Die Nachsorge besteht zunächst in endoskopischen Kontrollen der Harnblase (Risiko der Tumorentwicklung ca. 25%) alle 3 Monate und Entnahme einer Spülzytologie aus der kontralateralen Einzelniere sowie radiologischen Kontrollen (retrograde Pyelographie bzw. intravenöses Urogramm).

Nachsorge Alle 3 Monate eine Urethrozystoskopie und zytologische Urinuntersuchung sind nötig.

3 Harnblasentumoren

Ätiologie. Als ätiologisch entscheidend gilt die Exposition gegenüber industriellen **aromatischen Aminen** (β-Naphthylamin, Benzidin, 4-Amino-Diphenyl) sowie gegenüber Tryptophan-Metaboliten (**Raucher**!). Diese Substanzen werden in der Leber zu Orthoaminophenolen metabolisiert, mit Sulfat oder Glukuronsäure konjugiert und renal ausgeschieden. Die Hydrolyse durch die im Urin vorhandene β-Glukuronidase setzt **Orthophenole** frei, die über eine Veränderung der DNS karzinogen wirken.
Ein Zusammenhang mit dem **Beruf** kann weiterhin vorliegen bei Exposition gegenüber Farben, Gummi (Reifenherstellung!), Aluminium, Textilien sowie Arbeiten in Kokereien und in der Druckindustrie.

3 Harnblasentumoren

Ätiologie Die Exposition gegenüber **aromatischen Aminen** und Tryptophanmetaboliten (**Raucher**) wirkt über die Urinmetaboliten (**Orthophenole**) karzinogen.

Betroffene **Berufe:** Exposition gegenüber Farben, Gummi, Textilien, Aluminium; Kokereien und Druckindustrie.

Merke ▶

> ▶ ***Merke.*** Bei allen Urothelkarzinomen muß deshalb die Berufsanamnese erhoben werden.

Wenn die Expositionsdauer, der intensive Kontakt und die Histologie übereinstimmen, ist – selbst bei Rauchern – von einem »Berufskarzinom« auszugehen. Die Liste »1301« der Berufsgenossenschaften umfaßt die auslösenden Stoffe *(vgl. Kap. R* zur urologischen Begutachtung).

Pathogenese Am häufigsten **(95 %)** sind **papilläre Karzinome** mit hoher Rezidivrate. Daneben kommen primär solide und infiltrativ wachsende Tumoren vor (Syn. G-**2**).

Sonderform: **Carcinoma in situ** (Cis), ein intraepithelialer Tumor von hoher Malignität.

Pathogenese. Wie auch bei Nierenbecken- und Harnleitertumoren finden sich in der Harnblase mehrheitlich **(95 %) Urothelkarzinome mit einem überwiegend papillären Wachstumsmuster** (Syn. G-**2**). Kennzeichnend sind eine hohe Rezidivquote einerseits und eine niedrige Progressionsrate andererseits. Daneben gibt es andere Urothelkarzinome, die als solide und primär invasiv wachsende Karzinome imponieren und häufig erst in einem weiter fortgeschrittenen Stadium klinisch manifest werden. Eine Sonderform ist das **Carcinoma in situ** (Cis), eine schwerstgradige, intraepithelial wachsende Dysplasie mit Zeichen einer Entdifferenzierung (G3). Die maligne Potenz (Progression und Infiltration) ist sehr hoch.

Synopsis G-**2: Wachstumsformen der Harnblasenkarzinome**

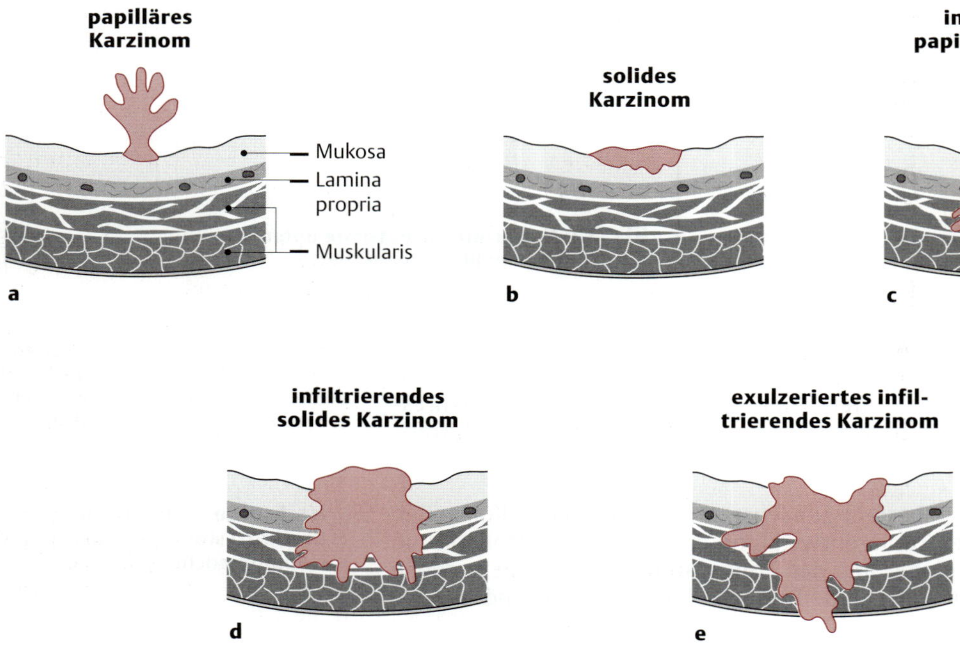

Das Tumorstaging orientiert sich an der Infiltrationstiefe der Wandschichten: **a:** pT_0; **c:** pT_2; **e:** pT_3.
Zur stadiengerechten Therapie ***siehe*** Syn. G-**4**.

Adenokarzinome und Plattenepithelkarzinome sind selten.

Neben den Urothelkarzinomen kommen Plattenepithelkarzinome (disponierende Faktoren: Restharnbildung mit chronischem Harnwegsinfekt, Steine, Bilharziose) sowie Adenokarzinome (Urachusreste) vor.

Klinik Die Metastasierung erfolgt einerseits lymphogen in obturatorische und iliakale Lymphknoten (G-**14**), andererseits hämatogen in Knochen, Leber und Lunge. **Gehäuftes Auftreten im 5.–6. Dezennium.**

Klinik. Das Harnblasenkarzinom wird nach dem TNM-System eingeteilt *(siehe Seite 206).*
Die metastatische Ausbreitung erfolgt lymphogen in die obturatorischen Lymphknoten, über extern/intern iliakale und weiter in die lumbalen Lymphknoten (G-**14**). Hämatogen werden Knochen, Leber und Lunge befallen. **Die bevorzugte Altersgruppe ist das 5. und 6. Lebensjahrzehnt.** Männer sind häufiger betroffen als Frauen (Verhältnis 2 : 1).

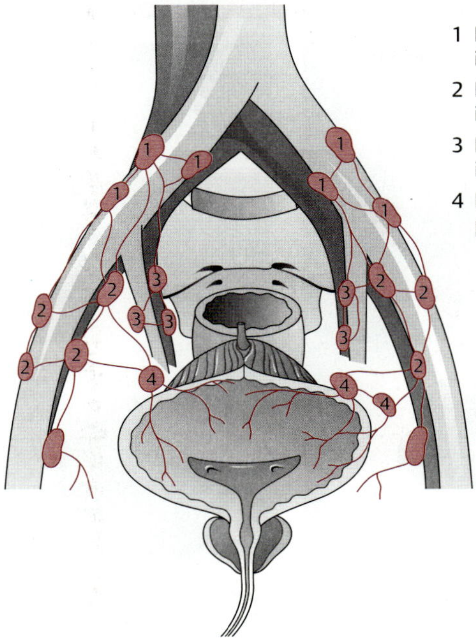

G-14: **Regionäre Lymphknotenstationen der Harnblase**

Symptome. Charakteristisches Leitsymptom ist die **schmerzlose Makrohämaturie** bis hin zur Blasentamponade. Ebenso kann aber auch nur eine Mikrohämaturie vorliegen. Beide Symptome sind häufiger auch nur intermittierend nachweisbar. Dysurische Miktionsbeschwerden bei Patienten jenseits des 40. Lebensjahres, vor allen Dingen, wenn sie auf eine Antibiotikatherapie nicht ansprechen, sind verdächtig auf das Vorliegen eines Blasentumors bzw. Carcinoma in situ.

Symptome **Leitsymptom** ist die **schmerzlose Makrohämaturie.**

Persistierende Dysurien jenseits des 40. Lebensjahres sind verdächtig auf einen Blasentumor.

Merke. Bei jeder Makrohämaturie, bei jeder wiederholt nachweisbaren Mikrohämaturie sowie bei therapieresistenten dysurischen Beschwerden an einen Blasentumor denken!

◀ **Merke**

Fortgeschrittene Tumorstadien machen sich durch suprasymphysäre Schmerzen (perivesikale Tumorausbreitung!), Flankenschmerzen (Stauungsniere durch Ureter-Ostium-Infiltrationen oder Lymphknotenmetastasen) oder aber auch durch allgemeine Tumorsymptome bemerkbar.

Suprasymphysäre Schmerzen, Stauungsniere bzw. allgemeine Tumorsymptome sind Anzeichen bei fortgeschrittenen Tumoren.

Diagnostik. Im Rahmen der Abklärung des Symptoms »Hämaturie« werden zunächst ein Ausscheidungsurogramm (AUG) und eine Sonographie durchgeführt. Blasentumoren können durch Kontrastmittelaussparungen im Zystogramm auffallen (Syn. G-**3**). Differentialdiagnose: Koagel, Steine, Mittellappenadenom der Prostata. Bei gefüllter Harnblase sind exophytisch wachsende Tumoren sonographisch darstellbar. Eine Harnstauungsniere (Syn. G-**3**) ist mit beiden Verfahren erkennbar und signalisiert in der Regel ein infiltrierendes Tumorwachstum. Die **Diagnose wird gestellt durch die Urethrozystoskopie** (Syn. G-**3**).
Wichtig für die Therapieplanung sowie die Prognose sind folgende Faktoren:

- Papillärer Tumor versus solider Tumor
- Solitärer Tumor versus multifokaler Tumor
- Papillär gestielt versus papillär breitbasig
- Lokalisation: Prostatische Harnröhre betroffen? Beziehung zur Harnleitermündung?

Diagnostik Im Rahmen der Hämaturieabklärung zunächst i.v.-Urogramm und Sonographie.
Blasentumoren können durch Kontrastmittelaussparungen auffallen (Syn. G-**3**), müssen aber differentialdiagnostisch von Steinen, Koageln und Adenomen unterschieden werden.
Eine Stauungsniere bedeutet infiltratives Tumorwachstum (Syn. G-**3**).
Die **Diagnose wird durch die Urethrozystoskopie gestellt** (Syn. G-**3**).
Für Therapie und Prognose sind folgende Faktoren von Wichtigkeit:

- Papillärer ↔ solider Tumor
- Solitärer ↔ multifokaler Tumor
- Gestielt ↔ breitbasig papillär
- Lokalisation

Synopsis G-3: Harnblasentumoren

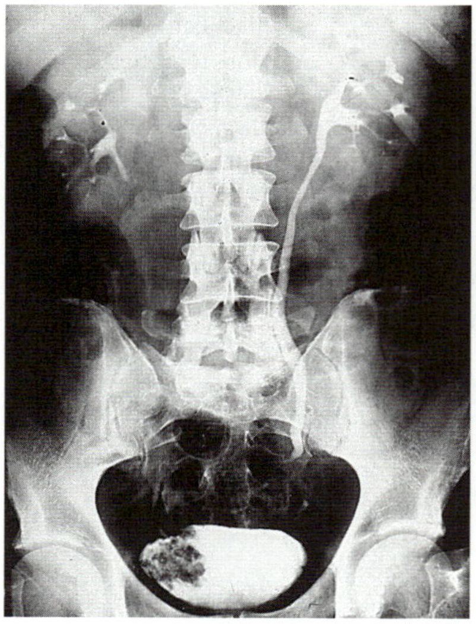

Blasentumor als Kontrastmittelaussparung in der Blase erkennbar

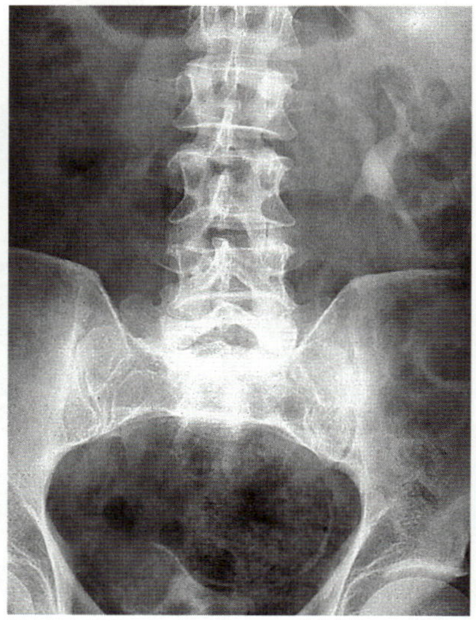

Stumme Niere rechts durch großen Blasentumor

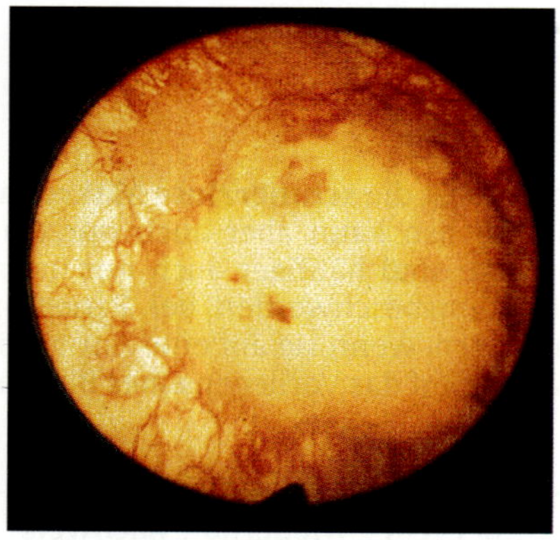

Urethrozystoskopie zur Sicherung der Diagnose bei Blasentumor

- Größe
- Begleitendes Carcinoma in situ

Die **Urinzytologie erfaßt ein Carcinoma in situ oder den Tumor** *(s. a. Kap. C 4.2.3)*. Fehler kommen besonders bei hochdifferenzierten Karzinomen vor. Grundlage der Diagnostik sind die Urethrozystoskopie, anschließende transurethrale Elektroresektion des Tumors und bimanuelle Untersuchung in Narkose (G-**15**, G-**16**).

- Größe des Tumors
- Begleitendes Carcinoma in situ (granulär-samtartig rote Bezirke).

Die **Urinzytologie erfaßt mittelgradig- oder entdifferenzierte Tumorzellen sowie ein Carcinoma in situ** *(siehe Kap. C 4.2.3)*. Diagnostische Versager sind durch **hochdifferenzierte** Tumoren bedingt, die in ihrem Zellbild normalem Urothel oder entzündlichen Veränderungen gleichen. Neben der Urethrozystoskopie ist die histologische Untersuchung des Tumors nach vollständiger transurethraler Resektion einschließlich bimanueller Untersuchung der Harnblase in Narkose entscheidend.

Hierbei kann durch gleichzeitige Palpation vom Rektum bzw. auch der Vagina sowie vom Harnblasenbereich her ein tastbarer Tumor sowie dessen Beweglichkeit beurteilt werden (G-**15**).

Bei der transurethralen Resektion wird zunächst der Tumor en niveau entfernt, anschließend werden die tiefere Muskelschicht und die Ränder reseziert (G-**16**). Zusätzlich werden Biopsien aus anderen Stellen der Harnblase zum Ausschluß eines multizentrischen Tumorwachstums entnommen (sog. Quadrantenbiopsie), da ja jede Stelle der Harnblase prinzipiell einen solchen Tumor ausbilden kann. Eine endoskopische Biopsie sagt nichts über das mögliche T-Stadium aus und unterschätzt das Ausmaß der Erkrankung, da die wirkliche Tiefenausdehnung des Tumors nicht erfaßt wird.

> **Merke.** Grundlage der Diagnostik eines Blasentumors sind die Urethrozystoskopie, die transurethrale Tumorresektion mit anschließender histologischer Untersuchung des gesamten Tumors sowie die Zytologie.

◀ Merke

Resektion und histologische Untersuchung erlauben eine Einschätzung des Tumorstadiums sowie eine Festlegung des Differenzierungsgrades (hochdifferenziert = G1 bis anaplastisch = G4). Beide Faktoren entscheiden über eine weitergehende Diagnostik und Therapie, wobei oberflächliche Urotheltumoren (Stadium Ta, Tis, T1/G1–2) von muskelinfiltrierenden (≥ Stadium T2) und prognostisch ungünstigen Tumoren (Stadium T1/G3 sowie Tis) abgegrenzt werden müssen. Eine weiterführende Diagnostik (Computertomographie des Abdomens [G-**17**], Lebersonographie zum **Ausschluß von**

Eine weiterführende Diagnostik einschließlich **Metastasensuche** ist nur bei muskelinfiltrierenden Tumoren notwendig (G-**17**).

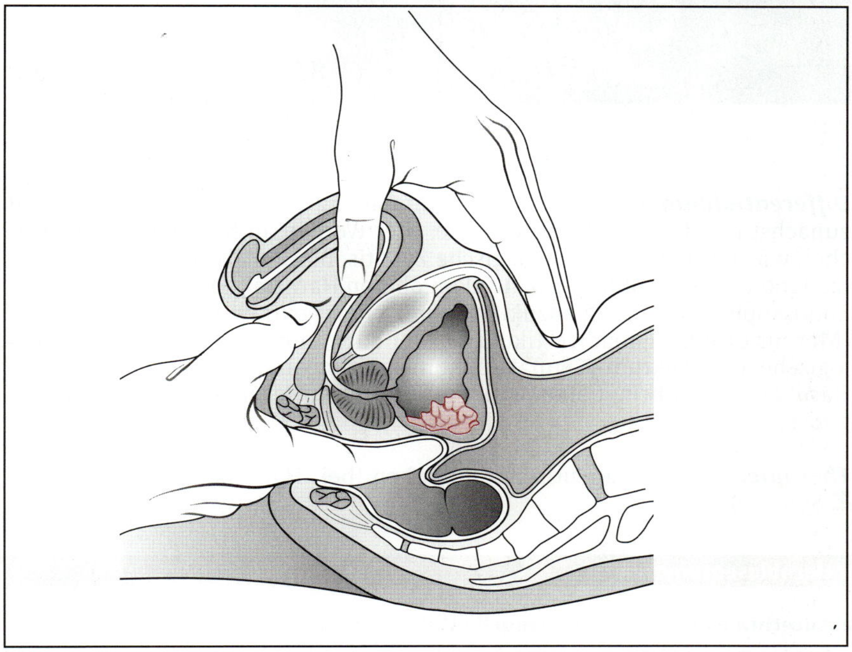

G-**15: Bimanuelle Untersuchung der Harnblase in Narkose.** Durch rektoabdominale (bei der Frau vaginoabdominale) Palpation lassen sich Größe und Beweglichkeit eines Tumors beurteilen

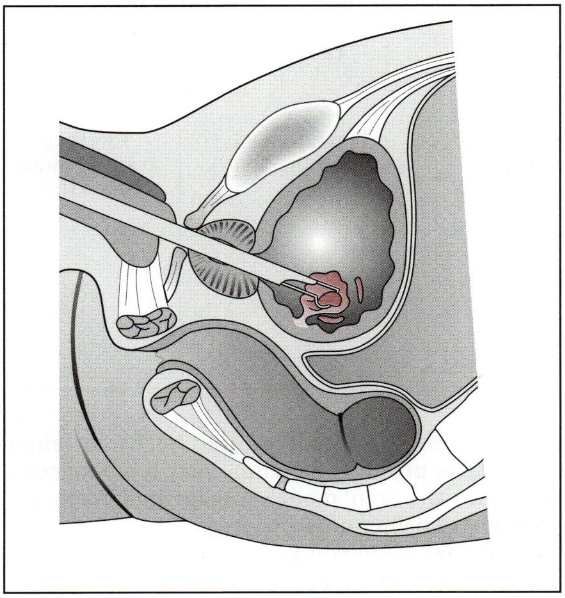

G-**16: Transurethrale Resektion eines Blasentumors**

Metastasen und Knochenszintigraphie) ist lediglich bei einer geplanten Radikaloperation (Indikation: T1/G3-Tumoren und muskelinfiltrierende Harnblasentumoren bis T3) notwendig. Bei oberflächlichen Tumoren kann diese Abklärung unterbleiben.

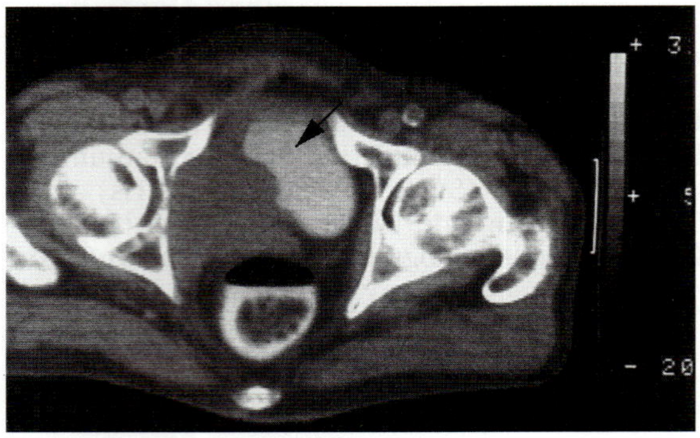

G-**17: Computertomogramm zur Abklärung eines Blasenkarzinoms**

Differentialdiagnose Hämorrhagische Zystitis, Steine, Blasenhalsvarizen und Fremdtumoreinbruch in die Harnblase gelten als Differentialdiagnose.

Bei schwierig abzuklärenden Erkrankungen bringt oft erst die transurethrale Resektion die Diagnose.

Differentialdiagnose. Die erste differentialdiagnostische Abklärung gelingt zunächst mit der Urethrozystoskopie. Hier werden auffällige Blutungsursachen wie akute oder hämorrhagische Zystitis, Blasenhalsvarizen bei Prostataadenom, Steine, Blutungen aus dem oberen Harntrakt usw. diagnostiziert. Endoskopisch schwierig abzuklären sind primär extravesikale entzündliche (Morbus Crohn, Sigmadivertikulitis) oder auch tumoröse Prozesse (gynäkologische und Rektum-/Sigmakarzinome mit sekundärem Einbruch in die Harnblase). Hier bringt oft erst die transurethrale Resektionsbiopsie die Diagnose.

Therapie Syn. G-**4** zeigt die Therapie der Harnblasentumoren.

Therapie. Das therapeutische Vorgehen bei Harnblasentumoren zeigt Syn. G-**4**.

Synopsis G-**4: Therapie der Harnblasentumoren**

Transurethrale Resektion + bimanuelle Untersuchung

↓

Histologie

Ta–T1/G1–G2	**Ca in situ**	**T1/G3**	**T2–T3b**	**T4**
↓	↓	↓	↓	↓
Resektion + endoskopische Kontrollen	Resektion + Instillation von Chemotherapeutika	Resektion + ggf. Versuch mit Instillation von Chemotherapeutika	Zystektomie (+ Chemotherapie?)	Palliative transurethrale Resektion
↓	↓	↓		
Bei Rezidiven/multizentrischen Tumoren: Instillationstherapie mit Chemotherapeutika	Cave Progression: evtl. Zystektomie	oder Primäre Zystektomie		

Prognostisch und **therapeutisch entscheidend** ist, ob der **Tumor** die **Harnblasenmuskulatur** erreicht hat (→ Metastasen!) oder noch oberflächlich wächst. Ein begleitendes Ca in situ ist prognostisch eher ungünstig.

Prognostisch und therapeutisch entscheidend ist der Nachweis einer **Infiltration der Lamina muscularis propria,** da dann einer lymphogenen und hämatogenen Streuung keine Grenzen mehr gesetzt sind. Auch ein begleitendes Ca in situ ist prognostisch eher ungünstig.
Da das Staging für den Pathologen aufgrund von Resektionsspänen schwierig ist und es andererseits aus Gründen der Übersichtlichkeit ggf. problema-

tisch sein kann, alles Tumormaterial endoskopisch sicher zu entfernen, ist bei T1-Tumoren sowie multifokalen Tumoren eine **Nachresektion** ca. 6 Wochen nach dem Ersteingriff obligat. Nur so kann dann eine stadiengerechte Therapie erfolgen, da ein Fehl- bzw. Understaging unterbleibt.

Bei T1-Tumoren und multifokalen Tumoren erfolgt aus Sicherheitsgründen nach ca. 6 Wochen eine **Nachresektion** zur histologischen Kontrolle.

> ▶ ***Merke.*** Die Therapie des Harnblasenkarzinoms erfolgt stadienorientiert.

◀ **Merke**

Therapie der Harnblasentumoren

Therapie der Harnblasentumoren

• Oberflächliche Tumoren Ta–T1/G1–2:

Grundlage der Behandlung ist die **vollständige transurethrale Resektion**. Alternativ kann auch eine transurethrale Laserkoagulation erfolgen. Charakteristisch für die Tumoren ist die **hohe Rezidivquote** von bis zu 70%. Deshalb: Engmaschige endoskopische Kontrolle alle 3 Monate. Ferner kann die Nachsorge auch mittels einer Urinzytologie erfolgen. Schwierigkeiten ergeben sich hier nur bei hochdifferenzierten Tumoren (G1), die zytologisch nicht immer eindeutig zu diagnostizieren sind, weshalb die Kontrollzystoskopie letztlich unentbehrlich ist.

• Oberflächliche Tumoren Ta-T1/G1–2:
Bei oberflächlichen Tumoren erfolgt die **vollständige transurethrale Elektroresektion.**
Charakteristisch ist die **hohe Rezidivquote** bis zu 70%, was eine engmaschige endoskopische Kontrolle erfordert.

> ▶ ***Merke.*** Oberflächliche papilläre Blasentumoren weisen eine hohe Rezidivrate von bis zu 70% auf. Ein rasches infiltratives Wachstum ist eher selten.

◀ **Merke**

Bei hoher und schneller Rezidivneigung, bei zusätzlichem Nachweis eines Carcinoma in situ oder multifokalem Wachstum kann zusätzlich eine **Blaseninstillationstherapie mit verschiedenen Chemotherapeutika** (z.B. Mitomycin, Doxorubicin, BCG-Impfstoff) erfolgen. Diese Substanzen senken die Rezidivquoten und Rezidivintervalle. Eine Progression zu einem infiltrierend wachsenden Tumor wird hiermit jedoch nicht verhindert. Diese Tatsachen unterstreichen die Notwendigkeit einer regelmäßigen **endoskopischen Kontrolle**. Hauptsächliche Nebenwirkung der Instillationstherapie ist die sogenannte **chemische Zystitis**. Besonders bei BCG-Instillationen sind systemische Reaktionen (z.B. Fieber, Schüttelfrost) sowie auch Organtuberkulosen (z.B. Hoden, Prostata, Nieren) möglich.

Bei schnellen Rezidiven, multifokalem Wachstum ist eine **Instillation verschiedener Chemotherapeutika** (Mitomycin, Adriblastin®, BCG) nötig.

Eine Progression wird damit jedoch nicht verhindert. Deshalb sind **endoskopische Nachkontrollen** unumgänglich.
Nebenwirkungeeiner Instillationsbehandlung kann die sog. **chemische Zystitis** sein.

• Sonderformen des oberflächlichen Harnblasenkarzinoms

Carcinoma in situ (Cis, Tis): Aus einem Cis entwickelt sich in 15–35% ein infiltrativ wachsender ggf. metastasierender Tumor. Da dieser Tumor in der Regel multizentrisch wächst, ist eine alleinige transurethrale Resektion nicht ausreichend. Eine adjuvante Therapie muß angeschlossen werden. Die besten Ergebnisse werden mit einer Blaseninstillationstherapie mit BCG-Vakzine erzielt (60–90% Remissionen); alternativ können Mitomycin, Adriamycin und Epirubicin eingesetzt werden. Ist keine Remission zu erzielen, muß eine radikale Zystektomie erfolgen.

• Sonderformen des oberflächlichen Harnblasenkarzinoms:
Das **Carcinoma in situ (Cis, Tis)** ist biologisch aggressiv. Therapie ist in der Regel eine TUR mit adjuvanter BCG-Therapie.
Ist damit keine Remission zu erzielen, muß eine radikale Zystektomie erfolgen.

Tumorstadium T1/G3: Das entdifferenzierte, noch oberflächliche Harnblasenkarzinom weist in 22% Metastasen auf; bei einem Drittel der Patienten entwickelt sich ein muskelinfiltrierender Tumor. Der Versuch einer Chemoinstillationstherapie mit o.g. Substanzen ist insbesondere bei einem solitären Tumor gerechtfertigt; anderenfalls muß eine radikale Zystektomie erfolgen (letzte Heilungschance).

Noch oberflächliche, aber entdifferenzierte Tumoren erfordern eine Chemoinstillationsbehandlung. Bei Nichtansprechen wird eine radikale Zystektomie notwendig.

• Muskelinfiltrierendes Harnblasenkarzinom

Beim Nachweis eines auf die Blase begrenzten muskelinfiltrierenden Tumors (Stadium $\geq$ T2) und negativen Umgebungsuntersuchungen ist ein operatives Vorgehen im Sinne einer **radikalen Zystektomie** indiziert. Die Beurteilung der regionalen Lymphknoten ist mit allen bildgebenden Verfahren schwierig, so daß am Anfang einer geplanten Radikaloperation immer

• Muskelinfiltrierendes Harnblasenkarzinom
Bei muskelinfiltrierendem Tumor ohne Metastasennachweis ist – sofern der Patient operabel ist – eine **radikale Zystektomie** indiziert. Zu Beginn der Operation werden zunächst die

pelvinen Lymphknoten bds. reseziert und histologisch untersucht.
Bei **Nachweis von Lymphknotenmetastasen** ist ein radikal-chirurgisches Vorgehen nicht mehr möglich, eine **Polychemotherapie** muß erwogen werden.
Ansonsten ist die radikal-chirurgische Vorgehensweise Methode der Wahl (G-**18a** und **b**).

Die **Art der Harnableitung** ist vom Tumorstadium, vom evtl. Befall der prostatischen Harnröhre und vom Patienten abhängig.

eine operative Entfernung der obturatorischen und iliakalen Lymphknoten (**pelvine Lymphadenektomie**) steht. Bei **Nachweis von Lymphknotenmetastasen** ist die Einleitung einer **Polychemotherapie** zu erwägen, da ein radikal-chirurgisches Vorgehen nicht mehr möglich ist. Wird bei der intraoperativen histologischen Schnellschnittuntersuchung keine lymphogene Metastasierung nachgewiesen, erfolgt beim Mann die kurative Entfernung von Harnblase, Prostata sowie distalem Harnleiter (G-**18 a**), bei der Frau die kurative Entfernung von Harnblase und Harnröhre, der Gebärmutter und Adnexe (sofern aufgrund des Alters indiziert) sowie des distalen Ureters (G-**18 b**). Da beim Mann prinzipiell Tumorrezidive in der verbleibenden Harnröhre auftreten können (Häufigkeit ca. 10%), ist insbesonders bei Tumorlokalisation in der prostatischen Harnröhre oder am Blasenausgang auch eine operative Harnröhrenentfernung (Urethrektomie) notwendig. Welche **Art der Harnableitung** gewählt wird, hängt vom Tumorstadium, einem eventuellen Befall der prostatischen Harnröhre sowie von patienteneigenen Faktoren (Alter, Allgemeinzustand, manuelle Geschicklichkeit, Begleiterkrankungen, persönliche Wünsche etc.) ab.
Bei positiven pelvinen Lymphknoten erfolgt zwar ebenfalls meist die Zystektomie, allerdings unter palliativen Gesichtspunkten oder mit der Absicht einer adjuvanten Polychemotherapie.

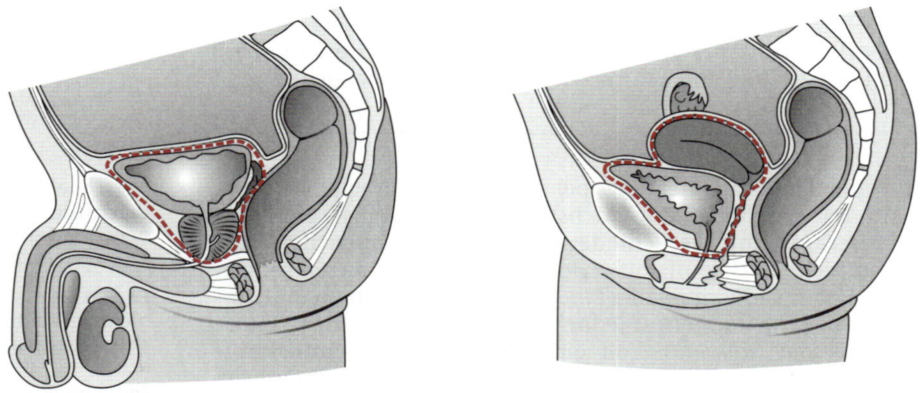

a Anatomische Grenzen der radikalen Zystektomie beim Mann
b Anatomische Grenzen der radikalen Zystektomie bei der Frau

G-**18 a, b: Resektionsgrenzen bei radikaler Zystektomie**

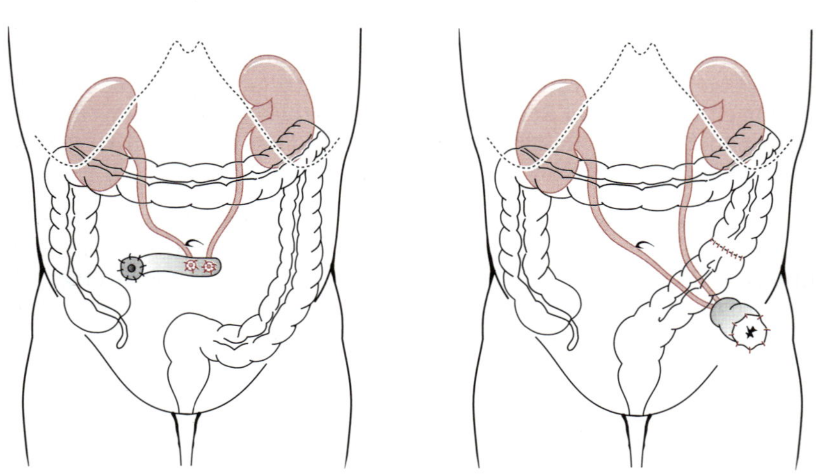

a Ileum-Conduit
b Kolon-Conduit

G-**19 a, b: Operative Harnableitung nach Zystektomie**

Eine direkte Einpflanzung der Ureteren in die Haut wird wegen der regelmäßig auftretenden Stomastenosen nicht mehr durchgeführt. Bewährt hat sich die Implantation der Harnleiter in ein ausgeschaltetes distales Ileum-Segment (sog. **Ileum-Conduit**) oder auch Kolon- bzw. Sigmasegment (sog. **Kolon-Conduit**), wobei das aborale Ende als inkontinentes Stoma in die vordere Bauchwand eingenäht wird (G-**19 a, b**)
Neuerdings werden aus Dünndarm bzw. Dünn- und Dickdarm Ersatzblasen konstruiert (die sog. kontinente Harnableitung). So kann durch antimesenteriale Darmeröffnung, Schaffung einer Darmplatte durch Vernähung der Hinterwände und anschließende Faltung des Darms entgegen der normalen gerichteten Peristaltik ein Reservoir mit niedrigem Innendruck geschaffen werden. Über ein Stoma z. B. im Nabelbereich kann ein solches kontinentes Niederdruckreservoir mit einem Einmalkatheter entleert werden (Typ: **Mainz-Pouch**, G-**20**), oder die Darmersatzblase wird mit dem Harnröhrenstumpf anastomosiert (Typ: **Ileum-Neoblase**, G-**21**). Die Miktion erfolgt dann durch Bauchpresse.
In jedem Fall muß sich die Art der Harnableitung nach dem onkologischen Befund, den anatomischen Gegebenheiten des jeweiligen Patienten sowie den o. g. Patientenfaktoren richten.
Eine **Teilresektion** der Blase mit Entfernung des Tumors ist meistens von einem Rezidiv gefolgt und deshalb nur in Ausnahmefällen indiziert. Die **Strahlentherapie** allein ist der Zystektomie unterlegen. In Einzelfällen können bei Fehlen von Fernmetastasen Strahlentherapie und Chemotherapie (insbesondere Cisplatin) kombiniert eingesetzt werden (sog. **kombinierte Radiochemotherapie**).
Weiter **fortgeschrittene Tumorstadien** sind wegen einer bereits eingetretenen Metastasierung in der Regel einer lokalen radikalen Operation nicht mehr zugänglich. Hier bleibt lediglich die palliative transurethrale Resek-

Die operative Harnableitung kann mittels **Ileum-Conduit** oder **Kolon-Conduit** (G-**19 a** und **b**) als inkontinentes Stoma erfolgen.

Ersatzblasenkonstruktion aus Dünn- und Dickdarm:
- Typ **Mainz-Pouch** (G-**20**)
- Typ **Ileum-Neoblase** (G-**21**)

Eine **Blasenwandteilresektion** ist wegen des häufig multifokalen Tumorwachstums selten sinnvoll.
Alternative bei lokal fortgeschrittenen, aber nicht metastasierten Tumoren ist eine **kombinierte Radio- und Chemotherapie** (mit Cisplatin).
Bei **fortgeschrittenen Tumorstadien** bleibt in der Regel nur noch die palliative TUR und/oder Zystektomie.

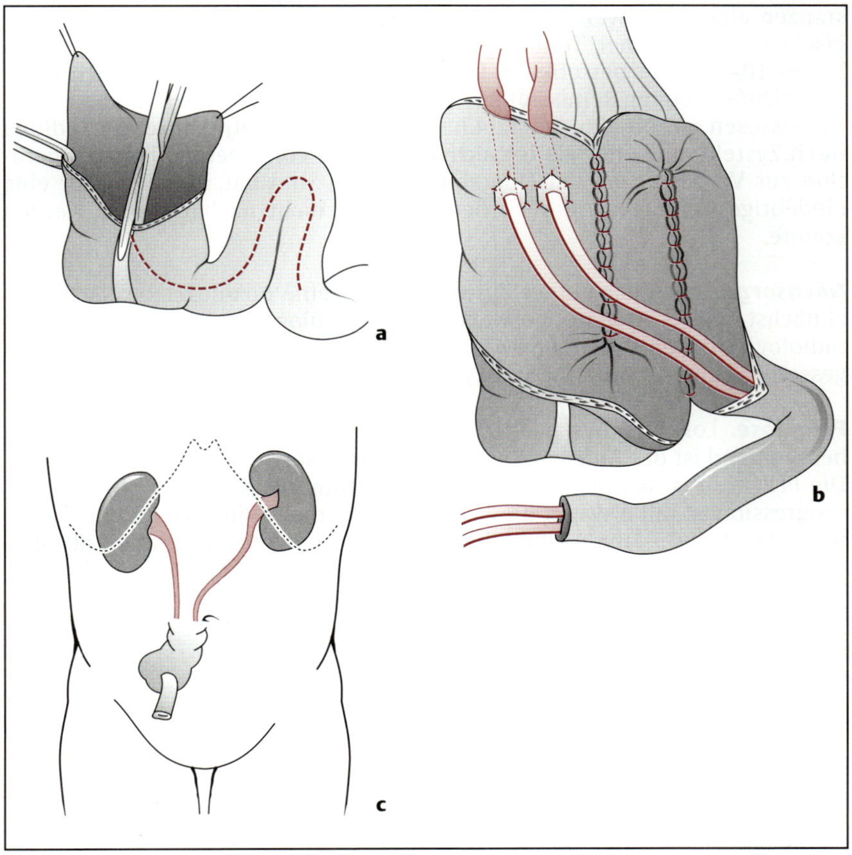

G-**20: Mainz-Pouch**: Ersatzblasenplastik zur kontinenten Harnableitung per Einmalkatheterismus

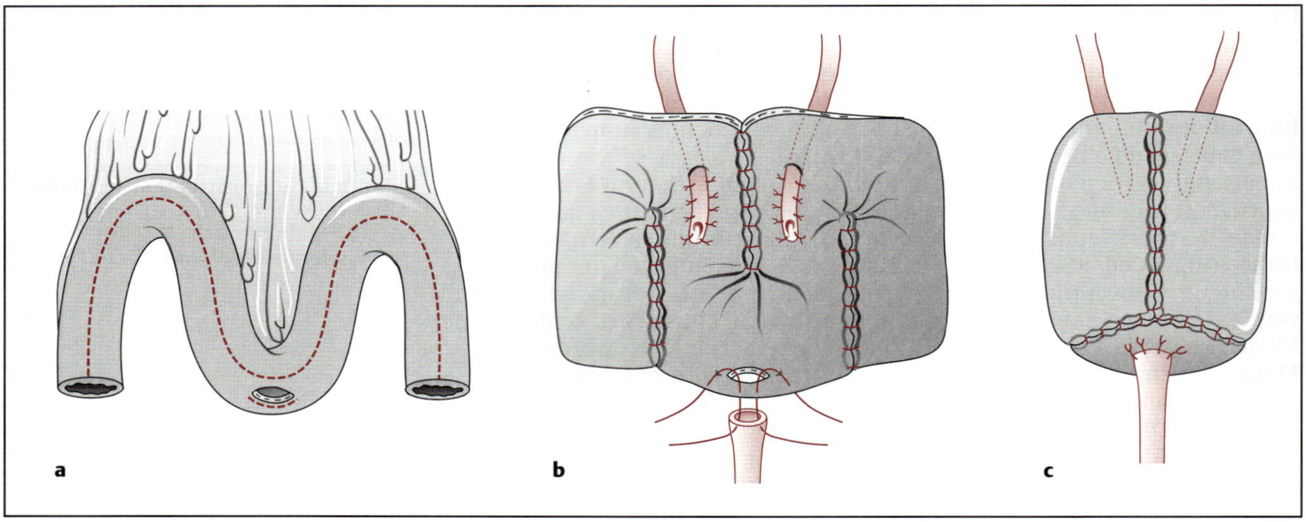

G-**21: Ileum-Neoblase**

tion. Insbesondere bei rezidivierenden und anderweitig nicht beherrschbaren Blutungen kann auch eine Formalin-Instillation in die Harnblase notwendig werden. Deshalb wird aus palliativen Gründen zur Vermeidung dieser gefürchteten Komplikation einer unstillbaren Blutung oder eines jauchigen Tumorzerfalls eine palliative Zystektomie immer dann angestrebt, wenn der Allgemeinzustand des Patienten dies erlaubt.

Beim **metastasierten Harnblasenkarzinom** ist die **Polychemotherapie** möglich. Klinische Remissionsraten sind in bis zu 50 % zu erreichen.

Neuerdings steht eine **Polychemotherapie** für das **metastasierte Urothelkarzinom** zur Verfügung, wobei Cisplatin und Methotrexat als Grundsubstanzen eingesetzt werden. Komplette Remissionsraten (mit pathohistologisch nachgewiesener Tumorfreiheit am Zystektomiepräparat) werden in bis zu 10–33 % der betroffenen Patienten erreicht, wohingegen nach klinischer Untersuchung Remissionen in bis zu 50 % beobachtet werden.

Nach **adjuvanter** oder auch **induktiver Chemotherapie** ist bisher keine Verlängerung der Überlebenszeit sicher zu beweisen.

Unbewiesen ist, ob eine solche Chemotherapie als **adjuvante** Behandlung **nach** Zystektomie oder **als induktive** Therapie **vor** einer geplanten Operation zur Verbesserung der Operabilität einen Sinn hat, zumal bisher eine eindeutige Verlängerung der Überlebenszeit nicht nachgewiesen werden konnte.

Nachsorge
- Urinzytologie (auch aus der Harnröhre)
- Sonographie und Röntgen (Niere, Harnleiter)

Nachsorge. Auch nach einer Zystektomie ist eine onkologische Nachsorge zunächst alle 3 Monate notwendig (Urinzytologie, sonographische und radiologische Kontrollen: Bei Männern die verbliebene Harnröhre nicht vergessen mit Entnahme einer Spülzytologie).

Prognose Prognostisch entscheidend nach radikaler Zystektomie ist das Auftreten von **Fernmetastasen**. Die Prognose bei oberflächlichen Tumoren ist sehr günstig.

Prognose. Lokalrezidive nach Zystektomie sind eher selten. Prognostisch bestimmend ist das Auftreten von **Fernmetastasen**.

Die Prognose ist bei oberflächlichen Blasentumoren sehr gut; eine Tumorprogression ist mit etwa 5 % die Ausnahme. Bei muskelinfiltrierenden Tumoren beträgt die 5-Jahres-Überlebensrate nach radikaler Operation 50-55 %. (Stadium pT2/pN0/M0 60–75 %; Stadium pT3/pN0/M0 20–36 %)

4 Penistumoren

4.1 Maligne Tumoren

Ätiologie. Als ätiologische Faktoren sind zu nennen: chronische Irritationen durch karzinogenhaltiges Smegma sowie rezidivierende Infektionen von Präputium und Glans penis bei bestehender **Phimose**. Untermauert wird diese Annahme durch die Tatsache, daß bei einer rituellen Beschneidung unmittelbar nach Geburt fast nie ein Peniskarzinom beobachtet wird, andererseits bei fehlender Beschneidung und mangelhafter Hygiene die Tumorinzidenz 10–20% beträgt. Eine virale Genese (Papillomaviren) wird ernsthaft diskutiert. Der Altersgipfel liegt bei 50–70 Jahren.
Verschiedene **Präkanzerosen** sind bekannt:

- Leukoplakie: weiße schuppende Hyperkeratose (G-**22**),
- Erythroplasie de Queyrat: rote Induration + Ulzeration,
- Morbus Bowen: erhabener roter Plaque an der Glans penis (G-**23**).

Erythroplasie de Queyrat und M. Bowen sind im engeren pathologisch-anatomischen Sinn als Form eines **Plattenepithelkarzinoms in situ** anzusehen.

4 Penistumoren

4.1 Maligne Tumoren

Ätiologie Karzinogenhaltiges Smegma und eine virale Genese (Papillomaviren) als Ursache insbesondere bei **Phimose** werden angenommen. Es wurde beobachtet, daß rituelle Beschneidungen nach der Geburt die Inzidenz senken.

Der Altersgipfel liegt bei 50–70 Jahren.
Präkanzerosen:

- Leukoplakie (G-**22**),
- Erythroplasie de Queyrat (G-**22**),
- Morbus Bowen (G-**23**)

Beide letztere Formen werden als **Plattenepithelkarzinom in situ** betrachtet.

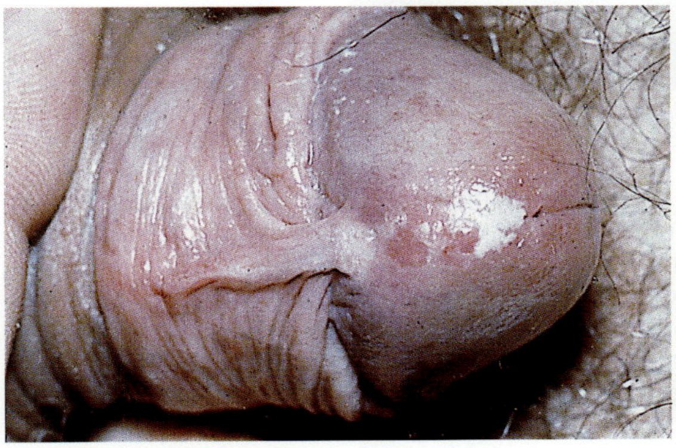

G-**22**: **Leukoplakie**

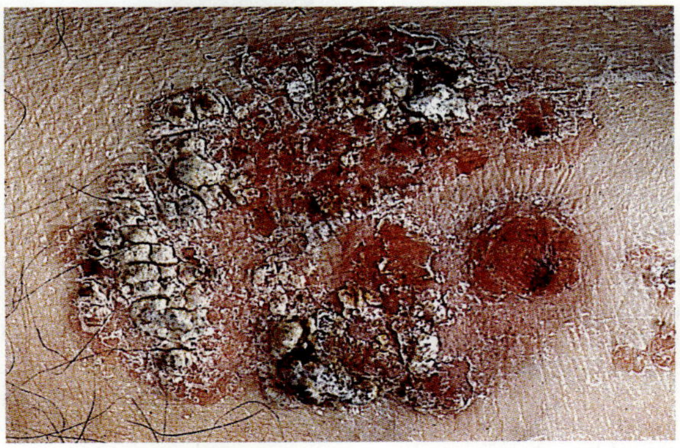

G-**23**: **Morbus Bowen**

Die Stadieneinteilung des Peniskarzinoms erfolgt nach dem TNM-System *(siehe S. 206)*.
Die **Metastasierung** ist überwiegend lymphogen in Abhängigkeit von der primären Lokalisation der Geschwulst (G-**5**).

Die **Metastasierung** des Peniskarzinoms *(s. a. S. 206)* erfolgt überwiegend lymphogen – in die inguinalen bzw. auch die iliakalen Lymphknoten (G-**5**).

G-5: Metastasierung des Penistumors

Tumor am Präputium/ an Penisschafthaut	Oberflächliche mediale inguinale Lymphknoten
Tumor an Glans penis/ Corpus cavernosum	Oberflächliche und tiefe mediale inguinale Lymphknoten → obturatorische sowie extern/intern iliakale Lymphknoten

Durch kreuzende Lymphbahnen ist immer ein beidseitiger oder kontralateraler Befall möglich. Fernmetastasen werden in 10% und dann häufig erst in Spätstadien beobachtet.

Fernmetastasen treten meist erst im Spätstadium der Erkrankung auf.

Pathogenese. Tumoren des Penis sind fast ausschließlich epithelialen Ursprungs (Plattenepithelkarzinome). Vorhaut und/oder Glans penis sind in der Regel befallen. Eine Infiltration der Harnröhre ist die Ausnahme.

Pathogenese Peniskarzinome sind fast ausschließlich epithelialen Ursprungs (Plattenepithelkarzinome).

Klinik Lokalbefund ist meistens ein papillär wuchernder Tumor oder nicht heilendes Ulkus (G-**24**).

Klinik. Das Karzinom imponiert als papillär-exophytischer Tumor oder als wachsendes Ulkus ohne Abheilungstendenz (G-**24**). Meist besteht zusätzlich eine Phimose, so daß lediglich eine unregelmäßige Verhärtung zu tasten ist. Blutige Sekretionen aus der Vorhaut oder eine Superinfektion sind nicht selten.
Aus diesem Grunde sind die oberflächlichen inguinalen Lymphknoten häufiger vergrößert, wobei klinisch eine Abgrenzung zwischen entzündlicher Begleitreaktion und metastatischem Befall in der Regel nicht möglich ist.

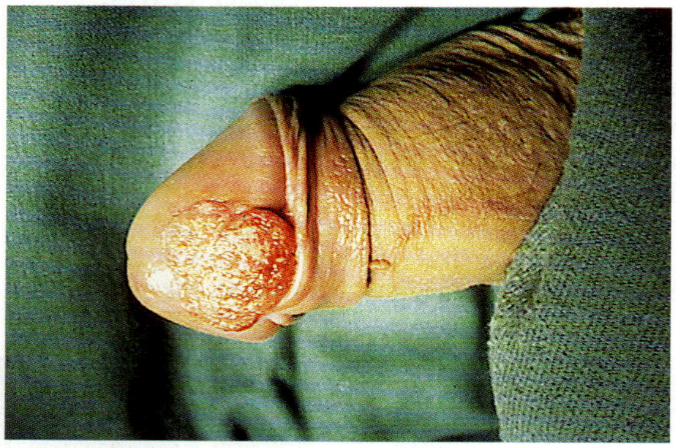

G-**24: Peniskarzinom**

Diagnostik Die Diagnostik erfolgt durch eine Probeexzision mit **histologischer Untersuchung.**
Eine evtl. Infiltration des Corpus cavernosum kann durch Sonographie, Kernspintomographie bzw. eine Kavernosographie (G-**25** und G-**26**) nachgewiesen werden.
Es muß nach hämatogenen Metastasen in Lunge, Gehirn und Knochen gesucht werden.
Zur Differentialdiagnose *siehe* G-**6**.

Diagnostik. Neben dem klinischen Aspekt und dem Palpationsbefund ist die **histologische Untersuchung** einer Probeexzision aus dem Tumor entscheidend. Die lokale Tumorausbreitung kann mittels Palpation, Sonographie, Kavernosographie (d.h. einer Kontrastmitteldarstellung der Schwellkörper über eine Injektionskanüle) sowie auch eine Kernspintomographie beurteilt werden. Eine Computertomographie des kleinen Beckens, ggf. auch eine Lymphographie, diagnostizieren eventuell vorhandene Lymphknotenkonglomerate im kleinen Becken (G-**25** und G-**26**). Die Metastasensuche schließt die Untersuchung von Lunge, Gehirn und Knochensystem ein.
Zur Differentialdiagnose *siehe* G-**6**.

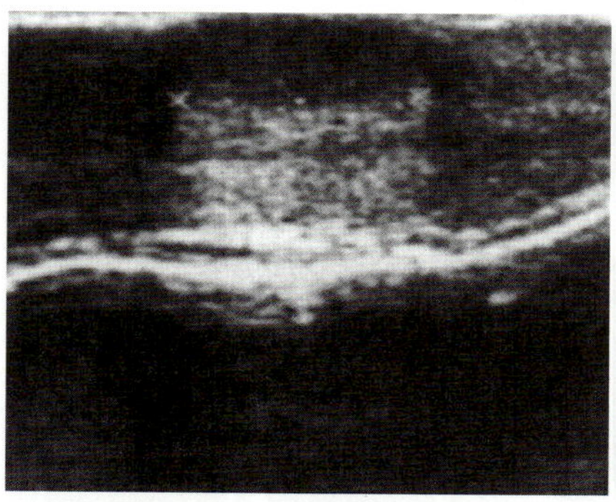

G-**25: Peniskarzinom mit Befall des Corpus cavernosum (x · · · x)**

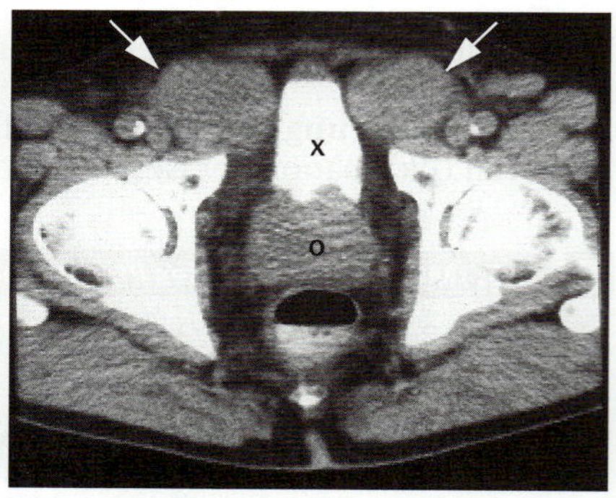

G-**26: CT. Ausgeprägte Lymphknotenmetastasen beidseits** (→) bei einem Peniskarzinom.
x = konstrastmittelgefüllte Harnblase
o = Prostata

G-6: Differentialdiagnose Penistumoren

Differentialdiagnose	Klinische Charakteristika – Diagnose
Ulcus molle	Druckschmerzhaftes Ulkus mit rotem Randwall; regionale Lymphknoten entzündlich geschwollen. Erregernachweis im Abstrich.
Luetischer Primäreffekt (Ulcus durum)	Schmerzloses derbes Ulkus; kein unterminierter Rand. Inguinale Lymphknoten indolent derb. Serologie!
Lymphogranuloma inguinale	Tropen/Subtropen → Anamnese! Vesikulöse Papel → abszedierende inguinale Lymphadenitis. Serologie!
Condylomata acuminata	Rötlich-weiße Knötchen → papilläre Wucherungen, flächenhaft oder gestielt. Häufig multifokal. Buschke-Löwenstein-Tumor

Therapie. Eine lokale Tumorexzision ist bei infiltrativen Tumoren in 50% von einem Rezidiv gefolgt, somit allenfalls bei oberflächlichen Läsionen indiziert. **Therapie der Wahl ist die Penisteilamputation** (Sicherheitsabstand: 2 cm proximal des Tumors!, G-**27**), bei zentralem Sitz muß das ganze Glied entfernt werden, wobei die Harnröhre perineal ausgeleitet wird. **Alternativ** wurde bei jüngeren Patienten sowie bei kleineren Tumoren eine **lokale Bestrahlung** mit 50–60 Gy eingesetzt. Die Behandlungserfolge sind gut, die Nebenwirkungen jedoch nicht gering (10% Penisnekrosen, 30% Harnröhrenstrikturen). Die Laseranwendung scheint in diesen Fällen die bessere Option, wenn der Penis erhalten bleiben soll.

Therapie Lokale Exzision ist nur bei oberflächlichen Tumoren möglich. In der Regel muß eine **Penisteilamputation** mit einem Sicherheitsabstand von 2 cm erfolgen (G-**27**).

Bei kleinen Tumoren kann eine **lokale Bestrahlung** erwogen werden, sie hat häufig jedoch deutliche Nebenwirkungen.
Eventuell käme auch eine Laserbestrahlung in solchen Fällen in Frage.

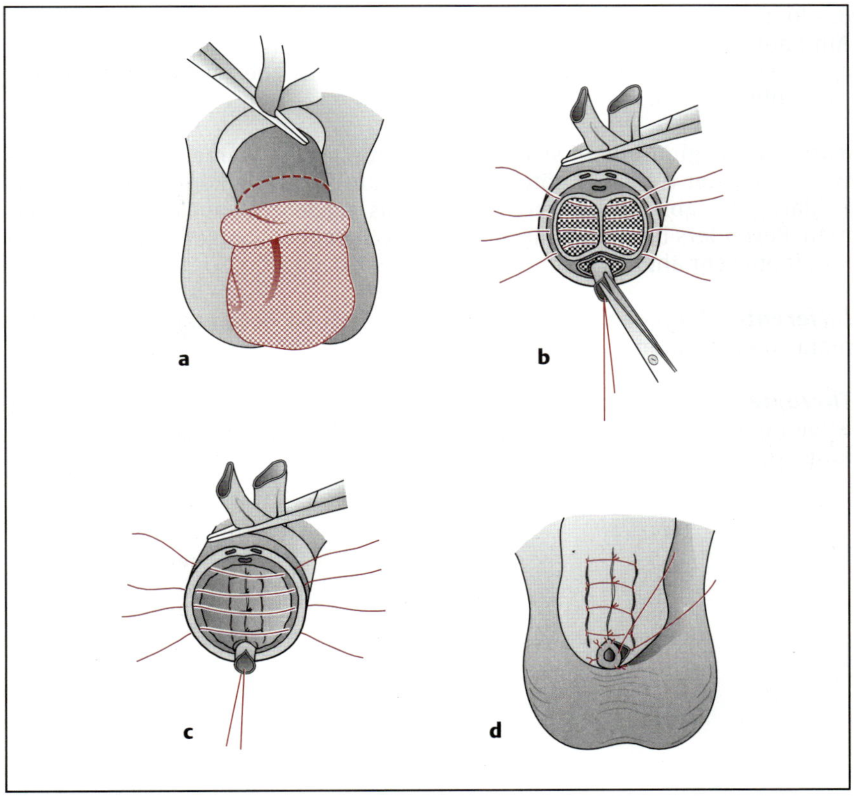

G-**27: Operatives Vorgehen bei der Penisteilresektion**: Anlegen einer Blutleere **a**, Teilresektion und Naht des Corpus cavernosum **b**. Fasziennaht und Präparation der Harnröhre **c**, Ausleitung des Urethrastumpfes und Hautnaht **d**.

Eine **Lasertherapie** ist bei Carcinoma in situ und oberflächlichen Tumoren erfolgreich.

Regionale inguinale Lymphknoten sind durch Superinfektion des Tumors häufig vergrößert → **antibiotische Vorbehandlung**.

Eine inguinale und iliakale **Lymphknotenentfernung** ist nur bei persistierender inguinaler Lymphknotenvergrößerung oder bei Infiltration des Corpus cavernosum nötig.

Eine **Chemotherapie** kann bei Lymphknotenmetastasen durchgeführt werden.

Prognose Die 3-Jahres-Überlebensrate beträgt ca. 30 % bei fortgeschrittenen Stadien.

Bei einem Carcinoma in situ sowie bei oberflächlichen Tumoren (Ta/T1) führt eine **Lasertherapie** fast immer zu guten Erfolgen mit einem kosmetisch zufriedenstellenden Ergebnis.
Das Vorgehen bei vergrößerten inguinalen Lymphknoten wird unterschiedlich gesehen, zumal häufig eine Superinfektion des Primärtumors vorliegt. Eine **initiale antibiotische Behandlung** ist notwendig, da in der Hälfte der Fälle nur eine Lymphadenitis, jedoch keine metastatische Absiedlung vorliegt.
Eine inguinale **Lymphknotenentfernung** ist nötig bei Infiltration des Primärtumors in das Corpus cavernosum sowie bei persistierender Lymphknotenschwellung trotz antibiotischer Vorbehandlung. Die Morbidität dieser Operation (chronisches Lymphödem, Wundinfektion, Hautnekrosen) ist relativ hoch. Zusätzlich zu den inguinalen Lymphknoten müssen auch die Lymphknoten im kleinen Becken entfernt werden.
Bei Lymphknotenmetastasen kann eine **Chemotherapie** erfolgen, wobei früher Bleomycin, heute eher Cisplatin- und Methotrexat-haltige Kombinationen angewendet werden.

Prognose. Die Prognose ist in fortgeschrittenen Stadien eher schlecht; lediglich ein Drittel dieser Patienten überleben 3 Jahre. Bei oberflächlichen Tumoren ohne Lymphknotenmetastasen ist die Prognose günstig, bei Fernmetastasen keine Heilung mehr möglich.

4.2 Condylomata acuminata

Ätiologie Condylomata acuminata sind benigne und durch **Viren** verursacht.
Sie treten häufig nach Gonorrhö auf.

Die häufigste Lokalisation ist der Sulcus coronarius und das innere Präputialblatt.

Ätiologie. Die Condylomata acuminata oder Feigwarzen zählen zu den benignen Penistumoren und sind **viraler Genese**. Da geschädigte Genitalschleimhaut die Ansiedlung des Virus begünstigt, treten die Condylomata acuminata gehäuft nach Gonorrhö auf, bei der starker Harnröhrenausfluß die Schleimhaut mazeriert und so die Inokulation erleichtert. Ebenso schafft das luetische Reizserum gute Voraussetzungen für einen Virusbefall.
Am häufigsten sind die Condylomata acuminata am Sulcus coronarius und am inneren Präputialblatt lokalisiert, sie können aber auch auf die Harnröhre übergreifen.

Klinik Als Befund imponieren kleine, warzenähnliche, blaß-weißliche oder rötliche Knötchen, die blumenkohlartig wachsen können.
Bei Sekundärinfektion mit Balanitis ähneln sie einem Karzinom.

Klinik. Zu Beginn bilden sich stecknadelkopfgroße, warzenähnliche, blaßweißliche oder rötliche Knötchen, meist multifokal. Sie können zu blumenkohlartigen Gebilden auswachsen und das ganze äußere Genitale einnehmen. Besonders bei Sekundärinfektion mit Balanitis kann der Befund einem Karzinom sehr ähnlich sein.

Differentialdiagnose Condylomata lata.

Differentialdiagnose. Differentialdiagnostisch ist besonders auf Condylomata lata zu achten.

Therapie Zuerst konservativ mit Podophyllin, aber meist chirurgisch wegen Rezidivneigung.

Therapie. Die Therapie ist konservativ mit Podophyllin, aber meist ist wegen der Rezidivneigung eine chirurgische Abtragung oder Laserbestrahlung notwendig.

5 Hodentumoren

5 Hodentumoren

Bösartige Tumoren der Hoden sind die häufigsten Neoplasien bei jungen Männern. Die Altersverteilung zeigt Häufigkeitsmaxima in der Kindheit (0 – 10 Jahre), im Jugend- bzw. frühen Erwachsenenalter (**20–40 Jahre**) sowie im späteren Erwachsenenalter (> 60 Jahre) (G-**28**).

Hodentumoren kommen typischerweise im Jugend- bzw. frühen Erwachsenenalter vor (G-**28**).

> ***Merke.*** Hodentumoren sind eine typische Erkrankung im Jugend- und frühen Erwachsenenalter.

◀ **Merke**

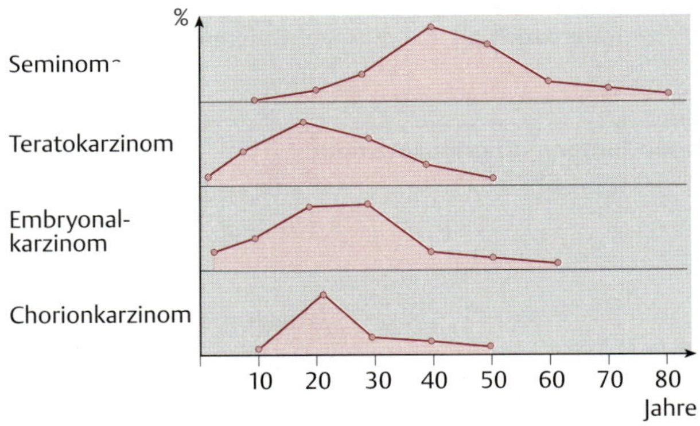

G-**28: Altersverteilung bei Hodentumoren**

Ätiologie. Als ätiologische Faktoren sind kongenitale Entwicklungsstörungen des Hodens anzusehen. Der Maldescensus testis bedeutet ein 15- bis 45fach erhöhtes Risiko einer Tumorentstehung; ein vorangegangener Hodentumor kontralateral ist prognostisch ähnlich einzuordnen.

Ätiologie Bei Maldescensus testis ist das Risiko um den Faktor 15–45 erhöht, ähnlich bei kontralateralem Hodentumor.

> ***Merke.*** Der Maldescensus testis ist von einem erhöhten Hodentumorrisiko begleitet.

◀ **Merke**

Deshalb muß jeder Maldescensus testis bis zum Ende des 2. Lebensjahres definitiv therapiert sein.

Deshalb muß ein Maldescensus testis bis zum Ende des 2. Lebensjahres definitiv behandelt sein.

Pathogenese. Histologisch handelt es sich in **über 90% um Keimzelltumoren**. In der Gruppe der Nichtkeimzelltumoren (oder interstitielle bzw. stromale Tumoren) dominieren die Leydig-Zelltumoren und Gonadoblastome. Leydig-Zelltumoren werden überwiegend nach dem 30. Lebensjahr gesehen und sind zu 90% benigne (d.h. aber auch in 10% maligne!).
Keimzelltumoren werden eingeteilt nach klinischen und histologischen Gesichtspunkten (G-**29**) in **Seminome (ca. 40%)** und **Nichtseminome**. Letztere Gruppe umfaßt die embryonalen Karzinome (25%), Teratokarzinome (26%) und **Chorionkarzinome** (1–2%), zu deren Diagnose der Nachweis mehrkerniger Riesenzellen obligat ist. Mischformen dieser histologischen Typen sind häufig. Beim Seminom handelt es sich makroskopisch um einen relativ homogenen, grauweißen Tumor, bei dem mikroskopisch eine deutliche lymphozytäre Stromareaktion nachweisbar sein kann.
Zur histologischen Einteilung sind allerdings verschiedene weitere Klassifikationen im Gebrauch. Eine weitere Sonderform ist das **Carcinoma in situ**, das als obligate Präkanzerose der Keimzelltumoren gilt. Da Spermatogonien keine Epithelzellen sind, wird alternativ der Begriff »testikuläre intraepitheliale Neoplasie« (TIN) verwandt. Bei Kindern kommt gehäuft der Dottersacktumor vor.

Pathogenese Histologisch handelt es sich fast ausschließlich um **Keimzelltumoren**. Wichtigster Nichtkeimzelltumor ist der Leydig-Zelltumor, der zu 10% maligne ist.

Keimzelltumoren werden klinisch und therapeutisch klassifiziert als **Seminome** und **Nichtseminome** (G-**29**).

Letztere Gruppe umfaßt embryonale, Chorion- und Teratokarzinome.
Das Seminom imponiert makroskopisch relativ homogen grauweiß. Eine lymphozytäre Stromareaktion wird mikroskopisch deutlich.
Das **Carcinoma in situ** (TIN) gilt als obligate Präkanzerose der Keimzelltumoren.

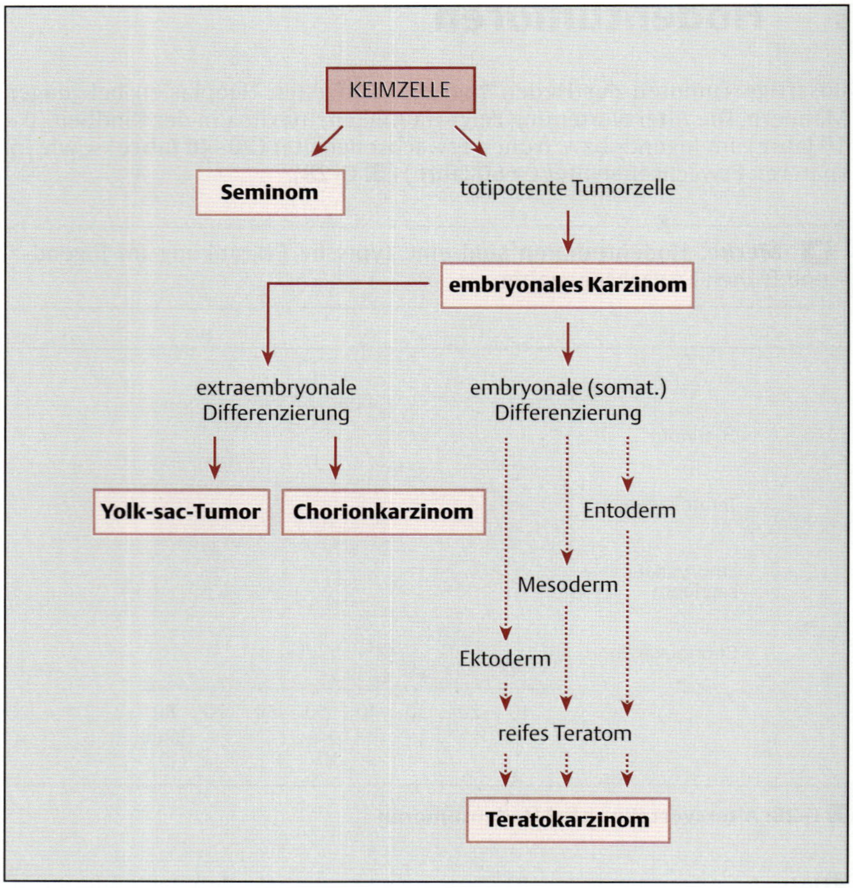

G-**29: Histogenese der testikulären Tumoren**

Die **Metastasierung erfolgt** primär **lymphogen** in die nierenhilusnahen retroperitonealen Lymphknoten (G-**30**).
Als zweite Lymphknotenstation werden die mediastinalen und supraklavikulären linksseitigen Lymphknoten befallen.

Die **Metastasierung der Hodentumoren erfolgt primär lymphogen** entlang den versorgenden Blutgefäßen (G-**30**). Somit sind die retroperitonealen Lymphknoten in Höhe des Nierenhilus erste Lymphknotenstationen. Die zweite Lymphknotenstation liegt im Mediastinum und im linken Venenwinkel, wodurch die mediastinalen und supraklavikulären linksseitigen Lymphknoten befallen sind. Bei rechtsseitigen Hodentumoren kann auch eine Metastasierung in linksseitige Lymphknoten erfolgen, wohingegen linksseitige Tumoren **nicht** in die rechtsseitigen retroperitonealen Lymphknoten streuen. Eine inguinale Metastasierung ist ungewöhnlich und nur bei skrotalen Voroperationen (Zustand nach Leistenhoden- oder Hydrozelenoperationen) möglich. Von **Fernmetastasen betroffen sind Lunge, Leber, Knochen** und **Gehirn.**
Als einziger, überwiegend hämatogen metastasierender Tumor ist das seltene Chorionkarzinom zu nennen. 50% aller Patienten haben bei der Erstuntersuchung schon Metastasen.

Fernmetastasen finden sich in Spätstadien in **Lunge, Leber, Knochen** und **Gehirn**.
Nur Chorionkarzinome metastasieren hämatogen.

Merke ▶

Merke. Hodentumoren metastasieren bevorzugt lymphogen in die retroperitonealen Lymphknoten in Höhe des Nierenhilus.

Klinik Charakteristischer Lokalbefund: **Derbe, schmerzlose Hodenschwellung.** Bei Leydig-Zelltumoren sind zusätzlich Sterilität, Impotenz und vor allem eine **Gynäkomastie** möglich.

Klinik. Charakteristisch ist eine **derbe, zunehmende schmerzlose einseitige Hodenschwellung.** Eine symptomatische Hydrozele kann einen Tumor maskieren. Bei Leydig-Zelltumoren imponiert neben den seltenen Symptomen der Impotenz und Sterilität vor allem eine **Gynäkomastie**.

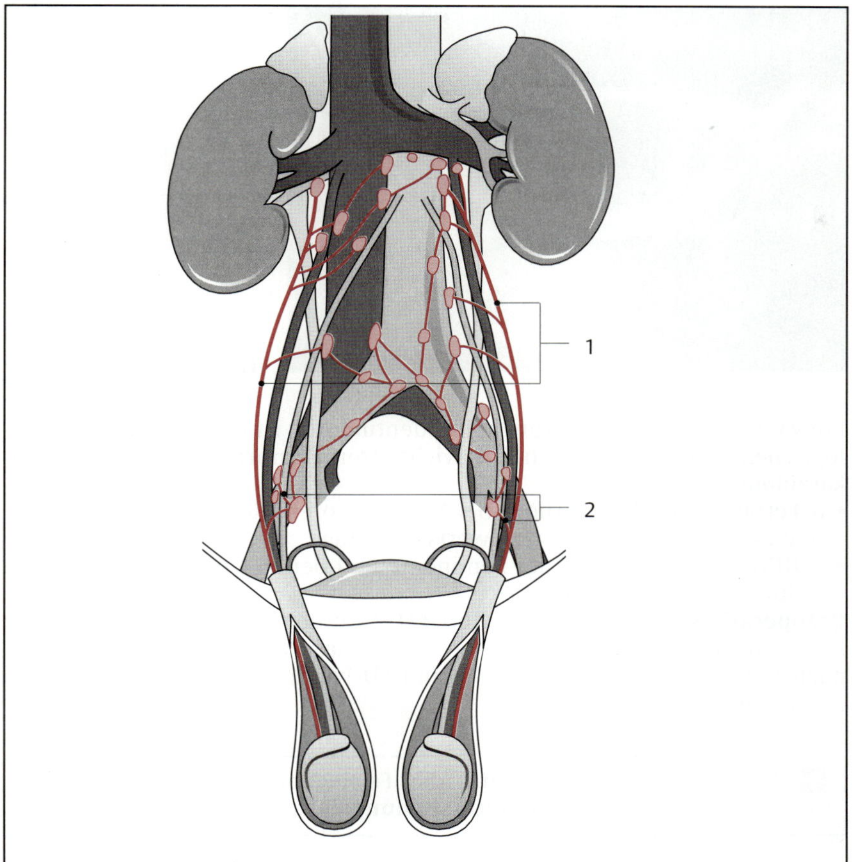

G-**30: Testikulärer Lymphabfluß.** 1 = testikuläre Lymphgefäße, 2 = Drainage von Nebenhoden, Tunica vaginalis und Ductus deferens

Bei der körperlichen Untersuchung ist das Palpationsgefühl, das sonst Hoden und Nebenhoden unterscheiden läßt, u.U. aufgehoben. Im oberen Abdomen sind gelegentlich größere Lymphknotenkonglomerattumoren tastbar ebenso wie linksseitige supraklavikuläre Lymphknoten (Virchow-Drüse). Weitere durch Metastasen hervorgerufene Symptome sind Dyspnoe (Lungenfiliae!), Rückenschmerzen (Lymphknotenmetastasen, Knochenfiliae), gastrointestinale Symptome oder auch neurologische Ausfälle bei Hirnmetastasen.

Gelegentlich sind im oberen Abdomen Lymphknotentumoren und supraklavikulär die Virchow-Drüse zu tasten.

Symptome von Metastasen können vorkommen (Dyspnoe, Rückenschmerzen etc.)

Diagnose. Die lokale Diagnostik beruht neben dem Palpationsbefund auf der Sonographie. Die **Ultraschalluntersuchung** mit hochauflösenden Schallköpfen (7–8 MHz) erlaubt eine exakte Darstellung des Echomusters des Hodens (G-**31**) auch bei Vorhandensein einer symptomatischen Hydrozele. Eine **Kernspintomographie** erscheint in Ausnahmefällen hilfreich, insbesondere in der Differentialdiagnose zu benignen Hodentumoren. Diese Untersuchung bleibt jedoch speziellen Fragestellungen vorbehalten.

Diagnose Die Diagnose erfolgt aufgrund des lokalen Tastbefundes und durch **Sonographie** mittels hochauflösender Schallköpfe (G-**31**).

Eine **Kernspintomographie** ist in Ausnahmefällen bei der Differentialdiagnose zu benignen Hodentumoren hilfreich.

Merke. **Die endgültige Diagnose »Hodenkarzinom« wird erst durch inguinale Freilegung und histologische Untersuchung gestellt**

◄ **Merke**

Bei der **Palpation** stellt sich folgender Befund dar: Der Hoden ist oft insgesamt vergrößert und scheint konsistenzvermehrt. Anfangs läßt sich der Hoden gut vom Nebenhoden abgrenzen, und die Skrotalhaut ist verschieblich; später ist es schwieriger. Auch kann er nach intratestikulären Blutungen schmerzhaft sein.

Bei der **Palpation** findet sich oft ein vergrößerter und induzierter Hoden, der sich anfangs noch gut vom Nebenhoden abgrenzen läßt. Die Skrotalhaut ist verschieblich.

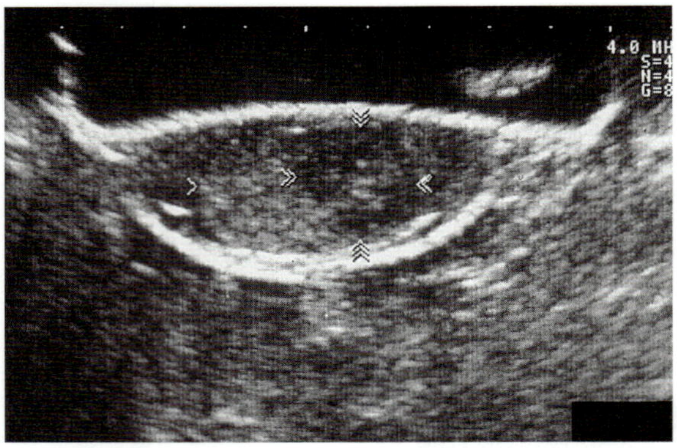

G-31: **Sonographie Hodentumor** » · · · «)

Typische **Tumormarker** bei Hodentumoren sind:
- **α-Fetoprotein**
- **β-HCG.**

Ein weiteres Charakteristikum bei Hodentumoren ist die Sekretion von biologischen Markersubstanzen. Die wichtigsten **Tumormarker** beim Hodenkarzinom sind:
- **α-Fetoprotein** (AFP): Erhöht bei Mischtumoren. Normal bei Seminomen und Chorionkarzinomen. Halbwertszeit 5 Tage.
- **β-HCG**: Erhöht bei 15% der Seminome und bei 75% der Nichtseminome. Halbwertszeit 24 Stunden.

Diese Marker werden zum Vergleich **präoperativ** und eine Woche **postoperativ** bestimmt. Zur Nachsorge-Kontrolluntersuchung eignen sich präoperativ erhöhte Marker.

Präoperativ sowie 1 Woche **postoperativ** werden diese Markersubstanzen bestimmt. Sie eignen sich, wenn sie erhöht waren, ausgezeichnet zur Tumornachsorge. Gelegentlich kann die Serum-LDH als unspezifischer Marker hilfreich sein.

Merke ▶

> ***Merke.*** Voraussetzung für die Festlegung der Behandlung ist zunächst die **histologische Untersuchung** des entfernten Hodens.

Weiteres diagnostisches Vorgehen:
- Histologische Bestätigung der Diagnose durch inguinale hohe Semikastration
- Anschließend Bestimmung des Lymphknotenstatus durch CT (G-**32**)
- Ausschluß von Metastasen.

Bestätigt sich ein maligner Tumor, schließt sich eine abdominelle **Computertomographie** zum Nachweis vergrößerter retroperitonealer Lymphknoten an (G-**32**). Bei schlanken Individuen kann der Lymphknotenstatus auch sonographisch erhoben werden. Das **Infusionsurogramm** zeigt gelegentlich eine Lateralverlagerung des oberen Harnleiters durch retroperitoneale Lymphknotenmetastasen (G-**33**). **Lebersonographie** und **Röntgen-Thorax** in 2 Ebenen komplettieren die Primärdiagnostik. Eine Lymphographie wird heute nur noch selten durchgeführt, zeigt aber als einzige Methode die innere Architektur eines Lymphknotens.

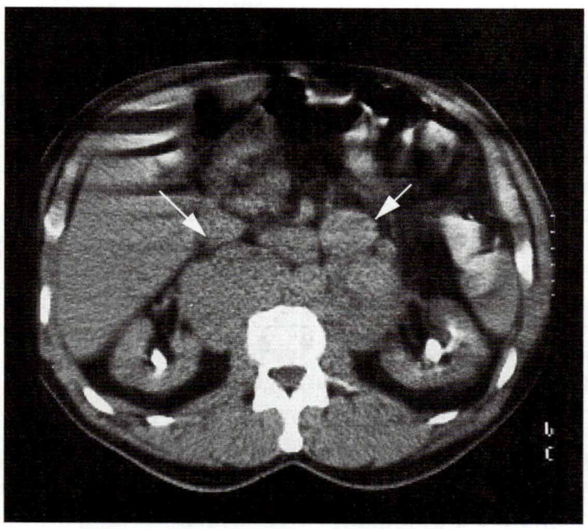

G-**32**: **CT Abdomen: Ausgedehnte retroperitoneale Metastasierung** (→) bei einem Hodentumor

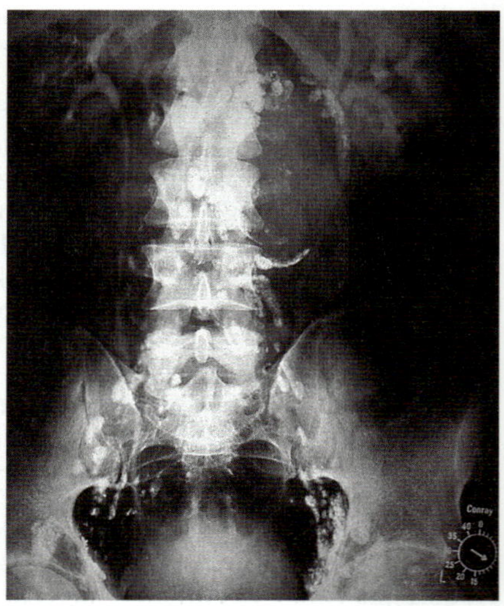

G-**33**: **AUG: Verdrängung des linken Harnleiters durch Metastasen**

Stadieneinteilung. Klinisch hat sich eine Stadieneinteilung nach dem TNM-System *(siehe S. 206)* nicht überall durchsetzen können. Statt dessen wird eine Stadieneinteilung vorgezogen, die das Ausmaß der Tumorerkrankung berücksichtigt und sich an therapeutischen Richtlinien orientiert (▤ G-**7**).

Stadieneinteilung Die Stadieneinteilung richtet sich nach dem vorhandenen Tumorvolumen, insbesondere dem Ausmaß evtl. vorhandener Lymphknoten- oder Fernmetastasen (▤ G-**7**).

G-7: Stadieneinteilung der Hodentumoren (modifiziert nach *Cavalli* 1980)

Stadium I	Tumor auf den Hoden beschränkt, keine Fernmetastasen
Stadium II	Retroperitoneale Lymphknotenmetastasen unterhalb des Zwerchfells
Stadium II A	Metastasendurchmesser < 2 cm
Stadium II B	Metastasendurchmesser 2–5 cm
Stadium II C	Metastasendurchmesser > 5 cm (sogenannte bulky disease)
Stadium III	Lymphknotenmetastasen auch oberhalb des Zwerchfells (d. h. mediastinal, supraklavikulär) sowie Fernmetastasen außerhalb des Lymphsystems)

Differentialdiagnose. Hierzu *siehe* ▤ G-**8**.

Differentialdiagnose Siehe ▤ G-**8**.

G-8: Differentialdiagnose der Hodentumoren

Raumforderung	Klinische Charakteristika – weitere Diagnostik
Spermatozele	Meist Nebenhodenkopf, zystisch (Sonographie!), Hoden normal
Epididymitis	Harnwegsinfekt?! Druckdolenz, Entzündungssymptome, Hoden sonographisch meist normal, Nebenhoden verdickt, inhomogenes Echomuster (cave Epididymorchitis!)
Hydrozele	Durchleuchtung (Diaphanoskopie) positiv. Sonographie: Flüssigkeit. Hodenparenchym normal
Mumps-Orchitis	Gleichzeitig bestehende Parotitis
Epididymitis tuberculosa	Palpatorisch ist der Nebenhoden äußerst derb, ist aber vom Hoden abgrenzbar. Knotenförmige Auftreibungen des Ductus deferens (→ Rosenkranzphänomen)
Benigne Tumoren	Sonographisch nicht sicher abgrenzbar, ggf. Kernspintomographie. Deshalb im Zweifelsfalle bei OP immer inguinal freilegen!

▶ ***Merke.*** Bei einer unklaren tumorverdächtigen Raumforderung des Hodens im Zweifelsfalle bei OP immer **inguinal** freilegen und biopsieren. Skrotale Inzision und transskrotale Biopsie sind kontraindiziert (Verschleppung!) und gelten als Kunstfehler.

◀ **Merke**

Therapie

Therapie

▶ ***Merke.*** Die Entfernung des Primärtumors erfolgt grundsätzlich über einen inguinalen Zugang, wobei Hoden, Nebenhoden und Funiculus spermaticus bis zum inneren Leistenring entfernt werden (◙ G-**34**). Eine skrotale Freilegung ist kontraindiziert.

◀ **Merke**

Bei histologischer Diagnose eines Leydig-Zelltumors sind zunächst keine weiteren Maßnahmen erforderlich. Lediglich der klinische Verlauf bringt die Entscheidung, ob es sich um einen malignen Tumor (Häufigkeit 10%) handelt.

Die Diagnose eines Leydig-Zelltumors erfordert zunächst keine weiteren Maßnahmen, sofern er benigne ist.

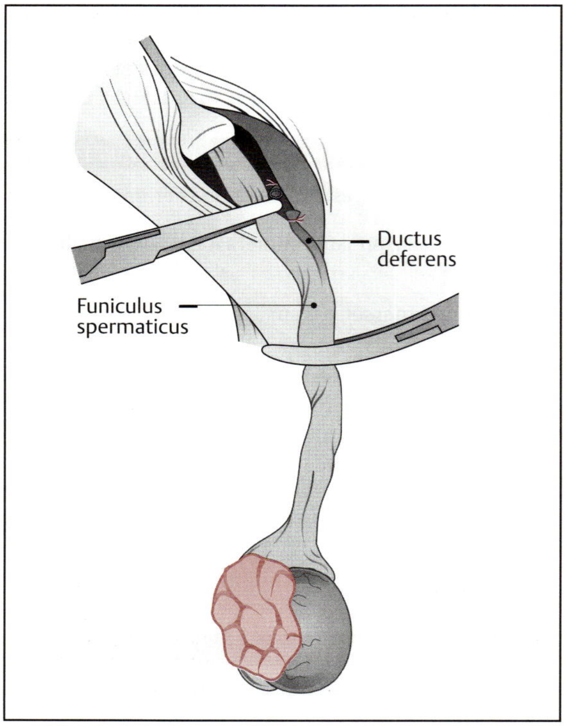

G-34: **Hohe inguinale Semikastration bei Hodentumoren**

Bei einer **TIN** (**T**estikuläre, **i**ntraepitheliale **N**eoplasie) wird eine lokale Bestrahlung durchgeführt.

Für die Therapie entscheidend sind:
- Histologie
- Vorhandensein von Lymphknoten- oder Fernmetastasen
- Erhöhung der Tumormarker

Die Behandlung erfolgt stadienorientiert (G-**9**).

Merke ▶

Liegt eine **TIN** (**T**estikuläre, **i**ntraepitheliale **N**eoplasie) im kontralateralen Hoden (Häufigkeit 6%) vor, ist eine lokale Strahlentherapie mit 18–20 Gy indiziert. Eine Chemotherapie ist unsicher.
Nach histologischer Bestätigung eines Seminoms bzw. Nichtseminoms entscheiden der Lymphknotenstatus (CT-Befund?), der evtl. Nachweis von Fernmetastasen sowie die Serumkonzentrationen von AFP und β-HCG über das weitere Vorgehen. Die Behandlung erfolgt stadienorientiert (G-**9**).

▶ ***Merke.*** Eine atypische Erhöhung eines Tumormarkers kann auf einen Mischtumor hinweisen. Z. B. würde bei histologischer Diagnose eines Seminoms eine Erhöhung des Serum-AFP auf ein zusätzliches Teratokarzinom hindeuten und das Therapiekonzept verändern.

G-**9**: **Therapie der malignen Hodentumoren**

Stadium	Seminom	Nichtseminom
Stadium I	Abwartende Kontrolle Besser: Radiatio (25–30 Gy)	Abwartende Kontrolle Besser: modifizierte retroperitoneale Lymphadenektomie, alternativ Chemotherapie
Stadium II A	Radiatio (30–36 Gy)	Retroperitoneale Lymphadenektomie (evtl. anschließende Chemotherapie bei N+ 2 Zyklen) Alternativ: primäre Chemotherapie (2–6 Zyklen)
Stadium II B	Radiatio (30–35 Gy)	Retroperitoneale Lymphadenektomie, evtl. anschließend Chemotherapie, wenn N^+ Alternativ: primäre Chemotherapie (2–6 Zyklen)
Stadium II C	Chemotherapie (PEI-Schema)	Chemotherapie (PVB/PEB-Schema)
Stadium III	Chemotherapie, bei residualem retroperitonealem Tumor und normwertigen Tumormarkern: retroperitoneale Lymphadenektomie	Chemotherapie, bei residualem retroperitonealem Tumor und normwertigen Tumormarkern: retroperitoneale Lymphadenektomie Positiver Tumornachweis: erneute Chemotherapie

Das **Seminom** gilt als **sehr strahlensensibel**. In Frühstadien (Stadium I-IIB) ist eine Bestrahlung der **infradiaphragmalen Lymphknoten** entlang der Aorta und Vena cava sowie ab dem Stadium IIA auch der **ipsilateralen iliakalen Lymphknoten** kurativ (◘ G-**35**).

Frühstadien des Seminoms (Stadium I bis II B) werden bestrahlt (◘ G-**35**).

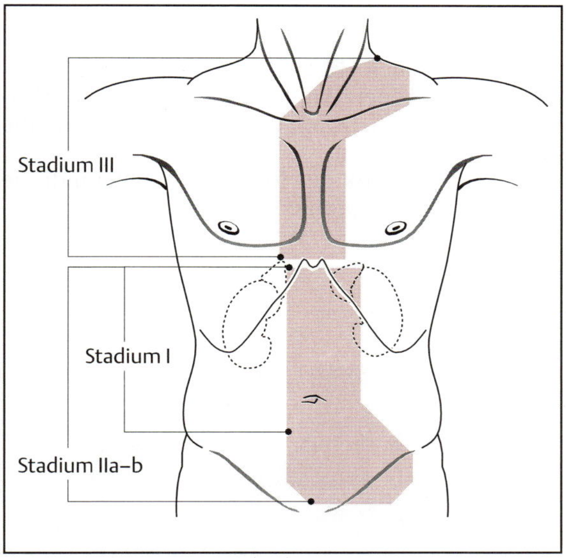

◘ G-**35: Megavoltstehfeldbestrahlung, ventrale Feldanordnung** (Beispiel: linksseitiger Hodentumor)

Bei **Nichtseminomen** wird heute in der Regel eine **retroperitoneale Lymphadenektomie** durchgeführt. Diese beinhaltet die Entfernung aller Lymphknoten entlang der Aorta, Vena cava, zwischen und hinter den großen Gefäßen, beginnend am Oberrand der Vena renalis einschließlich der Aortenbifurkation sowie der iliakalen Lymphknoten auf der tumorbefallenen Seite (◘ G-**36**). Ferner werden während der gleichen Operation die Vena testicularis und mitbegleitende Lymphbahnen bis hin zum inneren Leistenring entfernt.

Bei **Nichtseminomen** erfolgt die **retroperitoneale Lymphknotenausräumung** (◘ G-**36**).

Auch die Vena testicularis wird mit begleitenden Lymphbahnen entfernt.

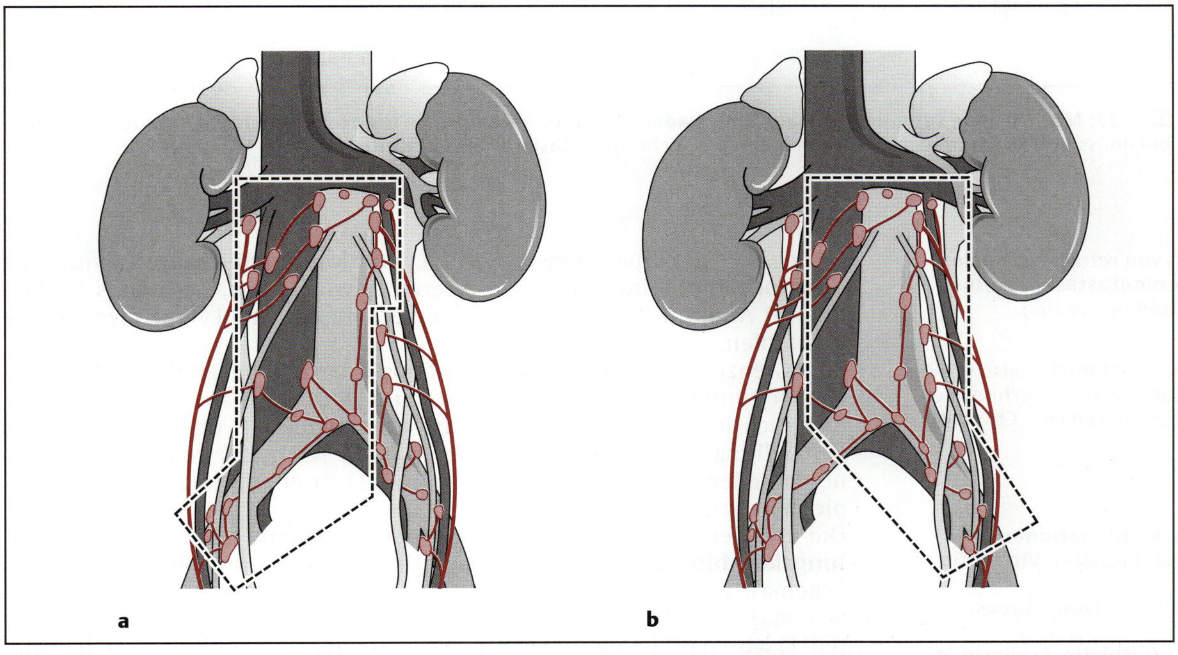

◘ G-**36: Retroperitoneale Lymphknotenexstirpation.** Schema der zu exstirpierenden Lymphknoten bei rechts- und linksseitigem Hodentumor

Hauptnebenwirkung der retroperitonealen Lymphknotenentfernung ist der **Verlust der normalen Ejakulation** durch Schädigung sympathischer Nervenfasern (L1–L3) im Bereich der distalen Aorta abdominalis und der Bifurkation.

Diese radikale Entfernung hatte bei der Mehrzahl der jungen Patienten einen **Ejakulationsverlust** zur Folge (Schädigung von sympathischen Fasern [L1–L3] im Bereich der Aortenbifurkation → klaffender Blasenhals → retrograde Ejakulation oder auch fehlende Samenemission über den Ductus deferens). Angesichts einer höchst effektiven Chemotherapie sind heute weniger radikale, sogenannte **modifizierte Lymphadenektomien**, die das Gebiet unterhalb der Arteria mesenterica inferior einschließlich der Aortenbifurkation aussparen, im Stadium II A/II B üblich (G-**37**). Auch ist heute, allerdings mit erhöhtem Aufwand, die intraoperative Identifizierung und **Schonung der sympathischen Fasern** möglich. Durch diese Techniken kann die Ejakulation in bis zu 80–85 % erhalten werden.

Eine Identifizierung und **Schonung der sympathischen Nervenfasern** ist in bis zu 80–85 % heute möglich. Zu diesem Prozentsatz kann dadurch die Ejakulation erhalten bleiben.
Präoperative Kryospermakonservierung wird empfohlen.

Den Patienten sollte wegen der Problematik der Impotentia generandi die präoperative Kryospermakonservierung empfohlen werden.

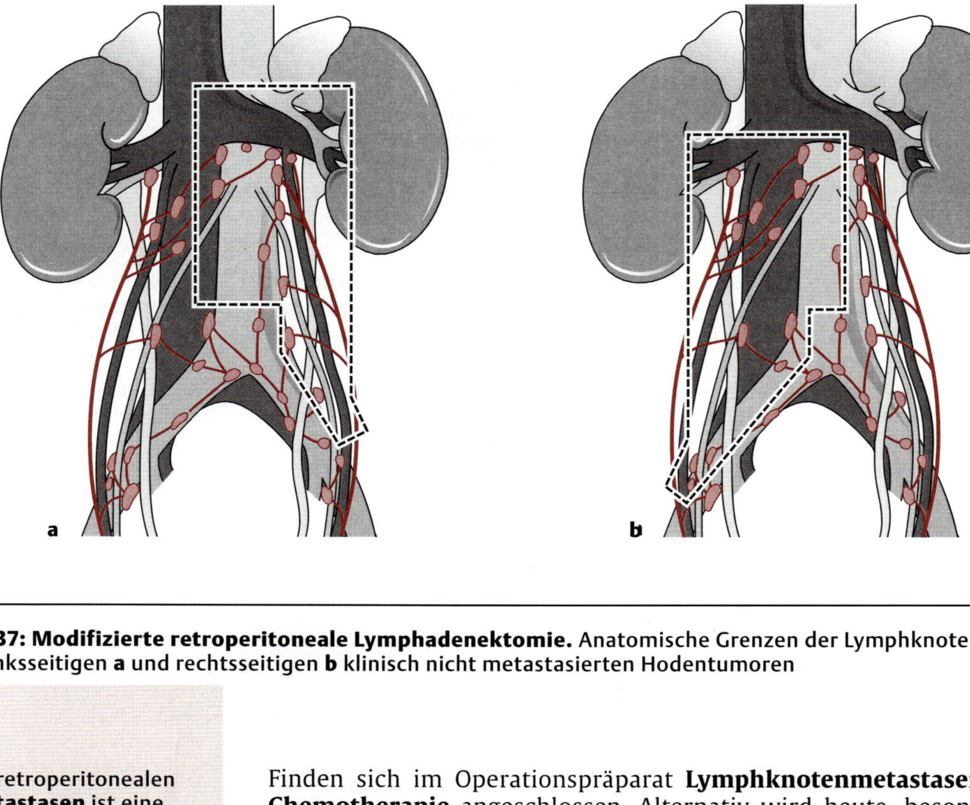

G-**37: Modifizierte retroperitoneale Lymphadenektomie.** Anatomische Grenzen der Lymphknotendissektion bei linksseitigen **a** und rechtsseitigen **b** klinisch nicht metastasierten Hodentumoren

Bei Nachweis von retroperitonealen **Lymphknotenmetastasen** ist eine **Chemotherapie** notwendig.

Finden sich im Operationspräparat **Lymphknotenmetastasen**, wird eine **Chemotherapie** angeschlossen. Alternativ wird heute, besonders im Stadium II A und II B, eine primäre Chemotherapie ohne Lymphadenektomie empfohlen.

Ab dem Tumorstadium II C, also großen Lymphknotenmetastasen, erfolgt bei allen Keimzelltumoren eine Chemotherapie.

Eine Grenze, unabhängig von der Histologie, besteht bei großen retroperitonealen Lymphknotenmetastasen (Stadium II C) oder aber bei systemisch fortgeschrittenen Tumoren. Hier ist eine induktive Chemotherapie die Behandlungsmethode der Wahl. Auch beim Nachweis von Chorionkarzinomanteilen (hämatogene Metastasierung!) ist eine primäre Chemotherapie indiziert.

Behandlungskombinationen:
- PVB-Schema (Cisplatin, Vinblastin, Bleomycin)
- PEB-Schema (Cisplatin, Etoposid, Bleomycin)
- PEI-Schema (Cisplatin, Etoposid, Ifosfamid; G-**38**).

Die von dem amerikanischen Onkologen *L. Einhorn* entwickelte **Behandlungskombination** beinhaltet Cisplatin, Vinblastin und Bleomycin (PVB-Schema); heute wird das Vinblastin häufig durch Etoposid ersetzt (PEB-Schema). Insbesondere bei fortgeschrittenen Seminomen (ältere Patienten!!) wird das Bleomycin wegen der Gefahr der Lungenfibrose durch Ifosfamid substituiert (PEI-Schema). Unter dieser Therapie schmelzen Lymphknotenmetastasen »wie Butter an der Sonne« (G-**38**).

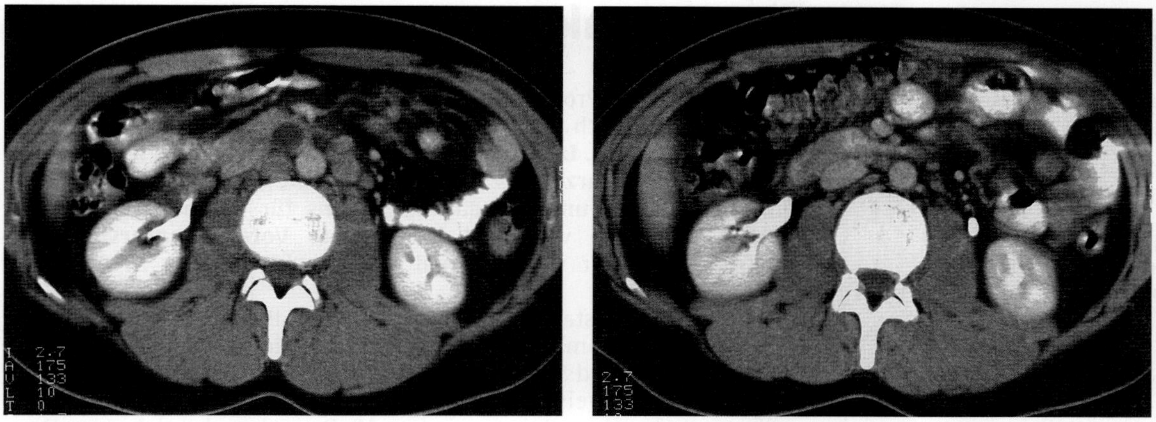

a vor Chemotherapie **b** nach Chemotherapie

G-**38 a, b: Remission der Lymphknotenmetastasen unter Chemotherapie-(PEI-)Regime**

Zeigen die CT-Kontrollen residuale Tumormassen, ist eine retroperitoneale Lymphadenektomie indiziert (histologisch 20 % Tumor, 40 % reifes Teratom, 40 % Nekrose). Eine persistierende Erhöhung der Tumormarker (AFP, β-HCG) signalisiert noch vorhandenes vitales Tumorgewebe und erfordert die Fortsetzung der Chemotherapie.

◀ **Merke**

> ***Merke***
> - TIN: lokale Bestrahlung mit 18–20 Gy.
> - Stadium I: abwartendes Verhalten mit engmaschiger Kontrolle möglich. Hierbei jedoch Gefahr des Tumorrezidivs. Therapieren ist sicherer!
> - Stadium II A und B: Bestrahlung beim Seminom; beim Nichtseminom modifizierte retroperitoneale Lymphadenektomie, ggf. Lymphadenektomie.
> - Ab Stadium II C: induktive Chemotherapie, evtl. spätere Resektion von residualem Tumorgewebe.

Prognose Die Chemotherapie bei Hodenkarzinomen ist hocheffektiv. Selbst bei Fernmetastasen sind **Heilungen in bis zu 80 % möglich.**

Prognose. Durch diese Kombinationsbehandlung ist in 95–97 % der Stadien II A und B eine Heilung möglich. Selbst bei Fernmetastasen kann durch eine aggressive Chemotherapie **in bis zu 80 % eine Heilung** erreicht werden.
Die Behandlungsergebnisse hängen ab vom Tumorgesamtvolumen. Ziel der klinischen Forschung ist es, die Risikogruppen besser zu definieren, um die Wahl der Zytostatika, die Dosis und nötige Anzahl der Behandlungszyklen zu optimieren.

Die wichtigsten prognostischen **Faktoren** sind:
- trophoblastische Elemente in TU
- α-Fetoprotein-Konzentration
- Lungenmetastasen (Zahl und Größe)

Die wichtigsten prognostischen **Faktoren** sind:
- Nachweis von trophoblastischen Elementen im Primärtumor
- Serumkonzentration von α-Fetoprotein
- Größe und Anzahl der Lungenmetastasen

Nachsorge Die Nachsorge zielt auf die Erkennung von Rezidivtumoren und einer Tumorprogression. Zunächst alle 3 Monate:
- Hodenpalpation kontralateral
- Bestimmung von AFP, β-HCG
- Röntgen der Lunge
- Abdominalsonographie.

Nachsorge. Hauptanliegen nach kurativer Behandlung ist die Erkennung von Rezidivtumoren oder einer Tumorprogression. Zur Nachsorge im 1. Jahr gehören 3monatliche körperliche Untersuchungen einschließlich Palpation und Sonographie des Resthodens, Bestimmung der Tumormarker (AFP, β-HCG), Röntgenaufnahmen der Lunge in 2 Ebenen sowie eine Ultraschalluntersuchung bzw. eine Computertomographie des Abdomens. Bei Hochrisikopatienten oder bei einer alleinigen Beobachtung des Patienten sind monatliche Kontrollen im ersten Jahr notwendig, später zweimonatliche Nachsorgeuntersuchungen.

Heilung von Rezidivtumoren durch neuerliche Chemotherapie ist möglich.

Rezidivtumoren oder Metastasen nach Chemotherapie können in der Regel mit einer weiteren Chemotherapie (ggf. Schema modifizieren) behandelt und sogar geheilt werden.
Eventuell sind Hochdosisbestrahlungen mit nachfolgender Knochenmarkstransplantation nötig.

6 Prostatakarzinom

Epidemiologie Das Prostatakarzinom ist der zweithäufigste bösartige Tumor des Mannes.
Der **Altersgipfel** liegt zwischen dem **50. und 60. Lebensjahr**, die Inzidenz ist ansteigend.
Die **Vorsorgeuntersuchung** für Männer **ab dem 45. Lebensjahr ist** gesetzlich verankert.

Epidemiologie. Das Prostatakarzinom ist der zweithäufigste bösartige Tumor des Mannes nach dem Lungenkarzinom. Der **Altersgipfel** liegt zwischen dem **50. und 60. Lebensjahr**. Aus unbekannten Gründen nimmt die Inzidenz des Prostatakarzinoms zu. Seit 1974 ist die Untersuchung auf Frühstadien des Prostata- und Dickdarmkarzinoms für Männer **ab dem 45. Lebensjahr** gesetzlich verankert (sogenannte **Vorsorgeuntersuchung**). Diese wird jedoch nur von maximal 10–15 % der Männer in Anspruch genommen.
Ähnlich wie beim Prostataadenom gibt es beim Prostatakarzinom Karzinomträger und Karzinomkranke. Aus Autopsiestudien ist bekannt, daß 40 % der über 50jährigen und 55 % der über 80jährigen ein klinisch inapparentes Prostatakarzinom aufweisen (sogenanntes latentes Karzinom), ohne daran je manifest zu erkranken. Bei etwa jedem 10. Patienten, der sich einer Operation wegen eines Prostataadenoms unterzieht, wird histologisch ein Karzinom gefunden, ohne daß klinisch ein Verdacht bestand (sogenanntes inzidentelles Karzinom, ▤ G-**10**). Wenn sich der Tumor klinisch bemerkbar macht, ist bei mehr als zwei Drittel der Patienten bereits eine Metastasierung eingetreten bzw. der Tumor lokal weit fortgeschritten, so daß eine kurative Behandlung nicht mehr möglich ist. Die Einteilung der Tumorstadien erfolgt nach dem **TNM-System** *(siehe S. 207).*

Die Häufigkeit des latenten Prostatakarzinoms nimmt mit dem Alter zu. In etwa 10 % wird bei Operationen wegen einer Prostatahyperplasie ein inzidentelles Karzinom entdeckt (▤ G-**10**). Macht sich der Tumor klinisch bemerkbar, ist meistens schon eine Metastasierung eingetreten.

▤ G-10: Manifestationsformen des Prostatakarzinoms

Inzidentelles Prostatakarzinom (T_1N_0, xM_0)	**Latentes Prostatakarzinom**	**Okkultes Prostatakarzinom**	**Klinisch manifestes Prostatakarzinom**
▸ Palpationsbefund normal ▸ Tumor wird zufällig entdeckt, i. R. einer vermeintlichen BPH-OP ▸ Metastasen können schon vorhanden sein	▸ Zu Lebzeiten nicht diagnostiziert → Autopsiebefund	▸ Rektaler Palpationsbefund unauffällig ▸ Primärmanifestation durch Metastasen	▸ Rektal palpabler Tumor mit/ohne Symptome ▸ Mit/ohne Metastasen

Ätiologie Die Ätiologie des Prostatakarzinoms ist weitgehend ungeklärt. Hormonelle Faktoren spielen vermutlich eine Rolle.

Ätiologie. Die Ätiologie ist weitgehend unbekannt. Es wird vermutet, daß endokrinologische Faktoren zur Entstehung des Prostatakarzinoms beitragen, zumal es sich therapeutisch durch Hormone beeinflussen läßt. Auch könnten Umwelteinflüsse im weiteren Sinne ätiologisch eine Rolle spielen. Eine jüngere amerikanische Studie glaubt, Zusammenhänge mit einer fettreichen, ballaststoffarmen Ernährungsweise zu finden.

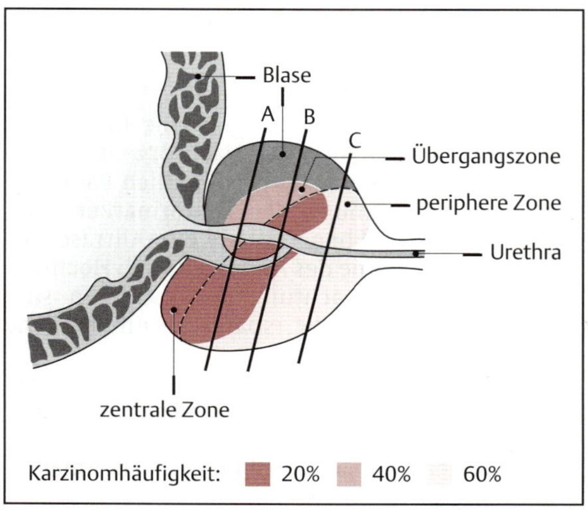

G-39: Häufigkeit von Karzinomen in den verschiedenen Prostatabereichen

Pathogenese. Das Prostatakarzinom ist in der Regel vergesellschaftet mit einem Prostataadenom, entwickelt sich aber nicht hieraus. **Ausgangspunkt** des Karzinoms ist das Drüsenepithel der sogenannten **peripheren Zone**, also des außen liegenden Prostatagewebes, welches durch das expansive Wachstum der periurethralen Drüsen (= Prostataadenom) komprimiert und somit zur sog. chirurgischen Kapsel kondensiert wird. Seltener entstehen die Karzinome auch in der sog. Übergangszone (▣ G-**39**). Ausgangspunkt der benignen Prostatahyperplasie ist das Stroma des periurethralen Drüsengewebes.
Als eine Vorstufe des Prostatakarzinoms in der peripheren Zone gilt die sog. **prostatische intraepitheliale Neoplasie (PIN)**. In der Übergangszone, in der sich seltener Karzinome entwickeln, scheint die sogenannte **atypische glanduläre Hyperplasie** der Vorläufer des Karzinoms zu sein.
Histologisch dominieren **Adenokarzinome** verschiedener Differenzierungsgrade (von hochdifferenziert = G1 bis anaplastisch = G4), wobei sich immer nach dem unreifsten, d.h. bösartigsten Teil gerichtet wird, mit zum Teil unterschiedlichen Wachstumsmustern (z.B. trabekulär, tubulär, kribriform etc.). Der Tumor ist durch Sexualhormone in seinem Wachstum zu manipulieren: **Androgene** stimulieren, wohingegen Androgenentzug bzw. die Verabreichung gegengeschlechtlicher Hormone die Proliferation hemmen.

Pathogenese Das Prostatakarzinom entsteht in der **äußeren Zone** des Prostatagewebes.
Seltener kann es auch in der Übergangszone entstehen (▣ G-**39**).

Als Vorstufe gilt in der peripheren Zone die sogenannte **prostatische intraepitheliale Neoplasie (PIN)** und in der Übergangsstufe die **atypische glanduläre Hyperplasie**.
Histologisch liegt fast immer ein **Adenokarzinom** vor.
Das Prostatakarzinom wächst unter dem Einfluß von **Androgenen.**

▶ ***Merke.*** Prostatakarzinome werden durch Testosteron in ihrem Wachstum stimuliert, durch Androgenentzug im Wachstum gehemmt.

◀ **Merke**

Klinik. Etwa 75% der Patienten mit einem Prostatakarzinom suchen den Arzt auf wegen obstruktiver **Miktionsbeschwerden**. Es sind dies die gleichen Symptome wie bei einem Prostataadenom: Startschwierigkeiten, Strahlabschwächung, Nachträufeln, Nykturie, Harnverhalt; seltener auch einmal eine Hämospermie oder Hämaturie.
Häufiger sind es jedoch die Symptome, die durch Metastasen hervorgerufen werden:
- **lumbosakrale ischialgiforme Schmerzen** mit Ausstrahlung zu Hüfte und Oberschenkel → osteoblastische Metastasen!
- **Gewichtsverlust, Tumoranämie** → Knochenmarkinfiltration mit Verdrängung des blutbildenden Knochenmarks!
- **Urämische Symptome → postrenales Nierenversagen** (Harnleiterverschluß durch Karzinomwachstum im Bereich des Blasenbodens oder extrinsische Harnleiterkompression durch Lymphknotenmetastasen im kleinen Becken!)
- **Lymphödem** (Genitale, untere Extremität) → Lymphknotenmetastasen!

Klinik Die **Miktionsbeschwerden** bei einem Prostatakarzinom sind die gleichen wie bei einer gutartigen Hyperplasie: Startschwierigkeit, Harnstrahlabschwächung, Nykturie; selten eine Hämospermie und Hämaturie.
Symptome, die durch Metastasen hervorgerufen sind:
- Therapieresistente Rückenschmerzen
- Tumoranämie
- Postrenales Nierenversagen durch örtliche Tumorinfiltration bzw. durch Lymphknotenmetastasen.
- Lymphödem

▶ ***Merke.*** Frühsymptome des Prostatakarzinoms gibt es nicht. Die **regelmäßige jährliche Vorsorgeuntersuchung** ist der einzige Weg, heilbare Frühstadien des Prostatakarzinoms zu erkennen.

◀ **Merke**

▶ ***Merke.*** Bei therapieresistenten Rückenschmerzen die **rektale Untersuchung** nicht vergessen! (fortgeschrittenes Prostatakarzinom?)

◀ **Merke**

Der Tumor manifestiert sich charakteristischerweise als rektal tastbarer, holzharter Bezirk. Das Karzinom wächst zunächst innerhalb der Drüse, infiltriert und penetriert schließlich die Prostatakapsel und die Samenblasen, wächst jedoch in der Regel nicht durch die Rektumwand (Denonvilliersche Faszie als Grenzmembran!). Eine Infiltration der Harnröhre ist selten und oft erst in Spätstadien erkennbar. Charakteristisch ist ein Wachstum entlang von Gefäßwänden und vor allem Nervenscheiden (sogenanntes perineurales Wachstum). Die **lymphogene Metastasierung** erfolgt in die obturatorischen Lymphknoten, dann extern/intern in die iliakalen und später in die lumbalen Lymphknoten (▣ Syn. G-**5**). Ferner ist eine direkte **hämatogene Streuung** über den periprostatischen venösen Plexus in die paravertebralen Venen möglich mit der Ausbildung von typischerweise **osteoblastischen Metastasen in Wirbelsäule und knöchernem Becken** (▣ Syn. G-**5**).

Entscheidend für die Verdachtsdiagnose ist der rektale Tastbefund einer holzharten Induration.

Lymphogene Metastasen finden sich in obturatorischen und iliakalen Lymphknoten (▣ Syn. G-**5**).
Eine **hämatogene Streuung** erfolgt über periprostatische Venen in das Achsenskelett und das knöcherne Becken mit **osteoblastischen Metastasen** (▣ Syn. G-**5**).

Merke ▶

▶ ***Merke.*** Typisch für das Prostatakarzinom sind osteoblastische Metastasen im Bereich des Achsenskeletts (Wirbelsäule, knöchernes Becken).

Fernmetastasen in anderen Organen entstehen erst im **Spätstadium.**

Fernmetastasen in parenchymatösen Organen (Leber, Lunge, Gehirn) sind selten und treten fast ausschließlich im **Endstadium** der Erkrankung auf.

Synopsis G-**5: Prostatakarzinom-Metastasen**

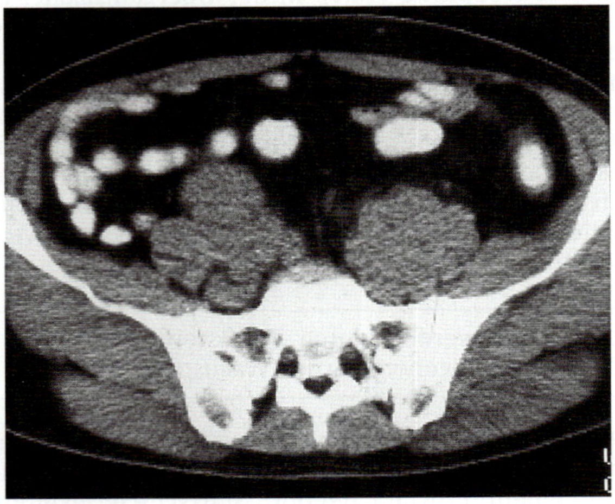

Lymphogene Metastasierung im CT (helle runde Bezirke)

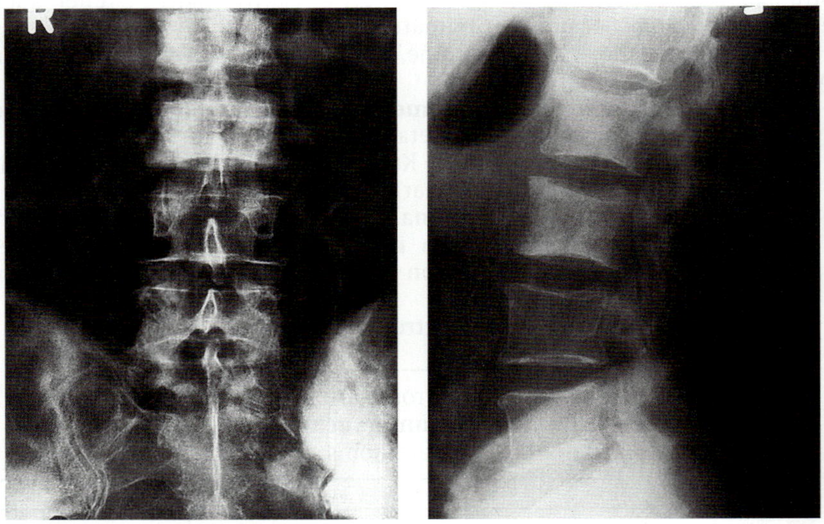

Osteoblastische Metastasen LWK 2/3 im Röntgenbild a.p. und seitlich

Diagnostik Die **rektale Untersuchung** ist der erste Diagnoseschritt. Es ist auf die Induration und ihre Konsistenz zu achten (◘ G-**40**).
Zum Untersuchungsgang *siehe* ◘ Syn. G-**6**.

Diagnostik. Die grundlegende Untersuchung ist die **rektale Abtastung** der Vorsteherdrüse (◘ G-**40**). Verdächtig erscheinen Indurationen von derber bis holzharter Konsistenz. Der Untersuchungsgang bei Verdacht auf ein Prostatakarzinom ist in ◘ Syn. G-**6** dargestellt.

Merke ▶

▶ ***Merke.*** Ein Karzinom hat etwa die Konsistenz eines Fingerknöchels bei Faustschluß. Ein Prostataadenom hingegen hat die Konsistenz des Handballens bei überstreckten Fingern.

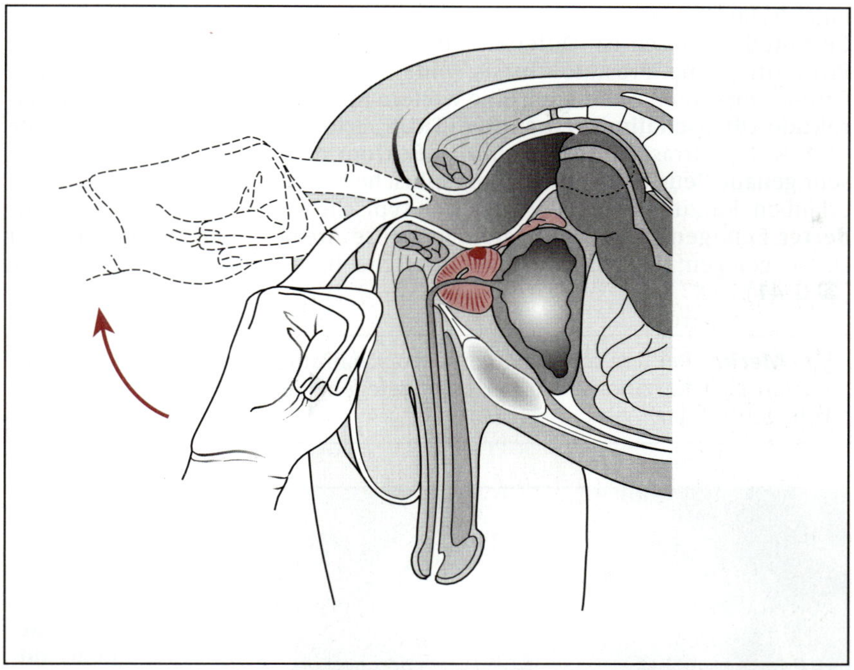

G-40: Rektale Untersuchung bei Verdacht auf Prostatakarzinom

Synopsis G-6: Diagnostik beim Prostatakarzinom

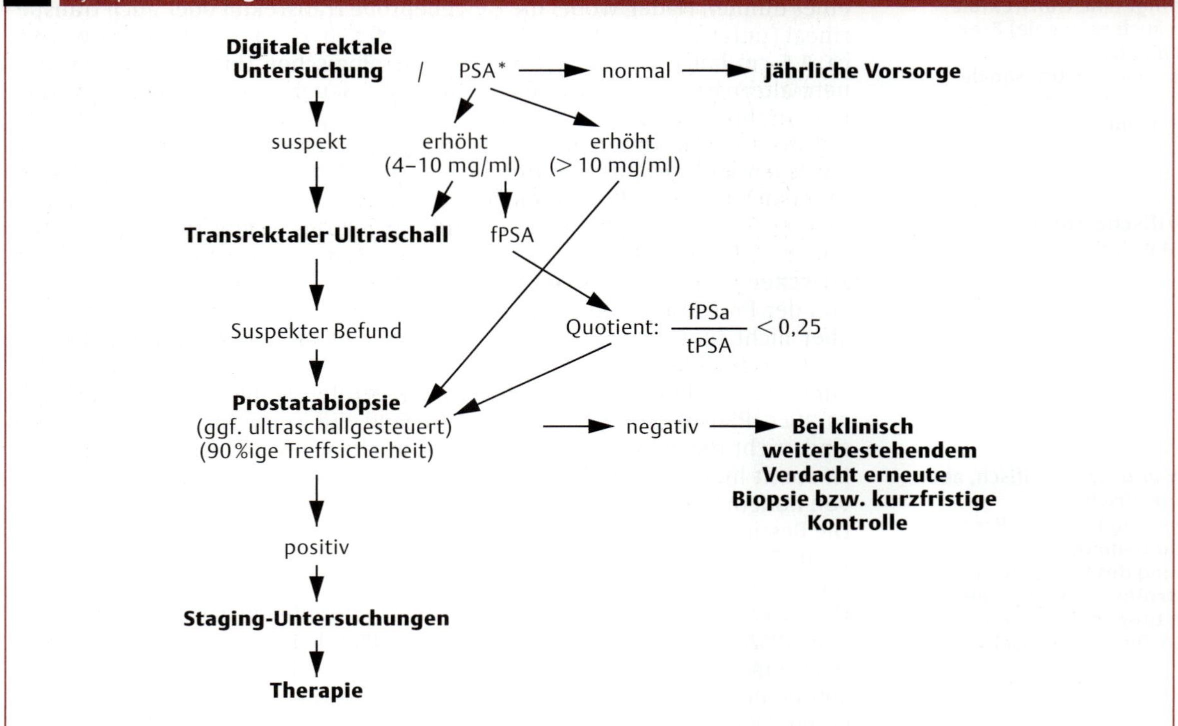

* (PSA = prostataspezifisches Antigen; fPSA = freies PSA; tPSA = Gesamt-PSA)

Bei Tumorverdacht erfolgt eine transrektale Ultraschalluntersuchung (TRUS) der Prostata mit hochauflösenden Sonden.

Eine derbe Verhärtung hat so lange als karzinomsuspekt zu gelten, bis das Gegenteil bewiesen ist. Differentialdiagnostisch ist an eine granulomatöse Prostatitis, eine Prostatolithiasis, eine Tuberkulose oder an fibrotische Parenchymknoten zu denken. Eine weitere Abklärung kann durch die **transrektale Ultraschalluntersuchung (TRUS)** erfolgen, wobei hochauflösende (7–8 MHz) Ultraschallsonden in das Rektum eingeführt werden, die eine sehr genaue Beurteilung des sonographischen Musters des Prostatagewebes erlauben. Karzinome präsentieren sich typischerweise als **Bezirke verminderter Echogenität** (sogenannte hypodense Areale) in der **Peripherie** der Drüse gelegen; jedoch ist dieses typische Bild nicht immer vorhanden (G-**41**).

Typischer Ultraschallbefund bei einem Prostatakarzinom ist das **periphere echoarme Areal** (G-**41**).

Merke ▶

> **Merke.** Bei der transrektalen Ultraschalluntersuchung der Prostata stellen sich Karzinome als peripher gelegene Areale mit verminderter Echogenität dar.

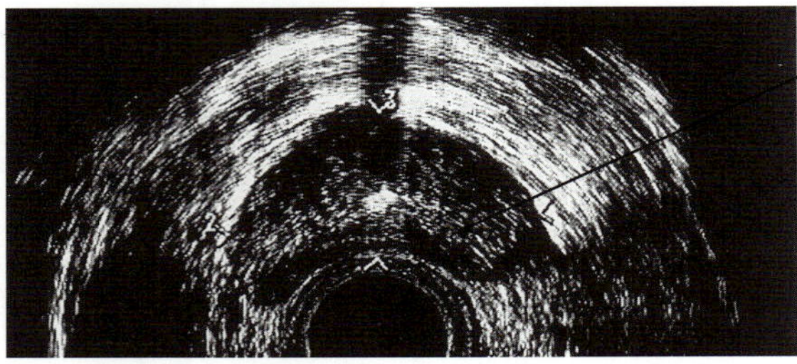

G-**41: Abklärung des Prostatakarzinoms mit Hilfe der transrektalen Ultraschalluntersuchung (TRUS)**

Besteht der Verdacht auf ein Prostatakarzinom, erfolgt eine transrektale (gelegentlich auch perineale) **Biopsie** (Syn. G-**7a** und **b**).
Alternative dazu ist die transanale Saugbiopsie mit anschließender zytologischer Untersuchung.

Die weitere Abklärung des Befundes erfolgt dann durch eine Biopsie mittels einer dünnen Nadel, wobei die Gewebeprobe transrektal oder auch transperineal (unter rektaler Assistenz) erfolgt (Syn. G-**7a** und **b**). Meist werden ca. 1,5 cm lange Gewebezylinder zur histologischen Untersuchung gewonnen; alternativ kann auch eine (transanale) Saugbiopsie eingesetzt werden mit anschließender zytologischer Untersuchung.

Wichtigster Tumormarker ist das **prostataspezifische Antigen (PSA)**, Normwert $\leqq$ 4 ng/ml

Laborchemische Untersuchungen liefern Hinweise auf ein möglicherweise vorliegendes Prostatakarzinom. Sie sind jedoch sämtlich **nicht** zur Vorsorgeuntersuchung bzw. Früherkennung einsetzbar. Die früher üblichen Tumormarker (saure Phosphatase [SP] und die Tartrat-hemmbare Prostataphosphatase [PP]) sind heute weitgehend verlassen zugunsten des **prostataspezifischen Antigens (PSA).** Dieses Glykoprotein ist ein fast ausschließlich von der Prostata gebildetes Antigen, das zwar weitgehend organspezifisch, aber nicht tumorspezifisch ist. Das heißt, daß verschiedene Erkrankungen der Prostata wie z.B. ein großes Adenom, eine Prostatitis ebenso wie ein Karzinom eine Erhöhung dieses Wertes hervorrufen können. Gelegentlich gibt es auch PSA-negative Karzinome. Oft sind die Tumoren, die anaplastisch sind, nicht mehr in der Lage, PSA zu synthetisieren. Die PSA-Konzentration ist somit hier nur mit Einschränkung zur Früherkennung einsetzbar, jedoch von hohem Wert in der **Verlaufskontrolle nach Einleitung einer Therapie.** Die Bestimmung erfolgt im Enzymimmunoassay mit monoklonalen Antikörpern. Der Normwert beträgt $\leqq$ 4 ng/ml. Eine technisch bedingte Grauzone reicht bis 10 ng/ml.

Das PSA ist zwar organspezifisch, aber nicht tumorspezifisch.
Zur Früherkennung ist dieser Parameter nur sehr bedingt geeignet.
Die Bestimmung des PSA ist bei der **Verlaufskontrolle nach eingeleiteter Therapie** von großem Nutzen. Zur speziellen PSA-Diagnostik *siehe* G-**11**.

Durch die Bestimmung des nicht eiweißgebundenen sogenannten freien PSA (fPSA) läßt sich in der Grauzone von tPSA 4–10 mg/ml (tPSA = Gesamt-tPSA) eine verbesserte Diskriminierung zwischen Prostataadenom und -karzinom erreichen. Der Quotient $\frac{fPSA}{tPSA}$ soll, soweit bisher bekannt ist, bei einem Wert $< 0{,}25$ eher auf ein Karzinom, bei einem Wert $> 0{,}25$ eher auf ein Adenom hinweisen (*s.* G-**11**). In der Karzinomdiagnostik steigt die Sensitivität der PSA-Bestimmung durch diesen Kunstgriff auf über 80% an.

Die **alkalische Phosphatase** ist i.d.R. nur bei Knochenmetastasen erhöht.

Die **alkalische Phosphatase** ist vor allem bei osteoblastischen Metastasen erhöht (Differentialdiagnose: Cholestase!).

Für Interessierte: Für PSA-negative Karzinome werden neue Tumormarker gesucht. TPA könnte erfolgversprechend sein.

> ▶ ***Merke.*** Der **wichtigste Tumormarker** beim Prostatakarzinom ist das **prostataspezifische Antigen (PSA).**

◀ **Merke**

Synopsis G-7: Prostata – Biopsietechniken

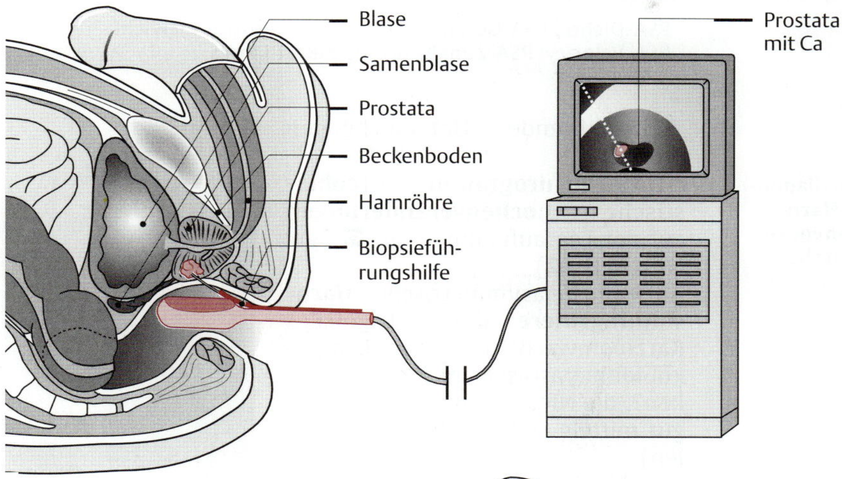

Sonographisch gesteuerte transrektale Biopsie

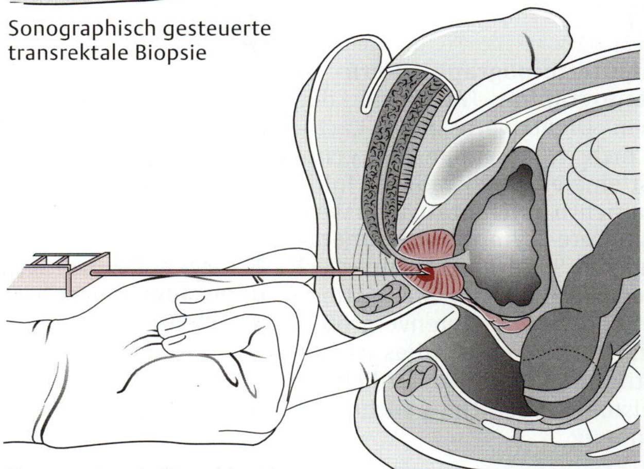

Transperineale Stanzbiopsie

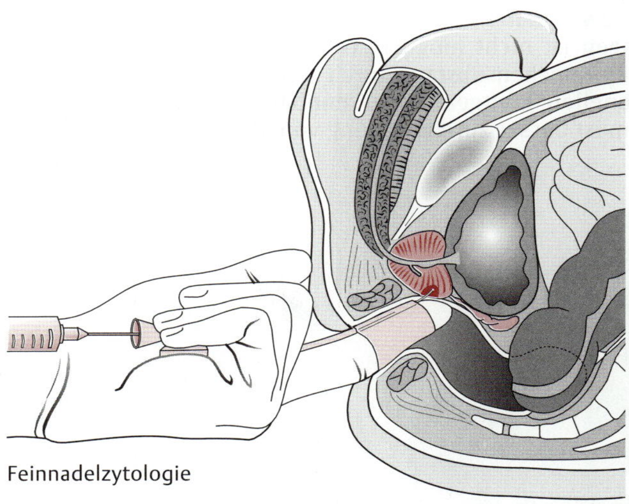

Feinnadelzytologie

G-11: PSA-Kriterien zur differentialdiagnostischen Hilfestellung bei einer Prostatavergrößerung

Wahrscheinlich liegt vor:	Adenom	Karzinom
PSA-Dichte	< 15 %	> 15 %
PSA-Velocity	< 20 %	> 20 %
Quotient Freies PSA/Gesamt-PSA	> 0,25	< 0,25

PSA-Dichte: PSA-Gesamt ./. sonograph. Prostatagewicht
PSA-Velocity: PSA-Zunahme innerhalb 1 Jahres

Urographie und **Sonographie** diagnostizieren eine tumorbedingte **Harnstauungsniere** sowie **Knochenveränderungen** wie z. B. osteoblastische Metastasen (G-**42**).

Weiterführende Untersuchungen umfassen:

- **Infusionsurogramm: Osteoblastische Knochenveränderungen** auf der Leeraufnahme (*vgl.* Syn. G-**5**, G-**42**)
Anfänglich asymmetrische **Harnstauungsniere** durch trigonales Karzinomwachstum oder Lymphknotenmetastasen im kleinen Bekken? (die Nierenstauung ist ebensogut mittels Sonographie festzustellen).

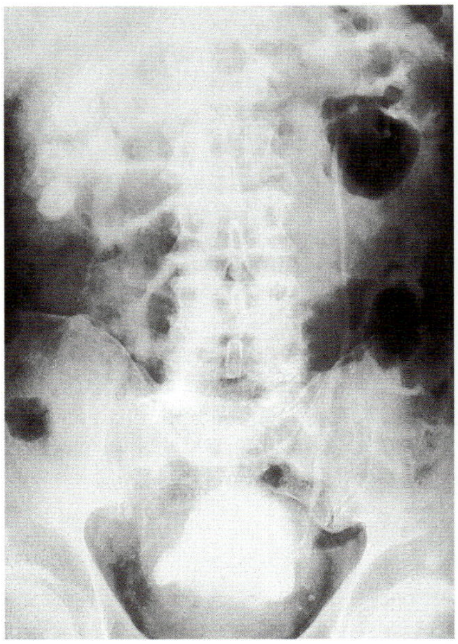

G-**42: Anfänglich asymmetrische Harnstauungsniere bei Prostatakarzinom**

Prostatakarzinome sind in der **Computertomographie** nicht zu erkennen. Das CT läßt lediglich große **Lymphknotenmetastasen** erkennen.

- **Computertomographie/Kernspintomographie**: Aufgrund der gleichen Dichtewerte sind Karzinome nicht zu erkennen. Gelegentlich ist eine extraprostatische Infiltration sichtbar. Hauptsächlich werden größere **Lymphknotenmetastasen** (> 1,5 cm im Durchmesser) diagnostiziert, wobei eine Artdiagnose der Lymphknotenvergrößerung nicht möglich ist (dies ist nur operativ möglich mit anschließender histologischer Untersuchung!). Deshalb finden CT/MRT kaum noch Anwendung.

Zum Ausschluß von Knochenmetastasen wird eine **Knochenszintigraphie** mit 99 mTc-Pertechnetat durchgeführt (G-**43**).

- **Knochenszintigramm mit 99mTc-Pertechnetat**: Die Darstellung von multiplen Speicherherden ist charakteristisch (G-**43**). Die Differentialdiagnose zwischen entzündlichen, degenerativen oder neoplastischen Veränderungen ist nicht möglich. Ggf. Röntgenzielaufnahmen. Es müssen etwa 50 % der Knochensubstanz durch den Tumor zerstört sein, bevor dies im konventionellen Röntgenbild erkennbar wird! Deshalb: Das Knochenszintigramm ist besser zur Erkennung von Metastasen geeignet.

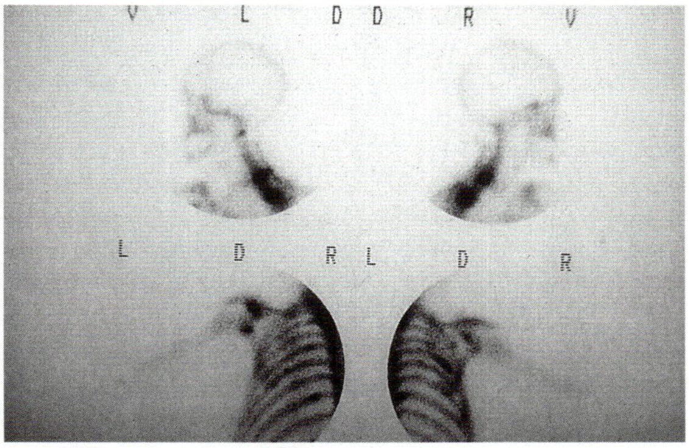

G-**43: Im Knochenszintigramm zeigen sich multiple Speicherherde in HWS, BWS und Rippen bei Prostatakarzinom-Fernmetastasen**

Merke

- Diagnostik des T-Stadiums durch rektale Palpation und transrektalen Ultraschall
- Abklärung des N-Stadiums eventuell durch Computertomographie oder Kernspintomographie, eine sichere Beurteilung ist jedoch nur durch histologische Untersuchung der operativ entfernten Lymphknoten (Staginglymphadenektomie) möglich
- Nachweis von Fernmetastasen mittels Knochenszintigraphie, Röntgen der Lungen in 2 Ebenen und Lebersonographie

◀ Merke

Therapie. Die Behandlung des klinisch diagnostizierten Prostatakarzinoms berücksichtigt Alter und Allgemeinzustand des Patienten, seine Lebenserwartung, das Tumorstadium (TNM) sowie den Differenzierungsgrad (G1–G4) des Tumors. In die Therapieplanung geht auch die Höhe des Serum-PSA-Wertes ein, wobei allerdings kein Grenzwert existiert, der das Vorhandensein oder das Fehlen von Metastasen signalisiert. Je höher allerdings der PSA-Wert bei Diagnosestellung bestimmt wird, um so häufiger muß mit Metastasen bzw. einem organüberschreitenden Befund gerechnet werden.

Therapie Die Wahl der Therapie hängt zum einen vom Tumorstadium, zum anderen vom Alter und Allgemeinzustand des Patienten ab. Auch die Höhe des PSA-Wertes beeinflußt die Therapie.

Merke

- Ein lokal begrenztes Prostatakarzinom wird lokal behandelt.
- Ein nicht mehr lokal begrenztes Prostatakarzinom wird systemisch behandelt.

◀ Merke

- **Therapie des lokal begrenzten Prostatakarzinoms (T1–T2–3/N0/M0):** Wenn aufgrund der klinischen und apparativen Untersuchung eine vollständige Tumorentfernung möglich erscheint, erfolgt zunächst eine Exstirpation der Lymphknoten im kleinen Becken (pelvine Lymphadenektomie, G-**44**) mit anschließender Schnellschnittuntersuchung. Wird hierbei **Metastasenfreiheit** bestätigt, ist die **radikale Prostatektomie** die Therapie der Wahl. Diese Operation bedeutet die radikale Entfernung der gesamten Vorsteherdrüse mit den Samenblasen und anschließender Anastomose zwischen membranöser Harnröhre und dem neu geschaffenen Blasenhals (Syn. G-**8**).

Therapie des lokal begrenzten Prostatakarzinoms (T1–T2–3/N0/M0): Bei fehlendem Nachweis von Fernmetastasen, klinisch örtlich begrenztem Tumor und intraoperativ freien Lymphknoten (G-**44**), erfolgt die radikale **Prostatektomie** (Syn. G-**8**).

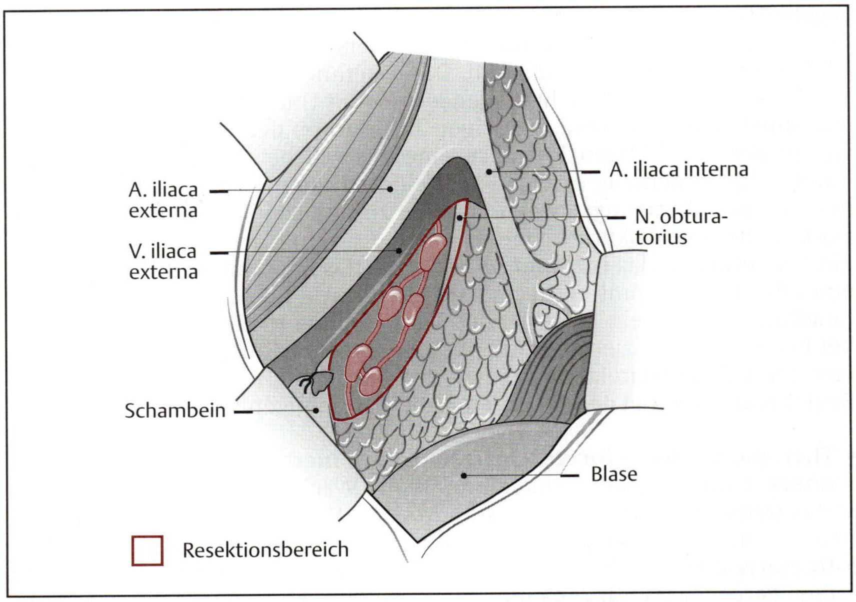

G-**44: Pelvine Lymphadenektomie beim Prostatakarzinom**

Synopsis G-8: Radikale Entfernung von Prostata und Samenblasen

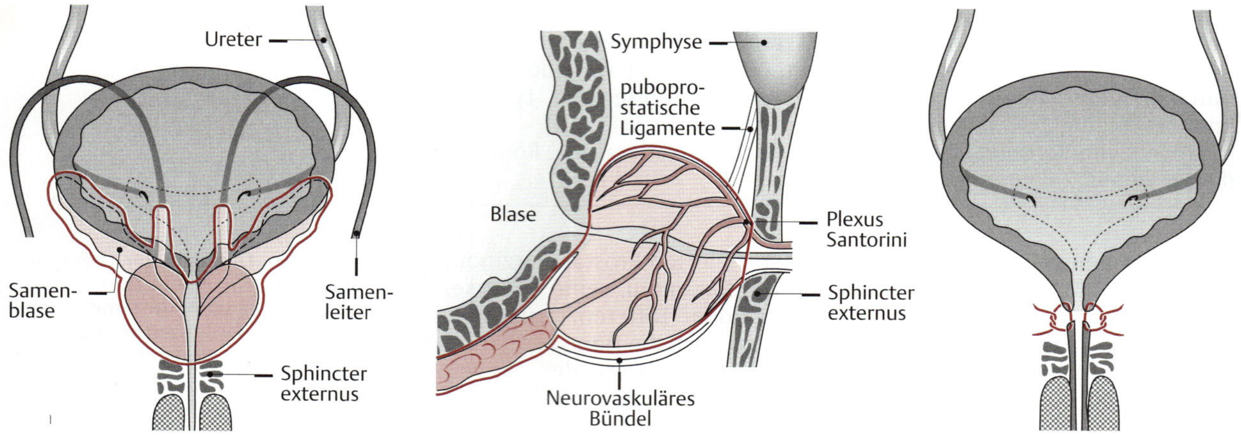

a, b Grenzen des Resektionsgebietes bei radikaler Prostatektomie

c Reanastomose von Blase und Harnröhrenstumpf

Resektionsbereich

Komplikationen:
Intraoperativ:
- Rektumverletzung
- Blutverlust

Frühpostoperativ:
- Harninkontinenz
- Lymphozelen
- Thrombosen

Spätkomplikation:
- Anastomosenstriktur,
- Harninkontinenz,
- Erektile Impotenz.

Eine »Alternative« zur Radikaloperation ist die Bestrahlung, unter der sich allerdings hohe Rezidivraten zeigen.

Mögliche Komplikationen dieser Operation sind:
Intraoperativ: Blutverlust, Rektumverletzung.
Frühkomplikation: Harninkontinenz (3–10%), Lymphozelen, Thrombosen.
Spätkomplikation: erektile Impotenz, Anastomosenstriktur ($\leqq$ 10%).
Neuere Operationstechniken haben es ermöglicht, die für die Erektion verantwortlichen Nerven (dorsolateral der Prostata) intraoperativ zu schonen. In geübter Hand gelingt dies in 60–80%. Bei Tumorbefall beider Prostatalappen gebührt jedoch der Radikalität Vorzug gegenüber der Erhaltung der Potentia coeundi.
Alternativ zur Radikaloperation kann, nach Sicherung des N0-Stadiums z. B. durch (laparoskopische) Lymphadenektomie, eine externe Strahlentherapie (Telekobalt, Linearbeschleuniger) oder auch eine interstitielle Strahlentherapie (mit Gold, Iridium, Jod) erfolgen. Vorteilhaft ist eine geringere Impotenz- und Inkontinenzrate. Entscheidend ist jedoch, daß die Langzeitergebnisse (5-Jahres-Überlebensraten) denen der Radikaloperation unterlegen sind, so daß – wenn immer möglich – der operativen Therapie der Vorzug gegeben werden sollte.

Bei **lokal fortgeschrittenem Tumor** (T3-Stadium) ist eine hormonelle Zusatzbehandlung zu erwägen.

Problematisch ist das **Stadium T3** mit Überschreitung der Prostatakapsel bzw. Infiltration der Samenblasen. Diese Befunde werden durch die klinische Diagnostik häufig nicht aufgedeckt (somit Unterschätzung des Tumorstadiums!). Insbesondere bei einer Infiltration der Samenblasen sollte wegen der ungünstigen Prognose eine zusätzliche systemische Therapie durch Androgenentzug erfolgen (siehe unten). Bei Nachweis eines Resttumors an der Abtragungsebene muß eine zusätzliche Bestrahlung oder eine Hormontherapie diskutiert werden.

Inzidente Karzinome in > 5% des Prostataresektates sollten mittels radikaler Prostatektomie behandelt werden.

Ein Sonderfall ist das **inzidente Karzinom**, das im Rahmen der TUR wegen eines Prostataadenoms entdeckt wird. Ist weniger als 5% der Drüse befallen (Stadium T1a), ist ein abwartendes Verhalten gerechtfertigt, insbesondere bei hohem Differenzierungsgrad. In allen anderen Fällen (Stadium T1b) ist eine radikale Prostatektomie indiziert, wobei Alter, Allgemeinzustand und Begleiterkrankungen des Patienten zu berücksichtigen sind.

- **Therapie des lokal fortgeschrittenen bzw. metastasierten Prostatakarzinoms**: Bei fortgeschrittenen bzw. metastasierten Prostatakarzinomen wird ein Androgenentzug durchgeführt. Die Methoden dafür sind:
- **Operativ** durch Orchiektomie (Syn. G-**9**).

- **Therapie des lokal fortgeschrittenen bzw. metastasierten Prostatakarzinoms**: Grundlage der Behandlung ist die Wachstumshemmung des Prostatakarzinoms durch Entzug der Androgene. Dieses Ziel ist auf verschiedenen Wegen zu erreichen:
- **Operativ** durch Entfernung der Hoden (**Orchiektomie**) bzw. Ausschälung des Parenchyms (sogenannte subkapsuläre Orchiektomie nach Riba, Syn. G-**9**)

Synopsis G-9: **Androgenentzugstherapien: Endokrine Wirkmechanismen**

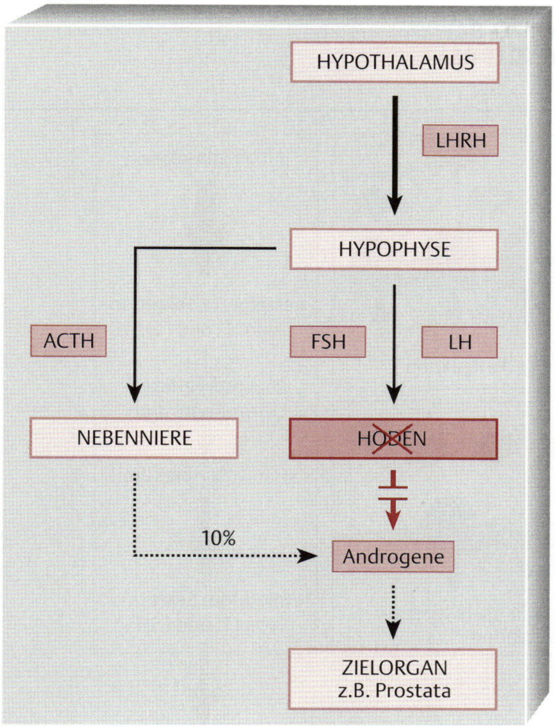

a Androgenentzug durch **beidseitige Orchiektomie**

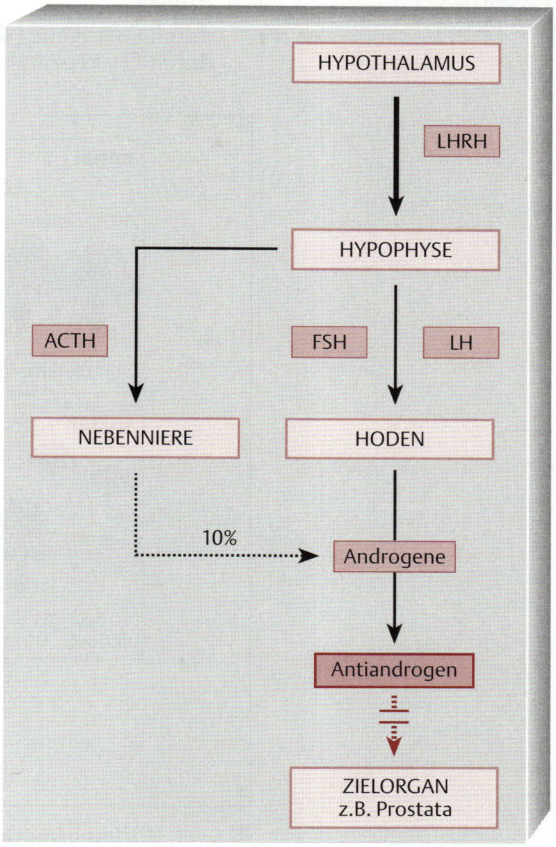

b Androgenentzug durch **Antiandrogene**

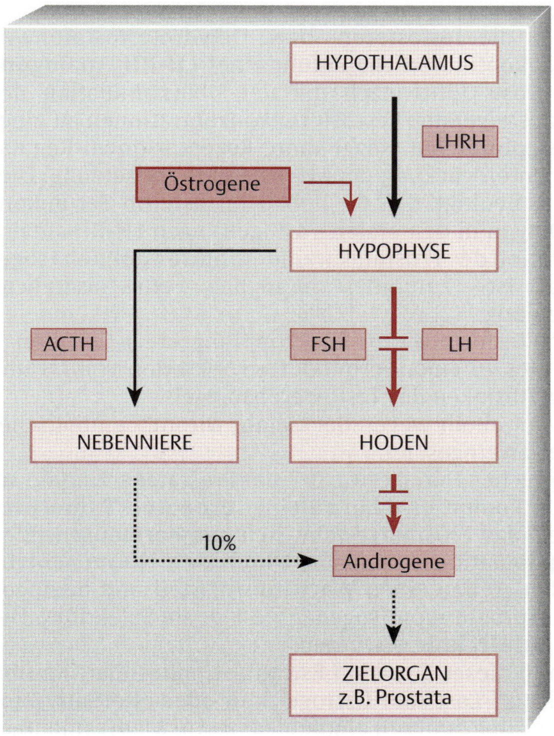

c Androgenentzug durch **Östrogentherapie**

- **Medikamentös** durch
  - Antiandrogene (Syn. G-**9b**)
  - Östrogene (Syn. G-**9c**)
  - LH-RH-Analoga (G-**45**)

- **Medikamentös**:
  - durch Antiandrogene (Cyproteronazetat, Flutamid, Biclutamid, Syn. G-**9b**)
  - durch Östrogene (Syn. G-**9c**)
  - durch LH-RH-Analoga (G-**45**)

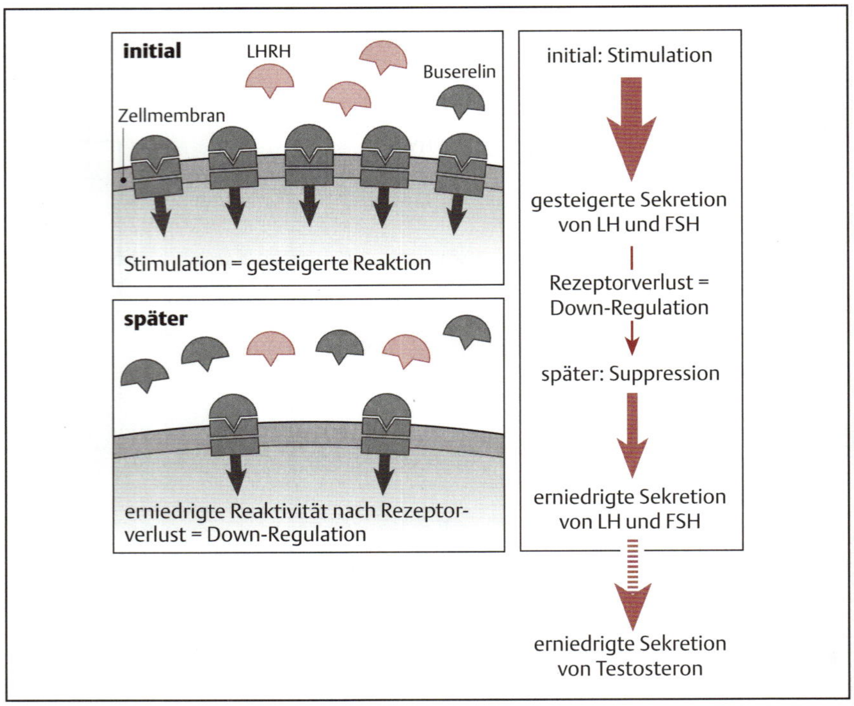

G-**45: Wirkungsmechanismus der LH-RH-Analoga**

Antiandrogene hemmen die Testosteronwirkung am Erfolgsorgan. **LH-RH-Analoga** in supraphysiologischer Dosis führen letztlich zu verminderter LH/FSH-Sekretion und damit auch zu verminderter Testosteronfreisetzung. Zu Beginn der Therapie werden zusätzlich Antiandrogene gegeben (G-**45**).

Antiandrogene blockieren die Testosteron- bzw. Dihydrotestosteronwirkung am Erfolgsorgan. Die kontinuierliche Zufuhr eines **LH-RH-Analogons** in supraphysiologischer Dosis führt nach initialer Überstimulation des Hypothalamus mit stark ansteigenden Testosteronkonzentrationen zu einer Reduktion der Gn-RH-Rezeptordichte (sogenannte Rezeptor-down-Regulation) und damit zu einer Unterdrückung der LH- und FSH-Freisetzung. Dieser Wirkungsmechanismus bedingt, daß die hohen Testosteron-Serumkonzentrationen (vor allen Dingen in den ersten 14 Tagen) nach LH-RH-Analogon-Gabe zu einer Stimulation des Prostatakarzinoms führen können (sogenannter Flare-up). Deshalb ist – zumindest anfänglich – eine zusätzliche Antiandrogenbehandlung nötig.

Östrogene sind wegen thromboembolischer Komplikationen obsolet in der Primärbehandlung.
Die initiale Ansprechrate auf einen Hormonentzug beträgt 80 %. I.d.R. kommt es aber nach 1,5 Jahren zur **erneuten Tumorprogression**, da der Tumor **klinisch hormonrefraktär** wird.

Östrogene imitieren das Testosteron im Rückkopplungskreis Gonaden → Hypophyse. Damit kommt es zu einer verminderten Sekretion von LH und FSH und folglich zu einem Absinken des Testosteronspiegels.
Östrogene werden heute vor allem wegen der Gefahr thromboembolischer Zwischenfälle nur sehr selten eingesetzt.
Auf den Hormonentzug sprechen initial etwa 80 % der Prostatakarzinome an. Nach im Mittel 1½ Jahren kommt es dann zu einer **erneuten Tumorprogression**. Ursache ist, daß das Prostatagewebe sich aus hormonsensiblen und hormontauben Zellpopulationen aufbaut. Durch den Hormonentzug erlangen die hormontauben Zellen einen Wachstumsvorteil und bedingen klinisch die erneute Tumorprogression (sogenannte klonale Selektion). Der Tumor ist **klinisch hormonrefraktär** geworden.

Bei einem hormonrefraktären Tumor wird eine Kombination aus N-Lost und Östrogen bzw. eine **Chemotherapie** eingesetzt.

Therapeutisch bietet sich in dieser Situation Estramustinphosphat (Kombinationspräparat aus Stickstoff-Lost und Östrogen) an oder alternativ eine **Chemotherapie**, wobei es keine generell empfehlenswerte Medikamentenkombination gibt. Hauptsächlich eingesetzt werden zur Zeit: Mitomycin C, Epirubicin, 5-Fluorouracil, Ifosfamid.

Durch diese Behandlung werden vor allen Dingen ossäre Schmerzen günstig beeinflußt. Eine komplette Tumorremission ist nicht erreichbar. Ergänzend kommt eine Schmerztherapie zur Anwendung.

Eine komplette Tumorremission wird nicht erreicht.

> ▶ ***Merke.*** Die Behandlung des metastasierten Prostatakarzinoms hat nur palliativen Charakter. Mit keiner der heute zur Verfügung stehenden Behandlungsmethoden ist eine Heilung erreichbar.

◀ **Merke**

Symptomatische Knochenmetastasen sprechen gut auf eine Bestrahlung an. Urologische Folgekomplikationen (Harnverhalt, Hämaturie, Stauungsniere) erfordern eine entsprechende palliative Therapie (z. B. Einlage eines suprapubischen Katheters, ggf. palliative TUR der Prostata, perkutane Nephrostomie).

Bei symptomatischen Knochenmetastasen ggf. Schmerzbestrahlung. Tumorbedingter Harnstau erfordert palliative Harnableitungsmaßnahmen (z. B. Katheter, Nephrostomie, TUR).

Prognose. Die Prognose des Prostatakarzinoms ist abhängig vom Tumorstadium und der Differenzierung. Nach radikaler Prostatektomie (Stadium T1–T2) überleben 80-90 % der Patienten 10 Jahre, im Stadium T3 jedoch nur noch ein Drittel. Bei nachgewiesenen Fernmetastasen ($N \geq 1$ oder M+) sind 55–60 % nach 5 Jahren verstorben.

Prognose Beim Stadium T1–T2 beträgt die 10-Jahres-Überlebensrate nach radikaler Prostatektomie 80 – 90 %, im Stadium T3 dagegen noch 30 %. Mit Fernmetastasen versterben mehr als die Hälfte binnen 5 Jahren.

7 Benigne Prostatahyperplasie

7 **Benigne Prostatahyperplasie**

Pathogenese. **Ausgangspunkt** für die Entwicklung einer benignen Prostatahyperplasie (BPH) sind die **Übergangszone** und zum Teil auch die die Harnröhre umgebenden sogenannten **periurethralen Drüsen** einschließlich der glatten Muskulatur dieses Gebietes. Karzinome entwickeln sich in der peripheren Zone, die durch das Wachstum der Übergangszone zur chirurgischen Kapsel ausgedünnt wird, weshalb auch nach der Operation einer BPH ein Karzinom in der Folgezeit entstehen kann (→ weitere Vorsorgeuntersuchungen).

Pathogenese Das Prostataadenom entsteht aus dem Gewebe der **Übergangszone** und den die Harnröhre umgebenden **periurethralen Drüsen.**

Die Prostata wächst langsam von der Geburt bis zu Pubertät, um dann bis zum 30. Lebensjahr rasch an Größe zuzunehmen. Zwischen dem 30. und 45. Lebensjahr findet keine wesentliche Vergrößerung mehr statt. Anschließend beginnt die Proliferation der Übergangszone und der periurethralen Drüsen. Etwa die Hälfte dieser Männer wird makroskopisch ein Prostataadenom entwickeln (Adenomträger), bei einem **Fünftel der Männer über 50 Jahre** wird letztendlich ein **Eingriff zur Behandlung von Miktionsbeschwerden notwendig** werden (Adenomkranke). Die histologischen Veränderungen gehen der klinischen Symptomentwicklung um etwa 10 Jahre voraus.

Die Prostata wächst bis zum 30. Lebensjahr. Ab dem 45. Lebensjahr beginnt die Proliferation der Übergangszone und der periurethralen Drüsen.

Rund 20 % der Männer über 50 Jahre entwickeln behandlungsbedürftige Miktionsbeschwerden (Adenomkranke).

Die Ursache der BPH ist unklar. Einerseits wird diskutiert, daß mit zunehmendem Alter Verschiebungen im Androgenstoffwechsel stattfinden, wobei das intrazelluläre Dihydrotestosteron die Proliferation der glandulären und stromalen Zellen anregt. Nach der Stammzellen-Therorie soll es entweder zu einer Zunahme der Gesamtzahl der Prostatastammzellen oder nur der sich vermehrenden Stammzellen kommen. Als dritte Möglichkeit wird an eine sich mit dem Alter ändernde Interaktion zwischen Stroma und Epithel gedacht. Die Aktivierung stromaler Zellen stimuliert eine Proliferation der Drüsen und eine Reifung mesenchymaler Zellen. Der stromale Anteil nimmt dabei quantitativ stärker zu als der glanduläre Anteil.

Die Ursache der benignen Prostatahyperplasie (BPH) ist unbekannt. Verschiebungen im Östrogen-Androgenstoffwechsel scheinen ursächlich. Das Prostataadenom ist eher eine »Erkrankung« des Stromas denn des Epithels.

Die BPH hat auch **Auswirkungen auf die Blase:** Sie reagiert auf den erhöhten infravesikalen Widerstand, der durch die Vergrößerung der Prostata entsteht, mit einer **Detrusorhyperplasie** (= Trabekelblase). Kann sie nun den erhöhten Auslaßwiderstand nicht mehr kompensieren, kommt es zur **Restharnbildung**. Im weiteren Verlauf entstehen durch den starken Miktionsdruck Pseudodivertikel und vesikorenaler Reflux, der dann wiederum zur Ektasie der oberen Harnwege, zur Hydronephrose und letztendlich zur Niereninsuffizienz führt.

Durch die BPH entsteht eine **Detrusorhyperplasie der Blase.** Mit zunehmendem infravesikalem Widerstand kommt es zu **Restharnbildung**, Pseudodivertikel, vesikorenalem Reflux und letztlich zur Hydronephrose.

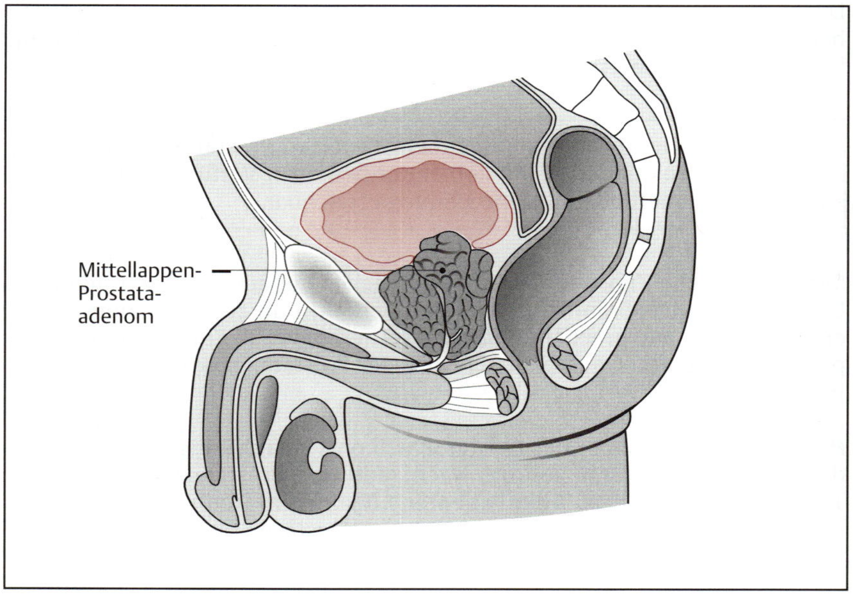

G-**46: Mittellappenadenom der Prostata** verlegt ventilartig den Blasenausgang

Klinik Klinische Symptome beruhen zum einen auf einer mechanischen Urinabflußbehinderung in der Harnröhre, andererseits auf einer fehlenden trichterförmigen Umwandlung der hinteren Harnröhre (G-**46**) bei der Miktion (funktionelle Komponente). Die **Behinderung der funktionellen Abläufe** während der Miktion ist offenbar von größerer Bedeutung als die mechanische Abflußbehinderung.

Klinik. Die Hyperplasie an sich verursacht keine Symptome. Das Wachstum des Prostatagewebes nach innen führt zu einer säbelscheidenartigen Einengung der Harnröhre (Seitenlappenadenom) bzw. zu einem ventilartigen Verschluß des Blasenausganges (Mittellappenadenom, G-**46**).
Neben dieser rein statisch-mechanischen Komponente sind dynamisch-funktionelle Veränderungen bedeutsam: Das Adenom behindert die trichterförmige Umformung des Blasenausganges bei der Miktion. Dies erklärt die fehlende Korrelation zwischen Größe der BPH und dem Ausmaß der Miktionsbeschwerden, wobei hier vor allem **Pollakisurie, Nykturie** und **Abschwächung des Harnstrahls** zu nennen sind. Die Behinderung der funktionellen Abläufe während der Miktion ist offenbar von größerer Bedeutung als die mechanische Abflußbehinderung. Unbehandelt bedeuten diese Veränderungen eine Mehrarbeit für die Harnblasenmuskulatur mit konsekutiver **kompensatorischer Hypertrophie der Detrusormuskulatur**.

Die dauernde Mehrarbeit der Blasenmuskulatur führt zur Ausbildung von hervorspringenden Muskelbündeln (sog. **Trabekulierung**; G-**48**) sowie taschenartigen Aussackungen (sog. **Pseudodivertikeln** [G-**47**). Chronisch hoher Restharn und ein **postrenales Nierenversagen** sind möglich (G-**48**).

Makroskopischer Ausdruck ist ein Hervorspringen einzelner Muskelfaserbündel (sogenannte **Trabekulierung**, G-**48**) mit Ausbildung von **Pseudodivertikeln** (G-**47**). Das Stadium der muskulären Dekompensation wird eingeleitet durch die Ansammlung von Resturin. Die Überdehnung der Blasenwand schwächt die Muskulatur, die den in der Blasenwand verlaufenden Harnleiteranteil verankert. Die Folge sind **Dilatation von Harnleiter und Nierenbecken** mit Ausbildung eines **postrenalen Nierenversagens** (G-**48**).

Merke ▶

Merke. Aufgrund des möglichen Nierenversagens kann auch das eigentlich benigne Prostataadenom tödlich enden.

Der subvesikale Miktionswiderstand ist erhöht, wodurch eine Reizung der Blase entsteht, die bis zur Urgeinkontinenz führen kann.

Die durch das Adenom verursachte Erhöhung des subvesikalen Miktionswiderstands führt zu einer chronischen Reizung des Detrusors, so daß nicht nur Pollakisurie und Nykturie resultieren, sondern auch imperativer Harndrang bis hin zur Urgeinkontinenz.

Zur **Stadieneinteilung** *siehe* G-**12**.

Symptombezogen wird eine Einteilung in 3 **klinische Stadien** vorgenommen (G-**12**).

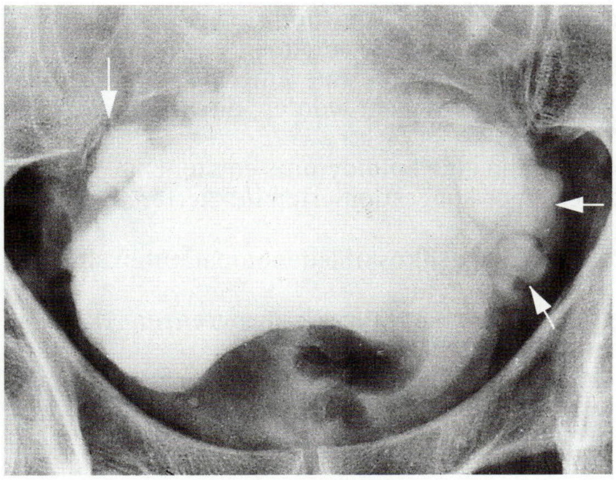

G-47: Pseudodivertikel der Harnblase bei benigner Prostatahyperplasie. Anhebung des Blasenbodens durch das Adenom

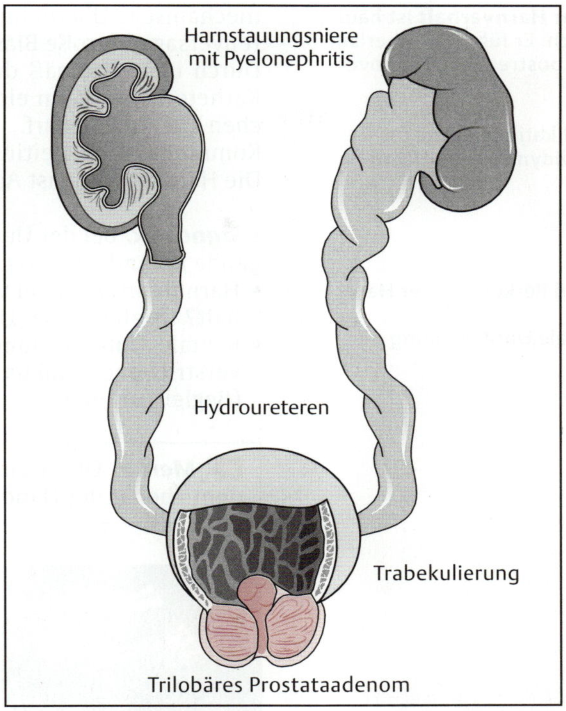

G-48: Hydronephrose und Hydroureter bds. ▶ bei ausgeprägter Trabekulierung der Blasenwand als Folge eines trilobären Prostataadenoms

G-12: Stadien der benignen Prostatahyperplasie

Stadium I	(sogenanntes Reizstadium) **Dysurie, Nykturie, Startschwierigkeiten,** Strahlabschwächung, kein Restharn
Stadium II	(sogenanntes Restharnstadium) **Restharn** > 100 ml, beginnende Dekompensation
Stadium III	(sogenannntes Dekompensationsstadium) Überlaufblase, **Stauungsnieren, postrenales Nierenversagen** (chronische Harnretention) oder **akuter Harnverhalt**

Da diese Einteilung relativ grob ist, wird derzeit versucht, anhand von Druck-Fluß-Kurven eine bessere Einteilung zu entwickeln mit den Bereichen obstruktiv – unklar – nicht obstruktiv. Noch aber besteht kein allgemeiner Konsensus, auch wenn diese urodynamische Klassifikation sinnvoller erscheint.

> ▶ ***Merke.*** Ein akuter Harnverhalt kann in jedem Stadium der benignen Prostatahyperplasie (BPH) auftreten.

◀ **Merke**

Die Entwicklung von Resturin begünstigt Harnwegsinfekte sowie die Entwicklung von **Blasensteinen.** Eine Makrohämaturie bis zur Ausbildung einer regelrechten Blasentamponade ist möglich durch Ruptur gestauter Venen im Blasenausgangsbereich (sog. **Blasenhalsvarizen**). Dieses Ereignis wird provoziert durch den unbewußten Einsatz der Bauchpresse zur Unterstützung der Miktion.

Blasensteine entwickeln sich nur bei Restharnbildung!

Makrohämaturien entstehen durch geplatzte Venen im Blasenhalsbereich (sog. **Blasenhalsvarizen**).

Ein Harnverhalt kann akut auftreten, meistens nach Genuß großer Flüssigkeitsmengen. Der akute Schmerz läßt den Patienten sofort den Arzt aufsuchen (Notfall, *vgl. Kapitel O*). Eine **chronische Restharnentwicklung** bleibt – wegen des langsamen Verlaufes – häufig unbemerkt. Klinisch kann es zur sogenannten Überlaufblase (ständiger tropfenweiser Urinabgang durch

Ein akuter Harnverhalt tritt meist nach reichlicher Flüssigkeitszufuhr auf und ist extrem schmerzhaft.

Ein **chronischer Harnverhalt** ist häufig asymptomatisch. Er führt zur Überlaufblase und zum postrenalen Nierenversagen.

mechanische Überdehnung des Blasenausganges) und zum postrenalen Nierenversagen (große Blase, Stauungsnieren bds.) kommen.
Durch unsachgemäß durchgeführte transurethrale Eingriffe einschließlich Katheterismus kann eine Urosepsis verursacht werden, die der unverzüglichen Therapie bedarf.
Kommt es zur Begleitinfektion, kann eine Epididymitis entstehen.
Die Hämospermie ist Ausdruck einer kongestionierten infizierten BPH.

Weitere Komplikationen sind Urosepsis, Epididymitis und Hämospermie.

Diagnostik

- Palpation und Perkussion der Harnblase
- Digitale rektale Untersuchung

Diagnostik. Bei der Untersuchung eines Prostataadenompatienten sind folgende Befunde wichtig:
- Harnblase: palpabel vergrößert bzw. perkutorisch abzugrenzen (Harnverhalt? tropfenweiser Urinabgang? Restharn?)
- Rektale Untersuchung: Größe der Prostata, Konsistenz, erhaltener oder verstrichener Sulkus, umschriebene oder ausgedehntere Indurationen? (Begleitkarzinom?)

Merke ▶

Merke. Die normale Konsistenz eines Prostataadenoms entspricht dem Thenar der Handinnenfläche bei überstreckten Fingern.

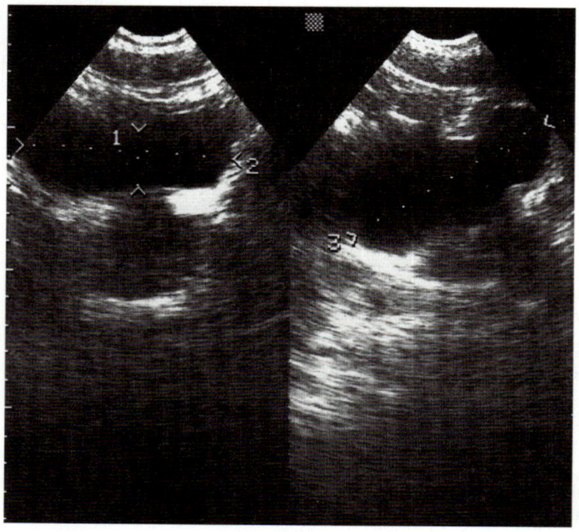

G-49: **Sonographische Restharnbestimmung.**

- Der Füllungszustand der Harnblase läßt sich leicht **sonographisch** beurteilen, ebenso wie der **Restharn** (**Formel**: Länge × Höhe × Tiefe × 0,52) (G-**49**).
- Eine **Volumenbestimmung** der **Prostata** erfolgt am besten mittels transrektaler Sonographie.
Bei inhomogenem Binnenechomuster kann die Diagnose BPH oder Prostatakarzinom nur histologisch geklärt werden.
- **Infusionsurogramm:** Darstellung der oberen ableitenden Harnwege (G-**50**)
- Wichtige **Laborparameter:** Harnstoff, Kreatinin, Elektrolyte, PSA
- Die **Uroflowmetrie** mißt objektiv die Urindurchflußmenge pro Zeiteinheit (G-**51**).

- **Ultraschall** der Harnblase: Mittels Sonographie ist eine nichtinvasive **Restharnbestimmung** möglich (**Formel** [cm]: Länge × Höhe × Tiefe × 0,5) (G-**49**). Harnblasensteine sind sichtbar (heller Reflex mit dorsaler Schallauslöschung). Bei großer Blasenkapazität bzw. Restharn ist eine Sonographie der Nieren nötig (Stauung?). Eine Größenbestimmung der Prostata ist zwar von transabdominal möglich, genauer ist jedoch die **transrektale Sonographie**. Insbesondere zur Beurteilung des internen Echomusters der Vorsteherdrüse ist die transabdominale Sonographie nicht ausreichend. Das häufigste Kennzeichen des Prostatakarzinoms ist die Echoarmut. Da ein inhomogenes Binnenechomuster zweideutig ist, muß die Frage, ob es sich um

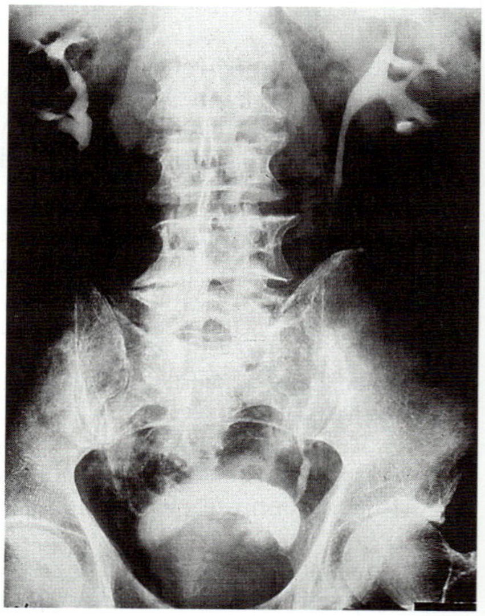

G-**50: Blasenbodenanhebung durch einen Prostatatumor** im Infusionsurogramm eine BPH oder um ein Prostatakarzinom handelt, histologisch abgeklärt werden.

- **Infusionsurogramm:** Darstellung der oberen ableitenden Harnwege. Anhebung des Blasenbodens durch das Adenom (G-**50**).
- **Laborchemische Untersuchung:** Harnstoff, Kreatinin, Elektrolyte, PSA.
- Messung der Urinstrahlstärke = **Uroflowmetrie** (G-**51**). Pathologisch sind Maximalflow-Werte unter 15 ml/s. Ferner muß die Kurvenform berücksichtigt werden. Bei dadurch aufkommenden Zweifeln muß eine Video-Urodynamik mit Druck-Fluß-Messung angeschlossen werden.

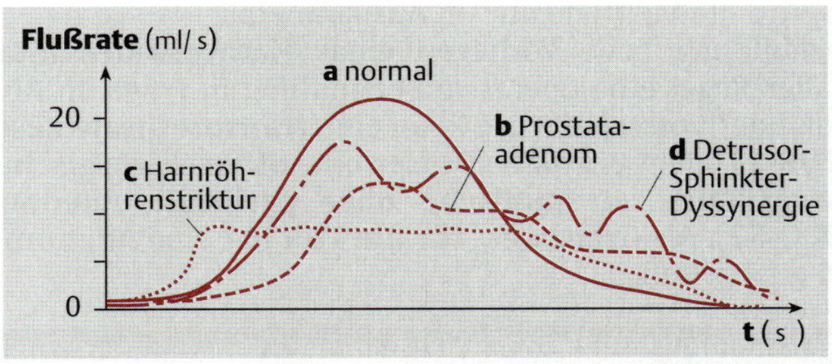

G-**51**: **Uroflowmetrie.** **Typische Kurven beim Gesunden a, beim Prostataadenom b und bei Harnröhrenstriktur c** sowie Detrusor-Sphinkter-Dyssynergie (DSD) bei neurogener Blasenentleerungsstörung **d**

Differentialdiagnose. Bei Restharnbildung muß man nicht nur an eine Prostatahyperplasie, sondern auch an eine Harnröhrenstriktur denken (G-**51c**). Hinweise auf eine Harnröhrenstriktur geben Anamnese und die Uroflowmetriekurve; ggf. ist eine retrograde Urethrographie erforderlich. Eine endoskopische Abklärung ist bei stattgehabter Hämaturie immer nötig.

Differentialdiagnose Bei Restharnbildung ist auch eine Harnröhrenstriktur auszuschließen (G-**51c**). Bei Hämaturie ist die Zystoskopie obligat.

Weiterführende Untersuchungen sind obligat:

- Wenn überwiegend irritative Miktionsbeschwerden bestehen (erhöhte Miktionsfrequenz, imperativer Harndrang, eventuell mit Dranginkontinenz). Differentialdiagnose: zusätzlicher Blasentumor? Carcinoma in situ? Neurogene Blasenentleerungsstörung?
- Wenn typische Miktionsbeschwerden bestehen bei normalem Uroflow (Maximalflow > 20 ml/s).
- Bei Restharnbildung und normaler Uroflowmetrie.
- Bei Patienten mit BPH-Beschwerden, die jünger als 50 Jahre sind.

Bei diesen Befundkonstellationen neben tumorösen Veränderungen vor allem an neurogene Blasenentleerungsstörungen denken. Endoskopische Abklärung und urodynamische Funktionsuntersuchung sind nächste diagnostische Schritte *(vgl. Kap. O).*

Wenn klinischer Befund und Meßergebnisse nicht zueinander passen, ist eine weitergehende Abklärung notwendig.

Neben tumorösen Veränderungen muß auch eine neurogene Blasenentleerungsstörung ausgeschlossen werden.

▶ ***Merke.*** Wenn Klinik und Befunde nicht übereinstimmen, muß eine weitere Abklärung der Miktionsbeschwerden mit Video-Urodynamik und Zystoskopie erfolgen.

◀ **Merke**

Therapie. Die Indikationen zur Behandlung sind in G-**13** aufgeführt. Im **Stadium I** ist eine **konservative Therapie** ausreichend. Hierzu bieten sich **pflanzliche Präparate** an (Kürbiskerne, Sägepalmextrakte, Brennesseln), die Symptome lindern, die Drüse jedoch nicht verkleinern.

Im **Stadium II** werden heute bevorzugt **α_1-Blocker** rezeptiert. Sie beeinflussen (fast) selektiv die α-Rezeptoren an Blasenhals und prostatischer Harnröhre, wodurch der Strahl besser wird und Restharn und Ausmaß irritativer Symptome sinken (Relaxation der Blasenhalsmuskulatur). Kreislaufnebenwirkungen (Schwindel, Orthostasereaktion, Hypotonie) sind bei den neuesten Entwicklungen Alfuzosin und Tamsulosin nur noch sehr selten vorhanden, so daß diese α-Blocker zunehmend Verwendung finden und z. T. operationsersetzend wirken.

Therapie Im **Stadium I** wird konservativ mit Phytopräparaten behandelt.

Im **Stadium II** sind α_1-Blocker wirksam und empfehlenswert (Alfuzosin/Tamsulosin).

Finasterid, ein **5-α-Reduktasehemmer**, verkleinert die BPH, was aber nur wenig Effekt auf die Miktion hat.

Cave: Der PSA-Wert wird halbiert.

Finasterid, ein **5-α-Reduktasehemmer**, verkleinert die Prostata durch Eingriffe in den Stoffwechsel der Drüse (Testosteronsynthese), wie die bisherigen Studien zeigen, hat dieser Effekt aber nur vergleichsweise geringen Einfluß auf Uroflow und Symptome.
Cave: Finasterid senkt den PSA-Wert nach ca. drei Monaten auf die Hälfte. Für eine Screeningbewertung muß deshalb bei diesen Patienten der gemessene PSA-Wert rechnerisch verdoppelt werden.
Die Therapie muß lebenslang erfolgen und ist teuer.
Eine Volumenreduktion läßt sich auch durch Antiandrogene und LH-Rot-Analoga erzielen, allerdings um den Preis der bekannten Nebenwirkungen (Impotenz). Nur maximal die Hälfte der Patienten kann profitieren, aber angewandt wird die Methode nur im Ausnahmefall.

Im **Stadium III** ist ein operativer Eingriff nötig (▤ G-13).
Standard ist zur Zeit die **transurethrale Elektroresektion der Prostata (TUR-P)**, bei großen Prostataadenomen die offen-chirurgische Adenomektomie (◙ G-52)
Die **TUR** kann nur **bis 60–70 g** Adenomgröße durchgeführt werden. Schwerere Adenome müssen offen reseziert werden (◙ **G-52**).

Bei Restharnbildung bzw. Vorliegen eines Harnverhaltes (**Stadium III**) kommt in aller Regel eine operative Behandlung in Frage. In Abhängigkeit von der Größe der Vorsteherdrüse kann eine **transurethrale Resektion der Prostata (TUR-P)** oder bei großen Drüsen eine **offen chirurgische Enukleation (transvesikale, retropubische oder perineale Adenomektomie)** erfolgen (◙ G-**52**). Als **Grenzwert für die TUR** hat eine **Adenomgröße** von etwa **60–70 g** zu gelten.

G-13: Behandlungsindikationen der benignen Prostatahyperplasie

Absolut	• Überlaufinkontinenz • Wiederholter akuter Harnverhalt • Blasensteine • Rezidivierende Harnwegsinfekte • Dekompensierte Harnblase • Restharn > 100 ml
Relativ	• Hämaturie • Schlafstörungen durch Nykturie • Erhebliche soziale Beeinträchtigung (Pollakisurie) • Urgeinkontinenz
Abwartend	• Mäßige Beschwerden • Fehlender Restharn • Keine Komplikationen

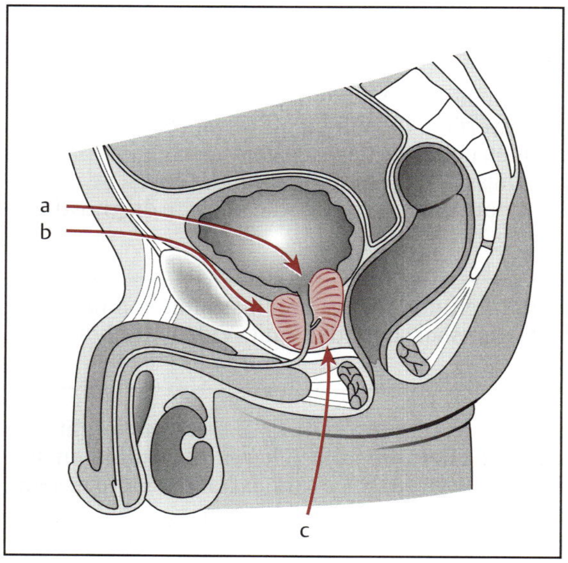

◙ **G-52: Offen chirurgische Zugangswege zur Prostata**
a Suprapubische transvesikale Prostataadenomektomie
b retropubische extravesikale Prostataadenomektomie
c perineale Prostataadenomektomie (selten)

Die **TUR** erfolgt durch eine unter Hochfrequenzstrom stehende Schlingenelektrode.
Das Adenomgewebe wird unter Schonung des Sphinkter externus entfernt (◙ **G-53**).

Die **transurethrale Resektion der Prostata** (◙ G-**53**) erfolgt mittels einer Schlingenelektrode, über die ein Hochfrequenzstrom fließt. Unter endoskopischer Sichtkontrolle wird das hyperplastische Adenomgewebe bis zur sogenannten chirurgischen Kapsel unter Schonung des Sphincter externus entfernt. Die Blasenhalsmuskulatur wird mitreseziert. Das Gewebe wird anschließend über das Instrument abgesaugt.

Zur Gewährleistung ausreichender Sichtverhältnisse wird ein elektrolytfreies Spülmedium (Hochfrequenzchirurgie!, deshalb elektrolytfrei) benötigt. Neben den üblichen Sorbit-Mannit-Gemischen sind Glycinlösungen in Gebrauch. Während der Operation gelangt immer eine gewisse Menge (bis zu 1 Liter und mehr) an Spülflüssigkeit über eröffnete Blutgefäße in die Zirkulation. Dies kann zur Überwässerung und Verdünnungshyponatriämie führen (sog. **TUR-Syndrom**, G-**14**).

Bei massiver intravesikaler Flüssigkeitseinschwemmung während einer TUR der Prostata kommt es zur Verdünnungshyponatriämie (sog. TUR-Syndrom, G-14).

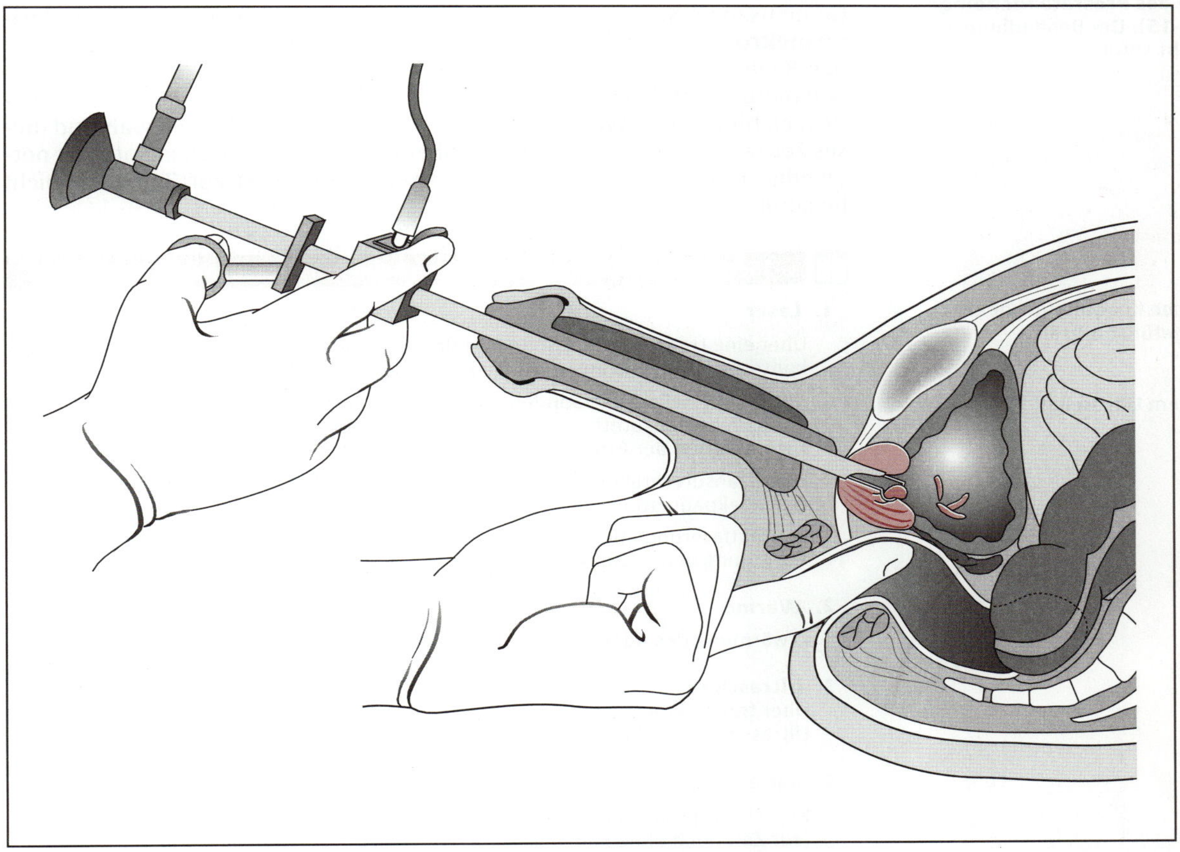

G-**53: Transurethrale Elektroresektion eines Prostataadenoms** (TUR-P)

G-14: TUR-Syndrom

Symptome	Früh	Unruhe, Verwirrung, Übelkeit, Erbrechen, Dyspnoe, Blutdruckanstieg
	Später	Zyanose, Bradykardie, Blutdruckabfall, Lungenödem, Krämpfe, Koma
	Labor	• Na-Abfall, ggf. auf < 120 mmol/l! • Zeichen der Blutverdünnung (Hkt ↓)
Therapie	• Eingriff zügig beenden • Serumelektrolyte kontrollieren • 200–400 ml hypertone NaCl-Nösung i.v. • 20–40 mg Furosemid i.v. • O_2-Gabe • Ggf. invasives Monitoring bei kardiorespiratorischen Problemen	

Komplikationen der TUR-P:
Frühkomplikationen: Nachblutungen, Infektionen, Nebenhodenentzündung, **Harninkontinenz** durch Sphinkterverletzung (selten, unter 1 %), TUR-Syndrom, **retrograde Ejakulation** durch Resektion des Blasenhalses.
Spätkomplikationen: Harnröhrenstriktur, Sklerosierung des Blasenhalses, Adenomrezidive nach mehreren Jahren (ca. 15 %).

Frühkomplikationen: Nachblutung, Nebenhodenentzündung, retrograde Ejakulation, Sphinkterverletzung (< 1 %).

Spätkomplikationen: Narbenbildung in Harnröhre bzw. am Blasenhals, Adenomrezidive.

Merke ►

> **Merke.** Auch nach einer Operation wegen einer benignen Prostatahyperplasie sind weiterhin Karzinomvorsorgeuntersuchungen notwendig, da die periphere Zone des Prostatagewebes erhalten bleibt.

Neue alternative Behandlungsverfahren erzeugen mittels verschiedener Energien eine **thermische Koagulationsnekrose des Prostataadenomgewebes** (G-**15**). Der Behandlungserfolg tritt nicht sofort ein.

Neuere, weniger invasive Therapieverfahren (G-**15**) zur Behandlung des Prostataadenoms werden zur Zeit klinisch erprobt bzw. haben bei Hochrisikopatienten bereits die TUR verdrängt wie z.B. die Laseranwendung. Gemeinsamer Nenner ist die Herbeiführung einer **thermischen Koagulationsnekrose des Adenomgewebes** mittels verschiedener Energieformen. In der Regel tritt nicht sofort – wie bei der konventiollen Resektion – ein Behandlungserfolg ein, da das koagulierte Gewebe in Form feiner Gewebeflocken binnen 6–8 Wochen langsam abgestoßen wird. Ggf. ist während dieses Zeitraumes eine Harnableitung über einen suprapubischen Katheter notwendig. Wie gut die Langzeiterfolge sein werden, ist zur Zeit noch nicht bekannt.

Die thermische Koagulationsnekrose wird herbeigeführt mittels
- Laser
- Wärme
- Fokussiertem Ultraschall
- (Kälte)

G-15: Alternative Therapieverfahren beim Prostataadenom

1. Laser
- Über eine transurethrale Sonde erfolgt die Laserapplikation unter Ultraschallkontrolle (TULIP = **tr**ans**u**rethrale **l**aser**i**nduzierte **P**rostatektomie)
- Mittels spezieller Lasersonden mit rechtwinkliger Energieabstrahlung wird unter Sicht transurethral das Adenomgewebe koaguliert (VLAP = **v**isuelle **L**aser**a**blation der **P**rostata)
- Über transurethral oder transperineal eingebrachte Lasersonden erfolgt die Gewebekoagulation (interstitielle Lasertherapie)
- Kontaktlaserung mittels Kugelkopfsonde. Hierbei erfolgt ähnlich der TUR eine Abtragung von Gewebe.

2. Wärme
- Erwärmung des Adenomgewebes auf über 60 °C (sogenannte Thermotherapie).

3. Ultraschall
- Über transrektale Sonden wird durch einen hochfrequenten fokussierten Ultraschall eine thermische Koagulation herbeigeführt.

4. Kälte
- Kryochirurgische Verfahren: Abkühlung des Gewebes auf unter minus 250 °C (zur Zeit noch ohne Bedeutung)

Weitere zum Teil umstrittene Verfahren bestehen in einer Ballondilatation der Vorsteherdrüse bzw. hinteren Harnröhre (kein Langzeiterfolg) sowie der Wärmebehandlung der Prostata durch eine rektale bzw. transurethrale Temperatursonde (sog. Hyperthermie; Aufheizung auf 42–44 °C). Diese Maßnahme gilt als umstritten, zumal mit 42–44 °C keine gesicherte Wirkung auf das Adenomgewebe nachweisbar ist. Als palliative Maßnahme geeignet erscheint die endoskopische Einbringung **intraurethraler spiralförmiger Implantate**, sogenannter Stents, in die prostatische Harnröhre als Alternative zur Dauerkatheterbehandlung (hohe Kosten als Nachteil!).

Merke ►

> **Merke.** Die Standardbehandlung bei einer benignen Prostatahyperplasie ist die transurethrale Resektion des hyperplastischen Gewebes oder die offen-chirurgische Enukleation (transvesikal).

Sollte eine Operation nicht möglich sein, bleibt als letzte Maßnahme die Einlage eines Dauerkatheters.

Bei hohem Restharn mit/ohne Stauungsnieren ist eine **suprapubische** (transurethrale) **Harnableitung**

Ist bei den Patienten aus allgemeinmedizinischen Gründen (Alter, Begleiterkrankungen) keine Operation mehr möglich, bleibt als letzte Lösung nur die Einlage eines suprapubischen (oder transurethralen) Dauerkatheters.
Bei einem chronischen Harnverhalt mit Überlaufblase oder auch beidseitigen Stauungsnieren ist vorzugsweise eine **suprapubische Entlastung** der Harnblase der erste Schritt. Gelegentlich werden bei der akuten Entlastung

Makrohämaturien beobachtet. Erhöhte Serumwerte für Kreatinin (bis zu 12-14 mg/dl!) und eine Hypokaliämie normalisieren sich durch die einsetzende Diurese. Diese sog. **Entlastungsdiurese** kann zu massiven Volumenverlusten (bis zu 10–12 l/24 h) führen und erfordert eine stündliche Bilanzierung der Urinausscheidung mit kurzfristigen Kontrollen des Serumkreatinins und der Elektrolyte, ggf. unter intensivmedizinischer Überwachung. Die Behandlung des Grundleidens erfolgt nach Normalisierung der Nierenfunktion.
Zwar kommen die meisten Männer vorwiegend wegen ihrer Miktionsbeschwerden zum Urologen, aber darüber sollte nicht vergessen werden, die Gelegenheit zur Krebsvorsorgeuntersuchung des Prostatakarzinoms zu ergreifen.
Hierzu gehören heute die rektale Palpation und die Bestimmung des PSA-Wertes.

zwingend. Liegt zusätzlich ein postrenales Nierenversagen vor, kann eine massive **Entlastungspolyurie** auftreten.
Eine stündliche Bilanzierung der Ausscheidung ist dann notwendig einschließlich engmaschiger Kreatinin- und Elektrolytkontrollen (Intensivstation).

Zur Vorsorgeuntersuchung gehören bei allen Männern, die wegen Miktionsbeschwerden zum Urologen kommen, die rektale Palpation und die PSA-Bestimmung.

Merke. Auch nach einer erfolgten benignen Prostatahyperplasie-Therapie – einschließlich TUR – muß einmal jährlich die Krebsvorsorgeuntersuchung durchgeführt werden, da eine BPH-Therapie **nicht** vor der Entstehung eines Karzinoms schützt.

◄ **Merke**

8 Harnröhrenkarzinom

8 Harnröhrenkarzinom

Definition. Je nach Lokalisation finden sich Plattenepithelkarzinome, Urothelkarzinome oder auch selten sog. intraduktale urotheliale Tumoren in den Drüsengängen der Prostata. Blasentumoren können die hintere Harnröhre infiltrieren. ■

◄ **Definition**

Epidemiologie. Primäre Karzinome der männlichen oder weiblichen Harnröhre sind selten. Das primäre Harnröhrenkarzinom ist der einzige urologische Tumor, der bei Frauen häufiger auftritt als beim Mann (Verhältnis 3 : 1). Betroffen sind in der Regel Patienten zwischen dem 50.–65. Lebensjahr.

Epidemiologie Primäre Harnröhrenkarzinome sind bei Frauen häufiger.

Ätiologie. Die Ätiologie des Urethrakarzinoms ist unbekannt. Angeschuldigt werden chronisch-irritative Prozesse, insbesondere rezidivierende Urethritiden, Strikturen sowie vorangegangene venerische Erkrankungen.

Ätiologie Die genaue Ursache ist unbekannt, entzündliche Prozesse spielen wahrscheinlich eine Rolle.

Pathologie. Die pathohistologische Verteilung der Tumorformen bei Mann und Frau ist identisch und abhängig von der Ausdehnung der verschiedenen Epithelformen.
Beim *Mann* findet sich ein Übergangsepithel in der Pars prostatica; ab der Pars membranacea besteht ein mehrschichtiges und mehrreihiges Zylinderepithel mit Plattenepithelmetaplasien, welches im Bereich der Fossa navicularis in ein nicht verhornendes Plattenepithel übergeht. Entsprechend finden sich in **74% Plattenepithelkarzinome**, in 19% Urothelkarzinome sowie in 4% Adenokarzinome, welche von den Cowperschen sowie Littréschen Drüsen ausgehen. Die **Tumorlokalisation** betrifft in 60% den bulbomembranösen Harnröhrenanteil, in 30% die Pars pendulans sowie in etwa 10% die Pars prostatica urethrae.
Bei der *Frau* findet sich im proximalen Harnröhrendrittel ein Übergangsepithel, in den anschließenden distalen Zweidrittel ein nicht verhornendes Plattenepithel. Die histologische Verteilung zeigt in etwa 15% Urothelkarzinome, in 70% nicht verhornende Plattenepithelkarzinome und in 13% Adenokarzinome.
Distal-meatale oberflächliche Tumoren wachsen ulzerierend oder papillär. Insbesondere die proximal gelegenen Harnröhrenkarzinome wachsen frühzeitig infiltrativ. Beim Mann werden das gefäßreiche Corpus cavernosum, die periurethralen Strukturen mit zahlreichen Lymphgefäßen sowie Perineum, Skrotum und Prostata befallen. Bei der Frau wächst der Tumor per

Pathologie Histologisch finden sich in 70–75% **Plattenepithelkarzinome**, wobei die proximale Harnröhre häufiger betroffen ist.

Proximale Harnröhrenkarzinome wachsen frühzeitig infiltrativ in benachbarte Gewebsstrukturen.

Lymphogene **Metastasen** sind häufiger als hämatogene Absiedelungen.

continuitatem in die vordere Vaginalwand, die Vulva oder auch den Blasenhals, ggf. unter Ausbildung urethro-vaginaler Fisteln. Die Lymphabflußwege der distalen Harnröhrenkarzinome sind im oberflächlichen und tiefen Inguinalbereich gelegen mit anschließender Ausbreitung in die externen iliakalen Lymphknoten. Die proximalen Harnröhrenkarzinome **metastasieren** lymphogen in die obturatorischen, extern-iliakalen und hypogastrischen Lymphknoten. Hämatogene Metastasen sind selten und betreffen vor allem Leber, Lunge und Knochensystem.

Zum *TNM-System siehe Kap. 9.*

Zum *TNM-System siehe Kapitel 9.*

Klinik Zumeist **unspezifische Symptomatik** mit Hämaturien, Ausfluß, Dysurie und obstruktive Miktionsbeschwerden, später sind auch palpabler Tumor, Abszesse oder Fisteln möglich.

Klinik. Die **Symptome** beim primären Urethralkarzinom sind **unspezifisch**, so daß in der Regel eine Verzögerung der Diagnose um 5–6 Monate eintritt. Im Vordergrund stehen Makrohämaturien, blutiger Urethralausfluß, Dysurie oder auch obstruktive Miktionsbeschwerden. In weiter fortgeschrittenen Fällen finden sich ein palpabler Tumor sowie die klinischen Zeichen der Sekundärkomplikationen wie periurethrale Abszesse und urethrale Fisteln.

Merke ▶

▶ ***Merke.*** Die Symptome sind unspezifisch, so daß eine Diagnoseverzögerung häufig ist.

Diagnostik Bei der Frau genügt oft die vaginale Einstellung und Palpation, Zytologie und Biopsie erhärten den Befund.

Beim Mann erfolgt eine zytologische Untersuchung des Urethralsekrets, die Urethroskopie mit Biopsie aus dem Tumor sichert die Diagnose. Die Tumorausdehnung wird sonographisch beurteilt.

Diagnostik. Bei der *Frau* kann der Tumor in der Regel bei der vaginalen Einstellung gesehen oder palpiert werden. Die Bestätigung des Tumorverdachtes gelingt mit einer Zytologie aus der Urethra, ggf. verbunden mit einer transurethralen oder auch transvaginalen Biopsie.
Beim *Mann* lassen sich das Urethralsekret sowie auch eine Spülflüssigkeit zytologisch untersuchen. Das retrograde Urethrogramm, welches insbesondere in der Strikturdiagnostik eine große Rolle spielt, ist hier von untergeordneter Bedeutung. Sonographisch läßt sich die Tumorausdehnung recht gut darstellen. Die Verifizierung der Diagnose gelingt am ehesten jedoch mittels Urethroskopie und einer Probeexzision aus dem Tumor unter Sicht.

Merke ▶

▶ ***Merke.*** Die diagnostische Abklärung erfolgt durch Zytologie und Biopsie.

Differentialdiagnose Caruncula urethralis, Urethralpolypen, Condylomata acuminata oder tuberkulöse Prozesse sollten abgegrenzt werden.

Differentialdiagnose. Bei der *Frau* müssen die Caruncula urethralis, ein Urethralpolyp sowie Condylomata acuminata abgegrenzt werden. Beim Mann sind ausgeprägte Strikturrezidive mit sekundärer Fistelbildung, insbesondere auch tuberkulöser Genese abzugrenzen.

Therapie Mindestens ein Drittel der Patienten haben bereits Lymphknotenmetastasen, die Therapie richtet sich darüber hinaus nach Tumorlokalisation, Ausdehnung und Infiltrationstiefe.

Therapie. **Mindestens ein Drittel der Patienten haben bereits bei Diagnosestellung Lymphknotenmetastasen.** Das Tumorstadium der proximal gelegenen Harnröhrenkarzinome ist in der Regel deutlich fortgeschrittener als bei distalen Karzinomen. Unterschiedlich ist auch die Therapie in Abhängigkeit von der Tumorlokalisation. Daneben sind Ausdehnung, Infiltrationstiefe und Lymphknotenstatus bestimmende prognostische Faktoren. Aufgrund der Seltenheit des Tumors ist die Behandlung kaum standardisiert.

Distale Harnröhrenkarzinome
Diese **Tumoren werden exzidiert.** Eine zusätzliche Nachbestrahlung erscheint sinnvoll.

- **Distale Harnröhrenkarzinome**

Die **Primärbehandlung ist chirurgisch.** Zur Anwendung kommen eine oberflächliche Exzision, Laserkoagulation und ggf. auch eine transurethrale Resektion. Eine Kombination mit einer lokalen Radiotherapie erscheint insbesondere beim weiblichen Harnröhrenkarzinom vorteilhaft. Des weiteren wird die topische Applikation von 5-Fluorouracil-Creme zur Rezidivprophylaxe empfohlen. Bei infiltrativ wachsenden distalen Harnröhrentumoren des Mannes muß eine Penisteilamputation, ggf. eine radikale Penisamputation mit perinealem Urethrostoma durchgeführt werden. Bei der Frau erfolgt eine Vulvaexstirpation.

• **Hintere Harnröhrenkarzinome**
Falls eine Operabilität gegeben ist, besteht die Therapie in der vorderen Beckenexenteration, beim Mann zusätzlich in der Emaskulation und anschließenden Harnableitung, bei der Frau mit Vulvaexstirpation.
Eine prinzipielle Lymphadenektomie wird nicht durchgeführt. Palpable Lymphknoten sprechen insbesondere beim Mann für das Vorliegen von Metastasen. In diesem Falle sowie auch bei Vorliegen von Fernmetastasen kann eine Chemotherapie versucht werden, wobei neben Cisplatin und Methotrexat auch Adriamycin und Bleomycin zur Anwendung kommen.
Einen **Sonderfall** stellt das **Urothelkarzinom der prostatischen Harnröhre** dar. Dieses findet sich in der Regel vergesellschaftet mit einem multifokalen Blasentumor. Die Behandlung der Wahl besteht bei einem oberflächlich urothelialen Tumor in einer transurethralen Elektroresektion der Prostata mit anschließender intravesikaler Instillation von BCG-Vakzine *(siehe Kapitel Blasentumoren)*. Bei Infiltration in das prostatische Stroma ist eine radikale Zystoprostatektomie mit Urethrektomie indiziert.

Hintere Harnröhrenkarzinome
Bei gegebener Operabilität erfolgt meist eine vollständige Urethrektomie, Harnblasenentfernung und Harnableitung.

Sonderfall: Urothelkarzinom der prostatischen Harnröhre.

Prognose. Bei einem vorderen Harnröhrenkarzinom beträgt die 5-Jahres-Überlebensrate etwa 47–50%. Bei einem hinteren Harnröhrenkarzinom überleben nur 11% der Patienten 5 Jahre.

Prognose Die 5-Jahres-Überlebensraten liegen zwischen ca. 10 und 50%.

9 TNM-System

9.1 Geschichte

Zwischen 1943 und 1952 wurde ein Modell-System zur Klassifizierung maligner Tumoren durch den Franzosen *P. Denoix* entwickelt. 1950 wurde ein Komitee damit beauftragt, **eine allgemeine Nomenklatur der anatomischen Ausdehnung maligner Tumoren** zu entwickeln, um eine vergleichende Auswertung der Behandlungsergebnisse bösartiger Geschwülste auf nationaler und internationaler Ebene zu ermöglichen. Nur wenn alle onkologisch tätigen Ärzte die gleiche Sprache sprechen, sind eine Verständigung und ein Vergleich möglich.
Diese Nomenklatur wird in gewissen Zeitabständen (in der Regel alle 5 Jahre) im Hinblick auf die klinische Praktikabilität und zwecks Einbringung neuer wissenschaftlicher Erkenntnisse auf internationaler Ebene durch die entsprechenden Fachgesellschaften überprüft und ggf. abgeändert. Für die urologischen Tumoren ist zuletzt 1992 eine Änderung der Stadieneinteilung erfolgt.

9.2 Allgemeine Grundlagen

Sinn des TNM-Systems ist eine Beschreibung des Tumorbefundes anhand von **3 Kategorien:**
T – Ausdehnung des Primärbefundes.
N – Fehlen oder Vorhandensein von regionären Lymphknotenmetastasen
M – Fehlen oder Vorhandensein von Fernmetastasen.
Grundsätzlich sollen alle Befunde histologisch bestätigt sein. Dieses Kriterium ist in der Regel für den Primärbefund, d.h. das T-Stadium erfüllt; für Fernmetastasen ist häufiger der klinische bzw. durch bildgebende Verfahren erhobene Befund maßgebend (z.B. Knochenmetastasen).

9.2 Allgemeine Grundlagen

Das TNM-System beschreibt einen Tumorbefund anhand von **3 Kategorien:**
T – Ausdehnung des Primärbefundes.
N – Fehlen oder Vorhandensein von regionären Lymphknotenmetastasen
M – Fehlen oder Vorhandensein von Fernmetastasen.

Der **klinische Befund** wird durch den Zusatz **c** gekennzeichnet.

Die **pathologisch-anatomische Klassifikation** erfolgt durch den **Zusatz p.**

Das **Vorhandensein multipler Tumoren** erfolgt durch die **Zusatzbezeichnung m.**

r kennzeichnet den **Tumor als Rezidivgeschehen.**

Für jede Tumorlokalisation werden zwei Klassifikationen beschrieben.

1. Der **klinische Befund** (z.B. durch Endoskopie, Röntgenuntersuchung, Ultraschall).
   Die Kennzeichnung erfolgt durch den **Zusatz c** (z.B. cM1 bedeutet den Nachweis von Knochenmetastasen z.B. durch eine Knochenszintigraphie).
2. Die **pathologisch-anatomische Klassifikation,** d.h. die Bestätigung durch histologische Untersuchung einer Gewebeprobe aus dem Tumor. Die Kennzeichnung erfolgt durch den **Zusatz p** (z.B. pT, pN usw.).
3. Das **Vorhandensein multipler Tumoren** wird durch die Zusatzbezeichnung **m** charakterisiert. So bedeutet z.B. pTam bei einem Harnblasenkarzinom ein multifokales oberflächliches Harnblasenkarzinom.
   Ein **r** kennzeichnet den **Tumor als Rezidivgeschehen**. Bei Nierenkarzinomen ist eine weitere Klassifizierung der Invasion der Vena renalis bzw. Vena cava in Gebrauch (s. dort).

Allgemeine Definitionen der TNM-Klassifikation ▶

TNM-Klassifikation (1992)
Definitionen:

T = Primärtumor		
	TX –	keine Beurteilung möglich
	T0 –	kein Primärtumor
	Tis –	Carcinoma in situ
	T1 ...	T4 zunehmende Tumorausdehnung; Substadien (z. B. T1a, T1b) sind möglich.
N = Regionäre Lymphknoten		
	NX –	keine Beurteilung möglich
	N0 –	keine regionären Lymphknotenmetastasen
	N1 ...	N3 zunehmender Befall der regionären Lymphknoten.
M = Fernmetastasen		
	MX –	keine Beurteilung möglich
	M0 –	keine Fernmetastasen
	M1 –	Vorhandensein von Fernmetastasen (eine weitere Kennzeichnung der Metastasenlokalisation ist möglich).
G = Histopathologisches Grading		
	GX –	keine Beurteilung möglich
	G1 –	hochdifferenziert
	G2 –	mäßig differenziert
	G3 –	schlecht differenziert
	G4 –	undifferenziert

Der **C-Faktor** kennzeichnet die Diagnose-Sicherheit

Der **R-Faktor** beschreibt das Vorhandensein eines Residual-Tumors

Schlußendlich sind **zwei weitere Kategorien** im Gebrauch.

1. Der **C-Faktor** (C1 – C5): Dieser kennzeichnet die Diagnose-Sicherheit (certainty), mit der ein Befund erhoben wurde, z.B. durch Inspektion, Röntgenverfahren, Biopsie, Autopsie o.ä.
2. Der **R-Faktor**: Dieser beschreibt das Vorhandensein eines Residual-Tumors (z.B. R0 = kein Residual-Tumor), R1 = mikroskopischer Residual-Tumor, R2 = makroskopischer Residual-Tumor.

Im folgenden werden die zur Zeit üblichen Klassifizierungen der urologischen Karzinome beschrieben. Bezüglich weiterer Informationen sei der Leser auf das Buch *TNM-Klassifikation maligner Tumoren,* 3. Auflage, 2. Revision, erschienen im Springer-Verlag 1992, sowie die *Checkliste Onkologie,* Thieme-Verlag, 3. Auflage 1992, verwiesen, die zusätzlich Auskunft über andere, vor allem in den USA gebräuchliche Tumorklassifikationen gibt.

Merke ▶

▶ ***Merke.*** Die Beschreibung der regionären Lymphknoten **N** ist für alle urologischen Tumoren mit Ausnahme des Penis identisch.

N = Regionäre Lymphknoten

NX – Die regionären Lymphknoten können nicht beurteilt werden.
N0 – Keine regionären Lymphknotenmetastasen.
N1 – Solitäre Lymphknotenmetastase, kleiner 2 cm Durchmesser
N2 – Solitäre Lymphknotenmetastase zwischen 2 und 5 cm oder multiple Lymphknotenmetastasen kleiner 5 cm Durchmesser.
N3 – Lymphknotenmetastasen, mehr als 5 cm Durchmesser

Das histopathologische Grading **G** gilt für alle urologischen Malignome mit Ausnahme der Hodenkarzinome.

Das histopathologische Grading **G** gilt für alle urologischen Malignome mit Ausnahme der Hodenkarzinome.

9.3 Spezielle TNM-Klassifikation urologischer Tumoren

9.3 Spezielle TNM-Klassifikation urologischer Tumoren

TNM-System Nierenzellkarzinom

◄ TNM-System Nierenzellkarzinom

Regionäre Lymphknoten der Niere sind hiläre sowie paraaortale und parakavale Lymphknoten.

T-System

T1 – Tumor kleiner als 2,5 cm, auf die Niere begrenzt.
T2 – Tumor größer 2,5 cm, auf die Niere begrenzt.
T3 – Tumorausbreitung in größeren Venen, Infiltration der Nebenniere oder des perirenalen Gewebes.
- T3a – Nebennieren- oder perirenale Infiltration, jedoch innerhalb der Gerota-Faszie.
- T3b – Einbruch in die Nierenvenen oder die Vena cava infradiaphragmal.
- T3c – Makroskopische Ausbreitung in der Vena cava supradiaphragmal.

T4 – Tumorinfiltration über die Gerota-Faszie hinaus.

N- und M-Klassifikation: (s. Einleitung)

TNM-System Nierenbecken und Harnleiter

◄ TNM-System Nierenbecken und Harnleiter

Die regionären Lymphknoten sind die hilären, paraaortalen und parakavalen sowie intrapelvinen Lymphknoten, je nach Höhenlokalisation des Primärtumors.

T-System

Ta – Papilläres nichtinvasives Karzinom.
Tis – Carcinoma in situ.

T1 – Infiltration des subepithelialen Bindegewebes.
T2 – Infiltration der Muskularis.
T3 – Nierenbeckentumor infiltriert in das peripelvine Fettgewebe oder Nierenparenchym bzw. Harnleitertumor infiltriert in das periureterale Fettgewebe
T4 – Infiltration von Nachbarorganen oder durch die Niere in das perirenale Fettgewebe.

N- und M-Klassifikation: (s. Einleitung)

TNM-System Harnblase ▶

TNM-System Harnblase

Die regionären Lymphknotenstationen beim Harnblasenkarzinom befinden sich entlang der obturatorischen Gefäße und des Nervus obturatorius unterhalb der Bifurkation der Aa. iliacae communes.

T-System

Ta – Nichtinvasives Karzinom.
Tis – Carcinoma in situ.

T1 – Infiltration des subepithelialen Bindegewebes.
T2 – Infiltration der oberflächlichen Muskulatur.
T3 – Infiltration der tiefen Harnblasenmuskulatur oder des perivesikalen Fettgewebes.
- T3a – Infiltration der tiefen Muskulatur.
- T3b – Infiltration des perivesikalen Fettgewebes.

T4 – Tumorinfiltration von Prostata, Uterus, Vagina, Becken- oder Bauchwand.
- T4a – Infiltration von Prostata, Uterus oder Vagina
- T4b – Infiltration der Becken- oder Bauchwand.

N- und M-Klassifikation: (s. Einleitung)

TNM-System Peniskarzinom ▶

TNM-System Peniskarzinom

Die regionären Lymphknoten sind die oberflächlich inguinalen (distale Peniskarzinome) sowie tiefen Leisten- und Beckenlymphknoten (proximale und den Penisschaft infiltrierende Karzinome).

T-System

Ta – Nichtinvasives verruköses Karzinom.
Tis – Carcinoma in situ.

T1 – Infiltration des subepithelialen Bindegewebes.
T2 – Infiltration von Corpus spongiosum oder cavernosum.
T3 – Infiltration von Urethra oder Prostata.
T4 – Tumoren anderer Nachbarstrukturen.

N-System

N0 – Keine regionären Lymphknoten.
N1 – Solitäre oberflächliche Leistenlymphknotenmetastasen.
N2 – Multiple oder bilaterale oberflächliche Leistenlymphknotenmetastasen
N3 – Metastase(n) in tiefen Leisten- oder Beckenlymphknoten (ein- oder beidseitig)

M-Klassifikation: (s. Einleitung)

TNM-System Hodenkarzinom ▶

TNM-System Hodenkarzinom

Die TNM-Klassifikation ist bei Hodentumoren nur wenig gebräuchlich. Statt dessen wird das im Text dargestellte modifizierte System nach Cavalli (1980) überwiegend verwendet *(s. S. 177)*.

T-System

Tis – Intratubuläres Carcinoma in situ.

T1 – Tumor auf den Hoden (einschließlich Rete testis) begrenzt
T2 – Durchbruch durch die Tunica albuginea oder Infiltration des Nebenhodens.
T3 – Tumorinfiltration des Samenstranges.
T4 – Tumorinfiltration des Skrotums.

N- und M-Klassifikation: (s. Einleitung)

TNM-System Prostatakarzinom

Die regionären Lymphknotenstationen entsprechen denen des Harnblasenkarzinomes.

◀ TNM-System Prostatakarzinom

T-System

- T1 – Klinisch, weder durch Palpation noch durch bildgebende Verfahren erkennbarer Tumor.
  - T1a – Zufälliger histologischer Befund (incidental carcinoma) in weniger als 5 % des Resektates.
  - T1b – Zufälliger histologischer Befund (incidental carcinoma) in mehr als 5 % des Resektates.
  - T1c – Tumordiagnose durch Prostatabiopsie (z. B. bei PSA-Erhöhung).
- T2 – Tumor auf die Prostata begrenzt.
  - T2a – Tumorbefall der Hälfte eines Prostatalappens oder weniger.
  - T2b – Tumorbefall von mehr als der Hälfte eines Lappens, aber einseitig.
  - T2c – Tumorbefall beider Seitenlappen.
- T3 – Tumorausbreitung durch die Prostatakapsel in extrakapsuläres Gewebe.
  - T3a – Einseitig extrakapsuläre Ausbreitung.
  - T3b – Beidseitig extrakapsuläre Ausbreitung.
  - T3c – Samenblaseninfiltration (ein- oder beidseitig).
- T4 – Tumor ist fixiert oder infiltriert benachbarte Strukturen, außer Samenblasen.
  - T4a – Tumorinfiltration des Blasenhalses, Sphincter externus und/oder Rektum.
  - T4b – Tumorinfiltration des M. levator oder Fixation an der Beckenwand.

N- und M-Klassifikation: (s. Einleitung)

TNM-System Harnröhrenkarzinom

◀ TNM-System Harnröhrenkarzinom

T-System

- T – Primärtumor
- TX – Keine Beurtteilung möglich
- T0 – Kein Anhalt für Primärtumor
- Tis – Carcinoma in situ
- Ta – Nicht invasives papilläres, polypoides oder verruköses Karzinom
- T1 – Tumorinfiltration des subepithelialen Bindegewebes
- T2 – Tumorinfiltration von Prostata, Corpus spongiosum oder periurethraler Muskulatur
- T3 – Tumorausbreitung über die Prostatakapsel hinaus, in die vordere Vaginalwand und/oder Blasenhals sowie Infiltration des Corpus cavernosum
- T4 – Tumorinfiltration in andere Nachbarorgane

N- und M-Klassifikation: (s. Einleitung)

Essentials ▶

Essentials

- Etwa **80% aller soliden Raumforderungen der Niere sind bösartig.** Die Sonographie dient als Frühdiagnostikum. Jede Auffälligkeit bedarf deshalb der urologischen Überprüfung, zumal Nierentumoren nur durch eine frühzeitige Operation geheilt werden können. Verzögerungen in Diagnostik und Therapie sind deshalb zu vermeiden.

- **Urothelkarzinome** finden sich nicht nur in der Blase, sondern auch in Nierenbecken, Harnleitern und proximaler Urethra. Deshalb gehört die komplette Abklärung dieser Regionen zu einer vollständigen Diagnostik. Essentiell ist dabei die Endoskopie, ggf. unter Einsatz einer retrograden Darstellung der Harnleiter, wenn im Ausscheidungsurogramm keine eindeutige Aussage möglich ist.
  Die Sonographie versagt bei diesen Tumoren in der Frühdiagnostik.

- Urothelkarzinome neigen häufig zu einer **Rezidivierung.** Deshalb gehört die regelmäßige, anfangs vierteljährlich durchgeführte Endoskopie zur Pflicht in einer suffizienten Tumornachsorge.

- Jede, vor allem **schmerzlose, Hämaturie** ist bis zum Beweis des Gegenteils verdächtig auf **Tumoren** der Niere und Urothelkarzinome, gelegentlich auch auf Prostatakarzinome. Es ist dabei unwesentlich, ob es sich um eine Mikro- oder Makrohämaturie handelt!

- Eine **langjährige Phimose** ist ein Hochrisikofaktor für die spätere Entstehung eines **Peniskarzinoms.** Die Behandlung eines Peniskarzinoms ist selten kurativ möglich. Deshalb: Die rechtzeitige Zirkumzision ist die einzige Prophylaxe.

- Jeder Tumor am Hoden, sei er noch so klein, gilt bis zum Beweis des Gegenteils als maligner **Hodentumor** und bedarf der unverzüglichen operativen, d. h. histologischen Abklärung.
  Hodentumormarker dienen nicht als Screening oder zur Differentialdiagnose, da es markernegative Tumoren gibt.

- Eine suffiziente, d. h. kurative **Therapie des Hodentumors** ist oft selbst bei fortgeschrittenen Fällen durch eine urologisch gesteuerte Polychemotherapie ggf. in Kombination mit einer Salvage-Lymphadenektomie zum richtigen Zeitpunkt möglich.
  Eine Strahlentherapie kommt nur in bestimmten Stadien eines reinen Seminoms in Betracht.
  Deshalb erzielt nur die individuell abgestimmte Kombination der Therapieverfahren eine hohe Heilungsrate.

- Das **Prostatakarzinom** ist ein Tumor des älteren Mannes und durch eine Vorsorgeuntersuchung im Frühstadium erfaßbar und heilbar. Zum Screening einmal im Jahr gehören die rektale Palpation von kundiger Hand in Kombination mit einer PSA-Bestimmung.
  Bei suspekten Befunden erfolgt die transrektale Sonographie mit gezielter Gewebeentnahme.
  Eine alleinige Bestimmung des PSA-Wertes reicht als Vorsorgeuntersuchung nicht aus (u.a. PSA-negative Karzinome!)

- Bei kurablen Patienten mit einem Prostatakarzinom verbietet sich in der Regel die Androgenentzugstherapie. Im fortgeschrittenen Fall ist sie dagegen Mittel der Wahl.
  Ob sie medikamentös oder operativ (Kastration) erfolgt, entscheidet der Urologe, dem auch die Nachsorge unterliegt. Eine medikamentöse antiandrogene Therapie muß lebenslang bzw. bis zum erneuten Tumorprogreß erfolgen.

◀ Essentials

- Eine **LH-RH-Therapie** nach erfolgter operativer Kastration ist auch bei Progreß oder Rezidiv unsinnig.

- Die regelmäßige **Kontrolluntersuchung** nach abgeschlossener Primärtherapie entscheidet über weitere Maßnahmen. Sie erfolgt **vierteljährlich** durch den onkologisch tätigen Urologen, um frühzeitig Rezidive bzw. einen Progreß erfassen und behandeln zu können.

- Das **benigne Prostataadenom** betrifft die meisten Männer, aber nur ein Teil ist behandlungsbedürftig. Dabei sind die Symptome und Befunde wie Restharn und ggf. Harnstauung therapieentscheidend, nicht aber die Größe der Prostata.
  Es gibt keinen Zwang, eine gutartig vergrößerte, aber symptomlose Prostata zu behandeln, wohingegen die kleine Prostata mit erheblichen Beschwerden unbedingt einer Behandlung zugeführt werden muß.

- Angesichts der Vielzahl therapeutischer Möglichkeiten, konservativ-medikamentös wie operativ mit zahlreichen Verfahren muß die urologische Entscheidungsfindung sorgfältig erfolgen, um im Einzelfall den bestmöglichen Weg für den Patienten zu finden. **Ungeprüfte** bzw. unkontrollierte **Schemabehandlung** ist nicht adäquat.

Urolithiasis

Das Harnsteinleiden ist **eines der häufigsten urologischen Krankheitsbilder** und kommt in seiner Häufigkeit der Volkskrankheit Diabetes mellitus nahe. Männer sind öfter betroffen mit einer Inzidenz (Neuerkrankungen/Jahr) von ca. 1 %, bei Frauen beträgt dieser Wert etwa 0,5 %. Die Prävalenz (Krankheitshäufigkeit) kann in einigen Regionen bis zu 15 % betragen, vor allem in industrialisierten Ländern mit hohem Eiweißkonsum und in heißen Gegenden.

Das Harnsteinleiden ist **eines der häufigsten urologischen Krankheitsbilder.** Männer sind öfter betroffen als Frauen. Die Prävalenz kann in einigen Regionen bis zu 15 % betragen.

1 Steinarten und ihre Entstehung

Meist besteht ein Harnstein aus zwei Komponenten: Die organische Matrix macht bis zu 5 % des Steinvolumens aus, der überwiegende Anteil ist jedoch kristallines Material. ▤ H-**1** zeigt die Häufigkeitsverteilung der verschiedenen Steinarten. Für die verschiedenen Steinarten wird oftmals der mineralogische Name verwendet.

1 Steinarten und ihre Entstehung

Harnsteine bestehen aus organischer Matrix und kristallinem Material (▤ H-**1**).

H-1: Zusammensetzung der Harnsteine

Zusammensetzung		Mineralogische Bezeichnung	Häufigkeit
Kalzium-Steine:	Calciumoxalat-Monohydrat Calciumoxalat-Dihydrat Calciumphosphat	Whewellit Whedellit Hydroxylapatit Carbonatapatit Brushit	65 % (Whewellit, Whedellit) 9 % (Hydroxylapatit, Carbonatapatit, Brushit)
Kalziumfreie Steine:	Harnsäure Magnesiumammoniumphosphat Zystin	Harnsäure Struvit Zystin	15 % 10 % 1 %

▶ ***Merke.*** Jeder Stein muß analysiert werden, da die Zusammensetzung therapeutische und prophylaktische Konsequenzen mit sich bringt.

◀ **Merke**

Zur Analyse dienen heute die **Infrarotspektroskopie** oder die **Röntgendiffraktion**, während die chemische Analyse eine hohe Rate falscher Ergebnisse hatte.
Die **Ursachen der Steinbildung** sind vielfältig und oftmals komplexer Natur. Immer jedoch handelt es sich um eine **Übersättigung des Urins mit steinbildenden Urinbestandteilen.** Dies kann durch eine Konzentration des Urins durch geringere Urinproduktion bzw. Harnmenge oder durch eine vermehrte Ausscheidung schwer löslicher Substanzen im Urin bedingt sein. Schließlich gibt es im Urin physiologischerweise Substanzen, die mit steinbildenden Ionen lösliche Komplexe eingehen, und somit der Urinübersättigung als Inhibitoren entgegenwirken. Sie verbessern damit die Löslichkeit von steinbildenden Substanzen. Wird die kritische Menge einer steinbildenden Substanz jedoch überschritten, kommt es zunächst zur Nukleation von Einzelkristallen und im weiteren zur Kristallaggregation.

Zur Analyse dienen **Infrarotspektroskopie** oder **Röntgendiffraktion.**

Bei der Steinbildung handelt es sich um eine **Übersättigung des Urins mit steinbildenden Urinbestandteilen.** Dies kann durch eine Konzentration des Urins oder durch eine vermehrte Ausscheidung schwer löslicher Substanzen im Urin bedingt sein. Physiologischerweise verbessern Inhibitoren die Löslichkeit von steinbildenden Substanzen.

Merke ▶

Bei 50–70 % handelt es sich um eine **idiopathische** Urolithiasis, der Rest hat eine **metabolische** Ursache (▤ H-**2**).

▶ ***Merke.*** Harnsteine entstehen im übersättigten Urin.

Verschiedene für die Steinbildung ursächliche **metabolische Störungen** sind bekannt (▤ H-**2**). Bei 50–70 % der Steinpatienten handelt es sich allerdings um eine **idiopathische Urolithiasis.**

H-2: Metabolische Störungen
Idiopathische Hyperoxalurie
Vitamin-D-Überdosierung
Hyperparathyreoidismus
Distale renal-tubuläre Azidose (RTA)
Hyperoxalurie
Hypozitraturie
Hyperurikosurie
Infekte mit ureasebildenden Bakterien
Angeborene Stoffwechselstörung (Zystinurie)

1.1 Kalziumsteine

Die **idiopathische Hyperkalziurie** kommt bei mehr als 30 % der Kalziumsteinträger vor und ist ernährungsabhängig. Tierisches Eiweiß und Kochsalz vermindern die Kalziumrückresorption in der Niere. Eine **Vitamin-D-Überdosierung** führt ebenfalls zur Hyperkalziurie.

Beim **primären Hyperparathyreoidismus** wird vermehrt Kalzium aus dem Skelett abgebaut und führt zu Hyperkalziämie, Hyperkalziurie und Harnsteinen oder einer Nephrokalzinose.

Längere **Immobilisation** bewirkt durch eine Demineralisierung der Knochen Hyperkalziämie und Hyperkalziurie.

Merke ▶

Die **distale renal-tubuläre Azidose (RTA)** findet sich bei ca. 3 % der Kalziumsteinträger.
Im Urin ist die Kalziumausscheidung erhöht. Es kommt zur **metabolischen hyperchlorämischen Azidose** und **Hypokaliämie.**
Die Diagnostik erfolgt durch den **Ammoniumchloridbelastungstest**.

1.1 Kalziumsteine

Die **idiopathische Hyperkalziurie** kommt bei mehr als 30% der Kalziumsteinträger, aber auch bei 10% der Gesunden vor und ist stark ernährungsabhängig. Tierisches Eiweiß und Kochsalz tragen über eine verminderte Kalziumrückresorption in der Niere zur Hyperkalziurie bei. Eine **Vitamin-D-Überdosierung** führt ebenfalls zur Hyperkalziurie, bei der Schwangerschaft ist eine Vitamin-D-vermittelte Hyperkalziurie physiologisch.
Weitere Faktoren der Hyperkalziurie:

- paraneoplastisches Syndrom
- Sarkoidose

Zur Hyperkalziurie und gleichzeitiger Hyperkalziämie führt der **primäre Hyperparathyreoidismus** (ca. 5 % aller Kalziumsteine). Durch ungesteuerte Parathormonproduktion wird vermehrt Kalzium aus dem Skelett abgebaut. Bei 75 % der Patienten mit einem primären Hyperparathyreoidismus kommt es zu Harnsteinen. Eine seltenere Ausprägung ist die Nephrokalzinose, wie sie auch bei der Markschwammniere vorkommt.
Auch eine längerdauernde **Immobilisation** bewirkt durch eine Demineralisierung der Knochen eine Hyperkalziämie und nachfolgend eine Hyperkalziurie (z. B. Querschnittsgelähmte).

▶ ***Merke.*** Bei 19–63 % der Kalziumsteinträger findet sich eine **Hypozitraturie.** Zitrat bindet Kalzium und wirkt so als Inhibitor. Bei vermehrter Zufuhr von tierischem Eiweiß und Salz sowie bei vermindertem Gemüsekonsum führt eine gesteigerte intrazelluläre Azidose zur verstärkten Zitratrückresorption und nachfolgenden Hypozitraturie.

Die **distale renal-tubuläre Azidose (RTA)** findet sich bei ca. 3 % der Kalziumsteinträger, meist handelt es sich um Kalziumphosphatsteine. Die distale RTA kommt häufig in Kombination mit Markschwammnieren vor.
Bei diesen Patienten ist die Kalziumausscheidung im Urin erhöht. Durch eine verminderte Bikarbonatrückresorption und konsekutiv vermehrte Chloridrückresorption kommt es zur metabolischen hyperchlorämischen Azidose. Zusätzlich zeigen die Patienten eine Hypokaliämie. Wegweisend ist der **Ammoniumchloridbelastungstest:** Nach Bestimmung der Ausgangs-

werte (Urin-pH, Blutgasanalyse) wird beim Ammoniumchloridbelastungstest 0,1 g/kg Körpergewicht meist als Kapseln verabreicht. Danach erfolgt stündlich die Bestimmung des Urin-pH, nach 2 Stunden zusätzlich der Blutgase.

> ***Merke.*** Der Urin-pH sinkt bei der RTA nicht unter 5,8, da die H^+-Ionen-Sekretion im distalen Tubulus eingeschränkt ist.

◀ **Merke**

Der **Hyperoxalurie** können sowohl eine metabolische Überproduktion (hereditäre primäre Oxalose, exzessive Proteinzufuhr) als auch eine vermehrte intestinale Aufnahme zugrunde liegen. Malabsorptionssyndrome oder eine kalziumarme Diät führen über einen relativen Kalziummangel im Darm zu vermehrtem freiem und somit resorbierbarem Oxalat; stark oxalathaltige Nahrung wirkt analog. Zum Malabsorptionssyndrom trägt auch ein sekundärer Verlust von Dünndarmresorptionsfläche bei, wie z.B. beim M. Crohn infolge von Zerstörung der normalen Schleimhaut, oder bei großzügiger Entnahme von Dünndarm (kontinente Harnableitung, *vgl. Kapitel D).*
Hyperurikosurie ist bei jedem vierten Kalziumsteinträger nachweisbar. Durch vermehrten Konsum purinhaltiger Nahrung (u.a. Fleisch, Innereien, Wurst, Linsen) kommt es zur Hyperurikosurie und Bildung von Harnsäurekristallen, die wiederum die Kalzium-Oxalat-Kristallisation fördern.

Der **Hyperoxalurie** können eine metabolische Überproduktion oder eine vermehrte intestinale Aufnahme zugrunde liegen.
Malabsorptionssyndrome oder kalziumarme Diät führen über einen relativen Kalziummangel im Darm zu vermehrtem freiem und somit resorbierbarem Oxalat.

Hyperurikosurie ist bei jedem vierten Kalziumsteinträger nachweisbar. Es bilden sich Harnsäurekristalle, die wiederum die Kalzium-Oxalat-Kristallisation fördern.

1.2 Struvitsteine

Andere Namen sind Magnesiumammoniumphosphat, Tripelphosphat- oder schlicht **Infektsteine**. Ursächlich ist ein Harnwegsinfekt mit ureaseproduzierenden Bakterien wie Proteus vulgaris oder P. mirabilis sowie Klebsiellen. Über eine Harnstoffspaltung kommt es zur Übersättigung von Magnesiumammoniumphosphat. Diese Steine wachsen oft rasch und sind meist groß bis hin zu Ausgußsteinen (H-**1** und H-**2**).

1.2 Struvitsteine

Ursächlich ist ein **Harnwegsinfekt** mit ureaseproduzierenden, harnstoffspaltenden Bakterien (Proteus und Klebsiellen). Diese Steine wachsen oft rasch (H-**1** und H-**2**).

> ***Merke.*** Ausgußsteine sind oft Infektsteine.

◀ **Merke**

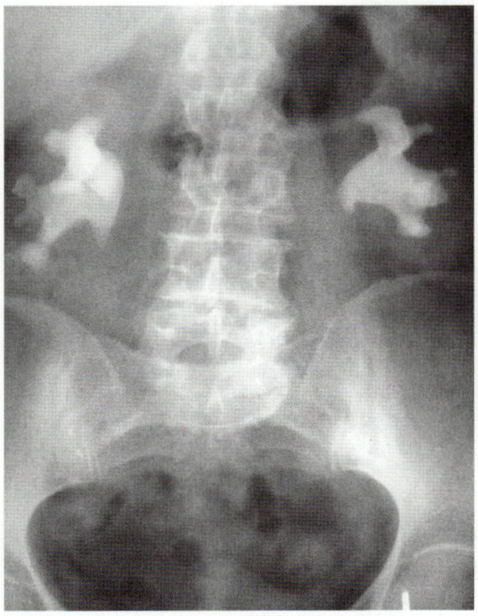

H-**1: Beidseitiger Ausgußstein** in der Röntgen-Abdomenübersichtsaufnahme mit vollständiger Auskleidung des Hohlsystems beider Nieren durch den Stein

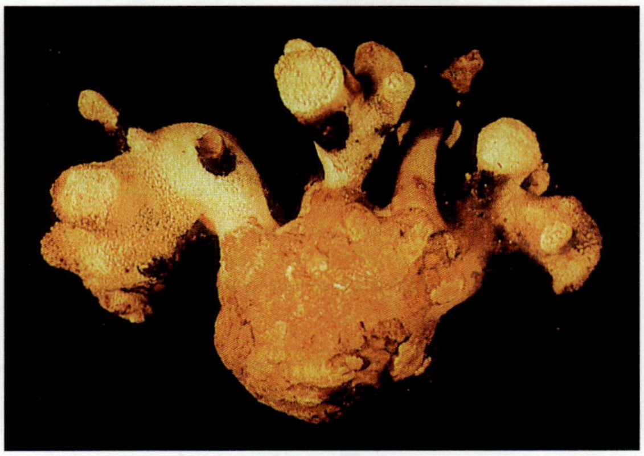

H-**2: Ausgußstein** (durch offene Operation entfernt)

Rezidive sind bei Reststeinen, persistierenden Infekten oder nicht sanierten anatomischen Störungen häufig.

Wird keine vollkommene Steinfreiheit erreicht oder bleibt der Harnwegsinfekt bestehen, bilden sich häufig **Rezidivsteine.** Außerdem ist eine Sanierung eventuell bestehender anatomischer Störungen wie Abflußhindernisse oder Reflux notwendig.

1.3 Harnsäuresteine

Hyperurikosurie oder eine hohe Urinazidität führen zum Harnsäurestein.

1.3 Harnsäuresteine

Neben der oben beschriebenen Hyperurikosurie führt eine hohe Urinazidität zum Harnsäurestein. Bei einem Urin-pH unter 5,35 ist die Harnsäure vorwiegend undissoziiert und sehr schlecht löslich. Bei saurem Urin können also schon deutlich geringere Harnsäuremengen zur Steinbildung führen.

Merke ▶

▶ ***Merke.*** Harnsäuresteine sind nicht röntgendicht und können allenfalls als Kontrastmittelaussparungen im Urogramm gesehen werden.

Durch eine Alkalisierung des Urins (pH 6,2–6,8) lassen sich Harnsäuresteine auflösen. Ein Sonderfall ist die **beidseitige Uratverstopfungsniere** mit Oligoanurie bei exzessiver Harnsäureausscheidung, z. B. nach Chemotherapie (H-**3**).

Durch eine Alkalisierung des Urins in einen Bereich von 6,2–6,8 lassen sich Harnsäuresteine auflösen.
Ein Sonderfall ist die **beidseitige Uratverstopfungsniere** mit Oligoanurie. Sie zeigt im Urogramm lediglich einen sogenannten nephrographischen Effekt (H-**3**). Ursache ist eine exzessive Harnsäureausscheidung, z.B. unter Urikosurika oder Chemotherapie.

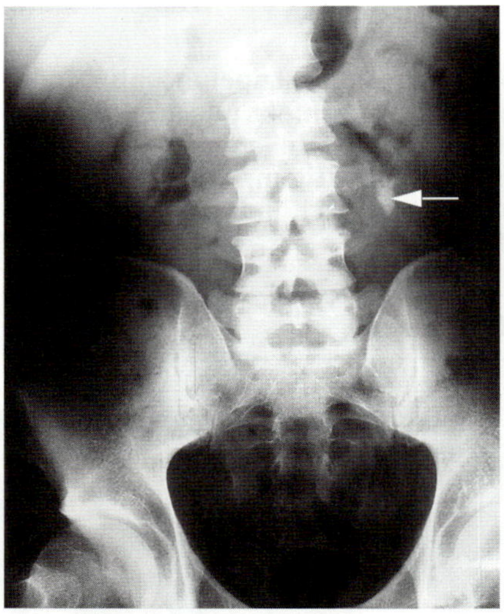

a Röntgen-Abdomenübersichtsaufnahme im Liegen: **lumbaler Harnleiterstein links** (←)

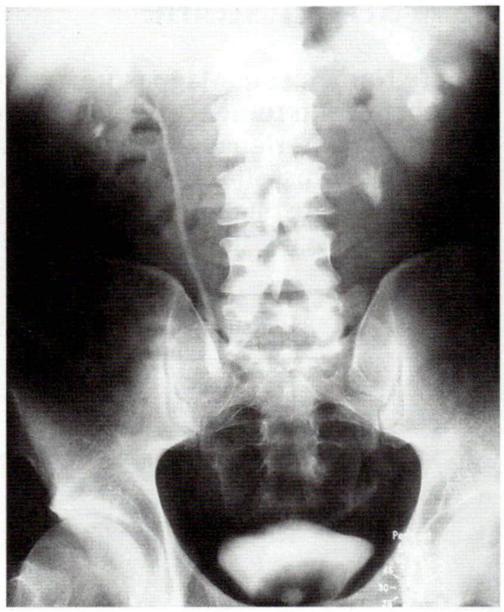

b nach Kontrastmittelgabe zarte Abflußverhältnisse rechts, **links nephrographischer Effekt mit Kontrastmittelanschoppung in den ektasierten Kelchen**

H-**3a, b: Uratverstopfungsniere links**

1.4 Zystinsteine

Der Zystinurie liegt eine autosomal-rezessiv **vererbte Transportstörung im Nierentubulus** zugrunde. Zystin ist **sehr schlecht löslich.** In der Metaphylaxe sind eine hohe Trinkmenge und Alkalisierung wichtig.

1.4 Zystinsteine

Der Zystinurie liegt eine autosomal-rezessiv **vererbte Transportstörung im Nierentubulus** für Zystin, Ornithin, Arginin und Lysin zugrunde. **Zystin ist sehr schlecht löslich**, es kommt zu rezidivierender Steinbildung. In der Metaphylaxe ist neben einer stark gesteigerten Trinkmenge (gleichmäßig verteilt mindestens 3, besser 5 Liter/Tag) auch die Einhaltung eines Urin-pH um 8 wichtig (Löslichkeit um Faktor 5 verbessert).

Synopsis H-1: Pathogenese der Urolithiasis

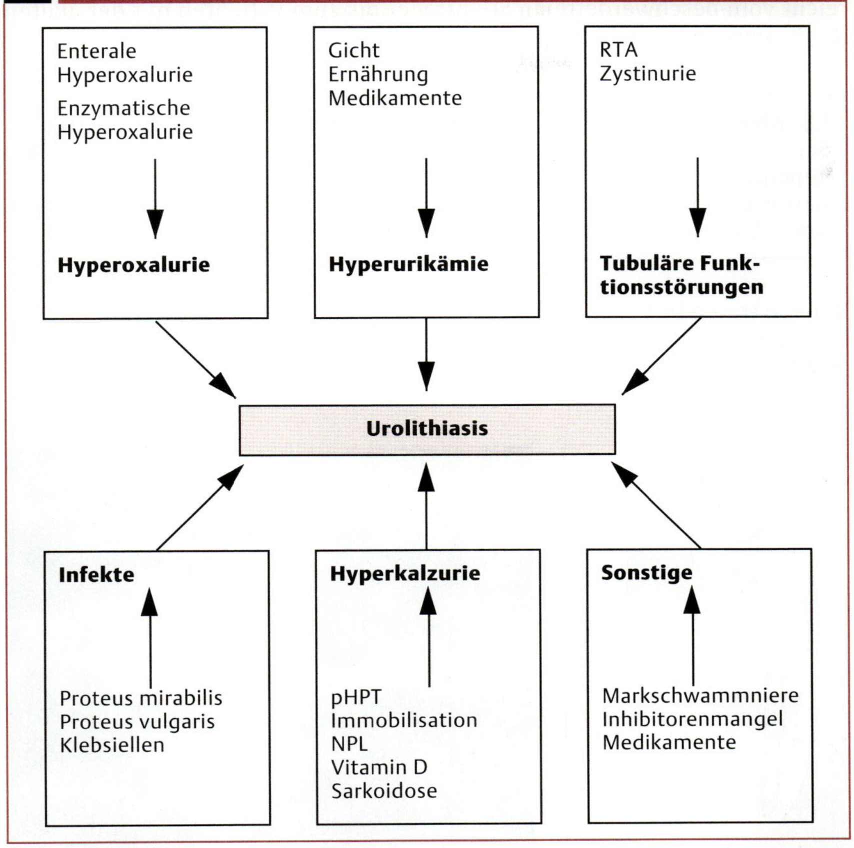

2 Nieren- und Harnleitersteine

Ein Harnleiterstein ist in der Regel ein in den Harnleiter gewanderter Nierenstein. Daher ist nicht nur die Ätiologie der Nieren- und Harnleitersteine gleich, auch Symptomatik, Diagnostik und z.T. auch die Therapie zeigen viele Parallelen. Daher werden die im Gegenstandskatalog (AOÄ) getrennten Kapitel hier gemeinsam abgehandelt.
Steine können mitunter mit einer Makrohämaturie einhergehen. **Eine schmerzfreie Makrohämaturie ist jedoch immer tumorverdächtig.**

> ***Merke.*** Oftmals unterhalten Steine einen Harnwegsinfekt, der wiederum die Steinbildung fördert. Wird diese Situation durch eine Obstruktion kompliziert, kann die Symptomatik über pyelonephritische Beschwerden bis zur Pyonephrose mit einer fulminanten Sepsis führen *(vgl. Kapitel O Urologische Notfälle)*

Reflektorisch kann es insbesondere bei Harnleitersteinen zu Magen-Darm-Störungen kommen. Diese reichen vom Blähbauch über Obstipation und Erbrechen bis zum ileusähnlichen Beschwerdebild infolge Darmatonie.

Diagnostik. Wegweisend ist oftmals bereits die Symptomatik (s.o.).
Bei den **Laboruntersuchungen** zeigt sich eine (Mikro-)Hämaturie, die Leukozytenzahl kann erhöht sein. Als Ausdruck einer renalen Funktionseinschränkung findet sich insbesondere bei Obstruktionen oder großen Steinen mit pyelonephritischen Veränderungen eine Erhöhung der Retentionswerte Kreatinin und Harnstoff.

2 Nieren- und Harnleitersteine

Die Ätiologie der Nieren- und Harnleitersteine ist gleich, auch Symptomatik, Diagnostik und z.T. auch die Therapie zeigen viele Parallelen.

Eine Makrohämaturie kann auftreten, eine **schmerzfreie Makrohämaturie** ist jedoch **immer tumorverdächtig.**

◀ **Merke**

Insbesondere Harnleitersteine führen reflektorisch zu Magen-Darm-Störungen (Blähbauch, Obstipation, Erbrechen bis zu ileusähnlichen Beschwerden).
Diagnostik Folgende **Laborbefunde** können auftreten: (Mikro-)Hämaturie, Leukozyturie, Erhöhung von Kreatinin und Harnstoff, Leukozytose.

Klinik Die Symptomatik reicht von der Beschwerdefreiheit bis zur akuten Kolik (◘ B-**1**).

Klinik. Die Symptomatik kann viele verschiedene Formen annehmen. Dies reicht vom beschwerdefreien Steinträger bis zum Patienten mit der akuten Kolik, meist bei Harnabflußstörung (◘ B-**1**).

Merke ▶

▶ ***Merke.*** Die **Kolik** ist ein akut einsetzender, krampfartiger, heftiger Schmerz von glattmuskulären Hohlorganen. Die Patienten sind stark gepeinigt, wechseln ständig ihre Position und berichten oft selbst, sie hätten eine Kolik, auch wenn sie noch nie eine erlebt haben. Meist ist die Kolik Ausdruck einer Harnabflußstörung *(vgl. Kap. O)*.

Koliken treten insbesondere durch Steineinklemmung an den physiologischen Harnleiterengen auf (◘ H-**4**).

Koliken treten insbesondere auf, wenn ein Stein an eine der physiologischen Harnleiterengen (Nierenbeckenabgang, Gefäßkreuzung, Ureterenmündung) gelangt (◘ H-**4**).

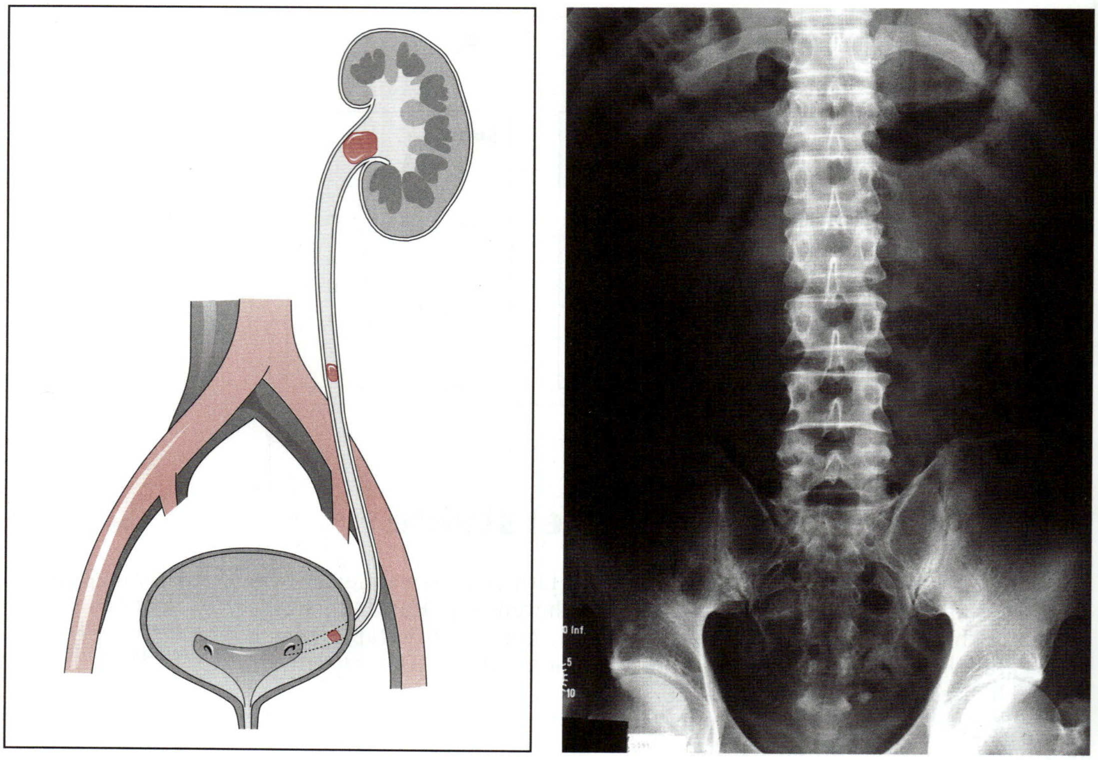

a b

◘ H-**4 a,b: Hauptpassagehindernisse für Harnleitersteine an den drei physiologischen Engstellen a, prävesikaler Harnleiterstein links b**

Merke ▶

▶ ***Merke.*** Je nach Höhe der Steinlokalisation projiziert sich der Schmerz in die Flanke oder bei tiefsitzenden Steinen in den Unterbauch, den Leistenkanal und die Hoden bzw. die Labien. Steine vor der Ureterenmündung verursachen häufig eine Dysurie und Pollakisurie und ähneln in ihrer Symptomatik einer Reizblase. Das Nierenlager zeigt sich bei der klinischen Untersuchung klopfschmerzhaft (Harnstauung!).

Die **Sonographie** ist das führende primäre bildgebende Verfahren. Nierensteine jeder Zusammensetzung stellen sich als kräftiger, heller Steinreflex mit nachfolgender Schallauslöschung (Steinschatten) dar. Vorteile der Sonographie sind die fehlende Strahlenbelastung und der Verzicht auf Kontrastmittel (vgl H-**5**).

Die **Sonographie** ist das führende primäre bildgebende Verfahren. Nierensteine kommen als heller Reflex mit dorsalem Schallschatten zur Darstellung (H-**5**).

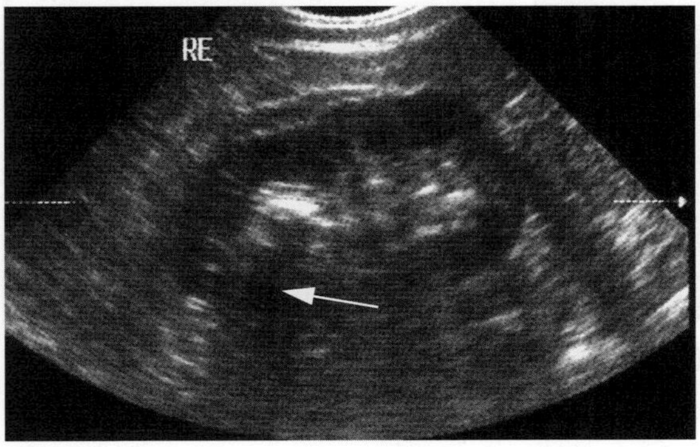

H-**5: Sonographie Nierenstein.** Typischer heller Steinreflex bei einem Kelchstein. Dahinter ist der Schallschatten zu erkennen (←). Zum sicheren Steinnachweis wird immer auch in zweiter Ebene geschallt

Außer Harnsäuresteinen sind alle Steine schattengebend und meist bereits auf der **Röntgen-Abdomenübersichtsaufnahme** zu sehen (H-**6**).

Außer Harnsäuresteinen sind alle Steine schattengebend und meist bereits auf der **Röntgen-Abdomenübersichtsaufnahme** zu sehen (H-**6**).

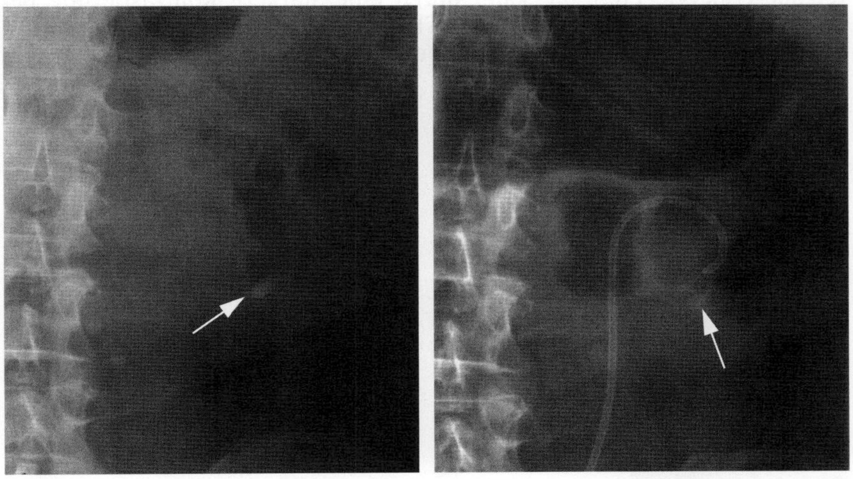

a Röntgen-Abdomenübersichtsaufnahme im Liegen; **unterer Kelchstein links** (←)

b nach Einlage eines DJ-Stents und ESWL gut **desintegrierte Konkrementreste** im unteren Kelch (←)

H-**6 a, b: Nierenstein links in Röntgendarstellung**

Durch das **Urogramm** kann die Diagnose gesichert werden.

Durch das **Urogramm** kann die Diagnose gesichert werden.

> ▶ ***Merke.*** Erhöhte Retentionswerte (Kreatinin > 2,5 mg/dl; *vgl. Kapitel A)* Kontrastmittelallergie, diverse Schilddrüsenfunktionsstörungen und die akute Kolik sind Kontraindikationen des Urogramms.

◀ **Merke**

Durch die Kontrastmitteldarstellung wird der Bezug des Steines zum Hohlsystem dargestellt. Bei obstruierten Hohlsystemen kommt es zur verzögerten oder fehlenden Kontrastmittelausscheidung. Zunächst ist nur eine Anreicherung des Nierenparenchyms zu sehen. Dann ist es notwendig, Spätaufnahmen anzufertigen, bis das Hohlsystem vollständig (bis zum Stein) dargestellt ist. Mit der **konventionellen Tomographie** können schlecht sichtbare Steine oder Hohlsysteme besser beurteilt werden, insbesondere bei Überlagerung durch Luft oder Darminhalt (H-**7**).

Durch das Urogramm wird der Bezug des Steines zum Hohlsystem dargestellt. Niereninsuffizienz, Kontrastmittelallergie und akute Kolik sind Kontraindikationen des Urogramms. Mit der **konventionellen Tomographie** gelingt bei Überlagerung durch Luft oder Darminhalt eine bessere Beurteilung (H-**7**).

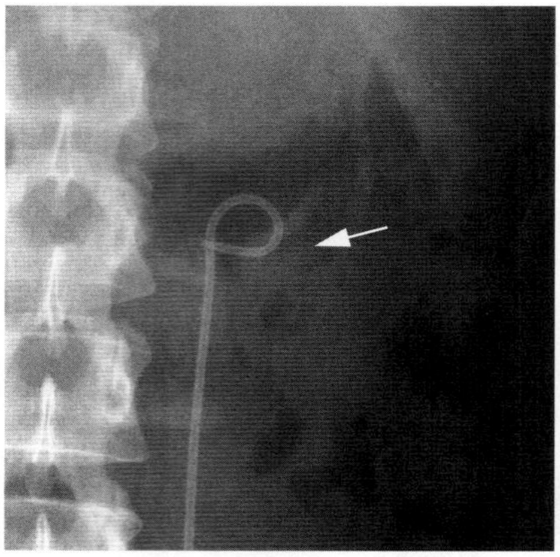

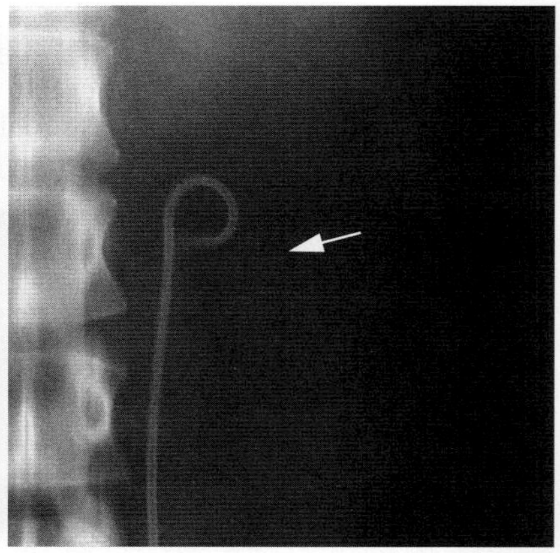

a Schlecht sichtbarer Stein (←) neben liegendem DJ-Stent in der **Röntgenübersichtsaufnahme**

b Verbesserte Darstellung des Konkrements (←) durch **konventionelle Tomographie**

H-7 a, b: Darstellungsvergleich von Konkrementen in konventioneller Röntgenaufnahme versus Tomographie

Die **retrograde Pyelographie** erlaubt die Kontrastmitteldarstellung auch bei o. g. Kontraindikationen bei stärkerer Kontrastierung (H-**8**).
Die **Computertomographie** ist nur vereinzelt indiziert, z. B. zur differentialdiagnostischen Abklärung (Stein oder Tumor).

Die **retrograde Pyelographie** erlaubt die Kontrastmitteldarstellung des Hohlsystems bei Kontraindikationen gegen eine systemische Kontrastmittelgabe (Allergie etc.). Sie kann durch eine stärkere Kontrastierung bei unklaren Diagnosen hilfreich sein (H-**8**).
Die **Computertomographie** ist nur bei vereinzelten Fragestellungen (Stein oder Tumor) indiziert.

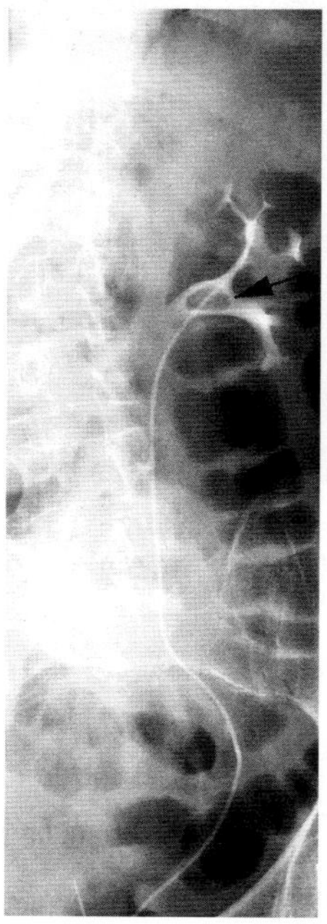

H-**8: Retrograde Pyelographie:** der Nierenbeckenstein wird durch Kontrastmittelaussparung erkennbar (←)

Nuklearmedizinische Untersuchungen dienen der Funktionsbestimmung der Nieren (H-**9**).

Mit Hilfe von **nuklearmedizinischen Untersuchungen** kann die seitengetrennte Clearance der Nieren bestimmt und beispielsweise eine funktionseingeschränkte oder funktionslose Niere identifiziert werden (H-**9**).

Differentialdiagnose Weitere Ursachen einer Harnabflußstörung können im Hohlsystem liegen (Urotheltumoren, Nierenzellkarzinom, Blutkoagel, Tuberkulose, Papillennekrose)

Differentialdiagnose. Alle Ursachen einer Harnabflußstörung können eine Kolik auslösen. Diese können sowohl innerhalb des Hohlsystems lokalisiert sein, als auch dieses von außen komprimieren (H-**3**).
Mögliche Ursachen im Hohlsystem sind neben den Steinen: Urotheltumoren der Niere oder des Harnleiters, Nierenzellkarzinom, Blutkoagel (Tumor,

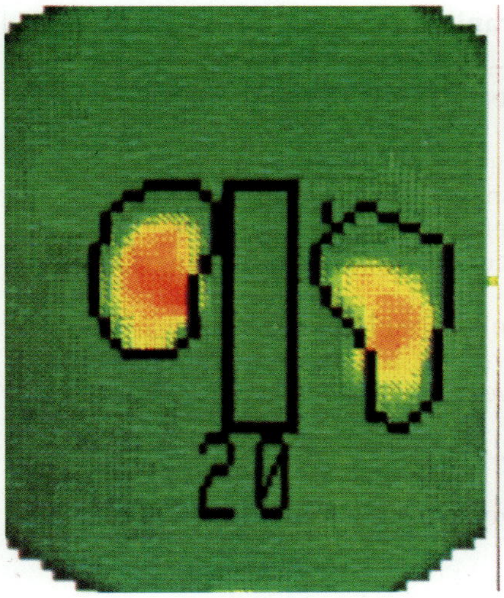

a Nach 20 Minuten normale Aktivitätsanreicherung über beiden Nieren

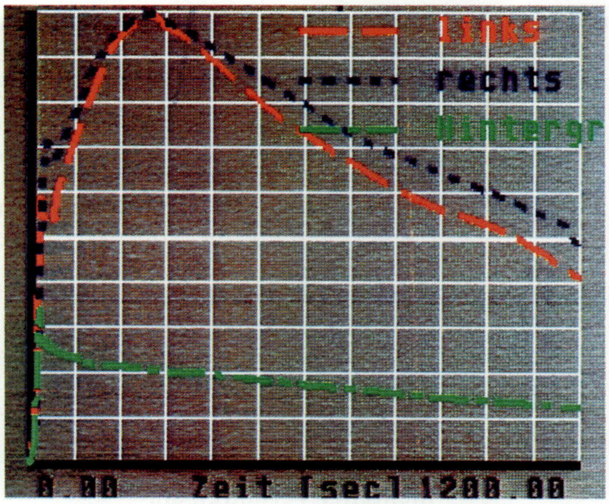

b Über die Zeit seitengleicher Verlauf der Anreicherung

H-9: **Mag3-Clearanceuntersuchung** (zur Durchführung *siehe Kapitel C Urologische Diagnostik*)

Trauma), Tuberkulose, Papillennekrose (Analgetikaabusus). Von außen können einwirken: lokale Tumoren, Metastasen, retroperitoneale Fibrose (M. Ormond), iatrogene Schädigungen (nach Operationen oder Bestrahlung).

oder von außen einwirken (lokale Tumoren, Metastasen, retroperitoneale Fibrose, Operation, Bestrahlung) (H-3).

H-3: Differentialdiagnosen zu Harn- und Nierensteinen

- Nierenbecken- und Harnleiterstenose
- Nierenzellkarzinome
- Blutkoagel (bei Trauma und Tumor)
- Tbc
- Papillennekrose
- Harnleiterobstruktion von extrauretral (Tumor, M. Osmond, Strahlenfibrose)
- Iatrogen (akzidentelle Ligatur bei Operationen)
- Harnleiterstenose nach Bestrahlung

Therapie

• Konservative Therapie

Therapie

• Konservative Therapie

◄ Merke

> ***Merke.*** Bei der akuten Kolik steht die Analgesie im Vordergrund, die Diagnostik folgt erst in zweiter Linie. Dabei sollten rasch potente Analgetika Anwendung finden, um den akuten Schmerz zu durchbrechen *(vgl. Kapitel O Urologische Notfallsituationen).*

Ein gleichzeitig bestehender Infekt wird testgerecht antibiotisch behandelt, vor invasiven therapeutischen Maßnahmen sollte ebenfalls eine Antibiose durchgeführt werden.
Ein bis zwei Drittel der Harnsteine sind spontan abgangsfähig, unterstützend wirken eine vermehrte Flüssigkeitszufuhr und Bewegung.
Schon zu Zeiten der Ägypter wurde versucht, Harnsteine aufzulösen (z.B. mit Straußeneierschalen). Klinische Relevanz hat lediglich die Auflösung von Harnsäuresteinen. Hierbei wird durch orale Medikation der **Urin alkalisiert,** der Urin-pH (Sollwert: 6,2–6,8) vom Patienten selbst überwacht.

Ein Infekt wird testgerecht antibiotisch behandelt. Vermehrte Flüssigkeitszufuhr und Bewegung unterstützen den spontanen Steinabgang.

Harnsäuresteine lassen sich durch **Alkalisierung des Urins** (pH-Sollwert: 6,2–6,8) durch orale Medikation auflösen.

• **Instrumentelle und operative Therapie**

Merke ▶

• Instrumentelle und operative Therapie

> **Merke.** Eine instrumentelle oder operative Steintherapie ist indiziert:
> - bei zusätzlichem Harnwegsinfekt,
> - bei einer die Nierenfunktion bedrohenden Harnstauungsniere,
> - bei nicht beherrschbaren Schmerzen und
> - bei Steinen, die von der Größe her nicht spontan abgangsfähig erscheinen.
>
> Bei infizierten Harnstauungsnieren mit Fieber oder gar Urosepsis ist eine notfallmäßige Entlastung der Niere durch innere Harnleiterschienung oder perkutane Nephrostomie notwendig, evtl. sogar eine Nephrektomie.

Zu den Indikationsbereichen der instrumentellen/operativen Verfahren siehe **H-10**.

H-10 gibt den Indikationsbereich verschiedener operativer bzw. instrumenteller Verfahren an.

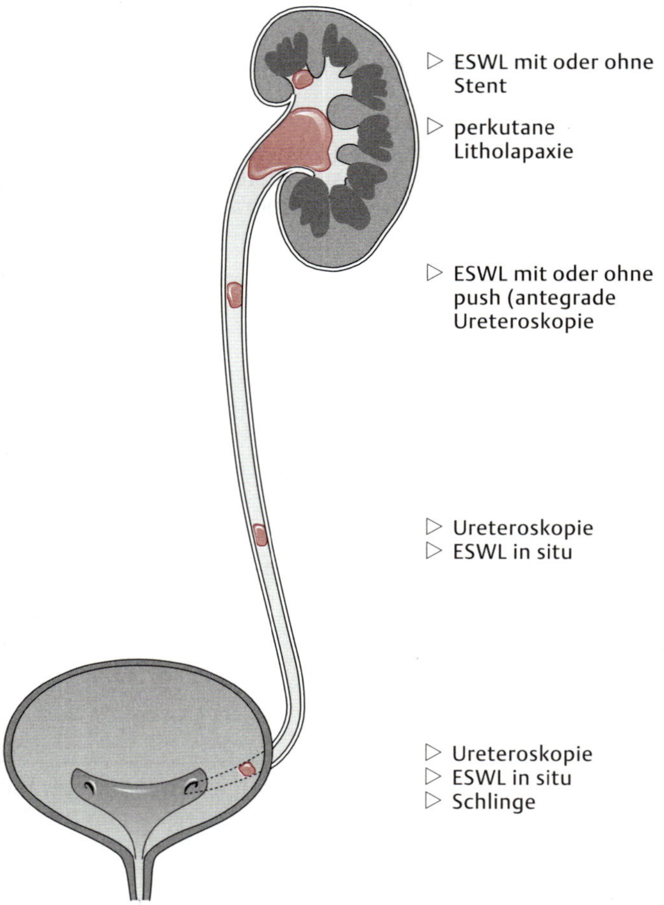

H-10: Etagenabhängige Behandlungsindikationen bei Nieren- und Harnleitersteinen

Die bei der **ESWL** (**H-11**) anfallenden Steindesintegrate gehen per vias naturales ab. Bei größeren Steinen muß zur Verhinderung einer Harnleiterabflußstörung eine Schiene in den Harnleiter gelegt werden.

Die **ESWL (extrakorporale Stoßwellenlithotripsie)** ist die berührungsfreie Zertrümmerung von Harnsteinen durch extrakorporal erzeugte, fokussierte Stoßwellen (**H-11**). Die Steindesintegrate gehen per vias naturales ab. Bei größeren Steinen wird zur Verhinderung einer Abflußstörung durch den Harnleiter okkludierende Desintegrate (Steinstraße) eine Harnleiterschiene eingelegt.

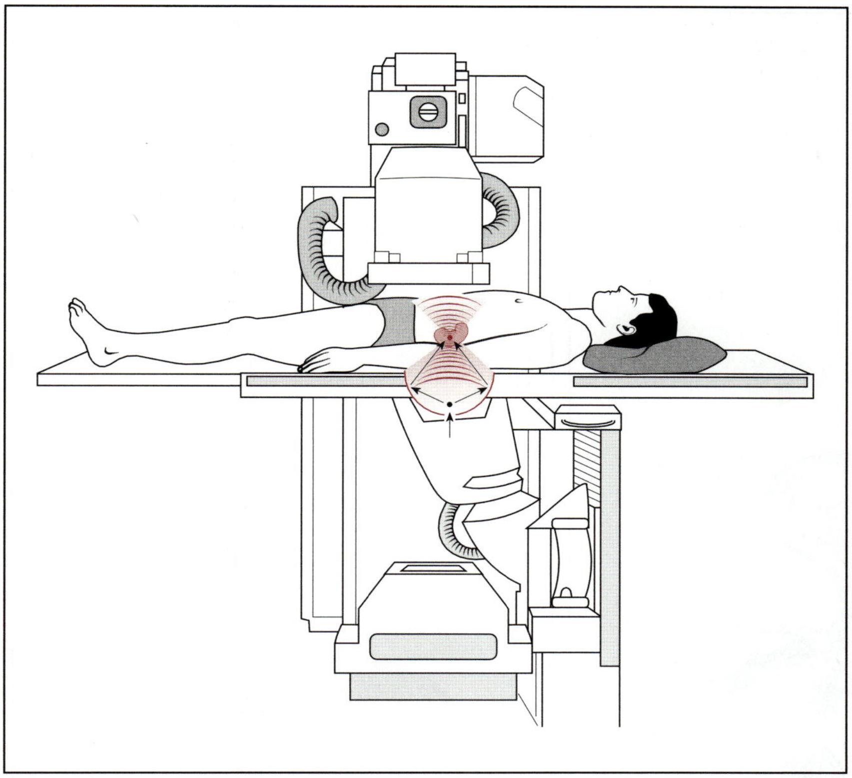

H-**11: Schema ESWL**

Bei der **Ureterorenoskopie** (URS) wird der Harnleiter gespiegelt. Dies geschieht retrograd oder auch antegrad nach perkutaner Nierenpunktion, unterstützt durch verschiedene Instrumente zur Steinextraktion und -zertrümmerung (Ultraschall, elektrohydraulisch, ballistisch, Laser). Die Geräte erfuhren eine Miniaturisierung bis in einen Bereich von weniger als 2 mm Durchmesser (H-**12**).
Die **Schlinge** (z. B. Zeißsche Schlinge) als Harnleiterverweilschlinge bei kleinen, tiefsitzenden Harnleitersteinen ist heute weitgehend durch die URS verdrängt (H-**13**).
Bei der **perkutanen Nephrolitholapaxie** erfolgen nach perkutaner Punktion des Nierenhohlsystems eine endoskopische Steinzertrümmerung (wie bei URS) und Entfernung der Steine (H-**14**).

Die **Ureterorenoskopie** ist eine Harnleiterspiegelung ggf. mit Steinextraktion oder -zertrümmerung (H-**12**). Sie hat die **Schlinge** (H-**13**) weitgehend verdrängt.

Bei der **perkutanen Nephrolitholapaxie** erfolgt eine endoskopische Steinzertrümmerung nach perkutaner Punktion (H-**14**).

Zur Steintherapie können folgende **offenen Operationen** durchgeführt werden:
- Nephrektomie oder Nierenteilresektion:
- Pyelolithotomie: Eröffnung des Nierenbeckens
- Nephrolithotomie: transparenchymal bei Kelchsteinen
- Ureterolithotomie: Eröffnung des Harnleiters
- bei funktionslosen Nieren (Nierenteilen), selten indiziert

Den offenen Operationen ist gemeinsam, daß sie durch die Einführung der wenig invasiven Verfahren weitgehend verdrängt wurden und nurmehr selten indiziert sind. Sie machen lediglich zwischen 0,2 und 3 % der instrumentellen/operativen Steintherapien aus.

Zur Steintherapie können folgende **offenen Operationen** durchgeführt werden:
- Nephrektomie
- Nierenteilresektion
- Pyelolithotomie
- Nephrolithotomie
- Ureterolithotomie.

Sie sind nur noch selten indiziert und machen lediglich zwischen 0,2 und 3 % der instrumentellen/operativen Steintherapien aus.

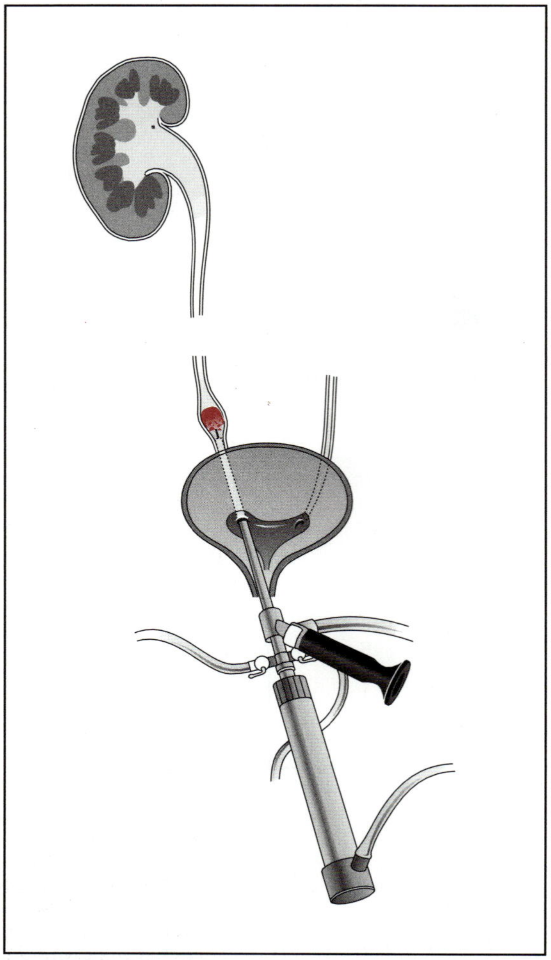

H-12: Schema ureterorenoskopische Steinzertrümmerung

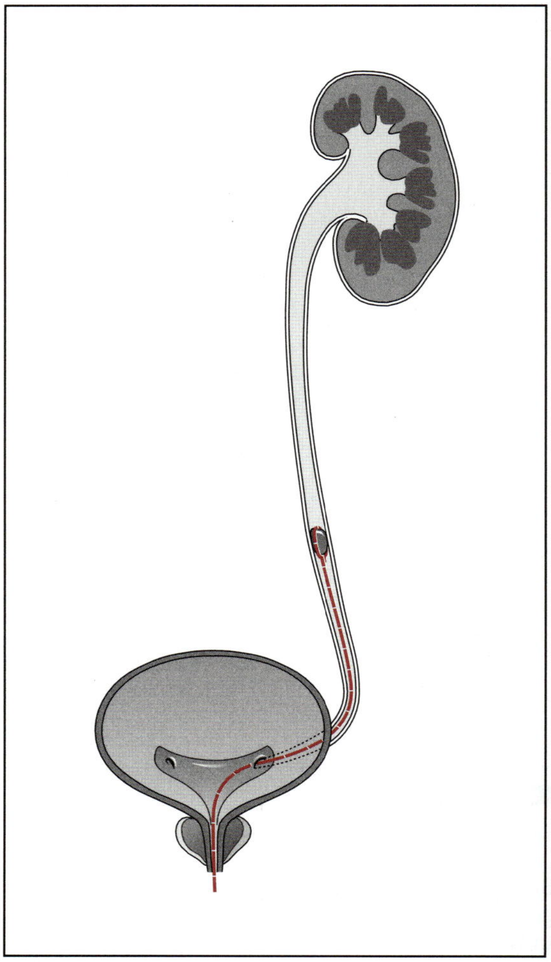

H-13: Schlingenextraktion eines tiefstehenden Harnleitersteins

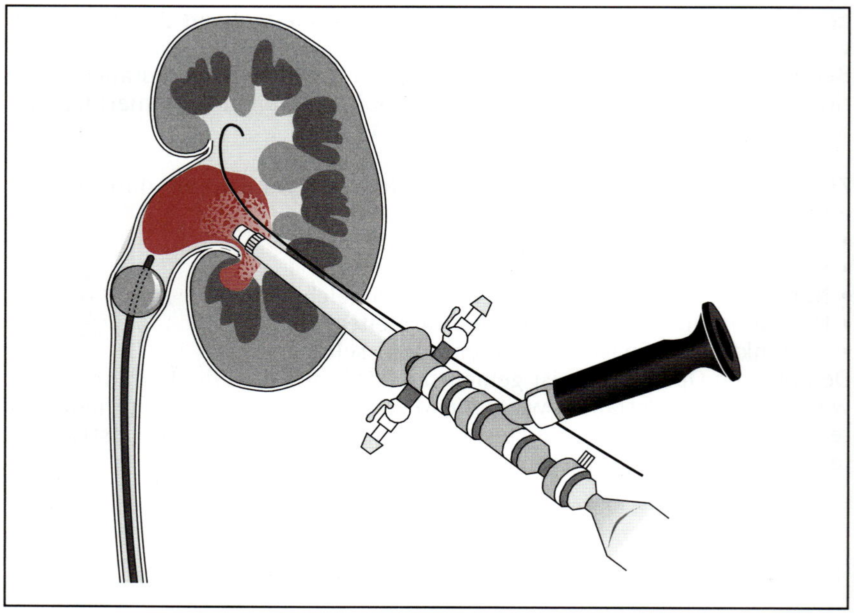

H-14: Perkutane Nephrolitholapaxie eines Nierenbeckenkelchausgußsteins mit Lithotripsie (Ultraschall- oder Stoßwellenlithotripsie)

H-4: OP-Verfahren und ihre Vorteile und Risiken

Indikationen:

- **Nierenbecken-/Kelchstein:** ESWL, PNL, Pyelolithotomie
- **Harnleiterstein:** ESWL, URS, Ureterolithotomie (Schlinge: im distalen Drittel)
- **Blasenstein:** Lithotripsie, Sectio alta

Methode	Vorteil	Risiko
ESWL	Ohne Narkose Kein Schnitt Keine Endoskopie	Nicht immer Steinfreiheit. Oft Hilfseingriffe nötig wie URS bei Steinstraße oder PNL bei NB-Reststein. Bei bestimmten Steinlokalisationen kaum einsetzbar
URS	Kein Schnitt	Harnleiterperforation
PNL	Kein Schnitt	NB-Perforation, nicht immer Steinfreiheit
Schlinge	Wenig belastend	Nur bei Steinen im distalen Harnleiterdrittel möglich
Schnittoperation	Aufwendig, belastend	Vorteil: Alle Steine angehbar. Aber: Narbenbildung. Rezidiveingriffe schwierig. Steinfreiheit evtl. schwierig

Anmerkung: **Alle** Verfahren haben das Risiko der Entstehung bzw. Verschlimmerung einer Infektion

Metaphylaxe. Zur Behandlung von Steinpatienten gehört auch die Metaphylaxe zur **Verhinderung von Rezidivsteinen** (H-5). Strenge Diätvorschriften sind bei Kalziumsteinen nicht mehr zu empfehlen, lediglich die exzessive Aufnahme von Kalzium, Oxalat oder tierischem Fett sollte vermieden werden. Bei persistierender Hypozitraturie finden Zitratpräparate Anwendung, bei Hyperkalziurie Thiaziddiuretika (mit Kalium). Bei Struvitsteinen stehen die Infekttherapie/-prophylaxe und Harnansäuerung im Vordergrund (pH 5,6-6,2).

Metaphylaxe Zur Behandlung von Steinpatienten gehört auch die Metaphylaxe zur **Verhinderung von Rezidivsteinen**. Sehr strenge Diätvorschriften sind bei Kalziumsteinen nicht mehr zu empfehlen. Die Metaphylaxe richtet sich nach der Steinart (H-**5**).

H-5: Übersicht Metaphylaxe

Steinart	Trinkmenge	Nahrung	medikamentös
Kalziumoxalat	2,5–3 l	Kalzium Oxalsäure, Protein und Purin mäßig, Ballaststoffe reichlich	Alkalisierung (Alkalizitrat oder Na-Hydrogenkarbonat) ggf. Thiazide
Kalziumphosphat	2,5–3 l	Zitrusprodukte, Protein gering Ballaststoffe reichlich	ggf. Thiazide ggf. L-Methionin oder Ammoniumchlorid, ggf. Aluminiumhydroxid
Struvit	2,5–3 l	Zitrusprodukte, Protein gering Phosphat meiden (Käse, Hülsenfrüchte, Nüsse, Kakao, Leber) Ballaststoffe reichlich	Infektsanierung
Harnsäure	2,5–3 l	Purine (z.B. Innereien, Räucherfisch, Linsen) einschränken	Alkalisierung (pH 6,5–6,8; Alkalizitrat oder Na-Hydrogenkarbonat) Allopurinol
Zystin	3,5–4 l (gleichmäßig verteilt)	Proteinaufnahme einschränken	α-Mercaptopropionylglycin Alkalisierung (pH > 7,5; Alkalizitrat oder Na-Hydrogenkarbonat) Ascorbinsäure

Die Urinalkalisierung (pH 6,2–6,8) gegen Harnsäuresteine wird mit Kaliumzitrat erreicht, gleichzeitig soll die Purinaufnahme in der Nahrung vermindert werden, evtl. zusätzlich Allopurinol. Besonders bei Zystinsteinen ist eine ausreichende Diurese (mindestens 3 Liter über den ganzen Tag verteilt) wichtig, zusätzlich wird der Urin auf pH-Werte von 7,5–8,0 alkalisiert.

Merke ▶

Merke. Generell ist die **vermehrte Flüssigkeitszufuhr** die wichtigste prophylaktische Maßnahme, unabhängig von der Steinzusammensetzung. Mindestens 2 Liter alle 24 Stunden sind zu fordern

3 **Blasensteine**

3 Blasensteine

Ätiologie und Pathogenese Blasensteine finden sich in westlichen Ländern vor allem bei älteren Männern. Ursächlich besteht eine **Abflußbehinderung des Urins** (z. B. Prostatavergrößerung).

Ätiologie und Pathogenese. Während in einigen Gegenden von Asien primäre Blasensteine vor allem bei Kindern häufig sind, findet sich der Blasenstein in westlichen Ländern sekundär vor allem bei älteren Männern. Ursächlich besteht eine **Abflußbehinderung des Urins,** beispielsweise eine benigne Prostatahyperplasie, Harnröhrenstrikturen oder eine neurogene Blasenentleerungsstörung.

Merke ▶

Merke. Fremdkörper in der Blase fördern in Form von Inkrustierungen die Steinbildung in der Harnblase (Blasenkatheter, Harnleiterschienen, etc.).

Klinik Die Patienten leiden unter Pollakisurie, Dysurie und Hämaturie sowie Unterbrechungen des Harnstrahls.

Diagnostik Der Nachweis gelingt radiologisch, sonographisch oder durch die Zystoskopie (H-**15**).

Klinik. Neben der mit der ursächlichen Erkrankung einhergehenden Symptomatik leiden Patienten mit Blasensteinen unter Pollakisurie, Dysurie und Hämaturie sowie Unterbrechungen des Harnstrahls.

Diagnostik. Der Nachweis gelingt oft radiologisch (Übersichtsaufnahme) oder sonographisch, die Zystoskopie beweist die Diagnose (H-**15**).

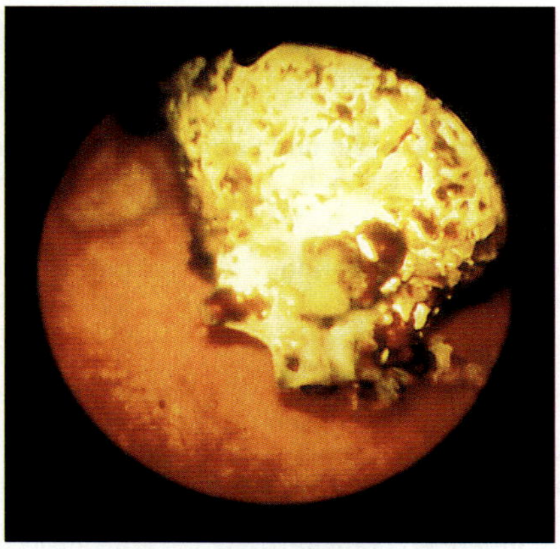

H-**15: Zystoskopische Darstellung eines Blasensteins**

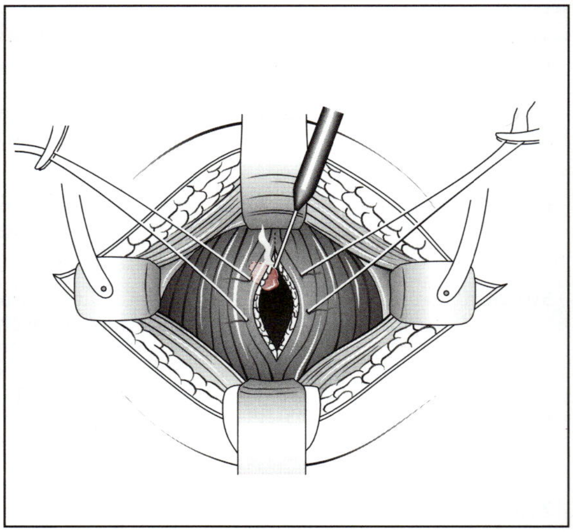

H-**16: Sectio alta** ▶

Therapie. Blasensteine selbst werden bevorzugt wenig invasiv zystoskopisch entfernt, zur Steinzertrümmerung können verschiedene Lithotriptoren (Ultraschall, elektrohydraulisch, ballistisch) eingesetzt werden. Eine extrakorporale Stoßwellenzertrümmerung ist zwar möglich, jedoch nur selten indiziert, da durch sie die Primärerkrankung nicht gleichzeitig mit behandelt werden kann. Bei großer Steinmenge kann eine Sectio alta durchgeführt werden (evtl. in Kombination mit einer transvesikalen Prostatektomie) (◘ H-**16**).

Therapie Blasensteine selbst werden bevorzugt wenig invasiv zystoskopisch zertrümmert und entfernt. Bei großer Steinmenge kann eine Sectio alta durchgeführt werden (◘ H-**16**).

▶ ***Merke.*** Grundsätzlich muß auch die Ursache des Blasensteins behandelt werden.

◀ **Merke**

4 Harnröhrensteine

4 Harnröhrensteine

Steine in der Harnröhre werden symptomatisch, wenn sie steckengeblieben sind. Dies kommt vor allem vor, wenn sie groß und zackig sind, oder an einer Harnröhrenstriktur nicht passieren können. Betroffen sind fast nur Männer, symptomatisch bestehen vor allem Beschwerden bei der Miktion bis hin zum Harnverhalt.
Der Nachweis gelingt palpatorisch, sonographisch und röntgenologisch.
Sind die Steine groß, müssen sie oft in situ zertrümmert werden, sonst werden sie mit der Zange endoskopisch extrahiert, wobei gegebenenfalls eine Striktur gleichzeitig inzidiert wird.

Sie kommen vor, wenn der Stein groß ist bzw. an einer Striktur festhängt. Dadurch entstehen Dysurien bis hin zum Harnverhalt.

Der Nachweis ist palpatorisch, sonographisch und röntgenologisch.
Sie werden endoskopisch entfernt, eine Striktur ggf. gleichzeitig inzidiert.

Essentials

◀ **Essentials**

- Die Urolithiasis ist eine Volkskrankheit. Ursächlich sind meistens eine unzureichende Trinkmenge und eine zu eiweißreiche Ernährung. Alle Steinpatienten müssen darauf hingewiesen werden.
- Nur wenige Steine entstehen aufgrund eines Hyperparathyreoidismus. Dennoch gehört das Screening beim Ca-Steinbildner zur Routine, da diese Steinpatienten kausal behandelt werden können.
- Harnsäuresteine sind nicht röntgendicht. Deshalb kann man nur mit einem Urogramm, nicht aber mit einer sog. Leeraufnahme Steinfreiheit diagnostizieren.
- Eine infizierte Harnstauungsniere durch einen eingeklemmten Harnleiterstein ist relativ häufig und eine der Hauptursachen für eine Urosepsis. Die sofortige Entlastung der gestauten Niere muß vor einer Antibiotikatherapie und vor einer definitiven, steinbeseitigenden Therapie erfolgen.
- Die wichtigste Maßnahme in der Verhinderung von Rezidivsteinen ist die erhöhte Flüssigkeitsaufnahme.

Verletzungen

Teil

1 Einführung

Verglichen mit der Häufigkeit von Traumata in der Allgemeinchirurgie sind Verletzungen des Urogenitaltrakts relativ selten. Ferner sind sie meist nicht so akut lebensbedrohlich wie etwa Hirnverletzungen. Bei falscher Diagnostik, Übersehen von Verletzungen und inadäquater Therapie kann jedoch eine akut lebensbedrohliche Situation entstehen. **Das Anliegen der Unfallurologie ist es, Verletzungen nicht zu übersehen.** Deshalb ist es wichtig, nach der lebenserhaltenden Notfalltherapie auch auf versteckter liegende Verletzungen des Urogenitaltraktes zu achten, sobald die Kreislaufverhältnisse stabilisiert sind. Ultraschall und Urogramm sind dabei die ersten diagnostisch-technischen Verfahren.
Aber nicht nur sekundär lebensbedrohliche Zustände gilt es zu erkennen und zu behandeln, sondern auch Spätfolgen wie Impotenz, Harninkontinenz, Harnröhrenstrikturen und Niereninsuffizienz oder Hypertonie gilt es vorzubeugen.
Neben der Beobachtung der Lokalisierung der Verletzung und ihrer anatomischen Beziehung zum Urogenitaltrakt sowie dem Vorhandensein einer Hämaturie kommt dabei nach der klinischen Untersuchung der **Sonographie** eine Schlüsselrolle bei der Erstuntersuchung des Unfallverletzten zu, denn sogar schwere urologische Verletzungen können klinisch »stumm« sein und bei einem Polytrauma zunächst übersehen werden. Ferner gehört grundsätzlich ein **Ausscheidungsurogramm** (AUG) zur Basisdiagnostik. Sehr wichtig, vor allem im Bereich von Flankentraumata, ist aber auch das **Computertomogramm,** das vor allem bei der Entscheidung weiterhilft, ob operativ oder konservativ behandelt werden muß.
Bei einer **Hämaturie** bzw. Blutung aus der Harnröhre muß vor jeder weiteren Maßnahme ein **retrogrades Urethrogramm** durchgeführt werden.
Offene Verletzungen des Urogenitaltraktes – die allerdings relativ selten sind – sind leichter als zu diesem Organgebiet gehörig zu erkennen, wohingegen geschlossene Verletzungen unbemerkt bleiben können und erst später durch Komplikationen (z. B. ein Urinom oder eine Urinphlegmone) auf sich aufmerksam machen.

1 Einführung

Verletzungen des Urogenitaltrakts sind relativ selten und meist nicht akut lebensbedrohlich. Die Problematik liegt deshalb darin, eine **Beteiligung des Urogenitaltraktes nicht zu übersehen,** so daß erst sekundäre Komplikationen darauf hinweisen (Impotenz, Inkontinenz, Niereninsuffizienz, renale Hypertonie, Harnröhrenstriktur).
Die ersten technischen Untersuchungen sind Sonographie und Ausscheidungsurogramm.

Beachtung einer eventuellen Makrohämaturie und sorgfältige **Sonographie** sind die Schlüssel bei der Erstuntersuchung von Unfallverletzten.

Ausscheidungsurogramm und bei schwereren Verletzungen ein **CT** gehören zur Basisdiagnostik.

Bei einer makroskopisch sichtbaren **Blutung** aus der Harnröhre ist ein **Urethrogramm** Pflicht (Ausschluß einer Harnröhrenverletzung).

1.1 Prinzipien der Unfallurologie

Bei der Therapie Unfallverletzter gelten auch in der Urologie selbstverständlich die allgemeinen Regeln der unfallchirurgischen und anästhesiologisch-notfallmedizinischen Versorgung. Das bedeutet, daß der **ABCD-Regel** oberste Priorität zukommt:
A = Atemwege freihalten
B = Beatmen
C = Circulation
D = Drugs
Erst danach folgt die Untersuchung zur Lokalisation der Hauptverletzung des Patienten. Für den urologischen Teilbereich sind dabei folgende Fragen vordringlich zu klären:

1.1 Prinzipien der Unfallurologie

ABCD-Regel der notfallmedizinischen Versorgung besitzt auch in der Urologie oberste Priorität.

A = Atemwege freihalten
B = Beatmen
C = Circulation
D = Drugs

Nach Stabilisierung des Patienten sind folgende Punkte abzuklären:

- Offene Verletzung des Urogenitaltraktes
- Hämaturie
- Prellmarken im Flankenbereich als Hinweis auf Nierenbeteiligung
- WS-Fraktur (Hinweis auf neurogene Blase)
- Knochenfraktur des Beckens (Hinweis auf Harnröhrenverletzung)
- Hochstehende Blase (HR-Abriß, Hämatom im kleinen Becken)
- Prostata tastbar (HR-Abriß)

- Besteht eine offene Verletzung im Bereich urologischer Organe?
- Besteht eine Hämaturie?
- Finden sich Prellmarken bzw. andere Hautverletzungen, die auf ein Trauma des Beckens oder der Nieren hindeuten?
- Besteht eine Mitbeteiligung der Wirbelsäule (Hinweis auf die spätere Entstehung einer neurogenen Blase!)?
- Ist die Knochenstruktur des Beckens stabil (Harnröhrenverletzung bei Symphysenruptur)?
- Steht die Blase hoch (Perkussion) (Hinweis auf einen möglichen Harnröhrenabriß und ein Hämatom im kleinen Becken)?
- Ist rektal die Prostata palpabel (wenn nicht, ist dies ein Hinweis auf einen Harnröhrenabriß)?

Nach grober Abschätzung des Ausmaßes urologischer Organverletzungen wird festgelegt, ob die Therapie konservativ (z. B. suprapubischer Katheter bei HR-Verletzung) oder unmittelbar operativ (z. B. bei Nierenstielabriß) erfolgt.

Der nächste Schritt ist die Festlegung, welche speziellen Maßnahmen getroffen werden müssen, um das Ausmaß der Verletzung zu begrenzen und Komplikationen und Spätfolgeschäden zu verhüten. Deshalb muß die Entscheidung zwischen konservativem Vorgehen, palliativen Maßnahmen (z. B. suprapubische Harnableitung bei Harnröhrenverletzung) und sofortiger, notfallmäßiger Operation (z. B. bei Nierenstielabriß) fallen.

1.2 Verteilung urologischer Verletzungen

60 % urologisch Verletzter haben ein Polytrauma erlitten.

1.2 Verteilung urologischer Verletzungen

Viele urologisch Verletzte (60 %) haben ein Polytrauma mit Beteiligung des Urogenitaltraktes erlitten.

Merke ▶

> ▶ ***Merke.*** Isolierte Nierenverletzungen sind selten.

Verteilung der Unfallereignisse:
- 41 % im Straßenverkehr
- 13 % Sport- und Arbeitsunfälle
- 8 % bei sexuellen Handlungen
- 6 % Kriminalität

Die westdeutsche Multicenterstudie »Urologische Traumatologie« (1990) weist 41 % der Unfallereignisse dem **Straßenverkehr** zu, jeweils 13 % sind **Sport- und Arbeitsunfälle,** 8 % traten bei sexuellen Handlungen auf, 6 % waren **krimineller Ursache.**
Die Harnblasenverletzungen stammen zu 60 % aus dem Straßenverkehr, 34 % der Harnröhrenverletzungen waren Arbeitsunfälle.
Über 30 % der Genitalverletzungen und 12 % der Harnröhrenverletzungen entstanden bei **sexuellen Aktivitäten,** meist infolge autoerotischer Handlungen.
Interessant ist, daß bei Nierenverletzungen Autofahrer und Motorradfahrer mit je 35 bzw. 34 % gleich stark vertreten waren. Aber auch Fahrradfahrer sind betroffen, selbst dann, wenn sie nicht in Berührung mit einem »stärkeren« Verkehrsteilnehmer kommen, sondern lediglich unglücklich stürzen.

Nach einer Multicenterstudie von 1990 verstarben 9 % der Patienten, davon 80 % an Sekundärkomplikationen

Trotz modernster Therapieverfahren starben 9 % der Patienten. Davon erlagen 20 % unmittelbar ihren Verletzungen, 80 % dagegen starben an Komplikationen wie sekundärem Organversagen (50 %), zerebraler Dysfunktion (21 %), Herzstillstand/Lungenembolie (16 %), Sepsis (13 %).
Die Zahlen variieren je nach Region und Klinik (z. B. Bereich Autobahn, Industrie, ländliche Region, Schwerpunktkrankenhaus etc. ändern das Verletztenaufkommen in einer urologischen Abteilung).

2 Nierenverletzungen

2 Nierenverletzungen

Pathogenese. In über 80 % der Fälle findet sich nach direkter oder auch indirekter Gewalteinwirkung eine **geschlossene Nierenverletzung.**

Pathogenese In 80 % besteht eine **geschlossene Nierenverletzung.**

> ***Merke.*** Die Niere ist nach stumpfen Bauchtraumata nach der Milz das am häufigsten verletzte Organ im Oberbauch.

◀ **Merke**

Ca. 70 % der Schäden sind auf das Parenchym begrenzt, in 30 % liegt eine gemeinsame Verletzung von Parenchym und Hohlsystem vor. In 17 % findet sich gleichzeitig eine Verletzung von Wirbelkörpern.

Vorwiegend ist das Parenchym verletzt, in knapp einem Drittel der Fälle besteht eine Beteiligung des Hohlsystems.

Einteilung. Die Einteilung nach Schweregrad ist hilfreich für die spätere Therapieentscheidung (Syn. I-**1**):

- Nierenkontusion und oberflächliche Parenchymverletzungen (über zwei Drittel der Fälle)
- Parenchymruptur bis zum Hohlsystem, ggf. mit Urinaustritt und perirenalem Hämatom
- Ausgedehnte Zerstörung des Organs, z. B. Polabtrennung, Mazeration des Gewebes

Typisch ist eine Beteiligung der Rippen und Wirbelsäule (ca. 20 % der Fälle), weshalb man im AUG gezielt nach Knochenfrakturen suchen muß. Pathophysiologischer Hintergrund ist die Beweglichkeit besonders der kurzen 12. Rippe, die unter dem Trauma wie ein Säbel die Niere durchschneiden und sogar zweiteilen kann. Besonders bei jungen Patienten kommt es trotz relativ starker Biegung der Rippe oft nicht zur Fraktur, da Rippe und Gelenke noch sehr flexibel sind. Man spricht in diesen Fällen auch vom »Peitschenschlagphänomen«.

Einteilung Zwei Drittel der Fälle sind Nierenkontusionen, ein Drittel schwere Verletzungen (Syn. I-**1**) mit ausgedehnter Parenchymbeteiligung bis hin zu Polabtrennungen.

Typisch ist die Beteiligung von Wirbelsäulen-Rippenfrakturen, wenn auch nur in 20 % der Fälle.
Besonders die 12. Rippe kann die Niere schwer traumatisieren (»Peitschenschlagphänomen«).

Klinik

Klinik

> ***Merke.*** **Leitsymptom ist eine Hämaturie** unterschiedlichen Ausmaßes (80 % der Fälle). Eine Hämaturie kann jedoch auch fehlen, selbst ihr Ausmaß (Mikro/Makro) liefert keinen sicheren Hinweis auf den Schweregrad der Nierenverletzung.

◀ **Merke**

Ein **klopfschmerzhaftes Nierenlager** sowie **Prellmarken** bzw. Hautverletzungen der Flanke bzw. eine Flankenvorwölbung durch ein Hämatom sind möglich. Bei einem subkapsulären **Hämatom** entsteht ein starker Spannungsschmerz. Bei kreislaufrelevanter Blutung entsteht eine Schocksymptomatik.

Ein **klopfschmerzhaftes Nierenlager, Prellmarken** bzw. Hautverletzungen der Flanke sind möglich. Ein subkapsuläres **Hämatom** verursacht einen starken Spannungsschmerz.

> ***Merke.*** **Bei einem Nierenstielabriß fehlt die Hämaturie!**

◀ **Merke**

Diese Patienten zeigen eine Schocksymptomatik und Schmerzen im Retroperitoneum. Bei Nierenstielabriß zeigt das Ausscheidungsurogramm (AUG) eine stumme Niere.
Bei heftigsten Schmerzen muß man auch an eine Infarzierung der Niere z. B. infolge einer Thrombose denken.

Auf einen Nierenstielabriß deuten ein stummes AUG und fehlende Makrohämaturie bei gleichzeitigem Schock hin.

Aus diesen Tatsachen ergibt sich ein scheinbares Paradoxon: Bei leichter Nierenbeteiligung fehlt die Makrohämaturie, nur eine Mikrohämaturie läßt sich nachweisen. Aber auch bei besonders schweren Fällen läßt sich keine Makrohämaturie finden, teilweise nicht einmal eine eindeutige Mikrohämaturie. Die Ursache liegt darin, daß die betroffene Niere nicht mehr arbeitet und deshalb auch keinen blutigen Urin mehr ausscheiden kann!
Deshalb muß man auch bei einer Mikrohämaturie als Leitsymptom immer an schwere Verletzungen denken, obwohl die weitaus meisten Nierentraumata Bagatellverletzungen wie z. B. eine Nierenkontusion sind.

Aber: Es läßt sich nicht von der Hämaturie auf den Grad der Nierenverletzung schließen!

Die meisten Nierenverletzungen sind Bagatelltraumata (Nierenkontusion).

Diagnostik Diagnostisches Vorgehen bei Nierentrauma:
- **Urinuntersuchung** zur Beurteilung der Hämaturie

Diagnostik. Beim Vorliegen eines Nierentraumas führt man folgende diagnostische Maßnahmen auf jeden Fall durch:
- **Urinuntersuchung:** Sie beurteilt das Ausmaß der Hämaturie (im Urinsediment)

Synopsis I-**1b: Differenzierte Klassifikation des Nierentraumas**

Verletzung	Grad	Befund	Therapie
Leicht (60–80 %)	Ia	Kontusion	konservativ
	Ib	Parenchymblutung	
Schwer (10–30 %)	IIa	Inkomplette Ruptur mit subkapsulärem Extravasat	konservativ
	IIb	Inkomplette Ruptur mit perirenalem Extravasat	Abwartend konservativ/operativ
	IIc	Komplette Ruptur mit retroperirenalem Extravasat	Sofortige operative Nierenfreilegung
Kritisch (< 5 %)	III	Multiple Rupturen, Zertrümmerung, Stielverletzung	Nephrektomie, ggf. Gefäßrekonstruktion

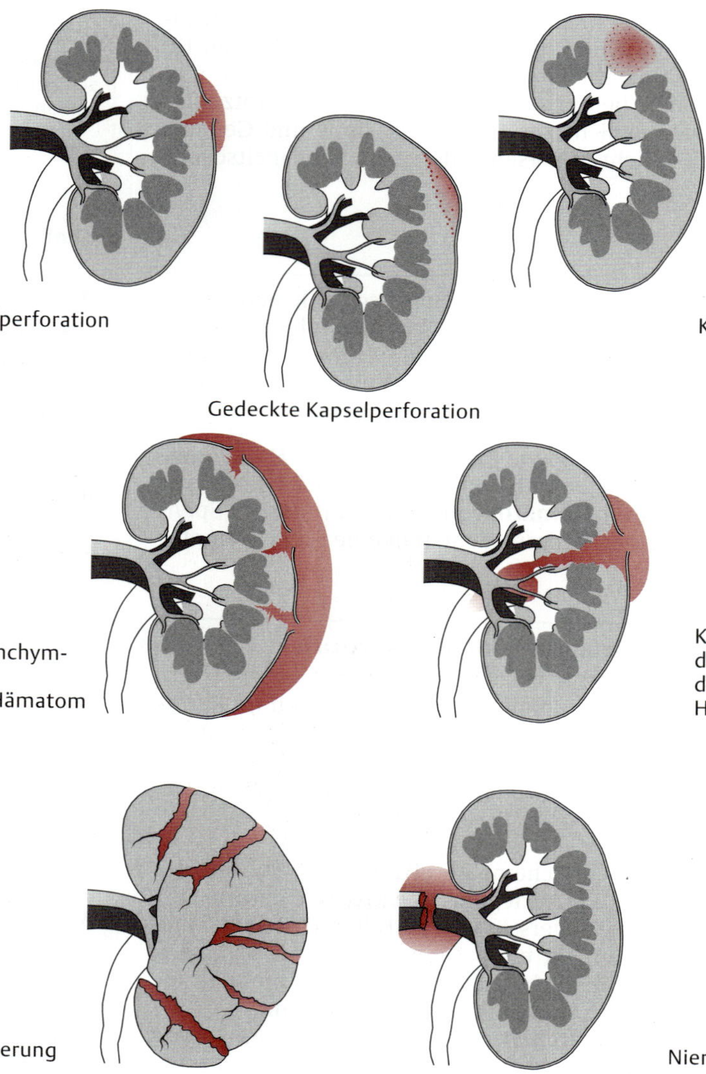

- **Sonographie:** Allererste instrumentelle diagnostische Maßnahme nach der klinischen Untersuchung. Ihr Befund entscheidet über das weitere Prozedere.
- **Röntgendiagnostik:** Zur Orientierung dient zunächst das **AUG.**

Computertomographie und bei Verdacht auf Gefäßbeteiligung in Einzelfällen auch eine **Angiographie** ergänzen die Diagnostik, sind aber erst nach Durchführung von Sonographie und AUG indiziert. Die Computertomographie dient dabei nicht nur der Feststellung des Ausmaßes der Verletzung, sondern auch zur Indikationsstellung zu einer operativen Intervention, da sich selbst im Ultraschall und AUG schwere Verletzungen relativ geringfügig darstellen können.

- **Sonographie** zur Feststellung von Parenchymveränderungen oder -schäden.
- **Ausscheidungsurogramm**

Das **CT** dient zur Feststellung des Ausmaßes der Verletzung und der Festlegung einer eventuellen Operationsindikation.

K ***Der klinische Fall.*** Eine 17jährige Fahrradfahrerin wurde von einem Auto angefahren. Außer leichten Prellungen der Extremitäten und Schnittwunden im Gesicht hatte sie scheinbar keine weiteren Verletzungen erlitten. Wenige Stunden nach Klinikaufnahme jedoch war es zu einer leichten Makrohämaturie gekommen. Prellmarken der Haut waren nicht vorhanden, auch im Sonogramm war nur ein geringes intrarenales Hämatom erkennbar gewesen. Die Kreislaufverhältnisse waren stabil, der Hb-Wert ebenfalls. Etwa 3 Tage später – die Hämaturie sistierte fast – kam es zu einem Kreislaufabfall, die Hb-Kontrolle zeigte einen deutlichen Blutverlust an, die Hämaturie trat erneut auf. Sonographisch war der Befund im wesentlichen unverändert. Das CT ergab jedoch eine ausgedehnte Destruierung des mittleren Nierendrittels. In der unverzüglichen Operation konnte nur noch die Nephrektomie durchgeführt werden konnte, da der Versuch der Blutstillung intraoperativ nicht gelang und die Kreislaufsituation weitere Versuche nicht zuließ.

Merke
- Ein zweizeitiges Auftreten von Symptomen kommt vor
- Der Krankheitsverlauf muß sorgfältig beobachtet werden, auch wenn die Verletzung zunächst scheinbar harmlos aussieht.
- Die Sonographie kann über das Ausmaß der Verletzung täuschen.
- Ein CT hätte schon früher das Ausmaß der Verletzung erkennen lassen.

◄ **Merke**

Wertigkeit, Indikation und Konsequenzen der diagnostischen Maßnahmen:

- **Sonographie:**

Die Sonographie ist die erste orientierende Untersuchung, die schon während der ABCD-Notfallmaßnahmen erfolgen kann, da sie ohne Patientenbelastung möglich ist.
Sie dient zusätzlich aber auch der Verlaufsbeobachtung, z.B. zur Beurteilung der Größenab-/-zunahme eines Hämatoms (I-**1**).
Der einzige Nachteil ist, daß das Ausmaß der Verletzung bei vorwiegend intrarenaler Läsion nur schwer einschätzbar ist. Die Sonographie muß deshalb mit Röntgenverfahren kombiniert werden.

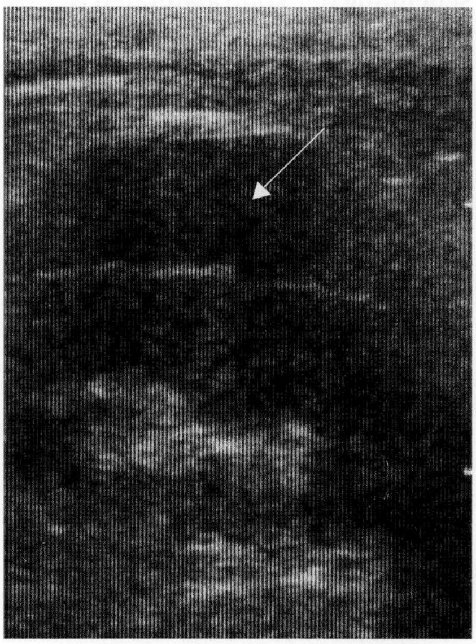

I-1: Posttraumatisches perirenales Hämatom im Sonogramm (→), das der Niere aufliegt

Wertigkeit, Indikation und Konsequenzen der diagnostischen Maßnahmen

- **Sonographie:**

Die Sonographie ist die erste orientierende Untersuchung, die aber insbesondere bei Verdacht auf intrarenale Läsionen mit Röntgenverfahren kombiniert werden muß (und umgekehrt). Sie dient auch zur Verlaufsbeobachtung, z. B. zur Beurteilung von Größenveränderungen eines Hämatoms, s. I-**1**.

- **Röntgenuntersuchungen:**

Merke. Ein **Ausscheidungsurogramm** (AUG) ist – wie die Sonographie – bei **jedem** Nierentrauma obligat.

◄ **Merke**

Im AUG werden Nierenkontur, Erkennbarkeit des Psoasschattens und Verlauf der KM-Ausscheidung beurteilt.

Man kann im AUG nicht nur knöcherne Verletzungen erkennen (Rippen und Wirbelsäule), man achte auch auf den Psoasschatten (ist er verstrichen, zeigt dies ein erhebliches retroperitoneales Hämatom an) und die Kontur der Nieren.
Nach Kontrastmittelgabe beurteilt man die KM-Ausscheidung (fehlt bei Nierenstielabriß!) und den Verlauf. KM-Austritte weisen auf eine Hohlraumverletzung hin. Auch die Blase muß beurteilt werden (s.u.)

Merke ▶

Merke. Ausscheidungsverzögerungen und Paravasate kommen auch bei Harnleiterabrissen vor (s.u.)

Typische Röntgenbefunde:
- Knochenfrakturen
- Verwaschener Psoasschatten
- Unscharfe Nierenkonturen
- Hochstehendes Zwerchfell
- Verlagerung von Strukturen
- Kontrastmittelaussparungen
- Kontrastmittelextravasate

Typische Befunde im Ausscheidungsurogramm:
- Knochenfrakturen
- Verwaschener Psoasschatten und unscharfe Nierenkonturgrenzen durch Hämatomüberlagerung
- hochgedrängtes Zwerchfell durch Hämatom
- Verlagerung von Hohlraumstrukturen einschließlich des Harnleiters
- Kontrastmittelaussparungen im NBKS (Blutkoagel)
- Kontrastmittelextravasate.

Merke ▶

Merke. Bei **fehlender KM-Ausscheidung** einer Niere muß man sofort an einen **Nierenstielabriß** denken, der eine Notoperation begründet. Gleichzeitig fehlt die Hämaturie.

Die normale **Funktion der gegenseitigen Niere** ist im AUG erkennbar. Eine Isotopendiagnostik ist meist zu zeitaufwendig.

Bei Bedarf einer ergänzenden Diagnostik muß deren Notwendigkeit gegen die Dringlichkeit einer Notoperation abgewogen werden.

Schichtaufnahmen können im Zweifelsfall deutlichere Befunde zeigen.

Eine stumme Niere im AUG (◘ I-2) kann bedeuten:
- Zertrümmerung
- Arterielle oder venöse Thrombose
- Nierenstielabriß
- Polamputation und Querruptur
- Schwerste Kontusion.

Weiterhin ist der Nachweis der normalen **Funktion der Gegenseite** wichtig, wenn eine Notfallnephrektomie notwendig werden sollte. In aller Regel ist der Nachweis durch eine suffiziente Kontrastmittelausscheidung der kontralateralen Niere im AUG erbracht. Eine Isotopenclearance ist dagegen meist zu zeitaufwendig und würde den Noteingriff unnötig verzögern.
Gegebenenfalls muß man **Schichtaufnahmen** durchführen, um ein klareres Bild zu erhalten. Dies gilt auch für Spätaufnahmen, da die Durchblutung gestört sein kann. Jedoch muß man auch hierbei immer die Dringlichkeit therapeutischen Handelns bei der Diagnostik berücksichtigen.
Eine **stumme Niere** im AUG (◘ I-**2**) kann bedeuten:
- Zertrümmerung
- Arterielle oder venöse Thrombose
- Nierenstielabriß
- Polamputation und Querruptur
- Schwerste Kontusion.

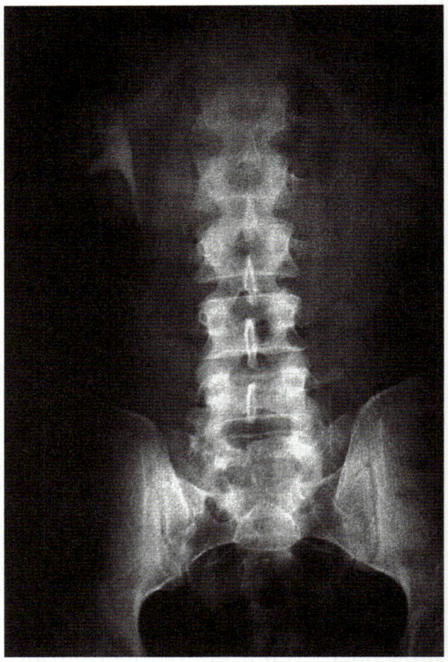

◘ **I-2: Fast stumme linke Niere im AUG.** Fehlende Darstellung des linken Psoasrandes infolge eines Hämatoms

Bei Verdacht auf eine Gefäßverletzung ist die **Angiographie** indiziert.

Besonders bei Verdacht auf Gefäßverletzung kann die **Angiographie** den Befund klären und das Ausmaß der Zerstörung festlegen.

> **Merke.** Die wichtigste Indikation für die Durchführung einer Notfallangiographie besteht bei der sog. »stummen Niere« im AUG (15% der AUG-Fälle).
> Voraussetzung sind allerdings stabile Kreislaufverhältnisse. Sonst erfolgt besser die notfallmäßige Nierenfreilegung, die den Befund klärt und der unmittelbaren Therapie zuführt.

◄ **Merke**

Typische Befunde einer Angiographie: Man sieht entweder schon am Abgang der Arteria renalis eine **KM-Extravasation** als Zeichen des Gefäßabrisses oder auch thrombotische Verschlüsse und KM-Extravasate aus dem Parenchym heraus, wenn z. B. eine große Parenchymzerstörung besteht (dies ist meist auch schon im AUG zu sehen).

Typische Befunde einer Angiographie:
- KM-Extravasation aus Gefäßen
- KM-Extravasation aus Parenchym.

Die Durchführung eines **Computertomogramms** erlaubt die exakte Feststellung des Verletzungsumfangs und erleichtert einerseits die Entscheidung, ob überhaupt operiert werden soll, andererseits wie am besten vorgegangen werden sollte (I-**3**). Man kann sogar abgerissene Nierenteile im CT wiederfinden. Lage und Ausmaß der Blutung werden ebenfalls gut gesehen. Die Durchführung verlangt aber das Erreichen von stabilen Kreislaufverhältnissen vor Beginn der Untersuchung. Sollten sie nicht gegeben sein, wird selbst auf ein CT verzichtet und eine explorative Laparotomie durchgeführt.

Das **CT** klärt Operationsituation und Prozedere (I-**3**). Abgerissene und dislozierte Nierenteile können im CT wiedergefunden werden. Voraussetzung sind stabile Kreislaufverhältnisse. Wenn sie nicht erreichbar sind, erfolgt die Notoperation.

Nierenszintigraphie und **Isotopenclearance** sind normalerweise eine Untersuchungsmethode nach abgeschlossenem Heilungsprozeß, um das Ausmaß verbliebener Restschäden vor allem auch gutachterlich feststellen zu können.

Szintigraphie und **Isotopenclearance** stellen das Ausmaß von Restschäden fest.

Therapie. Die Entscheidung, ob konservativ unter strenger stationärer Kontrolle abgewartet werden kann, ist u. U. schwierig. Da oft Polytraumatisierungen vorliegen, muß mit dem Unfallchirurgen und dem Intensivmediziner das adäquate Vorgehen abgestimmt werden.
Dennoch gibt es Therapieprinzipien, die in I-**1** zusammengestellt sind:

Therapie Die Indikation zur Operation wird bei Polytraumatisierten zusammen mit dem Unfallchirurgen und Intensivmediziner gestellt.
Zu generellen Therapieprinzipien siehe I-**1**.

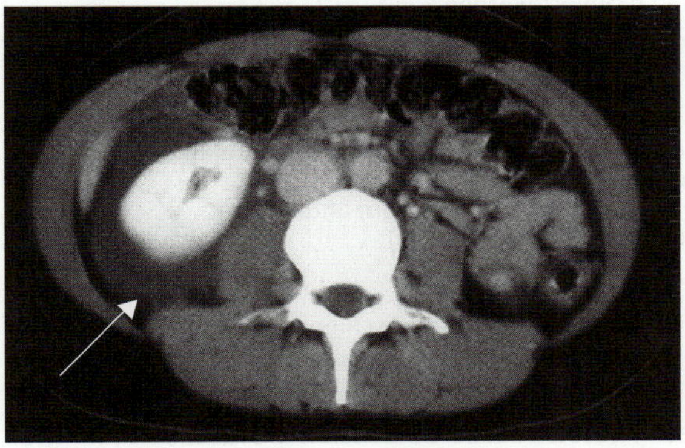

I-3: Perirenales Hämatom im CT nach Nierentrauma (←)

I-1: Therapierichtlinien

Stadium	Therapie
I. Begrenzte Parenchymverletzung, stabiler Kreislauf, nur kurzdauernde Makrohämaturie	Konservativ (Bettruhe, regelmäßige Kontrollsonographie)
II. Ausgedehnte Nierenverletzung, Schock, der gut zu beseitigen ist (Hb stabil), fortbestehende Makrohämaturie	Kreislaufstabilisierung, währenddessen bzw. danach weiterführende Diagnostik (z. B. CT, Angiographie), danach Entscheidung ob konservatives oder operatives Vorgehen (im Zweifel Operation)
III. Schwerste Verletzung der Niere, z. B. Berstung, Nierenstielabriß, Zertrümmerung, Schock, der nur unzureichend zu behandeln ist.	Notfalloperation (schon bei geringstem Verdacht!)

Eine verzögerte Operation scheint mit einer geringeren Nephrektomierate als eine Akutoperation verbunden zu sein.

Meist besteht bei Unfallverletzten nur im III. Stadium ein unmittelbares urologisches Behandlungsprimat.
Wie umfangreiche Vergleiche in vielen Kliniken ergeben haben, ist, sofern die Kreislaufverhältnisse dies gestatten, eine Spätoperation bzw. Operation nach einigen Tagen Konsolidierung mit einer geringeren Nephrektomierate verbunden als das unmittelbar operative Eingreifen noch am Verletzungstag.

Merke ►

> ► ***Merke.*** Sofern der Kreislauf stabil bleibt, entscheidet man sich beim Nierentrauma eher für eine konservative Therapie oder Operation im Intervall. Bei auf Dauer nicht zu stabilisierenden Kreislaufverhältnissen besteht dagegen eine dringliche Operationsindikation.

Eine absolute Indikation zur Akutoperation ist der Verdacht auf Nierenstielabriß.
Die Rate an Spätkomplikationen (s.o.) ist unabhängig vom Operationszeitpunkt gleich groß (20%).
Bei einer Operation steht die Blutstillung im Vordergrund, erst dann ist auf Organerhaltung zu achten.

Sonderindikationen zur Notoperation sind oben erwähnt, das betrifft vor allem den Nierenstielabriß.
Die Rate an Spätkomplikationen (vor allem sekundärer Organverlust, Urinom, Abszeß) ist bei sofortigem wie abwartendem operativem Vorgehen etwa gleich groß (um 20%).
Wenn operiert werden soll oder muß, ist zunächst die Stillung einer Blutung vorrangig, dann erst die Erhaltung des Organes bzw. die Rekonstruktion seiner Form und Funktion *(vgl. hierzu die Kasuistik).* Zerstörtes Gewebe gilt es zu entfernen.

Eine **Nephrektomie** erfolgt nur im Notfall, und auch nur dann, wenn die **kontralaterale Niere funktionstüchtig** ist.
Zur Differentialtherapie vergleiche ▤ I-**2**.

Eine **Nephrektomie** erfolgt nur im Notfall und wenn z.B. durch AUG (nicht durch die Sonographie, da im Ultraschall keine Funktion nachweisbar ist) gezeigt ist, daß die **kontralaterale Niere funktionstüchtig** ist.
Zur Differentialtherapie vergleiche ▤ I-**2**.

I-2: Differentialtherapie beim Nierentrauma

Vorwiegend konservative Therapie:
- Nierenkontusion
- Oberflächliche Parenchymverletzung ohne Hohlsystembeteiligung
- Urinom, das z. B. perkutan drainiert werden kann
- Perirenales Hämatom, dessen Ausmaß nicht kreislaufrelevant ist

Operative Therapie:
- Nierenstielabriß!
- Ausgedehnte Verletzung des Parenchyms mit Hohlsystembeteiligung
- Hämatome, die kreislaufrelevant sind
- Abflußbehinderung der Niere durch z. B. Hämatom und Urinom
- Arterielle Verletzung (auch von Segmentarterie)
- Polabriß
- Arterielle Thrombose
- Urinfistel (sofern keine Drainage bzw. Harnleiterschienung möglich ist)

Komplikationen aufgrund übersehener Nierentraumata:
Urinom, Hämatom, Stein, Raumforderung der Flanke, Stauung, Fieber, Hypertonie.

Komplikationen. Sollte ein Nierentrauma übersehen worden sein, können später Symptome von Komplikationen wie Urinom, Hämatom, Steinbildung auftreten, die sich durch z.T. dumpfe Schmerzen, eine Raumforderung in der Flanke, Harnstauung, ggf. Fieber oder auch eine Hypertonie bemerkbar machen.

Spätkomplikationen manifestieren sich ggf. erst nach mehreren Jahren.
- **Frühkomplikationen**
  - Verzögerter Schock
  - Peritonitis

Bei Nierenverletzungen kann es zu einer Reihe von Früh- und auch Spätkomplikationen kommen, die sogar u.U. erst Jahre danach manifest werden.
- **Frühkomplikationen:**
  - **Verzögerter Schockzustand:** Er kommt infolge einer verzögerten Ruptur des Organs unter konservativer Therapie zustande. Deshalb ist die sorgsame Beobachtung nötig, die in solch einem Fall in eine sofortige Operation mündet. Diese Komplikation ist allerdings relativ selten *(s.a. Fallbeispiel S. 231).*
  - **Peritonitis:** Sie entsteht infolge Keimdurchwanderung und ist gelegentlich bei offener Nierenverletzung zu beobachten. Sie ist auch im Rahmen einer Urinphlegmone möglich. Dann besteht eine hohe Mortalität. Die Peritonitis ist aber nicht zu verwechseln mit dem harmlosen Peritonismus, der als reflektorische Bauchspannung jedes Trauma begleiten kann.

- **Urosepsis:** Prinzipiell ist jede verletzte Niere infektionsgefährdet, da Keime in gequetschtem Gewebe ein gutes Substrat finden (zur Diagnostik *vgl. Kap. C*).

- Urosepsis

> ▶ ***Merke.*** **Fieber nach Nierenverletzung ist hochsuspekt auf eine Urosepsis!**

◀ Merke

- **Spätkomplikationen:**
  - **Abszeß:** Vor allem Hämatome können sich superinfizieren.
  - **Schrumpfniere/Hydronephrose:** Aufgrund von Verwachsungen und Narbenbildung um Gefäße oder Hohlsysteme kann es zu Störungen der Blutzirkulation bzw. des Urinabflusses kommen, die nach Jahren zu einer Organzerstörung führen können. Jahrelange Verlaufsbeobachtungen mittels Blutdrucküberwachung, Sonographie und evtl. einem AUG lassen diese Gefahr frühzeitig erkennen und durch Nephrektomie operativ korrigieren. Ggf. kann eine Kompression des Harnleiters auch rechtzeitig operativ entlastet werden.
  - **Hypertonus:** Eine Hypertonie kann akut – im Sinne einer Page-Niere – auftreten, wenn durch Hämatomkompression die Nierendurchblutung gestört ist und der Renin-Angiotensin-Mechanismus in Gang kommt. Eine Hypertonie entsteht auch u.U. erst viele Jahre nach dem Trauma. Anamnestisch muß man deshalb bei jeder Abklärung einer Hypertonie nach Nierentraumata fragen. Ursache des Bluthochdrucks ist eine Funktionsstörung mit Aktivierung des Renin-Angiotensin-Mechanismus durch Verletzung von Arterien (z.B. direkt oder durch Quetschung oder durch eine Polverletzung). AV-Fisteln können sich ausbilden.

- **Spätkomplikationen:**
  - Abszeß
  - Schrumpfniere/Hydronephrose
  - Hypertonus: Die Hypertonie als Komplikation des Nierentraumas kann viele Ursachen haben, so z.B. Page-Syndrom, AV-Fistel.

Renin läßt sich laborchemisch untersuchen. Dies lohnt sich immer, wenn ein – sei es auch noch so geringfügiges – Nierentrauma in der Anamnese angegeben wird, da es auch bei kleinen, konservativ zu behandelnden intrarenalen Hämatomen im Rahmen der Abheilung zu einer gefäßkomprimierenden Narbenentstehung bzw. einer AV-Fistel kommen kann.
Weiterhin kann eine posttraumatische Hypertonie auch durch die Ausbildung einer (großen) arteriovenösen Fistel entstehen, die einen erheblichen Teil des Blutes an den Ausscheidungsapparaten der Niere vorbeileitet, so daß die dadurch entstehende parenchymale Minderperfusion wiederum zur Reninausschüttung führt (DSA als Diagnostik bei Verdacht auf AV-Fistel).

3 Harnleiterverletzungen

3 Harnleiterverletzungen

Pathogenese. Traumatische Verletzungen des Harnleiters sind sehr selten. Schäden sind meist **iatrogen** bedingt, z.B. im Rahmen einer Ureterorenoskopie oder auch Harnleiterschienung bzw. bei offenen **Operationen** im kleinen Becken. Hier sind vor allem Uterusexstirpation und Rektumamputation zu nennen.
Bei diesen offenen Operationen können Harnleiterverletzungen u.U. sogar intraoperativ übersehen werden; dies vor allem, wenn die Verhältnisse am Situs z.B. durch Blutung oder einen großen Tumor unübersichtlich sind. Deshalb gehört diese Komplikation auch zur Pflichtaufklärung bei gynäkologischen und chirurgischen Eingriffen im kleinen Becken.

Pathogenese Traumatische Harnleiterverletzungen sind sehr selten. Die meisten Schäden entstehen durch **iatrogene** Manipulationen (Perforation bzw. Durchtrennung bei **Operationen** im kleinen Becken).

> ▶ ***Merke.*** Bei zu erwartenden intraoperativen Problemen bei großen Beckentumoren kann der Urologe die Harnleiter präoperativ durch eingelegte Stents schienen. Sie sind damit für den späteren Operateur gut tastbar und weniger verletzungsgefährdet.

◀ Merke

Nach Eingriffen im kleinen Becken klärt ein AUG unklare Flankenverletzungen.

Das postoperative AUG klärt »unklare Flankenschmerzen« nach solchen Eingriffen.
Verletzungen von Gefäßen und viszeralen Nachbarorganen im Rahmen eines Harnleitertraumas kommen ebenfalls vor.

Von **Verletzungen** ist meist das **distale Harnleiterdrittel** betroffen. Die bevorzugte Therapie ist eine innere Schienung.

Bei **Traumata** ist der Harnleiter meist subpelvin verletzt.

Die **Harnleiterverletzung** liegt vorwiegend im **distalen Drittel.** Da die meisten Verletzungen dieses Organs iatrogen bedingt sind, weiß der Operateur in aller Regel unmittelbar, daß ein Trauma besteht, so daß sich eine weitere Abklärung fast immer erübrigt und die notwendige Therapie unverzüglich eingeleitet werden kann. Hierzu erfolgt bevorzugt eine innere Harnleiterschienung, aber auch eine perkutane Nephrostomie kann vorübergehend notwendig werden, wenn die Leckagestelle mit einer Schiene nicht überwunden werden kann. Eine offenrekonstruktive Operation kommt eigentlich nur bei völligem Harnleiterabriß in Frage. Dieser ist jedoch eine Rarität. Dagegen kommen die **traumatischen Ureterabrisse** vor allem im subpelvinen Abschnitt vor, wenn die Niere bei einem heftigen Schlag seitlich verzogen und der Harnleiter dadurch überdehnt wird.

Klinik Traumatische Harnleiterverletzungen findet man fast nur bei schwer Polytraumatisierten, weshalb die Schocksymptomatik vorherrschend ist. Da ca. zwei Drittel der Fälle verspätet diagnostiziert werden, ist auf Spätzeichen (Schmerz, Raumforderung, Entzündungszeichen, erhöhte Retentionswerte, Abwehrspannung bzw. Peritonitis) zu achten.

Klinik. Im Vordergrund stehen meist Schockzeichen, da solche Verletzungen eigentlich nur bei schweren Polytraumata vorkommen. Eine Hämaturie kann fehlen, da der Transportweg des Urins/Blutes u.U. völlig zerstört ist. Daher kann die Verletzung anfangs übersehen werden.
Da etwa zwei Drittel der Fälle verspätet diagnostiziert werden, muß auf Spätzeichen einer Harnleiterverletzung (Tage bis Wochen) geachtet werden:

- Zunehmender Druckschmerz
- Tastbare Raumforderung (Urinom)
- Erhöhung der Retentionswerte
- Entzündungszeichen (Fieber, Leukozytose, Peritonismus, evtl. Sepsis).
- **Urinphlegmonen** führen zu einer Flankenvorwölbung, dumpfe Schmerzen in der Flanke mit Abwehrspannung und Fieber können entstehen. Solche Phlegmonen finden sich eigentlich nur nach übersehenen Harnleiterverletzungen.

Diagnostik Sie erfolgt durch **AUG,** bei unklaren Befunden in Form **einer retrograden Darstellung (I-4).**

Diagnostik. Sie erfolgt ausschließlich durch eine Röntgenuntersuchung. Beim nichtiatrogenen Harnleitertrauma ist die wichtigste Untersuchung das **AUG. Typisch sind dabei KM-Austritte** aus dem Harnleiter, der in ganzer Länge untersucht werden muß (**I-4**). Ein fehlender KM-Austritt schließt eine kleine Harnleiterverletzung allerdings nicht völlig aus, macht sie jedoch sehr unwahrscheinlich.

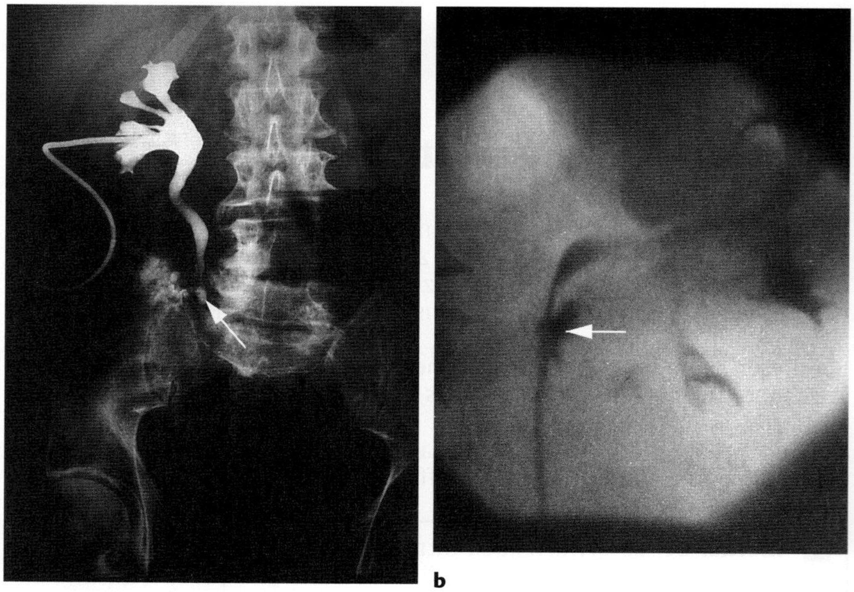

a b

I-4a, b: Kontrastmittelparavasat bei Verletzung des Harnleiters (→)

Oft führen erst Komplikationen wie Fieber, Flankenvorwölbung und Schmerzen zur richtigen Diagnostik. Eine AUG-Kontrolle zeigt dann im Vergleich zum Unfall-AUG fast immer den Befund. Wenn auch diese Untersuchung negativ verläuft, dann muß eine **retrograde Darstellung** des Harnleiters durchgeführt werden, wenn weiter der Verdacht auf eine Harnleiterverletzung besteht. Sie ist unter Antibiotikaschutz durchzuführen.

Therapie. Bei einem kompletten Harnleiterabriß, der meist subpelvin erfolgt, wird eine End-zu-End-Anastomose oder – besser – eine Nierenbeckenplastik durchgeführt. Ausgedehnte Verletzungen im übrigen Harnleiterverlauf behandelt man mit einer Anastomosierungsoperation, prävesikal wird eine Ureterozystoneostomie (Boari-Plastik, Psoas-Hitch) durchgeführt. Nur bei begleitender Zerstörung der Niere wird nephrektomiert.
Wichtig ist immer die Drainage des Operationsgebietes, um Urinparavasate ableiten zu können. Dadurch wird deren hoher Infektionsempfänglichkeit vorgebeugt.
Meist werden diese plastischen Rekonstruktionen, die, verglichen mit einer Harnleiterschienung relativ selten notwendig sind, wenn irgend möglich nach vorübergehender Harnableitung im Intervall durchgeführt, wenn der Patient sich von seinem Trauma weitgehend erholt hat. Als Harnableitung in der Überbrückungszeit hat sich die ultraschallgesteuerte perkutane Nephrostomie bewährt (zur Technik *siehe Kap. D).*
Auch eine alleinige endoureteral gelegte Harnleiterschienung ist unter bestimmten Voraussetzungen eine ausreichende Therapie. Besonders bei inkomplettem Abriß (meist iatrogen endoskopisch entstanden) genügt, sofern technisch möglich, meist diese innere Schienung. Sie kann ggf. in gleicher Sitzung nach einer retrograden Darstellung erfolgen und bleibt bestehen, bis das Leck verheilt ist. In der Regel ist das nach spätestens 14 Tagen der Fall.
Ist eine innere Schienung (Ureterenkatheter) technisch nicht durchführbar, erfolgt ebenfalls eine perkutane Nephrostomie, bis das Leck abgeheilt ist.

Therapie Operativ erfolgt meist eine Reanastomose, bei einem subpelvinen kompletten Harnleiterabriß auch als Nierenbeckenplastik. Das Operationsgebiet wird ausgiebig drainiert, um der hohen Infektionsgefährdung vorzubeugen.

Vor einer plastischen Korrektur hat sich eine vorübergehende Harnableitung mittels Nephrostomie bewährt.

Bei iatrogenen Verletzungen erfolgt eher eine innere Schienung.
Ggf. ist eine vorübergehende perkutane Nephrostomie erforderlich.

Komplikationen
- **Urinphlegmone:**

Sie entsteht bei einer Harnleiterruptur sowie bei Verletzungen im kleinen Becken mit Blasenbeteiligung, wenn diese anfangs übersehen oder nicht konsequent behandelt worden sind. Wenn es zu einer solchen Phlegmone kommt, muß ausgiebig drainiert werden. Antibiotika allein genügen nicht, sie ergänzen jedoch die operative Therapie.

- **Harnleiterstenose:**

Jede Verletzung des Harnleiters kann in einer narbigen Stenose münden. Dies ist allerdings relativ selten. Eine solche Stenose kann dilatiert, geschlitzt oder u.U. sogar durch Teilresektion und End-zu-End-Anastomose behandelt werden müssen. Narbige Stenosen können auch erst Wochen nach Krankenhausentlassung manifest werden, so daß eine gute Nachsorge notwendig ist. In aller Regel reicht hierzu die Sonographie. Solange nämlich keine Harnstauungsniere zu sehen ist, darf man davon ausgehen, daß ein ausreichender Abfluß und damit keine wirksame Stenose besteht.

Komplikationen
- **Urinphlegmone,** die immer ausgiebig drainiert werden muß.

- **Harnleiterstenosen** können dilatiert, geschlitzt oder teilreseziert werden. Solange sonographisch keine Harnstauungsniere vorliegt, ist eine wirksame Stenose unwahrscheinlich.

4 **Blasenverletzungen**

Einteilung Blasenverletzungen werden in Relation zur Peritonealbeteiligung eingeteilt in **extra- und intraperitoneale** sowie **kombinierte Formen** (I-5 und I-6).

4 Blasenverletzungen

Einteilung. Eine therapeutisch wichtige Einteilung orientiert sich an der Beziehung des Verletzungsortes mit dem Peritonealüberzug der Blase.

- **Extraperitoneal:** Sehr häufig mit Beckenfrakturen vergesellschaftet (I-**5**).

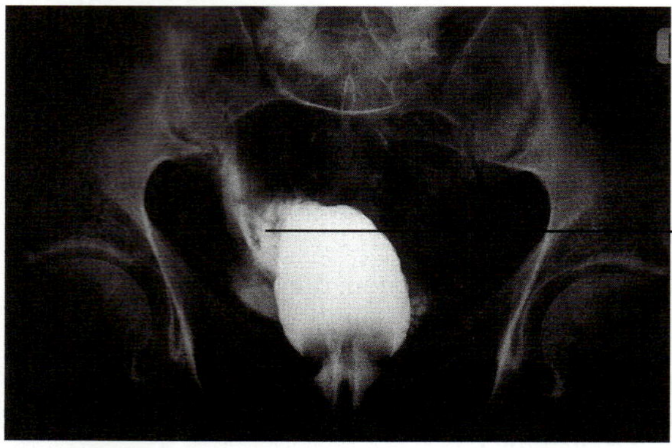

I-5: Extraperitoneale Blasenruptur

- **Intraperitoneal:** Intraperitonealer Urinaustritt (I-**6**). Peritonismuszeichen!
- **Kombinationen**

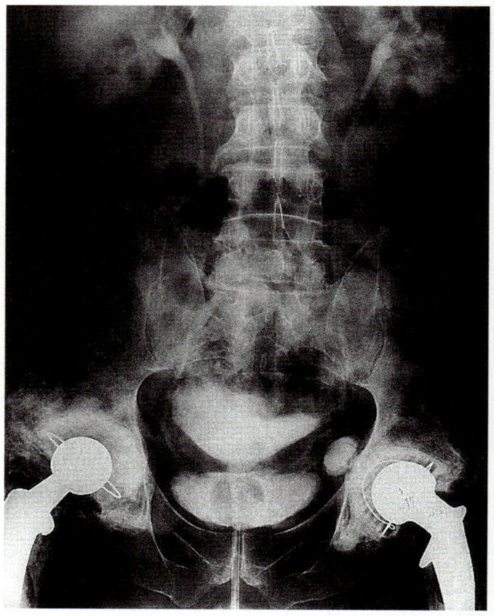

I-6: Intraperitoneale Blasenruptur

Pathogenese Ursache ist fast immer die **stumpfe Gewalteinwirkung** auf eine **volle Blase.**
Eine intraperitoneale Ruptur ist unter Alkoholeinfluß möglich.
Extraperitoneale Blasenruptur, Harnröhrenabriß und Beckenringfraktur kommen gemeinsam vor.

Pathogenese. Unfallmechanismus der intraperitonealen Ruptur ist fast immer eine **stumpfe Gewalteinwirkung auf die volle Blase.**
Jedoch gibt es eine wichtige Ausnahme von dieser Regel: Eine intraperitoneale Ruptur kann auch spontan unter Alkoholeinfluß eintreten, dies ist jedoch selten.
Eine entleerte Blase wird selten verletzt.
Eine extraperitoneale Blasenruptur, die Dislokation der Prostata sowie ein Harnröhrenabriß können die Beckenringfraktur begleiten.

Merke ▶

> ***Merke.*** Beckenringfrakturen können mit Blasen- und Harnröhrenverletzungen einhergehen.

Klinik **Leitsymptom ist der Harndrang ohne Miktion.**
Ferner: Prellmarken, Hämaturie, lokale Abwehrspannung (durch lokale Peritonitis bei Urinextravasation in den Peritonealraum).

Bei einer Perforation unter TUR wird die Leckstelle je nach Lokalisation nur drainiert (Katheter) oder operativ übernäht.

Klinik. Typisches **Leitsymptom** ist der **Harndrang ohne Miktion.**
Prellmarken im Aufprallbereich lassen u. U. auf den Ort einer Knochenfraktur rückschließen und geben Hinweise auf eine Beckenfraktur und/oder eine Blasenruptur.
Sofern noch eine Miktion möglich ist, beobachtet man eine Mikro-, gelegentlich auch Makrohämaturie. Auch eine spontane Blutung ex urethrae ist möglich.
Die lokale Abwehrspannung entsteht durch die Induktion einer lokalen Peritonitis bei Urinextravasation in den Peritonealraum.
Iatrogene Verletzungen bei TUR oder sonstiger Endoskopie sollten vom Operateur sofort erkannt und behandelt werden, so daß sie asymptomatisch bleiben. Hierzu reicht in aller Regel die Anlage eines Katheters, der einige

Tage in situ belassen wird, bis sich die Wunde spontan verschlossen hat. Auf eine gute Durchgängigkeit ist zu achten, um immer niedrige Druckverhältnisse in der Blase zu gewährleisten. Abwehrspannung und Schmerzen zeigen einen möglichen Urinaustritt an.
Bei der Verletzung der Blasenhinterwand dagegen sollte in gleicher Narkose offen revidiert werden, da sonst nicht sicher verhindert werden kann, daß Urin nach intraperitoneal läuft (Peritonitis!). Die Leckagestelle wird dabei zweischichtig übernäht, ein Katheter vorübergehend eingelegt. In diesem Fall ist besonders auf postoperative Peritonismuszeichen zu achten.

Eine Verletzung der Blasenhinterwand erfordert eine offene Revision. Postoperativ zeigen Abwehrspannung und Schmerzen Urinaustritt an (Peritonismuszeichen).

Diagnostik. Wegweisend sind suprapubische Prellmarken und Hämatome. Klinisch **tastet** man **rektal**, zumindest bei größeren Flüssigkeitsmengen, eine mehr oder weniger **prall-elastische Raumforderung**, die einem Urinom bzw. Hämatom entspricht.
Die **Sonographie** zeigt anhand der Binnenechostrukturen die Art dieser extravesikalen Flüssigkeit.
Im **AUG** sieht man ggf. Beckenfrakturen, vor allem aber auch einen Kontrastmittelaustritt. Je nach Lokalisation kann das KM weit in das Abdomen gelangen. Kleine Extravasate, die aber ebenfalls versorgt werden müssen, stellen sich sogar u.U. nur im schrägen Strahlengang oder in einer zweiten Aufnahme nach Blasenentleerung dar.

Diagnostik **Rektal** läßt sich die Flüssigkeit als **prall-elastische Resistenz** tasten (Urinom, Hämatom).
Die **Sonographie** klärt den Tastbefund.

Im **AUG** erkennt man ggf. eine begleitende Beckenfraktur sowie Kontrastmittel-Paravasate.

> ▶ ***Merke.*** Zystogramm und Urethrogramm sind die nächsten Schritte, denn solange eine begleitende Harnröhrenverletzung nicht völlig ausgeschlossen ist, ist eine transurethrale Katheterisierung kontraindiziert.

◀ **Merke**

Ist die Harnröhre verletzt, was sich an KM-Paravasaten zeigt, erfolgt zunächst die Anlage eines suprapubischen Zystostomiekatheters. Über ihn kann dann das Zystogramm durchgeführt werden.
Würde diese Regel mißachtet, würde bei einer begleitenden Harnröhrenverletzung diese u.U. erweitert (inkompletter → kompletter Abriß), oder Keime aus der Harnröhre würden per Katheter in ein Hämatom des kleinen Beckens eingebracht, was eine möglicherweise tödliche Phlegmone verursachen kann.

Vor Durchführung eines Katheterismus muß die Intaktheit der Harnröhre durch ein Urethrogramm nachgewiesen sein, um eine Verschlimmerung der Verletzung durch eine falsche transurethrale Manipulation zu verhindern (kompletter Harnröhrenabriß, Beckenphlegmone).

> ▶ ***Merke.*** Bei zu geringer Flüssigkeitsfüllung gibt es falsch-negative Zystogramme. Deshalb muß mit mindestens 300 – 400 ml Kontrastmittel aufgefüllt werden, wenn bei geringeren Volumina unter Durchleuchtung kein Paravasat erkennbar ist.

◀ **Merke**

Therapie. Entscheidend ist die Beachtung unterschiedlicher Therapieprinzipien bei intra- und extraperitonealer Ruptur.

Therapie Die Therapie intra- und extraperitonealer Blasenverletzungen ist unterschiedlich.

> ▶ ***Merke.*** Bei **intraperitonealer Blasenruptur** erfolgt immer die **sofortige Operation** zum Verschluß des Lecks und zur Vermeidung einer Peritonitis.

◀ **Merke**

Dies erfordert den Blasenverschluß durch zweischichtige Naht. Ein transurethraler Katheter als Entlastung und Schutz vor weiterem Urinübertritt nach intraperitoneal ist hierfür unzureichend. Er wird aber zusätzlich zur vorübergehenden vollständigen Entleerung der Blase für 7 bis 10 Tage eingelegt. Antibiotikaschutz ist obligat. Hierbei muß das Erregerspektrum der Urologie *(siehe Kap. F)* berücksichtigt werden, da zum Zeitpunkt der ersten Antibiotikagabe kaum gültige Urinkulturen und Antibiogramme existieren.
Eine traumatische intraperitoneale Blasenruptur kann zusätzlich mit einer Darmverletzung vergesellschaftet sein, die ebenfalls mitversorgt wird.
Bei einer **extraperitonealen Ruptur** kann, wenn diese sicher nachgewiesen (Zystogramm) und die Ruptur klein ist, eine Harnableitung mittels Katheter für einige Tage ausreichen. Dies genügt meist bei einer akzidentellen Perforation infolge TUR. Ist die Verletzung dagegen groß, empfiehlt sich auch bei

Der Blasenverschluß erfolgt durch eine zweischichtige Naht.
Der zusätzlich gelegte Katheter bleibt 7–10 Tage.
Antibiotikaschutz ist obligat.

Neben der Blasenruptur können zusätzlich Darmverletzungen auftreten.

Bei einer **extraperitonealen Verletzung** genügt in der Regel die Versorgung der Blase mittels Dauerkatheter.

der extraperitonealen Ruptur der operative Verschluß der Blasenwand. Antibiotikaschutz ist ebenfalls nötig.
Aus dem Gesagten leitet sich folgende Regel ab:

- Intraperitoneale Blasenverletzung: operative Intervention
- Extraperitoneale Blasenverletzung: Entleerung der Blase durch Katheter für einige Tage.

5 Harnröhrenverletzungen

5 Harnröhrenverletzungen

Einteilung Harnröhrenverletzungen werden nach der Lokalisation in infra- und supradiaphragmale Rupturen eingeteilt (I-7 und I-8).

Einteilung. Ähnlich der Blasenverletzung richtet sich die Einteilung nach der anatomischen Beziehung der Harnröhre zum Diaphragma pelvis. (I-7 und I-8).

Merke ▶

Merke. Man teilt Harnröhrenverletzungen ein in:

- Verletzungen **oberhalb** des Diaphragmas (supradiaphragmal)
- Verletzungen **unterhalb** des Diaphragmas (infradiaphragmal)
- Sonderfälle: Verletzungen durch iatrogene Manipulation oder autoerotische Handlung.

Die weibliche Harnröhre wird fast nie verletzt.

Betroffen sind **fast ausschließlich Männer**, Verletzungen der weiblichen Urethra sind sehr selten.

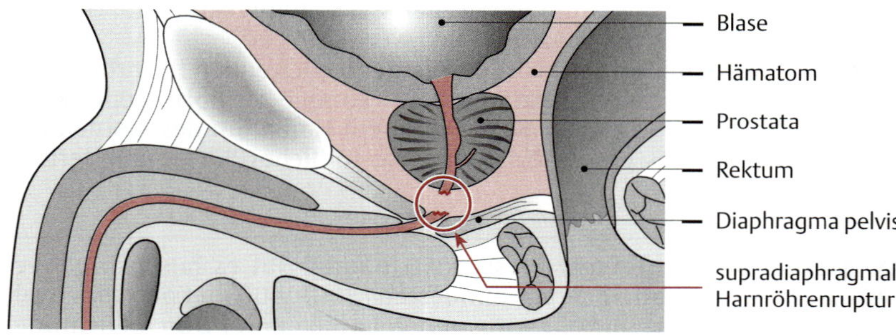

I-7: Supradiaphragmale Harnröhrenruptur

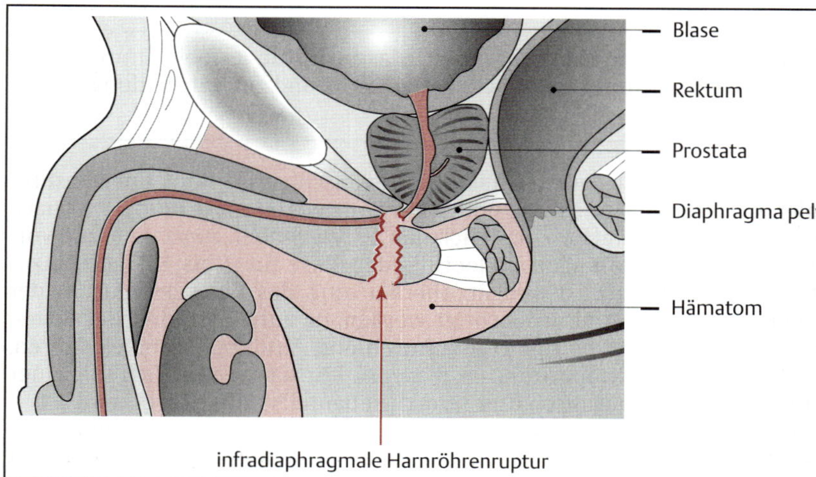

I-8: Infradiaphragmale Harnröhrenruptur

Pathogenese

- **Supradiaphragmatisches Trauma:**

Stumpfe Gewalt auf den Unterbauch zieht die Prostata nach kranial, wodurch die puboprostatischen Bänder reißen und die Prostata von der Harnröhre ganz oder partiell abgetrennt wird. Nicht selten sieht man im Röntgenbild eine begleitende vordere Beckenringfraktur.

Pathogenese
- **Supradiaphragmatisches Trauma:** Die Prostata wird durch stumpfe Gewalteinwirkung abgetrennt, Sphinkter meist intakt, kein Austritt des Urins, aber oft begleitende vordere Beckenringfraktur.

> ***Merke.*** Da der Sphincter internus meist intakt ist, tritt kein Urin aus.

◀ **Merke**

- **Infradiaphragmatisches Trauma:**

Diese Form der Harnröhrenverletzung entsteht meist iatrogen durch gewaltsame Manipulationen. Allen voran handelt es sich hierbei um gewaltsamen Katheterismus oder unsanfte Zystoskopien. Es sei deshalb nochmals ausdrücklich daran erinnert, daß sowohl Katheterismus wie auch Zystoskopie schonend durchzuführen sind. Beim geringsten Widerstand ist abzubrechen und ein Urethrogramm durchzuführen, um die Ursache des Widerstandes festzustellen (meist Harnröhrenstriktur).

- **Infradiaphragmatisches Trauma:** Meist iatrogen durch transurethrale Manipulation wie z. B. gewaltsamen Katheterismus oder Zystoskopien.

Traumatisch steht die »Straddle injury« an erster Stelle. Dabei handelt es sich vorwiegend um stumpfe Gewalteinwirkung auf das Perineum bzw. die Harnröhre. Hierzu gehören z. B. banale Prellungen wie das heftige Aufschlagen auf einer Fahrradstange beim Absteigen.

Weitere Ursachen sind durch stumpfe Gewalt bedingte Mechanismen (»Straddle injury«)

> ***Merke.*** Wenn eine Verletzung im Diaphragmabereich eintritt, kann es als **Spätfolge** zu einer **Inkontinenz und erektilen Impotenz** kommen.

◀ **Merke**

Wichtig zur Abschätzung des Schadensausmaßes ist die Kenntnis, ob es sich um eine direkte oder indirekte Gewalteinwirkung handelt.
Direkte Gewalt führt meist zu einer Verletzung der Harnröhre im Perinealbereich. Dabei kann es nicht selten zu einer (inkompletten) Ruptur von Harnröhre und Corpus spongiosum kommen. Es handelt sich dabei dann um eine infradiaphragmale Ruptur. Wenn die Pudendalgefäße ebenfalls eingerissen sind, entsteht ein Hämatom im Perineum, das u. U. monströse Größe erreichen kann.
Indirekte Gewalt läßt die Harnröhre dagegen eher im Diaphragma urogenitale einreißen. Das Hämatom kann deshalb nur ins kleine Becken fließen, weshalb man den Blutverlust leicht unterschätzt. Er kann möglicherweise erst auffallen, wenn er entweder kreislaufwirksam ist oder aber zu einem Harnverhalt infolge Abdrückung der Harnröhre durch das große Hämatom führt.

Es ist notwendig abzuklären, ob die Gewalteinwirkung direkt oder indirekt war.
Direkte Gewalteinwirkung erfolgt meist perineal, folglich kommt es zu einer meist inkompletten infradiaphragmalen Ruptur. Unter Umständen entsteht ein riesiges Hämatom.

Indirekte Gewalt führt eher zum Einriß im Diaphragma. Das Hämatom im kleinen Becken wird oft unterschätzt und relativ spät diagnostiziert.

Diagnostik. Man achte zunächst auf eine **Blutung aus der Harnröhre**, zusätzlich auch auf ein **Hämatom** im Damm, ggf. in Penis und Skrotum. Eine infradiaphragmale Harnröhrenruptur ist dann bereits anzunehmen und durch technische Verfahren exakt abzugrenzen.
Die **rektale Untersuchung** läßt das **Douglas-Hämatom** tasten. U. U. besteht jedoch eine sehr hochstehende, ggf. mit dem Finger nicht erreichbare Prostata, wenn die Harnröhre ganz abgerissen ist. Dann handelt es sich um eine supradiaphragmale Harnröhrenruptur.
Die **Perkussion des Abdomens** zeigt eine hochstehende Blase. In der Sonographie läßt sich der Blasenhochstand ebenfalls verifizieren. Die Sonographie dient dann gleichzeitig als Punktionshilfe für die anzulegende Zystostomie (Umgehung von Darmschlingen!). Bei extremer Verlagerung der Blase sollte aber auf eine perkutane Zystostomie verzichtet werden.
Auf Übersichtsröntgenaufnahmen des kleinen Beckens sieht man ggf. Frakturen.

Diagnostik Diagnostisch erfaßt man eine **Blutung aus der Harnröhre**, ein **perineales Hämatom**, das ggf. ins Genitale fortgeblutet ist (infradiaphragmale Blutung).
Rektal tastet man ggf. ein **Douglas-Hämatom**, evtl. läßt sich die hochstehende (abgerissene!) Prostata nicht mehr tasten (supradiaphragmale Verletzung). Sonographisch lokalisiert man die Blase und führt ggf. die Zystostomie durch, auf die jedoch bei extremer Verlagerung der Blase zu verzichten ist.

> ***Merke.*** Die wichtigste urologische Röntgenuntersuchung bei Verdacht auf Harnröhrenverletzung ist das **retrograde Urethrogramm.**

◀ **Merke**

Je nach Ausmaß des KM-Extravasates zeigen sich ein kompletter Abriß oder eine inkomplette Ruptur.

Im AUG steht die Blase hoch.

Entweder erkennt man ein komplettes Kontrastmittel-Extravasat, dann handelt es sich um einen kompletten Abriß, oder Kontrastmittel gelangt teilweise bis in die Blase, dann besteht eine inkomplette Ruptur.
Im AUG erkennt man nur die dislozierte, hochstehende Blase.

Merke ▶

> ▶ ***Merke.*** **Jeder (Probe-)Katheterismus ist ein Kunstfehler!,** da er aus einer partiellen eine vollständige Urethraabtrennung machen kann.

Bei Frauen sind Harnröhrenverletzungen selten und dann meist mit Scheidenverletzungen kombiniert (erotische Handlungen).

Bei Frauen sind Harnröhrenverletzungen selten. Sie kommen fast ausschließlich in Kombination mit Scheidenverletzungen vor. Das Kontrastmittel gelangt dann beim Urethrogramm dorthin. Die vaginale Inspektion läßt ein Hämatom erkennen (z. B. bei erotischen Handlungen).

Therapie
- **Supradiaphragmatische Verletzung:**

Meist erfolgen Zystostomie (sonographisch geführt!) und Rekonstruktion im Intervall.
Eine unmittelbare Operation ist mit einer höheren Komplikationsrate behaftet.
Bei Vorliegen von Knochensplittern sollte primär operiert werden.

Therapie
- **Supradiaphragmatische Harnröhrenverletzung:**

Die Behandlung einer Harnröhrenverletzung kann entweder sofort operativ-rekonstruktiv erfolgen oder aber im Intervall. Dann ist eine vorübergehende suprapubische Harnableitung erforderlich. Die unmittelbare plastische Rekonstruktion einer solchen Verletzung ist äußerst schwierig und demzufolge auch mit einer relativ hohen Komplikationsrate (vor allem rezidivierende Harnröhrenstrikturen und Inkontinenz sowie Impotenz!) verbunden.
Im Intervall, wenn sich das Hämatom im kleinen Becken resorbiert hat, währenddessen der Urin über eine Zystostomie abläuft, ist die Operation einfacher und dadurch erfolgreicher. Der Nachteil, daß u. U. eine Kontinuität zwischen Blase und Harnröhrenstumpf durch Verwachsung bei komplettem Abriß nicht mehr gegeben ist, ist relativ gering zu achten, da die Strecke kurz und fast immer zufriedenstellend zu überbrücken ist.
Beachten sollte man aber für die Entscheidung auch, ob eine knöcherne Beckenverletzung mit freien Knochensplittern und Blutung aus dem Frakturspalt vorliegt; diese sollten dann primär ausgeräumt werden (selten).

Bei einer inkompletten Verletzung ist unter suprapubischer Urinableitung eine Spontanremission möglich.

Bei einer inkompletten Verletzung der Harnröhre ist sogar unter suprapubischer Urinableitung eine Spontanrekanalisierung möglich.

Merke ▶

> ▶ ***Merke.*** **Jeglicher transurethraler Katheterisierungs- bzw. Schienungsversuch ist kontraindiziert!**
> Begründung: Inkomplette Abrisse würden vervollständigt; Urethralflora würde in ein schlecht durchblutetes, damit relativ sauerstoffarmes traumatisiertes Gewebe kommen mit der Folge von lebensbedrohlichen Phlegmonen (u. U. sogar mit Gasbrandbakterien!)

Merke ▶

> ▶ ***Merke.*** **Im Zweifelsfall ist ein suprapubischer Katheter bei jeder Harnröhrenverletzung eine richtige Maßnahme!**

- **Infradiaphragmale Harnröhrenverletzung:**

Merke ▶

- **Infradiaphragmale Harnröhrenverletzung:**

> ▶ ***Merke.*** Auch bei der infradiaphragmalen Harnröhrenverletzung gilt: Im Zweifel Anlage einer Zystostomie und abwarten!

Bei ausgedehntem Begleithämatom erfolgen Drainage und Harnröhrenrekonstruktion unmittelbar.

Bei geringer Verletzung mit kleiner Extravasation von Urin reicht die Zystostomie für ca. 10–14 Tage. Die Verletzung heilt spontan ab. Bei ausgedehnter Verletzung mit Hämatombildung sollte diese, vor allem im Perineum, drainiert werden, da die Gefahr der Infektion sehr hoch ist! Die Harnröhre wird dabei verschlossen und mittels Lochsplint drainiert.

Bei großen Defekten wird die Harnröhre marsupialisiert und später rekonstruiert.

Ist die Verletzung so groß, daß eine primäre Rekonstruktion der infradiaphragmatischen Harnröhre nicht möglich ist, wird der Defektanteil marsupialisiert (d. h. nach außen ins Perineum genäht). Nach etwa 3 Monaten kann in einem Zweiteingriff die Harnröhre wieder verschlossen werden.

Komplikationen

- **Harnröhrenstriktur:**

Die Harnröhrenstriktur ist die häufigste Folge nicht nur einer Verletzung der Harnröhre selbst, sondern vor allem auch der transurethralen Dauerkatheterableitung Unfallverletzter zwecks Ausscheidungskontrolle im Rahmen der Vitalfunktionsüberwachung.

Komplikationen
- **Harnröhrenstriktur:**
Sie ist die häufigste Folge sowohl von Harnröhrenverletzung als auch transurethraler Katheterableitungen.

Wenn die Harnröhre selbst verletzt ist, ist eine spätere Strikturbildung oft unvermeidlich. Sie ist somit die häufigste Spätfolge einer Beckenringfraktur. Eine »Katheter«-Striktur läßt sich aber durch eine suprapubische Harnableitung vermeiden! Oft nämlich leidet der Patient nach erfolgreicher Traumabehandlung jahrelang an den Folgen dieser Striktur und muß sich dadurch weiteren Operationen unterziehen. Zur gutachterlichen Konsequenz *siehe Kap. R.*

Die durch einen Dauerkatheter entstandene **Striktur** ist durch eine suprapubische Harnableitung zu vermeiden.

Daraus folgt, daß eine Zystostomie durchzuführen ist, wenn abzusehen ist, daß eine Ausscheidungskontrolle länger als 48–72 Stunden benötigt wird (zur Technik *siehe Kap. C).*

Bei absehbaren Ausscheidungskontrollen, die über 48 h–72 h liegen, ist eine Zystostomie durchzuführen.

- **Inkontinenz:**

Bei Verletzungen des Beckenrings und bei Harnröhrenrupturen kann es auch zu einer Verletzung des Blasenschließmuskels kommen. Oft läßt sich Kontinenz dann nur durch Implantation eines künstlichen Schließapparates (Scott-Sphinkter) erreichen.

- **Inkontinenz:**
Bei Verletzungen des Beckenrings und bei Harnröhrenrupturen kann es zu einer Schließmuskelinkontinenz kommen, die dann nur durch künstliche Schließmechanismen zu beheben ist.

- **Impotenz:**

Sie entsteht vor allem bei supradiaphragmalen Harnröhrenrupturen mit Beckenringfraktur. Sie ist damit die zweithäufigste Spätfolge nach dieser Frakturform. Dabei werden die neben Prostata und Harnröhre verlaufenden Nerven durchtrennt. Therapiemöglichkeiten sind evtl. SKAT *(siehe Kap. A)*, sonst Penisprothesenimplantation.

- **Impotenz:**
Die Impotenz ist zweithäufigste Spätfolge bei Harnröhrenrupturen mit Beckenringfraktur.
Therapeutisch können eine SKAT oder eine Prothesenimplantation durchgeführt werden.

6 Verletzungen des Genitale

6 Verletzungen des Genitale

Etwa die Hälfte der Fälle an Genitalverletzungen betrifft den **Penis.** Einerseits kommen hier oberflächliche Wunden vor, andererseits sog. Penisfrakturen, d.h. Rupturen des Corpus cavernosum beim Koitus mit anschließender Hämatombildung. Auch autoerotische Verletzungen werden nicht selten gesehen.
Tip: Ein psychiatrisches Konsil nach Versorgung der Verletzung kann hilfreich für den Patienten sein. Auch darf man sich nie über diesen – zugegeben fehlgeleiteten – Versuch einer sexuellen Befriedigung lustig machen.

Etwa die Hälfte der Genitalverletzungen betrifft den **Penis** und ist häufig beim Koitus entstanden (Penisfraktur und Hautverletzungen).

Die Verletzungen des **Skrotums** betreffen entweder die Haut (Ablederungen) oder den Hoden, wobei Ruptur und Kontusion möglich sind. Nicht selten muß der betroffene Hoden entfernt werden.

Skrotale Verletzungen sind vor allem Hautablederungen und Hodenruptur bzw. -kontusion.

Diagnostik. Klinisch erkennt man einerseits Hämatome (Blickdiagnose). Andererseits haben die Patienten lokale Schmerzen (◘ I-**9**).

Diagnostik Es handelt sich meist um eine Blickdiagnose, die sonographisch verfiziert wird (◘ **I-9**).

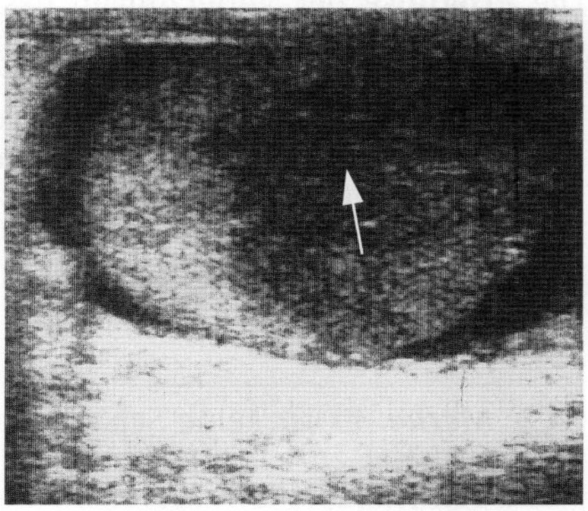

◘ I-9: Intratestikuläres Hämatom, sonographisch verifiziert (→)

Sonographisch läßt sich ein intraskrotales Hämatom bzw. Hämatom des Penisschaftes abgrenzen. Bei Verdacht auf Mitverletzung der Harnröhre ist ein retrogrades Urogramm angezeigt.

Therapie
Die Therapie ist außer bei ausgedehnten Verletzungen und großen Hämatomen meist abwartend konservativ.

Therapie. Offene Verletzungen des Skrotums werden selbstverständlich operativ versorgt. Dies gilt auch bei großen intraskrotalen Hämatomen und Berstungen des Hodens. Eine Hodenentfernung kann gelegentlich nicht umgangen werden. Normalerweise ist aber das Vorgehen eher konservativ-abwartend.

7 Spätkomplikationen und Prognose urologischer Traumata

7 Spätkomplikationen und Prognose urologischer Traumata

Neben den bei den einzelnen Organen genannten Komplikationen gibt es auch noch weitere Störungen eines normalen Heilungsverlaufs.

• Steine:
Steine können jederzeit durch Abflußstörungen in allen Bereichen des Urogenitaltraktes entstehen.

Bei der Therapie ist zu beachten, daß die Ursache ermittelt und ausgeschaltet wird.

• Steine:
Jede Abflußstörung durch Verletzung des Urogenitaltraktes kann zur Steinbildung Anlaß geben. Dies gilt für Nieren- wie auch für Blasensteine. Sie können, besonders wenn es zu Spätstenosen im Harntrakt kommt, auch erst relativ spät entstehen. Steine bilden sich u. U. auch an Fremdmaterial wie einer inneren Schiene (Stent).
Für ihre Behandlung gilt ebenfalls, daß die auslösende Ursache gleichzeitig mit Entfernung des Steines zu korrigieren ist.

• Urinom:
Ein Urinom ist ein Urinparavasat, das meist aus dem verletzten Hohlsystem entsteht.
Meistens ist die Drainage des Urinoms ausreichend, weil der Defekt im Urogenitalsystem eine hohe Selbstheilungstendenz hat.

• Urinom:
Es handelt sich um ein Urinparavasat entweder direkt aus dem verletzten Hohlsystem oder nach unzureichender operativer Versorgung. Therapie ist die Drainage sowohl des leckenden Hohlraumes als auch des Urinoms nach außen. Eine offene Operation ist dazu oft nicht nötig, da nach Schienung und Drainage, also Schaffung eines trockenen, weil Niederdrucksystems, fast ausnahmslos der Defekt verheilt.
Urinome können auch erst Wochen nach dem Trauma manifest werden, wenn die Verletzung relativ klein ist und die (vor allem sonographische) Diagnostik nicht engmaschig erfolgt.

• Thombose/Embolie:
Die Thrombosegefahr ist wie bei allen Unfallverletzten gegeben und sollte durch eine Low-dose-Heparinisierung reduziert werden.

• Thrombose/Embolie:
Wie bei allen Unfallverletzten steigt auch bei Verletzungen des Urogenitaltraktes die Rate an Thrombosen. Verhindern kann man dies weitgehend durch eine konsequente Low-dose-Heparinisierung.

Die **Prognose** urologischer Verletzungen ist meist gut.
Wiederholte Kontrolluntersuchungen sind nötig, um anfänglich nicht erkennbare Verletzungen des UGT zu behandeln. Sonst sinkt infolge Komplikationen die Überlebensrate erheblich.

Die **Prognose** der Verletzungen des Urogenitaltraktes ist prinzipiell gut, wenn es gelingt, den Kreislauf zu stabilisieren und entsprechend einer zielgerichteten Diagnostik des Verletzungsausmaßes adäquat zu therapieren. Wenn jedoch Fehleinschätzungen vorkommen, die sich im Rahmen der Polytraumaversorgung nie ganz vermeiden lassen, sinkt die Prognose. Dies gilt allerdings fast ausschließlich nur dann, wenn diese primären Fehleinschätzungen nicht durch sorgfältige Kontrolluntersuchungen korrigiert und konsequent therapiert werden. Bei Urinphlegmone oder Urosepsis sinkt die Überlebensrate auf die Hälfte!

Merke ▶

▶ ***Merke.*** Es ist keine Schande, eine Verletzung nicht primär richtig eingeschätzt zu haben, aber es ist ein Fehler, Kontrolluntersuchungen und ggf. Therapiekorrekturen zu unterlassen!

Anmerkung für die Praxis: Wichtig ist immer eine **gute Dokumentation aller erhobenen Befunde**, auch wenn es möglicherweise hektisch zugeht. Dies ist gerade auch für den Patienten wichtig, auf den nach Verletzungen nicht selten später urologische **Gutachten** zukommen, um Zusammenhänge zwischen Unfall und bleibenden Schäden festzustellen. Der Gutachter ist aber dann auf den behandelnden Kollegen bzw. dessen Befunde angewiesen. Wenn diese nicht sorgfältig dokumentiert wurden, kann u.U. ein Zusammenhang zwischen manchen Folgen und dem Unfall nicht hergestellt werden (Beispiel: Dauerkatheter nicht eingetragen, aber später Harnröhrenstriktur eingetreten – dies wäre eine sog. mittelbare Unfallfolge), so daß der Betroffene die ihm eigentlich zustehenden Rentenzahlungen nicht erhielte. Auf der anderen Seite können Rentenneurotiker, die den Unfall ausnutzen wollen, um eine Dauerrente zu erzielen, in ihre Schranken verwiesen werden (Beispiel: Bisher unbekannter Hypertoniker, der eine Nierenverletzung erleidet und nun auf unfallbedingten Hochdruck klagt. Die RR-Werte während des stationären Aufenthaltes sind dann wichtig, denn ein unfallbedingter Hochdruck braucht Monate bis Jahre bis zur Manifestation, von einer Page-Niere, die aber relativ selten ist, abgesehen.). Vergleiche auch das *Kapitel R, »Urologische Begutachtung«.*

Anmerkung für die Praxis: Eine **korrekte Befunddokumentation** ist notwendig, um spätere gutachterliche Fragen korrekt beantworten zu können.

Essentials

◄ **Essentials**

- Bei polytraumatisierten Patienten ermöglicht die **Sonographie** eine orientierende Beurteilung, ob eine Begleitverletzung des Urogenitaltraktes vorliegt, da urologische Verletzungen oft »stumm« verlaufen können. Die Verletzung der Niere ist im Urogenitaltrakt am häufigsten. Jeder Polytraumatisierte muß deshalb sonographiert werden.
- Bei einer **Hämaturie** muß die **rektale Palpation** mit der Sonographie der Blase kombiniert werden. Nur so kann ein Harnröhrenabriß vermutet werden. Bei Verdacht auf das Vorliegen eines solchen Abrisses ist die transurethrale Katheterisierung kontraindiziert! Sie darf bei einer Hämaturie nie – was leider oft geschieht – ohne vorherige orientierende Diagnostik (Urethrogramm) erfolgen (Risiko der Urosepsis!).
- **Fieber nach einer Nierenverletzung** darf nicht einfach antibiotisch behandelt werden; eine Urosepsis ist auszuschließen bzw. ggf. zu behandeln. Abszesse müssen drainiert werden.
- Eine **intraperitoneale Blasenruptur** muß sofort operiert werden (Peritonitisgefahr).
- Eine neu aufgetretene **Hypertonie nach einem Nierentrauma** muß auf das Vorhandensein pathologischer AV-Fisteln untersucht werden.

Teil J

Erkrankungen der Nebenniere

1 Einleitung

Erkrankungen der Nebennieren sind im Vergleich zu anderen Krankheitsbildern selten. Es erfordert genaue Kenntnisse der Klinik, Physiologie und Pathophysiologie, sie zu diagnostizieren. Vor allem in der Hypertonieabklärung oder bei der Ursachenforschung bei Störungen des Elektrolythaushaltes des Körpers, muß man an eine Beteiligung der Nebennieren denken.
In den letzten 10 Jahren gab es eine erhebliche Zunahme an diagnostizierten Nebennierentumoren. Ob dies allein auf die besseren diagnostischen Möglichkeiten zurückzuführen ist, bleibt unklar. Am häufigsten waren dabei mit etwa 35 % **hormoninaktive Adenome der Nebennierenrinde**, gefolgt von ca. 25 % **Phäochromozytomen**. Dagegen waren maligne Tumoren der Nebennieren mit knapp 7 % erfreulich selten.
Computertomographie und Sonographie lassen nebenbefundlich eine Reihe von hormonell inaktiven Raumforderungen erkennen, sog. **»Inzidentalome«** mit einer Häufigkeit von 1,4–9 %. In diesen Fällen kommt ein Hormonscreening in Betracht, aber auch Computertomographiebefund (fehlendes Enhancement nach KM spricht für Benignität) und MRT-Verhalten (T2-Signalintensitätssteigerung spricht für ein NNR-Karzinom) eignen sich zur weiteren Differentialdiagnose. Nicht zuletzt werden immer häufiger Nebennierenmetastasen gefunden, wobei Bronchialkarzinom, Nierentumor, Schilddrüsenkarzinom und Mammatumor relativ am häufigsten diese Metastasen verursachen (J-**1 a** und **b**).

1 Einleitung

Bei Störungen des Elektrolythaushalts oder in der Abklärung einer Hypertonie müssen Erkrankungen der Nebenniere differentialdiagnostisch erwogen werden.

Die Inzidenz von Nebennierentumoren ist in den letzten Jahren zunehmend. **Hormoninaktive Adenome** und **Phäochromozytome** sind die häufigsten Nebennierentumoren. Nur 7 % der Tumoren sind maligne.

CT, Sonographie und MRT sind die wichtigsten bildgebenden Diagnoseverfahren zum Nachweis von Nebennierentumoren. Nebenbefundlich werden gelegentlich hormonell inaktive Tumoren, sog. »**Inzidentalome**« festgestellt. Immer häufiger werden Filiae von anderen Karzinomen gefunden.

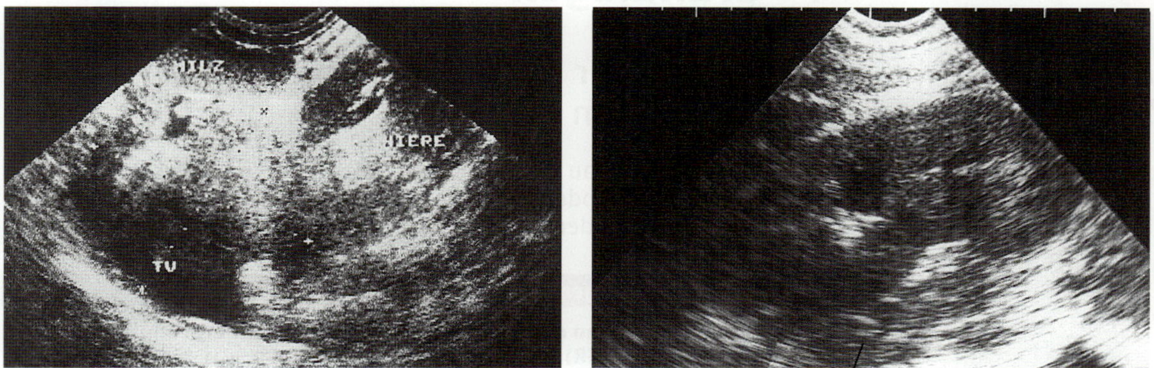

a b

Tumor

J-1 a, b: Ultraschallbefund bei Metastasen in der Nebenniere

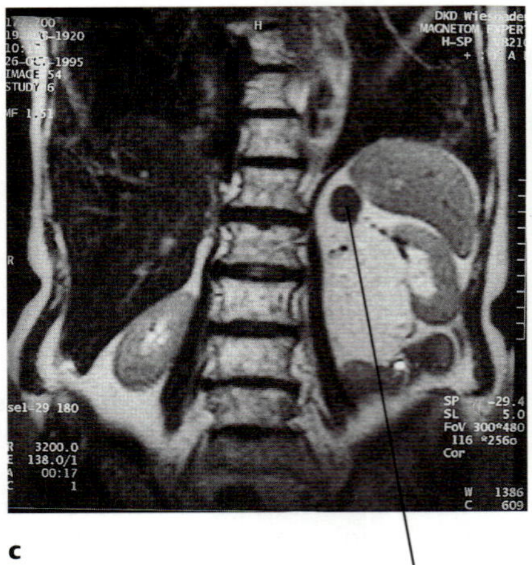
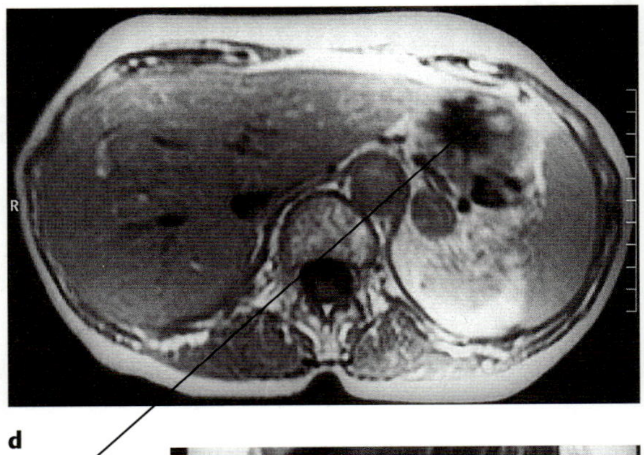
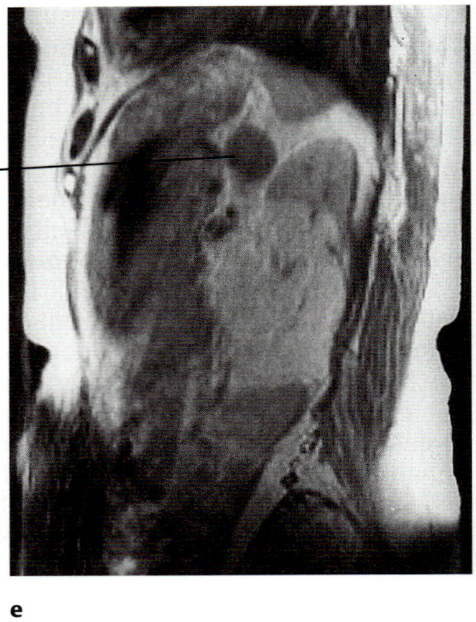

J-1 c–e: **MRT-Befund (T1/T2) eines malignen Nebennierentumors** mit Kontrastmittel-Anreicherung

2 Anatomische und physiologische Grundlagen

2 Anatomische und physiologische Grundlagen

2.1 Aufbau der Nebenniere und Hormonproduktion

2.1 Aufbau der Nebenniere und Hormonproduktion

Hierzu vergleiche J-1.

Zunächst sei der Aufbau der Nebenniere aus Rinde und Mark, die jeweils eine eigene Hormonproduktion haben, rekapituliert. J-**1** gibt einen Überblick über die verschiedenen Hormonstörungen und ihre Lokalisation.

J-1: Hormonstörungen bei Nebennierenerkrankungen

Operable Erkrankungen der Nebennierenrinde (NNR)	**Hormonüberproduktion von**
Zona glomerulosa: **Conn-Syndrom**	Aldosteron
Zona fasciculata: **Cushing-Syndrom**	Kortisol
Zona reticularis: **AGS** (**A**dreno**g**enitales **S**yndrom)	Androgene (Östrogene, Gestagene)
Erkrankung des Nebennierenmarks (NNM)	**Hormonüberproduktion von**
Chromaffine Zellen: **Phäochromozytom**	Katecholamine

2.2 Regulation der Nebennierenhormone

Die Regulation der Nebennierenhormone wird in den drei Nebennierenrindenzonen separat gesteuert:

- **Kortisolproduktion:**
Das ACTH (adrenokortikotropes Hormon) aus der Hypophyse und das CRH (kortikotropes Releasing Hormon) aus dem übergeordneten Hypothalamus regeln die Kortisolproduktion und -ausschüttung (Syn. J-**1**).

- **Aldosteronproduktion:**
Über den Angiotensin-I- und -II-Mechanismus regelt der Na/K-Haushalt die Aldosteronabgabe bzw. wird selbst von ihm gesteuert. Gleichzeitig ist dieser Regelkreis für die Blutdruckeinstellung bedeutsam *(vgl. Kap. A).*

- **Androgene:**
Die Nebennierenandrogene sind im Vergleich zu den Geschlechtshormondrüsen nur zu einem kleinen Teil von etwa 5% an der Testosteron-Östrogenspiegeleinstellung beteiligt. Wichtig werden diese Nebennierenandrogene aber einmal beim Prostatakarzinompatienten, der einer kontrasexuellen Therapie unterzogen wird, die aber nur an den Keimdrüsen selbst greift *(vgl. Kap. G Tumoren).* Weiterhin sind die Androgene beim weiblichen Geschlecht für die Sekundärbehaarung und im Knochenstoffwechsel von Bedeutung.

2.2 Regulation der Nebennierenhormone

Die **Kortisolproduktion** wird über ACTH und CRH geregelt (Syn. J-**1**).

Der **Angiotensin-Mechanismus** steuert den Na/K-Haushalt und ist an der Blutdruckregulation beteiligt.

Androgene: Nur ein geringer Teil der männlichen Androgene stammt aus der Nebenniere.

Synopsis J-**1**: **Regelkreisschema der Nebennierenrindenhormonsynthese**

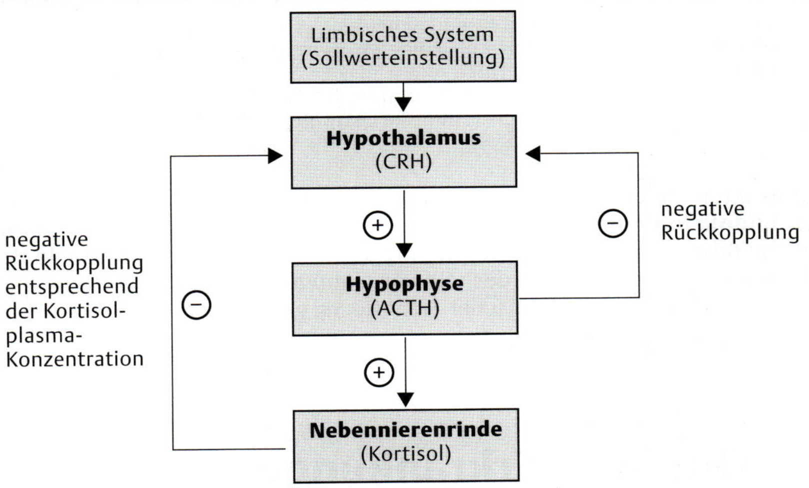

CRH = Kortikotropin-Releasing-Hormon
ACTH = Adrenokortikotropes Hormon

3 Prinzipien der Diagnostik

Diagnostisch stehen an bildgebenden Verfahren die **Computertomographie** und die **MRT**, gefolgt von der Sonographie, an oberster Stelle. Die MRT kann gerade in der Dignitätsaussage und bei der Lokalisation extraadrenaler Tumoren hilfreich sein. Dabei gibt es eine Fülle von Normvarianten, die die Abgrenzung zu einer Raumforderung erschweren (J-**2**).
Deshalb entscheiden Labor und Klinik, ob eine z.B. vergrößerte Nebenniere Krankheitswert hat. Die selektive Nebennierenangiographie und -phlebographie sind unklaren Befunden vorbehalten, bei denen die Seitenlokalisation eines Prozesses erschwert ist.

3 Prinzipien der Diagnostik

Die **Computertomographie** und die **MRT** stehen an oberster Stelle der Diagnostik bei Nebennierentumoren. Viele Normvarianten erschweren die Abgrenzung zu einer Raumforderung (J-**2**)
Selektive Nebennierenangiographie und -phlebographie sind unklaren Befunden vorbehalten.

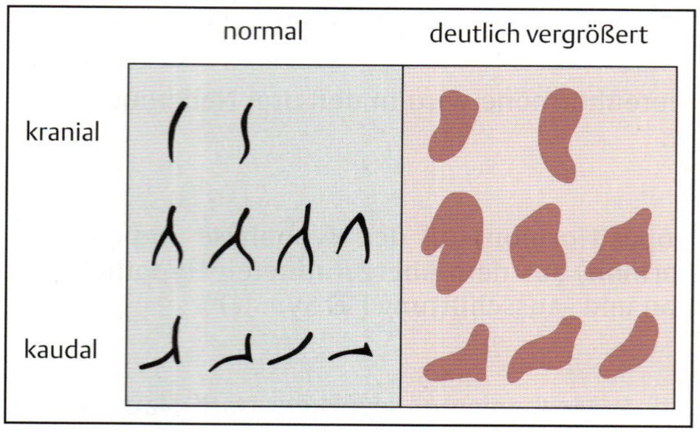

J-2: **Normvarianten der Nebennieren** nach sonographischem und CT-Befund

Cave. Beim Phäochromozytom kann durch die Angiographie eine hypertensive Krise ausgelöst werden.

Spezifische Laboruntersuchungen von **Plasma** und **Urin** tragen zur **Differentialdiagnostik** von adrenalen Raumforderungen bei (J-2).

Besonders wichtig sind aber zur **Differentialdiagnostik** einer adrenalen Raumforderung spezifische Laboruntersuchungen aus **Plasma** und **Urin**. Je nach Ausgangsort der Erkrankung lassen sich typische Hormonstörungen bzw. Veränderungen an deren Abbauprodukten nachweisen. Hinzu kommen die Plasmaspiegelveränderungen der regulatorischen Hormone (J-2).

J-2: Normwerte im Urin (Einzelheiten siehe beim jeweiligen Abschnitt)

Mineralokortikoide:	Aldosteronausscheidung (5–10 µg/die)
Glukokortikoide:	17-OH-Kortikoide (3–13 mg/die)
Androgene:	17-Ketosteroide (Mann: 10–25 mg/die Testosteron Frau: 5–15 mg/die Östrogen)

Zur exakten endokrinologischen Diagnostik ist eine enge Zusammenarbeit zwischen Urologe und **Endokrinologe** erforderlich.

Zur exakten endokrinologischen Diagnostik zieht der Urologe in aller Regel den **Endokrinologen** zu Rate, meist erhält er sogar die Patienten von ihm zur Operation mit fertiger endokrinologischer Diagnose zugewiesen. In den folgenden Abschnitten wird deshalb vor allem auf die operablen Nebennierenerkrankungen aus urologischer Sicht Bezug genommen.

4 Operable Erkrankungen

4.1 Erkrankung der Zona glomerulosa (Conn-Syndrom)

4 Operable Erkrankungen

4.1 Erkrankung der Zona glomerulosa (Conn-Syndrom)

Definition ▶

Definition. Conn-Syndrom = Primärer Hyperaldosteronismus.

Ätiologie Das Conn-Syndrom tritt vorwiegend einseitig auf, hervorgerufen durch einen meist benignen Tumor.

Ätiologie. Meist ist der Tumor benigne (70%), in 30% besteht eine beidseitige Hyperplasie, aber auch seltene Karzinome können Hormone produzieren. Das Prädilektionsalter liegt zwischen 30 und 60 Jahren.

Merke ▶

Merke. In etwa 80 % tritt das Conn-Syndrom als vorwiegend intraadrenal gelegener Tumor einseitig auf.

Klinik Störungen des Elektrolythaushalts führen zur **Na-Retention** und **vermehrter K-Ausscheidung** mit der Folge einer **Hypertonie**, Herz-

Klinik. Vorwiegend kommt es zu Störungen des Elektrolythaushalts mit vermehrter **Na-Retention** und **K-Ausscheidung**. Die Folgesymptome daraus sind **Hypertonie (Leitsymptom)**, Muskelschwäche und Muskelfaszikulation bis evtl. zum tetanischen Anfall, Herzrhythmusstörungen, starker Durst

(**Polydipsie**) mit großer Flüssigkeitsaufnahme und Polyurie/Nykturie. Eine hypokaliämisch bedingte vakuoläre Tubulopathie der Nieren sowie intermittierende Parästhesien sind möglich. Ferner leiden die Patienten unter Müdigkeit und haben eine verminderte Glukosetoleranz (J-**3**).

rhythmusstörungen, Polyurie, **Polydipsie**, Müdigkeit und verminderter Glukosetoleranz (J-**3**).

J-3: Conn-Syndrom: Laborwerte und Klinik

Serum:	Hypokaliämie, Hypernatriämie, metabolische Alkalose
Urin:	Hyperkaliurie, Hyposthenurie, normaler bis leicht alkalischer pH-Wert
Hypokaliämie	– Herzrhythmusstörungen (Extrasystolen) – Muskelschwäche – Kalium (Serum) < 3,5 mmol/1 l – Polyurie/Polydipsie
Hypernatriämie	– Hypertonie (weniger als 1 % der Hypertoniefälle) – Na-Erhöhung (ist jedoch selten wegen des meist eintretenden Escape-Mechanismus der Nieren, d.h. der Fähigkeit der Nieren, sich dem natriumretinierenden Einfluß des Hyperaldosteronismus zu entziehen)
Metabolische Alkalose	(durch H^+-Ionen-Verlust) → Parästhesien

Weitere Diagnostik. Wenn die genannten Befunde noch Zweifel offen lassen, bestimmt man Aldosteron in Plasma und Urin sowie den Urin-pH, vor allem aber die Kaliumausscheidung im 24-Stunden-Urin, die mit über 30 mmol/24 Std. erhöht ist.
Zur bildgebenden Diagnostik gehören immer Sonographie, CT und auch MRT.

Weitere Diagnostik Bei unklaren Befunden sollten Aldosteron in Plasma und Urin, Urin-pH und die K-Ausscheidung im 24-h-Urin ermittelt werden.

CT, MRT und Sonographie können die Diagnose erhärten.

- **Funktionstests:**

Funktionstests ergänzen gerade bei der Hypertonieabklärung die Diagnostik, sind aber in der Regel Spezialisten vorbehalten.
Captopril-Test: 25 mg Captopril werden oral gegeben. Vorher sowie 2 Stunden danach erfolgt die Blutabnahme. Beim Conn-Syndrom nimmt trotz Captopril der Aldosteronwert nicht ab.
Die **selektive Bestimmung des Aldosteronspiegels im Nebennierenvenenblut** mittels angiographischer Technik im Sinne eines Mappings bleibt dagegen letzten ungeklärten Zweifelsfällen vorbehalten.
Die Messung des **Plasmarenin- und Aldosteronspiegels** im Liegen 4 Stunden nach körperlicher Belastung zeigt beim Gesunden einen Anstieg beider Hormone an, beim NNR-Adenom dagegen bleibt das Renin konstant, der Aldosteronwert fällt.
Der idiopathische Hyperaldosteronismus zeigt im Gegensatz zum Adenom sogar einen Aldosteronanstieg!

- **Funktionstests**

Als Funktionstests sind der **Captopril-Test** und die **Messung des Plasmarenin- und Aldosteronspiegels** in Abhängigkeit von körperlicher Arbeit differentialdiagnostisch bedeutsam zur Unterscheidung zwischen Adenom und idiopathischem Hyperaldosteronismus.

Die **Seitenlokalisation** wird durch das **CT** erbracht, das MRT bietet hier keine Vorteile. Zur Bestätigung der Seitenlokalisation ist auch das Aldosteronmapping hilfreich.

Das **CT** ergibt die **Seitenlokalisation.**

Hinweis: Es gibt auch einen *sekundären* Hyperaldosteronismus, der aber außerhalb der NNR seine Ursache hat und deshalb nicht primär operativ an der Nebenniere angegangen werden kann. Er entsteht z.B. bei gesteigerter Renin-Angiotensin-Produktion infolge einer Nierenarterienstenose, einem nephrotischen Syndrom, aber auch bei Leberzirrhose und Herzinsuffizienz. Die Therapie setzt dann bei diesen auslösenden Ursachen an.

Der *sekundäre* Hyperaldosteronismus kann nicht operativ therapiert werden.

4.2 Erkrankungen der Zona fasciculata

Urologisch wichtig ist das **Cushing-Syndrom.**

4.2.1 Cushing-Syndrom

Definition. Cushing-Syndrom = Hyperkortisolismus, Überaktivität der Nebennierenrinde.

Pathophysiologie Der M. Cushing entsteht durch eine Hypophysenüberaktivität, das Cushing-Syndrom als Hyperkortisolismus infolge eines NNR-Adenoms bzw. durch einen extraadrenalen Tumor, der eine NNR-Hyperplasie hervorruft.

Es gilt die **Faustregel:** Alleinige Kortisolerhöhung = gutartiges Adenom, zusätzliche Androgen- und Mineralokortikoidproduktion = V.a. NNR-Karzinom.

Pathophysiologie. Der eigentliche M. Cushing entsteht aufgrund einer Störung im Bereich von Hypothalamus bzw. Hypophyse. In den meisten Fällen liegt ein HVL-Adenom mit ACTH-Ausscheidung vor. Die operative Therapie ist eine Aufgabe der Neurochirurgie (transsphenoidale Exstirpation). Aber nicht nur das HVL-Adenom ist Ursache, sondern in seltenen Fällen auch kleinzellige Bronchialkarzinome und medulläre Schilddrüsenkarzinome können ACTH im Sinne eines paraneoplastischen Syndroms produzieren. In diesem Abschnitt soll jedoch nur vom Cushing-Syndrom die Rede sein. Es wird durch NNR-Tumoren hervorgerufen. Dabei gilt als **Faustregel**, daß eine reine Kortisol-Erhöhung im Blut eher für ein gutartiges Adenom spricht, die zusätzliche Produktion von Androgenen und Mineralokortikoiden eher für das Vorliegen eines NNR-Karzinoms. Bilaterale Adenome sind Raritäten.

Klinik Typisch sind äußere Veränderungen, verminderte Glukosetoleranz, Hypertonie und Müdigkeit (J-**4**).

Klinik. Klinisch fallen typische äußere Veränderungen der Cushing-Patienten auf (J-**4**). Die wichtigsten Symptome sind Hypertonie, verminderte Glukosetoleranz und Müdigkeit.

J-4: Symptomatik bei Cushing-Syndrom

Typische äußere Veränderungen der Patienten:

- Stammfettsucht, Striae, Vollmondgesicht, Stiernacken
- Müdigkeit und Adynamie
- Hirsutismus, Akne
- Endokrines Psychosyndrom
- Gerötetes Gesicht

Weiterhin kann man feststellen:

- Hypertonie!
- Amenorrhö (sekundär)
- Hypogonadismus
- Hämorrhagische Diathese
- Wirbelsäulenschmerzen (infolge Osteoporose)
- Verminderte Glukosetoleranz, ggf. sog. »Steroiddiabetes«

Merke. Typisch sind die erhöhte Infektanfälligkeit infolge der hyperkortisolismusbedingten Immunsuppression.

Diagnostik Hierzu *siehe* J-**5**.

Diagnostik. Die typische Leukopenie begründet die erhöhte Infektanfälligkeit. Das Plasmakortisol ist erhöht, im Urin finden sich vermehrt 17-OH-Kortikosteroide, bei einem Karzinom zusätzlich auch 17-Ketosteroide. Die zirkadiane Rhythmik des Kortisolspiegels ist aufgehoben (J-**5**).

Als **Provokationstest** dient der **Dexamethason-Hemmtest** zur Unterscheidung zwischen HVL-Tumor und Nebennierentumor.
Ferner muß eine Diagnostik mit Ultraschall, CT und MRT erfolgen.

Provokationstests sichern die Diagnose. Vor allem wird der **Dexamethason-Hemmtest** durchgeführt. Bei einem Hypophysentumor fällt die Kortisolproduktion ab, bei einem Adenom oder Karzinom bzw. einer ektopen ACTH-Produktion bleibt der Spiegel dagegen hoch.
Ferner erfolgt die Diagnostik mit Ultraschall, CT (inkl. Schädel-CT wegen HVL-Adenom) und MRT wie bei allen Raumforderungen der Nebenniere.

J-5: Befunde bei M. Cushing

- Leukopenie (Granulozyten und Lymphozyten) führt zu einer erhöhten Infekt-anfälligkeit!
- Eosinophilie
- Hypokaliämie, Hypochlorämie
- Plasmakortisol erhöht (Anmerkung: Schwangerschaft, aber auch Kontrazeptiva können das Plasmakortisol ebenfalls erhöhen)
- Aufgehobene zirkadiane Rhythmik des Kortisolspiegels
- Metabolische Akalose
- Urinkortikoide erhöht (Dies betrifft vor allem die 17-OH-Kortikoide; wenn auch die 17-Ketosteroide* erhöht sind, besteht Verdacht auf ein Karzinom)
- ACTH-Spiegel: Erhöht: Hypophysentumor
  Normal: NNR-Adenom oder -karzinom

* Anmerkung: Die 17-Ketosteroidausscheidung ist altersabhängig

Differentialdiagnose. Außer bei Bronchialkarzinom (meist kleinzellige Form) und Schilddrüsenkarzinom können auch Pankreas- und Prostatakarzinome ein paraneoplastisches Cushingoid hervorrufen. Alkoholismus ist eine weitere mögliche Ursache.
Ferner kann auch eine iatrogen überhöhte Kortisoldosierung Ursache der Beschwerden sein. Dies kommt z. B. in der Karzinomtherapie vor.

Differentialdiagnose Ein Hyperkortisolismus kann als paraneoplastisches Syndrom vorkommen.
Auch Alkoholismus kann eine Ursache sein.

Das **Nebennierenkarzinom** kann neben den typischen Zeichen des M. Cushing zusätzlich auch Hirsutismus und Virilisierung, ggf. auch Feminisierung als Folge der hormonellen Mischsituation hervorrufen. Viele Patienten kommen wegen zunächst unklarer abdomineller Beschwerden zur Diagnostik. Häufige Metastasierungsorte sind Leber, Lunge, Peritoneum und Pleura. Direkt können Niere und Vena cava befallen sein, wobei der Tumor, der meist (zu) spät entdeckt wird, u. U. klinisch nur schwer gegen ein Nierenzellkarzinom abgegrenzt werden kann.

Bei **NNR-Karzinomen** finden sich neben den Cushingzeichen auch Virilisierung bzw. Feminisierung und Hirsutismus als Zeichen der hormonellen Mischreaktion. Oft wird das NNR-Karzinom aber erst diagnostiziert, wenn es bereits Metastasen gesetzt hat (Leber, Lunge, Pleura).

4.3 Erkrankungen der Zona reticularis

Am häufigsten und wichtigsten ist das **adrenogenitale Syndrom** (AGS). Synonym wird auch der Ausdruck »Pseudohermaphroditismus femininus« gebraucht, wenn das weibliche Geschlecht betroffen ist.

4.3 Erkrankungen der Zona reticularis

Das **adrenogenitale Syndrom (AGS)** ist die häufigste Erkrankung der Zona reticularis.

Pathophysiologie. Beim AGS kann es mehrere verschiedene Enzymdefekte als Ursache geben. Mit etwa 95 % am häufigsten ist der autosomal-rezessiv vererbte **21-Hydroxylasemangel**.
17- und 11β-Hydroxylasemangel (weisen zusätzlich Virilisierung und Hypertonie auf) und 3β-Dehydrogenasedefekt sind seltene Auslöser des AGS.
Wegen der Kortisolsynthesestörung infolge des Enzymmangels ist die ACTH-Bildung konsekutiv erhöht. Folge des ACTH-Überschusses ist die **exzessive Androgenbildung**.
Im Kleinkindesalter muß man aber auch an NNR-Tumoren als Auslöser denken. Die Kortisolsynthese ist hierbei meist nicht gestört.
Die Verdachtsdiagnose »AGS« muß gestellt werden, wenn ein Neugeborenes ein ambisexuelles Genitale aufweist. Bei Kindern und Erwachsenen fällt die Virilisierung dagegen erst relativ spät auf, wodurch die Diagnose nicht selten verschleppt wird. Dies erklärt die oft schlechte Prognose. Es handelt sich in diesen Fällen meist um das erworbene AGS infolge eines Nebennierenkarzinoms.
Die Ultraschalluntersuchung der Nebennieren klärt meist sehr schnell die Diagnose, sofern eine Nebennierenerkrankung in der Differentialdiagnostik erwogen wird.

Pathophysiologie Ursache des AGS ist meist der **21-Hydroxylasemangel**, der autosomal-rezessiv vererbt wird.

Konsekutiv wird ACTH vermehrt gebildet, was eine **erhöhte Androgenausschüttung** zur Folge hat.

Auslöser im Kleinkindalter können Nebennierentumoren sein.

Ein ambisexuelles Genitale bei Neugeborenen begründet die Verdachtsdiagnose AGS.
Bei Kindern und Erwachsenen wird die Diagnose wegen der deutlich geringer auffallenden Virilisierung oft verschleppt.

Merke. Eine wichtige, weil u. U. lebensgefährliche Sonderform ist der Hydroxylasemangel mit gleichzeitigem Salzverlustsyndrom.

◀ **Merke**

Klinik Typisch sind Geschlechtsunterschiede am Genitale, laborchemisch gleichen sich dagegen die Geschlechter (▤ J-6, ◘ J-3).

Klinik. Typisch sind Geschlechtsunterschiede am Genitale, laborchemisch gleichen sich dagegen die Geschlechter (▤ J-**6**, ◘ J-**3**).

J-6: Befunde bei adrenogenitalem Syndrom

Mädchen	Knaben
▸ Das Genitale ist verändert. Dies kann von einer leichten Klitorishypertrophie bis zu einem fast männlich imponierenden Genitale reichen. Ovarien und Uterus sind normal angelegt. ▸ Meist findet sich die Einmündung der Harnröhre in die Vagina, wobei der Meatus unterhalb der hypertrophierten Klitoris liegt. ▸ Die Labien sind vergrößert und erinnern an ein unvollständiges Skrotum. ▸ Die Ovarien bleiben klein, es resultiert eine primäre Amenorrhö.	▸ U. U. besteht ein normales Genitale. Wenn die Androgene sehr früh wirken können, entsteht ein Makropenis mit Sekundärbehaarungstyp (Pseudopubertas praecox). ▸ Die Hoden bleiben klein. Es entsteht ein hypogonadotroper Hypogonadismus. ▸ Nicht selten fallen Knaben erst auf, wenn nach der Pubertät der Kinderwunsch unerfüllt bleibt.

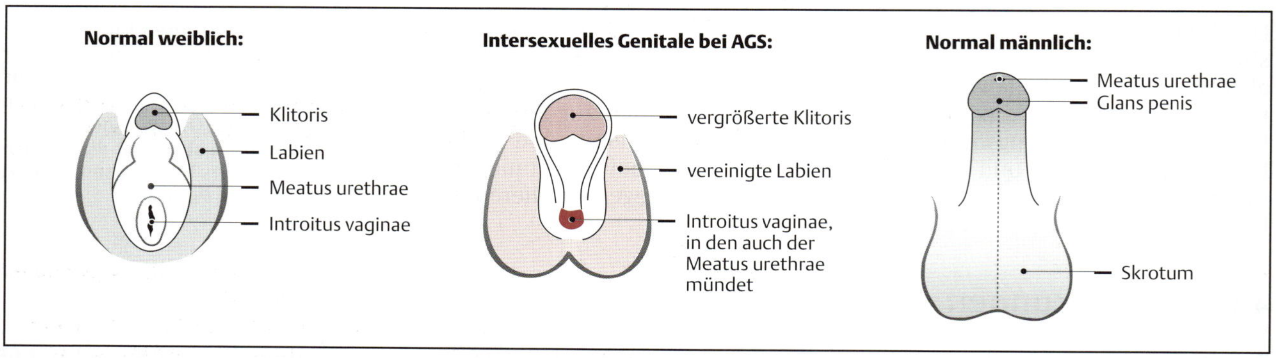

◘ **J-3: Möglichkeiten eines intersexuellen Genitale** (nach Prader)

Zunächst ist das Knochenwachstum beschleunigt, wegen des früheren Epiphysenschlusses wird aber eine geringere Endgröße erreicht.

Beide Geschlechter können eine Muskelhypertrophie aufweisen. Ihr Körperwachstum ist anfangs gegenüber den Altersgenossen beschleunigt. Da aber der Epiphysenschluß durch den Androgenüberschuß vorgezogen ist, resultiert schließlich ein Minderwuchs am Ende der Pubertät.

Diagnostik ▤ J-**7** zeigt die typischen Laborbefunde.

Diagnostik. Zu den Laborbefunden bei AGS *siehe* ▤ J-**7**.

J-7: Laborbefunde bei AGS

- Plasmakortisol erniedrigt
- 17-OH-Progesteron erhöht
- Androgene erhöht
- 17-Ketosteroide im Urin erhöht
- FSH und LH erniedrigt
- ACTH erhöht
- Evtl. Elektrolytverschiebung (Na erniedrigt, K erhöht beim sog. Salzverlust-Syndrom)

Sonographie, CT und MRT zeigen die Nebennierenvergrößerung (◘ J-**4**) wobei im MRT zwischen Adenom und Karzinom unterschieden werden kann.

Sonographie, CT und MRT zeigen eine ein- ggf. auch beidseitige Nebennierenvergrößerung (◘ J-**4**). Dabei hilft das MRT zwischen Adenom und Karzinom zu unterscheiden (im T2-Bild). Auf Skelettaufnahmen sieht man eine Beschleunigung des Knochenalters.

Therapie. Bei einer reinen NNR-Hyperplasie erfolgt eine lebenslange **Substitution von Kortisol,** um die ACTH-Bildung zu drosseln. Die Dosierung wird so eingerichtet, daß normale Serumwerte erreicht werden. Streßsituationen (Prüfungen, Operationen etc.) erfordern eine vorübergehende Erhöhung der Dosierung.

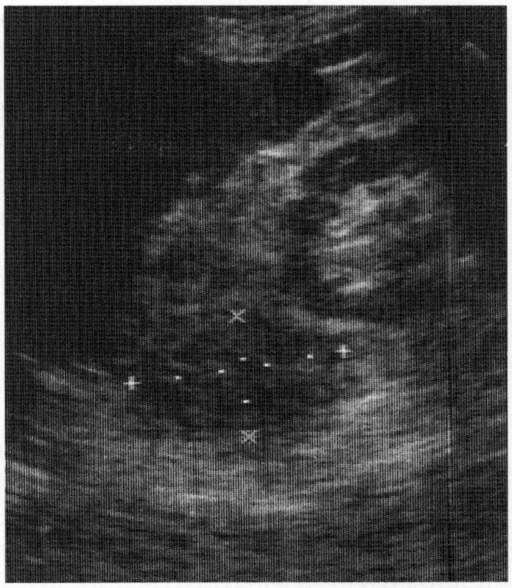

J-4: Nebennierenhyperplasie bei AGS

Therapie Bei der reinen NNR-Hyperplasie wird zur Unterdrückung des AGS lebenslang **Kortisol substituiert** (ACTH-Drosselung).

> ***Merke.*** Bei gleichzeitigem Salzverlustsyndrom wird lebenslang eine zusätzliche Substitution von Mineralokortikoiden, bei Mädchen auch von Östrogenen notwendig.

◀ **Merke**

Operative Korrekturen des äußeren Genitales zur Anpassung an den Genotyp folgen. Es empfiehlt sich, diese Korrekturen aus psychosozialen Gründen vor der Einschulung beendet zu haben.

Operative Korrekturen am Genitale erfolgen im Kleinkindesalter.

4.4 Erworbenes adrenogenitales Syndrom

Ursache ist ein **androgenproduzierender Nebennierentumor** (Adenom oder Karzinom), wobei das Karzinom wegen der verschleppten Diagnostik eine relativ schlechte Prognose aufweist.

4.4 Erworbenes adrenogenitales Syndrom

Das erworbene AGS infolge eines **NNR-Tumors** weist eine relativ schlechte Prognose auf.

Klinik. Symptome sind:
- Vor der Pubertät: wie kongenitales AGS (s.o.)
- Nach der Pubertät: Eine **Virilisierung** ist typisch, allerdings bei erwachsenen Männern kaum noch auffallend. Deshalb wird die Diagnose auch lange verschleppt.

Klinik
Symptome sind:
- Präpubertär: siehe kongenitales AGS
- Postpubertär: **Virilisierung.**

Therapie. Die **Adrenalektomie** unter Kortisolsubstitution ist Therapie der Wahl, da es oft zur Atrophie der Gegenseite gekommen ist. Ob diese im Laufe der Zeit, wenn sich der Regelkreismechanismus wieder normalisiert hat, ihre Funktion wieder aufnimmt, ist wahrscheinlich, kann aber im Einzelfall nicht sicher vorhergesagt werden.

Therapie Die Therapie der Wahl ist die **Adrenalektomie** unter Kortisolsubstitution.

4.5 Erkrankungen des Nebennierenmarks

4.5.1 Phäochromozytom

Es handelt sich um **katecholaminproduzierende Tumoren**, die meist unilateral auftreten und fast immer gutartig sind.
In 10% ist ein extraadrenales Vorkommen am Grenzstrang möglich. Familiäres Vorkommen ist beschrieben, dann aber meist beidseitig. Kinder weisen dagegen bis zu 30% extraadrenale Lokalisationsformen auf. Man suche vor allem paraaortal und parakaval (Zuckerkandlsches Organ).
Der Altersgipfel liegt aber zwischen 30 und 50 Jahren.

4.5 Erkrankung des Nebennierenmarks

4.5.1 Phäochromozytom

Das Phäochromozytom ist fast immer durch einseitige, gutartige **katecholaminproduzierende Tumoren** hervorgerufen. Bei Kindern kommen in 30% extraadrenale Phäochromozytome vor.

Der Altersgipfel liegt zwischen 30 und 50 Jahren.

Phäochromozytome treten kombiniert mit M. Recklinghausen und im Rahmen des **MEN**-Syndroms auf.

Interessant ist ferner, daß etwa 5% der Phäochromozytompatienten gleichzeitig an einem M. Recklinghausen erkrankt sind. Auch andere Phakomatosen sowie M. Sipple (Phäochromozytom mit medullärem Schilddrüsenkarzinom) kommen in der Kombination gehäuft vor. Weiterhin können Phäochromozytome auch im Rahmen einer **m**ultiplen **e**ndokrinen **N**eoplasie (sog. **MEN**-Syndrom) zusammen mit Tumoren der Nebenschilddrüse, des Pankreas, der Hypophyse und Schilddrüse auftreten.

Klinik Leitsymptom ist die **Hypertonie**. Verdachtsdiagnose: Anfallsartige Kopfschmerzen mit anschließender Polyurie.

***Klinik.* Leitsymptom ist die Hypertonie** mit z.T. exzessiven Spitzenwerten, die meist attackenartig auftreten und Werte über 200 mmHg systolisch erreichen.
Eine **Verdachtsdiagnose** ist möglich bei folgender Anamnese:

- Anfallsartige Kopfschmerzen und
- Polyurien nach solchen »Kopfschmerzattacken«.

Ferner leiden die Patienten unter Müdigkeit, Schweißausbrüchen, Herzklopfen, diffusen Bauchschmerzen, anfallsartiger Hautrötung.
Das Phäochromozytom führt insgesamt zu einer relativen Hypovolämie bei gleichzeitiger Vasokonstriktion als Folge des Katecholaminüberschusses.

Insgesamt besteht eine relative Hypovolämie bei gleichzeitiger Vasokonstriktion.

Diagnostik Typisch ist die Katecholaminerhöhung in Serum und **Urin**, wobei 40% als **Vanillinmandelsäure**, 40% als **Metanephrine** ausgeschieden werden.
Wenn Noradrenalin im Vergleich zum Adrenalin erhöht ist, spricht dies für einen extraadrenalen Tumor.
Sonographie, CT und MRT klären zusammen mit dem Labor die Diagnose.
Eine Katecholaminbestimmung in der V. cava ist möglich.

Diagnostik. Typisch ist die Erhöhung der Katecholamine in Serum und **Urin**. Dabei spricht eine deutliche Erhöhung von Noradrenalin im Vergleich zu Adrenalin für ein extraadrenales Phäochromozytom, da die Methylierung von Noradrenalin zu Adrenalin nur im Nebennierenmark stattfinden kann. Die Katecholamine werden zu 40% als **Vanillinmandelsäure**, zu 40% als **Metanephrine** im Urin ausgeschieden.
Wie bei allen Nebennierentumoren werden Sonographie und CT sowie MRT durchgeführt. Im MRT erscheint dabei das Phäochromozytom als typische »leuchtende Knolle« im T2-Bild.
Das Nebennierenszintigramm mit ^{131}Meta-Jod-Benzyl-Guanidin hilft bei der Sicherung von extraadrenalen Tumoren, die zuvor im CT und MRT vermutet worden sind.
Ferner kann ähnlich der Reninbestimmung bei Nierenarterienstenosen (siehe dort) eine Katecholaminbestimmung im Blut der Vena cava, in die die Nebennierenvene mündet, durchgeführt werden. Gleichzeitig erfolgt hierbei die Seitenfeststellung des Tumors.

Therapie Therapie der Wahl ist die **Adrenalektomie** nach vorheriger Alpha-Blockertherapie und **unter Alpha-Blockerschutz** intraoperativ (Gefahr der intraoperativen Blutdruckkrise!).

Eine intensivmedizinische Nachbetreuung mit Kreislaufunterstützung ist postoperativ grundsätzlich notwendig.

Therapie. Therapie der Wahl ist die **Adrenalektomie** der betroffenen Seite, wobei der Eingriff durch infolge Manipulation ausgelöste, intraoperative Blutdruckkrisen relativ gefährlich ist. Ihnen versucht man durch eine prä- und perioperative **Alpha-Blockade** mit Phentolamin vorzubeugen.
Alpha-Blocker sind auch die Antihypertonika der Wahl bis zur Durchführung des Eingriffs. Die Dosierung erfolgt stufenweise, beginnend mit z.B. 3 × 10 mg Phenoxybenzamin oral bis zur Blutdrucknormalisierung.
Wegen des fehlenden Blutdruckstimulus ist eine intensivmedizinische Nachbetreuung, ggf. mit erheblicher Kreislaufstützung, notwendig, bis die kontralaterale Nebenniere ihre Arbeit wieder zuverlässig verrichtet.

4.5.2 Neuroblastom

4.5.2 Neuroblastom

Merke ▶

> ***Merke.*** Bei Säuglingen und Kleinkindern gehört das Neuroblastom neben Wilms-Tumoren, malignen Lymphomen und ZNS-Tumoren zu den häufigsten bösartigen Tumoren. Etwa 50% finden sich extraadrenal.

Bei der Manifestation der Neuroblastome bestehen oft schon Metastasen.

Manifest werden Neuroblastome meist um das 3. Lebensjahr, wobei häufig schon Metastasen zum Zeitpunkt der Diagnosestellung vorhanden sind.

Klinik Die sicht- und tastbaren Raumforderungen sowie Halslymphknotenmetastasen sind die ersten auffälligen Symptome.

Klinik. Das Neuroblastom wird meist erst durch eine sichtbare und tastbare abdominelle Raumforderung bzw. die dadurch bedingten Kompressionssymptome festgestellt. Auch Halslymphknotenmetastasen sowie Veränderungen des Schädeldaches durch Metastasen können festgestellt werden.

Infolge der Katecholaminausschüttung leiden viele Kinder an einer Hypertonie. Ungeklärte Diarrhöen und Enzephalopathien gehören mit zum Bild.

Weiterhin finden sich Hypertonie, Diarrhö und Enzephalopathie.

Diagnostik. Sonographie und CT sowie Katecholaminbestimmung in Serum und Urin gehören zur Routine. Das MRT ergänzt den Befund. Im CT erkennt man verkalkte, z.T. hypodense Tumoren mit Enhancement nach KM-Applikation.
Auch werden Stoffwechselprodukte der Katecholamine vermehrt im Urin gefunden.

Diagnostik Die Diagnose wird durch Sonographie, CT und Katecholaminbestimmung gestellt. Im CT findet sich ein verkalkter, z.T. hypodenser Tumor mit Enhancement nach KM.

Therapie. Die Kombination aus »Stahl, Strahl und Medikamenten« ist notwendig. Dabei ist es vom Stadium abhängig, in welcher Reihenfolge die Therapieschritte erfolgen. Im Stadium I und II (Tumor bis 10 cm Durchmesser; lokale Infiltration) erfolgt zunächst die Operation, gefolgt von einer Chemotherapie. Ab einem höheren Stadium wird die Operation erst nach einem Downstaging durch Chemotherapie durchgeführt. Radiotherapien sind eher selten.

Therapie Im Stadium I und II erfolgt zunächst die operative Tumorexstirpation, gefolgt von einer Chemotherapie. Ab Stadium III muß erst durch Chemotherapie downgestaged werden, bevor operiert werden kann.

5 Chirurgische Therapieprinzipien bei Nebennierentumoren

5 Chirurgische Therapieprinzipien bei Nebennierentumoren

> ***Merke.*** Bei allen einseitigen Nebennierentumoren ist die **Adrenalektomie** das wichtigste Therapieprinzip. Dies gilt unabhängig davon, welches Hormon von diesen Tumoren produziert wird.

◀ **Merke**

Wichtig ist dabei zu beachten, daß die kontralaterale Nebenniere u.U. atrophiert sein kann. Bis diese ihre Arbeit wieder aufnimmt, muß eine **Hormonsubstitution** erfolgen. Sie zu unterlassen, bedeutet ein hohes Sterblichkeitsrisiko. Deshalb erfolgt nach jeder Nebennierenoperation, vor allem bei Tumoren, eine sorgfältige Verlaufskontrolle der Elektrolyte und der Hormonspiegel.

Aufgrund der Atrophie der Gegenseite muß postoperativ eine vorübergehende **Hormonsubstitution** erfolgen, bis diese ihre Arbeit wieder aufgenommen hat.

Operatives Vorgehen

Operatives Vorgehen

Angesichts moderner Diagnostik mittels bildgebender Verfahren, die in der Kombination eine hohe Verläßlichkeit bieten, reicht meist eine einfache Adrenalektomie aus. Die Exploration des gesamten Retroperitoneums ist aber unumgänglich, wenn auch nur ein geringer Verdacht auf ektopes Hormongewebe besteht.
Um den Besonderheiten der Nebennierenhormonproduktion Rechnung zu tragen, erfolgt die schonendste Adrenalektomie von der Flanke aus, also rein retroperitoneal, von lateral nach kranial beginnend, was die Präparation erleichtert.

Meist genügt ein Flankenzugang. Eine explorative transabdominelle Adrenalektomie ist nur in den seltenen Fällen notwendig, in denen trotz CT und MRT keine exakte Lokalisation des Tumors feststellbar ist.

Beim Phäochromozytom dagegen wird zunächst die Nebennierenvene ligiert, um den Ausstoß von Katecholaminen unter der Präparation zu unterbinden. Dabei ist die enge Zusammenarbeit mit dem Anästhesisten absolut notwendig, da er bis zur Ligatur den Blutdruck medikamentös senken muß, danach aber ein u.U. extremer Blutdruckabfall resultiert, auf den er vorbereitet sein muß, um zerebralen und renalen Komplikationen zuverlässig vorzubeugen.
Handelt es sich um ein NNR-Karzinom, kann u.U. die Mitresektion der Niere nötig sein.
Bei bilateralen Tumoren erfolgt in Rückenlage ein transperitoneal geführter Rippenbogenrandschnitt. Diese Technik ist aber nur bei beidseitigen und extraadrenalen Phäochromozytomen und Neuroblastomen nötig, sofern sie ein Stadium III mit Lymphknotenmetastasen aufweisen.

Beim Phäochromozytom wird ausnahmsweise zuerst die Vene ligiert, um den Katecholaminausstoß unter der Präparation zu unterbinden.
Cave: Reaktiver RR-Abfall danach!

Neben der adäquaten Hormonsubstitution (s.u.) ist die intraoperative Blutstillung vordringlich zu beachten, da Nebennierenexstirpationen sonst von postoperativen Hämatomen gefolgt sein können.

Begleittherapie

Die **perioperative Begleittherapie** richtet sich nach der hormonellen Krankheit
- **M. Conn:**
- Korrektur der Hypertonie
- Ergänzung mit Diuretika bei beidseitiger benigner Hyperplasie.
- **M. Cushing:**
- Kortikoidsubstitution
- **AGS:**
- Kortisolsubstitution
- Elektrolytkorrektur
- **Phäochromozytom:**

Die Alpha-Blockade bei der Phäochromozytomoperation ist absolut notwendig, um lebensgefährliche Blutdruckkrisen zu verhüten.

Merke ►

Eine penible Überwachung dieser Patienten ist Pflicht.

Nachkontrolle

Bei den Patienten mit ektopem hormonbildendem Tumorgewebe muß eine lebenslange **Rezidivnachsorge** erfolgen. Die Überwachung per Katecholamin- und Elektrolytbestimmung ist am einfachsten.

Begleittherapie

Die **perioperative Begleittherapie** richtet sich nach der hormonellen Krankheit:
- **M. Conn:**
  Korrektur der Hypertonie. Bei beidseitiger Hyperplasie der NNR ohne Tumornachweis erfolgt nur eine medikamentöse Therapie in der Kombination von Spironolacton mit Antihypertensiva.
- **Cushing-Syndrom:**
  Die Kortikoidsubstitution wird durchgeführt, bis die kontralaterale Nebenniere wieder suffizient arbeitet. Ständige Laborüberwachung ist bis dahin unabdingbar.
- **AGS:**
  Kortisolsubstitution und Elektrolytkorrektur werden gemeinsam durchgeführt.
- **Phäochromozytom:**
  Notwendig ist die Vorbehandlung mit **Alpha-Blockern** (Phenoxybenzamin), intraoperativ wird Phentolamin gegeben.
  Cave: Postoperativ erfolgt die intensivmedizinische Kreislaufkontrolle und -substitution vor allem mit Plasmaexpandern.

► ***Merke.*** Wenn eine **bilaterale Adrenalektomie** z.B. wegen Tumor durchgeführt werden muß, **muß der Patient lebenslang substituiert werden.** Hierzu dienen Glukokortikoide und Mineralokortikoide. Bei Streßsituationen (z.B. Operation) muß die Dosis vorübergehend erhöht werden.

Eine penible Überwachung dieser Patienten ist Pflicht. Fehler oder Unachtsamkeiten können tödlich sein.

Nachkontrolle

Besonders bei Patienten mit ektopem hormonbildendem Tumorgewebe muß lebenslang eine **Rezidivnachsorge** erfolgen, da noch Jahre später verbliebenes Gewebe aktiv werden kann. Die einfachste Kontrollmöglichkeit ist die regelmäßige Katecholaminbestimmung und Elektrolytkontrolle. So werden auch Metastasen der selteneren malignen Nebennierengeschwülste frühzeitig erfaßt. Eine Revisionsoperation bei Solitärmetastasen ist oft erfolgreich.

Essentials

- Viele Nebennierentumoren werden durch CT und Sonographie zufällig entdeckt. Sie sind nicht per se behandlungspflichtig. Ein Hormonscreening ist notwendig, sofern es sich nicht um Metastasen eines anderen Tumors handelt.

- Die Diagnostik von Störungen der Nebennierenhormone bzw. die Feststellung eines zugrundeliegenden Tumors erfolgt in der Regel durch den Endokrinologen, die Therapie ist oft operativ durch den Urologen. Die Nachbetreuung erfolgt gemeinsam, um (meist vorübergehende) Hormonschwankungen ausgleichen zu können.

- Bei bilateraler Adrenalektomie ist eine lebenslange, engmaschig überwachte Hormonsubstitution nötig. Unter besonderen Umständen, z. B. Operation, ist diese akut anzupassen, um den Patienten nicht zu gefährden.

◄ **Essentials**

Fertilitätsstörungen

Teil K

1 Einleitung und Definition

Fertilität heißt Fruchtbarkeit, das Gegenteil ist die **Infertilität**, die Unfruchtbarkeit. Beide Begriffe betreffen beide Partner, Mann oder Frau. Als **Sterilität** bezeichnet man dagegen die Unfruchtbarkeit eines Paares. In 30% liegt die Ursache allein beim Mann (andrologischer Faktor), in 50% ist sie ausschließlich bei der Frau zu finden (gynäkologischer Faktor), in 20% sind beide Partner gemeinsam betroffen. Fertilität ist die Fruchtbarkeit, sie bezieht sich auf einen Partner.

1 Einleitung und Definition

Infertilität ist die Unfruchtbarkeit des Individuums, **Sterilität** hingegen bezeichnet die Unfruchtbarkeit eines Paares.

▶ ***Merke.*** Sterilität bezeichnet die Unfruchtbarkeit des Paares.
Ursache:
- 30% Mann
- 50% Frau
- 20% beide

◀ **Merke**

Mit **primärer Infertilität** bezeichnet man den Zustand ungewollter Kinderlosigkeit, der länger als ein Jahr andauert, obwohl die Kohabitationen eisprungbezogen erfolgt sind. Spätestens dann sollte eine Abklärung wegen einer Fertilitätsstörung durchgeführt werden, wobei geraten wird, wegen der geringeren Invasivität zunächst den Mann zu untersuchen.

Primäre Infertilität ist der Zustand ungewollter Kinderlosigkeit, der länger als ein Jahr andauert, obwohl die Kohabitationen eisprungbezogen erfolgt sind. Die Fertilitätsdiagnostik sollte wegen der geringeren Invasivität zuerst beim Mann durchgeführt werden.

2 Ätiologie

Die Ätiologie der Fertilitätsstörungen beim Mann ist in vielen Fällen unklar. Abgeklärt werden dabei sowohl der exokrine als auch der endokrine Anteil der Hodenfunktion.

2 Ätiologie

Sie bleibt oft unklar. Exokrine und endokrine Hodenfunktion werden abgeklärt.

Exokriner Anteil. Es handelt sich hierbei um das germinative Tubulusepithel. In der Wand der Hodenkanälchen von basalwärts zum Lumen hin werden aus Ursamenzellen (Spermatogonien) über die Spermatozyten I. und II. Ordnung Spermatiden gebildet, aus denen schließlich die Samenzellen (Spermatozoen, früher Spermien genannt) hervorgehen. Dieser Entwicklungsprozeß wird **Spermatogenese** genannt.

Exokriner Anteil **Spermatogenese:** Spermatogonien ▶ Spermatozyten I. Ordnung/II. Ordnung ▶ Spermatiden ▶ Spermatozoen.

Endokriner Anteil. In den Leydigschen Zwischenzellen wird das wichtigste Androgen, das Testosteron, gebildet. Dieses Hormon wandert durch die Blut-Hoden-Schranke in die Hodentubuli hinein und unterhält die Spermatogenese.
Beide Hodenteilfunktionen werden durch einen übergeordneten hormonellen Regelkreis – die Hypothalamus-Hypophysen-Gonaden-Achse – gesteuert und regeln sich durch einen Rückmeldemechanismus (Feedback) selbst (Syn. K-**1**).

Endokriner Anteil Testosteron wird in den Leydigschen Zwischenzellen gebildet und unterhält die Spermatogenese.

Regelkreis: Hypothalamus-Hypophysen-Gonaden-Achse (Syn. K-**1**).

Synopsis K-1: Regelkreis der Hypothalamus-Hypophysen-Gonaden-Achse

Das im Hypothalamus gebildete freisetzende Hormon LHRH (bzw. GnRH) induziert in der Hypophyse die Bildung der beiden Gonadotropine FSH und LH. FSH bewirkt im Hodentubulus die Ausschüttung von ABP und Inhibin. LH stößt in der Leydig-Zelle die Bildung des wichtigsten männlichen Hormons, des Testosterons, an. Der Inhibin-Serumspiegel hat einen hemmenden Einfluß (sog. negatives Feedback) auf die FSH-Produktion, der Testosteron-Serumspiegel einen hemmenden Einfluß auf die LH-Produktion.

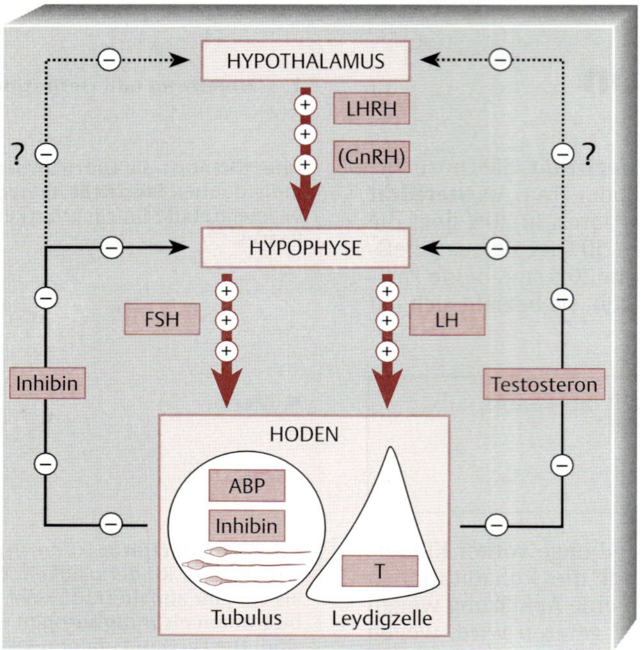

LHRH = **L**uteinisierendes **H**ormon **R**eleasing-**H**ormon
GnRH = **G**onadotropin **R**eleasing-**H**ormon
FSH = **F**ollikel **s**timulierendes **H**ormon
LH = **L**uteinisierendes **H**ormon
ABP = **A**ndrogen **b**indendes **P**rotein
T = **T**estosteron

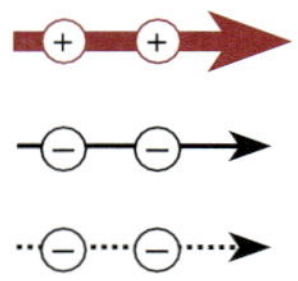

Eine testikuläre Fehlfunktion oder Störung, die an jeder Stelle des Regelkreises auftreten kann, bezeichnet man als Hypogonadismus.

Dieses komplexe System kann durch Fehlbildung oder Schädigung an jedem seiner Punkte gestört werden. Entsprechend vielfältig sind die möglichen Ursachen einer testikulären Fehlfunktion oder Störung, die auch als **Hypogonadismus** bezeichnet werden.

Definition ▶

Definition. Man unterscheidet angeborene und erworbene, primäre und sekundäre Störungen der Hodenfunktion.

- Hypogonadismus: Störung der Hodenfunktion
- Primärer Hypogonadismus: Störung im Hoden selbst
- Sekundärer Hypogonadismus: Störung in Hypothalamus oder Hypophyse.

Die Einteilung erfolgt nach FSH- und LH-Spiegel. ■

Beim primären Hypogonadismus ist bei leichten Graden ein normales FSH, bei schweren Graden ein erhöhtes FSH zu erwarten.
Bei erniedrigtem FSH und LH besteht immer ein sekundärer Hypogonadismus.

Liegt die Störung im Hoden selbst (d. h. **primärer Hypogonadismus**), so ist bei leichten Graden ein normales FSH und LH (**normogonadotroper Hypogonadismus**), bei schweren Schädigungsgraden ein erhöhtes FSH und evtl. auch LH (**hypergonadotroper Hypogonadismus**) zu erwarten.
Bei erniedrigtem FSH und LH (**hypogonadotroper Hypogonadismus**) ist die Störung immer sekundär, d. h. im Hypothalamus und/oder der Hypophyse zu suchen.

Merke ▶

Merke. Ein erhöhtes FSH bei unerfülltem Kinderwunsch ist immer ein sehr schlechtes Zeichen. Ihm liegt ein schwerer Hodenschaden zugrunde, denn das erhöhte FSH ist endokriner Ausdruck des frustranen Versuchs, den Schaden auszugleichen.

3 Fertilitätsdiagnostik

3.1 Anamnese

Erfragt werden müssen das zeitgerechte Eintreten des Hodendeszensus *(siehe Kap. L)* und der Pubertät. Ferner sind anamnestisch Operationen am äußeren Genitale und im kleinen Becken wichtig. Daneben hat auch eine postpubertäre Virusinfektion entscheidende Bedeutung, führt doch eine **Mumpsorchitis**, wenn sie beidseits auftritt, zur Infertilität (in 30% aller Mumpsfälle tritt dies auf).
Umgebungseinflüsse wie Wärme (z.B. Hochofenarbeiter) oder toxische Einflüsse (z.B. Chemiearbeiter) können eine Fertilitätsstörung hervorrufen. Dies gilt auch für bestimmte Medikamente (▤ K-**1**).

3 Fertilitätsdiagnostik

3.1 Anamnese

Zeitpunkt des Hodendeszensus und der Pubertät werden erfragt. Weiterhin sind frühere Operationen am Genitale und im kleinen Becken wichtig. Auch Virusinfektionen (Mumpsorchitis) müssen eruiert werden.

Wärmeeinwirkung, Medikamente und Toxine beeinflussen die Fertilität (▤ K-1).

K-1: Spermatogenesehemmende Pharmaka

Antirheumatika:	Azapropazon
Psychopharmaka:	Antidepressiva, Hypnotika, Tranquilizer
Antibiotika:	Nitrofurantoin, Cotrimoxazol, Tetracycline, Gentamicin, Cephalosporine
Sulfonamide:	Azulfidine
Antihypertensiva:	Reserpin, Methyldopa, Clonidin
α-Rezeptorenblocker:	Phentolamin, Phenoxybenzamin
β-Rezeptorenblocker:	Propranolol

Daneben können Zytostatika, Immunsuppresiva und alle hormonell aktiven Pharmaka wie Östrogene, Gestagene und Antiandrogene die Spermatogenese reversibel hemmen.

Weiterhin werden Erektionsfähigkeit, Ejakulationsverhalten (z.B. Ejaculatio praecox), Kohabitationsfrequenz in Zusammenhang mit dem Eisprung sowie der gynäkologische Status der Ehefrau erfragt.

Erektion, Ejakulation, Kohabitationsfrequenz und Status der Ehefrau werden erfragt.

▶ ***Merke.*** Vor allem ein **verspäteter Descensus testis** (d.h. nach dem 2. Lebensjahr) ist auch bei Einseitigkeit häufig die Ursache für eine spätere Fertilitätsstörung.

◀ Merke

3.2 Klinische Untersuchung und Sonographie

Es wird nicht nur das äußere Genitale, sondern auch der Gesamthabitus beurteilt. Dabei finden Bart- , Körper- und Schambehaarung besondere Aufmerksamkeit. Dies gilt auch für das Verhältnis Ober- zu Unterlänge (◘ K-**1**). Man achtet ferner auf die Fettverteilung und eine Gynäkomastie.

3.2 Klinische Untersuchung und Sonographie

Habitus (◘ K-1), Behaarung, Fettverteilung und Gynäkomastie müssen beachtet werden.

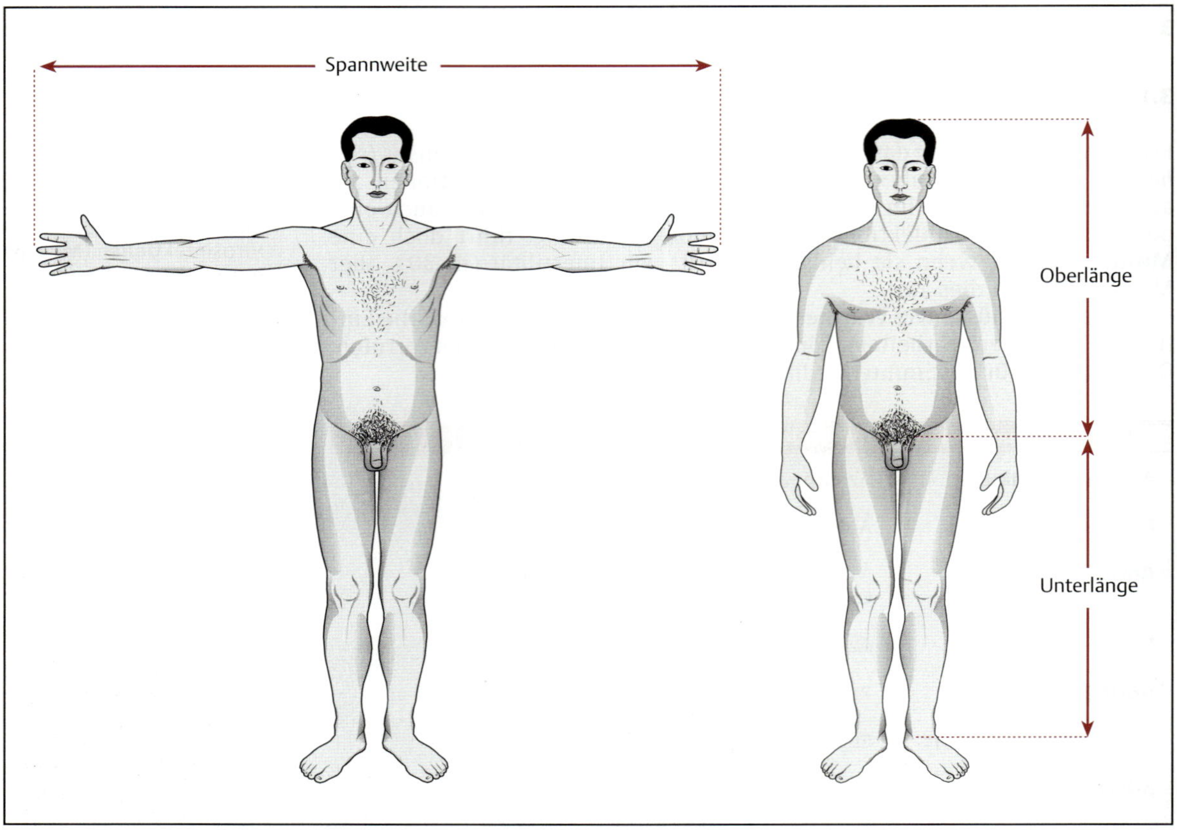

K-**1: Die normalen Körperproportionen:**
Spannweite : Körpergröße ca. 1 : 1 Oberlänge : Unterlänge ca. 1 : 1

Äußeres Genitale Das Hodenvolumen wird bestimmt. Es beträgt normalerweise 15–25 ml.

Konsistenz des Hodens und Vorhandensein von Ductus deferens und Nebenhoden werden getastet.

Nach einer **Varikozele** muß gesucht werden. Sie ist im Stehen zu tasten (K-**2**) und verschwindet im Liegen.

Das Fehlen von Organen des Geschlechtsapparates ist selten. Die Sonographie kann bei der Abklärung helfen (K-**3**). Die Dopplersonographie hat jedoch in der Fertilitätsdiagnostik keine große Bedeutung.

Ein Hodentumor muß ausgeschlossen werden, da er häufig eine Infertilität hervorrufen kann.

Äußeres Genitale. Das Hodenvolumen beträgt normalerweise 15–25 ml im palpatorischen Vergleich zum Prader-Orchidometer. Heute wird das Volumen aber meist sonographisch bestimmt.

Die Konsistenz soll »prall-elastisch« sein. Bei der Palpation fühlt man auch Ductus deferens und Nebenhoden. Eine angeborene Agenesie ist nicht allzu selten; sie führt dann zu einer Azoospermie (siehe dort). Eine mehr teigig-weiche Konsistenz spricht vor allem zusammen mit einer Verkleinerung der Hoden für eine spermatogenetische Funktionseinschränkung. Ebenfalls müssen Tabak-, Alkohol- und Koffeinkonsum oder permanente Streßsituationen erfaßt werden.

Die fast immer links gefundene **idiopathische Varikozele** (krampfartige Erweiterung des venösen Plexus pampiniformis durch Flußumkehr in der Vena spermatica interna aufgrund fehlender Klappen) ist im Stehen klassischerweise als »Sack voll Regenwürmer« zu sehen (K-**2**) und zu tasten und verschwindet im Liegen. Diskrete Varikozelen werden dopplersonographisch (beim Valsalva-Preßversuch verstärkt) durch hörbare Rückstromgeräusche erfaßt.

Das seltene Fehlen der Prostata bzw. krankhafte Veränderungen der Konsistenz und Oberfläche werden durch die rektal-digitale Palpation erfaßt. Die Bläschendrüsen (Samenblasen) sind normalerweise nicht tastbar. Sie werden durch eine transrektale Ultraschalluntersuchung erfaßt (K-**3**).

Die Sonographie spielt außer bei der angeführten Dopplersonographie und zum Ausschluß einer Organagenesie in der Fertilitätsdiagnostik keine entscheidende Rolle.

Trotzdem muß durch Hodensonographie bei den meist jungen Patienten ein Hodentumor ausgeschlossen werden, der dann natürlich die gleichzeitig nicht seltene Fertilitätsstörung in der Dignität völlig in den Hintergrund treten läßt.

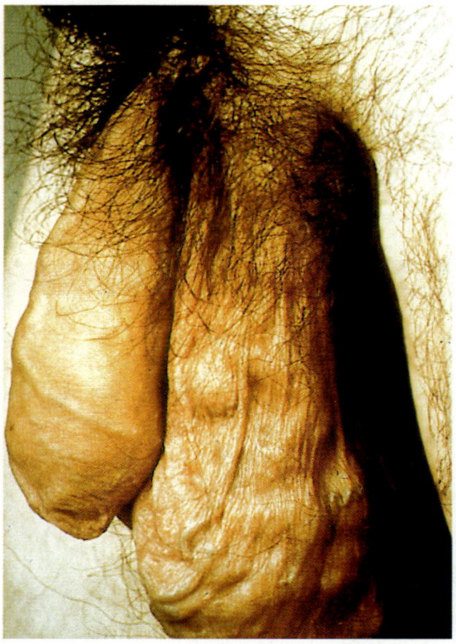

K-**2:** Im Stehen ist eine **Varikozele** hinter und oberhalb des linken Nebenhodens zu sehen und zu tasten (»Sack voller Regenwürmer«). Sie sollte sich im Liegen zurückbilden

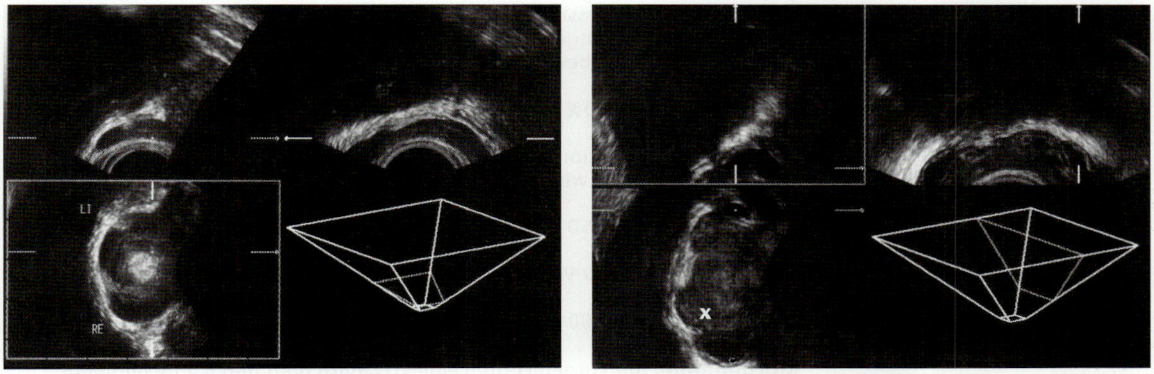

a Unauffällige Darstellung der Samenblasen in der transrektalen dreidimensionalen Sonographie. Vgl. im Unterschied dazu K-**3 b.**

b Samenblasendarstellung in der transrektalen dreidimensionalen Sonographie. Man erkennt deutlich die Verdickung der Samenblasen im Vergleich zu K-**3 a**. Vor allem im koronaren Schnittbild (x) läßt sich die Verdickung infolge einer bakteriellen Vesiculitis seminalis gut erkennen.

K-**3 a, b: Die Samenbläschen werden durch die transrektale Sonographie dargestellt.**

◀ **Merke**

Merke. Spärliche Bart- und Körperbehaarung, vergrößerte Spannweite, vergrößerte Unterlänge (sog. Sitzzwerg), Gynäkomastie, weibliche Fettverteilung (schmale Schulter, breite Hüfte) und weibliche (quere) Schamhaargrenze sowie kleine, weiche Hoden sprechen für einen sekundären Hypogonadismus. Am häufigsten wird dabei ein idiopathischer hypogonadotroper Hypogonadismus (IHH) oder ein Klinefelter-Syndrom (47XXY-Trisomie) gefunden. Dieses stellt eine genetische Aberration mit unbehandelbarer Infertilität dar.

3.3 Ejakulatanalyse (Spermiogramm)

Die Gewinnung des Spermas erfolgt durch Masturbation nach sexueller Karenz. Morphologie und Dichte sowie Motilität werden bestimmt (▤ K-**2**).

3.3 Ejakulatanalyse (Spermiogramm)

Sperma wird durch Masturbation nach **mindestens 5tägiger sexueller Karenz** gewonnen. Es wird in einem sauberen, raum- bis körperwarmem Glas- oder Plastikgefäß aufgefangen. Beurteilt werden das Nativpräparat nach Verflüssigung (normal: 10–30 min.) und das gefärbte Präparat (Morphologie) (▤ K-**2**)

K-2: Ejakulat: Untersuchungsparameter und Normalwerte

- **Farbe:** milchigtrüb bis gelblich
- **Geruch:** eßkastanienblütenartig
- **Volumen:** 2–6 ml
- **Viskosität:** Spermafaden 1 cm an Faden ausziehbar
- **pH-Wert:** 7,2–7,8
  (Ein pH-Wert > 8,0 in mehreren Spermiogrammen ist hinweisend auf eine entzündliche Adnexerkrankung)
- **Motilität:** geschätzt unter mikroskopischer 400facher Vergrößerung:
  > 30 % schnell progressiv bewegliche Spermatozoen (= schneller Raumgewinn)
  > 20 % mäßig progressiv bewegliche Spermatozoen (= langsamer Raumgewinn)
  < 50 % ortsständige bewegliche oder unbewegliche Spermatozoen

  Normalbefund: ca. 70 % der Spermatozoen zeigen regelrechte Beweglichkeit
- **Dichte** (= Konzentration): Voraussetzung: Abtötung durch 3 %ige NaCl-Lösung. In einer Zählkammer wird die Dichte (Spermatozoen/ml) gemessen.

  Normalbefund: 20–250 Mio. Spermatozoen/ml
- **Gesamtzahl:** Dichte x Volumen

  Normalbefund: 40–800 Mio. Spermatozoen
- **Morphologie:** Auf vorgefertigten Objektträgern oder durch aufwendigere Färbungen (Papanicolaou, Schorr, Pappenheim) werden die Spermatozoen dargestellt.
  < 30 % normal geformte Spermatozoen (◘ K-**4**)
  < 1 Mio./ml Germinalzellen aus der Hodentubuluswand
  < 500 000/ml Leuko- oder Lymphozyten.
  (Diese werden durch eine Peroxidasefärbung zusätzlich besonders gut markiert ◘ K-**5**)
- **Vitalität:** Hierzu färbt man die Spermatozoen mit wäßriger Eosin-Lösung. Lebende Spermatozoen weisen wegen einer intakten Kopfmembran den Farbstoff ab.

Merke ▶

▶ ***Merke.*** Rote Spermatozoen sind tote Spermatozoen. Im mikroskopischen Befund nach Anfärbung mit Eosinlösung sollten > **80 % (65–85 %) lebend sein.**

Spermaplasmaparameter (▤ K-**3**) sind für die Fertilitätsdiagnostik zweitrangig.

Die Spermaplasmaparameter spielen keine entscheidende Rolle im Hinblick auf die Fertilitätsdiagnostik. Ihre Kenntnis hat keinerlei therapeutische Konsequenzen, obwohl sie in vielen Publikationen ausführlich abgehandelt werden. Sie sind lediglich Indikatoren für das normale Funktionieren ihrer Produktionsorgane (▤ K-**3**).

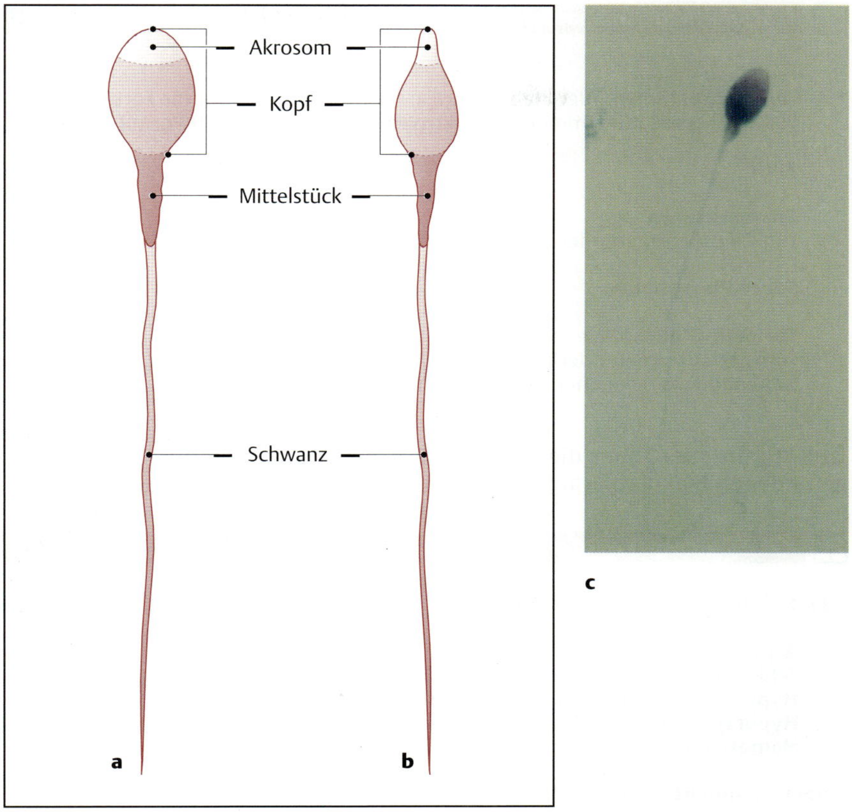

K-**4: Normalgeformtes Spermatozoon im Schema a, b und Nativpräparat c**
Der Kopf stellt sich frontal **a** in typischer Weise squashschlägerartig, in der Seitenansicht **b** durch den verjüngten Akrosomanteil birnenförmig dar

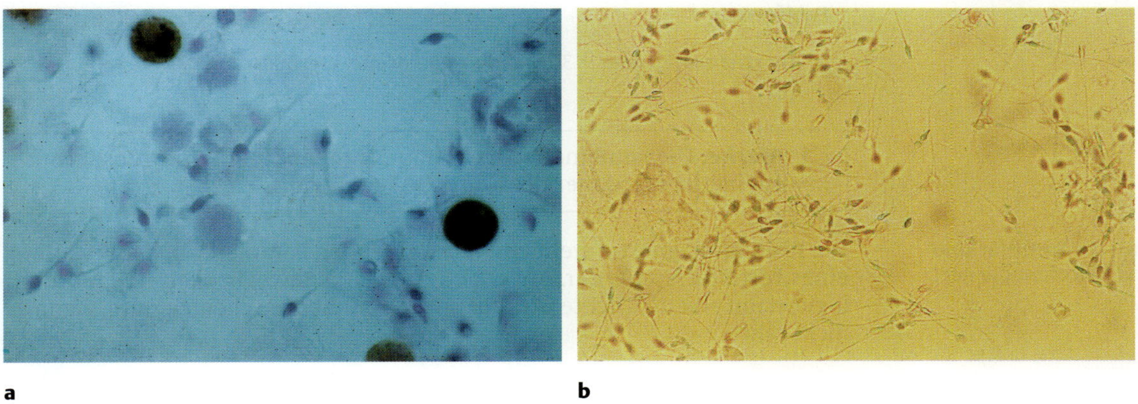

K-**5: Lymphozyten und Leukozyten im Ejakulat a. Abgestorbene Spermatozoen (rot) b**

K-3: Spermaplasmaparameter

- **Fruktose**
  Funktionsparameter der Bläschendrüse (keine Bedeutung für die Fertilität: In-vitro-Fertilisation immer mit fruktosefreiem Sperma > 1200 g/ml)
- **Zink**
- **Zitronensäure**
  Funktionsparameter der Prostata (ohne Bedeutung)
- **Saure Phosphatase**
- **Carnitin-Glukosidase**
  Funktionsparameter der Nebenhoden (erniedrigt bis fehlend bei distal des Nebenhodens gelegenen Verschlüssen).

Zur Nomenklatur und zur Wertung der Ejakulatparameter *siehe* K-**4**.

K-**4** informiert über die Nomenklatur zur Beurteilung und Wertung der gefundenen Ejakulatparameter.

K-4: Ejakulatparameter – Terminologie

Ejakulatvolumen und -beschaffenheit

- **Aspermie:**
  Fehlendes Ejakulat (z. B. retrograde Ejakulation)
- **Hypospermie:** zu wenig Sperma (< 2 ml)
- **Hyperspermie:** zu viel Sperma (> 6 ml), Bedeutung unklar
- **Hämatospermie:** blutiges Sperma (z. B. bei Entzündung der Bläschendrüse)

Spermiendichte und -motilität

- **Azoospermie:** Keine Spermatozoen (cave: nicht verwechseln mit Aspermie)
- **Oligozoospermie:** < 20 Mio. Spermatozoen/ml
- **Polyzoospermie:** > 250 Mio. Spermatozoen/ml
- **Asthenozoospermie:** Herabgesetzte Motilität

Fehlformen

- **Teratozoospermie:** > 30 % abnorm geformte Spermatozoen

Merke ▶

Merke. Die Kombination aus **O**ligo-, **A**stheno- und **T**eratozoospermie kommt häufig vor, daher der Name **OAT-Syndrom.**

Am wichtigsten für die Fertilität sind Beweglichkeit und Morphologie der Spermien.

Die Ejakulatdiagnostik stellt einen bedeutenden Parameter in der Erstellung eines Fertilitätsstatus dar. Am wichtigsten sind Beweglichkeit und Morphologie, dann erst die Dichte (Anzahl) – »Was nützt das schönste Auto, wenn es nicht fährt?«

3.4 Endokrine Diagnostik

3.4 Endokrine Diagnostik

Gonadotropine sind Prognosefaktoren bei der Azoospermie.

Hormone (FSH, LH, Testosteron) spielen eine Rolle vor allem beim **idiopathischen hypogonadotropen Hypogonadismus (IHH)** sowie als Prognosefaktoren bei Azoospermie und hochgradigem OAT-Syndrom (FSH erhöht = schlechte Prognose).

Basishormone

Basishormone

Basishormone in der Fertilitätsdiagnostik sind **FSH, LH, Testosteron** und **Prolaktin.**

Als Basishormone in der Fertilitätsdiagnostik gelten **FSH, LH** und **Testosteron.** Sie sollten bei Verdacht auf IHH, bei schwerem OAT-Syndrom, Azoospermie sowie normaler Ejakulatanalyse trotz bestehender Infertilität bestimmt werden.

Als viertes Basishormon kommt das **Prolaktin** hinzu. Bei einem über 200 ng/ml erhöhten Prolaktinspiegel (meist kombiniert mit Impotenz, evtl. auch Gynäkomastie) muß ein Hypophysen-Prolaktinom durch Sella-turcica-Aufnahme, CT oder NMR ausgeschlossen werden.

Bei erhöhtem **Prolaktin** muß ein Prolaktinom ausgeschlossen werden.

Merke.
- Starke Erniedrigung von FSH und LH: IHH, gut durch Substitution behandelbar.
- Starke Erhöhung von FSH: prognostisch ungünstig
- Leichte Prolaktinerhöhung: ohne Konsequenz (Streßhormon)
- Starke Prolaktinerhöhung: Hypophysentumor ausschließen.

◄ **Merke**

Dynamische Hormontests

Dynamische Hormontests sind indiziert, wenn die Befunde der Basishormonbestimmung unklar bleiben und wechseln. Sie dienen dann zur Differenzierung zwischen hypothalamischer und hypophysärer Insuffizienz. Weiterhin können sie zwischen beidseitigen Bauchhoden und einer Hodenagenesie differenzieren.

Dynamische Hormontests

Sie differenzieren zwischen hypothalamischer und hypophysärer Insuffizienz. Zusätzlich unterscheiden sie auch zwischen beidseitigen Bauchhoden und Hodenagenesie.

Folgende Tests werden eingesetzt:
- **Tamoxifen-Test:** prüft den Hypothalamus
- **GnRH-Test:** prüft die Hypophyse
- **hCG-Test:** prüft die Leydig-Zellen des Hodens

Tamoxifen-, GnRH-, hCG-Tests werden dazu eingesetzt.

3.5 Spezielle Tests für die erweiterte Diagnostik

- **MAR-Test** (Mixed Antiglobulin Reactin Test). Dieser Test dient der Aufdekkung immunologischer Ursachen einer Infertilität durch den Nachweis von an Spermatozoen gebundenen IgG-Antikörpern.
- **Sperma-Zervikalmukus-Kontakt-Test** (nach Kremer und Jager). Er weist IgA-Antikörper gegen Spermatozoen nach, die sich im Zervikalsekret der Partnerin befinden.
- **Postkoital-Test** (nach Sims und Huhner) und
- **Penetrak-Test** (mit Rinder-Zervikalmukus). Diese Tests prüfen die Penetrationsfähigkeit der Spermatozoen durch den Zervikalschleim und bieten hierdurch eine Entscheidungshilfe für eine eventuelle homologe Insemination.
- **HOS-Test** (**hy**po**o**smotischer **S**chwelltest) und Akrosin-Bestimmung sowie die akrosomale Reaktion haben eventuell Bedeutung vor einer geplanten extrakorporalen Befruchtung.

3.5 Spezielle Tests für die erweiterte Diagnostik

Der **MAR-Test** dient dem Nachweis von IgG-Antikörpern auf Spermatozoen.

Der **Sperma-Zervikalmukus-Kontakt-Test** dient zum IgA-Antikörpernachweis im Zervikalsekret.

Postkoital-Test und **Penetrak-Test** prüfen die Penetrationsfähigkeit der Spermatozoen durch den Zervikalmukus.

Der **HOS-Test** ist evtl. wichtig vor einer extrakorporalen Befruchtung.

3.6 Hodenbiopsie

Die Indikation aus andrologischer Sicht ist beschränkt. Die Hodenbiopsie dient oft nur dazu, Patienten mit therapieresistenter Infertilität weitere frustrane Therapieversuche zu ersparen. Beim hochgradigen OAT-Syndrom mag sie als Prognosefaktor dienen können.
Nur der Nachweis von Samenfäden im angeschnittenen Ductus deferens bzw. Nebenhoden ist entscheidend für eine Indikation, Umgehungsanastomosen anzulegen.
Die Fixation von Hodenbiopsat erfolgt nur in Bouhinscher Lösung oder Glutaraldehyd. Das Gewebe darf bei der Entnahme nicht gequetscht werden.

3.6 Hodenbiopsie

Sie besitzt aus andrologischer Sicht nur geringe Aussagekraft und hilft meist nur, Patienten mit therapieresistenter Infertilität weitere Diagnostik zu ersparen.

Die Fixation des Hodenbiopsats erfolgt in Bouhinscher Lösung oder Glutaraldehyd.

4 Hauptursache männlicher Fertilitätsstörungen

4.1 Maldescensus testis

Klinik Typisch ist das leere Skrotalfach, d. h. der Hoden ist nicht rechtzeitig (bis zum 8. Lebensjahr) deszendiert.

Pathogenese Man unterscheidet **Retention** und **Ektopie** (K-**6**). Während bei der Retention der Hoden auf dem Deszensusweg verharrt, ist die Ektopie durch eine Fehlinsertion gekennzeichnet.

Diagnose und Differentialdiagnose Leeres Skrotalfach oder Hoden im Leistenkanal tastbar. **Kryptorchismus** = Bauchhoden.

Fehlen beide Hoden, kann eine **Anorchie** vorliegen. Diese wird durch hCG-Test und/oder Laparoskopie ausgeschlossen.

4 Hauptursache männlicher Fertilitätsstörungen

4.1 Maldescensus testis

Synonym: Hodenretention, Hodenektopie

Klinik. Beim Neugeborenen liegt ein leeres Skrotalfach vor. Der Hoden ist also nicht rechtzeitig (bis zum 8. Lebensjahr) – geleitet vom Gubernaculum testis, das am Boden des Skrotalfaches inseriert – abgestiegen. Der Abstieg (descensus) war schlecht (malus), daher Maldeszensus.

Pathogenese. Man unterscheidet einerseits die **Retention** (d. h. der Hoden bleibt auf dem natürlichen Deszensusweg in unterschiedlicher Höhe stekken) von der **Ektopie,** bei der der Hoden die normale Abstiegsstrecke durch Fehlinsertion oder Fehlen des Gubernakulums verfehlt. Die verschiedenen Möglichkeiten dieser beiden Störungen sind in K-**6** dargestellt.

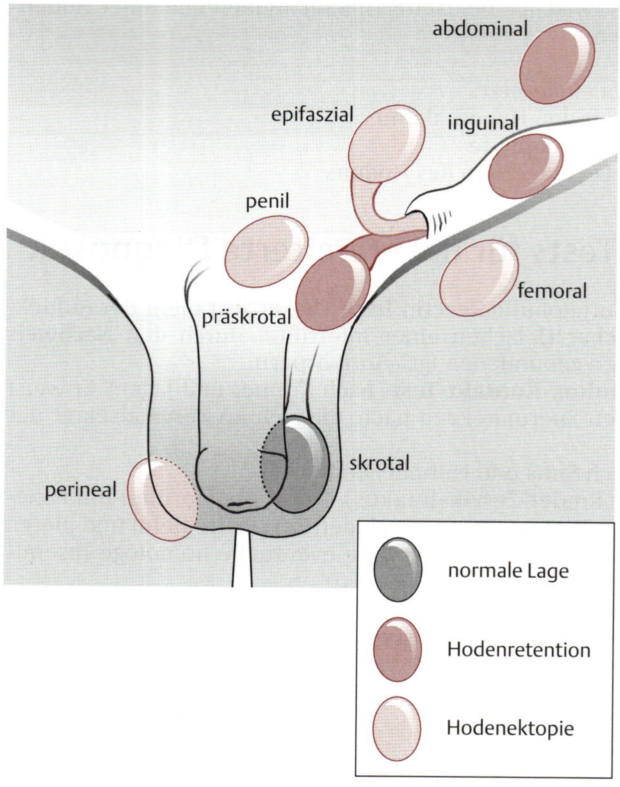

K-**6: Verschiedene Formen des Maldescensus testis** am Beispiel der linken Seite. Hodenretention sowie Hodenektopie sind im Vergleich zur skrotalen Normallage dargestellt.

Diagnose und Differentialdiagnose. Klinisch ist das Skrotalfach leer, der Hoden entweder palpabel am Skrotalansatz oder im Leistenkanal tastbar (Ausstreichen des Leistenkanals von oben außen nach unten innen) und dort auch sonographisch oder nur sonographisch als Ektopie oder Bauchhoden (= eigentlicher **Kryptorchismus**) darstellbar.
Fehlen beide Hoden und kann weder durch Palpation noch Sonographie der Nachweis wenigstens eines Hodens erbracht werden, muß man differentialdiagnostisch an die seltene angeborene **Anorchie** denken und durch einen hCG-Test sowie ggf. durch eine Laparoskopie ausschließen.

hCG-Test. Injektion von 500 IE. hCG iv. ▶ wenn Testosteron danach nachweisbar, dann ist Hodengewebe vorhanden.

Nach Injektion von **hCG** wird Testosteron im Serum gemessen: Anstieg bedeutet vorhandenes Hodengewebe.

Therapie. Beim Versuch, einen Deszensus durch hormonelle Therapie herbeizuführen, werden **LHRH-Analoga** über 4 Wochen als Nasenspray verabreicht (Kryptocur®).
Bei Fehlschlagen der Therapie oder Re-Retention erfolgt anschließend eine operative Orchidofunikulolyse und Orchidopexie.

Therapie Deszensus durch **LHRH-Analogatherapie** herbeiführen. Bei Mißerfolg oder Re-Retention erfolgt die Operation.

> ***Merke.*** Da die Wärme des Leisten- und Bauchraums den Hoden vor allem ab dem 2. Lebensjahr schädigt und zusätzlich die Gefahr einer malignen Entartung deutlich erhöht ist, muß eine skrotale Lage bis spätestens zum Abschluß des 2. Lebensjahres erreicht werden.

◀ **Merke**

Besonderheiten. Beim **Pendelhoden** pendelt der Hoden zwischen Skrotalfach und Leistenregion, liegt aber prinzipiell im Skrotum. Deshalb ist er nicht behandlungsbedürftig.
Vom Pendelhoden ist der **Gleithoden** abzugrenzen. Der Hoden liegt dabei am kranialen Skrotalpol und muß manuell herabgezogen werden; danach schnellt er wieder zurück. Deshalb muß ein Gleithoden operativ behandelt werden.

Besonderheiten Beim **Pendelhoden** pendelt der Hoden zwischen Leistenregion und Skrotum. Hier ist keine Therapie erforderlich.
Ein **Gleithoden** muß dagegen operativ behandelt werden.

> ***Merke.*** Eine Behandlung des Maldescensus testis vor dem 2. Lebensjahr bedeutet u. U. die prophylaktische Verhinderung einer Fertilitätsstörung.

◀ **Merke**

4.2 Idiopathischer hypogonadotroper Hypogonadismus (IHH)

4.2 Idiopathischer hypogonadotroper Hypogonadismus (IHH)

Auf einen IHH deuten unerfüllter Kinderwunsch bei Androgenmangelzeichen (Behaarung!) und hochgradigem OAT-Syndrom bis hin zur Azoospermie hin.

Typisch für IHH sind unerfüllter Kinderwunsch bei Androgenmangel und hochgradiges OAT-Syndrom bis hin zur Azoospermie.

Klinik. Es handelt sich um schlanke, bartarme Männer (sog. »Milchgesicht«). Die Spannweite ist vergrößert, die Oberlänge kleiner als die Unterlänge (»Sitzzwerg«). Eine Gynäkomastie gehört nicht dazu. Auffallend ist eine geringe Körperbehaarung mit weiblicher Schamhaargrenze, aber normal entwickeltem äußeren Genitale.

Klinik Bartarme, schlanke Männer, Sitzzwerge, keine Gynäkomastie, weiblicher Schamhaartyp.

Differentialdiagnose. Ein **Klinefelter-Syndrom** muß durch Kerngeschlechtsbestimmung ausgeschlossen werden. Charakteristisch sind erniedrigtes FSH und LH sowie erniedrigter Testosteronspiegel bei normalem 46 XY-Karyotyp.

Differentialdiagnose Das **Klinefelter-Syndrom** muß durch Kerngeschlechtsbestimmung ausgeschlossen werden.

Therapie. Die Behandlung erfolgt durch die Substitution von Gonadotropinen. Hierzu verabreicht man hCG/hMG, gefolgt von regelmäßiger s.c. pulsatiler LHRH-Applikation über eine Pumpe (z. B. Cyclomat®).

Therapie Substitution mit hCG/hMG.

> ***Merke.*** Die Prognose eines IHH ist bei konsequenter Substitutionstherapie nicht schlecht.

◀ **Merke**

Besonderheiten. Liegt beim IHH zusätzlich eine Anosmie (Diagnose durch Riechtest) vor, spricht man vom **Kallmann-Syndrom.** Die Therapie ist identisch, wobei die Anosmie nicht behandelt werden kann.

Besonderheiten Beim **Kallmann-Syndrom** ist die IHH mit einer Anosmie kombiniert.

4.3 Klinefelter-Syndrom

Es handelt sich um eine **Chromosomenaberration** mit einem **47XXY-Tri-XXXXY-Pentosomie-Karyotyp**. Die Infertilität ist inkurabel, es besteht aber normale Potenz.

Klinik Eunuchoider Hochwuchs, **Gynäkomastie**, weiblicher Körperbau und weibliche Schamhaargrenze weisen auf ein Klinefelter-Syndrom hin.

4.3 Klinefelter-Syndrom

Es handelt sich um eine **Chromosomenaberration** mit einem **47XXY-Tri-XXXXY-Pentosomie-Karyotyp**. Die Inzidenz liegt bei 1 : 250 bis 500 Geburten. Die entstehende Infertilität ist inkurabel, die Patienten sind aber normal potent.

Klinik. Das klinische Bild entspricht dem des hypergonadotropen Hypogonadismus. Auffallend sind ein eunuchoider **Hochwuchs** (»Sitzzwerg«, Spannweite > Oberlänge), **Gynäkomastie,** weiblicher Körperbau (schmale Schultern, breite Hüften) und weibliche Schamhaargrenze. Intelligenzdefekte sind eher selten.

Merke ▶

> ***Merke.*** **Charakteristisch ist der normal große Penis, der die kleinen Hoden bedeckt (** K-**7**).

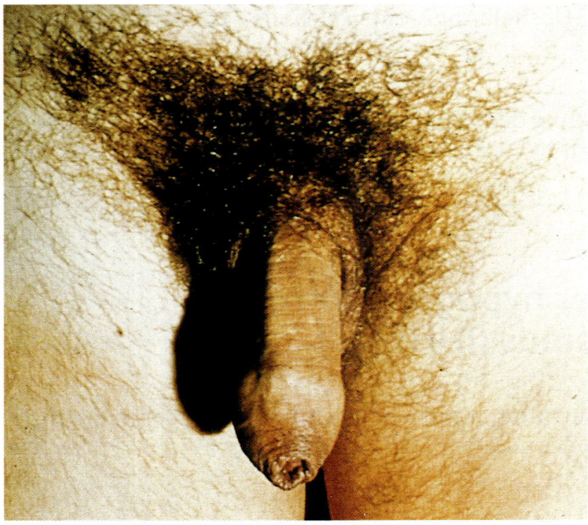

K-**7: Klinefelter-Syndrom.** Der normal große Penis verdeckt die kleinen hypoplastischen Hoden. Ein zusätzlicher Hinweis ist die quere (weibliche) Schamhaargrenze

⚠ ▶

> **Cave.** Es gibt auch äußerlich normal gebaute oder sogar pyknische Klinefelter-Männer, auch kann die Gynäkomastie fehlen. Aber das in K-**7** gezeigte Genitale ist typischerweise auch bei ihnen vorhanden.

Diagnostik Die Kerngeschlechtsbestimmung sichert die Diagnose (XXY-XXXXY)

Diagnostik. Neben der »Blickdiagnose«, die den Hinweis gibt, erfolgt selbstverständlich die Kerngeschlechtsbestimmung aus Epithelien der Mundschleimhaut oder aus Lymphozyten. Das Muster ist XXY–XXXXY.

Therapie Eine Behandlung der Infertilität ist nicht möglich. 30 % der Patienten benötigen eine Testosteronsubstitution zur Osteoporoseprophylaxe.

Therapie. Hinsichtlich der Infertilität ist keine Behandlung möglich. Ab dem 25. Lebensjahr benötigen jedoch 30 % der Patienten eine Testosteronsubstitution, um den Testosteronmangel auszugleichen.

Merke ▶

> ***Merke.*** Rückenschmerzen bei Klinefelter-Syndrom deuten auf eine Testosteron-substitutionsbedürftige Osteoporose hin.

5 Erektile Dysfunktion

5 Erektile Dysfunktion

Schon seit dem Altertum gilt die männliche Potenz als Symbol von Macht und Kraft. Auch heute wird ihr in unserer Gesellschaft eine große Bedeutung beigemessen, so daß das Selbstwertgefühl eines Mannes bei Erektionsstörungen erheblich leiden kann.

Definition. Von »erektiler Dysfunktion« spricht man, wenn es über mehr als 6 Monate in 75 % aller Versuche nicht zu einer kohabitationsfähigen Erektion des Penis kommt. ■

◀ **Definition**

Ätiologie. Die Ursachen der erektilen Dysfunktion (E.D.) sind vielfältig (K-**8**). Bis Anfang der 80er Jahre nahm man an, daß ursächlich bei über 80 % der Patienten eine psychogene Ursache vorlag. Moderne Untersuchungsverfahren haben jedoch gezeigt, daß bei 50–80 % der Patienten mit E.D. eine oder mehrere relevante organische Störungen vorliegen. Dabei findet sich ein alterskorreliertes Auftreten der organinduzierten Störungen. In der Altersgruppe bis 35 Jahre überwiegen mit 70 % die psychogenen Ursachen, während bei den über 50jährigen Patienten in 85 % eine organische Veränderung Grund der Erektionsstörung ist *(vgl. Kap. P).* Allerdings sei angemerkt, daß auch viele Patienten mit organisch bedingter E.D. eine psychische (Folge-?)Veränderung aufweisen.

Anmerkung: Zur Physiologie der Erektion vgl. z. B. Derouet, H.: Anatomie, Physiologie und Pathophysiologie der männlichen Sexualfunktion. In: Jost, W.: Venerologie des Beckenbodens. Chapman u. Hall, Weinheim 1997.

Ätiologie Die Ursachen der erektilen Dysfunktion sind in K-**8** dargestellt. Altersabhängig liegt in bis zu 80 % eine organische Störung vor.

In der Altersgruppe bis 35 Jahre überwiegen die psychogenen Ursachen, bei den Patienten über 50 Jahren spielen organische Veränderungen die größte Rolle.

K-**5**: **Risikofaktoren für erektile Dysfunktion**

Hyperlipidämie	Diabetes mellitus
Nikotinabusus	Medikamente
Alkoholismus	Hypertonus

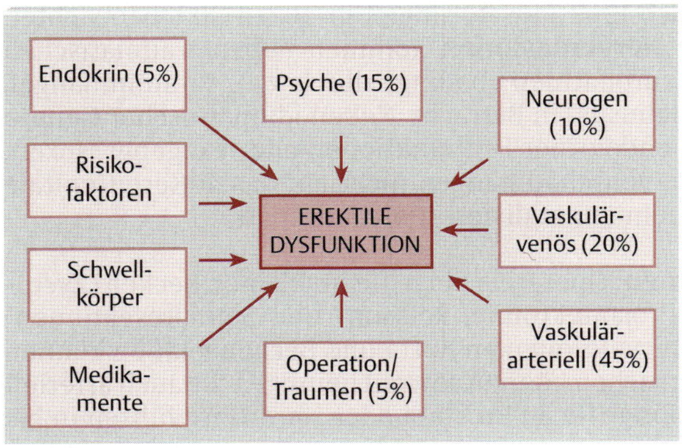

K-**8**: **Ursachen der erektilen Dysfunktion**

- **Risikofaktoren:** Eine Reihe von Risikofaktoren sind verantwortlich für die E.D. (K-**5**). Häufig liegen die Ursachen in einem ernährungs- oder suchtbedingten Fehlverhalten der Patienten. Aber auch genetische Disposition oder Erkrankungen (z. B. verminderte LDL-Rezeptorenzahl) sind hier anzuführen.

Hyperlipidämien finden sich in nahezu der Hälfte aller organisch bedingten Erektionsstörungen, z. T. sind erstere auch Folge eines Testosteronmangels. Dabei ist der Typ IIa nach *Fredrickson* am häufigsten.

Erhöhte Blutdruckwerte sind als Risikofaktor bei der Ausbildung einer Arteriosklerose bekannt. Ob sie bei der E.D. eine Rolle spielen, ist in der Literatur umstritten, da es im Tierversuch trotz einer Reduktion der penilen arteriellen Strombahn um 75 % noch zu ausreichenden Erektionen kommt.

Risikofaktoren: In K-**5** sind die Risikofaktoren der E.D. dargestellt.

Hyperlipidämien finden sich in 50 % aller organisch bedingten Erektionsstörungen.
Ein **Hypertonus** ist als Risikofaktor in der Literatur umstritten.

Nikotinabusus führt zu Durchblutungsstörungen. Neben dieser Langzeitwirkung kommt es nach Nikotingenuß zu einer Verschlechterung der Relaxationsfähigkeit des Schwellkörpers.

Chronischer Alkoholismus beeinträchtigt ebenfalls die erektile Funktion. Neben vaskulären, neurologischen und endokrinologischen Schäden muß auch von schädigenden psychosozialen Faktoren ausgegangen werden.

Ein schlecht eingestellter **Diabetes mellitus** kann passagere Erektionsstörungen hervorrufen. Mit zunehmender Krankheitsdauer kommt es zu arteriosklerotischen und nervalen Veränderungen.

Medikamente wie Diuretika, H_2-Blocker, Psychopharmaka (Neuroleptika, Antidepressiva, Tranquilizer), Antiphlogistika, Allopurinol und Glukokortikoide können durch unterschiedliche Mechanismen zu Erektionsstörungen führen.

Neurogene Störungen: Ursache zentraler Störungen können **Traumen**, Entzündungen und Tumoren sein.

Insbesondere bei der **MS** wird neben dem urologischen Leitsymptom Blasenentleerungsstörung häufig auch eine E.D. gefunden.

Als Ursachen **peripherer Nervenläsionen** kommen Traumen und Polyneuropathien in Betracht.

Operationen und Traumen: Zystoprostatektomie, radikale Prostatektomie, Rektum- und Sigmaresektionen oder gefäßchirurgische Interventionen an Aorta und Beckengefäßen können durch arterielle oder neurogene Schäden zu einer E.D. führen. Auch bei transurethralen Eingriffen an der Prostata kommt es in bis zu 15 % zu einer E.D.
Traumata des Beckens und der Perinealregion können zu neurogenen oder vaskulären Schäden führen.

Endokrine Störungen: Als wesentliche Ursachen sind der **Hypogonadismus** (erniedrigtes Testosteron) und die **Hyperprolaktinämie** zu nennen.

Wie die Fettstoffwechselstörungen und der Hypertonus hat auch der **Nikotinabusus** häufig eine arteriosklerotische Veränderung zur Folge und wird in über 70% bei Patienten mit arteriellen Perfusionsstörungen gefunden. Neben diesen Langzeitwirkungen kommt es unmittelbar nach einer Nikotinexposition zu einer deutlichen Verminderung der Relaxationsfähigkeit der Schwellkörpermuskulatur.
Chronischer Alkoholismus wirkt auf multiple Weise schädigend auf die erektile Funktion. Neben vaskulären Schäden muß auch von neurologischen Veränderungen (zentral oder peripher) ausgegangen werden. Auf endokrinologischem Gebiet können sich Affektionen sowohl direkt in der Gonadenfunktion als auch in der Hypothalamus-Hypophysen-Gonadenachse zeigen. Psychosozialen Faktoren kommt neben den somatischen ebenfalls große Bedeutung zu.
Bei ca. 50% der **Diabetiker** muß im Verlauf der Erkrankung mit dem Auftreten einer E.D. gerechnet werden. Auch ein schlecht eingestellter Diabetes mellitus kann passagere Erektionsstörungen hervorrufen. Mit zunehmender Krankheitsdauer kommt es zu Veränderungen der arteriellen Strombahn und des autonomen sowie des somatotropen Reizleitungssystems.

Medikamente sind in einer Reihe von Fällen Ursache der E.D. Neben Antihypertensiva können Diuretika, H_2-Blocker, Psychopharmaka (Neuroleptika, Antidepressiva, Tranquilizer), Antiphlogistika, Allopurinol und Glukokortikoide zu einer verminderten Erektionsfähigkeit führen. Die Mechanismen sind dabei höchst unterschiedlich und reichen vom Eingriff in den männlichen Hormonhaushalt bis zur Prostaglandinsynthesehemmung. Bei einer Reihe von Medikamenten ist der Wirkmechanismus noch völlig unklar.

- **Neurogene Störungen:** Neurogene Störungen können sowohl im zentralen als auch im peripheren Nervensystem lokalisiert sein. Als Ursache zentraler Störungen kommen Traumen, Entzündungen und Tumoren in Betracht, vor allem wenn der Temporallappen oder das limbische System betroffen sind. Bei Affektionen des Rückenmarks ist in erster Linie an eine **traumatische Querschnittslähmung** zu denken. Bei Entzündungen und degenerativen Erkrankungen sind unter anderem die **multiple Sklerose**, die Syringomyelie, der Tabes dorsalis und die Meningitis zu nennen. Gerade bei der multiplen Sklerose werden neben dem urologischen Leitsymptom Blasenentleerungsstörung auch Erektionsstörungen in bis zu 90% beobachtet. Als Ursachen **peripherer Nervenläsionen** kommen neben traumatischen Schäden vor allem Polyneuropathien (bedingt durch z.B. Vitaminmangel, Diabetes mellitus, Alkoholabusus) in Betracht. Neben idiopathischer Genese sind letztere häufig Folge endokriner Fehlfunktionen oder exogener Noxen. In der Regel sind diese Nervenschädigungen nicht auf das äußere Genitale beschränkt, sondern vielmehr generalisiert (Polyneuropathie).

- **Operationen und Traumen:** Operative Eingriffe im kleinen Becken (Zystoprostatektomie, radikale Prostatektomie, Rektum- und Sigmaresektionen) oder gefäßchirurgische Interventionen an Aorta und Beckengefäßen können zu einer E.D. führen. Die Ursachen können sowohl neurogen als auch arteriell sein. Auch transurethrale Eingriffe an Prostata oder Harnröhre führen in bis zu 15% zu einer E.D. Dabei spielen sowohl lokal neurogene und vaskuläre Ursachen eine Rolle. Inwieweit nicht auch psychogene Gründe (fehlende antegrade Ejakulation) ursächlich sind, ist zur Zeit nicht eindeutig geklärt. **Traumata** des Beckens und der Perinealregion (Harnröhrenrupturen, extraperitoneale Blasenrupturen, Pfählungsverletzungen) können zu Verletzungen der den Penis versorgenden Gefäße und/oder Nerven führen.

- **Endokrine Störungen:** Endokrine Störungen als direkte Ursachen einer E.D. sind selten. Sieht man von medikamenteninduzierten Veränderungen ab, bleiben als wesentliche Ursache der **Hypogonadismus** (Testosteron < 3 ng/ml) oder die **Hyperprolaktinämie** (Prolaktin > 500 µE/ml) übrig. Dabei müssen diese Veränderungen nicht immer kausal für eine E.D. sein. Hypothyreose und Nebennierenfunktionsstörung sind seltene endokrine Ursachen einer Potenzstörung.

• **Venookklusive Dysfunktion:** Die Hauptursache der venookklusiven Dysfunktion ist in der Inkompetenz der Schwellkörpermuskulatur oder der Tunica albuginea oder beiden zu suchen. Durch mangelnde Relaxierung der Muskulatur (z.B. Fibrose, Nervenschäden, Neurotransmittermangel) kommt es zu einer ungenügenden Kompression der venösen Verbindungen zwischen den Sinusoiden und der Tunika. Eine weitere, wenn auch deutlich seltener auftretende Ursache kann in der Anlage drainierender ektoper Venen oder Venensinusoide liegen.

Venookklusive Dysfunktion: Hier besteht eine Imkompetenz der Schwellkörperfunktion und der Tunica albuginea. Durch mangelnde Relaxierung der Schwellkörpermuskulatur kommt es zu ungenügender Kompression der venösen Verbindungen zwischen den Sinusoiden und der Tunika.

• **Arteriell-vaskuläre Dysfunktion:** Neben kongenitalen Gefäßanomalien (Agenesie, Hypoplasie) können Becken- und Perinealtraumen eine E.D. bedingen. Hauptursache sind aber arteriosklerotische Veränderungen, häufig bedingt durch die bereits zuvor aufgezählten Risikofaktoren. Ein verminderter arterieller Zustrom führt zu einer Verschlechterung in der nutritiven Versorgung der Muskulatur und der Nervenzellen im Schwellkörper mit Folgen für die Schwellkörperrelaxation.

Arteriell-vaskuläre Dysfunktion: Neben kongenitalen Gefäßanomalien können Traumen eine E.D. bedingen. Es kommt durch verminderte nutritive Versorgung der Muskel- und Nervenzellen zu einer Verschlechterung der Schwellkörperrelaxation.

Diagnostik. Die multifaktorielle Genese der E.D. verlangt eine subtile Diagnostik. Dabei hat sich ein Stufenschema bewährt (K-**9**), das zum einen nahezu alle Ursachen erfassen kann, aber andererseits auch durch eine zunehmende Invasivität gekennzeichnet ist.

Diagnostik Ein diagnostisches Stufenschema hat sich bewährt (K-**9**).

> ***Merke.*** Die multifaktorielle Genese der E.D. verlangt eine subtile, interdisziplinäre Diagnostik.

◀ **Merke**

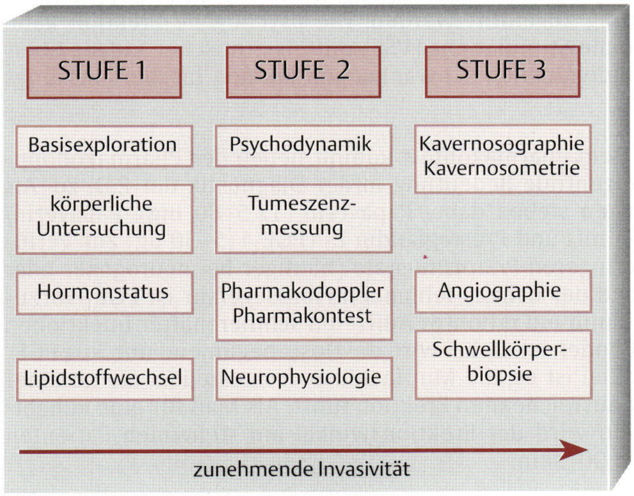

K-**9: Stufendiagnostik bei erektiler Dysfunktion**

• **Basisexploration, körperliche Untersuchung:** Die allgemeine Patientenanamnese beinhaltet Fragen zu bisherigen Erkrankungen, Traumen, Dauermedikation sowie Nikotin- und Alkoholabusus. Weiterhin muß eine Sexualanamnese (Partner- und/oder Situationsabhängigkeit der E.D., Kohabitationsfrequenz, Masturbationsverhalten, Libido, vollständige nächtliche Erektionen) erhoben werden. Werden dabei Zeiträume unter 6 Monaten vom Patienten angegeben, liegt bestenfalls eine passagere Erektionsstörung vor, nicht aber eine E.D. im eigentlichen Sinne.
Die körperliche Untersuchung umfaßt neben dem Gesamtkörperstatus auch eine komplette urologische Untersuchung. Insbesondere am Penis ist auf lokale Veränderungen (Induratio penis plastica [IPP], Fibrosen, Hypospadie, Peniskarzinom) zu untersuchen.

Basisexploration, körperliche Untersuchung: Neben bisherigen Erkrankungen, Traumen und Medikamenten muß eine Sexualanamnese erhoben werden.

Am Penis ist auf lokale Pathologien zu achten (Induratio penis plastica, Fibrosen, Hypospadie, Peniskarzinom).

Laboruntersuchungen: Von den **Hormonwerten** interessieren zunächst Testosteron und Prolaktin, ansonsten ist auf die Lipidwerte zu achten.

- **Laboruntersuchungen:** An Laborwerten sollten routinemäßig Serumelektrolyte, harnpflichtige Substanzen, Blutzuckerwerte, Transaminasen und die Lipidwerte bestimmt werden. Bei der Bestimmung der **Hormonwerte** interessieren zunächst nur Testosteron und Prolaktin. Eine Doppelbestimmung ist notwendig. Ergeben sich dabei Auffälligkeiten, wird die Diagnostik erweitert (Prüfung der Gonadenfunktion und Ausschluß eines Prolaktinoms).

Psychodynamische Exploration: Ergibt sich der Verdacht auf einen psychogenen Co-Faktor, muß eine psychodynamische Exploration erfolgen.

- **Psychodynamische Exploration:** Ergibt sich durch die Sexualanamnese oder durch andere Untersuchungsergebnisse der Verdacht auf einen psychogenen Co-Faktor, so muß eine psychodynamische Exploration erfolgen. Grundsätzlich ist dabei zwischen Persönlichkeitstest mit speziellen Fragebogen (Testpsychologie) und einem (semi)strukturierten Interview (psychoanalytisch orientiert) zu unterscheiden. Insgesamt ist der Wert dieser Untersuchungsmethoden zwischen den Psychoanalytikern einerseits und den Verhaltenstherapeuten andererseits heftig umstritten. Grundsätzlich sollte die Klärung psychosexueller Störungen einem Psychologen oder Psychotherapeuten überlassen bleiben.

Tumeszenzmessung: In der Beurteilung nächtlicher Erektionen läßt sich die Rigidität mit modernen Geräten erfassen.

- **Tumeszenzmessung:** Die nächtliche penile Tumeszenzmessung (Messung der physiologischen Größenzunahme und Festigkeit des Penis während des REM-Schlafes) kann häufig nicht sicher einen Rigiditätsverlust bei voll erhaltener Tumeszenz ausschließen und dient heute nur noch als grob orientierende Methode.
  Größere Sicherheit in der Beurteilung in der Ausprägung nächtlicher Erektionen läßt sich mit modernen, die Rigidität erfassenden Geräten (Rigiscan®, Rigidmetre®; Surgitek ART-100®) erreichen. Bei nachgewiesenen vollständigen nächtlichen Erektionen sollte der Patient frühzeitig einer psychodynamischen Untersuchung zugeführt werden. Die psychogene Erektion kann durch »visuelle sexuelle Stimulation« (VSS) mittels erotischer Videos überprüft werden. Die individuellen Schwankungen können hierbei allerdings sehr groß sein.

Mittels visueller sexueller Stimulation kann die psychogene Erektion überprüft werden.

Pharmakontest: Dem Pharmakontest kommt eine zentrale diagnostische Bedeutung zu. Unter den verwendeten Substanzen ist PGE_1 wegen der geringen Priapismus- und Fibroserate vorzuziehen. Für eine kohabitationsfähige Erektion sollte der Erektionswinkel $\geq 90°$ sein.

- **Pharmakontest:** Dem Pharmakontest kommt neben der Pharmakodopplersonographie eine zentrale Bedeutung in der Diagnostik der E.D. zu. Als eingeführte Substanzen stehen dabei Papaverin (12,5–80 mg), Papaverin/Phentolamin (0,25–3 ml) und Prostaglandin E_1 (PGE_1) (5–30 µg) zur Verfügung. Wegen der geringeren Priapismusrate (häufiger bei neurogener oder psychogener E.D.) und der nahezu fehlenden Fibrosegefahr ist PGE_1 vorzuziehen, auch wenn damit ein erhöhtes Auftreten schmerzhafter Injektionen und Erektionen verbunden ist. Dabei wird die Dosis beginnend mit 5 µg PGE_1 langsam gesteigert. Ziel ist es, die Minimaldosis festzustellen, die zu einer zum Geschlechtsakt ausreichenden Erektion führt. Als Maß für eine kohabitationsfähige Erektion wird der Erektionswinkel am stehenden Patienten bestimmt, er sollte $\geq 90°$ sein.

Merke ▶

> **Merke.** Unter der Verwendung von PGE_1 ist die Priapismus- und Fibroserate gering. Trotz erhöhtem Auftreten von schmerzhaften Injektionen ist dieses Medikament den anderen vorzuziehen.

Aufgrund seelischer Anspannung kann der Pharmakontest falsch negativ sein. Kommt es schon bei 5 µg PGE_1 zu einer vollständigen Erektion, liegen meist neurogene oder psychogene Ursachen der E.D. vor.

Bei der Bewertung der Untersuchungsergebnisse muß daran gedacht werden, daß bei Patienten aufgrund seelischer Anspannung der Pharmakontest negativ verlaufen kann, ohne daß sich ein entsprechendes organisches Korrelat findet. Kommt es hingegen bereits bei der Gabe von 5 µg PGE_1 zu einer vollständigen Erektion, können nahezu immer vaskuläre Schäden als Ursache der E.D. ausgeschlossen werden. Bei diesen Patienten stehen neurologische oder psychogene Ursachen im Vordergrund *(vgl. Kap P)*.

Merke ▶

> **Merke.** Aufgrund eines erhöhten Sympathikotonus (z.B. bei seelischer Anspannung) kann der Pharmakontest falsch negativ sein.

• **Pharmakodopplersonographie:** Die Pharmakodopplersonographie wird in der Regel bereits bei der Gabe von 5–10 µg PGE_1 durchgeführt. Dabei ist darauf zu achten, daß im Stadium der Tumeszenz gedopplert wird, da es bei voller Rigidität wieder zu einer Abnahme des arteriellen Einstromes in die profundalen Gefäße kommt. Die Untersuchung kann mit einer 8-MHz-Sonde durchgeführt werden. Dabei sollten an der Penisbasis alle 4 Arterien aufgesucht werden. Bessere Möglichkeiten bietet die gepulste Duplexsonographie, eventuell sogar farbcodiert (Angiodynographie). Bei einer Peak flow velocity (Spitzenflußgeschwindigkeit) < 22 cm/sec. für die profunden Penisgefäße liegt in der Regel eine arterielle Störung vor.

Pharmakodopplersonographie: Die Pharmakodopplersonographie wird nach Gabe von PGE_1 im Stadium der Tumeszenz durchgeführt, da bei voller Rigidität der arterielle Fluß wieder abnimmt. Ist die Peak flow velocity < 22 cm/sec., liegt eine arterielle Störung vor.

• **Neurophysiologische Abklärung:** Ergibt sich anamnestisch der Verdacht auf neurogene Störungen oder kommt es bereits bei einer niedrigen Dosis PGE_1 zu einer vollständigen Erektion, sollte unbedingt eine neurophysiologische Abklärung erfolgen, obwohl es bis heute kein zuverlässiges Verfahren gibt, um alle Störungen der für die Erektion verantwortlichen Nerven zu erfassen. Um Basisinformationen über mögliche neurogene Fehlfunktionen bzw. Läsionen zu erhalten, sollten ein allgemeiner Reflexstatus und eine Miktionsanamnese (neurogene Blasenentleerungsstörung?) erhoben werden.

Neurophysiologische Abklärung: Bei Verdacht auf einen neurogenen Schaden sollte eine neurophysiologische Abklärung erfolgen, bei der auf den allgemeinen Reflexstatus und auf die Miktionsanamnese geachtet werden muß.

• **Pharmakokavernosographie:** Kommt es trotz ausreichender arterieller Perfusion unter maximaler PGE_1-Gabe (30 µg) nicht zu einer kohabitationsfähigen Erektion, ist die Indikation zur Kavernosographie/-metrie gegeben. Nach intrakavernöser Injektion von 20 µg PGE_1 wird in beide Schwellkörper vom Sulcus coronarius aus eine Nadel gelegt. Über eine der Kanülen wird Kontrastmittel infundiert, die andere Kanüle dient zur Bestimmung des intrakavernösen Druckes. Bei einem intrakavernösen Druck von 80 mmHg werden Aufnahmen in mehreren Ebenen angefertigt, um alle Abflußgebiete darstellen zu können. Findet sich dabei ein persistierender venöser Abfluß, liegt ein sog. venöses Leck als Ursache der E.D. vor (K-**10**).

Pharmakokavernosographie: Die Indikation zur Pharmakokavernosographie ist die fehlende Erektion beim Pharmakontest trotz ausreichender arterieller Perfusion. Intrakavernöse Gabe von 20 µg PGE_1 in beide Schwellkörper. Nach KM-Gabe wird der Penis in verschiedenen Ebenen radiologisch dargestellt (K-**10**).

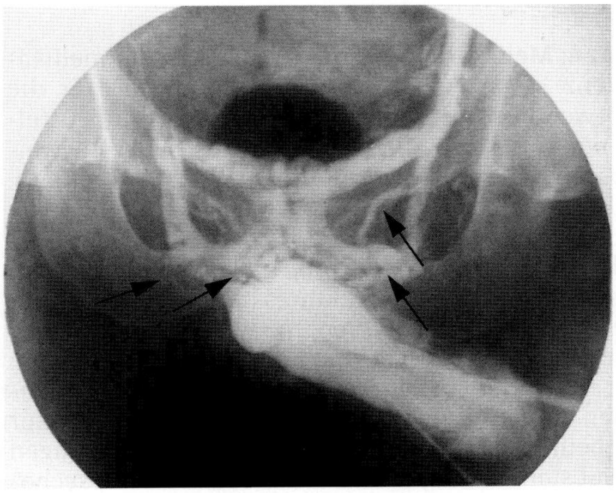

K-**10: Pharmakokavernosographie** (venöses Leck →)

• **Pharmakokavernosometrie:** Bei der Kavernosometrie erfolgt die Bestimmung des Erhaltungsflusses bei einem intrakavernösen Druck von mindestens 120 mmHg. Werte > 30 ml/min gelten als sicher pathologisch; liegt der benötigte Fluß unter 15 ml/min, ist ein venöses Leakage unwahrscheinlich. Die Höhe des Induktionsflusses ist ohne Bedeutung.
Ein weiterer Parameter zur Verifizierung des Leakage ist in der Druckabfallzeit von 150–50 mmHg zu finden. Ist die gemessene Zeit kürzer als 30 Sekunden, ist ein Leakage in höchstem Maße wahrscheinlich, Zeiten über 1 Minute schließen eine hämodynamisch wirksame venookklusive Dysfunktion aus.

Pharmakokavernosometrie: Bei der Kavernosometrie erfolgt die Bestimmung des Erhaltungsflusses bei einem intrakavernösen Druck von mindestens 120 mmHg. Werte > 30 ml/min gelten als sicher pathologisch (unter 15 ml/min ist ein venöses Leakage unwahrscheinlich). Im Gegensatz zum Induktionsfluß ist die Druckabfallzeit ein weiterer Parameter zur Verifizierung der venookklusiven Dysfunktion.

Angiographie: Nur bei geplanter Arterialisierung der Penisgefäße besteht eine Indikation zur Angiographie.

- **Angiographie:** Ergibt die Pharmakodopplersonographie einen Anhalt für eine arterielle Minderperfusion, sind alle anderen Ursachen einer E.D. ausgeschlossen und soll der Patient einer Arterialisierung (OP nach Hauri, Virag V) zugeführt werden, besteht die Indikation zur Pharmakoangiographie. Dabei werden nach Gabe von 20 µg PGE_1 die den Penis versorgenden Gefäße dargestellt. Falsch-negative Aussagen können durch Gefäßspasmen hervorgerufen werden.

Therapie Die Therapie steht in Abhängigkeit vom ätiologischen Faktor. Dabei kann zwischen konservativen, semiinvasiven und invasiven Maßnahmen unterteilt werden.

Therapie. Heute ist es möglich, in Abhängigkeit von dem im Vordergrund stehenden ätiologischen Faktor, eine Therapieempfehlung zu geben. Dabei ist zwischen Therapieformen 1. und 2. Wahl zu unterscheiden (▤ K-**6**). Die therapeutischen Optionen selbst lassen sich in drei große Blöcke unterteilen: konservative, semiinvasive und invasive Verfahren.

K-6: Therapiekonzepte bei erektiler Dysfunktion

Ätiologie	Therapie 1. Wahl	Therapie 2. Wahl
Arteriell	SKAT, Vakuumpumpe	Arterialisierung, Penisprothese
Venös	SKAT, Vakuumpumpe	Venenchirurgie, Arterialisierung, Penisprothese
Psychogen	Sexual- oder Paartherapie	Vakuumpumpe, Medikamente SKAT nur adjuvant
Neurogen	SKAT, Vakuumpumpe, Neurostimulation?	Penisprothese
Schwellkörper	SKAT	Penisprothese
Medikamentös	Umstellung, Dosisreduktion	SKAT, Penisprothese

Konservative Maßnahmen: Medikamentenumstellung Bei der medikamenteninduzierten Impotenz sollte zuerst versucht werden, die Medikation umzustellen. Ist dieses nicht möglich, kann als nächster Schritt SKAT erwogen werden.

- **Konservative Maßnahmen: Medikamentenumstellung.** Bei der medikamenteninduzierten Impotenz sollte zuerst versucht werden, die für die anderen Erkrankungen notwendige Medikation (z. B. β-Blocker) umzustellen. In vielen Fällen ist es möglich, durch Minderung der Dosis oder Ausweichen auf ein anderes Präparat die Erektionsqualität deutlich zu verbessern. Ist dieses nicht möglich, kann als nächster Schritt SKAT erwogen werden.

Systemische und lokale Medikamente: Yohimbinhydrochlorid ist ein α_2-Blocker, der mit wechselndem Erfolg bei Erektionsstörungen eingesetzt wird. Der Plazeboeffekt kann zur Zeit nicht endgültig beurteilt werden.

- **Systemische und lokale Medikamente: Yohimbinhydrochlorid** ist ein α_2-Blocker, der mit wechselndem Erfolg bei Erektionsstörungen eingesetzt wird (Dosis 15–40 mg/die). Bei psychogener Impotenz werden Ansprechraten bis 30% erreicht, aber auch bei multifaktoriell bedingter E.D. wird in ungefähr einem Drittel der Fälle über eine Verbesserung der Erektionsqualität berichtet. Inwieweit der Erfolg auf einem Plazeboeffekt beruht, ist zur Zeit noch nicht endgültig beurteilbar. Aufgrund geringer Nebenwirkungen scheint ein Einsatz dieser Substanz als Adjuvans auch bei der reinen psychogenen bedingten Impotenz denkbar.
Die lokale Applikation von **Nitroglycerinpaste** auf den Penis kann als Adjuvans bei der Behandlung der psychogenen Impotenz eingesetzt werden (Erfolg bis zu 85%). Durch die gute transdermale Resorption wird eine signifikante Dilatation der penilen Arterien erreicht, so daß dieses Medikament auch bei milden arteriellen Schäden eingesetzt werden kann. Als Nebenwirkung treten u. a. Kopfschmerzen auf (auch bei der Partnerin), genauso wie bei der Nitrattherapie der KHK.

Die lokale Applikation von **Nitroglycerinpaste** kann als Adjuvans bei der Behandlung der psychogenen Impotenz eingesetzt werden. Weiterhin wird durch die gute transdermale Resorption eine Dilatation der penilen Arterien erreicht, so daß dieses Medikament auch bei milden arteriellen Schäden eingesetzt werden kann.

Endokrinologische Therapie: Nach Ausschluß von Medikamenten als Ursache, wird die Therapie in die Behandlung des Hypogonadismus und der Hyperprolaktinämie unterteilt.

- **Endokrinologische Therapie:** Endokrine Störungen als Ursache einer E.D. sind selten. Sind Medikamente als Ursache ausgeschlossen worden, kann die Therapie vereinfachend in die Behandlung des Hypogonadismus und der Hyperprolaktinämie unterteilt werden.

> ▶ ***Merke.*** Endokrine Störungen als alleinige Ursache einer E.D. sind selten.

◀ **Merke**

Ein **primärer Hypogonadismus** kann mit einem intramuskulär injizierten Testosteron-Depotpräparat (ca. alle 3–4 Wochen) oder transdermal mittels eines Pflasters täglich therapiert werden. Die ausreichende Substition kann neben klinischen Aspekten auch anhand des Serumtestosteronspiegels (> 3 ng/ml) überprüft werden. Ein **sekundärer Hypogonadismus** wird je nach Ursache mit hCG (Hypophyseninsuffizienz) oder pulsatil mit GnRH-Analoga (Hypothalamusfehlfunktion) behandelt.
Bei **Hyperprolaktinämien** kann die Therapie beim Vorliegen von Mikroprolaktinomen mit Bromocriptin (bis 7,5 mg/die) erfolgen. Limitiert ist diese Therapie durch ihre gastrointestinalen Nebenwirkungen. Größere Adenome sollten einer Operation zugeführt werden.

Ein **primärer Hypogonadismus** kann mit einem intramuskulär injizierten Testosteron-Depotpräparat (ca. alle 3-4 Wochen) oder transdermal mittels eines Pflasters/die therapiert werden. Ein **sekundärer Hypogonadismus** wird je nach Ursache mit hCG oder pulsatil mit GnRH-Analoga behandelt. Bei **Hyperprolaktinämien** kann die Therapie beim Vorliegen von Mikroprolaktinomen mit Bromocriptin erfolgen, sonst durch OP.

- **Vakuumpumpe:** Prinzipiell ist diese Therapie bei allen Formen der E.D. möglich, am häufigsten wird sie jedoch bei venösen und psychogenen Störungen eingesetzt. Nachdem mit der Pumpe durch einen Sog ein erektionsähnlicher Zustand erzeugt worden ist, wird ein Konstriktionsband um die Penisbasis appliziert. Trotz Beachtung einer Konstriktionszeit vom maximal 30 Minuten werden als Nebenwirkungen Verfärbungen der Glans (Durchblutungsstörungen) und petechiale Blutungen (venöser Stau) beschrieben.

Vakuumpumpe: Indikationsgebiet sind im wesentlichen venöse oder psychogene Störungen. Wegen Durchblutungsstörungen und Petechien sollte eine Konstriktionszeit von mehr als 30 Minuten nicht überschritten werden.

- **Psychotherapie:** Die Sexualtherapie, die sich mit den Problemen in der Partnerschaft und sexuellen Störungen beschäftigt und die konfliktorientierte Behandlung sind die Grundlagen der Psychotherapie. In der Literatur werden die Erfolgsraten der Sexualtherapie mit 30–80% angegeben. Die Indikation zur konfliktorientierten Behandlung ist die Impotenz mit depressiver Reaktion. Die begleitende psychotherapeutische Therapie hat ihren Platz in der Behandlung multifaktorieller Erektionsstörungen, bei denen sich ein psychogener Co-Faktor findet.

Psychotherapie: Die Sexualtherapie, die sich mit den Problemen in der Partnerschaft und sexuellen Störungen beschäftigt und die konfliktorientierte Behandlung sind die Grundlagen der Psychotherapie. Indikation zur konfliktorientierten Behandlung ist die Impotenz mit depressiver Reaktion.

- **Semiinvasive Maßnahmen:** Die **S**chwell**k**örper-**A**utoinjektions-**T**herapie (**SKAT**) stellt einen Eckpfeiler in der Behandlung der E.D. dar. Die gebräuchlichsten Medikamente sind wie in der Diagnostik Papaverin, Papaverin/Phentolamin und PGE_1. Ihre Injektion erfolgt intrakavernös und wird vom Patienten selbst oder seiner Partnerin durchgeführt. Aus den bereits oben beschriebenen Gründen sollte PGE_1 bevorzugt werden.
Cave: Keine dieser Substanzen oder Substanzgemische ist für die genannte Indikation zugelassen, trotzdem können sie als Heilversuch im Rahmen der ärztlichen Therapiefreiheit eingesetzt werden. Wichtige Indikationsgebiete sind dabei die arteriell-vaskuläre und die neurogene Impotenz. Die Erfolge, gemessen am Erreichen einer für die Kohabitation ausreichenden Erektion und Rigidität des Penis, liegen bei arteriell bedingten Störungen zwischen 70–85%, bei neurogenen Störungen wird über Erfolgsraten bis 100% berichtet. Bei gemischt arteriell-venösen oder rein venösen Störungen ist der Erfolg von SKAT zweifelhaft.

Semiinvasive Maßnahmen: Die **S**chwell**k**örper-**A**utoinjektions-**T**herapie **(SKAT)** stellt einen Eckpfeiler in der Behandlung der E.D. dar. Die gebräuchlichsten Medikamente sind wie in der Diagnostik Papaverin, Papaverin/Phentolamin und in neuerer Zeit PGE_1. Die Injektion erfolgt intrakavernös und wird vom Patienten selbst oder seiner Partnerin durchgeführt. Wichtige Indikationsgebiete sind dabei die arteriell-vaskuläre und die neurogene Impotenz.

> ▶ ***Merke.*** Gute Erfolge hat SKAT bei arterieller und neurogener Genese der E.D., schlechtere Ansprechraten bei arteriell-venösen oder rein venösen Störungen

◀ **Merke**

Bei neurogenen oder psychogenen Erektionsstörungen reichen in der Regel niedrige Konzentrationen der gefäßaktiven Substanzen aus. Bei arteriell bedingten Erektionsstörungen sind deutlich höhere Konzentrationen notwendig (bis 30 µg PGE_1).
Der **adjuvante Einsatz** von SKAT bei psychogen bedingter Impotenz ist bis heute nicht eindeutig definiert. Prinzipiell sollte er nur nach Rücksprache mit oder auf Veranlassung des die Psychotherapie durchführenden Arztes erfolgen.

Bei neurogenen oder psychogenen Erektionsstörungen reichen niedrige Konzentrationen der gefäßaktiven Substanzen aus. Bei arteriell bedingten Erektionsstörungen sind deutlich höhere Konzentrationen notwendig. Der **adjuvante Einsatz** von SKAT bei psychogen bedingter Impotenz sollte nur nach Rücksprache mit dem die Psychotherapie durchführenden Arzt erfolgen.

Merke ▶

> **Merke.** Wichtigste **Nebenwirkungen** von Papaverin und Papaverin/Phentolamin sind prolongierte Erektionen (5,7%) und eine noch ungeklärte Rate von Schwellkörperfibrosen (ca. 5,4%).

Bei zu spät eingeleiteter Therapie kann die prolongierte Ejektion zu irreversiblem Ejektionsverlust führen

Die prolongierte Ejektion kann bei zu spät eingeleiteter Therapie zu irreversiblen Schäden des Schwellkörpers führen. Ein bleibender Ejektionsverlust kann die Folge sein. In Einzelfällen sind generalisierte Thrombosen und auch tödliche Lungenembolien beschrieben. Folgende therapeutischen Schritte sind möglich:

- Intrakavernöse Applikation eines Antidots
- Intrakavernöse Applikation eines Sympathomimetikums (z.B. Effortil®, Suprarenin®)
- Blutaspiration aus den Corpora cavernosa.

Bei PGE_1 scheinen die Nebenwirkungen geringer zu sein. Die wichtigste Nebenwirkung von PGE_1 ist der Injektionsschmerz (ca. 17%)

Bei PGE_1 scheinen die Nebenwirkungen geringer zu sein. Die wichtigste Nebenwirkung von PGE_1 ist der Injektionsschmerz (ca. 17%). Die Priapismusrate liegt unter 1%. Schwellkörperfibrosen sind bisher nur in wenigen Einzelfällen beschrieben (< 1%). Bei der Verwendung von PGE_1 kommt es in der Regel zu einem High-flow-Priapismus. Bezüglich der Therapie des Priapismus *siehe Seite 380.*

- **Invasive Maßnahmen**

Arterialisierung: Das Prinzip der Arterialisierung ist eine Vermehrung des arteriellen Flusses in die Schwellkörper (K-**11** und K-**12**). Dazu stehen verschiedene mikrochirurgische Techniken zur Verfügung (Hauri, Virag V, K-**13**). Eine Gerinnungshemmung ist postoperativ notwendig. Erfolge werden in bis zu 80% beschrieben. Neuere Untersuchungen lassen Zweifel an dem objektiven Erfolg der Arterialisierung aufkommen.

- **Invasive Maßnahmen**

Arterialisierung: Das Prinzip der Arterialisierung ist eine Vermehrung des arteriellen Flusses in die Schwellkörper (K-**11** und K-**12**). Es gibt eine Reihe von Operationstechniken zur Arterialisierung der penilen Endstrombahn. Durchgesetzt haben sich davon zwei Verfahren: Einerseits die Arterialisierung der V. dorsalis penis profunda durch eine der beiden A. epigastricae inferiores (Virag V, K-**13**). Zur Vermeidung einer Glanshyperämie wird die Vene am Sulcus coronarius zusätzlich unterbunden. Die andere Technik besteht in der Anastomosierung einer A. epigastrica inferior mit einer der beiden Dorsalarterien des Penis unter gleichzeitiger Anlage einer arteriovenösen Fistel mit der V. dorsalis penis profunda (Operation nach *Hauri*). Beide Operationsverfahren können nur unter mikrochirurgischen Bedingungen (Mikroskop oder Lupenbrille) durchgeführt werden. Eine postoperative Cumarintherapie für 3–6 Monate und anschließende Gabe von Thrombozytenaggregationshemmern ist notwendig. Erfolge werden in der Literatur zwischen 30–80% beschrieben, auch wenn zur Zeit noch Langzeitergebnisse ausstehen. Neuere Untersuchungen konnten zeigen, daß es keine Korrelation zwischen offener/verschlossener Anastomose und Erektionsfähigkeit gibt, daher wird die Indikation zur Arterialisierung heute eng gestellt.

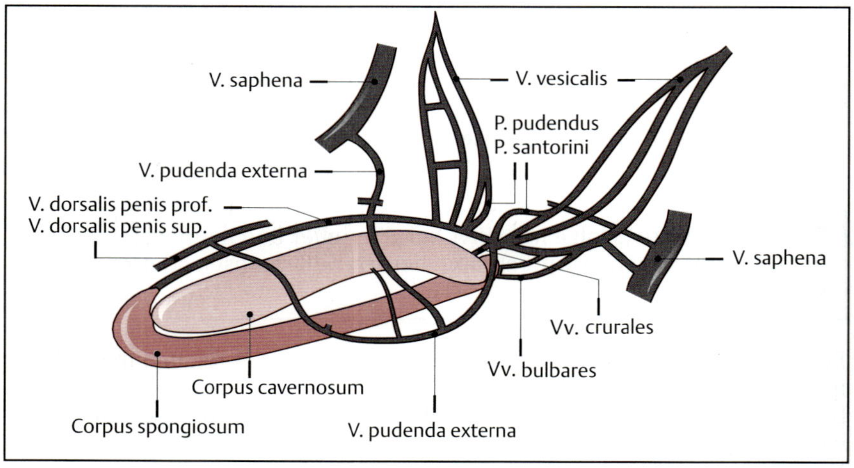

K-**11: Venöse Abstromgebiete am Penis**

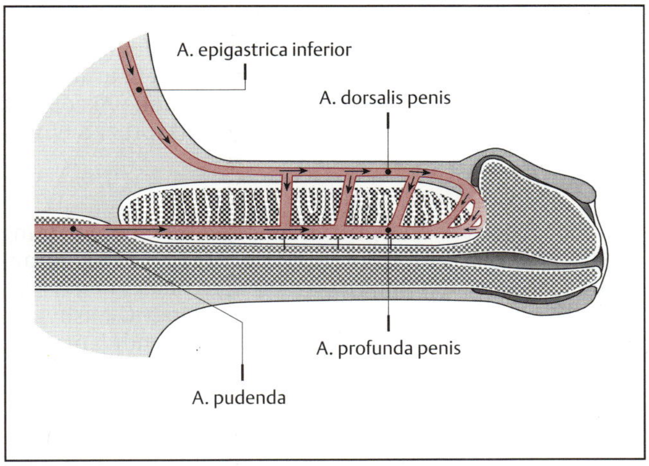

K-12: **Prinzip der Arterialisierung**

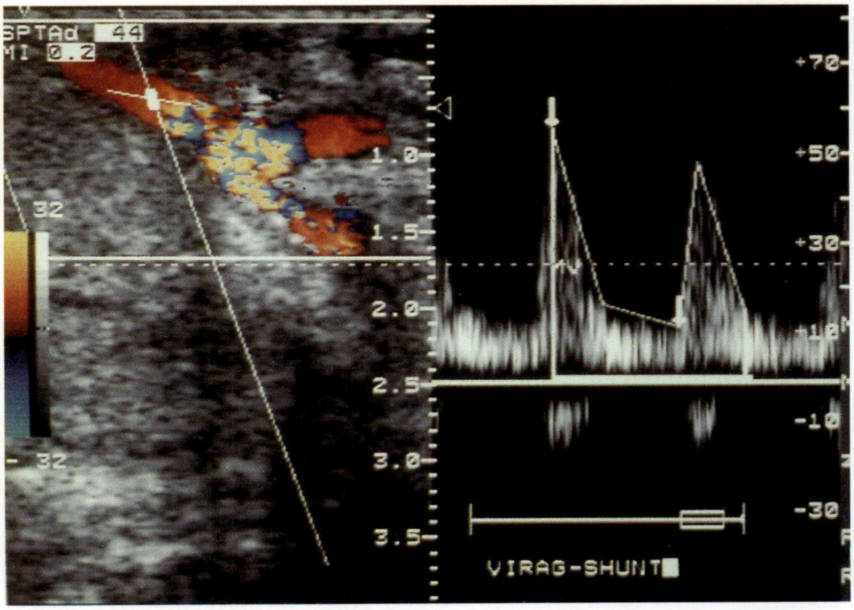

K-**13: Virag-Shunt.** (Farbduplexsonographie: Der Shunt ist markiert, die Flußmessung ist daneben dargestellt und ausgemessen.)

Venenchirurgie: Die Resektion der Vena dorsalis penis profunda und ektoper Venen gehört zur Therapie des venösen Leakage. Teilweise wird diese Methode mit Resektion der kruralen Venen durchgeführt. Die Erfolgsrate liegt bei maximal 60% nach einem Jahr, mit einer deutlichen Verschlechterung der Befunde nach längerer Nachbeobachtungszeit. Wegen der unzureichenden Ergebnisse ist die Venenchirurgie weitgehend verlassen worden. Hauptsächliche Indikation heute ist nur noch die isolierte Dorsalveneninsuffizienz.

Venenchirurgie: Die Resektion der Vena dorsalis penis profunda und ektoper Venen gehört zur Therapie des venösen Leakage. Wegen der unzureichenden Ergebnisse, ist die Venenchirurgie weitgehend verlassen worden.

Merke. Da die Implantation einer Penisprothese das Schwellkörpergewebe irreversibel zerstört, stellt sie die »Ultima ratio« in der Behandlung der E.D. dar.

◄ **Merke**

Penisprothetik: Indikationsgebiete sind die globale vaskuläre Insuffizienz, Erektionsverluste bei IPP, Schwellkörperfibrosen und SKAT-Nonresponder. Psychogene Ursachen sollten vorher soweit wie möglich ausgeschlossen werden. Implantate der Wahl sind semiflexible und hydraulische Prothesen,

Penisprothetik: Bei den Implantaten ist den hydraulischen Prothesentypen der Vorzug zu geben. Die Akzeptanz, auch bei den Partnerinnen, ist hoch.

wobei den hydraulischen Prothesen der Vorzug zu geben ist, da sie den physiologischen Erregungsablauf am besten imitieren. Schwerwiegende Komplikationen wie Infektionen sind selten, häufiger kommt es zu einem Penisödem, das jedoch in der Regel im Laufe von 3–6 Monaten wieder zurückgeht. Die Akzeptanz ist hoch, auch bei den Partnerinnen. Für eine hohe Akzeptanz ist es wichtig, daß das **Paar** gemeinsam in den Entscheidungsprozeß einbezogen wird.

K ***Der klinische Fall.*** 49jähriger Patient mit seit 3 Jahren bestehender, langsam zunehmender E.D., keine morgendlichen Erektionen mehr, Hypercholesterinämie, 25 Zigaretten/die. SKAT negativ bis 30 µg PGE_1 . In der Pharmakokavernosographie globale venookklusive Dysfunktion (*vgl.* K-**10**). Die Pharmakoduplexsonographie zeigt einen guten arteriellen Fluß über den tiefen penilen Arterien. Die psychodynamische Untersuchung ergibt keine Auffälligkeiten. Nach Anlage eines Virag-Shunts weiter impotent, trotz offener Anastomose (*vgl.* K-**13**). Nach einem Jahr Ausbildung einer Glanshyperämie, die eine Shuntunterbindung notwendig machte. Ein halbes Jahr später Implantation einer hydraulischen Penisprothese.

6 Induratio penis plastica (Peyronie's disease)

Definition ▶
Die **IPP** ist ein entzündlicher Prozeß an der Tunica albuginea, dessen Ätiologie nicht vollständig geklärt ist.
Häufig findet sich ein schubweiser Verlauf. 80 % der Plaques sind am Penisdorsum lokalisiert. Eine klinisch dokumentierte Häufigkeit von etwa 1 % in der männlichen Bevölkerung erscheint realistisch.

Ätiopathogenese und Pathomorphologie Als ätiologische Faktoren der IPP werden heute sowohl metabolische Veränderungen, sich wiederholende mechanische Mikrotraumatisierungen als auch infektiöse Faktoren verantwortlich gemacht. Die IPP wird zu den **Fibromatosen vom Dupuytren-Typ** gezählt.

Am Anfang des chronisch entzündlichen Prozesses steht eine Vaskulitis der kleinen Gefäße zwischen der Tunica albuginea und den Schwellkörpersinusoiden. Ödembildung mit Anreicherung von Lymphozyten und Plasmazellen führt zu einer Fibroblastenaktivierung und exzessiver Kollagenablagerung. Diese greift im weiteren Verlauf auf die Corpora cavernosa über und zerstört die glatten Muskelfasern. Keine Neigung zur malignen Entartung.

Klinik und Diagnostik Die Diagnose wird durch die Palpation des Penis gestellt. Die Induration läßt sich als derbe Platte an der Tunika oder als Knoten intrakavernös tasten.

6 Induratio penis plastica

Synomym: Peyronie's disease

▶ ***Definition.*** Die Induratio penis plastica (**IPP**) ist ein entzündlicher Prozeß an der Tunica albuginea, dessen Ätiologie nicht vollständig geklärt ist. Häufig findet sich ein schubweiser Verlauf. 80 % der Plaques sind am Penisdorsum lokalisiert. Eine klinisch dokumentierte Häufigkeit von etwa 1 % in der männlichen Bevölkerung erscheint realistisch. Dabei findet sich ein gehäuftes Auftreten im 5. und 6. Lebensjahrzehnt, aber auch bei 15jährigen Jungen wird die IPP in Einzelfällen beschrieben. ■

Ätiopathogenese und Pathomorphologie. Als ätiologische Faktoren der IPP werden heute sowohl metabolische Veränderungen (Diabetes mellitus, Gicht, Hyperlipidämien), sich wiederholende mechanische Mikrotraumatisierungen (z. B. dorsale Überextension bei Geschlechtsverkehr) als auch infektiöse Faktoren verantwortlich gemacht, deren einzelne Bedeutung noch unklar ist. Bekannt ist hingegen die Vergesellschaftung der IPP mit der Dupuytrenschen Kontraktur (10–30 %), den Fingerknöchelpolstern und dem M. Ledderhose. Aus diesem Grund wird die IPP zu den **Fibromatosen vom Dupuytren-Typ** gezählt. Genetische Untersuchungen haben zudem festgestellt, daß sich gehäuft Assoziationen mit HLA-Antigenen (DR-3, DQw2) finden.
Zirka 80 % aller Plaques finden sich am Penisdorsum. Histopathologische Studien beschreiben die IPP als chronisch-entzündlichen Prozeß, an dessen Anfang eine Vaskulitis der kleinen Gefäße zwischen der Tunica albuginea und den Schwellkörpersinusoiden steht. Eine Ödembildung mit Anreicherung von Lymphozyten und Plasmazellen führt dann zu einer Fibroblastenaktivierung. Diese Aktivierung bewirkt eine exzessive Kollagenablagerung, die im weiteren Verlauf auf die Corpora cavernosa übergreift und die glatten Muskelfasern zerstört, auch Verkalkungen sind möglich. Ein schubweiser Verlauf kennzeichnet die IPP, Spontanremissionen sind möglich. Es besteht keine Neigung zur malignen Entartung.

Klinik und Diagnostik. Die Diagnose wird durch die Palpation des Penis gestellt. Die Induration läßt sich als derbe Platte an der Tunika oder als Knoten intrakavernös tasten. Größe, Lage und Form der Herde sind variabel. Die Beschreibung der IPP erfolgt unter zusätzlicher Angabe von Deviationswinkel, Kalzifizierungen, Penetrationsstörungen und Schmerzhaftigkeit (Kelâmi-Klassifikation).

Die Fibrose kann neben Erektionsschmerzen zu einer **Deviation** des Penis führen. Durch die Autophotographie des erigierten Penis von oben und seitlich läßt sich der Deviationswinkel leicht bestimmen. Liegen keine Autophotos vor, können diese Bilder auch in künstlicher Erektion (d. h. der Penis wird über eine Kanüle mit psysiologischer Kochsalzlösung bis zur vollständigen Erektion infundiert) angefertigt werden. Weitere diagnostische Maßnahmen zum Ausmaß der Erkrankung sind die Sonographie (Nachweis von Kalzifizierungen, Gewebeverdichtungen), die Röntgenweichteilaufnahme (Kalzifizierung), die Computertomographie und die Magnetresonanztomographie. Wegen der hohen Strahlenbelastung muß die Indikation zur Röntgenweichteilaufnahme und zum CT streng gestellt werden, zumal der diagnostische Wert dieser Untersuchungen in der Literatur umstritten ist. Das MRT kann entzündliche Veränderungen nach Gabe von Gadolinium-DPTA nachweisen, aber auch hier sollte wegen des Untersuchungsaufwandes und der Kosten die Indikation streng gestellt werden. »Gold-Standard« bleiben trotz aller neuen Untersuchungsmethoden die Palpation und zum **Nachweis von Kalzifizierungen** die **Sonographie.**

Durch die Autophotographie des erigierten Penis von oben und seitlich läßt sich der **Deviationswinkel** leicht bestimmen. Die Röntgenweichteilaufnahme, ein CT oder ein MRT sollten nur bei strenger Indikationsstellung verwendet werden. »Gold-Standard« bleiben trotz aller neuen Untersuchungsmethoden die Palpation und zum **Nachweis von Kalzifizierungen** die **Sonographie.**

Kommt es im Verlauf der Erkrankung zu einem Erektionsverlust, der auch durch Gabe von vasoaktiven Substanzen nicht zu beheben ist, ist die Indikation zur Pharmakokavernosographie und -metrie gegeben. Mit ihr kann das Ausmaß des Schwellkörperbefalls häufig exakt dokumentiert werden (◘ K-**14**). Gleichzeitig können pathologische Venenabflüsse, zum Teil auch »Plaques-assoziiert« dargestellt werden (zur Durchführung *siehe Kapitel erektile Dysfunktion).* Diese pathologischen Abflüsse müssen bei entsprechenden Meßwerten in der Kavernosometrie und intakter arterieller Versorgung für den Verlust der Erektion verantwortlich gemacht werden.

Kommt es im Verlauf der Erkrankung zu einem Erektionsverlust, der auch durch Gabe von vasoaktiven Substanzen nicht zu beheben ist, ist die Indikation zur Pharmakokavernosographie und -metrie gegeben (◘ K-**14**).

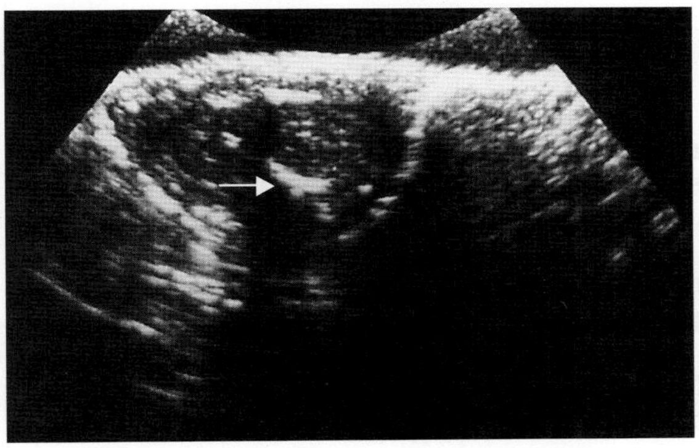

◘ K-**14: IPP, Pharmakokavernosographie.** Penisquerschnitt mit zwei dorsalen und einer ventralen Plaque (←). Eine dorsale Plaque mit partiellem Schlagschatten

Therapie

- **Medikamentöse Therapie.** Seit längerer Zeit sind Therapieversuche mit Vitamin E und Kalium-4-aminobenzoat (Potaba®) bekannt. Die Ergebnisse klinischer Studien reichen bei Potaba® von vollkommener Wirkungslosigkeit bis zu einer Wirksamkeit von bis zu 90%. Obwohl die Wirksamkeit umstritten ist, kann Potaba® aufgrund einer geringen Nebenwirkungsrate als Primärtherapeutikum eingesetzt werden.
Die nächstinvasivere Therapiestufe stellten intraläsionale Injektionen von Hydrokortison dar. Die Wirkung gilt aber nicht als gesichert.

- **Röntgenweichstrahltherapie:** Diese Methode ist heute eher in den Hintergrund gedrängt worden. Die Behandlungsdosis beträgt dabei je 400 R an zwei aufeinanderfolgenden Tagen mit einer Wiederholung in 8wöchigem Abstand bis zu einer Gesamtdosis von 3200 R.

- **Operative Therapie:** Die operative Intervention sollte im allgemeinen nicht vor Ablauf eines Jahres nach Krankheitsbeginn eingeleitet werden. Indikationen sind Deviationen des Penis, die eine Penetration unmöglich machen, therapieresistente Schmerzen oder sonst nicht therapierbare Erektionsverluste.

Therapie

Medikamentöse Therapie In der medikamentösen Therapie sind die Gabe von Vitamin E und Potaba® in der Literatur umstritten. Obwohl die Wirksamkeit umstritten ist, kann Potaba® aufgrund einer geringen Nebenwirkungsrate als Primärtherapeutikum eingesetzt werden.

Röntgenweichstrahltherapie: Diese Methode ist heute eher in den Hintergrund gedrängt worden. Die Behandlungsdosis beträgt dabei insgesamt 3200 R.

Operative Therapie: Die **operative Intervention** sollte im allgemeinen nicht vor Ablauf eines Jahres nach Krankheitsbeginn eingeleitet werden. Indikationen sind Deviationen des Penis oder nicht therapierbarer Erektionsverlust.

Die häufigsten Verfahren sind:
- Plaques-Resektion mit Defektdeckung (cave: Erektionsverlust)
- **Keilförmige Exzision** kontralateral mit Aufrichtung des Penis (Operation nach Nesbit, cave: Penisverkürzung)
- **Raffplastiken**, ohne die Kontinuität des Schwellkörpers zu verletzen (cave: Penisverkürzung)
- **Plaque-Ausdünnung mit Laser** und Defektdeckung mit dorsaler Penisvene (neues Verfahren, Langzeitergebnisse nicht bekannt)
- Bei gleichzeitig bestehendem Erektionsverlust sollte eine **Penisprothese** implantiert werden.

Die am häufigsten angewandten Verfahren sind:
- Plaques-Exzision mit Deckung des Defektes mit lyophilisierter Dura, Gore-tex®-Materialien oder Oberschenkelhaut. Bei diesen Verfahren kann es bei einem erheblichen Anteil der Patienten zu einer erektilen Dysfunktion kommen.
- **Keilförmige Exzision** des Schwellkörperanteiles, der kontralateral zur Plaque liegt (Operation nach Nesbit). Durch dieses Verfahren soll der Penis wieder aufgerichtet werden. Dabei kommt es obligat zu einer Penisverkürzung, die jedoch meist funktionell unbedeutend ist.
- Verschiedene Formen der **Raffplastik** (Essed u. Schroeder-Nähte, Ebbehøj u. Metz). Auch hier wird der Penis wiederaufgerichtet, allerdings ohne die Kontinuität des Schwellkörpers zu verletzen. Auch bei diesen Operationsverfahren ist eine Penisverkürzung die Folge.
- Ein neues Verfahren zur **Plaque**-Resektion ist die **Ausdünnung** des Plaques mittels eines **CO_2-Lasers**. Dabei wird die Plaque zusätzlich mehrfach quer inzidiert und die so entstandenen Defekte mit einer zuvor entnommenen Vene gedeckt. Der Vorteil dieses Verfahrens ist, daß eine Penisverkürzung weitgehend vermieden werden kann. Inwieweit Langzeiterfolge diese ersten Ergebnisse bestätigen werden, bleibt abzuwarten.
- Besteht neben der IPP auch noch ein Erektionsverlust, so ist die Indikation zur **Penisprothesenimplantation** mit oder ohne Plaque-Resektion gegeben. Dabei ist semirigiden oder hydraulischen Prothesen der Vorzug zu geben.

Essentials ▶

Essentials

- Kinderlosigkeit kann an beiden Partnern liegen. Die **Untersuchung der männlichen Fertilität** ist am einfachsten und sollte deshalb wegen der deutlich geringeren Invasivität vor der Untersuchung der Frau erfolgen.
- Zur Abklärung der männlichen Fertilität gehören neben der **klinischen** und **sonographischen Untersuchung Spermiogramm** und **Hormonanalyse**. Die Nichteinhaltung einer ausreichenden Ejakulationskarenz (mind. 5 Tage) vor einer Spermiogrammuntersuchung ist für viele falsche Ergebnisse verantwortlich.
- Die Hauptursache für eine männliche Infertilität ist der **Maldescensus testis im Kindesalter**. Deshalb muß er vor Ende des zweiten Lebensjahres definitiv beseitigt sein.
- Die Ursachen der **erektilen Dysfunktion** können sowohl organisch als auch medikamentös als auch psychogen sein. Die Abklärung bzw. der Ausschluß einer organischen Ursache erfolgt als erstes, da sie zahlenmäßig überwiegt.
- Eine **Therapieentscheidung** darf erst nach abgeschlossener Diagnostik erfolgen, um immanente Risiken einer Therapie möglichst zu vermeiden und unsinnige Maßnahmen zu verhindern. Die Partnerin sollte einbezogen werden.
- **Verkrümmungen des Penis** während der Erektion, vor allem im Rahmen einer IPP, sind nicht schicksalhaft, sondern können, bevorzugt operativ, behandelt werden.

Kinderurologie

Teil L

1 Allgemeines

Während manche urologischen Krankheitsbilder beim Kind eine untergeordnete Rolle spielen oder überhaupt nicht vorkommen (Prostataadenom, erektile Dysfunktion etc.), bevorzugen andere gerade das Kindesalter oder werden sogar schon prä- oder perinatal entdeckt. Dies sind insbesondere zahlreiche **kongenitale Fehlbildungen** des Harntrakts und der Genitalorgane. Aber auch **Lageanomalien des Hodens**, bestimmte **skrotale Krankheitsbilder** und verschiedene Formen der **gestörten Blasenentleerung** finden wir in erster Linie in jungen Jahren. Schließlich sind auch die malignen urologischen **Tumoren** beim Kind und Erwachsenen unterschiedlicher Natur. Diese Diagnosen bedürfen daher in der Lehre einer synoptischen kinderurologischen Präsentation und erfordern vom Kliniker spezielle Erfahrung und gezieltes operatives Training.

Bei anderen urologischen Diagnosegruppen (Traumata, Urolithiasis etc.) decken sich Pathogenese, Klinik und Therapie weitgehend, so daß auf die betreffenden Kapitel verwiesen wird und hier lediglich kinderspezifische Abweichungen erwähnt werden. Voraussetzung für das Verständnis vieler Pathomechanismen urogenitaler Fehlbildungen ist die Kenntnis der **komplexen embryonalen Entwicklung** dieses Organsystems. Sie kann hier nur gestreift und muß ergänzend den Lehrbüchern der Humanembryologie entnommen werden.

1 Allgemeines

Manche urologischen Krankheitsbilder treten **bevorzugt im Kindesalter** auf:
- **Kongenitale Fehlbildungen** an den Harnwegen und am Genitale
- **Lageanomalien des Hodens**
- Bestimmte **Skrotalaffektionen** (z. B. Hodentorsion)
- Manche **Blasenentleerungsstörungen** (Enuresis)
- Kinderurologische **Tumoren** (Wilms-Tumor).

Das Verständnis der zahlreichen urogenitalen Fehlbildungen erfordert Kenntnisse über die **Embryonalentwicklung** dieses Organsystems.

Klinik. Soweit urogenitale Fehlbildungen nicht durch äußere Stigmata auffallen oder primär schwere Stoffwechselstörungen verursachen, kann die Symptomatik sehr protrahiert oder gar erst im Zustand irreversibler Folgeschäden auftreten. Darum kommt der **perinatalen Sonographie** und den **Vorsorgeuntersuchungen** beim Kind auch aus urologischer Sicht eine große Bedeutung zu. Kleine Kinder können ihre Beschwerden oft nur unzureichend oder nicht adäquat äußern. Gedeihstörungen, Abgeschlagenheit, Unmutsäußerungen, vor allem aber auch gastroenterologische Beschwerden wie »Bauchweh«, Übelkeit und Erbrechen können als **uncharakteristische pädiatrische Symptome** natürlich auch urologischen Ursprungs sein (▤ L-**1**). Der **Harnwegsinfekt** ist beim Kind **in aller Regel** nicht die eigentliche Diagnose, sondern vielmehr **ein Leitsymptom,** das die Suche nach morphologischen oder funktionellen Anomalien am Urogenitalsystem zwingend nach sich ziehen muß.

Klinik **Perinatale Sonographie und Vorsorgeuntersuchungen** beim Kind sind bedeutsam für die Früherkennung inapparenter kinderurologischer Erkrankungen. Die **Symptome** von Urogenitalerkrankungen können vor allem beim kleinen Kind sehr **uncharakteristisch** sein (»Bauchweh«; ▤ L-**1**).

> ▶ ***Merke.*** Der Harnwegsinfekt beim Kind ist ein urologisches Leitsymptom.

◀ **Merke**

Körperliche Untersuchung. Die urologische Untersuchung des Kindes umfaßt nicht nur die Inspektion und Palpation von Flanken, Wirbelsäule, Abdomen, Leisten und Genitale, sondern auch Körpergröße und Gewicht (Somatogramm) sowie die Blutdruckmessung. Die rektale Untersuchung bleibt beim Kind aber gezielten Fragestellungen vorbehalten.

Ein dem Alter angemessener Umgang ist bei den kleinen Patienten besonders wichtig: Zum Beispiel sind beim Säugling und Kleinkind Ablenkung und Beruhigung notwendig, um weiche Bauchdecken zu bekommen und den Kremasterreflex zu überlisten, der gerne einen Hodenhochstand vortäuscht.

Körperliche Untersuchung Die klinisch-urologische Untersuchung umfaßt beim Kind:
- Nierenlage und Lendenwirbelsäule
- Abdomen inkl. Leisten
- Äußeres Genitale
- Größe und Gewicht
- Blutdruckmessung

Keine routinemäßige Rektaluntersuchung beim Kind!

L-1: Hauptsymptome bei urologischen Erkrankungen im Kindesalter

Allgemeinsymptome	Mögliche Ursachen
Wachstums- und Gedeihstörung	→ Chronische Niereninsuffizienz
Übelkeit und Erbrechen	→ Urämie, Azidose, akute Pyelonephritis, Nierenbecken-Ureter-Obstruktion
Fieber	→ Urologische Ursache der Nierenerkrankung
»Bauchweh«	→ Nieren-, Harnleiter- und Blasenaffektionen
Abdomineller Tumor	→ Tumoren (Wilms-Tumor), Harnverhalt (Urethralklappe), angeborene Erkrankungen wie polyzystische Nieren
Enuresis (Einnässen)	→ Ektoper Ureter (angeboren), Harnwegsinfekt, neurogene Funktionsstörung, echtes Syndrom
Anurie beim Neugeborenen	→ Urethralklappen bei männlichen Neugeborenen, neurogene Blase, Meatusstenose, Urethrastriktur
Harnwegsinfekt	→ Morphologische oder funktionelle Anomalien

Bei der urologischen Untersuchung ist viel psychologisches Einfühlungsvermögen gefordert, insbesondere in der Pubertät.

Vor und in der Pubertät gehören zur Genitaluntersuchung einfühlsame und erklärende Worte, wobei der Patient selbst entscheiden sollte, ob die Eltern bei der Untersuchung anwesend sein sollen. Genitalerkrankungen oder Verletzung der Genitalregion lösen in diesem Alter oft unbestimmte Schuldkomplexe aus, die am besten der Arzt ausräumen kann. Automanipulationen am Genitale sind in der Pubertät nicht selten und in aller Regel kein Ausdruck perverser Fehlentwicklung. Die Abgrenzung von krimineller Fremdeinwirkung kann im Einzelfall aber anamnestisch wie vom Befund her schwierig sein. Sie ist eine der anspruchvollsten Aufgaben des Arztes und verlangt viel Spürsinn und – wie bei allen urologischen Untersuchungen – besondere Rücksicht auf die psychologische Situation des Kindes.

Diagnostik Primäres bildgebendes Verfahren in der Kinderurologie ist die Sonographie, die auch schon pränatal ab der 27. SSW Anomalien des fetalen Harntraktes nachweisen kann. Das **Ausscheidungsurogramm** ist bei manchen Fehlbildungen am oberen Harntrakt aber unverzichtbar.

Diagnostik. In der bildgebenden Diagnostik ist beim Kind die größtmögliche Strahlenhygiene geboten. **Die Primärdiagnostik, vor allem aber auch wiederholte Kontrolluntersuchungen am Harntrakt erfolgen daher weitmöglich sonographisch.** Die Sonographie ermöglicht schon pränatal ab der 27. SSW den Nachweis von Anomalien im fetalen Harntrakt. Besonders flüssigkeitsgefüllte Raumforderungen der Nieren (Hydronephrose, zystische Dysplasie) und Veränderungen der Blase lassen sich gut darstellen. Dennoch ist das **Ausscheidungsurogramm** in der Abklärung morphologischer Anomalien des oberen Harntrakts in vielen Fällen auch weiterhin unverzichtbare Basisdiagnostik. Auch die **Dopplersonographie** setzt der Kinderurologe in bestimmten Fällen ein, wenn ein Gefäßverschluß nachzuweisen oder auszuschließen ist (Hodentorsion, Nierenvenenthrombose). Für **Computer- und Magnetresonanztomogramm** (CT und MRT) bestehen nur beim Tumor Regelindikationen, auch wenn das sogenannte **RARE-MR-Urogramm** (RARE = **R**apid **A**cquisition with **R**elaxation **E**nhancement) ohne jegliche Strahlenbelastung und ohne Kontrastmittel eine röntgenanaloge synoptische Abbildung besonders der dilatierten Harnwege liefern kann (◘ **L-1**). Beim kleinen Kind sind CT und MRT aber oft nur in Sedierung oder gar in Narkose möglich. Auch für die Isotopennephrographie zur Funktionsdiagnostik am oberen Harntrakt ist manchmal eine Sedierung erforderlich.

CT und **MRT** sind nur in der Tumordiagnostik notwendig und erfordern beim Kleinkind manchmal Sedierung oder gar Narkose; desgleichen die **Isotopennephrographie**, mit der die Nierenfunktion und die Abflußverhältnisse im oberen Harntrakt seitengetrennt quantifiziert werden können.

Spezifische urologische Untersuchungsverfahren wie **Urethrozystoskopie** oder **retrograde Ureteropyelographie** sind beim Kind ebenfalls nur **in Allgemeinnarkose** durchführbar. Sie unterliegen darum in der Kinderurologie einmal mehr einer strengen Indikationsstellung. Die Kontrastierung der unteren Harnwege mittels **retrogradem Urethrogramm** oder **Miktionszysturethrogramm (MCU)** bedürfen dagegen keiner Sedierung oder Narkose. Urodynamische Untersuchungen wie **Uroflow-Messung** und **Zystomanometrie** setzen eine prinzipielle Kooperation von seiten des Kindes voraus, so daß diese erst jenseits des zweiten Lebensjahres sinnvoll durchgeführt werden können.

Spezifische urologische Untersuchungsverfahren sind Urethrozystoskopie, retrograde Ureteropyelographie, retrogrades Urethrogramm, Miktionszysturethrogramm (MCU), Uroflow-Messung und Zystomanometrie.

> **Merke.** Invasive urologische Diagnostik ist beim Kind oft nur in Narkose durchführbar und bedarf daher einer strengen Indikationsstellung.

◀ Merke

Therapie. Auch die urologischen Therapiemodalitäten weisen beim Kind grundlegende Besonderheiten auf: Das **miniaturisierte endo-urologische Instrumentarium** (L-2) erfordert ebenso wie die zarte Anatomie des kindlichen Harntrakts ein Höchstmaß an Geduld und Sorgfalt vom Operateur. Viele plastische Operationsverfahren kommen nur kinderspezifisch zum Einsatz oder wurden erst durch die Einführung moderner **mikrochirurgischer Techniken** in den achtziger Jahren möglich. Die postoperative Rekonvaleszenz ist gegenüber Erwachsenen mit gleichem Eingriff beim Kind oft wesentlich kürzer. Dafür sind Verbandwechsel und Fädenentfernung für Kinder meist bewegende Ereignisse, so daß zum Hautverschluß nach Möglichkeit resorbierbare Intrakutannähte verwendet werden, was außerdem der besseren Kosmetik zugute kommt. Auch auf Wunddrainagen kann bei Kinderoperationen häufiger verzichtet werden.

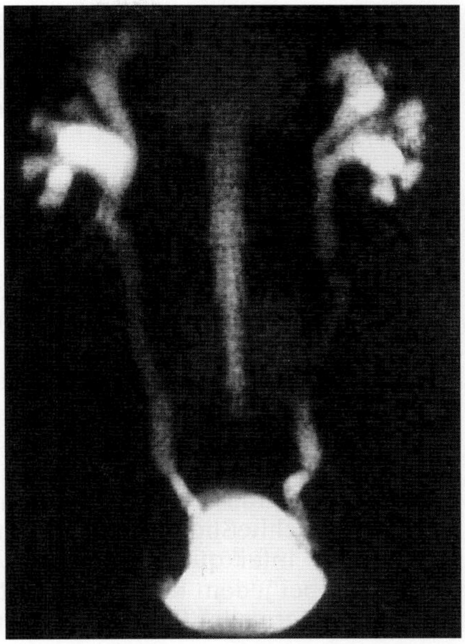

L-1: **RARE-MR-Urographie,** extrem T2-gewichtet (sog. »Wasserbild«). Beachte die additive Abbildung des Spinalkanals! Die RARE-MR-Urographie wird derzeit nur dann als Ersatz der konventionellen Urographie genutzt, wenn eine Kontrastmittelunverträglichkeit besteht, da sie keine Feinabbildung des Hohlsystems zuläßt

Therapie Die urologische Behandlung weist beim Kind folgende Besonderheiten auf:
- Miniaturisierte Endoskope erlauben die gleichen Eingriffe wie beim Erwachsenen (L-**2**).
- Bei plastischen Operationen kommen oft mikrochirurgische Techniken zum Einsatz.
- Die Rekonvaleszenz ist beim Kind oft kürzer.
- Resorbierbare Intrakutannähte ersparen schmerzhaftes Fädenziehen.
- Wunddrainagen sind bei Kindern oft überflüssig.

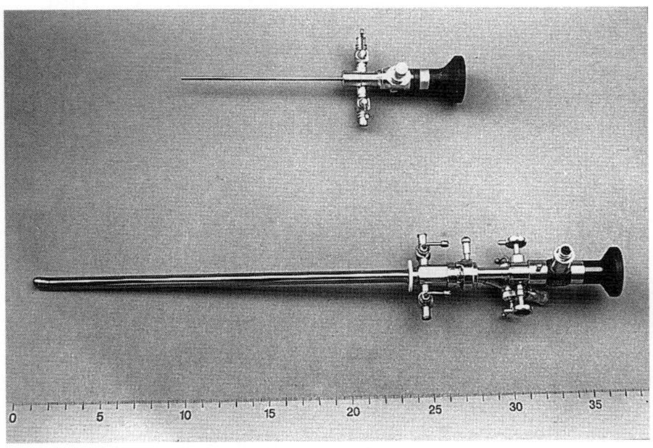

L-**2: Miniaturisiertes Kinderzystoskop** (6–9 CH). Unten Erwachsenenzystoskop (15–17 CH) zum Vergleich

Katheterismus. Die Indikation zum transurethralen Katheterismus muß beim Kind noch strenger gestellt werden als beim Erwachsenen. Ist er unumgänglich, sind beim Mädchen Nelatonkatheter (je nach Alter CH 10–14), beim Knaben anstatt der gekrümmten Tiemann-Katheter vor allem in den ersten Lebensjahren besser elastische Ernährungssonden CH 6–12 oder bei längerfristiger Ableitung Nelaton-Silikon-Katheter CH 8–12 zu empfehlen. Für die sterile Uringewinnung eignet sich aber vor allem beim Knaben besser die suprapubische Nadelpunktion, die weniger invasiv und steriler durchführbar ist als die transurethrale Passage. Mit Ultraschall kann man sich dabei zuvor ein Bild über die Lage und den Füllungszustand der Blase verschaffen. Auch für die Dauerableitung ist beim Knaben die **suprapubische Harndrainage** vorteilhafter, da sie kein Risiko der Harnröhrentraumatisierung birgt und die Infektgefährdung geringer ist *(vgl. Kap. C).*

Katheterismus Ist der transurethrale Katheterismus beim Kind unumgänglich, verwendet man auch beim Knaben dünne Nelaton-Katheter oder auch weichere Ernährungssonden. Zur sterilen Uringewinnung aus der Blase ist die suprapubische Punktion unter Ultraschallortung bzw. zur Dauerableitung beim Knaben die **suprapubische Harndrainage** dem traumatischeren und infektfördernden Zugang durch die Harnröhre vorzuziehen.

Der Kinderurologe bildet mit dem Pädiater und dem Neonatologen ein **interdisziplinäres Team.**

Wegen der mannigfaltig fachübergreifenden Krankheitsbilder ist der Kinderurologe auch in hohem Maße in ein **interdisziplinäres Team** eingebunden, dem neben nephrologisch, onkologisch, endokrinologisch und neurologisch orientierten Pädiatern vor allem auch die Neonatologen angehören.

2 Harnwegsinfekt beim Kind

Harnwegsinfekte weisen beim Kind oft erstmals auf eine **anatomische oder funktionelle Störung des Harntrakts** hin. Infektdisponierend sind:

- Obstruktionen der Harnwege
- »Urin-Pooling«
- Reflux
- Blasenentleerungsstörungen
- Harnsteine
- Fremdkörper
- Fisteln
- Abwehrschwäche (▤ L-**2**).

2 Harnwegsinfekt beim Kind

Der Harnwegsinfekt ist beim Kind stets ein Alarmzeichen. Oft ist die Infektion erster Hinweis und Folge einer **anatomischen oder funktionellen Anomalie der Harnorgane,** so daß eine urologische Abklärung obligat ist. Häufige pathogenetische Auslöser für Infekte sind alle Formen der Harnwegsobstruktion, alle Harnwegskompartimente, aus denen sich der Urin nicht regelmäßig und komplett entleert, ferner Fremdkörper in Harnwegen und hohe Binnendrücke im Hohlraumsystem (▤ L-**2**). Auch systemische Defizite in der Immunabwehr erhöhen natürlich die Neigung zum Harnwegsinfekt. Schließlich beobachtet man auch nach urologischen Eingriffen eine erhöhte Infektquote. Nach solchen **infektdisponierenden Kausalfaktoren** muß bei jedem Kind gefahndet werden, wenn der erste sichere, d. h. kulturell belegte oder fieberhafte Harnwegsinfekt nachgewiesen ist.

Merke ▶

▶ ***Merke.*** Der Harnwegsinfekt beim Kind bedarf der weiteren urologischen Abklärung.

L-2: Ursachen und Risikofaktoren für Harnwegsinfekte beim Kind

Infektätiologie	Infektmechanismus
Fehlbildungen:	
▶ Ureterabgangsstenose	Obstruktion, Urinstase
▶ Uretermündungsstenose	Obstruktion, Urinstase
▶ Ektoper Ureter	Obstruktion, erhöhte Keimexposition
▶ Vesikoureteraler Reflux	Pendelurin, Restharn
▶ Blasendivertikel	Obstruktion, Urinstase
▶ Blasenekstrophie	Erhöhte Keimexposition
▶ Urachusdivertikel	Obstruktion, Urinstase
▶ Harnröhrenklappen	Obstruktion, Urinstase, sek. Reflux
▶ Harnröhrenduplikatur	Urinstase
▶ Phimose	Obstruktion, Urinstase
Andere Ätiologien:	
▶ Urolithiasis	Obstruktion, Keimreservoir
▶ Fremdkörper	Keimreservoir
▶ Harnröhrentrauma	Erhöhte Keimadhärenz
▶ Blasentumor	Erhöhte Keimadhärenz
▶ Blasenentleerungsstörung (funktionell oder neurogen)	Restharn, hoher Blasenbinnendruck, sek. Reflux
Weitere Risikofaktoren:	
▶ Weibliches Geschlecht	Kurze Harnröhre
▶ Neugeborenenperiode	Hämatogene Infektion
▶ Immunabwehrschwäche	Rasche Keimvermehrung
▶ Lokale Unterkühlung	Reduzierte Abwehr

Pathogenese Der **Infektionsweg** am Harntrakt ist **aszendierend.** In der Neugeborenenperiode ist dies ausnahmsweise auch hämatogen möglich. Eine **Kontamination** der Harnröhre mit geringen Keimzahlen ist physiologisch; sie reicht aber aus, um bei zusätzlichen infektdisponierenden Faktoren eine Infektion auszulösen.

Pathogenese. Der reguläre **Infektionsweg** am Harntrakt ist **aszendierend**. Nur in der Neonatalperiode infizieren die Harnwege auch häufiger hämatogen im Rahmen einer Bakteriämie oder Neugeborenensepsis, und besonders dann, wenn umfangreiche Urinkompartimente sich nur unzureichend entleeren. Ätiologisch finden sich meist **Erreger** der Fäkalflora und Perianalgegend, gelegentlich auch Staphylokokken; Chlamydien und Mykoplasmen spielen bei Kindern keine nennenswerte Rolle.
Die bakterielle Besiedlung der Perianal- und Genitalregion führt zu einer kontinuierlichen **Keiminvasion der unteren Harnwege**, der in erster Linie

der Auswascheffekt einer regelmäßigen Miktion entgegenwirkt. Geringe Keimzahlen in der penilen Harnröhre beim Jungen und in der Harnröhre und am Blasenhals beim Mädchen sind daher physiologisch. Diese Kontamination wird aber dann rasch zur Infektion, wenn einer der oben genannten infektfördernden Kausalfaktoren hinzutritt. Für die Harnwege gilt daher die Formel:

> ***Merke.*** Kontamination + Obstruktion = Infektion

◀ **Merke**

Klinik. Die beim Erwachsenen typischen Miktionsbeschwerden (Dysurie, Algurie, Pollakisurie, Nykturie) werden auch beim kindlichen Harnwegsinfekt beobachtet. Häufiger treten aber auch **hohes Fieber** und Einnässen (**Enuresis**) auf. Andererseits mag die Infektion beim Kind aber auch blande als asymptomatische Bakteriurie verlaufen oder nur mit leichten Bauchschmerzen einhergehen. Der kulturelle Bakteriennachweis kann umgekehrt aber auch trotz zystitischer Symptome mißlingen.

Klinik Als Infektsymptome treten neben typischen Miktionsbeschwerden häufiger **Fieber** und **Einnässen** auf, manchmal aber auch nur uncharakteristische Bauchschmerzen.

Diagnostik. Beweisend ist dennoch die **Urinkultur**, die aus Mittelstrahlurin oder beim Säugling aus dem Aufklebebeutel angezüchtet wird. Bei Diskrepanz zwischen positiver Kultur und fehlender Symptomatik sollte die Urinprobe durch sterilen Einmalkatheterismus oder beim Jungen schneller und keineswegs invasiver durch suprapubische Blasenpunktion gewonnen werden, ehe ein Harnwegsinfekt diagnostiziert wird. Eine **signifikante Infektion** liegt bei Keimzahlen ab 10^5 im Mittelstrahlurin und ab 10^4 im Katheter- oder Punktionsurin vor. Der **Urinstatus** zeigt bei Harnwegsinfekt eine Leukozyturie, Bakteriurie und zumindest Mikrohämaturie. Die Nitritreaktion ist oft positiv und beweist einen Harnwegsinfekt. Der direkte Bakteriennachweis gelingt am besten phasenkontrastmikroskopisch im frischen Nativurin. Eine leichte Leukozyturie ohne Bakteriennachweis ist nicht infektverdächtig. Bei der Suche nach den Infektursachen gehören die Sonographie der Harnwege, das Miktionszysturethrogramm (MCU) und die Uroflow-Messung zum Routineprogramm.

Diagnostik Die positive **Urinkultur** beweist den Harnwegsinfekt. Im Zweifelsfall muß durch sterilen Katheterismus Blasenurin gewonnen werden, was beim Jungen weniger invasiv durch suprapubische Blasenpunktion gelingt. Der Urinstatus zeigt beim Harnwegsinfekt eine Leukozyturie, Bakteriurie ($> 10^4$–10^5) und Hämaturie.

Urosonographie, Miktionszysturethrogramm (MCU) und Uroflow sind die weiteren Maßnahmen zur Abklärung des Harntrakts.

Therapie. Der Harnwegsinfekt wird natürlich auch beim Kind **primär antibiotisch** behandelt. Dabei sind Cotrimoxazol-, orale Cephalosporin-, Ampicillin-/Amoxicillin- und Furantoin-Präparate die Medikation der ersten Wahl. Septische Infektionen erfordern eine breite parenterale **Antibiose** in Kombination mit einem Aminoglykosid, bis das Antibiogramm die gezielte Behandlung erlaubt. Daneben muß der komplizierende Faktor (Anomalie, Funktionsstörung) unter der Behandlung möglichst beseitigt werden.
Bei persistierender Disposition oder rezidivierenden Infekten sowie nach manchen Operationen empfiehlt sich eine **antibiotische Langzeitprophylaxe** über mindestens 6 Monate mit einem Drittel bis Viertel der Tagesdosis am Abend unmittelbar vor dem Zubettgehen. Langzeitnebenwirkungen oder die Gefahr der Keimselektion sind angesichts dieser Minimaldosierung gering, so daß dieser medikamentöse Schutz bei Bedarf auch über Jahre erfolgen kann. Problematisch gestaltet sich jedoch dabei nicht selten die Compliance des Patienten bzw. der Eltern.

Therapie Der Harnwegsinfekt wird **antibiotisch** therapiert; bei Sepsis und Pyelonephritis parenteral. Dabei sind die infektdisponierenden Faktoren am Harntrakt zu beseitigen.
Bei rezidivierenden Harnwegsinfekten und nach Operationen am Harntrakt ist manchmal eine **antibiotische Langzeitprophylaxe** (ein Drittel der Tagesdosis vor dem Zubettgehen) indiziert.

> ***Merke.*** Beim komplizierten Harnwegsinfekt muß der komplizierende Faktor (Anomalie, Funktionsstörung) unter der Antibiose beseitigt werden.

◀ **Merke**

Zusätzlich zur Kausaltherapie ist auf eine **reichliche Trinkmenge** und ein **geregeltes Miktionsverhalten** mit tagsüber 6- bis 8maliger Entleerung der Blase zu achten. Asymptomatische Bakteriurien ohne pathologisch veränderten Harntrakt sind nicht behandlungsbedürftig; das Wachstum und die Funktion der Nieren müssen dabei aber durch regelmäßige sonographische Kontrollen im Auge behalten werden.

Eine **reichliche Trinkmenge** und **geregeltes Miktionsverhalten** ergänzen die medikamentöse Vorbeugung.

Sonderformen Selten sind beim Kind Nierenkarbunkel, perinephritische Abszesse, Tuberkulose, Pilzinfektionen und atypische Blasenentzündungen (Chemozystitis etc.). Die Behandlung erfolgt wie beim Erwachsenen symptomatisch.

Sonderformen. Seltene Formen der Harnwegsinfektion beim Kind sind Nierenkarbunkel durch septisch-metastatische Keimaussaat, perinephritische Abszesse durch obstruktive Infektsteine, Nieren- oder Genitaltuberkulose und Pilzinfektionen der Harnorgane. Noch seltener sind akut viral, allergisch oder chemisch (Cyclophosphamid-Therapie) ausgelöste Zystitiden. Sie werden symptomatisch behandelt.

Sekundärschäden Unbehandelte oder rezidivierende Harnwegsinfekte können zur Funktionseinbuße der Nieren bis hin zur **Niereninsuffizienz** oder zum **Hypertonus** führen.

Sekundärschäden. Als Folgeschäden unbehandelter oder wiederholter Harnwegsinfekte können sich Nierenparenchymdefekte entwickeln, die sich radiologisch als Einziehungen der Nierenkontur darstellen und **Parenchymnarben** entsprechen. Renaler **Hypertonus** und Funktionsverluste bis hin zur **Niereninsuffizienz** sind ernste Komplikationen, welche die besondere Beachtung der Harnwegsinfekte beim Kind unterstreichen.

3 Fehlbildungen des oberen Harntraktes

3 Fehlbildungen des oberen Harntraktes

Ätiologie und Pathogenese Urogenitale Mißbildungen kommen solitär oder auch syndromassoziiert vor. Kutane Ohranhängsel weisen oft auf urologische Anomalien hin.

Ätiologie und Pathogenese. **Das urogenitale Organsystem ist von kongenitalen Mißbildungen am häufigsten betroffen.** Dabei kommen sowohl solitäre Anomalien als auch syndromassoziierte Fehlbildungen vor. So sind kutane Ohranhängsel ein Hinweis für mögliche Anomalien am Harntrakt.

L-3: Obere Harntraktanomalien und deren klinische Folgen

Diagnose der Fehlbildung	Klinische Bedeutung der Anomalie
Numerische Nierenanomalie:	
▸ Akzessorische Niere	Nicht zwingend pathologisch
▸ Nierenagenesie bds.	Nicht mit dem Leben vereinbar
▸ Nierenagenesie einseitig	Nicht pathologisch
Lageanomalien der Niere:	
▸ Malrotation der Niere	Nicht pathologisch
▸ Beckenniere	Evtl. späteres Geburtshindernis
▸ Gekreuzte Nierendystopie	Nicht pathologisch
▸ Nephroptose	Evtl. Harnabflußstörung
Formanomalien der Niere:	
▸ Hufeisenniere	Nicht zwingend pathologisch
▸ Kuchen-/Scheibenniere	Nicht zwingend pathologisch
Strukturanomalien der Niere:	
▸ Multizystische Nierendysplasie	Nicht zwingend pathologisch
▸ Multiple Rindenzysten Potter II	Drohende Niereninsuffizienz
▸ Polyzystische Nierenerkrankung	Niereninsuffizienz, Hypertonus
▸ Zysten im Nierenmark	Niereninsuffizienz, Oxalatlithiasis
▸ Zysten in der Nierenrinde	Evtl. Harnabflußstörung, Infekt
Größenanomalien der Niere:	
▸ Nierenhypoplasie bds.	Drohende Niereninsuffizienz
▸ Nierenhypoplasie einseitig	Evtl. Hypertonus
Doppelnieren	Nicht zwingend pathologisch
Harnleiteranomalien:	
▸ Ureterabgangsstenose	Harnabflußstörung, evtl. Infekt
▸ Retrokavaler Ureter	Evtl. Harnabflußstörung
▸ Uretermündungsstenose	Harnabflußstörung, Infekt
▸ Ektoper Ureter	Harnabflußstörung, Inkontinenz, Epididymitis
▸ Ureterozele	Harnabflußstörung, Infekt, Steinbildung, Blasenentleerungsstörung
▸ **Vesikoureteraler Reflux**	Infekt, Niereninsuffizienz

Die Ätiologie der Nieren- und Harnleiterfehlbildungen ist unklar, wenn auch einzelne Forschungsergebnisse auf Genmutationen, Chromosomenanomalien, polygenetische Ursachen und Umwelteinflüsse hinweisen. Nicht selten besteht gleichzeitig eine Anomalie am unteren Harntrakt oder Genitale (Hypospadie, Kryptorchismus, Uterushypoplasie etc.).
Pathogenetisch können die Anomalien des oberen Harntrakts zu obstruktiven Harnabflußstörungen, konsekutiven Harnwegsinfekten, renaler Minderfunktion, Hypertonus oder Druck auf die Nachbarorgane führen und so symptomatisch werden; in manchen Fällen bleiben sie aber auch ohne Krankheitswert. Die Nierenanomalien lassen sich formal nach Anzahl, Lage, Form, Binnenstruktur und Größe der Nieren unterteilen. Die Harnleiteranomalien können mit und ohne Doppelbildungen einhergehen und bedingen in aller Regel eine Harntransportstörung (▦ L-**3**). Manche der Anomalien sind dagegen ohne pathologische Bedeutung.

Fehlbildungen des oberen Harntrakts können zur Harnwegsobstruktion, zu konsekutiven Harnwegsinfekten, zu renaler Minderfunktion und zum Hypertonus führen. Manche dieser Anomalien sind aber auch ohne pathologische Bedeutung (▦ L-**3**).

3.1 Numerische Nierenanomalien

Überzählige Nieren sind äußerst selten und strikt von Doppelnieren *(vgl. Abschnitt 3.6)* zu unterscheiden. Dagegen kommt die unilaterale **Nierenagenesie** häufiger vor, bisweilen zusammen mit ipsilateralen Genitalanomalien. Sonographisch läßt sich dabei keine Niere darstellen, im Ausscheidungsurogramm fehlen Nierenweichteilschatten und Kontrastierung. CT und MRT sind negativ, und nierenszintigraphisch läßt sich auf der betreffenden Seite kein Nierengewebe verifizieren. Der Harnleiter kann jedoch in seltenen Fällen dennoch angelegt sein, so daß dann trotz des Fehlens der Niere zystoskopisch eine feine Harnleitermündung nachgewiesen werden kann. In diesen Fällen spricht man von **Nierenaplasie**. Ein blinder Ureterstumpf kann Ausgangspunkt von Harnwegsinfekten sein.

3.1 Numerische Nierenanomalien

Überzählige Nieren sind sehr selten.
Cave: Verwechslung mit Doppelnieren!
Häufiger ist die kongenitale Einzelniere, die einseitige **Nierenagenesie.** Sie wird sonographisch und urographisch vermutet, muß aber nierenszintigraphisch bewiesen werden. Selten sind blind endende Harnleitersegmente bei **Nierenaplasie**; sie können ein Infektherd sein.

> ▶ ***Merke.*** Nur der negative szintigraphische Befund weist eine Nierenagenesie ausreichend sicher nach.

◀ **Merke**

Die kontralaterale kongenitale **Einzelniere** ist in der Regel **kompensatorisch hypertrophiert** und manchmal malrotiert oder auch ektop gelegen. Die große Solitärniere unterhält dabei oft dieselbe renale Clearance, die üblicherweise zwei gesunde Nieren leisten. Therapeutische Konsequenzen ergeben sich daher nur bei symptomatischem Ureterstumpf.

Die **kompensatorisch vergrößerte Einzelniere** leistet eine normale renale Gesamtfunktion.

3.2 Lageanomalien der Niere

Ungenügende embryonale Rotation führt zur **Malrotation** der Nieren. Bei der einfachen Malrotation inserieren die Nierenbecken das Organ von ventral statt von medial, was im frontalen Röntgenbild zu ungewöhnlichen Kelchprojektionen führt, die leicht als verplumpt fehlinterpretiert werden können (◘ L-**3**). Diese Anomalie ist klinisch bedeutungslos. Kombinierte Malrotationen finden sich aber oft bei Verschmelzungsanomalien *(vgl. Abschnitt 3.3)*.
Die **fehlerhafte Lage** der Niere beruht auf mangelhafter embryonaler Aszension des Organs. Die Malposition kann sich dabei von pelviniliakal (**Beckenniere**) bis intratho-

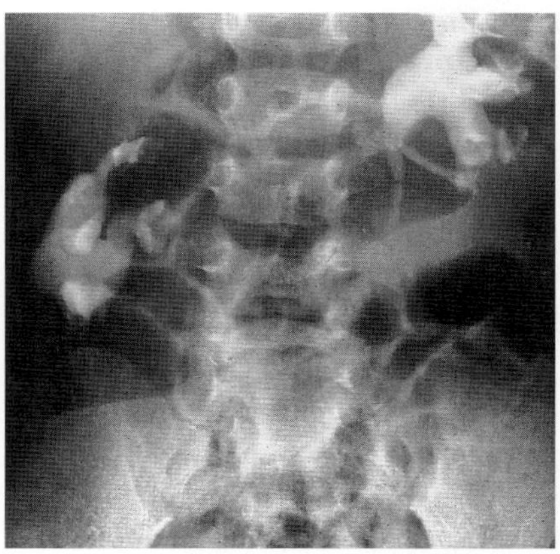

◘ L-**3: Malrotierte rechte Niere** (Ausscheidungsurogramm). Die Kelche weisen nach medial, anstatt nach lateral (vgl. linke Niere)

3.2 Lageanomalien der Niere

Malrotierte Nieren zeigen in der frontalen Röntgenprojektion scheinbar verplumpte Kelche. Die isolierte Malrotation ist klinisch bedeutungslos (◘ L-**3**).

Auch die **Malposition** der Niere ist nicht zwangsläufig pathologisch. Beckennieren sind als Resistenz im Unterbauch palpabel und können ein Geburtshindernis darstellen.

rakal mit Zwerchfellhernie erstrecken. Meist sind kaudale Lageanomalien asymptomatisch. Beckennieren sind oft als tastbare Unterbauchresistenz zu palpieren und bilden bei Frauen nicht selten ein **Geburtshindernis**.

Bei der **gekreuzten Dystopie** – in der Regel ein Zufallsbefund – liegt eine Niere fehlerhaft auf der Gegenseite, meist kaudal der orthotopen anderen Niere. Der zugehörige Harnleiter kreuzt aber präsakral und mündet ortholateral (L-4).

Bei der **gekreuzten Dystopie** münden zwar die Harnleiter orthotop von rechts und links in die Blase, die dystope Niere kommt jedoch im tiefen kontralateralen Retroperitoneum unterhalb der normotopen Niere (L-**4**) oder im Becken zu liegen, so daß der zugehörige Harnleiter präsakral kreuzen muß. Gleichzeitig können dabei auch Verschmelzungsformen auftreten.

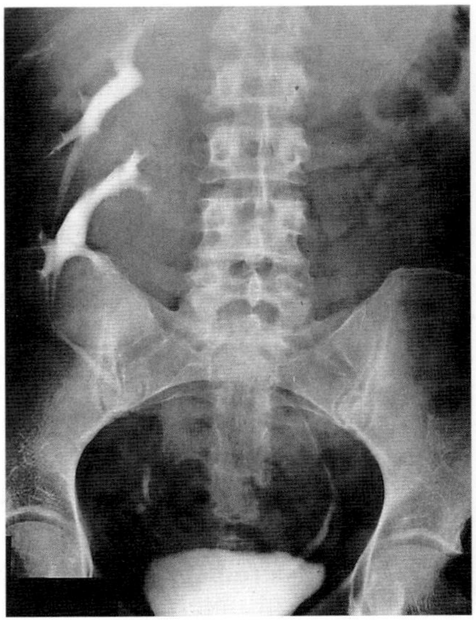

L-**4: Gekreuzte Dystopie der linken Niere** (Ausscheidungsurogramm)

Die **Nephroptose** ist eine übermäßige Beweglichkeit der Niere, die im Stehen und Sitzen zur Harnleiterabknickung führen kann. Abflußstörungen dadurch sind aber selten und müssen isotopennephrographisch nachgewiesen sein, ehe eine Nephropexie indiziert ist.

Klinisch überbewertet wurde lange Zeit die **Nephroptose,** bei der die Niere mangels ausreichender Fixierung im umgebenden Baufett über das physiologische Maß der Atembeweglichkeit hinaus im Sitzen und vor allem im Stehen wesentlich mehr als zwei Wirbelkörper tiefer tritt. Der Harnleiter kann dabei abknicken und den Harnfluß behindern. Die Diagnose wird im Ausscheidungsurogramm mit Bildern im Liegen und Stehen verifiziert. Eine Nephropexie ist jedoch nur selten indiziert, wenn das Isotopennephrogramm mit Furosemid-Auswaschtest eine eindeutige Obstruktion in aufrechter Körperlage dokumentiert.

3.3 Formanomalien der Niere

Am häufigsten ist die **Hufeisenniere**, bei der die Nierenunterpole über einen Isthmus miteinander verbunden sind, über den ventral die Harnleiter verlaufen. Gleichzeitig besteht eine beidseitige Malrotation. Manchmal verursacht diese Anomalie therapiebedürftige Abflußbehinderungen, Infekte oder Harnsteine mit abdominellen Beschwerden oder Hämaturie. Das **typische Röntgenkontrastbild** legt die Fehlbildung offen (L-**5**).

Auch **Kuchenniere, Scheibenniere** etc. sind nur bei Komplikationen therapiebedürftig.

3.3 Formanomalien der Niere

Am häufigsten ist die Fusionsanomalie der unteren Nierenpole, welche wegen ihrer bogenförmigen Parenchymverschmelzung **Hufeisenniere** genannt wird. Die beiden Nieren sind hier durch eine Parenchymbrücke (Isthmus) auf der Höhe von LWK 4–5 präaortal miteinander verbunden. Durch die kombinierte Malrotation ziehen die Harnleiter ventral über den Isthmus. Assoziierte Anomalien des urogenitalen, gastrointestinalen, kardiovaskulären und des Skelettsystems sind nicht selten. Bauchschmerzen, die palpable Resistenz, Harnwegsinfekte oder Hämaturien leiten zur Diagnose hin. Beweisend ist das **typische Bild im Ausscheidungsurogramm** (L-**5**). Eine Therapie erfordert nur die durch Infekte, Ureterobstruktion, Steinbildung oder Reflux komplizierte Hufeisenniere.

Andere Fehlformen der Niere (**Kuchenniere, Scheibenniere** etc.) werden solitär, bei einseitigen Verschmelzungen oder bei gekreuzter Dystopie beobachtet. Gewöhnlich besteht eine gleichzeitige Lageanomalie. Solche Formvarianten sind in aller Regel symptomlos und nur bei Komplikationen therapiebedürftig.

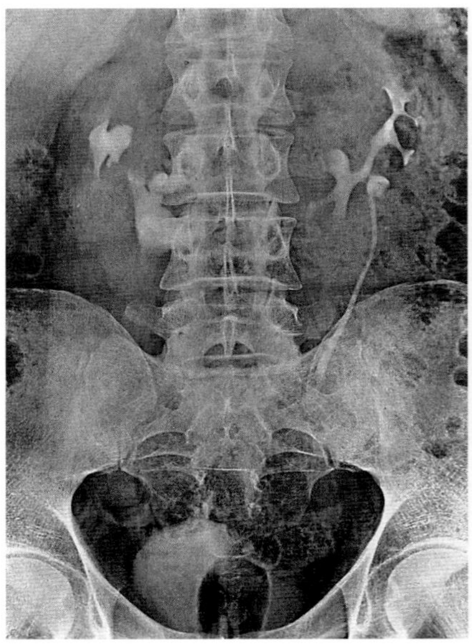

L-**5: Hufeisenniere** (Ausscheidungsurogramm)

3.4 Strukturanomalien der Niere – zystische Nierenerkrankungen

Zystische Strukturanomalien der Nieren sind im Kindesalter nicht sehr häufig. Sie kommen primär kongenital vor oder formen sich sekundär im Laufe der Kindheit oder noch später zystisch aus. Manche Formen sind hereditär. Pathogenetisch liegen entweder primäre Funktionsstörungen der Sammelrohrampullen oder sekundäre Erweiterungen ursprünglich regelrecht entwickelter Sammelrohre und Nephrone zugrunde. Formalpathologisch werden die verschiedenen zystischen Anomalien **nach Potter klassifiziert**.
Hauptsymptome zystischer Nierenerkrankungen sind Abdominal- und Flankenschmerzen, die tastbare Raumforderung, Makrohämaturien und sekundärer Hypertonus. Da die meisten Veränderungen keiner kausalen Therapie zugänglich sind, beschränkt sich das klinische Interesse zunächst auf der differentialdiagnostischen Abgrenzung gegenüber anderen Raumforderungen wie Hydronephrosen und zystischen/pseudozystischen Tumoren, den Spontanverlauf und bei bilateralem Befall schließlich auf die Behandlung der Niereninsuffizienz.

3.4 Strukturanomalien der Niere – zystische Nierenerkrankungen

Kongenitale zystische Nierenerkrankungen sind nicht häufig, oft vererbt und können zu tastbaren Raumforderungen mit Abdominal- und Flankenschmerzen führen. Sekundär drohen oft Niereninsuffizienz und Hypertonus. Diese zystischen Strukturanomalien werden formalpathologisch **nach Potter klassifiziert.** Bilateraler Befall führt oft zur Dialyse und Nierentransplantation.

Nierendysplasie

Bei der **multizystischen Nierendysplasie (Potter IIa)**, wahrscheinlich Folge teratogener Einflüsse in der Embryonalphase, ist die **funktionslose Niere** zu einer unregelmäßigen, bindegewebig verbundenen Zystentraube dyskonfiguriert und der Harnleiter oft atretisch (L-**6**). Sie kommt daher klinisch nur **einseitig** vor. Der Befund wird heute häufig schon pränatal sonographisch entdeckt. Ggf. sichern weitere bildgebende Verfahren die Diagnose. Vesikoureteraler Reflux, aber auch nichturologische Mißbildungen (z.B. Ventrikelseptumdefekt) sind manchmal assoziiert. Nur selten führt der Befund zur schmerzhaften Verdrängung von Nachbarorganen oder zum Hypertonus, so daß die Nephrektomie des funktionslosen Organs nicht obligat ist. Differentialdiagnostisch ist ein Wilms-Tumor abzugrenzen.

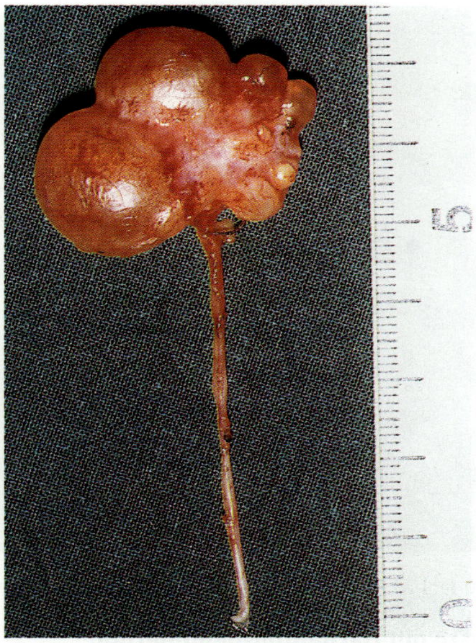

L-6: Zystische Nierendysplasie Potter IIa (OP-Präparat)

Nierendysplasie

Die kongenitale **multizystische Nierendysplasie (Potter IIa)** besteht aus einer funktionslosen Zystentraube und kommt daher nur **einseitig** vor (L-**6**). Der Befund wird oft schon perinatal sonographisch entdeckt. Eine Nephrektomie ist nicht erforderlich, solange kein Hypertonus oder Infektionen auftreten. Der Wilms-Tumor ist die wichtigste Differentialdiagnose.

Polyzystische Nierenerkrankung

Diese Anomalie – im Klinikjargon oft nur **»Zystennieren«** genannt – umfaßt zwei sehr unterschiedlich verlaufende Nierenaffektionen, die **hereditär** und immer **bilateral** auftreten. Auf die autosomal-dominant vererbte, **adulte Form polyzystischer Nieren (Potter III)**, die sehr protrahiert verläuft, wird hier nicht eingegangen. Die autosomal-rezessive, **infantile Form (Potter I)** fällt aber bereits bei Geburt mit großen, palpablen Nieren auf. Die Diagnose wird klinisch gestellt und durch bildgebende Verfahren verifiziert.
Zur progredienten Niereninsuffizienz gesellt sich noch ein **Hypertonus** bei zunehmender **portaler Fibrose** durch zystische Gallenwegsveränderungen. Die meisten Kinder versterben früh an **Urämie** und respiratorischer Insuffizienz. In protrahierten Fällen, die nierentransplantiert werden können, ist die zunehmende portale Hypertension limitierend.

Polyzystische Nierenerkrankung

Diese **bilaterale, hereditäre polyzystische Anomalie** kennt eine **juvenile (Potter I)** und eine **adulte Form (Potter III)**. Die Nieren sind groß und gut palpabel. Zur progredienten **Niereninsuffizienz** gesellen sich **Hypertonus** und **portale Fibrose.** Die meisten Kinder sterben früh an der **Urämie.** Denen, die transplantiert werden, droht die portale Hypertension. Die adulte Form verläuft sehr protrahiert, so daß die terminale Niereninsuffizienz oft erst im mittleren Lebensalter eintritt.

Zysten des Nierenmarks

Der hereditären **Nephronophthisis** und der durch exzessive Kalziumoxalatablagerungen gekennzeichneten **Markschwammniere** liegen zystische Veränderungen im Nierenmark zugrunde, die ebenfalls zum fortschreitenden Nierenversagen führen.

Zysten des Nierenmarks

Die autosomal-rezessiv vererbte **Nephronophthisis** endet ebenfalls in der progressiven Niereninsuffizienz. Die Erkrankung ist aber sehr selten. Nicht vererblich sind die durch zystische Erweiterungen der Sammelrohre in den Nierenpyramiden gekennzeichneten **Markschwammnieren**. Im Kindesalter werden sie kaum symptomatisch, führen jedoch später oft zur exzessiven Kalziumoxalatablagerung im Nierenmark und zur renalen tubulären Azidose mit konsekutiver Funktionseinschränkung des Organs.

Zysten der Nierenrinde

Einzelne Nierenrindenzysten werden durch Tubulusobstruktion erworben und sonographisch leicht entdeckt. Nur bei Behinderung der Abflußwege oder Infektion erfolgt eine Therapie mit Zystenpunktion und -verödung (◘ L-7**a**, **b**).

Zysten der Nierenrinde

Einfache Nierenrindenzysten sind im Gegensatz zum Erwachsenen beim Kind selten und wahrscheinlich Folge einer erworbenen Tubulusobstruktion. Die Diagnose wird sonographisch gestellt. Eine Therapie ist nur bei sehr großen Zysten nötig, die durch Verdrängung den Harnabfluß im Nierenbeckenkelchsystem oder Harnleiter behindern (◘ L-7**a**). Die Behandlung geschieht am besten in Form einer sonographisch gesteuerten, perkutanen Punktion und Zystenverödung (◘ L-7**b**).

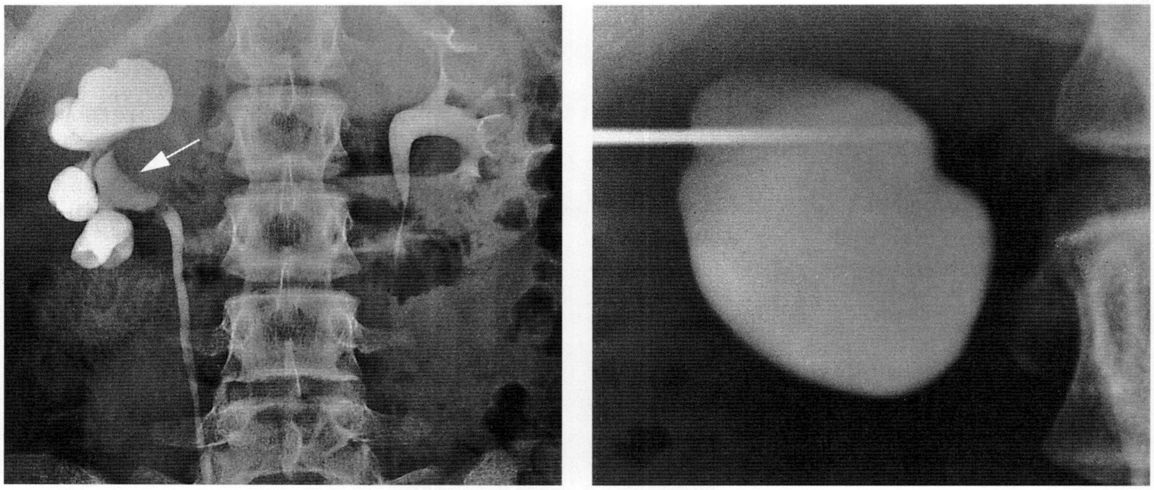

a im Ausscheidungsurogramm (←) **b** Zystenkontrastierung nach Punktion, vor Verödung

◘ L-7 **a**, **b**: **Zentrale Nierenzyste mit Harnabflußbehinderung**

3.5 Größenanomalien der Niere

Die vaskulär oder pyelonephritisch erworbene kleine Niere heißt **»Schrumpfniere«**. Der Begriff **»Nierenhypoplasie«** ist der kongenital zu klein entwickelten Niere vorbehalten. Im Ausscheidungsurogramm zeigt sie entgegen der Schrumpfniere ein normkonfiguriertes Kelchsystem.

3.5 Größenanomalien der Niere

Während die meisten kleinen Nieren durch andere Affektionen am Harntrakt erworben sind (**Schrumpfniere**), bleibt der Begriff **Nierenhypoplasie** (**Zwergniere**) für die angeborene Minderentwicklung des metanephrogenen Blastems reserviert, wobei die Nierengröße unterhalb des 90%-Toleranzbereichs liegt. Frühe renovaskuläre Schäden sind jedoch ätiologisch schwer davon abzugrenzen. Gegenüber dem stark verplumpten Nierenbekkenkelchsystem bei sekundärer Schrumpfniere ist bei der Hypoplasie ein weitgehend normal konfiguriertes Hohlraumsystem im Ausscheidungsurogramm kennzeichnend. Bei beidseitigem Befund überstehen die Kinder kaum die neonatale Periode.
Segmentale Hypoplasien (Ask-Upmark-Niere) betreffen Mark und Rinde von einem Nierenpol oder -mittelgeschoß, zeigen dort dilatierte Kelche und histologisch eine fibroelastische Endarteriitis.

Patienten mit Nierenhypoplasie bedürfen regelmäßiger Blutdruckkontrollen, bei renaler **Hypertonie** muß

Nierenhypoplasien können zum **Hypertonus** führen, so daß Kontrolluntersuchungen indiziert sind, solange das Organ in situ bleibt. Bei manifester renaler Hypertonie erfolgt die Nephrektomie des Organs. Die kontralaterale

Niere entwickelt häufig eine kompensatorische Hypertrophie, ähnlich wie dies bei frühem Auftreten einer sekundären Schrumpfniere kontralateral geschieht. Bei beidseitiger Hypoplasie besteht oft eine Niereninsuffizienz.

nephrektomiert werden. Bei beidseitiger Hypoplasie besteht oft eine Niereninsuffizienz.

3.6 Doppelnieren

3.6 Doppelnieren

Definition. Eine **Doppelniere** ist eine Niere mit zwei getrennten Nierenbeckenkelchsystemen und zwei Harnleiterabgängen. ■

◀ **Definition**

Inzidenz. Doppelnieren sind nicht selten: Gespaltene Nierenbecken oder Harnleiter finden sich in 4 %, komplette Dopplungen in 1 % der Ausscheidungsurogramme. Auch Drei- und Mehrfach-Anomalien sind bekannt. Meist sind diese Anomalien klinisch nicht relevant.

Inzidenz Doppelnieren sind mit 3–4 % häufige Nierenanomalien. Viele davon sind aber symmetrisch ausgebildet und daher ohne krankhafte Bedeutung.

Pathogenese. Spaltet sich in der 8. Embryonalwoche die Ureterknospe, bevor sie das metanephrogene Blastem erreicht, resultieren zwei Nierenbeckenkelchsysteme in einem einzigen Organ sowie ein bifides Ableitungssystem bzw. ein Y-förmiger **Ureter fissus**. Sprossen aber anstatt *einer* zwei Ureterknospen ipsilateral nebeneinander aus dem Wolffschen Gang aus, entsteht eine Doppelniere mit zwei kompletten Harnleitern (**Ureter duplex**). In diesem Fall kann zwangsläufig nur ein Harnleiter anatomisch orthotop und mit physiologischem Ventilmechanismus im lateralen Trigonalwinkel in die Blase eintreten; der andere erfährt somit eine mehr oder minder ausgeprägte Ostienpathologie. Infolge der embryonalen Umbildung der Wolffschen Gänge, des Sinus urogenitalis und der Ausbildung des

Pathogenese Eine zu frühe Aufzweigung der Ureterknospe in der Embryonalphase führt zu Doppelnieren mit Y-förmig gespaltenem Harnleiter (**Ureter fissus**), die Aussprossung von zwei Ureterknospen aus dem Wolffschen Gang zu Doppelnieren mit zwei kompletten Harnleitern (**Ureter duplex**), die prävesikal kreuzen (**Meyer-Weigertsche Regel**). Der fehlmündende Harnleiter vom Oberpol erreicht die Blase subtrigonal,

Synopsis L-**1: Die Entwicklung von Doppelnieren**

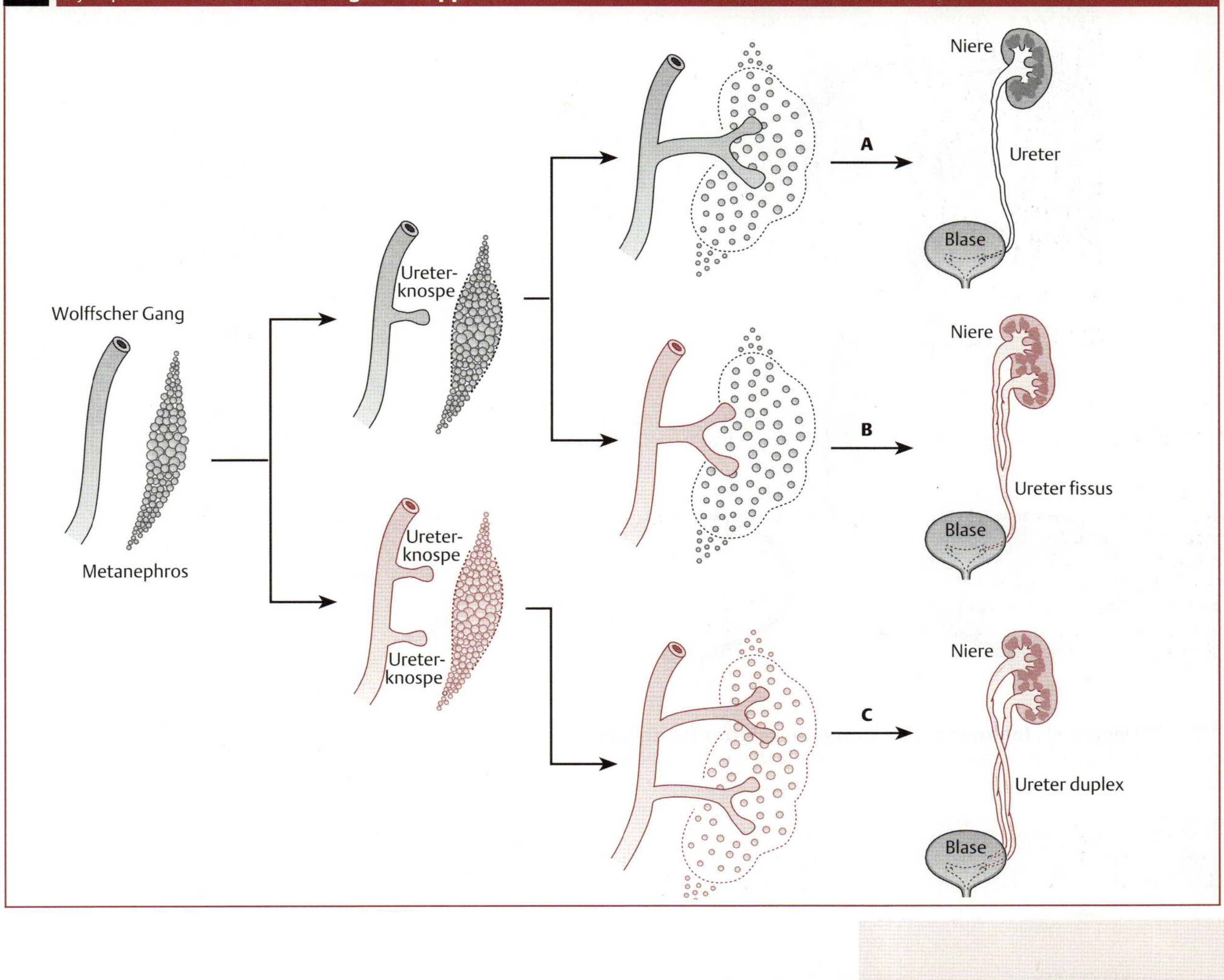

urethral (Inkontinenz!) oder ektop, der vom unteren akzessorischen Segment mündet in aller Regel supratrigonal in die Blasenseitenwand (◘ Syn. L-**1**).

Die akzessorischen Harnleiter vom Oberpol sind **obstruktiv** und können im Mündungsbereich eine **Ureterozele** bilden, die als »Blase in der Blase« die Entleerung behindern kann. Akzessorische Ureter vom Unterpol sind meist höhergradig refluxiv (◘ Syn. L-**2**). Beide Harnleiterpathologien disponieren zum Harnwegsinfekt.

Beim Ureter fissus kann eine **gestörte Peristaltik** resultieren (Pendelperistaltik oder Jo-Jo-Effekt).

Trigonums kommt es dabei zur pelvinen Kreuzung der beiden Harnleiter (**Meyer-Weigertsche Regel**). Dadurch gelangt die Mündung eines akzessorischen Harnleiters vom unteren Nierenpol in eine zur regulären Mündung kraniolaterale Position, manchmal sogar extratrigonal an die Blasenseitenwand, ein akzessorischer Segmentureter vom Oberpol dagegen weiter mediokaudal in die Nähe des Blasenhalses, oder er mündet sogar ektop in die Urethra (Inkontinenz!) (◘ Syn. L-**1**).
Je weiter die akzessorische Ureterknospe vom Zentrum des metanephrogenen Blastems entfernt mit diesem Kontakt bekommt, desto minderwertiger wird das betreffende Doppelnierensegment differenziert und desto pathologischer gestaltet sich die aberrierende Uretermündung. Dabei sind die **kaudalen Segmentureter refluxiv**, da sie in stumpfem Winkel und mit weitem Ostium in die Blasenseitenwand münden. Die **oberen Segmentureter** sind dagegen terminal um so **obstruktiver,** je weiter kaudal sie den Blasenhals erreichen. Letztere bilden dabei häufig als Folge der Obstruktion eine zelenartige submuköse Ausweitung des intramuralen endständigen Harnleiters, d.h. eine **Ureterozele** (»Blase in der Blase«), die ihrerseits die Blasenentleerung obstruktiv behindern kann (◘ Syn. L-**2**).
Während bei kompletter Doppelung der Reflux oder die Obstruktion des Harnleiters die Pathophysiologie bestimmen, kann es wegen der unkoordinierten Erregungsüberleitung am Confluens der Harnleiter beim **Ureter fissus** zur **gestörten oder retrograden Peristaltik** kommen, so daß Urinportionen zwischen den beiden Segmenturetern pendeln (»Jo-Jo-Phänomen«).

Synopsis L-**2: Pathologie des Ureter duplex**

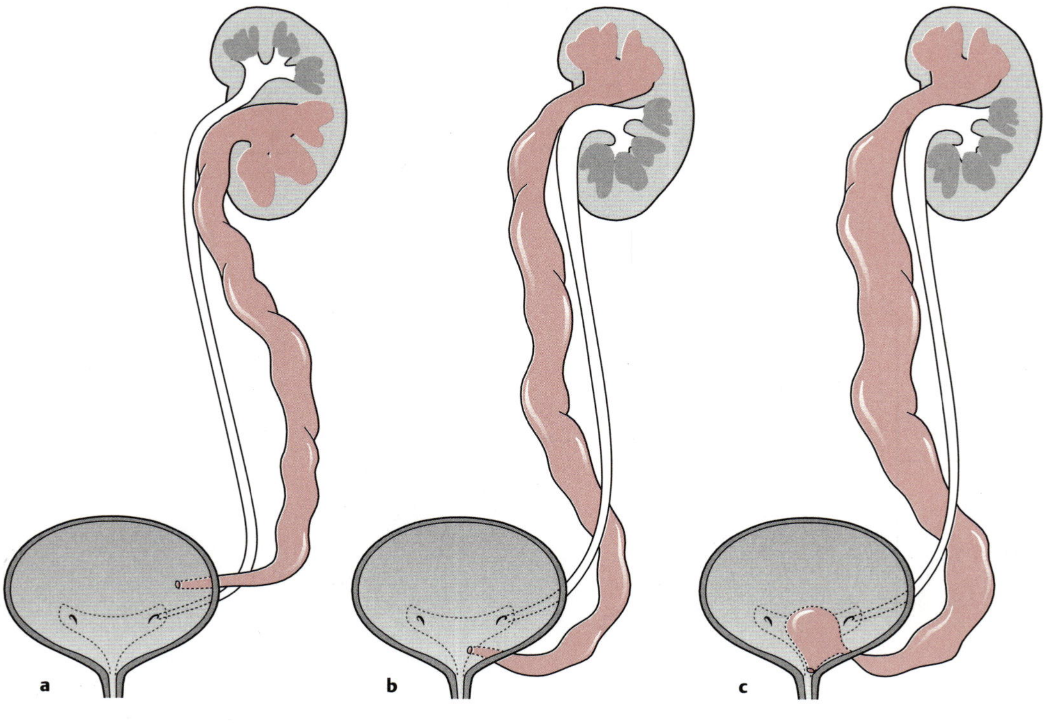

Der jeweils **fehlmündende Doppelharnleiter ist gestaut,** das zugehörige Nierensegment minderwertig. Gelegentlich kann der entsprechende Harnleiteranteil auch in eine **Ureterozele** münden **c.**

Klinik. Kinder mit Doppelfehlbildungen am oberen Harntrakt fallen in aller Regel durch **Harnwegsinfekte** auf. Die Sonographie zeigt bei der Doppelniere manchmal eine zentrale **Parenchymbrücke** und ist dann diagnoseweisend, das Ausscheidungsurogramm ggf. mit Spätaufnahmen diagnosesichernd. Nur sehr minderwertige, dysplastische Doppelnierensegmente – vor allem am Oberpol – können urographisch auch stumm bleiben, so daß nur **indirekte Röntgenzeichen** (L-**8**) diskret auf eine mögliche Doppelanlage hinweisen. Im Zweifelsfall kann das MRT weitere Aufklärung bieten. In solchen Fällen liegt dann häufig auch ein obstruktiver, ektop mündender Megaureter vor. Das Isotopennephrogramm vermag über die Funktionsanteile der einzelnen Doppelnierensegmente annähernd quantitative Aussagen zu machen, die für die Behandlungsstrategie und die operative Indikation entscheidend sind.

Klinik Hauptsymptom der Doppelanlagen ist der **Harnwegsinfekt.** Der Verdacht wird sonographisch, die Diagnose im Röntgenkontrastbild gestellt. Bei sehr rudimentären, urographisch stummen Segmenten leisten **indirekte Röntgenzeichen** (L-**8**) oder das MRT Hilfestellung. Isotopennephrographisch kann eine grobe Aussage über die Funktionsanteile der akzessorischen Nierensegmente gemacht werden.

K

Der klinische Fall. Ein 2jähriges Mädchen kommt wegen wiederholter, teils fieberhafter Harnwegsinfekte zur kinderurologischen Abklärung. Die Übersichtssonographie beim Kinderarzt ergab eine Erweiterung beider Nierenbecken. Zuweisungsdiagnose: V.a. Ureterabgangsstenose bds. Das MCU beim Urologen demonstriert einen doppelseitigen Reflux 2. Grades; die oberen Kelche fehlen im MCU, daher V.a. Doppelnieren. Das Ausscheidungsurogramm verifiziert den Verdacht bds. (L-**8**). Die Nierenbecken sind ampullär gestaltet (Normvariante), die Kelche aber zart, so daß keine Ureterabgangsstenose bestehen kann. Ob ein Ureter fissus oder duplex vorliegt, ist dem Röntgenbild jedoch nicht zu entnehmen. Dies klärt die Zystoskopie, bei der beidseits je 2 Harnleitermündungen nahezu orthotop dicht beieinander gefunden werden. Das kraniolaterale Ostium ist beidseits hiatusartig dyskonfiguriert. Wegen des geringen Refluxgrades wird zunächst ein konservativer Therapieversuch mit antibiotischer Langzeitprophylaxe unternommen. Es kommt aber kurzfristig trotz normaler Funktion des unteren Harntrakts (Uroflow-Kurve regelrecht/kein Restharn) zur Durchbruchinfektion. Daraufhin wird beidseits die Ureterreimplantation mit Antirefluxplastik durchgeführt. Der Operationserfolg wird im MCU nach 6 Monaten bestätigt: kein Refluxnachweis mehr, keine Harnleiterobstruktion. Das Kind bleibt fortan auch ohne Prophylaxe infektfrei.

Lerneffekt: Der Fall führt uns die Schwierigkeiten der Ultraschalldiagnostik bei Doppelnieren vor Augen und veranschaulicht die typische diagnostische und therapeutische Sequenz bei Doppelniere mit niedergradigem Reflux.

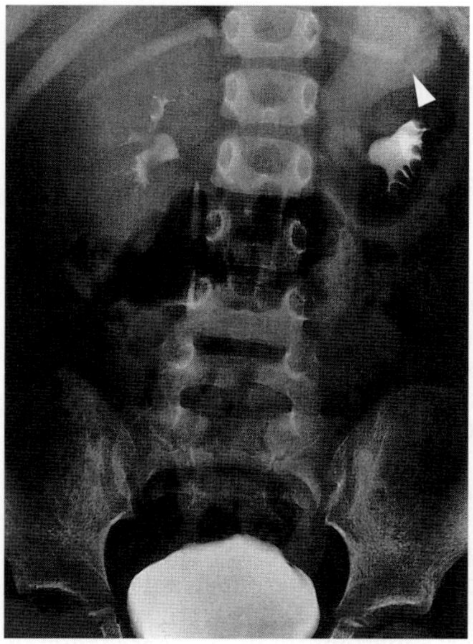

L-**8: Doppelniere links** (Spätaufnahme des Ausscheidungsurogramms). Das obere Segment ist dilatiert (►) und nur gering kontrastiert. Das untere Segment zeigt indirekte Röntgenzeichen, die auch ohne Spätaufnahme auf das Vorliegen eines kranialen Doppelnierensegments hindeuten: verringerte Kelchzahl, nach lateral weisender oberer Kelch, fehlender Kelch im oberen Parenchymanteil, Kippung der Achse des Hohlraumsystems nach oben/außen

Therapie. Ein Ureter fissus kann bei hochgradiger Abflußstörung durch eine hohe Pyelo-Pyelo- oder Uretero-Pyelostomie saniert werden. Bei sehr minderwertigem Segment ist die **Heminephrektomie** bei allen Formen der Doppelniere einem rekonstruktiven Vorgehen vorzuziehen. Beim ektop mündenden Megaureter ist dabei der gesamte akzessorische Harnleiter ggf. samt Ureterozele zu entfernen. Bei guter Funktion des Nierensegments wird der obstruktive Megaureter endständig im Kaliber verjüngt und antirefluxiv in die Blase reimplantiert. Eine solche **Ureterreimplantation** kommt auch

Therapie Bei erhaltungswürdigen Nierensegmenten erfolgt zur Beseitigung der Obstruktion oder des Refluxes eine **Ureterimplantation.** Ist das Segment funktionsarm, erfolgt die **Heminephrektomie** samt Ureterektomie und ggf. Ausschälung der Ureterozele.

für refluxive Segmentureter in Frage. Nach diesen Operationen ist wegen erhöhter Infektdisposition eine antibiotische Langzeitprophylaxe für einige Monate angezeigt.

Merke ▶

> **Merke.** Eine gut funktionierende Doppelanlage ohne Abflußstörung, ausgeprägten Reflux und ohne Harnwegsinfekte bedarf keiner Therapie.

3.7 Fehlbildungen des Harnleiters

3.7 Fehlbildungen des Harnleiters

Häufig ist die kongenitale Obstruktion am Ureterabgang. Ureterozelen, ektope Harnleitermündungen und Megaureteren kommen sowohl bei Einzel- als auch bei Doppelnieren vor.

Außer bei Doppelanlagen kommen Ureterozelen auch isoliert und orthotop, Harnleiterektopien auch ohne Doppelanlage und Megaureteren auch bei primärem oder sekundärem Reflux vor. Selten sind Abflußstörungen durch retrokavalen Ureterverlauf, sehr häufig dagegen hohe Abflußstörungen durch Obstruktion am Ureterabgang.

3.7.1 Ureterabgangsstenose

Synonym: Nierenbeckenabgangsstenose.

Pathogenese Fibrös-dysplastische Uretersegmente, atypisch hohe Ureterabgänge, kreuzende Nierenpolgefäße, Briden, Traumata und Infektionen, Voroperationen oder tumoröse retroperitoneale Prozesse können zur subpelvinen Obstruktion mit Nierenbeckendilatation des Harnleiters führen bis hin zur Hydronephrose.

Klinik Manchmal wird die Kelchdilatation schon perinatal sonographisch entdeckt. Sonst sind **Flankenschmerzen** oder **Harnwegsinfekte** die Erstsymptome. Oft bleibt das Krankheitsbild lange inapparent.

Diagnostik Die typische **Ballonierung des Nierenbeckens im Ausscheidungsurogramm** ist diagnoseweisend (▣ L-9). Für die therapeutische Strategie sind die Partialfunktion der betreffenden Niere und das Ausmaß der Obstruktion entscheidend. Beides wird isotopennephrographisch quantifiziert.

Therapie Bei Nierenerhalt erfolgt die Ureterabgangsplastik mit Resektion der Enge und Reanastomosierung von Harnleiter und Nierenbecken, bei funktionsarmer Niere die Nephrektomie. Pyonephrotische Komplikationen erfordern zunächst eine perkutane Nephrostomie unter antibiotischem Schutz.

3.7.1 Ureterabgangsstenose

Synonym: Nierenbeckenabgangsstenose.

Pathogenese. Der kongenitalen pyeloureteralen Stenose liegen häufig fibröse, kurzstreckige Segmente mit muskulärem Defizit der Ureterwand zugrunde. Auch Briden, die zur Knickbildung führen, kreuzende Nierenpolgefäße und die atypisch hohe Ureterinsertion führen oft zur **Abflußstörung mit konsekutiver Hohlraumdilatation** und mehr oder weniger progredientem Funktionsverlust der Niere bis hin zur Hydronephrose. Sekundär können septische Infektionen, Traumata, Voroperationen in dieser Region, manchmal aber auch Obstruktionen von außen durch Tumoren (Neuroblastom, Lymphome) Ursache für die Enge sein.

Klinik. Wenn nicht **Flankenschmerzen,** Wachstums- und Gedeihstörungen oder **Harnwegsinfekte** zum Arzt führen, werden viele dieser Ureterabgangsstenosen zufällig sonographisch entdeckt. Häufig gelingt dies auch schon pränatal, wobei dann zystische Nierenformationen sonographisch noch schwer davon abzugrenzen sind. Nur wenige der pränatal imponierenden Dilatationen des Nierenbeckenkelchsystems sind jedoch nach der Geburt wirklich operationsbedürftig.

Diagnostik. Nach der Sonographie liefert das **Ausscheidungsurogramm** die beste Aussage. Die exzessive **Ballonierung des kontrastierten Nierenbeckens** bei gleichzeitig fehlender Darstellung des Harnleiters sichert die Diagnose (▣ L-**9 a**). Für die Operationsindikation sind jedoch der Nachweis einer Minderfunktion gegenüber der kontralateralen Niere und eine erhebliche Abflußverzögerung im Diuresetest des Isotopennephrogramms ausschlaggebend. Präoperativ sind noch distale Harnleiterstenosen und ein Reflux auszuschließen. *Vgl. Kap. C, Urol. Diagnostik.*

Therapie. Die Resektion des engen Segments am Ureterabgang und die plastische Reanastomosierung von Harnleiter und Nierenbecken (Methode nach *Anderson-Hynes*) hat eine hohe Erfolgsrate (▣ L-**9 b**). Unterschreitet bei gesunder kontralateraler Niere der Funktionsanteil der geschädigten 15%, wird aber besser nephrektomiert. Bei Sepsis oder Pyonephrose muß primär eine perkutane Nephrostomie als Notfallmaßnahme unter breitem antibiotischem Schutz erfolgen. Die definitive Versorgung erfolgt dann nach Abklingen des akuten Geschehens und Beurteilung der danach vorhandenen Nierenfunktion.

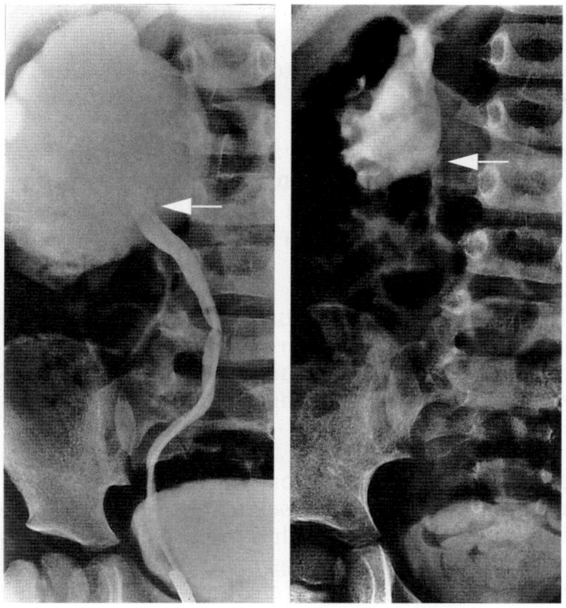

a Vor Operation (retrogrades Uretero-pyelogramm) **b** Nach Ureterabgangsplastik (Ausscheidungsurogramm)

L-**9 a,b: Ureterabgangsstenose** (←)

Der klinische Fall. Ein 5jähriger Junge klagt seit rund einem Jahr in Abständen von Wochen über uncharakteristische rechtsseitige Bauchschmerzen, ohne daß anderweitige gastrointestinale Symptome auftreten. Bei der Übersichtssonographie fällt ein ektatisches Nierenbeckenkelchsystem links auf. Das Ausscheidungsurogramm zeigt links eine verzögerte Kontrastierung und in der Spätaufnahme eine kugelrunde Ballonierung des rechten Nierenbeckens. Die Isotopennephrographie liefert eine Seitenverteilung der Nierenfunktion von 37 rechts : 63 % links; auch der Furosemid-Auswaschtest ist mit 26 Minuten Halbwertszeit pathologisch und beweist eine urodynamisch wirksame Obstruktion. Das MCU schließt einen vesikoureteralen Reflux mit sekundärer Ureterabgangsstenose aus. Da der rechte Harnleiter im Ausscheidungsurogramm nicht dargestellt ist, muß eine retrograde Ureteropyelographie in Narkose präoperativ die Position und Länge der Verengung lokalisieren: Demnach liegt eine typische kurzstreckige Stenose direkt am Ureterabgang vor (*vgl.* L-**9 a**), so daß eine Ureterabgangsplastik (Nierenbeckenplastik) indiziert ist. Intraoperativ findet sich überraschend ein retroperitonealer Tumor, der den Ureterabgang von außen obstruiert und sich gut abgegrenzt in die Paravertebralregion fortsetzt. Der Tumor kann in toto exstirpiert werden. Die Histologie ergibt ein gut differenziertes Neuroblastom. Da das Lumen des ausgelösten Harnleiters weit genug ist, kann auf die Ureterabgangsplastik verzichtet werden; lediglich eine Doppel-J-Schiene wird für 3 Wochen in den Harnleiter eingelegt. Die späteren Kontrollen zeigen sonographisch einen deutlichen Rückgang der Hohlraumdilatation sowie im Isotopennephrogramm eine partielle Restitution der Nierenfunktion rechts.
Lerneffekt: Der Fall demonstriert die oft uncharakteristische Symptomatik, die klassische bildgebende Diagnostik und eine ungewöhnliche Ätiologie der Harnabflußstörung.

3.7.2 Retrokavaler Ureter

Als Folge atypischer Embryogenese der Vena cava inferior kann der rechte Harnleiter einmal **hinter der Hohlvene** anstatt über die Vena iliaca kreuzen, was zur symptomatischen Abflußbehinderung führen kann. Die Diagnose erfolgt sonographisch, urographisch oder in Zweifelfällen per CT oder MRT. Die operative Durchtrennung des Harnleiters mit schräger End-zu-End-Anastomose vor der Hohlvene ist bei Komplikationen dieses embryonalen Irrwegs indiziert.

3.7.2 Retrokavaler Ureter

In seltenen Fällen kreuzt der Ureter anstatt über die Iliakalgefäße **hinter der Vena cava,** was zur behandlungsbedürftigen Ureterobstruktion führen kann.

3.7.3 Megaureteren

Definition ▶

Megaureteren können gigantische Durchmesser und Elongationen mit Schleifenbildung aufweisen. Ursächlich sind hochgradige Obstruktion oder Reflux (L-**10** und L-**11**). Das **Infektionsrisiko** ist hoch.

Klinik Leibschmerzen, Gedeihstörungen und unklares Fieber sind oft erste Zeichen vor dem ersten septischen Harnwegsinfekt bei Megaureteren.

Primär obstruktive Megaureteren (L-**11**) durch Uretermündungsstenose können sich bisweilen spontan bessern; ansonsten müssen sie verjüngt (modelliert) und in die Blase antirefluxiv reimplantiert werden.

Bei **primär refluxiven Harnleitern** (L-**11**) **durch Fehlanlage der Uretermündung** muß zum Schutz der Niere zwingend eine **Ureterreimplantation** erfolgen, soweit die Niere noch erhaltungswürdig ist.

Merke ▶

Sekundäre Megaureteren sind Folge zu hoher Blasenbinnendrücke und können sekundär **refluxiv** oder sekundär **obstruktiv** sein. Oft liegen neurogene Blasenstörungen oder auch Urethralklappen vor.
Die Therapie richtet sich hier nach der Primärerkrankung. Sind die Nieren schon stark geschädigt, kann eine zeitweise hohe Harnableitung (**Ureterokutaneostomie** L-**17**) notwendig werden.

3.7.3 Megaureteren

Definition. Megaureteren sind solche Harnleiter, **deren Kaliber durchgehend 1 cm überschreiten.** ■

Megaureteren können prinzipiell obstruktiv oder refluxiv entstehen. Morphologisch imponiert oft eine exzessive Aufweitung mit mehrfacher Schleifenbildung und sekundärer, relativer Engstellung am Ureterabgang. Durch das enorme Urin-Pooling besteht beim Megaureter grundsätzlich eine hohes **Infektionsrisiko**.

Klinik. Megaureteren führen zu Leibschmerzen und Gedeihstörungen, bei Infektionen rasch zur Pyurie. Diagnostisch sind bei Megaureteren neben der Bildgebung meistens auch eine Urethrozystoskopie und Harnleitersondierung/-kontrastierung sowie auch die Untersuchung des unteren Harntrakts erforderlich.

Primär obstruktive Megaureteren zeigen eine absolute oder relative muskulo-fibröse **Uretermündungsstenose** mit konsekutiver Hydronephrose und Druckerhöhung im Hohlraumsystem, die sich atrophisch auf das Nierenparenchym auswirken kann (L-**10**). Geringer ausgeprägte Befunde bessern sich in den ersten Lebensjahren oft spontan. Andernfalls muß eine **terminale Ureterresektion und -reimplantation**, ggf. mit Kalibermodellage durchgeführt werden.
Primär refluxive Megaureteren haben weite refluxive Ostien, so daß der Blasenbinnendruck sich bis in die Sammelrohre des Nierenmarks übertragen kann, was zusammen mit **aszendierender Infektion** deletäre Folgen für die Niere hat (*vgl.* L-**11**). In diesen Fällen muß immer eine **Ureterreimplantation** erfolgen, soweit die Niere noch eine passable Funktion verspricht.

Merke
- **Obstruktiver Megaureter** → permanente Druckerhöhung → Nierenschädigung durch Druckatrophie
- **Refluxiver Megaureter** → plötzliche Druckerhöhung bei jeder Miktion → progredienter irreversibler Nierenschaden + aszendierende Infektionen

Sekundäre Megaureteren sind Folge chronisch überhöhten Blasenbinnendrucks und können **refluxiv** sein oder sekundär eine **Obstruktion** im terminalen Harnleiter ausbilden. Ätiologisch sind infravesikale Abflußhindernisse (z. B. Harnröhrenklappen) oder neurogene Blasenfunktionsstörungen mit hohen Detrusordrucken verantwortlich *(vgl. Kap. N).* Beim sekundären Megaureter muß möglichst die primäre Ursache beseitigt werden. Dekompensierte obstruktive Megaureteren müssen durch hohe **Ureterokutaneostomie** (*vgl.* L-**17**), dekompensierte refluxive im Bereich der Harnblase vorübergehend entlastet werden, um die drohende Niereninsuffizienz zu verhindern. Nach Rekompensation des oberen Harntrakts richtet sich dann die endgültige operative Versorgung nach der auslösenden Primäranomalie.

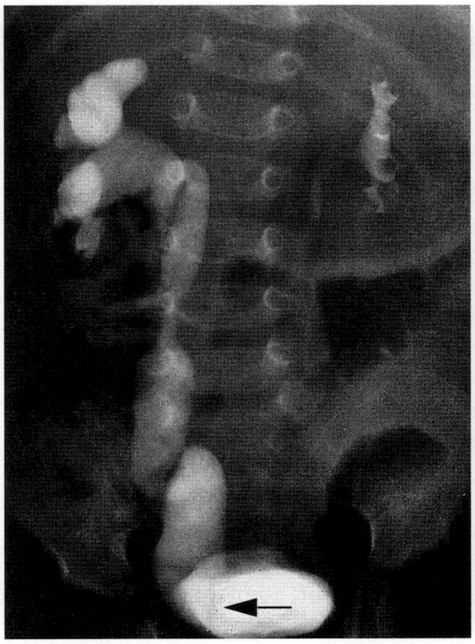

L-10: **Obstruktiver Megaureter rechts** (Ausscheidungsurogramm) mit Uretermündungsstenose (→)

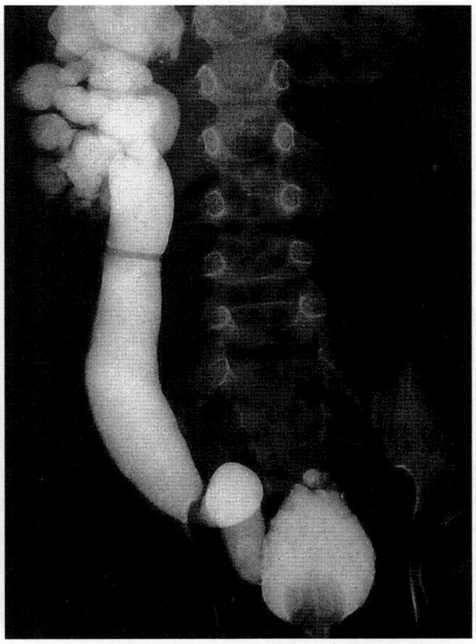

L-11: **Refluxiver Megaureter rechts** (Miktionszysturethrogramm)

3.7.4 Ektoper Ureter

3.7.4 Ektoper Ureter

Beim Mädchen münden ektope Harnleiter unterhalb der Sphinkterebene in die distale Urethra, den Scheidenvorhof oder vaginal. Folge und typisches Symptom sind die **Harninkontinenz bei gleichzeitig regulärer Miktion**. Die Diagnose wird erst nach dem Windelalter gestellt, wenn nicht vorher Infekte darauf aufmerksam machen. Je nach Nierenfunktion wird der ektope Harnleiter **in die Blase implantiert** oder entfernt.

Die ektope Mündung eines Harnleiters außerhalb der Harnblase kann mit und selten auch ohne Doppelnierenbildung auftreten. **Beim Mädchen** mag die ektope Uretermündung kaudal der urethralen Sphinkterebene in der äußeren Harnröhre, im Scheidenvorhof, in der Scheidenvorderwand oder äußerst selten auch einmal im Rektum liegen.
Leitsymptom ist nicht der Harnwegsinfekt, sondern die träufelnde oder **intermittierende Harninkontinenz**, wobei unabhängig davon **reguläre Miktionen** stattfinden. Deshalb ist die Diagnose zwar fast schon anamnestisch zu sichern, wird aber andererseits naturgemäß erst nach dem Windelalter gestellt. Als Folge der Obstruktion im Bereich der Sphinkterebene kann ein Megaureter mit Hydronephrose resultieren. Bei funktionsfähiger Niere wird der Harnleiter über dem Eintritt in den Beckenboden durchtrennt und **in die Blase implantiert.**

Beim Knaben dagegen mündet der ektope Harnleiter oberhalb des Beckenbodens meistens in die Samenwege, was rezidivierende **Epididymitiden** auslösen kann (L-**12**). Die Therapie bei ausreichender Nierenfunktion ist eine Ureterimplantation in die Blase.

Beim Knaben mündet der ektope Harnleiter aus embryologischen Gründen kranial der Sphinkterebene in die Derivate des Wolffschen Ganges, d.h. in die prostatische Harnröhre, die distalen Samenwege oder in die Bläschendrüsen (L-**12**). Neben einer Harnstauungsniere als Folge der obstruktiven oder auch refluxiven Mündungspathologie sind daher rezidivierende Adnexitiden und **Epididymitiden** typisch. Auch beim Knaben ist die Ureterimplantation in die Blase bei vertretbarer Nierenfunktion die Therapie der Wahl.

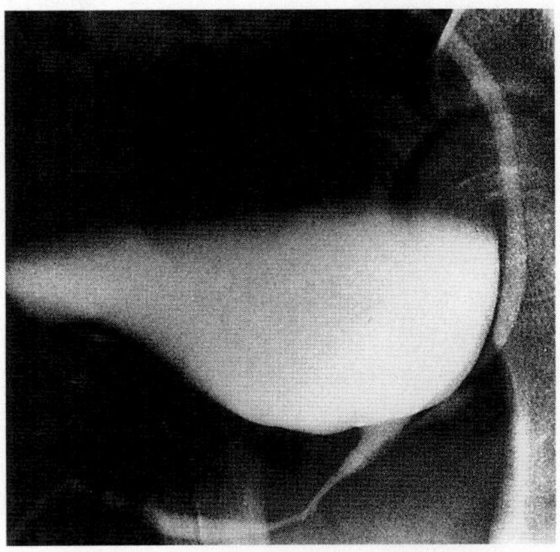

L-**12**: **Linksseitig ektope Uretermündung** in die Samenwege beim Knaben mit Reflux (Miktionszysturethrogramm)

Merke ▶

▶ *Merke.* Die Epididymitis beim Kind erfordert stets den Ausschluß eines ektop mündenden Ureters.

K ***Der klinische Fall.*** Ein Urologe wird konsiliarisch zu einem 9jährigen Knaben mit linksseitig akutem Skrotum zugezogen. Es bestehen alle klinischen Zeichen und der Tastbefund einer Epididymitis. Die Eltern berichten, daß der Junge in früheren Jahren schon zwei ähnliche, klinisch etwas geringer ausgeprägte Schmerzzustände am linken Hoden hatte, wobei er einmal sogar wegen V.a. Hodentorsion operativ freigelegt worden war, sich aber in der Operation keine Torsion fand. Der Konsiliararzt läßt die Epididymitis antibiotisch und symptomatisch behandeln und veranlaßt eine Abklärung des oberen Harntrakts. Die Sonographie demonstriert keine sichere Parenchymbrücke wie bei Doppelniere. Im Ausscheidungsurogramm kontrastiert erst 3 Stunden nach Injektion ein akzessorisches Doppelnierensegment am Oberpol. Der zugehörige Harnleiter stellt sich nur proximal gering erweitert dar. Das MRT zeigt den betreffenden Harnleiter bis in die Region des Beckenbodens leicht dilatiert. Endoskopisch findet sich in der Blase ein normaler Ostienbefund beidseits, in der prostatischen Harnröhre aber eine weite, hiatusartige Mündung der linksseitigen Samenwege und Bläschendrüse proximal des Follikels, ohne daß eine Uretermündung eingesehen werden kann. Das MCU ist unauffällig; es besteht auch bei Miktion kein Reflux in die Samenwege. Da das Isotopennephrogramm dem oberen linken Nierensegment 15% an der Nierengesamtfunktion beimißt, wird nicht heminephrektomiert, sondern der ektope Ureter paravesikal freigelegt, auf Höhe des Blasenhalses abgesetzt und antirefluxiv in die linke Blasenwand implantiert. Die Nebenhodenentzündungen traten über 6 weitere Jahre bis heute nicht mehr auf. Nach der Pubertät wird die Fertilität spermiographisch überprüft werden.

Lerneffekt: Dieser klassische Fall zeigt, wie Doppelnieren primär immer wieder zu Fehldiagnosen Anlaß geben und sich der bildgebenden Routinediagnostik leicht entziehen können.

3.7.5 Ureterozele

Bei Doppelnieren kommen manchmal sehr große Ureterozelen vor, die den Blasenhals obstruieren oder beim Mädchen gar urethral prolabieren können (L-**13a**). Außer bei Doppelnieren kommen Ureterozelen auch bei solitären Harnleitern und **orthotop** in der Blase vor.
Sie zeigen radiologisch das sog. »Schlangenkopfphänomen« (L-**13b**), können ebenso obstruktiv sein und neigen zur Steinbildung in der Zele.

3.7.5 Ureterozele

Auch Ureterozelen finden wir häufiger bei Doppelnieren (L-**13a** und Syn. L-**2**), seltener bei solitärem, orthotopem Harnleiter. Radiologisch zeigt die **orthotope Ureterozele** neben einer Ureterobstruktion mit Harnaufstau eine ovale intravesikale Kontrastmittelkontur im Blasenlumen (radiologisches »Schlangenkopfphänomen«) (L-**13b**). Große Zelen können den Blasenhals obstruieren und die Blasenkapazität einschränken (L-**13a**), beim Mädchen sogar einmal vor die Harnröhrenöffnung prolabieren. Der Harnstau in der Zele disponiert zur Harnsteinbildung.

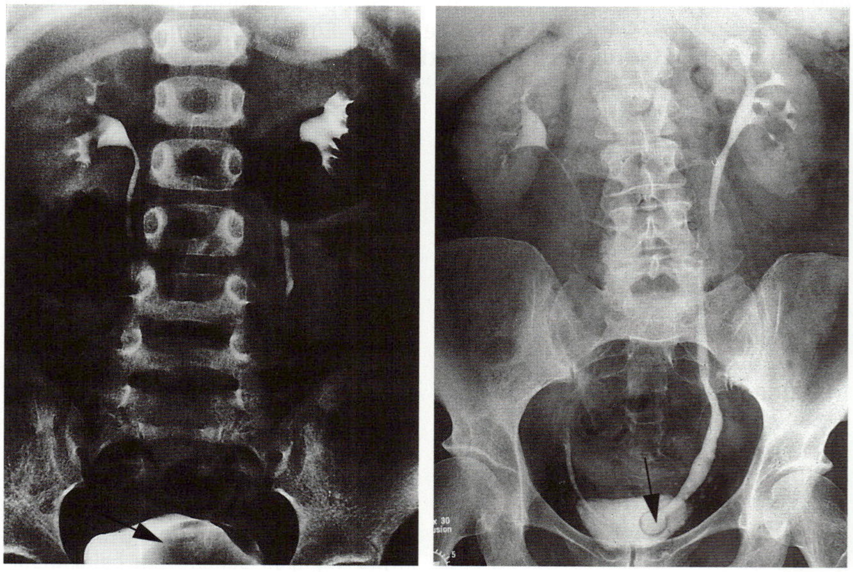

a Große Ureterozele bei Doppelniere links (→)

b Orthotope Ureterozele links (→)

L-**13a, b: Ureterozelen im Ausscheidungsurogramm**

Während Ureterozelen beim Erwachsenen als **Therapie** manchmal einfach nur endoskopisch geschlitzt werden, schafft man beim Kind mit diesem Verfahren leicht einen komplikationsträchtigen Reflux, so daß beim Kind die ausschälende Resektion der Zele mit Reimplantation des Harnleiters erfolgreicher und sicherer ist.

Therapeutisch genügt beim Erwachsenen bisweilen die endoskopische Schlitzung der Zele; beim Kind muß sie ausgeschält und der zugehörige Ureter reimplantiert werden.

K ***Der klinische Fall.*** Ein 5 Monate alter männlicher Säugling wird mit hoch fieberhaftem Harnwegsinfekt stationär eingewiesen. Die Mutter berichtet, das Kind lasse immer nur in kleinen Portionen Wasser. Klinisch fällt eine Vorwölbung des Unterbauchs durch die volle Blase auf. Sonographisch zeigt die Blase eine asymmetrische Septierung, dazu links einen Megaureter und ein hydronephrotisches Doppelnierensegment am linken Oberpol. Das Ausscheidungsurogramm beweist die Doppelniere (*vgl.* L-**13 a**) und zeigt in der Blase eine große, glatt begrenzte Kontrastmittelaussparung. Endoskopisch bestätigt sich der Verdacht auf eine große Ureterozele links, die den Blasenhals verlegt und zur sekundären Trabekulierung der Blasenwand geführt hat. Das Isotopennephrogramm mißt dem linken Oberpolsegment nur 6% der Gesamtnierenfunktion bei. Nach Infektbehandlung wird daher das rudimentäre Doppelnierensegment heminephrektomiert und der proximale Ureter entfernt. Über einen zweiten Schnitt wird in gleicher Narkose der distale Megaureteranteil exstirpiert und die Ureterozele transvesikal ausgeschält. Dabei muß auch der verbleibende untere linke Segmentureter, der innig mit der Zele verbunden ist, neu reimplantiert werden. Im weiteren Verlauf bleibt das Kind infektfrei und bietet normale Nierenfunktion und Harnabflußverhältnisse.

Lerneffekt: Der Fall veranschaulicht, wie eine Doppelfehlbildung konsekutiv den gesamten Harntrakt in Mitleidenschaft ziehen kann, der Harntrakt aber auch ad integrum wiederhergestellt werden kann, wenn Diagnose, Indikation und operative Technik stimmen.

3.8 Vesikoureteraler Reflux

3.8 Vesikoureteraler Reflux

Definition. Ein vesikoureteraler Reflux ist der unphysiologische Rückfluß von Urin aus der Blase in den Harnleiter als Folge von **Ostienanomalien** oder von zu hohem **Blasenbinnendruck.**

◄ **Definition**

Klassifizierung. Formal wird der Reflux nach Parkkulainen in **fünf Schweregrade eingeteilt** (*vgl.* Syn. C-**18**). Mit zunehmendem Refluxgrad findet man endoskopisch entsprechend pathologische Ostienkonfigurationen und -dystopien. Im Extremfall kann der fünfgradige Reflux zur massiven Dilatation von Blase und beiderseitigen hohen Harnwegen führen mit konsekutiver Hydronephrose und Niereninsuffizienz (Megazystis-Megaureter-Syndrom). Niedriggradige Refluxe sind beim Säugling häufig zu finden und neigen im ersten Lebensjahr zur spontanen Ausheilung durch trigonale Reifungsprozesse.

Klassifizierung Der Reflux wird nach Parkkulainen in **5 Schweregrade** eingeteilt (*vgl.* Syn. C-**18**).

Niedriggradige Refluxe beim Säugling können spontan ausheilen.

Pathogenese. Ist der ureterotrigonale Ventilmechanismus insuffizient, so liegt ein **primärer vesikoureteraler Reflux** vor. Strukturell können dafür ein zu kurzer intramuraler Harnleiterverlauf bei stumpfem Eintrittswinkel in die Blase, ein dysmorphes, weites Ostium (L-**14**) oder eine Ostiendystopie verantwortlich sein. Ist der Blasenbinnendruck chronisch erhöht, kann

Pathogenese Dem **primären vesikoureteralen Reflux** liegt eine insuffiziente Ostienmorphologie (L-**14**) mit zu kurzem submukösem Tunnel und/oder zu stumpfem Harnleiterein-

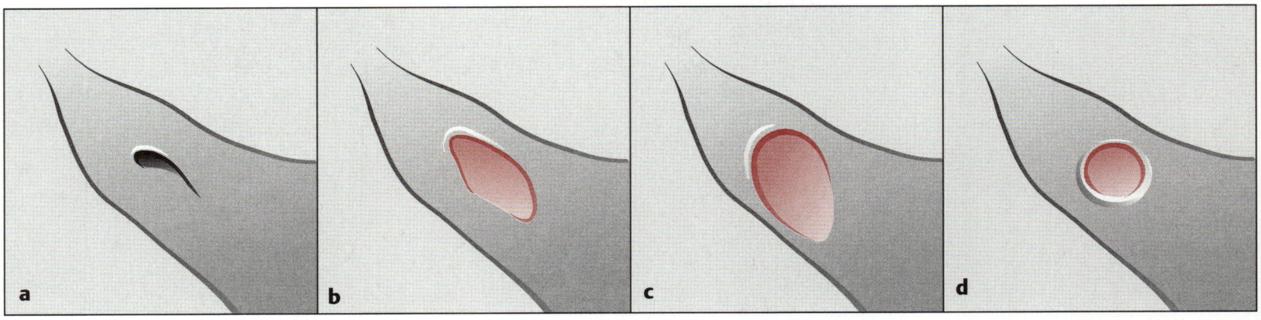

a normale schlitzförmige Mündung **b** stadionförmiges Ostium (pathologisch) **c** hiatusförmiges Ostium (pathologisch) **d** Golflochostium (pathologisch)

L-**14: Harnleitermündungskonfigurationen**

trittswinkel in die Blase zugrunde. Oft liegen die Ostien auch dystop. Für **sekundären Reflux** sind chronisch hohe Blasenbinnendrücke verantwortlich, wie sie beispielsweise bei neurogenen Störungen der Blasenfunktion entstehen. Der refluxbedingte **Pendelurin**, der nie ganz entleert werden kann, und die hohen Drucke prädisponieren zu Harnwegsinfekten.

ein **sekundärer Reflux** resultieren. Bedeutsam ist neben der Druckübertragung in den oberen Harntrakt vor allem die effektive Restharnbildung durch die zurückpendelnde Urinportion aus dem Harnleiter in die Blase kurz nach der Miktion. Dieser sich niemals entleerende **Pendelurin**, der vor allem bei höhergradigem Reflux relevante Volumina annimmt, führt zu einer besonders hohen **Neigung zu Harnwegsinfekten.**

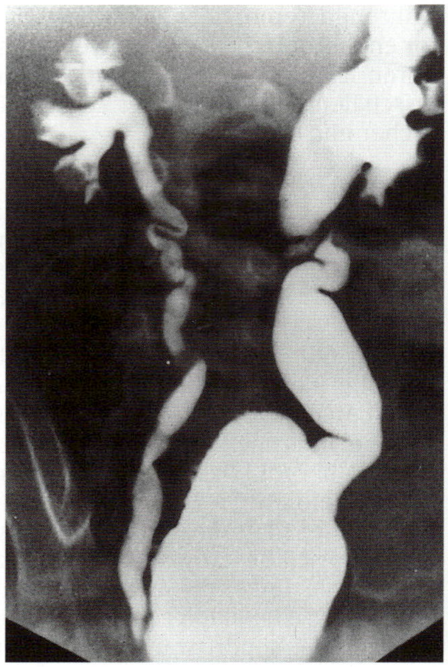

L-15: **Vesikoureteraler Reflux beidseits, rechts Grad 2, links Grad 4** (Miktionszysturethrogramm)

Klinik Hauptsymptom ist der Harnwegsinfekt, daneben werden Bauchschmerzen und Enuresis beobachtet. Die Diagnose wird im Miktionszysturethrogramm gestellt (L-**15**).

Klinik. Infekte sind daher das Hauptsymptom des Refluxes. Daneben wird manchmal auch über Enuresis und uncharakteristische Bauch- und Flankenschmerzen geklagt. Die Diagnose wird mittels Miktionszysturethrogramm gestellt (*vgl.* L-**15**), das immer unter Durchleuchtungsbedingungen zu erfolgen hat, damit intermittierend auftretende Refluxwellen nicht übersehen werden.

Merke ▶

Merke. Das Kardinalsymptom des Refluxes ist der Harnwegsinfekt.

Therapie Wegen der Infektgefährdung der Nieren muß eine Therapie erfolgen: Bei niedergradigen Refluxen versucht man primär, weitere Infekte mit einer **antibiotischen Langzeitprophylaxe** zu verhindern. Wenn Durchbruchinfektionen auftreten, muß wie bei höhergradigen Refluxen **antirefluxiv reimplantiert** werden. Leichte Refluxe können in den ersten Lebensjahren noch spontan reifen und unter vorübergehendem Antibiotikaschutz verschwinden.

Therapie. Der Reflux bedarf grundsätzlich nur wegen rezidivierender Harnwegsinfektionen und deren Folgen für die Nierenfunktion einer Therapie. Bei geringem Reflux kann eine langfristige **antibiotische Prophylaxe** oft ausreichend vor Reinfektionen schützen und die Zeit zur spontanen Ostienreifung überbrücken. Bei wiederholten Durchbruchinfektionen, hoher Infektgefährdung und hohen Refluxgraden ist die **antirefluxive Ureterreimplantation** jedoch die Therapie der Wahl. Das Megazystis-Megaureter-Syndrom erfordert manchmal primär eine vorübergehende ureterokutane Niederdruckableitung zur Rekompensation der Nierenleistung. Beim sekundären Reflux muß die Behandlungsstrategie die Ätiologie der chronisch überhöhten Blasenbinnendrücke mit einbeziehen *(vgl. Kap. N).*

Merke ▶

Merke. Niedergradige Refluxe werden meist konservativ, höhergradige dagegen meist operativ behandelt.

4 Fehlbildungen des unteren Harntrakts

Fehlbildungen des unteren Harntrakts betreffen die Blase und Harnröhre. Spaltbildungen (Hypospadie, Epispadie, Blasenekstrophie) sind bereits bei Geburt apparent; die übrigen Anomalien fallen früher oder später durch Harnwegsinfekte oder obstruktive Entleerungsstörungen auf. Darüber hinaus ist der untere Harntrakt oft bei komplexen Anomalien des Sinus urogenitalis oder durch Fisteln bei anorektalen und kloakalen Fehlbildungen beteiligt.

4 Fehlbildungen des unteren Harntrakts

Spaltbildungen fallen schon bei Geburt auf, innere Anomalien an Blase und Harnröhre meist wenig später durch obstruktive Entleerungsstörungen oder Infektkomplikationen.

4.1 Blasendivertikel

Divertikelartige Aussackungen der Blase können in multipler Form Folge chronisch erhöhter Blasenbinnendrücke bei infravesikaler Obstruktion oder neurogener Blasenstörung mit hohem Detrusordruck sein. Morphologisch handelt es sich dabei um Schleimhautausstülpungen durch das Netz der hypertrophierten Detrusormuskelbündel, also um **Pseudodivertikel.** (Beim echten Divertikel entspricht der Wandaufbau dem der Harnblase.) Daneben können Divertikel aber auch solitär durch Fehlanlage der Detrusormuskulatur bereits kongenital bestehen. Bei engem Divertikelhals ist die Entleerung behindert, was Harnwegsinfekte auslösen kann, auch wenn das Divertikel noch klein ist. Das paraureterale Divertikel **(Hutch-Divertikel)** bildet sich in einer zu weiten Durchtrittslücke des Harnleiters durch die Blasenwand aus und begünstigt einen vesikoureteralen Reflux.
Die Diagnose von Divertikeln wird zystographisch und zystoskopisch gestellt. Bei rezidivierenden Harnwegsinfekten durch ein solitäres Divertikel erfolgt die Divertikulektomie im Sinne einer Herdsanierung. Das Hutch-Divertikel wird bei der Refluxoperation entfernt.

4.1 Blasendivertikel

Multiple **Pseudodivertikel** treten bei chronischer subvesikaler Obstruktion oder hohen Blasenbinnendrücken auf. **Solitäre kongenitale Divertikel** können bei engem Divertikelhals ein Infektionsherd sein, auch wenn sie noch klein sind. Ggf. müssen sie exstirpiert werden.

Das **Hutch-Divertikel** ist eine paraureterale Ausstülpung durch die Muskellücke am Harnleiterdurchtritt und oft bei höhergradigem Reflux zu finden. Es wird bei der Ureterreimplantation mit entfernt.

4.2 Urachusanomalien

Bei fehlender oder unvollständiger Obliteration des Urachus resultieren je nach Verschlußpathologie verschiedene Urachusanomalien. Die durchgängig persistierende **Urachusfistel** fällt durch postnatales Nässen ins Auge. Das zur Blase filiform offene **Urachusdivertikel** kann wie jedes Divertikel zum Herd für Harnwegsinfekte werden. Die beidseits verschlossene **Urachuszyste** bildet eine mit Schleim gefüllte mediane Raumforderung in der Bauchdecke, die sekundär infizieren und abszedieren kann (Syn. L-3). In den meisten Fällen ist die operative Beseitigung angezeigt, da bei allen Formen der Urachusanomalien außer bei dem vesikourachalen Divertikel das **Risiko einer malignen Entartung besteht.**

4.2 Urachusanomalien

Nicht obliterierte **Urachusfisteln** nässen von Geburt an, **Urachusdivertikel und Urachuszysten** können infiziert sein. Die Therapie ist ablativ (Syn. L-3), da das **Risiko der malignen Entartung** besteht.

Synopsis L-3: Urachusanomalien

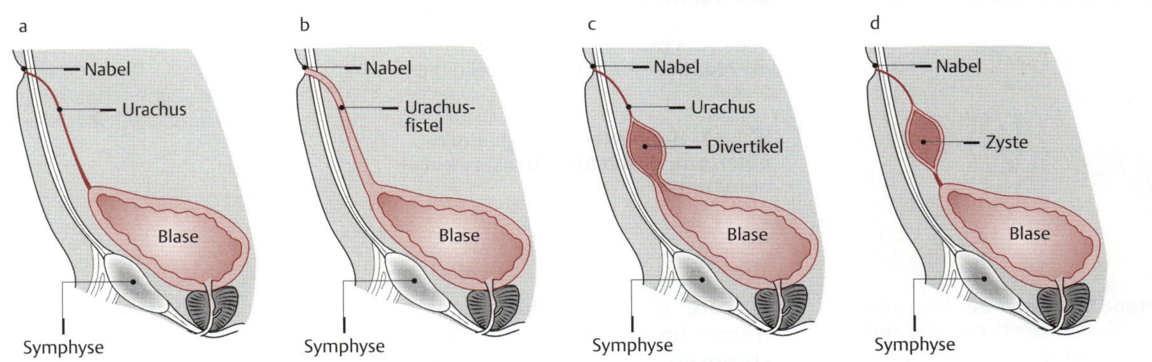

a Normalbefund
b komplette Durchgängigkeit (sog. Fistel)
c Divertikelbildung mit Verbindung zur Blase
d Zystenbildung (ohne Verbindung zu Blase oder Nabel)

4.3 Harnröhrenklappen und Harnröhrenstenosen

Entwicklungsstörungen der Urogenitalmembran hinterlassen segel- oder faltenartige Klappen in der proximalen Harnröhre, die eine massive Obstruktion mit konsekutiven beidseitigen Megaureteren und **Hydronephrosen** bewirken können. Schwere **Infektionen** und Präurämie sind dabei nicht selten.

Die dilatierte prostatische Harnröhre im **MCU** ist **pathognomonisch** (L-**16**). Die **Klappen** werden baldmöglich **transurethral geschlitzt** oder reseziert. Manchmal muß bei schlechter Nierenfunktion eine **passagere Niederdruckableitung** durch hohe Ureterokutaneostomie erfolgen (L-**17**).

4.3 Harnröhrenklappen und Harnröhrenstenosen

Embryonale Entwicklungsstörungen im Bereich der Urogenitalmembran können falten- oder segelartige Klappen in der hinteren Harnröhre hinterlassen, die eine mehr oder minder ausgeprägte infravesikale Obstruktion bewirken. Der gesamte proximale Harntrakt kann sich daher bis zur Ausbildung von Megaureteren und **Hydronephrosen** aufstauen und septische oder gar urämische Komplikationen verursachen. Das Ausmaß und die Reversibilität des Schadens hängt stark vom Grad der Obstruktion und dem Zeitpunkt der Diagnosestellung ab. Neugeborene können bereits mit einem extrem schwachen Harnstrahl und geringen Miktionsmengen auffallen. Später sind schwere **Infektionen** oder eine Enuresis erstes Symptom.
Der Befund offenbart sich im **Miktionszysturethrogramm**: Das Bild mit der weit aufgetriebenen Pars prostatica der hinteren Harnröhre und den oft sekundär refluxiven Megaureteren ist **pathognomonisch** (L-**16**). Die Diagnose wird endoskopisch gesichert, wobei in gleicher Narkose sofort die **endooperative Schlitzung** oder (Laser-)Resektion **der Klappen** angestrengt wird. Nur in fortgeschrittenen Fällen mit dekompensierter Funktion des oberen Harntrakts muß ggf. eine **passagere Niederdruckableitung** durch Vesikokutaneostomie oder besser durch hohe Ureterokutaneostomie erfolgen (L-**17**). Nach Rekompensation des oberen Harntrakts und Beseitigung der Klappenobstruktion kann die hohe Harnableitung dann nach mehreren Monaten wieder rückverlagert werden (Undiversion).

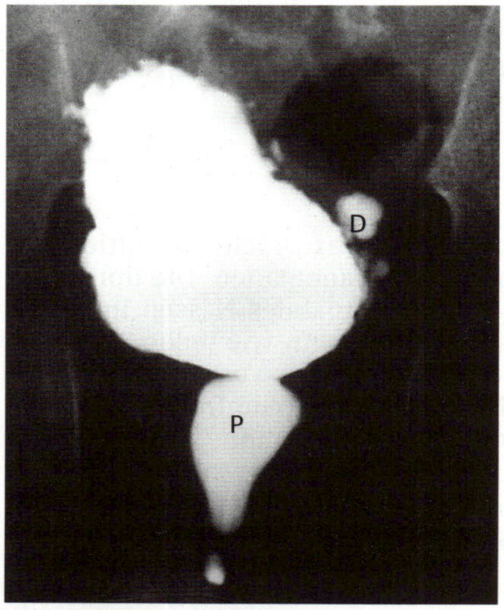

L-**16: Urethralklappen** (Zystogramm). Beachte die weit aufgetriebene Pars prostatica urethrae (P) und die reaktiven Pseudodivertikel (D) der Blase!

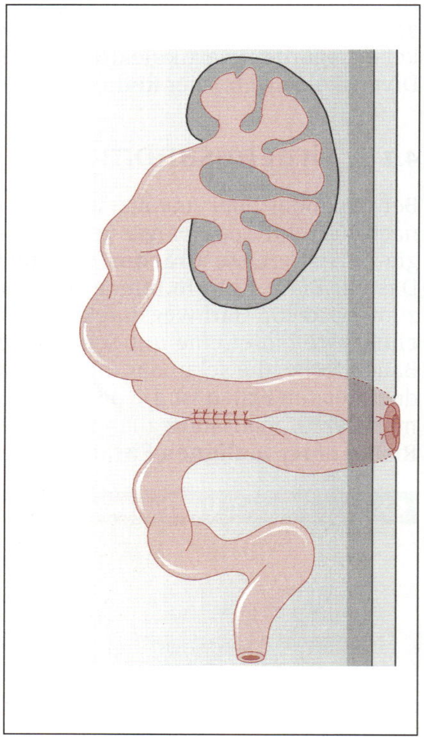

L-17: Hohe Niederdruck-Harnableitung durch Ring-Ureterokutaneostomie ▶

Angeborene **Stenosen der Harnröhre** oder **des Meatus urethrae** sind selten und müssen ggf. ebenso wie die erworbenen Harnröhrenstrikturen (endoskopisch) geschlitzt werden.

Bulbäre und anteriore, manchmal mit Urethraldivertikeln kombinierte **Harnröhrenstenosen** sind sehr selten. Daneben kommen isolierte **Meatusstenosen** vor. Oft werden sie erst in späteren Jahren durch Harnwegs- oder Samenwegsinfekte symptomatisch, obwohl eine subjektiv schwer beurteilbare Strahlabschwächung von Anfang an vorliegt. Die Diagnose kann urethrographisch oder endoskopisch gestellt werden, am Meatus auch durch

Harnröhrenkalibrierung. Der **Uroflow** quantifiziert das Ausmaß der Abflußbehinderung. Kurzstreckige Stenosen werden endoskopisch gespalten (**Urethrotomia interna**), komplizierte ggf. plastisch rekonstruiert.
Von den kongenitalen Stenosen sind die traumatisch (Beckenfraktur, Straddle-Trauma, iatrogen oder postentzündlich bedingten **Strikturen** zu unterscheiden, die bei langstreckiger Ausprägung manchmal auch der offenen Harnröhrenchirurgie bedürfen. Die Phimose als distalste Obstruktion des Harntrakts wird gesondert auf *Seite 315* besprochen.

Der **Uroflow** qualifiziert das Ausmaß der Störung. Kurze Stenosen werden endoskopisch inzidiert **(Urethrotomia interna).** Langstreckige Strikturen werden plastisch korrigiert.

4.4 Harnröhrenduplikaturen

Urethrale Doppelbildungen sind selten, aber in mannigfaltiger Form bekannt und gelegentlich Ursprung einer Harninkontinenz oder von **Urethritiden** (◘ L-**18**). Liegt kein doppelter Meatus vor, führt die radiologische oder endoskopische Diagnostik auf die richtige Fährte. Bei Beschwerden und Komplikationen ist die Exzision der akzessorischen Urethralanteile indiziert.

4.4 Harnröhrenduplikaturen

Komplette oder abortive Doppelbildungen der Harnröhre sind selten, müssen aber chirurgisch angegangen werden, wenn sie rezidivierende **Urethritiden** verursachen (◘ L-**18**).

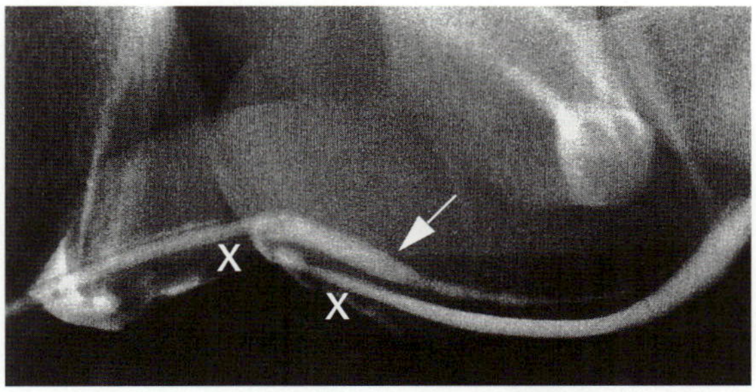

◘ L-**18: Harnröhrenduplikatur** (retrogrades Urethrogramm, →)
Die beiden Lumina sind distal miteinander verbunden (X)

4.5 Hypospadie

Klinik. Bei dieser **ventralen Spalt- und Hemmungsmißbildung** mündet infolge unvollständiger Verschmelzung der Urethralfalten die Harnröhre auf der Ventralseite des Penisschaftes (◘ L-**19**), in hochgradigen Fällen auch interskrotal oder gar perineal. Das Präputium ist in die Spaltbildung einbezogen und bildet eine dorsale **Vorhautschürze**. Rudimentäre ventrale Bindegewebsstränge und das verkürzte, gespaltene Corpus spongiosum führen mit höherem Hypospadiegrad zu zunehmender ventraler **Schaftabknikkung** (◘ L-**19**). Der Meatus urethrae externus ist häufig extrem eng. Siehe auch ◘ E-**13**.

4.5 Hypospadie

Klinik Bei dieser häufigen ventralen Spalt- und **Hemmungsmißbildung** sind Präputium (Vorhautschürze) und Glans ventral gespalten, die Harnröhrenmündung liegt auf der Penisunterseite, interskrotal oder sogar perineal. Der verkürzte **Penisschaft** ist bei schwereren Formen nach ventral **abgeknickt** (◘ L-**19**). *Siehe auch* ◘ E-**13**.

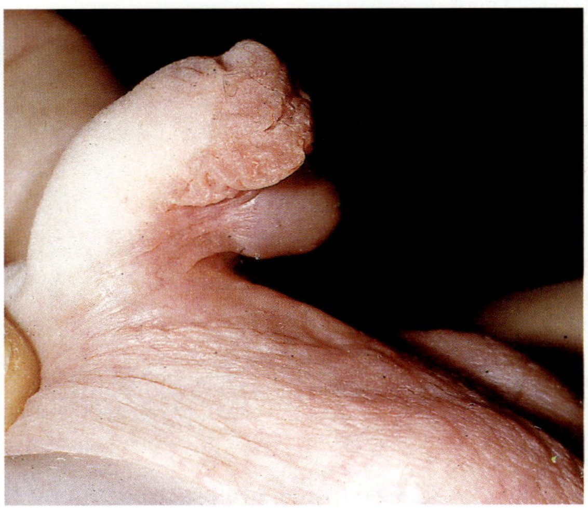

◘ L-**19: Ventrale Penisschaftverkrümmung und dorsale Vorhautschürze bei Hypospadie**

Therapie Die mikrochirurgische **plastische Frühkorrektur** hat heute folgende Ziele (L-**20**)
- Gerader Penisschaft
- Kräftiger, orthograder und gebündelter Harnstrahl
- Gute Hautkosmetik
- Minimale psychische Traumatisierung.

Therapie. Während der enge Meatus aus urodynamischer Sicht, die starke Schaftabweichung aus Kohabitationsgründen und eine proximale Meatusposition aus Gründen der Miktion und Fertilität eine medizinische Indikation zur **plastischen Korrektur** darstellen, ist die Indikation bei leichten Hypospadieformen überwiegend kosmetisch-psychologischer Natur. Die zahlreichen plastisch-rekonstruktiven Operationsverfahren haben folgende *Ziele*: gerader Penisschaft, kräftiger, gebündelter und orthograder Harnstrahl, optimierte Kosmetik mit einer Harnröhrenmündung im Zentrum der Glans, faltenfreien Hautverhältnissen am Penisschaft und geringstmögliche psychologische Traumatisierung (L-**20**). Mikrochirurgische Techniken ermöglichen heute die **Frühkorrektur** in den ersten beiden Lebensjahren. Dabei wird der fehlende Harnröhrenanteil meist aus haarloser distaler Schafthaut oder innerem Vorhautblatt gebildet. Bei ungenügendem Material am Penis kommen heute auch Schleimhauttransplantate aus Harnblase und Mundhöhle zum Einsatz. Postoperative **Komplikationen** stellen sich in rund 10% der Fälle ein; meist sind es Fisteln oder narbige Strikturen sowie unbefriedigende kosmetische Ergebnisse, die dann einen Sekundäreingriff erforderlich machen.

Typische postoperative **Komplikationen**, die je nach Technik in etwa 10% auftreten, sind die Meatus- und Anastomosenstriktur, die Harnröhrenfistel und die schlechte Hautkosmetik. Sie erfordern einen Sekundäreingriff.

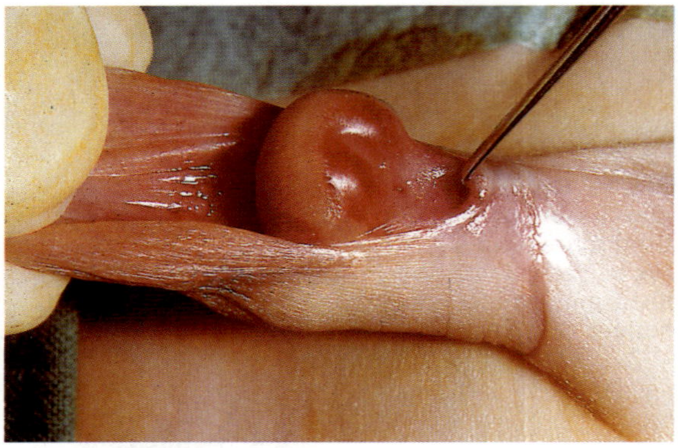

a Vor Operation

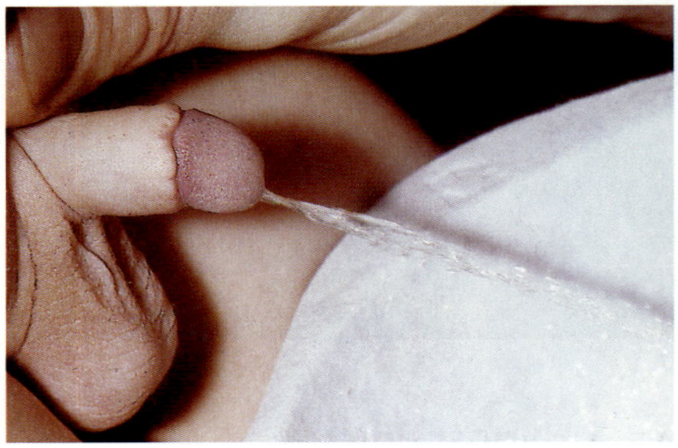

b Nach plastischer Korrektur

L-**20: Penile Hypospadie.** Operativ wird der Meatus und die Mitte der Glans verlagert, der fehlende Harnröhrenanteil plastisch rekonstruiert, wenn z. B. die Vorhaut als Materialspende dient und deshalb postoperativ fehlt

4.6 Epispadie und Blasenekstrophie

Epispadie heißt die **dorsale Spaltbildung** am Penis, bei der die Harnröhre als Rinne offen liegt und bei Einschluß der Sphinkterregion eine komplette **Harninkontinenz** verursacht. Der Penisschaft ist hier nach dorsal verkrümmt und verkürzt (L-**21**).

Die Epispadie ist eine **dorsale Spaltbildung** der Harnröhre durch Malposition und ausbleibende Verschmelzung der Genitalhöcker im Bereich der Kloakenmembran in der 3. SSW. In hochgradigen Fällen klafft die Symphyse, und der Sphincter urethrae ist in die Spaltbildung einbezogen, so daß eine **Harninkontinenz** resultiert. Das Corpus spongiosum fehlt; die rudimentäre Chorda führt zur dorsalen Abknickung des Penisschafts nach oben. Das Präputium hängt ventral als Hautlappen an der gespaltenen Glans (L-**21**).

Die plastische Korrektur und **kontinenzschaffende Blasenhalsplastik** ist schwierig, aber meist erfolgreich.

Die plastische Korrektur begradigt den Schaft und schließt die Urethralrinne. Bei inkontinenten Formen muß zusätzlich eine aufwendige **Kontinenzplastik** am Blasenhals durchgeführt werden, was nicht immer befriedigend gelingt, da sie schwierig durchzuführen ist.

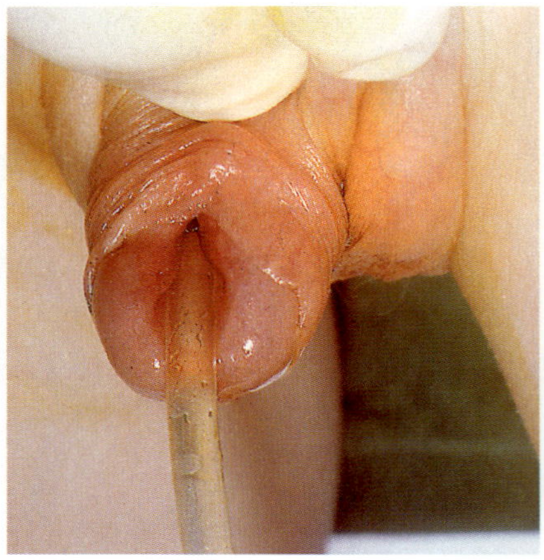

L-**21: Distale penile Epispadie**

Die **Extremform** dieser Fehlbildung ist die **Blasenekstrophie** (▣ L-**22**). Hier erstreckt sich die Spaltbildung zusätzlich auf die Prostata, Blase, den knöchernen Beckenring und die subumbilikale Bauchwand. Die Symphyse klafft weit, die Blasenplatte liegt mit ihrer Mukosa völlig offen, und die Ureteren münden somit direkt ins Freie, was ein kontinuierliches Urinnässen zur Folge hat. Die Ostien sind in der Regel leicht refluxiv, der obere Harntrakt infektanfällig. Beim Mädchen ist die Klitoris gespalten, die vorderen Labialanteile sind divergierend, und häufig ist der Vaginaleingang stenotisch. Sozial, psychologisch und pflegerisch sind die Eltern mit größten Problemen konfrontiert.

Die **Extremform** dieser Spaltbildung ist die **Blasenekstrophie.** Dabei sind Bauchwand, Blasenwand, Prostata, Beckenring bzw. auch das weibliche äußere Genitale mit in die Spaltbildung einbezogen. Die Blasenschleimhaut liegt frei, und die Ureterostien nässen ins Freie (▣ L-**22**).

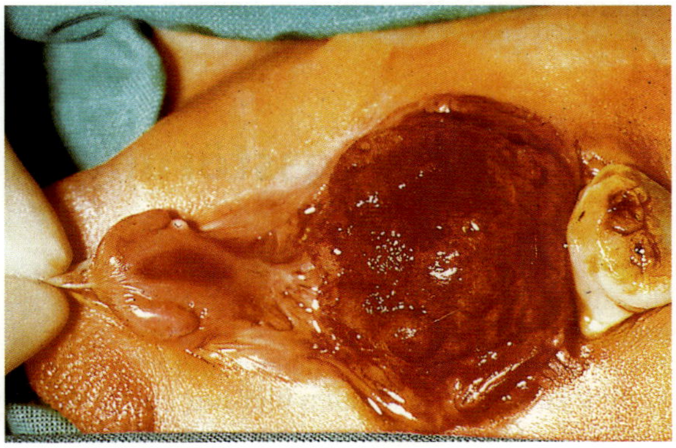

▣ L-**22: Blasenekstrophie beim Knaben**

Die **operative Strategie**, ob eine primäre **Rekonstruktion** des unteren Urogenitaltrakts oder eine hohe Harnableitung erfolgt, hängt weitgehend vom Primärbefund ab. Der einzeitige oder mehrzeitige rekonstruktive Eingriff verschließt die Harnblase, die Schichten der Bauchwand und die Symphyse – letzteres ggf. sogar mit dorsaler bilateral-iliakaler Osteotomie, schafft einen Kontinenzmechanismus am Blasenhals, beseitigt den vesikoureteralen Reflux und baut das äußere Genitale samt Urethra funktionell und kosmetisch auf. Die Chance einer ausreichenden Kontinenz beträgt jedoch nur 50%. Bei Therapieversagern oder primär nicht rekonstruktionsfähigem Befund wird eine hohe Harnableitung angelegt (Ileumkonduit, Kolonkonduit, Ureterosigmoidostomie, später auch ggf. eine kontinente, intermittierend selbstkatheterisierbare Ersatzblase/Pouch).
Die **Inzidenz** dieser schwersten urologischen Fehlbildung ist mit 1 : 40 000 Geburten verhältnismäßig selten.

Auch bei dieser verhältnismäßig seltenen, aber schwersten urologischen Fehlbildung ist die einzeitige oder mehrstufige plastische und funktionelle **Rekonstruktion** möglich. Mißlingt die Kontinenzplastik, muß in zahlreichen Fällen später eine hohe Harnableitung oder ein selbstkatheterisierbarer kontinenter Blasenersatz geschaffen werden.

Die Inzidenz der Blasenekstrophie beträgt ca. 1 : 40 000 Geburten.

Weitere seltene Mißbildungen sind:
Prune-belly-Sndrom: Es handelt sich um ein sog. Dysplasiesyndrom. Typisch ist die **Trias** aus **beidseitiger Kryptorchismus, Dysplasie der ableitenden Harnwege, Bauchmuskeldysplasie.** Zu 95% sind Knaben betroffen. Zum Glück handelt es sich um eine seltene Mißbildung, die oft schon im pränatalen Ultraschall ab der 20. SSW in der Feindiagnostik erfaßt werden kann. Die Prognose dieser Kinder hängt vom Ausmaß ihrer Nierenschädigung ab, die von einer marginalen bis zu einer schweren Insuffizienz reichen kann. Ein Oligohydramnion gibt erste Hinweise auf das Ausmaß der Niereninsuffizienz. Die Aufweitung der Hohlsysteme ist dagegen weniger zuverlässig. Den Namen trägt das Syndrom jedoch wegen der Bauchwanddysplasie, da durch die Fehlbildung der Bauchwandmuskulatur die Bauchhaut gefältelt erscheint. Bildlich spricht man deshalb vom »Pflaumenbauchsyndrom«, englisch: »Prune belly«. Therapeutisch bestimmt zunächst die Niereninsuffizienz den Handlungsbedarf. Sie wird ausgeglichen *(vgl. Kapitel A)*, wobei vor allem die Beherrschung der Azidose wichtig ist. Danach wird mit üblichen Methoden die Harnwegsanomalie untersucht. Daraufhin erfolgt die Planung operativer Maßnahmen, wobei der Handlungsimpetus vom Ausmaß der Schädigung und dem Grad der Niereninsuffizienz abhängt. Der Kryptorchismus muß nach Stabilisierung der Situation operiert werden. Wegen Begleitfehlbildungen (z.B. der Lunge) ist die Prognose u.U. zweifel-

Prune-belly-Syndrom Es handelt sich um eine seltene Mißbildung, die vor allem Knaben betrifft. Symptomen-**Trias: Kryptorchismus, Dysplasie der ableitenden Harnwege, Bauchmuskeldysplasie.** Therapeutisch entscheidend ist das Ausmaß der Niereninsuffizienz, die auch die Prognose bestimmt. Der Kryptorchismus wird operiert, andere Fehlbildungen ebenfalls.

Hydrometrokolpos Wie die anderen Mißbildungen des weiblichen Genitale ist er selten. Bei rezidivierenden Harnwegsinfekten oder Miktionsstörungen muß man an eine solche Mißbildung denken und danach suchen. Die Therapie dieser Synechien ist die Spaltung.

haft. Kinder, die das 3. Lebensjahr erreichen, entwickeln später eine Niereninsuffizenz. Junge Männer sind infertil.

Hydrometrokolpos: Diese und andere Mißbildungen des äußeren weiblichen Genitale sind eher selten. Es kommen vor allem vor: Labiensynechie, Hymen imperforatus, Hydrometrokolpos, Kloakenanomalie, Blasenekstrophie, Vaginalatresie. Urologisch muß man an eine solche Mißbildung denken, wenn das Mädchen ständig Harnwegsinfekte erleidet bzw. Schwierigkeiten mit der Miktion aufweist. Schwere Mißbildungen wie die Kloakenanomalie oder die Blasenekstrophie fallen sofort post partum auf, die anderen dagegen erst bei genauer Untersuchung. Die Therapie dieser Synechien ist die Spaltung, so daß die Sekrete (Urin!) frei abfließen können.

5 Sexuelle Differenzierungsstörungen

5 Sexuelle Differenzierungsstörungen

Definition ▶

Definition. Hinter dem Begriff **Intersexualität** verbirgt sich eine Gruppe heterogener Krankheitsbilder, denen die Ausbildung eines mehr oder weniger zwittrigen Genitale gemein ist. Dabei kann das äußere Erscheinungsbild (Phänotyp) alle Übergangsformen zwischen der weiblichen und männlichen Norm aufweisen. Von der komplexen Materie können hier nur einige wichtige Diagnosen besprochen werden. ■

Geschlechtsentwicklung Die **Störung** kann auf **chromosomaler** Ebene liegen, Folge einer **gonadalen** Fehlentwicklung sein, durch **hormonelle** Faktoren die Differenzierung des äußeren Genitale oder der sekundären Geschlechtsmerkmale beeinflussen oder rudimentäre kontrasexuelle Genitalstrukturen hinterlassen (▤ L-4).

Geschlechtsentwicklung. Zum besseren Verständnis sei rekapituliert, daß in der embryonalen Entwicklung zunächst das **genetische Geschlecht** chromosomal determiniert ist, sich davon abhängig die primär undifferenzierten Gonaden zu Hoden oder Ovarien entwickeln (**gonadales Geschlecht**) und die genitale Differenzierung (**genitales Geschlecht**) wie auch später die Ausbildung der sekundären Geschlechtsmerkmale (**somatisches Geschlecht**) dem hormonellen Einfluß unterliegen (▤ L-**4**). Dabei differenzieren sich ohne fetales Testosteron weibliche, unter **Androgeneinfluß** aber männliche Genitalorgane. Bildet der Hoden keinen **M**üllerian **I**nhibiting **F**actor (MIF), persistieren rudimentäre Derivate des Müllerschen Gangsystems. Auf jeder dieser Entwicklungsebenen können Störungen auftreten, die zu vielfältigen Formen der Intersexualität führen.

L-4: Stufenweise Geschlechtsentwicklung

Geschlecht	Determiniert durch
▶ Chromosomales/genetisches	Befruchtung
▶ Gonadales	Urkeimzellen – Gonaden
▶ Genitales	Fetale Sexualhormone
▶ Somatisches	Pubertäre Sexualhormone
▶ Psychisches	Sexuelle Verhaltensweise
▶ Juristisches	Wird zugeordnet

Diagnostik Sie ist oft sehr aufwendig und interdisziplinär: körperliche Untersuchung (Genitale, Leisten, Rektalbefund, Pigmentierung) je nach Befunden durch endokrinologische Laboruntersuchungen, Chromosomenanalysen, bildgebende Verfahren (Genitogramm), Laparoskopie, Gonadenrevision und -biopsie oder Androgenrezeptoruntersuchungen ergänzt.

Diagnostik. Die Intersexualität erfordert neben der peniblen körperlichen Untersuchung von Genitale, Leisten, Rektalbefund (Uterus) und Haut (Pigmentierung) oft einen erheblichen technischen Aufwand. Je nach Befundkonstellation erstreckt sich das diagnostische Raster auf Laboruntersuchungen (Kerngeschlecht, Chromosomenanalyse, Steroidhormone, Gonadotropin-Stimulation), auf bildgebende Verfahren (Urogenitogramm, Röntgenskelett, Sonographie, MRT), Endoskopie (Urogenitoskopie, Laparoskopie), Gonadenbiopsie sowie Androgenrezeptoruntersuchungen an der Genitalhaut.
Die **Diagnose** sollte unbedingt **in den ersten Lebenswochen** gesichert werden, um Eltern und Kind die psychologische und soziale Katastrophe einer

fehlerhaften **Geschlechtszuordnung** zu ersparen. Der phänotypischen Früherkennung solcher Fehlbildungen durch die geburtsbegleitenden Ärzte und Hebammen kommt daher größte Bedeutung zu.

Entscheidend ist eine möglichst rasche **Diagnosestellung** zur definitiven **Geschlechtszuordnung.**

Therapie. In Abhängigkeit vom somatischen Genitalbefund können grundsätzlich sowohl **virilisierende Aufbauplastiken** als auch **feminisierende Reduktionsplastiken** durchgeführt werden. Soweit nicht – wie beispielsweise beim AGS *(vgl. Abschnitt 5.3.2)* – klare therapeutische Wege vorgezeichnet sind, muß sich die maskuline Geschlechtszuordnung aber in erster Linie nach der Phallusgröße richten. Diagnostik und Therapieplan liegen gemeinsam in den Händen der Kinderurologen, Pädiater, Endokrinologen, Geburtshelfer und Psychologen. Ein Neugeborenes mit zwittrigem Phänotyp muß daher umgehend der Betreuung eines kompetenten interdisziplinären Zentrums überantwortet werden, das auch die psychologische Betreuung der Eltern übernimmt.

Therapie Operativ sind heute prinzipiell **virilisierende Aufbauplastiken** wie auch **feminisierende Reduktionsplastiken** möglich. Die Geschlechtszuordnung wird interdisziplinär entschieden, wobei sich eine virilisierende Strategie in erster Linie an der erreichbaren Phallusgröße orientieren muß.

> ***Merke.*** In Zweifelsfällen muß die Geschlechtszuordnung interdisziplinär unter Anwendung aller diagnostischen Möglichkeiten bereits kurz nach der Geburt festgelegt werden.

◄ **Merke**

5.1 Genetische Intersexualität

5.1 Genetische Intersexualität

Bei der genetischen Intersexualität liegen **Abweichungen an den Geschlechtschromosomen** vor. Diese Individuen sind in der Regel nicht fortpflanzungsfähig. Neben den hier genannten kommen noch zahlreiche andere chromosomale Varianten vor.

Aberrationen der Geschlechtschromosomen führen zur genetischen Intersexualität. Die Patienten sind infertil.

Klinefelter-Syndrom

Klinefelter-Syndrom

Bei 0,1–0,2 % der Männer resultiert aus einer geschlechtschromosomalen Nondisjunction die **XXY-Konstellation.** Die Hoden bleiben klein und sind fibrotisch. Der Phänotyp wird vom Ausmaß des Testosteronmangels geprägt. Das **Genitale** erscheint **männlich infantil**. Eunuchoider Hochwuchs, bisweilen geistige Retardierung und postpuberale Gynäkomastie ergänzen die Klinik des Klinefelter-Syndroms. Die Chromosomenanalyse liefert die sichere Diagnose *(vgl. auch Kapitel K).*

Der infertile **XXY-Mann** ist eunuchoid hochgewachsen und hat ein **infantiles Genitale** mit hypoplastischen, **fibrotischen Hoden.** Manchmal bestehen geistige Retardierung und mit der Pubertät eine Gynäkomastie.

Turner-Syndrom

Turner-Syndrom

Eine chromosomale **X0-Konstellation** führt zur Dysgenesie der Gonaden. Aufgrund des Hypogonadismus entwickelt sich das somatische Geschlecht **hypoplastisch-weiblich**. Die Kinder bleiben minderwüchsig und zeigen an Kopf und Brust typische Stigmata (Pterygium colli, Schildthorax u.a.). Oft sind renale und kardiale Fehlbildungen assoziiert. Die chromosomale Diagnosesicherung des Turner-Syndroms erfolgt oft erst in der Pubertät, wenn Menarche und sekundäre Geschlechtsmerkmale ausbleiben.

Die ebenfalls infertilen **X0-Frauen** haben funktionslose, dysgenetische Gonaden, das **Genitale** ist weiblich, aber **hypoplastisch** ausgebildet. Die Patientinnen sind minderwüchsig, amenorrhoisch und weisen zahlreiche somatische Stigmata auf.

Echter Hermaphroditismus

Echter Hermaphroditismus

Der echte Zwitter ist selten. Chromosomal liegen **XX-, XY-Konstellationen oder Mosaike** daraus vor. Bei XX-Formen befindet sich Y-genetisches Material auf Autosomen. Grundsätzlich bestehen einseitig oder bilateral **Hoden und Ovarien**, entweder als getrennte Organe oder zu Testovarien/Ovotestes verschmolzen. Somatisch sind alle Übergangsformen oder Kombinationen zwischen männlich und weiblich möglich; der männliche Typus überwiegt jedoch. Östrogenbedingt zeigt er in der Pubertät eine Gynäkomastie. Oft werden gleichzeitig Anomalien des oberen Harntrakts (z. B. Hufeisennieren,

Beim echten Zwitter liegen **weibliche und männliche genetische Konstellationen** vor. Gonadal ist funktionsfähiges Hoden- **und** Eierstockgewebe vorhanden. Phänotypisch sind alle genitalen Varianten oder Kombinationsformen zwischen den beiden Geschlechtern möglich. Die Diagnostik ist oft aufwendig. Die operative

Therapie richtet sich nach dem individuellen Organbefund.

harmlose Rotationsanomalien etc.) gefunden. Die Diagnosestellung kann alle oben erwähnten Untersuchungstechniken beanspruchen. Die Geschlechtszuordnung und operative Therapie orientieren sich an den individuell vorliegenden Organbefunden.

Gemischte Gonadendysgenesie

Hier führen **Mosaike** der Geschlechtschromosomen zur Ausbildung einer **funktionslosen, entartungsgefährdeten Gonade (Streak) bei kontralateral normalem Hoden.** Der Phänotyp ist variabel. Geschlechtszuordnung und Therapie folgen dem individuellen Organbefund.

Gemischte Gonadendysgenesie

Typisches Merkmal dieser Intersex-Patienten sind **ein normaler Hoden und eine rudimentäre Gonade (Streak) kontralateral**. Geschlechtschromosomal liegen **Mosaike** vor, X0/XY- oder seltener XX/XY-Kombinationen. Die phänotypischen Varianten reichen von der männlichen bis zur weiblichen Ausprägung. Der funktionsfähige Hoden bewirkt eine Virilisierung in der Pubertät. **Die rudimentäre Gonade kann maligne entarten und muß entfernt werden.** Die Geschlechtszuordnung und die Therapie unterliegen auch hier dem individuellen Organbefund.

5.2 Gonadale Intersexualität

Funktionslose **Hoden** beidseits führen **mangels Androgenen** zur infertilen weiblichen Genitalentwicklung.

5.2 Gonadale Intersexualität

Ist die fetale **androgene Gonadenfunktion mangelhaft**, kann sich das äußere Genitale nicht männlich entwickeln. Natürlich sind solche Patienten auch infertil.

Reine Gonadendysgenesie

Beidseitige Streaks bilden weder Androgene noch den Müllerian Inhibiting Factor (MIF), der für die Regression der Müllerschen Gangderivate verantwortlich ist. Somit resultiert eine zwar infertile, sonst aber **rein weibliche Genitaldifferenzierung.**

Reine Gonadendysgenesie

Bei dieser Form bestehen **beidseits** dysgenetische, funktionslose, nicht differenzierte Gonadenstränge (**Streaks**). Diese Gonadenrudimente produzieren natürlich auch keinen Müllerian Inhibiting Factor (MIF); somit resultiert ein **rein weiblicher Phänotypus**. Chromosomal kommen XX- und XY-Formen vor. Gegenüber dem Turner-Syndrom fehlen jedoch Minderwuchs und andere somatische Stigmata.

Merke ▶

> ▶ ***Merke.*** Streaks neigen zur sekundären Entartung, so daß die meist intraabdominal gelegenen rudimentären Gonaden nicht nur zur Diagnosesicherung laparoskopisch biopsiert, sondern auch sekundär exstirpiert werden müssen.

Kongenitale Anorchie

Bei diesen Knaben führt eine **intrauterine Noxe** zum **sekundären Hodenverlust.** Der Virilisierungsgrad ist variabel. Differentialdiagnostisch müssen bilaterale Bauchhoden ausgeschlossen werden.

Kongenitale Anorchie

Fehlen beim Knaben bei Geburt beide Hoden oder sind nur rudimentär vorhanden, liegt offenbar eine **intrauterine Noxe** zugrunde. Je nach dem Zeitpunkt, an dem die gonadale Störung in die Fetalentwicklung eingriff, findet sich dann ein intersexuelles oder phänotypisch männlich ausdifferenziertes Genitalbild. Bilaterale Bauchhoden können im Gonadotropin-Stimulationstest abgegrenzt werden, da bei Anorchie die Testosteronantwort ausbleibt.

5.3 Somatische Intersexualität

Hormonelle Störungen bei regelrechtem Chromosomenstatus und normal entwickelten Gonaden führen zur phänotypischen Intersexualität, dem **Pseudohermaphroditismus**, der bei Knaben mit verweiblichtem Genitale als **P. masculinus**, bei Mädchen mit virilisiertem Genitale als **P. femininus** bezeichnet wird.

5.3 Somatische Intersexualität

Sind genetisches Geschlecht und Gonaden eindeutig determiniert und differenziert und das Genitale dennoch zwittrig oder kontrasexuell ausgebildet, sprechen wir von **Pseudohermaphroditismus**. Die **maskulinen** Formen sind somit chromosomal XY, besitzen normale oder funktionseingeschränkte Hoden, sind jedoch in aller Regel infertil; die **femininen** Formen sind XX-chromosomal, haben funktionstüchtige Ovarien und sind prinzipiell fertil. Ursachen dieser Form der Intersexualität sind hormonelle Störungen.

5.3.1 Pseudohermaphroditismus masculinus

Der männliche Pseudohermaphrodit ist XY-chromosomal. Pathophysiologisch können dieser heterogenen Intersexgruppierung drei Alternativen zugrunde liegen: entweder eine **Testosteron-Synthesestörung** oder infolge eines 5-Alpha-Reduktase-Mangels eine **Konversionsstörung** des Testosterons zum Dihydrotestosteron im androtropen Genitalgewebe oder aber eine **Androgen-Utilisationsstörung** in diesem Gewebe durch **Androgen-Rezeptordefekte** (Syn. L-**4**). Allen gemeinsam ist die mehr oder weniger ausbleibende genitale Virilisierung.
Die phänotypisch stärkste Verweiblichung geschieht bei kompletter Androgenresistenz, die zur sog. **testikulären Feminisierung** führt. Diese sterilen »Knaben« werden primär als Mädchen verkannt und erzogen und bilden in der Pubertät alle weiblichen Geschlechtsmerkmale, auch Mammae aus. Die Schambehaarung jedoch fehlt (hairless woman). Die Vagina ist aber kurz und die Ausbildung des Uterus wird vom MIF verhindert. Die Diagnose wird oft erst durch die **primäre Amenorrhö** gestellt. **Die Leistenhoden sind malignomgefährdet und müssen exstirpiert werden.** Die Geschlechtszuordnung bleibt natürlich auch nach Diagnosestellung weiblich. Die psychologischen Folgen nach Mitteilung des »wahren« Geschlechts können eine vorübergehende Behandlung erfordern.
Bei den anderen Formen des männlichen Pseudohermaphroditismus folgt die Geschlechtszuordnung dem jeweiligen genitalen Organbefund und den operativen Möglichkeiten.
Bei der **Oviduktpersistenz** verbleiben durch Fehlen des MIF (Müllerian Inhibiting Factor) Rudimente von Tuben und Uterus, die gerne durch die Leiste prolabieren, so daß die Diagnose in aller Regel erst anläßlich einer Leistenbruchoperation gestellt wird. Früher wurde deshalb in Unkenntnis der Ätiologie deskriptiv von der Hernia uteri inguinalis gesprochen. Manchmal besteht auch gleichzeitig eine Hypospadie. Die weiblichen Rudimente werden entfernt.

5.3.1 Pseudohermaphroditismus masculinus

Der ungenügenden Virilisierung beim Pseudohermaphroditismus masculinus können verschiedene Störungen zugrunde liegen: Eine **Biosynthesestörung des Testosterons**, eine **Konversionsstörung** des Testosterons in das biologisch aktive Dihydrotestosteron (bei 5-Alpha-Reduktasemangel) oder ein **Androgenrezeptordefekt** im Erfolgsorgan (Syn. L-**4**).
Der Genitalstatus ist in Abhängigkeit von der Androgenfunktion variabel. Im Extremfall führt der Androgenmangel zur kompletten **testikulären Feminisierung.** Richtungweisend ist oft erst die **primäre Amenorrhö.** Wegen der **Gefahr der Entartung** müssen die **Leistenhoden entfernt** werden.

Bei der **Oviduktpersistenz** fehlt der Müllerian Inhibiting Factor. Die rudimentären weiblichen Adnexorgane können als Leistenbruchsackinhalt auffallen. Manchmal liegt aber auch phänotypisch eine ungenügende Virilisierung mit Hypospadie vor.

Synopsis L-**4: Stoffwechseldefekte bei Pseudohermaphroditismus masculinus**

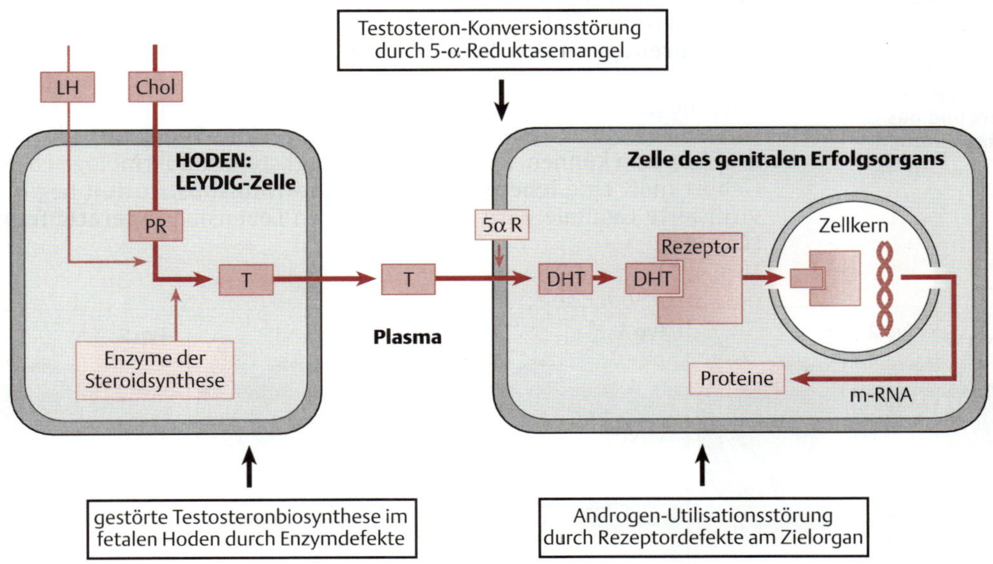

LH = Luteinisierendes Hormon
RP = Pregnenolon
T = Testosteron
DHT = Dihydrotestosteron
Chol = Cholesterin

K ***Der klinische Fall.*** Ein 27jähriger, verheirateter Mann kommt zur Abklärung wegen unerfüllten Kinderwunsches. Daneben bestehen seit Jahren wiederholt analgetikabedürftige Unterleibsschmerzen, deren Abklärung bis hin zur Koloskopie bislang erfolglos war. Von den Eltern hatte er erfahren, daß als Kleinkind mehrere Operationen am Genitale erfolgt waren. Erektile Potenz, Ejakulation, sekundäre Geschlechtsmerkmale und Miktionsverhältnisse sind regelrecht. Allerdings liegen beidseits Hodenhochstände vor dem äußeren Leistenring vor, wobei der rechte Hoden atrophisch klein ist. Auffällig ist auch ein sogen. »Vaginalgrübchen« an der Dammhaut.

Aufwendige anamnestische Recherchen ergeben eine Leistenhernienoperation links mit 1 Jahr, wobei als Bruchsackinhalt ein hypoplastischer Uterus diagnostiziert wurde. Außerdem bestand kongenital eine penoskrotale Hypospadie, die im Alter zwischen 4 und 7 Jahren in einem anderen Zentrum mehrfach plastisch operiert wurde.

Die Hormondiagnostik zeigt aktuell eine leichte gonadale Unterfunktion, das Spermiogramm eine Azoospermie, das antegrade MCU normale Harnröhrenverhältnisse, das MRT einen V.a. eine retrovesikale Raumforderung, die auch im transrektalen Ultraschall auffällt. Erst die Urethroskopie entdeckt schließlich eine filiforme, dorsale Öffnung der bulbären Urethra, die sich 8 cm tief sondieren läßt und deren Kontrastmittelfüllung eine rudimentäre Vagina von 2 cm Durchmesser und 8 cm Länge demonstriert. Rechts kranial davon stellt sich darüber hinaus noch ein rudimentärer Uterus dar. Die kongenitale Diagnose lautet somit retrospektiv: Oviduktpersistenz mit Hypospadie 3. Grades.

Die technisch schwierige Exstirpation der Vagina und des rechten Uterus bicornis befreit den Patienten von seinem bakteriell besiedelten Herd und seinen chronischen Beschwerden. Die Infertilität läßt sich natürlich nicht beheben. Auf Wunsch des Patienten werden aus optischen und psychologischen Gründen sekundär zwei Hodenprothesen implantiert.

Lerneffekt: Das Beispiel zeigt eindrücklich die komplexen Befundkonstellationen bei Intersexualität, die Schwierigkeit und den Aufwand der Diagnosestellung vor allem, wenn die Patienten nicht gleich nach der Geburt richtig abgeklärt werden, und die Probleme, mit denen unsere Vorgeneration in Ermangelung des ätiologischen Wissens und der technisch-diagnostischen Möglichkeiten auf dem Feld der Intersexualität zu kämpfen hatte.

5.3.2 Pseudohermaphroditismus femininus

Enzymdefekte im Steroidstoffwechsel führen zu einem Mangel an Glukokortikoiden (und Mineralokortikoiden) sowie zu einem Androgenüberschuß, der für die Vermännlichung des äußeren weiblichen Genitale verantwortlich ist. Der Virilisierungsgrad wird nach Prader eingeteilt (◘ L-23). Dieses **adrenogenitale Syndrom (AGS)** ist die häufigste Form der Intersexualität und wird endokrinologisch diagnostiziert. Nach der Geburt muß **lebenslang hormonell substituiert** und das Genitale **operativ feminisiert** werden (◘ L-24).

5.3.2 Pseudohermaphroditismus femininus

Diese Mädchen weisen **Enzymdefekte** (meist ein 21-Hydroxylase-Mangel) **im Steroidstoffwechsel** auf, die das Substratangebot auf Kosten der Glukokortikoide vermehrt in Richtung Testosteronsynthese umleiten. Durch den peripheren Kortisonmangel kommt es zu einer erhöhten ACTH-Ausschüttung, die diesen Effekt verstärkt und zu einer Hypoplasie der fetalen Nebennieren führt. Die Androgene führen in utero zur Vermännlichung der äußeren Genitalstrukturen, die je nach **Virilisierungsgrad nach Prader klassifiziert** werden (◘ L-**23**). Die beiden Organmanifestationen werden daher zum **adrenogenitalen Syndrom (AGS)** zusammengefaßt. Dies ist die klinisch häufigste Form der Intersexualität. Manche AGS-Varianten bieten über die genitale Fehlbildung hinaus auch schwere Mineralstoffwechselstörungen infolge Aldosteronmangels (**Salzverlust-Syndrom**), die lebensbedrohlich sein können. Die Diagnose gelingt stets endokrinologisch. Nach der Geburt muß eine **lebenslange Steroidhormonsubstitution** beginnen. Das virilisierte Genitale wird schon im ersten Lebensjahr **operativ feminisiert** (◘ L-**24**).

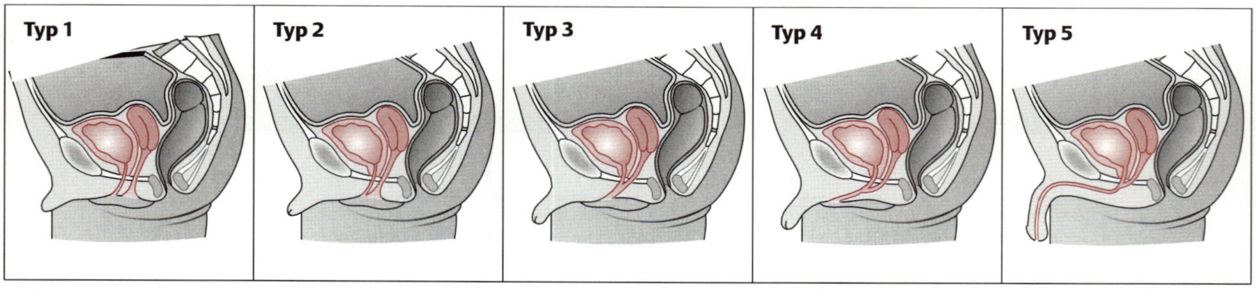

◘ **L-23: Virilisierungsgrad beim adrenogenitalen Syndrom nach Prader**

Auch **maternale** oder **exogene** intrauterine **Androgenexpositionen** führen phänotypisch zum analogen Bild.

Selten führen auch die **maternale Androgenproduktion** (hormonaktive Tumoren) oder eine **exogene Androgenzufuhr** in der Schwangerschaft zu analogen Formen des weiblichen Pseudohermaphroditismus.

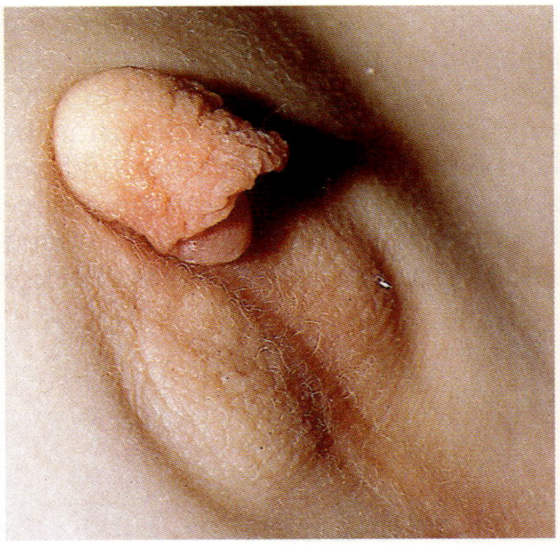

a Vor Feminisierungsoperation (hypertrophierte Klitoris)

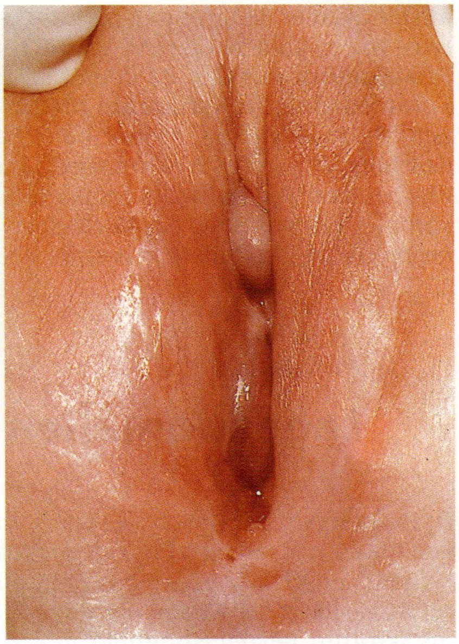

b Nach plastischer Genitalkorrektur

L-24: Adrenogenitales Syndrom (AGS) Prader 5

◀ **Merke**

Merke

- Klinik des **AGS beim männlichen Geschlecht:** Pubertas praecox und hypogonadotroper Hypogonadismus (da Gonadotropinsekretion durch Überangebot der Nebennierenrindenandrogene gehemmt wird).
- Klinik des **AGS beim weiblichen Geschlecht:** Virilisierung des Genitale, Uterus und Ovarien bleiben infantil, und es resultiert eine primäre Amenorrhö.

6 Phimose

6 Phimose

In den ersten Lebensjahren sind eine relative Vorhautenge und eine Präputialverklebung durchaus physiologisch. **Indikationen zur Zirkumzision** sind:

- Obstruktion mit Vorhautballonierung bei Miktion
- Vorhautentzündungen (Balanitiden)
- Rezidivierende Harnwegsinfekte bei schweren Anomalien des Harntrakts
- Beschwerden durch einen Schnürring bei Erektion
- Zustand nach Paraphimose (L-25)

Die Vorhaut ist beim Neugeborenen nur in wenigen Fällen schadlos retrahierbar. Bei den meisten Kindern löst sich die **physiologische Präputialverklebung** in den ersten Lebensjahren spontan ohne riskante Retraktionsmanöver, die nur zu feinen Einrissen und konsekutiver narbiger Schrumpfung am inneren Vorhautblatt führen. Nichtsdestoweniger kommen auch kongenitale hochgradige Vorhautverengungen vor, die bei Miktion ballonieren und zu Infekten, ja bis zur Infektsteinbildung in den Harnwegen führen können. In fortgeschrittenem Alter können präputiale Schnürringe bei Retraktion hinter die Corona glandis leicht zur hoch schmerzhaften **Paraphimose** führen (L-**25**), die den venösen und lymphatischen Rückstrom blockiert und bei

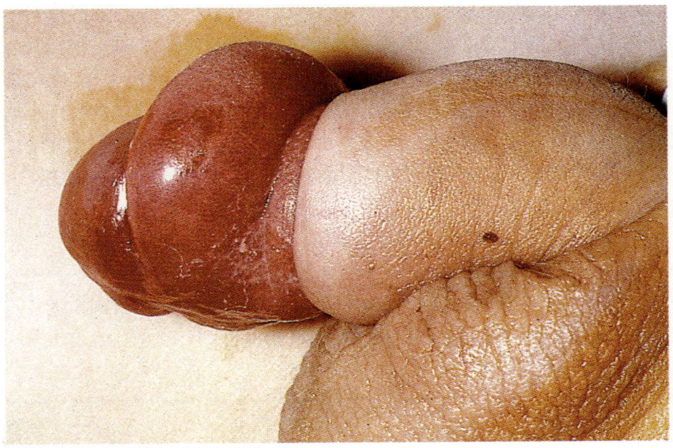

L-25: Paraphimose

Beim Erwachsenen ist das **Peniskarzinomrisiko** bei Phimose deutlich erhöht.

Außerdem kann aus hygienischen oder rituellen Gründen zirkumzidiert werden.

ausbleibender Behandlung bis zur Gangrän der Penisspitze führen kann. Sie wird in Penisblockade schmerzfrei reponiert oder inzidiert *(vgl. Kap. O)*. Das **Peniskarzinomrisiko** ist beim Erwachsenen mit Phimose deutlich erhöht. Eine medizinische **Indikation zur Zirkumzision** besteht bei Miktionsstörungen, Harnwegsinfekten oder nach Balanitiden, nach Paraphimose und bei Beschwerden unter Erektionsbedingungen. Darüber hinaus kann aus hygienischer oder auch ritueller Indikation beschnitten werden. Technisch ist eine komplette Entfernung der Vorhaut zu empfehlen, um Rezidive und schlechte kosmetische Ergebnisse zu vermeiden.

7 Lageanomalien des Hodens

7 Lageanomalien des Hodens

Pathogenese Ist der androgen gesteuerte Descensus testis gestört, resultieren Fehllagen des Hodens im Bereich des Retroperitoneums (Bauchhoden), im Leistenkanal oder vor dem äußeren Leistenring (Retentio); der Hoden kann aber auch ektop auf der Externusaponeurose oder in der oberen Femoralgegend landen. **Pendelhoden** entstehen durch hypertonen, reflektorischen Kremasterzug und sind im Gegensatz zum **Gleithoden** nicht therapiebedürftig.

Pathogenese. Der Descensus testis wird hormonell gesteuert. Fetale Störungen dieser androgenen Physiologie führen zur versteckten Lageanomalie des Hodens außerhalb vom Skrotum, zum **Kryptorchismus**. Bei der **Retentio testis** verharrt der Hoden auf seinem normalen Weg durch den Leistenkanal ins Skrotum. Bei der **Hodenektopie** wird diese Bahn verlassen, so daß epifaszial über den äußeren Leistenring hochgeschlagene oder auch hoch femoral gelegene Hoden resultieren können. Beim **Pendelhoden** besteht nur ein kremastertonus-bedingter Hodenhochstand, so daß das Organ beim entspannten Kind problemlos ins Skrotum zu luxieren ist und dort ohne Zug verbleibt, weshalb der Pendelhoden auch keiner Therapie bedarf. Auch der **Gleithoden** ist ins Skrotum vorzubringen, gleitet jedoch ohne Zug am Organ sofort wieder in seine dystope Lage vor dem äußeren Leistenring zurück. Erreicht ein Hoden den Leistenkanal nicht, verbleibt er retroperitoneal als sog. **Bauchhoden**.

Klinik Fehlt der Hoden im Skrotum, läßt er sich meist mit geduldiger Palpation in der Leistengegend finden. Bauchhoden werden am sichersten laparoskopisch gesichert oder ausgeschlossen.

Klinik. Der Maldeszensus fällt bereits bei Geburt auf und kann mit einem offenen Processus vaginalis oder anderen urogenitalen Anomalien einhergehen. Außer beim hoch im Leistenkanal fixierten Hoden und beim Bauchhoden läßt sich das Organ mit geduldiger Palpation am entspannten Kind durchaus aufspüren. Die Sonographie ist beim Bauchhoden wenig hilfreich. Die Lokalisation gelingt am sichersten laparoskopisch, wobei gleichzeitig differentialdiagnostisch eine einseitige Agenesie oder ggf. die beidseitige Anorchie ausgeschlossen werden kann. Die Magnetresonanztomographie kann in manchen Fällen zusätzlich diagnostische Hilfestellung leisten.

Therapie Aus Gründen der Fertilität muß die **Therapie bis** spätestens **Ende des 2. Lebensjahres** abgeschlossen sein.

Beim Gleithoden und tiefen Leistenhoden ist eine **HCG-Kur** erfolgversprechend. Im übrigen ist die **Orchidolyse und -pexie** die Therapie der Wahl. Funktionslose und nicht ausreichend mobilisierbare Bauchhoden werden besser entfernt, da sie hinsichtlich einer Entartung der regelmäßigen palpatorischen Selbst- und Fremdkontrolle entzogen sind.

Therapie. Der Maldeszensus muß wegen der drohenden Einschränkung der Fertilität spätestens **bis zum Ende des 2. Lebensjahrs behandelt** sein; optimal aber schon 6–12 Monate früher. Daneben steigt mit der Höhe der Fehllage das Risiko der malignen Entartung. Bei der Retentio testis kann eine hormonelle **Stimulation mit HCG** erfolgreich sein.
Bei Hodenektopie, Bauchhoden, Leistenhodenrezidiv und frustraner Hormontherapie bleibt jedoch nur die chirurgische **Orchidolyse und -pexie** im Skrotum. Die mikrochirurgische Autotransplantation beim nicht ausreichend mobilisierbaren Bauchhoden ist möglich, aber hinsichtlich der Fertilität kaum erfolgreich. Nicht operativ luxierbare Bauchhoden gehören wegen des **Malignitätsrisikos** exstirpiert; dasselbe gilt für Hodenhochstände, die nach Eintritt in die Pubertät keiner regelmäßigen palpatorischen Kontrolle zugänglich sind. Primär oder sekundär funktionslose und atrophische Hoden werden entfernt. Nach der Pubertät kann die Implantation einer alloplastischen Hodenprothese angeboten werden.

Merke ▶

▶ ***Merke.*** Dystope Hoden neigen zur malignen Entartung. Sie müssen spätestens bis zum Ende des 2. Lebensjahres definitiv korrigiert sein, besser jedoch früher.

8 Skrotale Krankheitsbilder

8 Skrotale Krankheitsbilder

Skrotale Affektionen bei Kindern sind häufig. Ihr **Leitsymptom** ist die **Skrotalschwellung**, die sich mit und ohne Schmerzen bemerkbar machen kann. Bei Schmerzen und anderen akuten Entzündungszeichen sprechen wir vom akuten Skrotum, das wegen einer möglichen Hodentorsion oder eingeklemmten Hernie schnellstens abgeklärt werden muß.

Das **Leitsymptom** skrotaler Affektionen ist die **Skrotalschwellung**. Bestehen Schmerzen und andere akute Entzündungszeichen, spricht man vom akuten Skrotum.

8.1 Hodentorsion

8.1 Hodentorsion

◀ Definition

Definition. Die Hodentorsion ist eine akute Stieldrehung des Hodens und Nebenhodens im Bereich des distalen Samenstrangs mit Unterbrechung der Blutzirkulation und konsekutiver hämorrhagischer Infarzierung oder auch anämischem Infarkt dieser Organe. ■

Pathogenese. Die eigentliche Ursache einer Hodentorsion ist unklar. Oft besteht eine angeborene Anomalie mit weiter Tunica vaginalis oder Insuffizienz des Ligamentum scrotale testis und/oder des Mesorchiums. Auch durch starken Kremasterreflex oder auch ganz passiv können sich anatomisch mobile Hoden beim Sport, Spiel, Radfahren, aber auch spontan im Schlaf oder gar schon intrauterin so um die funikuläre Achse drehen, daß eine **ischämische oder hämorrhagische Minderdurchblutung** mit raschem **Funktionsverlust** bis hin zum Organinfarkt eintritt (L-**26**). Dabei kann die Verdrehung hodennah intravaginal, aber auch extravaginal am distalen Samenstrang auftreten.

Pathogenese Die plötzliche Verdrehung des Hodens im Bereich des distalen Samenstrangs führt zur **Strangulierung der Gefäße** und wegen der **Durchblutungsstörung** binnen Stunden zum **Funktionsverlust** (Infarkt) des Organs (L-**26**).

◀ Merke

Merke. Bei jedem akuten Skrotum muß die Hodentorsion ausgeschlossen werden.

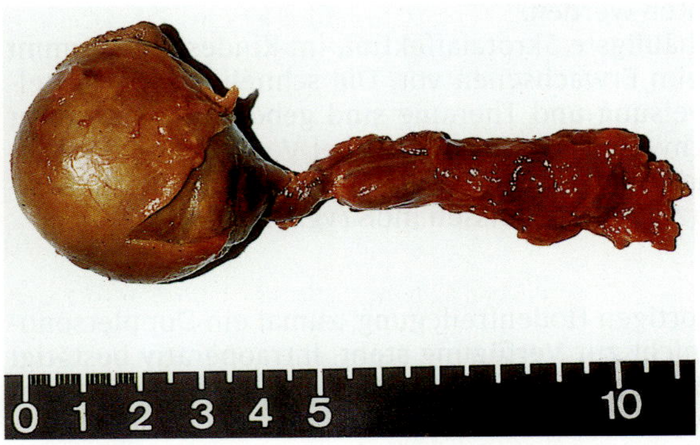

L-26: Hodentorsion mit anämischem Infarkt (Operationspräparat nach Ablatio testis)

Klinik. Häufig werden plötzlich auftretende, heftige skrotale Schmerzen mit Ausstrahlung in Leiste und Abdomen, bisweilen auch gastrointestinale Symptome berichtet. Hoden, Nebenhoden und paratestikuläres Gewebe sind in typischen Fällen geschwollen, kaum noch voneinander abzugrenzen und als **hoch druckschmerzhafte, kugelige Masse hochstehend im oberen Skrotalfach** fixiert. Anheben des Skrotalinhalts im Stehen schafft *keine* Schmerzerleichterung (**Prehnsches Zeichen,** das aber nicht verläßlich ist!). Fieber besteht nicht. Je nach Länge des Verlaufs sind jedoch nicht selten atypische klinische Bilder zu sehen, die die Differentialdiagnose insbesondere zur Epididymitis erschweren (L-**5**). Apparativ bietet lediglich die seitenvergleichende **Dopplersonographie** eine hilfreiche Aussage über die aktuellen Durchblutungsverhältnisse am distalen Samenstrang und Hoden. Retorquierungen sind spontan möglich oder erfolgen unbewußt von außen im Zuge wiederholter Palpation des Befundes.

Klinik Heftige Skrotalschmerzen, oft von reaktiven Unterbauchsymptomen begleitet, und der **hochstehende, massiv druckschmerzhafte Hoden** sind typisch. Fieber und Miktionsbeschwerden fehlen. Nach Stunden sind Hoden und Nebenhoden oft nur noch schlecht voneinander abgrenzbar, so daß die Differentialdiagnose zur Epididymitis schwierig wird (L-**5**). Einzig die **Dopplersonographie** ist apparativ in der Lage, durch Vergleich der bilateralen Durchblutungssituation diagnostische Hilfestellung zu leisten.
Das **Prehnsche Zeichen** ist unzuverlässig.

L-5: Differentialdiagnose der Hodentorsion

Diagnose	Differentialkriterien
Hodentorsion	Akuter Beginn, hochstehender Hoden
Epididymitis	Lokaler Nebenhodenschmerz, Fieber, Harnwegsinfekt
Leistenbruch	Leistenvorwölbung, intestinale Symptome
Hydatidentorsion	Schmerzpunkt am Nebenhodenkopf, »blue dot«
Orchitis	Vergrößerter Hoden, Fieber, Mumpsanamnese
Genitaltrauma	Anamnese, evtl. Hämatom
Hodentumor	Schmerzlose Hodeninduration

Ferner ist eine systemische Beteiligung des Hodens möglich bei:
- Purpura Schoenlein-Henoch
- Leukosen
- M. Hodgkin

Therapie

Therapie

Merke ▶

Merke. Eine Hodentorsion muß immer unverzüglich operativ freigelegt werden, um den drohenden Organschaden zu verhindern. Dies gilt auch, wenn nur der Verdacht auf eine Hodentorsion besteht.

Die Hodentorsion ist ein akuter urologischer Notfall! Wegen des irreparablen Organschadens muß die **operative Therapie** (Retorquierung und Orchidopexie) **möglichst schnell** erfolgen. Irreversibel infarzierte Hoden werden entfernt und der kontralaterale protektiv pexiert. Nach der Pubertät kann eine Hodenprothese angeboten werden.

Dies sollte auch noch nach Stunden erfolgen, da manche Hoden nur partiell torquiert sind. Zeigt der Hoden intraoperativ noch eine ausreichende Durchblutung, wird der retorquierte Hoden pexiert, desgleichen prophylaktisch auch der kontralaterale Hoden in derselben Sitzung. Irreversibel infarzierte Hoden werden entfernt. Während die endokrine Funktion des Hodens einige Stunden der Minderdurchblutung durchaus toleriert, kommt es hinsichtlich der Fertilität schon nach sehr kurzer Frist zu irreversiblen Schäden am betreffenden Organ. Die postpuberale Implantation einer Hodenprothese sollte nach Ablatio testis angeboten werden.

Die Hodentorsion ist die häufigste Skrotalaffektion im Kindesalter, kommt aber gelegentlich auch beim Erwachsenen vor. Die schnelle Diagnosestellung, prompte Klinikeinweisung und Therapie sind geboten. Wegen ihrer akuten Schmerzen und schwerwiegenden Folgen bei Verkennung der Diagnose stellt dieses Krankheitsbild eine **klassische urologische Notfallsituation** dar, über die **jeder** Arzt Bescheid wissen muß *(vgl. Kap. O).*

K

Der klinische Fall. Ein 12jähriger Knabe wacht am Sonntag früh morgens von akuten rechtsseitigen Skrotalschmerzen auf. Da er sich vor den Eltern geniert, spricht er erst gegen 10 Uhr die Mutter darauf an, nachdem die Schmerzen sich nicht spontan bessern. Die Mutter bringt den Jungen in eine Notarztpraxis, wo eine schmerzhafte Schwellung im rechten Skrotum festgestellt wird. Abdomen und Leisten sind unauffällig. Fieber oder Miktionsbeschwerden bestehen nicht. Der Urinstatus ist unauffällig. Der fachfremde Notarzt verordnet abschwellende Maßnahmen und Antiphlogistika mit der Maßgabe, einen Urologen aufzusuchen, wenn sich der Zustand nicht bessert. Da die Beschwerden bis zum Abend fortdauern, bringen die Eltern das Kind um 20 Uhr ins Krankenhaus. Inzwischen hat die Schwellung so zugenommen, daß Hoden und Nebenhoden nicht mehr voneinander abzugrenzen sind und die Palpation wegen massiver Schmerzen kaum toleriert wird. Obwohl der Hoden nicht klassisch hoch im Skrotum fixiert ist und obwohl die Anamnese schon viele Stunden alt ist, entschließt man sich zur sofortigen Hodenfreilegung, zumal ein Dopplersonograph nicht zur Verfügung steht. Intraoperativ bestätigt sich der Verdacht einer intravaginalen Hodentorsion mit livide verfärbtem Hoden und Nebenhoden. Nach Retorquierung zeigt der Hoden jedoch nach mehreren Minuten wieder eine weitgehende Kapillardurchblutung, so daß das Organ nicht abladiert sondern in drei Ebenen intraskrotal fixiert wird. Über den gleichen medianen Skrotalschnitt wird auch der mobile linke Hoden pexiert.

Nach 3 Tagen Rekonvaleszenz sind Befund und Beschwerden völlig abgeklungen. 6 Monate später ist der Hoden nicht atrophisch. Zwar dürfte die Spermiogenese des Organs dauerhaft geschädigt sein, der Hoden erfüllt aber weiterhin seine endokrine und kosmetische Funktion.

Lerneffekt: Fachfremde Kollegen sind sich dieser klassischen urologischen Notfallsituation manchmal nicht bewußt, um so mehr, als häufig atypische Befunde nicht gleich an die Torsion denken lassen. Auf der anderen Seite vermag aber auch nach Stunden eine prompte Operation das Organ noch zu retten, wenn die Torsion nicht zu einer absoluten Durchblutungsinsuffizienz geführt hat.

8.2 Epididymitis

Die Nebenhodenentzündung ist im Knabenalter selten und kann **Folge eines Harnwegsinfektes,** einer **urethralen Obstruktion** oder einer **Harnleiterektopie** sein. Entsprechende **Ursachendiagnostik** ist im Intervall indiziert. Symptomatik, Klinik, Diagnostik und Therapie entsprechen der beim Erwachsenen *(vgl. Kap. F).* Beim Kind tritt insbesondere rasch **hohes Fieber** auf. Anheben des Skrotalinhalts im Stehen verschafft in manchen Fällen Schmerzerleichterung (**Prehnsches Zeichen**). Verschleppte Befunde drohen zu abszedieren. Eine Hodentorsion muß beim akuten Skrotum unbedingt ausgeschlossen werden, im Zweifelsfall eine sofortige Hodenfreilegung erfolgen.

8.2 Epididymitis

Die bei Kindern seltene Epididymitis kann **Folge von Harnwegsinfekten, urethralen Obstruktionen** oder eines **ektopen Ureters** sein. Klinik und Therapie sind wie beim Erwachsenen, **hohes Fieber** ist beim Kind typisch. Eine Hodentorsion muß ausgeschlossen werden.

8.3 Hydatidentorsion

Gestielte Hydatiden am Nebenhoden (Ovarialrudimente) können ähnlich wie der Hoden torquieren und hinsichtlich der akuten Symptomatik spontan eine Hodentorsion vortäuschen. In manchen Fällen läßt sich durch die gespannte Skrotalhaut das hämorrhagisch infarzierte Anhangsgebilde am Nebenhodenkopf als **blauschwarzer Fleck (»blue dot«)** identifizieren (◙ L-**27**). Dieser Befund ist **pathognomonisch.** Das Dopplersonogramm ist natürlich unauffällig. In Zweifelsfällen wird die Hydatide zum Ausschluß einer Hodentorsion operativ freigelegt und bilateral abgetragen.

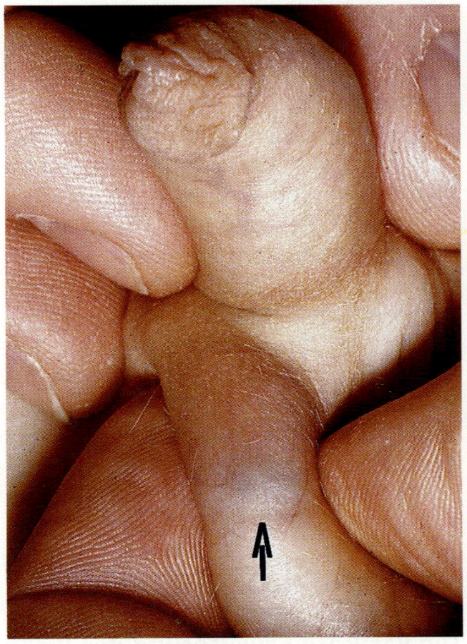

◙ **L-27: Hydatidentorsion mit typischem »blue dot«** (→)

8.3 Hydatidentorsion

Die Stieldrehung großer Hydatiden am Nebenhodenkopf kann klinisch eine Hodentorsion vortäuschen. **Pathognomonisch** ist der manchmal durch die Haut durchschimmernde **hämorrhagische Fleck (»blue dot«,** ◙ **L-27**). Die Dopplersonographie vermag die Hodentorsion auszuschließen. Im Zweifelsfall muß aber zur Diagnosesicherung operativ freigelegt und nur dann (!) die Hydatide entfernt werden.

8.4 Orchitis

Eine Orchitis entsteht im Zuge von Infektionskrankheiten (infektiöse Mononukleose, Coxsackievirus-Infektion, Varizellen), am häufigsten **nach Mumpserkrankung**, und verursacht hohes Fieber. Auch bei der Purpura Schoenlein-Henoch sind die Hoden oft beteiligt. Der entzündete Hoden ist ödematös geschwollen, hochgradig druckschmerzhaft und gegenüber dem kontralateralen Organ erheblich vergrößert. Oft besteht Fieber.
Manchmal ist die Differentialdiagnose gegenüber der Hodentorsion und Epididymitis schwierig. Auch leukämische Infiltrate des Hodenparenchyms können klinisch wie eine Orchitis imponieren. Die Therapie orientiert sich an der Ätiologie und ist nur symptomatisch. So können bei gesicherter Virusorchitis Bettruhe, Hodenhochlagerung und Kühlen, ein Antipyretikum und ein Antiphlogistikum dem Patienten helfen. Nach einer Mumpsorchitis ist die Spermiogenese meist irreversibel im betroffenen Hoden geschädigt. Bei beidseitigem Befall resultiert Infertilität *(vgl. Kap. K Fertilität).*

8.4 Orchitis

Auch die Orchitis kommt beim akuten Skrotum differentialdiagnostisch in Betracht. Meist wird sie 2–3 Wochen **nach** einer **Mumpserkrankung** gesehen, aber auch nach anderen Virusinfektionen. Der entzündete Hoden ist massiv schmerzhaft vergrößert und führt zu hohem Fieber. Die Therapie ist symptomatisch.

Der betroffene Hoden wird meist infertil *(vgl. Kap. K. Fertilität).*

8.5 Hydrozele

Definition ▶

Pathogenese Beim Kind sind meistens ungenügend obliterierte Processi vaginales, aber auch Entzündungen, Traumata und Tumoren ursächlich.

Klinik Die Skrotalschwellung ist schmerzlos und prall-elastisch, manchmal von wechselnder Größe (**L-28**), Diaphanie-positiv und sonographisch als Hydrozele erkennbar.

Therapie Im 1. Lebensjahr verschwinden viele Hydrozelen von selbst. Im übrigen müssen sie operativ entfernt werden, was wegen der oft begleitenden Leistenbrüche und des offenen Processus vaginalis über eine **inguinale Herniotomie** erfolgt.

8.5 Hydrozele

▶ ***Definition.*** Die Hydrozele (Wasserbruch) ist ein pathologisches Transsudat zwischen den serösen Hodenhüllen oder im unvollständig obliterierten Processus vaginalis des Samenstrangs. ■

Pathogenese. Beim Kind sind solche Obliterationsstörungen die häufigste Ursache des Wasserbruchs. Daneben bilden entzündliche, traumatische und tumoröse Skrotalprozesse gerne Begleithydrozelen aus. Pelvine Raumforderungen können zu sekundären Hydro- und Varikozelen führen.

Klinik. Die schmerzlose, prall-elastische Skrotalschwellung der Hydrozele ist manchmal von wechselnder Größe, Diaphanie-positiv und im Zweifelsfall sonographisch als Hydrozele zu identifizieren (L-28).

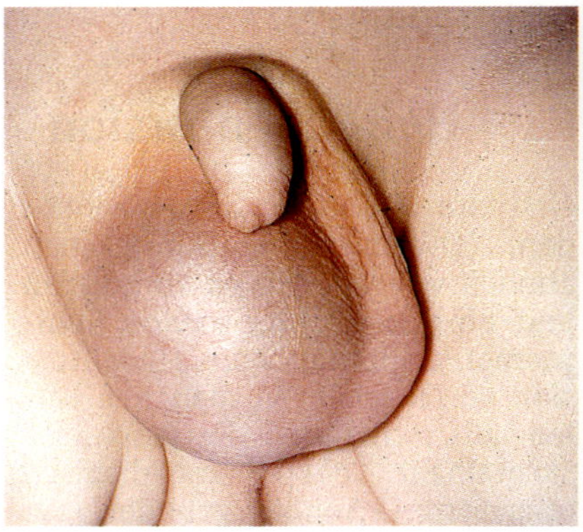

L-28: Hydrocele testis rechts

Therapie. Da die Hydrozele durch verzögerte Obliteration des Processus vaginalis beim Säugling noch spontan verschwinden kann, ist die operative Beseitigung erst nach dem 1. Lebensjahr indiziert, es sei denn, es liegt gleichzeitig ein drohender oder manifester Leistenbruch vor. Beim kleinen Kind wird dabei über einen inguinalen Zugang der Processus vaginalis durchtrennt, die Bruchpforte verschlossen (inguinale Herniotomie) und die Hydrozelenwand nur gefenstert. Beim älteren Kind sollte wie beim Erwachsenen die Hydrozelenwand subtotal reseziert werden. Die bloße Hydrozelenpunktion ist ineffektiv, die Instillation sklerosierender Substanzen beim Kind kontraindiziert.

8.6 Varikozele

Vor der Pubertät sind Varikozelen (**variköser Plexus pampiniformis**) selten. **Sekundärbefunde** durch Unterbauchtumoren müssen ausgeschlossen werden. Ansonsten entsprechen Klinik, Therapie und die andrologische Problematik dem Befund beim Erwachsenen.

8.6 Varikozele

Die **variköse Erweiterung des Plexus pampiniformis** ist beim Kind selten und tritt klinisch meistens erst mit der Pubertät in Erscheinung, wenn nicht pelvine oder retroperitoneale Raumforderungen vorliegen, die eine **sekundäre Varikozele** erzeugen können. Die tiefe Palpation und die Sonographie des Abdomens gehören daher bei Varikozelen zum Untersuchungsprogramm. Symptomatik, Therapie und andrologische Problematik sind der beim Erwachsenen analog.

8.7 Leisten-/Skrotalhernie

Leistenbrüche sind vor allem beim Knaben häufig und werden durch einen **offenen Processus vaginalis** begünstigt.

Die Diagnosestellung gelingt klinisch durch Palpation der manchmal intermittierend auftretenden Schwellung in der Leistengegend.

Bei **Skrotalhernien** reicht der Bruchsack bis in den Hodensack.

Eingeklemmte Hernien müssen umgehend, die übrigen baldmöglich operiert werden.

8.7 Leisten-/Skrotalhernie

5% aller Kinder erkranken an einem Leistenbruch. Beim Kind liegt in aller Regel ursächlich ein **nicht obliterierter Processus vaginalis** zugrunde. Deshalb treten beim Kind fast nur indirekte Hernien auf und sind Knaben überwiegend betroffen. Bei Mädchen kann der Bruchsack neben Darm- und Netzanteilen auch Tube und Ovar enthalten.
Klinisch verursacht ein offener Processus vaginalis oft intermittierende schmerzfreie Schwellungen in der Leistengegend. Manifeste Leistenbrüche zeigen eine schmerzhafte, von gastrointestinaler Symptomatik begleitete Vorwölbung in der Region des Leistenkanals. Reicht der Bruchsack bis in den Hodensack, liegt eine **Skrotalhernie** vor. Trotz der Notwendigkeit der differentialdiagnostischen Abgrenzung gegenüber dem Leistenhoden und skrotalen Prozessen, sind inguinale Hernien durch die klinische Untersuchung sicher zu diagnostizieren. Sie müssen bei Einklemmung sofort, ansonsten baldmöglich **operativ** versorgt werden. Cave: **Besonders bei Säuglingen besteht Inkarzerationsgefahr!**

8.8 Stumpfes Skrotaltrauma

Die geschlossene Skrotalverletzung kann eine **Nebenhoden- oder Hodenruptur** verbergen, die selbst bei Ausbildung einer **Hämatozele** klinisch schwer zu verifizieren sein kann. Die Sonographie hilft den Befund zu klären. Meistens gibt aber die Anamnese den entscheidenden diagnostischen Hinweis. Wird der Befund nicht verschleppt, ist die Übernähung der Ruptur indiziert; im übrigen wird konservativ und symptomatisch behandelt *(vgl. Kap. I).*

8.8 Stumpfes Skrotaltrauma

Bei stumpfen Verletzungen im Skrotalbereich können Hoden oder Nebenhoden zerreißen (**Ruptur**) und zu einer **Hämatozele** führen. Die Diagnostik kann trotz Sonogramm schwierig sein. Die Therapie ist je nach Befund primär operativ oder konservativ.

8.9 Hodentumor

Mit rund 1 % aller kindlichen Malignome nimmt der Hodentumor zwar eine untergeordnete Stellung in der Kinderonkologie ein, aber in der Differentialdiagnostik der Skrotalbefunde darf er dennoch nicht ausgespart werden. Gegenüber dem Erwachsenen finden sich bei Kindern häufiger germinale Tumoren.

Der mit 50 % häufigste maligne Hodentumor bei Kindern ist der **Dottersacktumor (Orchidoblastom)**. Er tritt meist vor dem 4. Lebensjahr auf und metastasiert in 35 % der Fälle. Das **Seminom** kommt nur bei älteren Knaben vor und macht 5 % der Hodentumoren aus (10 % Metastasen bei Diagnose). Das metastasierende **Teratokarzinom** kann auch kongenital vorkommen. Das reife Teratom macht 20 % der Hodentumoren aus und metastasiert selten.

Klinisch zeigen die meisten Tumoren eine **schmerzlose, indurierte Hodenschwellung**, die durch Palpation zufällig entdeckt wird. Daneben können aber auch einmal Fieber, begleitende lokale Entzündungszeichen und Tumoreinblutungen mit akuten Schmerzen eine andere Diagnose vortäuschen. Wichtig ist die **Bestimmung der Tumormarker AFP und β-HCG.**

Die Staging-Diagnostik und Primärtherapie **(Ablatio testis)** erfolgen wie beim Erwachsenen. Die Sekundärbehandlung (systemische **Chemotherapie**, Radiotherapie, retroperitoneale Lymphadenektomie) richtet sich nach der Histologie, dem TNM-Stadium und dem Krankheitsverlauf. Die **Prognose** ist überwiegend günstig.

Vgl. Kapitel G, Tumoren.

8.9 Hodentumor

Bei Kindern sind Hodentumoren selten, müssen aber differentialdiagnostisch dennoch bedacht werden.

Der **Dottersacktumor (Orchidoblastom)** ist mit 50 % der häufigste kindliche Hodentumor. Er tritt meistens vor dem 4. Lebensjahr auf.

Klinisch imponiert die **schmerzlose Induration im Hoden**, die palpatorisch entdeckt und sonographisch abgeklärt wird. **AFP** und **β-HCG** sind die relevanten **Tumormarker.**

Therapie und Prognose unterscheiden sich nicht vom Erwachsenen.

9 Kinderurologische Tumoren

Gegenüber den Erwachsenen bietet die Kinderonkologie eine Reihe klinischer **Besonderheiten**: Mesenchymale Neubildungen überwiegen die Karzinome bei weitem. Invasive Behandlungsstrategien werden von Kindern deutlich besser toleriert, was sich in höheren Erfolgsquoten widerspiegelt. Dies betrifft vor allem die aggressive Chemotherapie, die auf der anderen Seite aber auch spezifische Spätfolgen (Wachstumsstörungen, Endokrinopathien, Fertilitätsstörungen) nach sich ziehen kann. Schließlich bedarf das onkologisch kranke Kind auch einer besonders intensiven psychologischen und sozialen Betreuung und der Einbindung von Eltern und Familie in das therapeutische Umfeld.

9 Kinderurologische Tumoren

Besonderheiten Bei Kindern überwiegen die mesenchymalen urologischen Tumoren. Während die systemische Chemotherapie von Kindern meist gut toleriert wird, können als Folge von Zytostatika- oder Strahlentherapie aber auch Wachstumsstörungen auftreten. Die psychologische und soziale Betreuung erfordert beim Kind besondere Intensität und die Einbeziehung des familiären Umfelds.

Spektrum. Mit je 5 % Anteil an den kindlichen Malignomen sind der **Wilms-Tumor** und das **Neuroblastom** die wichtigsten Vertreter auf urologischem Gebiet. Seltener sind **Rhabdomyosarkome** der Blase und Hodentumoren *(vgl. Abschnitt 8.9).* Primäre Nierenzell- und Urothelkarzinome, Phäochromozytome und Nebennierenrindenkarzinome sind beim Kind eine Rarität. Bei retroperitonealen Raumforderungen ist differentialdiagnostisch auch an eine Manifestation lymphoretikulärer oder lymphoblastischer Systemerkrankungen zu denken.

Spektrum Der **Wilms-Tumor** ist das häufigste kinderurologische Malignom und macht 5 % der kindlichen Kanzerosen aus. Daneben kommen **Neuroblastome** und **Rhabdomyosarkome** vor. Selten sind Hodentumoren *(vgl. 8.9).*

9.1 Nephroblastom (Wilms-Tumor)

Pathogenese Das Nephroblastom ist ein mesenchymaler Mischtumor und **bevorzugt das Kleinkindalter.** Die hämatogene Aussaat erfolgt in Lunge, Leber, Knochen und Gehirn. Auch kontralaterale Zweittumoren kommen in rund 10 % der Fälle vor. Manchmal sind andere Fehlbildungen assoziiert (z. B. Aniridie). Fünf Tumorstadien werden unterschieden (▤ L-**6**).

9.1 Nephroblastom (Wilms-Tumor)

Pathogenese. Dieser hoch maligne embryonale Mischtumor der Niere ist **der häufigste urologische Tumor beim Kind**, der mit anderen Mißbildungen assoziiert sein kann. Der Tumor besteht histologisch aus teilweise undifferenzierten mesenchymalen, aber auch aus differenzierten Geweben verschiedenster Reifegrade, tritt gehäuft im **Kleinkindalter** auf und neigt zur hämatogenen Aussaat in Lunge, Leber, Knochen und Gehirn. Kontralaterale Zweittumoren kommen vor. Kinder mit Aniridie haben ein erhöhtes Tumorrisiko. Je nach Tumorausdehnung werden fünf Stadien unterschieden (▤ L-**6**).

L-6: Stadieneinteilung beim Wilms-Tumor

Stadium I	Tumor auf die Niere beschränkt, komplett entfernt
Stadium II	Tumor überschreitet die Niere, komplett entfernt
Stadium III	Nichthämatogene Tumoraussaat (regionärer Peritoneal-/ LK-Befall, Tumorruptur, unvollständige Resektion)
Stadium IV	Hämatogene Metastasen (Lunge, Leber, Knochen, Gehirn)
Stadium V	Bilateraler Wilms-Tumor

Klinik In aller Regel fallen die Kinder mit einem **großen, palpablen Bauchtumor** auf. Manchmal sind aber auch Fieber, Schmerzen oder eine Hämaturie das Erstsymptom. Die Diagnose wird sonographisch vermutet und dann im CT oder MRT untermauert (◘ L-**29**). Im Ausscheidungsurogramm wird die Beziehung der Raumforderung zur Niere klar; die Kelche sind meist verdrängt. **Differentialdiagnostisch** kommen das **Neuroblastom** und alle anderen retroperitonealen Raumforderungen in Betracht.

Klinik. Der **große, palpable**, asymmetrisch gelegene **Abdominaltumor** ist das häufigste Erstsymptom, so daß über 10 % der Primärbefunde im Rahmen der kindlichen Vorsorgeuntersuchung entdeckt werden. Daneben sind Hämaturie (prognostisch ungünstig!), Fieber und Schmerzen häufige Symptome. Die Sonographie bestätigt die Beziehung des Gewächses zur Niere und kann seine solide oder zystische Binnenstruktur abbilden. Das Ausscheidungsurogramm zeigt in der Regel Deformierungen des Hohlraumsystems und die Verdrängung von Nierenparenchym und Nachbarorganen. CT und MRT liefern ein synoptisches Bild von der Tumorausdehnung (◘ L-**29**) und sind Grundlage für die volumenorientierte Erfolgsbeurteilung einer präoperativen Chemotherapie. **Differentialdiagnostisch** kommen in erster Linie das **Neuroblastom,** aber auch andere retroperitoneale Raumforderungen in Frage. Die präoperative Biopsie des Tumors ist jedoch streng kontraindiziert.

Merke ▶

Merke. Der Wilms-Tumor ist der häufigste urologische Tumor beim Kind und fällt in erster Linie als sicht- und tastbarer Abdominaltumor auf.

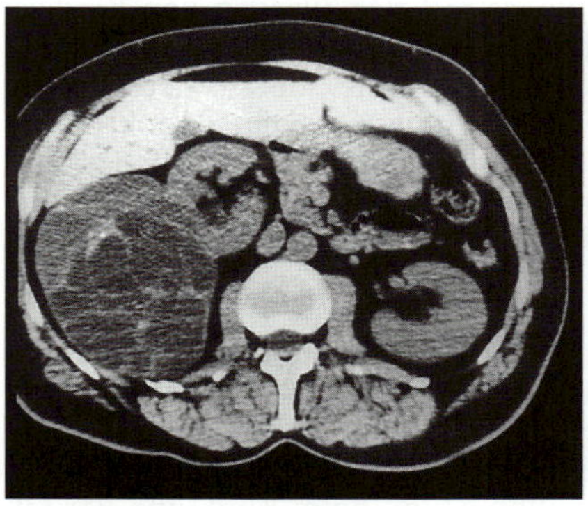

a Computertomogramm

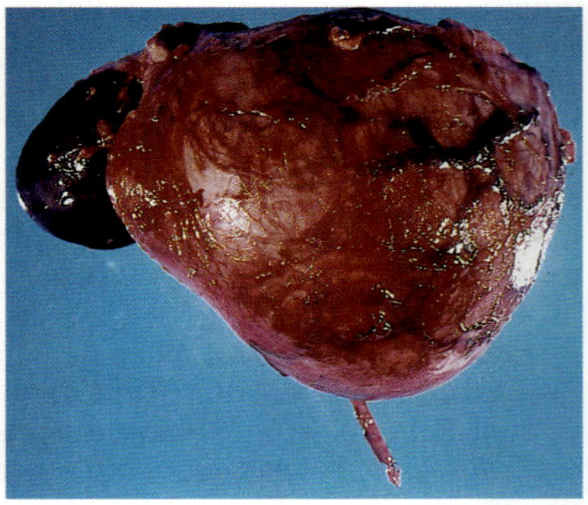

b Operationspräparat

◘ **L-29: Großer Wilms-Tumor rechts**

Therapie. Die obligate **Tumornephrektomie** wird heute mit der präoperativen (induktiven) **Chemotherapie** kombiniert. Die zum Teil riesigen Gewächse werden dadurch in hohem Maße inaktiviert und soweit volumenreduziert, daß auch der Eingriff technisch erleichtert wird. Bei dem operativen Eingriff werden auch die Umgebungsorgane revidiert und sogar die kontralaterale Niere beurteilt, da in 10% der Fälle bilaterale Tumoren vorkommen. Je nach Tumorstadium folgen weitere Zytostatika-Zyklen. In manchen Fällen kommt auch noch die Strahlentherapie additiv zum Einsatz. Die Heilungsrate liegt bei individuell zugeschnittener Kombinationstherapie je nach Primärstadium zwischen 60 und 100%.

Therapie Nach induktiver **Chemotherapie** wird **nephrektomiert** und dabei eine Revision der Bauchorgane und der anderen Niere durchgeführt. Je nach Stadium folgen weitere zytostatische Zyklen. Die Heilungschancen liegen stadienabhängig zwischen 60 und 100%.

K

Der klinische Fall. Ein 2jähriges Mädchen wird wegen unklarem Fieber und schlechtem Gedeihen beim Kinderarzt vorgestellt. Dieser tastet eine faustgroße, schmerzlose Resistenz im linken Mittel- und Oberbauch. Sonographisch liegt eine abgegrenzte Raumforderung zwischen Niere und Milz vor, die ein buntes Binnenreflexmuster aufweist. Es folgt die sofortige Einweisung in eine Kinderklinik. Dort bestätigt das CT einen großen Tumor, der von der Niere auszugehen scheint. Im Ausscheidungsurogramm ist die obere linke Kelchgruppe völlig verdrängt. Die endokrine Diagnostik schließt ein Neuroblastom weitgehend aus. Fernmetastasen werden nicht gefunden.
Unter der Verdachtsdiagnose eines Wilms-Tumors wird eine präoperative Chemotherapie vorgenommen, die das Kind gut toleriert und den initial 13 cm im Durchmesser großen Tumor auf die Hälfte zusammenschrumpfen läßt. Bei der anschließenden transperitonealen Tumornephrektomie wird das tumortragende Organ in toto entfernt. Die übrigen Abdominalorgane und die Lymphknoten werden intraoperativ untersucht und als metastasenfrei begutachtet, die kontralaterale Niere ebenfalls freigelegt und ohne Zweittumoren gefunden. Histologisch wird das Nephroblastom trotz massiver regressiver Veränderungen verifiziert und als Stadium II klassifiziert. Nach weiterer postoperativer Chemotherapie bleibt das Kind dauerhaft geheilt. Spätkomplikationen nach der Operation treten nicht auf.
Lerneffekt: Der Fall schildert den typischen diagnostischen und therapeutischen Weg beim Wilms-Tumor. Kinder tolerieren diese sehr invasive Kombinationstherapie in der Regel gut.

9.2 Neuroblastom

Pathogenese. Dieser Tumor entwächst embryonalen Neuroblasten der Ganglien des sympathischen Nervensystems und der Nebenniere, wobei die Mehrzahl der Tumoren **endokrin aktiv** ist *(vgl. Kap. J)*, so daß die gesteigerte Urinausscheidung von **Vanillinmandelsäure** den entscheidenden diagnostischen Hinweis gibt. Die Geschwulst betrifft Kinder jeden Alters, bevorzugt aber die ersten Lebensjahre. Mit zunehmenden Jahren treten eher undifferenzierte Formen mit schlechter Prognose auf. **Hauptlokalisationen** des Primärtumors sind die sympathischen Geflechte des Abdomens und die Nebennieren. Die Metastasierung beschreitet lymphatische und hämatogene Wege. Leber, Knochen und Haut sind neben den Lymphknoten ihre bevorzugten Zielorgane. Die Tumorstadieneinteilung ist ▤ L-**7** zu entnehmen.

9.2 Neuroblastom

Pathogenese Dieser maligne Tumor geht von embryonalen Neuroblasten aus. Bevorzugte Primärlokalisation sind die Nebenniere und sympathische Ganglien des Abdominal- und Retroperitonealraums. Der **endokrin aktive** (Katecholamine) Tumor metastasiert lymphogen und hämatogen in Leber, Knochen und in die Haut. Zur Stadieneinteilung *siehe* ▤ L-**7**.

L-7: Stadieneinteilung beim Neuroblastom

Stadium 0	Neuroblastoma in situ
Stadium I	Tumor auf das Organ (NN oder Ganglion) begrenzt
Stadium II	Tumor überschreitet das Organ ipsilateral, ipsilateraler LK-Befall
Stadium III	Tumor breitet sich auch kontralateral aus, kontralateraler regionärer LK-Befall
Stadium IV	Juxtaregionärer LK-Befall und Fernmetastasen
Stadium IV-S	Lokal wie I/II, aber isolierte Metastasierung in Leber, Haut oder Knochenmark

Klinik. Die Kinder fallen zunächst mit **allgemeinen Tumorzeichen** (Gewichtsverlust, Fieber, Blässe, Inappetenz), Abdominal- und Knochenschmerzen, gastrointestinalen oder neurologischen Beschwerden auf. Häufig besteht schon ein fortgeschrittenes Stadium. Bei endokriner Sekretion

Klinik Die ersten Zeichen des Tumors sind **Allgemeinsymptome** (Gewichtsverlust, Fieber, Blässe, Inappetenz), Bauch- oder Knochenschmerzen oder auch gastrointestinale oder neurologische Beschwerden. Die **endokrine Diagnostik (Vanillinmandelsäure!)** ist diagnoseweisend. Die Bildgebung verifiziert den Tumor in Lokalisation und Ausdehnung.

des Tumors treten **paraneoplastische Syndrome** mit Blutdruckkrisen u.a. tumorfremden Sypmtomen auf. Diagnostisch zeigt das Röntgenbild häufiger als beim Wilms-Tumor Verkalkungen. Im Ausscheidungsurogramm finden sich jedoch im allgemeinen keine Kelchdeformationen, sondern Verdrängungsprozesse der ganzen Niere. Auch bei diesem Malignom liefern CT und MRT die beste Aussage über die Tumorgröße und -lokalisation. Besonders das Einwachsen in die Foramina intervertebrales bestimmt die operative Strategie.

Therapie Stadien- und befundorientiert kommen **Operation, Bestrahlung und Chemotherapie** zum Einsatz. Die Prognose ist um so schlechter, je älter die Kinder sind und je undifferenzierter das histologische Bild des Tumors ist.

Therapie. Die stadienorientierte Behandlung schließt **Operation, Radio- und Chemotherapie** ein. Aber die **Heilungschancen** liegen stadienabhängig nur beim Säugling zwischen 20 und 80%; jenseits des 1. Lebensjahres erheblich darunter.

9.3 Rhabdomyosarkom

9.3 Rhabdomyosarkom

Pathogenese Urologische **Hauptlokalisation** dieses Tumors ist die **Harnblase**; daneben werden **paratestikuläre** und **vaginale** Rhabdomyosarkome beobachtet. Die Metastasierung ist lympho- und hämatogen. Die vier Stadien sind L-**8** zu entnehmen.

Pathogenese. Rhabdomyosarkome sind embryomesenchymale Weichteiltumoren mit licht- oder elektronenmikroskopisch nachweisbaren quergestreiften Myofibrillen. Urologisch relevante **Lokalisationen** sind in erster Linie die **Harnblase**, aber auch **paratestikuläre und vaginale Weichteile**. Der Tumor neigt stark zur lymphogenen und hämatogenen Aussaat. Klinisch werden vier Stadien differenziert (L-**8**).

L-8: Stadieneinteilung beim Rhabdomyosarkom der Blase

Stadium I	Tumor organbegrenzt, komplett entfernt
Stadium II	Tumor überschreitet Organgrenze, regionärer LK-Befall, Tumor und LK makroskopisch komplett entfernt
Stadium III	Tumor nicht vollständig entfernt
Stadium IV	Fernmetastasierung

Klinik Obstruktive **Miktionsbeschwerden** und Hämaturie sind häufig die unspezifischen Erstsymptome. Eine rektale Untersuchung kann wegweisend sein. Der Tumor kann auch durch die weibliche Urethra als **traubenförmiges Konglomerat** prolabieren (**Sarcoma botryoides**). Derbe Raumforderungen in Skrotum und Leiste sind ebenfalls verdächtig. Die Diagnose wird bioptisch gestellt.

Klinik. Obstruktive **Miktionssymptomatik** und Hämaturie, manchmal Obstipation und Diarrhö sind die ersten und keineswegs tumorspezifischen Symptome. Eine rektale bimanuelle Untersuchung und Zystoskopie ist daher bei Kindern angezeigt, bei denen die obige Symptomatik nicht anderweitig hinreichend erklärt ist. Beim Mädchen prolabiert der **traubenförmige Tumor (Sarcoma botryoides)** gelegentlich bis vor die Harnröhrenöffnung und zeigt Kontaktblutungen. Auch derbe Raumforderungen in Skrotum und Leiste müssen an diesen Tumor erinnern. Die Diagnosesicherung bedarf der histologischen Untersuchung, die bioptisch, beim paratestikulären Tumor ggf. verbunden mit der Tumorexstirpation, erfolgen muß.

Therapie Die stadien- und befundorientierte Behandlung schließt operative, radiotherapeutische und zytostatische Verfahren ein.

Therapie. Nur mit der Kombinationstherapie aus radikaler Operation, Bestrahlung und aggressiver Chemotherapie werden heute Heilungsraten von über 50% erreicht. Spätkomplikationen dieser Behandlung sind neben zytostatischen Folgen nicht selten radiogene Wachstumsstörungen des Bekkenringes, Skoliosen, Strahlenschäden am Darm, Infertilität oder auch induzierte Sekundärmalignome.

Die Prognose ist um so schlechter, je älter die Kinder sind.

Die Prognose wird mit zunehmendem Alter schlechter.

10 Urolithiasis

Die Urolithiasis beim Kind unterscheidet sich in Genese, Symptomatik, Diagnostik und Therapie sowie Metaphylaxe nicht wesentlich vom Erwachsenen. Daher werden mit Verweis auf *Kapitel H* hier nur einige kinderurologische Besonderheiten angesprochen.

Nur 2 % der Steinpatienten sind Kinder. Pathogenetisch spielen beim Kind in erster Linie **obstruktive Anomalien** der Harnwege mit konsekutiven Harnwegsinfekten eine Rolle. **Infektsteine** (Struvit) kommen daher beim Kind häufiger, Harnsäurekonkremente seltener vor. Daneben sind längere Immobilisation, angeborene Stoffwechselanomalien (Zystinurie) und Zytostatikatherapie auch relevante Kausalfaktoren. Kalziumhaltige Steine werden erst im Schulalter häufiger.

10 Urolithiasis

2 % der Steinpatienten sind Kinder. Da **obstruktive Harnwegsanomalien** der wichtigste pathogenetische Faktor beim Kind sind, kommen **Infektsteine** häufiger, Harnsäuresteine seltener vor als beim Erwachsenen. Bei Kindern mit Zystinurie werden auch Zystinsteine gefunden *(vgl. Kap. H Urolithiasis).*

> ***Merke.*** Harnsteine bei Kindern sind meistens Folge obstruktiver Anomalien der Harnwege mit konsekutiven Harnwegsinfekten.

◀ **Merke**

Therapeutisch sind die **extrakorporale Stoßwellenapplikation** (ESWL) und moderne endourologische Techniken auch beim Kind die Therapie der Wahl. In großen Zentren sind heute sämtliche Therapiemodalitäten verfügbar, so daß hier befundorientiert das optimale Verfahren eingesetzt werden kann. Während die Stoßwellenbehandlung je nach Maschine oft in Sedoanalgesie oder gar ohne Medikation durchgeführt werden kann, bedürfen die **perkutane Nephrolitholapaxie** und **retrograde kanalikuläre Manöver** beim Kind immer einer Narkose. Extradünne Kinderendoskope messen im Außenkaliber unter 5 CH und erlauben heute auch im kindlichen Harnleiter die direkte Steindesintegration mittels **laserinduzierter Stoßwelle** (LISL). Desintegrate nach extrakorporaler Stoßwellenbehandlung zeigen beim Kind eine bessere spontane Abgangstendenz und seltener komplizierende Steinstraßen als beim erwachsenen Patienten.

Therapeutisch kommen beim Kind alle modernen Therapiemodalitäten zur Anwendung: **ESWL**, perkutane Litholapaxie, ureterorenoskopische Steinzertrümmerung mit **laserinduzierten Stoßwellen (LISL)** u. a. Bei Kindern gehen die Fragmente nach ESWL trotz zarterer Harnwege meist besser und schneller ab. Andererseits wird öfter als beim Erwachsenen eine Narkose für die Steinbehandlung benötigt.

Bei der **Zystinurie/-lithiasis** sollte angesichts der langfristig schweren renalen Konsequenzen bereits beim Kind alles getan werden, um nach der Steinsanierung **metaphylaktisch** die Diurese zu steigern und die Compliance bei Eltern und Kind hinsichtlich der notwendigen medikamentösen Dauerbehandlung mit Vitamin-C- und thiolhaltigen Substanzen zu stärken.

Zystinsteine rezidivieren häufig und benötigen daher eine konsequente **Metaphylaxe** (Steigerung der Diurese, Vitamin-C-, thiolhaltige Substanzen).

K ***Der klinische Fall.*** Ein 5jähriger Knabe wird wegen rechtsseitiger Koliken sonographiert. Dabei findet sich eine Dilatation des Nierenbeckenkelchsystems ohne Steinnachweis. Der Urinstatus zeigt eine Mikrohämaturie und leichte Leukurie, die Harnkultur einen Infekt mit Proteus mirabilis. Die Röntgenleeraufnahme läßt einen 6 mm großen distalen, schwach schattengebenden Harnleiterstein vermuten. Primär erfolgt eine analgetisch-spasmolytische Therapie in der Hoffnung, der Stein werde spontan abgehen.

Nachdem dies über 5 Tage nicht geschieht und immer wieder Schmerzen auftreten, wird das Kind einer urologischen Klinik überwiesen. Erst hier wird auch das äußere Genitale untersucht und eine hochgradige Phimose mit leichter Präputialballonierung bei Miktion entdeckt. Da der Stein nicht genügend kontrastiert, um sich mit dem Lithotripter orten zu lassen, wird das Konkrement retrograd endoskopisch via Urethra und Ostium mit Laser-induzierten Stoßwellen zerkleinert und entfernt. Dabei wird selbstverständlich auch die Vorhaut zirkumzidiert und damit die eigentliche Ursache dieser Harnsteingenese beseitigt.

Lerneffekt: Das Beispiel lehrt uns, beim Harnsteinleiden stets den gesamten Harntrakt als funktionelle Einheit gewissenhaft zu untersuchen und die Kinder mit dieser Diagnose früh einer urologischen Abteilung zuzuweisen, die über die Erfahrung mit Harnsteinen bei Kindern und die spezielle apparative Ausrüstung dazu verfügt.

11 Blasenentleerungsstörungen

Insbesondere die Enuresis kann sowohl als Begleitsymptom (Harnwegsinfekte, Anomalien) als auch eigenes Beschwerdebild auftreten. Die Diagnostik beginnt mit allgemeinurologischen, weniger invasiven Verfahren.

11 Blasenentleerungsstörungen

Auch die Blasenentleerungsstörungen bieten bei Kindern besondere Aspekte in der Ätiologie, Diagnostik und Therapie. Die Enuresis kann sowohl ein Begleitsymptom (z. B. bei Harnwegsinfekten, Anomalien der Harnwege) als auch ein eigenständiges Beschwerdebild sein. Vor allem bei der Enuresis muß der diagnostische Weg noch mehr als beim Erwachsenen an der Invasivität der Untersuchungen orientiert werden. (Miktions-)Anamnese und Verlauf gewinnen daher beim Kind besonderes Gewicht. Urinuntersuchung, urologische Übersichtssonographie und Uroflow-Messung sind bei gestörter Blasenentleerung aber immer unverzichtbare Bestandteile des Untersuchungsgangs. Je nach Fragestellung werden dann Miktionszysturethrogramm, Ausscheidungsurogramm, Zystomanometrie und Endoskopie zusätzlich indiziert.

11.1 Enuresis

Pathogenese **Emotionale Belastungen, gestörtes Miktionsverhalten und verzögerte neuronale Reifung** können zur Enuresis führen. Restharnbildung und konsekutive Harnwegsinfekte verstärken das Einnässen noch.

11.1 Enuresis

Pathogenese. Unwillkürliches Einnässen bei Nacht und/oder bei Tage bieten 10–15% der Kinder im Vorschulalter; es tritt familiär gehäuft auf. Ursächlich können **gestörtes Miktionsverhalten**, **emotionale Belastungen** und eine **verzögerte Reifung** der neuromuskulären Koordination der Blasenentleerung vorliegen. Als Folge unzureichender Entleerung (Restharnbildung) und unphysiologisch hoher Blasenbinnendrücke treten komplizierend Harnwegsinfekte auf, die die Enuresis noch verstärken können.

Klinik Zu **seltene Miktion** ist beim Kleinkind ein häufiger Hintergrund der Enuresis. Manchmal besteht auch eine Pollakisurie.

Klinik. Neben dem Einnässen zeigen viele Kinder pathologische Miktionsgewohnheiten mit **Verhalten des Harndrangs, zu seltener Miktionsfrequenz**, ungenügender psychomotorischer Relaxation des Beckenbodens beim Wasserlassen und eine emotionelle Aversion gegenüber dem Toilettenbesuch. Daneben kommen aber auch pollakisurische Miktionsstörungen mit Enuresis vor.

Diagnostik Der Urinbefund ist unauffällig, das Sonogramm kann eine verdickte Blasenwand zeigen und die Uroflowkurve ist oft unregelmäßig. **Anatomische Anomalien und neurologische Störungen** der Blasenfunktion müssen primär ausgeschlossen werden.

Therapie Am wichtigsten ist die Einübung eines gesunden Miktionsverhaltens (**Miktionstraining**). Je nach Befund kann ergänzend eine **medikamentöse Therapie mit Anticholinergika, Antidiuretika oder Antidepressiva** versucht werden. Das **psychosoziale Umfeld** muß auf Risikofaktoren untersucht und ggf. beeinflußt werden.

Ein **geregeltes Miktionsverhalten** mit tagsüber 2–3stündlicher Miktion sollte trainiert und protokolliert werden.

Bei Mißerfolg der primären Behandlung wird eine invasivere Diagnostik unumgänglich (MCU, Zystomanometrie), um seltene okkulte neurogene Störungen aufzudecken.

Diagnostik. Während die meisten Enuretiker keinen pathologischen Urinbefund und keine anatomischen Anomalien des Harntrakts aufweisen, finden sich sonographisch häufig eine reaktive Hypertrophie des Detrusors und wechselnde Restharnmengen sowie ein pathologischer Kurvenverlauf im Uroflow. Bei Verdacht auf **morphologische oder neurologische Anomalien** muß die urologische Diagnostik erweitert werden.

Therapie. Obwohl die spontane Heilungsrate nicht klein ist, erwarten die meisten Eltern aus sozialen und praktischen Gründen ein therapeutisches Eingreifen. Läßt die Miktionsanamnese und die urologische Basisdiagnostik eine reaktive Detrusorhyperreflexie vermuten, ist vor invasiveren diagnostischen Maßnahmen ein Therapieversuch mit **Anticholinergika** (Oxybutynin), manchmal auch mit zentral wirksamen **Antidepressiva** (Imipramin) oder mit **Antidiuretika** (Desmopressin) vertretbar. Gute Erfolge werden auch mit **Minirin**, dem eigentlichen Antidiuretikum (ADH) bei Verabreichung über 3 Monate erreicht.
Darüber hinaus sind unabhängig von der verordneten Medikation ein **geregeltes Miktionsverhalten** mit tagsüber 2- bis 3stündlichem Wasserlassen unter ausreichender Flüssigkeitszufuhr und die Einschränkung der Trinkmenge am Abend hilfreich. Am besten wird dazu ein **Miktionsprotokoll** geführt. Dieses einfache »Miktionstraining« führt in manchen Fällen auch ohne Medikation schon zum Behandlungserfolg.
Greifen diese Maßnahmen nicht, ist eine weitere Diagnostik mit Miktionszysturethrogramm (MCU), ggf. kombiniert mit einer Zystomanometrie unumgänglich, um eine Detrusor-Sphinkter-Dyssynergie und okkulte neurogene Blasenentleerungsstörung auszuschließen.
Bei therapieresistenten Enuretikern mit habitueller Entleerungsstörung kann ein spezielles (apparativ gestütztes) Miktionstraining mit Biofeedback versucht werden. Bei allen therapeutischen Ansätzen kommt dem **psy-**

chosozialen Umfeld des Kindes eine besondere Bedeutung zu, das oft nur in wiederholten Gesprächen mit Eltern und Kind auszuloten ist und nicht selten ebenfalls lohnende therapeutische Ansatzpunkte bietet.

K

Der klinische Fall. Ein 6jähriges Mädchen fällt 2 Monate nach der Einschulung mit sekundärer Enuresis nocturna auf. Gleichzeitig war einige Wochen zuvor ein Geschwisterkind geboren worden. Miktionsanamnestisch wird eingeräumt, daß das Kind nur 3- bis 4mal täglich zur Toilette geht – meistens im Eiltempo – und daß dem Harndrang häufig nicht nachgegeben wird. Manchmal kauert das Kind beim Spielen und drückt dabei die Ferse in die Genitalgegend (»Squatting«).

Klinisch, im Urinbefund, sonographisch und in der Uroflow-Kurve ergeben sich keine krankhaften Befunde. Lediglich 30 ml Restharn nach Miktion und eine etwas verdickte Blasenwand signalisieren eine chronische Volumen- und Drucküberlastung der Blase.

Ohne weitere invasive Diagnostik wird daher ein Miktionsschema mit tagsüber zunächst 2stündlichem Wasserlassen und reichlicher Trinkmenge, Einschränkung der Flüssigkeitszufuhr in den Abendstunden und unterstützender oraler Parasympathikolyse verordnet. Außerdem soll das Kind wieder Windeln tragen, solange nachts eingenäßt wird, und die Enuresis ansonsten nicht über Gebühr thematisiert werden.

Das Kind ist daraufhin bei guter Compliance in bezug auf das Miktionsschema nach 2 Wochen nahezu, nach 7 Wochen völlig trocken und miktioniert sogar restharnfrei.

Lerneffekt: Der Fall legt die typisch multifaktorielle Genese der Enuresis offen und zeigt, daß sich auch mit vergleichsweise geringem diagnostischem und therapeutischem Einsatz gute Therapieerfolge erzielen lassen.

11.2 Obstruktive Blasenentleerungsstörung

Pathogenese. Infravesikale Obstruktionen können gleichfalls zur Enuresis führen; vornehmlich lassen sich aber Unregelmäßigkeiten und Abschwächung des Harnstrahls, Pollakisurie, Dysurie und hohe Restharnmengen bis hin zur Überlaufinkontinenz oder zum Harnverhalt beobachten. Ursachen beim Kind sind entweder morphologische kongenitale Obstruktionen (z.B. **Urethralklappen**, Meatusstenose) und erworbene **Harnröhrenstrikturen**, oder aber funktionelle Störungen wie ungenügende Relaxation des Beckenbodens unter Miktion (**Detrusor-Sphinkter-Dyssynergie**). Dabei nimmt die Beckenbodenaktivität simultan zur Detrusoraktivität zu, woraus ein abnorm hoher Harnröhrenwiderstand resultiert. Abhängig von Ausmaß und Dauer der Obstruktion können schwere Veränderungen der Blasenmorphologie (**Balken-/Divertikelblase**) entstehen. Infolge chronisch überhöhter Blasenbinnendrücke kann ein **sekundärer vesikoureteraler Reflux** auftreten oder aber deletäre Folgen am oberen Harntrakt mit Hydronephrosen und konsekutiver **Niereninsuffizienz** resultieren. Diese Risiken werden durch die gleichzeitig hohe **Infektdisposition** noch potenziert.

Diagnostik. **Invasive Untersuchungen** sind daher bei Verdacht auf obstruktive Entleerungsstörung **frühzeitig angebracht.** Ausscheidungsurogramm und Miktionsurethrogramm (MCU) vermögen in den meisten Fällen die Ursache zu klären. Im Zweifelsfall sind auch eine Urethrozystoskopie und eine Zystomanometrie durchzuführen.

Therapie. Mechanische Obstruktionen werden operativ beseitigt. Funktionelle Störungen müssen medikamentös und ggf. mit kontrolliertem Miktionstraining normalisiert werden; bei Infekten ist eine begleitende antibiotische Langzeitprophylaxe notwendig. Komplikationen am oberen Harntrakt bedürfen je nach Befund manchmal gesonderter Maßnahmen zum Schutz der Nierenfunktion (Refluxbeseitigung, hohe Harnableitung).

11.2 Obstruktive Blasenentleerungsstörung

Pathogenese Auch obstruktive Blasenentleerungsstörungen, wie sie von **Harnröhrenklappen** oder -strikturen, aber auch von Dysfunktionen im Sphinkterbereich erzeugt werden, können **mit symptomatischer Enuresis** einhergehen. Abschwächung des Harnstrahls, Dysurien und hoher Restharn stehen aber im Vordergrund. Konsekutiv können **Balkenblase, sekundärer Reflux** und **hydronephrotische Komplikationen** drohen. Natürlich besteht auch eine besonders hohe Neigung zu **Harnwegsinfekten.**

Diagnostik In solchen Fällen darf man eine **primäre invasive Abklärung** nicht scheuen. MCU, Ausscheidungsurogramm, ggf. auch Endoskopie und Zystomanometrie erhellen die Diagnose.

Therapie Die Behandlung richtet sich nach der Ursache und dem Zustand der geschädigten supraurethralen Harnorgane.

11.3 Neurogene Blasenentleerungsstörung

11.3 Neurogene Blasenentleerungsstörung

Pathogenese und Klinik Bei Kindern liegen meistens kongenitale Anomalien vor, vornehmlich die **Meningomyelozele bei Spina bifida** mit sehr verschiedenen Mustern der Speicher- und Miktionsinsuffizienz. Anfänglich bereiten die ungenügende Entleerung mit hohen Blasenbinnendrücken, der sekundäre Reflux und Harnwegsinfekte Probleme. Später folgen häufig die **Inkontinenzproblematik** und die Gefährdung der **Nierenfunktion. Das Zystogramm zeigt in der Regel eine typisch hochovale** oder tannenbaumförmige **Blasenkonfiguration** mit zahlreichen Pseudodivertikeln (L-**30**).

Pathogenese und Klinik. Während neurogene Blasenentleerungsstörungen beim Erwachsenen hauptsächlich im Zuge von Querschnittsverletzungen und acquirierten Neuropathien entstehen, überwiegen bei Kindern kongenitale neurologische Läsionen, in erster Linie die **Spina bifida mit Meningomyelozele**. Die Entleerungsproblematik wird daher oft schon unmittelbar postpartal aktuell. Die Miktionsinsuffizienz und konsekutive Harnwegsinfekte bestimmen das therapeutische Regime in den ersten Jahren. Mit der Zeit rücken aber auch **Kontinenzprobleme** und die **Nierenfunktion** zunehmend ins Blickfeld. Besonders gefährdet sind Kinder mit Spina bifida occulta, deren urologische Folgen manchmal erst spät erkannt werden, wenn schwere Harnwegsinfekte den Schaden am Harntrakt anzeigen. Das Zystogramm demonstriert dann manchmal bizarre **Formveränderungen der Blase** mit zahlreichen Pseudodivertikeln und ggf. sekundärem vesikoureteralem Reflux als morphologisches Korrelat chronischer Detrusorspastik (L-**30**).

Primärtherapie In den ersten Lebensjahren muß die ungenügende Spontanmiktion oft durch **intermittierenden Katheterismus** unterstützt werden, wenn manuelles Ausdrücken oder **Beklopfen des Unterbauchs** zur Auslösung des Miktionsreflexes ungenügend sind. Wenn bei massiver Blasenspastik mit sekundärem Reflux trotz des intermittierenden Katheterismus rezidivierende Infekte auftreten oder der regelmäßige Katheterismus nicht möglich ist, wird für einige Jahre eine **Vesikokutaneostomie** angelegt, um in der Blase Niederdruckverhältnisse zu schaffen. Später kann das Kind in geeigneten Fällen den intermittierenden Katheterismus selbst erlernen und die Blase wieder verschlossen werden.

Primärtherapie. Unabhängig von den Ergebnissen der aufwendigen zystomanometrischen Diagnostik steht zunächst die suffiziente Entleerung der Blase im Vordergrund, um den oberen Harntrakt langfristig nicht durch hohe Drücke und Infektionen zu gefährden. Kommt spontan keine hinreichende Entleerung zustande oder verbleiben nach Miktion hohe Restharnmengen, kann in manchen Fällen mit Auslösung des Miktionsreflexes durch **Beklopfen des Unterbauchs** eine ausreichende Entleerung erreicht werden. Häufiger und effektiver wird daher der **intermittierende Katheterismus** angewandt, der von den meisten Eltern ohne Mühe erlernt und 5- bis 6mal täglich durchgeführt wird. Ältere Kinder können zusätzlich die **Bauchpresse** einsetzen oder erlernen, sich selbst regelmäßig zu katheterisieren. Die suprapubische Katheterableitung ist stets nur eine kurzfristige Notfallmaßnahme. Ist ein intermittierender Katheterismus (vor allem beim männlichen Säugling!) zu riskant oder nicht zumutbar, oder erfordern Druckverhältnisse, Reflux und Harnwegsinfekte eine konsequente Niederdruckableitung der Blase, ist eine **vorübergehende Vesikokutaneostomie** für die ersten Lebensjahre die Therapie der Wahl.

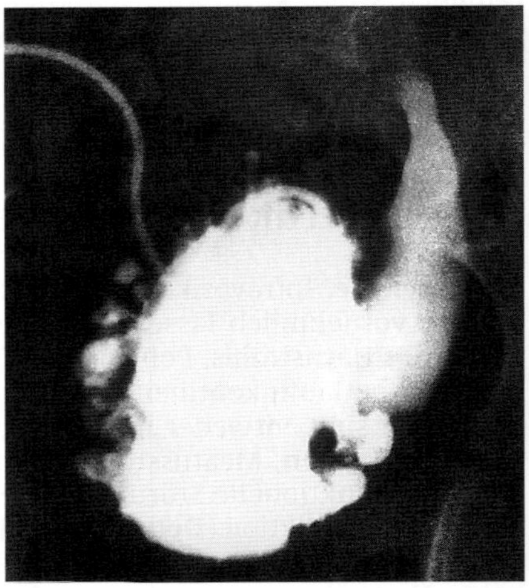

L-30: Neurogene Blasenstörung (antegrades suprapubisches Zystogramm).
Beachte den sekundären linksseitigen vesikoureteralen Reflux!

Verlauf Die **definitive Therapie** muß sich am Organbefund und der Blasenfunktion orientieren: So kommen beim älteren Kind und beim Erwachsenen je nach Muster verschiedene Maßnahmen in Frage (L-**9**).
Die **Behandlungsziele** sind:
- Erhalt der Nierenfunktion
- Infektminimierung
- Praktikable Harnentleerung
- Kontinenz

Verlauf. Die urodynamischen Meßergebnisse liefern bei Kindern mit Spina bifida von Fall zu Fall sehr unterschiedliche Befundmuster und Verläufe. Deshalb sind urodynamische Kontrolluntersuchungen bis zur Adoleszenz wiederholt indiziert, vor allem wenn die Kinder kooperativ genug sind und den intermittierenden Katheterismus selbst beherrschen. Die **definitive Therapie** muß sich wie beim Erwachsenen dann am aktuellen Funktionsmuster von Blase und Verschlußapparat, aber auch am Zustand des oberen Harntrakts und am neurologischen Gesamtstatus orientieren. Die Behandlung kann je nach Muster der neurogenen Störung **medikamentöse, auxiliäre und operative Maßnahmen** umfassen (L-**9**). Im Vordergrund stehen dabei der **Erhalt der Nierenfunktion**, die Infektminimierung, eine praktikable Harnentleerung und eine effektive Harnkontinenz, damit der soziale Umgang nicht zusätzlich eingeschränkt wird.
Vgl. Kapitel N, Neurogene Blasenentleerungsstörungen.

L-9: Therapiemodalitäten bei neurogenen Blasenentleerungsstörungen

Behandlungsform	Indikation bei
Medikamentös:	
▸ Anticholinergika	Detrusorhyperreflexie
▸ Cholinergika	Detrusorhyporeflexie
▸ Alpha-Symphathomimetika	Hypotoner Blasenhals
▸ Alpha-Blocker	Hypertoner Blasenhals
▸ Muskelrelaxanzien	Beckenbodenspastik
Auxiliär:	
▸ Ausdrücken der Blase	Miktionsinsuffizienz
▸ Beklopfen des Unterbauchs	Miktionsinsuffizienz
▸ Intermittierender Katheterismus	Miktionsinsuffizienz
▸ Externe Elektrostimulation	Sphinkterparese
▸ Windeln oder Kondomurinal	Inkontinenz
Operativ:	
▸ Vesikokutaneostomie	Drohende Niereninsuffizienz durch Infekte und sekundären Hochdruckreflux
▸ Sphinkterotomie	Beckenbodenspastik
▸ Artifizieller Sphinkter	Sphinkterinsuffizienz
▸ Blasenaugmentation	Detrusorhyperreflexie
▸ (kontinenter) Blasenersatz	Speicherinsuffizienz, Inkontinenz
▸ Blasenstimulator	Bei Versagen anderer Maßnahmen; Voraussetzung: Abschluß des Knochenwachstums *(vgl. Kap. N)*

K

Der klinische Fall. Ein 5 Monate alter weiblicher Säugling mit Meningomyelozele und shuntversorgtem Hydrozephalus erleidet zwei schwere fieberhafte Harnwegsinfekte, nachdem die Blase bislang von den Eltern 4- bis 5mal täglich manuell ausgedrückt wurde. Das Zystogramm demonstriert erhebliche Veränderungen mit tannenbaumförmiger Dyskonfiguration, gezähnelter Kontur und zahllosen Pseudodivertikeln sowie einen einseitigen sekundären Reflux 3. Grades. Das kontralaterale Hohlraumsystem ist ebenfalls sekundär (obstruktiv) erweitert. Die Nierenfunktion ist noch normal.

Nach Infektbehandlung zeigt sich, daß die Blase manuell nur halb zu entleeren ist und stets rund 50 ml Restharn verbleiben. Daher sind Niederdruckverhältnisse in der Blase anzustreben, um auch den oberen Harntrakt vor Druckatrophie und aszendierenden Infektionen zu schützen. Da die Eltern selbst keinen intermittierenden Katheterismus durchführen wollen, wird als Interimslösung ein Vesikokutaneostoma angelegt.

Im Alter von 6 Jahren erlernt das manuell und geistig normal entwickelte Kind den Selbstkatheterismus, so daß das Stoma bei zystomanometrisch nachgewiesener ausreichender Kapazität und Kontinenz wieder verschlossen werden kann. Der sekundäre Reflux hat sich bis zu diesem Zeitpunkt sogar zurückgebildet. Auch jetzt bleibt das Kind infektfrei und hat gelernt, mit seiner Behinderung umzugehen. Lebenslange Kontrollen der Nierenfunktion und der Harnwege sind aber weiterhin notwendig.

Lerneffekt: Dieser Fall zeigt, daß die Patienten mit neurogenen Blasenstörungen einer besonders engmaschigen urologischen Betreuung bedürfen, daß man vor unpopulären Maßnahmen (nasses Stoma) zum Schutz der Nierenfunktion nicht zurückschrecken darf und daß mit zunehmendem Alter und fortschreitendem Krankheitsverlauf die Therapie immer wieder überprüft und ggf. geändert werden muß, andererseits aber auch, daß Kinder schon früh die Fähigkeit entwickeln können, mit ihrer Behinderung unter Anleitung eigenverantwortlich umzugehen.

Ferner zeigt sich, daß das manuelle Ausdrücken der Blase (Credéscher Handgriff) zu schweren Schäden führt und deshalb kontraindiziert ist.

Da Kinder mit neurogenen Blasenstörungen meist auch an Defiziten anderer Organsysteme leiden, sind die **interdisziplinäre Betreuung** und therapeutische Abstimmung in diesen Fällen besonders wichtig, will man der komplexen Behinderung dieser Patienten gerecht werden und negative Folgen für die Zukunft des Patienten vermeiden.

Wegen Fehlbildungen anderer Organsysteme erfordern Kinder mit neurogenen Blasenstörungen häufig eine **interdisziplinäre Betreuung** durch den Pädiater, Neurologen, Urologen und Orthopäden.

Essentials ▶

Essentials

- Der Urogenitaltrakt ist am häufigsten von Mißbildungen betroffen. Deshalb kommt der **perinatalen Sonographie** und den **Vorsorgeuntersuchungen** eine entscheidende Bedeutung zu. Z. B. müssen Mißbildungen der Nieren und Harnleiter sowie ein Maldescensus testis immer ausgeschlossen werden.

- Bei »Bauchweh« gehört der **Ausschluß einer kinderurologischen Erkrankung** zur Pflicht.

- Bei **kindlichen Harnwegsinfekten** darf eine eingehende Untersuchung auf Mißbildungen und Funktionsstörungen des Harntraktes nie unterbleiben, da ein HWI beim Kind das erste Symptom einer solchen Fehlbildung sein kann.

- Bei **intersexuellem Genitale** sind chromosomale Störungen, eine gonadale Fehlentwicklung und hormonelle Faktoren abzuklären.

- Die **Lageanomalie des Hodens** muß definitiv bis spätestens zum Ende des zweiten Lebensjahres beseitigt sein, um eine spätere Infertilität zu verhindern.

- Bei Kindern ist jedes **»akute Skrotum«** als eine Hodentorsion anzusehen, die unmittelbar, d. h. innerhalb weniger Stunden einer notfallmäßigen Operation bedarf. Jede andere Diagnostik ist zur Vermeidung eines unwiederbringlichen Hodenverlustes zu unterlassen. Selbst bei einer »Fehldiagnose Hodentorsion« entsteht dem operierten Hoden kein Schaden.

- **Kinderurologische Tumoren** können oft auch in scheinbar hoffnungslosen Fällen geheilt werden. Die Zusammenarbeit von Urologe, pädiatrischem Onkologen und Strahlentherapeut ist notwendig.
  Am häufigsten sind Wilms-Tumor und Neuroblastom. Sie sind vorrangig bei einer tumorösen Vorwölbung im Bauch abzuklären.

- Bei Blasenentleerungsstörungen und **Einnässen** müssen einerseits Mißbildungen, andererseits neurologische Störungen und psychische Ursachen abgeklärt werden.

Teil M

Urologie der Frau

1 Erkrankungen der Niere und der ableitenden Harnwege

1.1 Entzündungen

1.1.1 »Akute Zystitis/Urethritis«

Urologische Entzündungen sind im *Kapitel F* ausführlich behandelt. Im Rahmen der Urologie der Frau wird noch einmal auf den Komplex **»akute Zystitis/Urethritis«** eingegangen.

> **1 Erkrankungen der Niere und der ableitenden Harnwege**
>
> **1.1 Entzündungen**
>
> **1.1.1 »Akute Zystitis/Urethritis«**
>
> Siehe auch *Kapitel F.*

Unspezifische, bakterielle Zystitis

Die akute Zystitis ist meist eine **unspezifische, bakterielle Entzündung der Harnblase** und eine **typische Erkrankung der Frau**.
Andere Formen der Zystitis sind die Strahlenzystitis, die Blasenbilharziose, die Zytostatikazystitis, die interstitielle Zystitis sowie die akute, abakterielle chemotoxische oder allergische Zystitis und das akute Urethralsyndrom sowie die spezifische Zystitis (Urogenital-Tbc, *siehe Kap. F*). Während bei Frauen im gebärfähigen Alter die akuten Entzündungen, insbesondere die chemotoxisch-allergischen Entzündungen (Prävalenz 1–2,5 %, Geschlechtsverteilung 1 : 30 bis 1 : 50 zuungunsten der Frau) überwiegen, nimmt bei der älteren Bevölkerung die Prävalenz der bakteriell bedingten Entzündungen deutlich zu.
Die **Erreger einer bakteriell bedingten Zystitis sind meist gramnegative Stäbchen** wie E. coli (M-**1**), Enterobacter, nosokomial Pseudomonas, Serratia, Proteus oder **grampositive Kokken**. In der Regel läßt sich nur ein Keim nachweisen. Zwei oder mehrere Keimarten sprechen für eine chronische Erkrankung. Sollten zwei oder mehrere Erreger ohne eine entsprechende Symptomatik bzw. Klinik nachgewiesen werden können, so ist sehr wahrscheinlich von einer Verunreinigung des Urins auszugehen. Die kurze weibliche Harnröhre sowie die enge Nachbarschaft zu Anus und Vagina sind prädisponierende Faktoren der aszendierenden bakteriellen Infektion. Bei rezidivierenden oder therapieresistenten Zystitiden muß nach resistenzmindernden Systemerkrankungen, Blasenentleerungsstörungen, Fremdkörpern,

> • **Unspezifische, bakterielle Zystitis**
>
> **Häufige Formen der akuten Zystitis der Frau:**
> • Unspezifisch bakterielle Zystitis
> • Akutes Urethralsyndrom
> • Chemotoxisch-allergische Zystitis
>
> Die **häufigsten Erreger** einer akuten bakteriellen Entzündung sind **gramnegative Stäbchen** wie E. coli (M-**1**), Enterobacter, Pseudomonas, Serratia, Proteus und **grampositive Kokken**.
> Enge Nachbarschaft der weiblichen Harnröhre zu Anus und Vagina sind prädisponierend für eine aszendierende bakterielle Zystitis.
> Weiterhin muß an resistenzmindernde Systemerkrankungen, Blasenentleerungsstörungen, Fremdkörper,

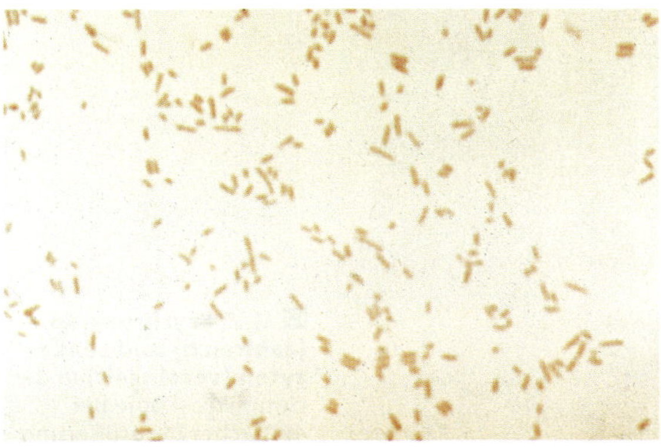

M-**1: Escherichia coli im Urin bei 500facher Vergrößerung** (Gramfärbung)

Tumoren oder Fehlbildungen gedacht werden. Die Hormonsituation muß ebenfalls überprüft werden.

Tumoren oder Fehlbildungen gesucht werden. Aber auch Störung der Hormonsituation (Androgenüberschuß der jungen Frau; Östrogenmangel nach dem Klimakterium) ist ein wichtiger Faktor, der die lokale Infektabwehr beeinflußt und für Harnwegsinfekte der Frau disponiert. Zur Psychosomatik *siehe Kap. P.*

Klinik Pollakisurie, imperativer Harndrang, kleine Urinportionen, Algurie und/oder Hämaturie.

Klinik. Sie ist gekennzeichnet durch Pollakisurie, imperativen Harndrang, kleine, z.T. trübe und mitunter übelriechende Urinportionen, Algurie, Strangurie und/oder Mikro- bzw. Makrohämaturie.

Merke ▶

Merke. Bei der **isolierten Zystitis**, der Entzündung eines Hohlorgans, **fehlt das Fieber**.

Daneben gibt es die **asymptomatische Bakteriurie,** aber auch den negativen Urinbefund beim Urethralsyndrom, der Strahlenzystitis oder der chemotoxisch-allergischen Zystitis.

Die ausgeprägte Symptomatik mit erheblicher Beeinträchtigung des Allgemeinbefindens kann bei der sogenannten **asymptomatischen Bakteriurie** aber auch völlig fehlen. Die Abgrenzung zu einer Verunreinigung fällt schwer. Andererseits findet sich eine entsprechende Beschwerdesymptomatik auch ohne Keimnachweis im Urin, wie es z.B. beim akuten Urethralsyndrom *(siehe Kap. P)*, der Strahlenzystitis oder der chemotoxisch-allergischen Zystitis der Fall ist.

Diagnostik Die körperliche Untersuchung ist bis auf einen möglichen **suprapubischen Druckschmerz** unauffällig.
Zur **Urinuntersuchung** wird in der Regel **Mittelstrahlurin** gewonnen.
Mikroskopisch zeigt sich:
- Leukozyturie
- Erythrozyturie (◘ M-**2**)
- Bakteriurie

Bei rezidivierenden Infekten ist der Katheterurin obligat.

Diagnostik. Bis auf einen mehr oder weniger ausgeprägten **suprapubischen Druckschmerz** ist der körperliche Untersuchungsbefund mit Inspektion des Introitus vaginae meist unauffällig, sofern keine Hormonstörung vorliegt.
Zur **Urinuntersuchung** wird in der Regel **Mittelstrahlurin** gewonnen. Der sterile Einmalkatheterismus oder die suprapubische Punktion zur Uringewinnung bleiben speziellen Fragestellungen vorbehalten. Während die Untersuchung des Mittelstrahlurins in der Allgemeinarztpraxis durchaus zur Orientierung ausreicht und bei negativem Befund auch verwertbar ist, muß bei Verdacht auf das Vorliegen eines Harnwegsinfekts spätestens beim Rezidiv und in der urologischen Untersuchung die Urinuntersuchung per Katheterurin erfolgen. Der klassische Urinbefund sollte möglichst mikroskopisch und nicht mittels »Teststreifen« untersucht werden. Hierbei zeigt sich in der Regel eine Leukozyt-, Erythrozyt- und Bakteriurie (◘ M-**2**).

K ***Der klinische Fall.*** Eine 62jährige Patientin wird nach einer zweijährigen Vorgeschichte von Algurie und rezidivierenden Harnwegsinfekten und vielen frustranen Antibiotikatherapien durch den Hausarzt an den Urologen überwiesen. Die erste Maßnahme ist die Überprüfung des Blasenurinbefundes, der vom Hausarzt übermittelt wurde, da dieser Befund als Mittelstrahlurin entstanden ist. Der urologischerseits durchgeführte Katheterurin ergibt eine sterile Kultur.
In der weiteren Abklärung finden sich keine Auffälligkeiten in Urogramm und Zystoskopie. Auffällig ist jedoch das atrophe äußere Genitale. Der Gynäkologe bestätigt den Befund und verordnet lokale Östrogene.
Nach 1 Monat ist die Patientin beschwerdefrei, die Algurie und Reizblasensymptomatik ist weg, der Urinbefund als Katheterurin bleibt steril.
Lerneffekt: Spätestens bei »therapieresistenten« Harnwegsinfekten muß die Überprüfung mittels Katheterurin erfolgen. Ferner ist das Alter der Frau zu berücksichtigen. Lokaler Östrogenmangel kann zu den (fast) gleichen Symptomen führen wie eine bakterielle Zystitis.

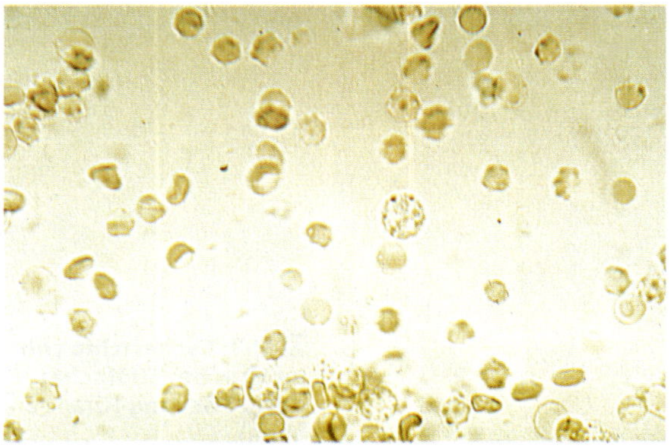

◘ M-**2: Erythrozyten (zahlreich) und Leukozyten (vereinzelt)** in der Urinmikroskopie bei 400facher Vergrößerung

Ein **Abstrich** von Urethra und Zervix ist bei Auftreten von Fluor vaginalis oder vorhandenen Kondylomen zu erwägen (Trichomonaden, venerische Infektionen).
Von einer korrekt erstellten **positiven Urinkultur** aus Mittelstrahlurin sollten **mindestens 100000 Keime pro Milliliter** erwartet werden. Dies ist allerdings kein Dogma, da letztendlich immer die Klinik entscheidet. Eine Keimbesiedlung unter 100000 spricht für eine Verunreinigung.
Katheterurin ist dagegen in der Regel steril.

Eine **positive Urinkultur** sollte im Mittelstrahlurin **mindestens 100000 Keime/ml** aufweisen.
Bei Katheterurin ist eine geringere Keimzahl ausreichend, da K-Urin normalerweise steril ist.

> ***Merke.*** **Ein Antibiogramm ist Voraussetzung für eine gezielte Antibiose. Der Kulturbefund stammt aus einem Katheterurin.**

◄ Merke

Unspezifische Entzündungsparameter wie die BSG oder Leukozyten im Serum sind meist unauffällig. Sind sie pathologisch, sollte an eine begleitende Pyelonephritis gedacht werden.
Ultraschalluntersuchungen der ableitenden Harnwege sind zum Ausschluß komplizierter oder prädisponierender Veränderungen in Anbetracht der minimalen Invasivität auch schon **bei einer Erstinfektion indiziert.**

Zum Ausschluß komplizierter Veränderungen ist die **Ultraschalluntersuchung** indiziert.

> ***Merke.*** Ausscheidungsurogramm, Miktionszystourethrogramm, Zystoskopie und urodynamische Abklärung zum Ausschluß komplizierender Faktoren bleiben rezidivierenden oder chronischen Zystitiden vorbehalten.

◄ Merke

Therapie

Therapie

> ***Merke.*** Bei der akuten unkomplizierten bakteriellen Zystitis der Frau ist eine gezielte Antibiotikatherapie für ein (sog. »Single shot«) bis drei Tage ausreichend.

◄ Merke

Therapeutika der ersten Wahl sind Trimethoprim/Sulfamethoxazol, eventuell Ampicillin/Amoxicillin. Eine Chlamydieninfektion kann mit Doxycyclin, Gyrasehemmern oder Erythromycin behandelt werden. Trichomonaden sind sensibel gegen Metronidazol.
Warme Sitzbäder, Spasmolytika, nichtsteroidale Antiphlogistika und eine Harndilution ergänzen die gezielte Antibiose. Auch eine asymptomatische Bakteriurie sollte antibiotisch behandelt und kontrolliert werden, wenn sie im Katheterurin nachgewiesen wurde.

Therapeutika der ersten Wahl sind Trimethoprim/Sulfamethoxazol eventuell Ampicillin/Amoxicillin.

Daneben kommen Sitzbäder, nichtsteroidale Antiphlogistika sowie die Harndilution in Frage.

> ***Merke.*** **Während der Schwangerschaft ist eine Bakteriurie zwingend zu behandeln.**

◄ Merke

Komplizierte Zystitis

Komplizierte Zystitis

Bei der komplizierten Zystitis ist der entzündliche Prozeß nicht mehr allein auf die Mukosa der Harnblase beschränkt. Es entsteht eine schwere eitrige, fibrinöse Zystitis, bei der alle Wandschichten der Harnblase beteiligt sind. Diese Erkrankung der Harnblase ist wie eine Entzündung eines parenchymatösen Organs anzusehen. **Neben den noch ausgeprägteren Symptomen einer Zystitis kann es hierbei auch zu Fieber kommen.** Die Patientinnen sind durch ein sehr schweres Krankheitsbild stark beeinträchtigt.
Therapie der Wahl ist neben der o.g. physikalischen Therapie eine Antibiose mit Antibiotika, die einen hohen Blut- und Gewebespiegel garantieren (z.B. Gyrasehemmer oder Cephalosporine). Die Antibiose muß gezielt nach Antibiogramm erfolgen und sollte mindestens über 10 Tage verabreicht werden *(siehe auch Kap. F).*

Bei der komplizierten Zystitis sind neben der Mukosa auch alle anderen Wandschichten der Harnblase beteiligt. **Hierbei kann es zu Fieber kommen.**
Die Patientinnen sind durch ein schweres Krankheitsbild beeinträchtigt.
Die Therapie besteht in einer gezielten Antibiose *(s. a. Kap. F).*

Akutes Urethralsyndrom

Synonyme hierfür sind **Reizblase** und **weibliche Prostatitis.**

Klinik Symptome sind vor allem die Pollakisurie mit imperativem Harndrang ohne Nachweis eines signifikanten Harnwegsinfekts. Eine **psychosomatische Komponente** liegt hierbei vor *(vgl. Kap. P)*.
Eine weitere mögliche Ursache ist die hormonelle Störung.

Diagnostik Durch die Überlagerung mit der psychovegetativen Komponente erschwert sich die Diagnostik. Eine wichtige Untersuchung ist die Videozystomanometrie. Der **Uroflow** ist z. T. vermindert.
Gelegentlich lassen sich Meatusstenosen, Karunkel, Divertikel, Entzündungen der paraurethralen Drüsen oder Schleimhautprolapse finden.

Die Überprüfung der **Vaginal- und Urethralzytologie** gehört zur Routine.

Therapie In der Regel ist eine **psychosomatische Therapie** indiziert. Alle anderen Behandlungsversuche führen nicht zum gewünschten Erfolg. Eine Hormonstörung wird ausgeglichen.

Akute abakterielle chemotoxisch-allergische Zystitis

Synonym Seifenzystitis, bedingt **durch übertriebene Genitalhygiene.**
Die Symptome entsprechen denen der Reizblase (s.o.). Die Diagnostik und die Therapie beschränken sich auf die Ermittlung und Ausschaltung der auslösenden Noxe, d. h. Durchführung der **Genitalhygiene ausschließlich mit warmem Wasser.**

Endometriose

Bei Endometriose der Harnorgane spricht man von einer extragenitalen Endometriose.

Akutes Urethralsyndrom

Synonyme für dieses Krankheitsbild sind »**Reizblase**« oder »**weibliche Prostatitis**«.

Klinik. Das akute Urethralsyndrom ist durch die Beschwerden einer Zystitis ohne entsprechenden Urinbefund gekennzeichnet. Die Patientinnen klagen vor allem über Pollakisurie mit imperativem Harndrang, wobei sich diese Symptomatik insbesondere unter psychischer Belastung verstärken kann. Eine **psychosomatische Komponente** konnte nachgewiesen werden *(vgl. Kap. P)*. Frühere bakterielle Infekte oder auch gelegentlicher Nachweis von Bakterien sprechen nicht gegen das Vorhandensein eines akuten Urethralsyndroms bzw. einer chronischen Reizblase, denn es kommt vor, daß sich Symptombilder eines organischen Leidens verselbständigen können. Außerdem kann eine ständige Reizung der Blase aus psychosomatischer Ursache heraus zu einer Beeinträchtigung der Eigenabwehr der Blasenschleimhaut führen, so daß sekundär wieder eine nachweisbare Ursache der Symptome scheinbar vorliegen kann. Hierdurch kann sowohl die Diagnose als auch die Therapie erheblich erschwert sein. Eine weitere, abklärungspflichtige Ursache ist die hormonelle Störung, vgl. Kasuistik.

Diagnostik. Hinweise für das akute Urethralsyndrom finden sich bei der Durchführung einer kombinierten videozystomanometrischen Untersuchung. Vergleiche auch hierzu *Kapitel P*, in dem auf dieses Krankheitsbild gesondert eingegangen wird. Der **Uroflow** ist z. T. vermindert bzw. zeigt eine Dyskoordination.
Bei genauer Inspektion des Orifiziums und der Harnröhre lassen sich bei peri- oder postmenopausalen Frauen mit Reizblase ohne nachgewiesenen signifikanten Harnwegsinfekt mitunter eine Meatusstenose, ein Karunkel, ein Divertikel, eine Entzündung der paraurethralen Drüsen oder ein Schleimhautprolaps finden.
Zum Ausschluß einer chronischen Urethritis sollte ein Abstrich aus Urethra und Zervikalkanal gewonnen werden.
Ferner gehört unbedingt die **Vaginal- und Urethralzytologie** zur Überprüfung des Hormonstatus zur Routinediagnostik.

Therapie. Die Therapie (Antibiose, Spasmolyse, physikalische Therapie) des akuten Urethralsyndroms wird derzeit kontrovers diskutiert und führt in der Regel zu keiner wesentlichen Verbesserung der Symptomatik. Hierbei sollte unbedingt eine **psychosomatische Therapie** eingesetzt werden.
Eine Hormonstörung wird selbstverständlich ausgeglichen, was oftmals eine wesentliche Linderung bewirkt.

Akute abakterielle chemotoxisch-allergische Zystitis

Diese Form der Zystitis ist auch unter dem Synonym Seifenzystitis bekannt. Sie ist bedingt durch eine mehr oder weniger **exzessiv betriebene Genitalhygiene** (Schaumbäder, parfümierte Seifen, Waschsyndets, Vaginaltampons etc.) oder durch Anwendung bestimmter Verhütungsmittel wie Schaumovula. Die Klinik und die Symptome sind ähnlich wie bei der Reizblase (s.o.). Die **Therapie** ist sehr einfach: Weglassen der Noxe und Durchführung der Genitalhygiene **mit ausschließlich warmem Wasser** führt zur schnellen Heilung der Patientinnen.

Endometriose

Als Endometriose bezeichnet man außerhalb der anatomischen Grenzen der Gebärmutter vorkommende Endometriumzellen. Bei diesen zyklusabhängigen gutartigen Wucherungen unterscheidet man eine genitale und extragenitale Form, wobei die Endometriose der Harnorgane zur extragenitalen Form gehört.

Klinik. Typisch ist die **zyklusabhängig auftretende Beschwerdesymptomatik** mit Flanken- und/oder Unterbauchschmerzen (je nach Lokalisation der Endometriose), Mikro- oder Makrohämaturie sowie Dysmenorrhö bei zusätzlich vorhandener genitaler Endometriose.

Klinik Zyklusabhängige Flanken- und/oder Unterbauchschmerzen, Mikro- oder Makrohämaturie.

Diagnostik. Druckschmerz der Flanke oder des Unterbauchs, Urinstatus und Urinkultur, Sonographie, Ausscheidungsurogramm sowie Urethrozystoskopie und ggf. Ureteropyeloskopie.

Diagnostik Palpation (Flankendruckschmerz), Urinstatus, Urinkultur, Sonographie, Urogramm und die Urethrozystoskopie sind wegweisend.

Therapie. Die medikamentöse Therapie der Wahl ist das Gonadotropin **Danazol**. Je nach Lokalisation und Ausmaß ist eine chirurgische Therapie anzustreben.
Auf die weiteren Formen der Zystitis wird in *Kapitel F* ausführlich eingegangen.

Therapie Gabe von **Danazol**, ggf. chirurgische Sanierung.

1.2 Erkrankungen der Harnwege in der Schwangerschaft

1.2 Erkrankungen der Harnwege in der Schwangerschaft

Im Rahmen einer Schwangerschaft kommt es zu **physiologischen Veränderungen** der Nieren und des harnableitenden Systems. Die Zunahme des Blutvolumens führt zu einer **Zunahme der Nierendurchblutung**, die durchschnittlichen **Blutdruckwerte sinken.** Bei 20% aller Schwangeren läßt sich eine neu aufgetretene **Glukosurie** nachweisen. Zusätzlich werden einige Aminosäuren und harnpflichtige Substanzen vermehrt ausgeschieden. Polydipsie und zunehmende Kapazitätseinschränkung der Blase verursachen eine **Pollakisurie**. Etwa 50% der Erstgebärenden und bis zu 85% der Mehrgebärenden haben in der Schwangerschaft eine **Harninkontinenz** (Belastungs- oder Streßinkontinenz).

Physiologisch bedingte Veränderungen im Rahmen einer Schwangerschaft:
- Zunahme der Nierendurchblutung
- RR ↓
- Glukosurie (bei ca. 20%)
- Pollakisurie
- Harninkontinenz

> ***Merke.*** Eine Dilatation des rechten Nierenbeckenkelchsystems ist in der Schwangerschaft nicht ungewöhnlich. Sie kann bis zur 12. Woche post partum anhalten.

◀ **Merke**

Ätiologie. Ätiologisch sind die **hormonell bedingte Tonusminderung der sympathisch innervierten Pyelon- und Uretermuskulatur, die Kompression des prävesikalen Harnleiters durch den aufsteigenden Uterus** sowie eine **Abknickung des Ureters über der A. uterina** für die Dilatation verantwortlich. Am häufigsten findet man die Dilatation des Nierenbeckenkelchsystems auf der rechten Seite, da der linke Harnleiter durch das Sigma vor Kompression recht gut geschützt ist. Durch eine vermehrte Füllung der Vena ovarica kann die Kompression des Harnleiters zusätzlich verstärkt sein: **»Vena-ovarica-Syndrom«**. Der Plexus der Vena ovarica kann in der Schwangerschaft bis zum Sechzigfachen seines ursprünglichen Volumens erweitert sein und dadurch den Ureter gegen die Vasa iliaca komprimieren. Ein Vena-ovarica-Syndrom kann auch bei nicht Graviden auftreten und ist fast ausschließlich auf der rechten Seite lokalisiert. Hierbei ist die Ausprägung des Syndroms zyklusabhängig und am stärksten in der Zyklusmitte.

Ätiologie Faktoren, die zur Dilatation des rechten Harntraktes führen können:
- Tonusminderung der Pyelon- und Uretermuskulatur
- Kompression des prävesikalen Ureters durch den Uterus
- Abknickung des Ureters über der A. uterina
- Vena-ovarica-Syndrom

Therapie. Liegt keine Infektion vor, kann in der Regel auf eine Harnableitung verzichtet werden. Sonographische Kontrolluntersuchungen sowie Urinkontrollen sind obligatorisch. Bei Zunahme der Dilatation des Nierenbeckenkelchsystems, bei anhaltenden Flankenschmerzen und/oder auftretendem Hypertonus besteht Handlungsbedarf. Eine dann erforderliche Sicherung der Harnableitung erfolgt in der Regel durch Einlage eines **Pigtail-Ureterkatheters**. Sollte dies nicht möglich sein, muß eine perkutane Nephrostomie angelegt werden. Der Ureterkatheter, welcher für die Patientinnen kaum belastend ist, sollte alle 4–8 Wochen gewechselt werden (Silikonstents können mitunter länger verweilen) und kann ca. eine Woche post partum wieder entfernt werden. Operative Interventionen wie Resektion der V. ovarica oder eine Ureterolyse sind obsolet.

Therapie Bei Infektion bzw. Beschwerden Harnableitung durch Einlage eines **Pigtail-Ureterkatheters.**

Operative Interventionen sind hingegen obsolet.

1.2.1 Pyelonephritis

Merke ▶

1–3 % aller Graviden erleiden eine akute Pyelonephritis. Bei 5–8 % kann in der frühen Schwangerschaft eine Bakteriurie nachgewiesen werden.

Merke ▶

Schwangerschaftstypische Veränderungen führen zur Exazerbation einer meist vorbestehenden Bakteriurie.

Klinik Ein Drittel der Fälle verläuft typisch mit **Pollakisurie, imperativem Harndrang, intermittierendem Fieber** und **Flankenschmerzen.** Vollbild ist die Urosepsis. Zwei Drittel der Fälle verlaufen atypisch, wobei unspezifische Symptome im Vordergrund stehen. Hypertonus und drohende Eklampsie sind oft erste Symptome. Das erfordert wiederholte Urinuntersuchungen und Sonographiekontrollen.

Diagnostik **Urinkultur mit Antibiogramm** und **Sonographie** sind Mittel der Wahl. **Röntgenuntersuchungen während der Schwangerschaft sind obsolet.**

Therapie Gezielte **Antibiose nach Antibiogramm** (Mittel der Wahl sind Penizilline und Cephalosporine, bei Penizillinallergie Erythromycin), wobei stets eine mögliche Teratogenität anderer Antibiotika beachtet werden sollte.

Unterstützend sind Bettruhe und spezielle Lagerung bei Harnstau zur kontralateralen Seite angezeigt.

1.2.1 Pyelonephritis

> **Merke.** Die häufigste urologische Erkrankung in der Schwangerschaft ist die akute Pyelonephritis.

1–3 % aller Schwangeren erleiden eine akute Pyelonephritis, meist im dritten Trimenon. In 5–8 % aller Graviden läßt sich eine asymptomatische signifikante Bakteriurie nachweisen. Unbehandelt führt diese im Zusammenhang mit dem Bestehen einer Dilatation der ableitenden Harnwege sehr oft zu einem symptomatischen Harnwegsinfekt mit Fieber und Flankenschmerzen.

> **Merke.** Eine asymptomatische **Bakteriurie bei einer Schwangeren muß antibiotisch behandelt werden**. Zuvor muß eine bakteriologische Harnuntersuchung erfolgen, da sie Ausdruck einer klinisch stumm verlaufenden Pyelonephritis sein kann.

Es kommt selten zu einer Neuinfektion. Meist war die Bakteriurie schon in der frühen Schwangerschaft nachweisbar.
Die o.a. schwangerschaftstypischen Veränderungen wie die Dilatation des oberen Harntrakts, verminderte Ureterperistaltik und ein für die Keimvermehrung prädisponierter Urin (Glukosurie, Proteinurie) führen zu einer Exazerbation.

Klinik. Die klassischen Symptome **Pollakisurie** mit **imperativem Harndrang**, intermittierende **Fieberschübe** und **Flankenschmerzen** lassen sich nur bei ca. einem Drittel der Frauen nachweisen. Zwei Drittel aller Fälle verläuft symptomarm und **mitunter afebril**. Es dominieren hierbei uncharakteristische Symptome wie Abgeschlagenheit, Kopfschmerzen und Inappetenz. Nicht selten sind Hypertonie und drohende Eklampsie die ersten Symptome. Es kann auch zum Vollbild einer Urosepsis kommen. Deshalb gehören wiederholte Urinuntersuchungen und sonographische Untersuchungen der Nieren zur Überwachung einer Schwangerschaft zwingend dazu.

Diagnostik. Das Keimspektrum der akuten Pyelonephritis unterscheidet sich im wesentlichen nicht von dem einer nicht schwangeren Patientin *(siehe Kapitel F)*. Urinuntersuchung inklusive **Urinkultur** mit entsprechendem **Antibiogramm** sind obligat. Die **Sonographie** zur Darstellung der ableitenden Harnwege ist in der Schwangerschaft das bildgebende Verfahren der Wahl. **Röntgenuntersuchungen sind obsolet.**

Therapie. Eine **Antibiose** ist erforderlich. Mittel der ersten Wahl sind Penizilline und Cephalosporine. Kontraindiziert wegen Übertritt in die Muttermilch sind: Tetrazykline, Chloramphenicol, Cotrimoxazol, Gyrasehemmer, Metronidazol, Nitrofurantoin, Sulfonamide. Bei bestehender Penizillinallergie ist Erythromycin eine Alternative. Die Antibiose sollte **gezielt nach Antibiogramm** unter Berücksichtigung einer potentiellen Teratogenität des Präparates erfolgen. Bei gleichzeitig bestehender Dilatation des Nierenbeckenkelchsystems ist zusätzlich eine Sicherung der Harnableitung mittels Pigtail-Ureterkatheter sinnvoll. Als unterstützende Therapie ist eine eingeschränkte Bettruhe sowie Lagerung der Patientin bei Harnstau auf der kontralateralen Seite angezeigt. Auf die Notwendigkeit urologischer Nachkontrollen, vor allem Urinuntersuchungen und Sonographie, sei ausdrücklich hingewiesen.

1.2.2 Urolithiasis

Die Urolithiasis ist eine recht **seltene Komplikation** in der Schwangerschaft (0,03–0,8%). Meist handelt es sich um prävesikale Konkremente, die bevorzugt auf der rechten Seite eine Kolik und/oder einen Harnaufstau verursachen. Flankenschmerzen, Übelkeit und Erbrechen, Fieber und Dysurie sind die Leitsymptome. Urinbefund, und Ultraschall führen zur Verdachtsdiagnose. Bei Harnstauung und/oder Schmerzen sichert eine Ureterschienung (Pigtail-Ureterkatheter, Einlage ohne Röntgenkontrolle, anschließende Sonographie) die Diagnose und garantiert die ungehinderte Urinpassage bis zum Ende der Schwangerschaft. Eine passagere Analgesie und Spasmolyse ist oft unumgänglich.

1.2.2 Urolithiasis

Urolithiasis kommt in der Schwangerschaft sehr **selten** vor. Meist handelt es sich um prävesikale Konkremente. Kolik und/oder Harnstauung verursachen Flankenschmerzen, Übelkeit, Erbrechen, Fieber und Dysurie. Therapie: Einlage einer Harnleiterschiene (Doppel-J-Katheter) mit sonographischer Kontrolle.

Merke. Differentialdiagnostisch ist eine akute Pyelonephritis nicht immer sicher auszuschließen, so daß man bei unklaren Fällen zunächst für die Sicherung der Harnableitung durch Einlage eines Ureterkatheters oder einer perkutanen Nephrostomie (nur wenn Ureterkatheter unmöglich) sorgt und die definitive Diagnostik post partum durchführt. Die Antibiose begleitet diese Maßnahme.

◄ **Merke**

1.2.3 Fehlbildungen der Nieren und der ableitenden Harnwege

Fehlbildungen der Nieren und der ableitenden Harnwege können zu Störungen von Schwangerschaft und Geburt führen. Dystope Nieren sind infektanfälliger und zeigen eine häufigere Steinbildung. **Beckennieren** können zu einem unüberwindlichen Geburtshindernis werden und eine Sectio caesarea notwendig machen. Die **polyzystische Nierendegeneration** vom adulten Typ (Potter III) manifestiert sich in der 4. und 5. Lebensdekade. Findet sich nur eine leichte Blutdruckerhöhung ohne Einschränkung der Nierenfunktion, kann ein ungestörter Schwangerschaftsablauf angenommen werden. Bei Patientinnen mit bereits eingeschränkter Nierenfunktion wird dies sicher nicht der Fall sein. Auf die Gefahr der Eklampsie sei in diesem Zusammenhang hingewiesen. Zystennieren oder auch andere chronische Nierenerkrankungen können in Einzelfällen Ursache von Spontanrupturen der Niere in der Schwangerschaft sein.

Bei kongenitaler eutoper Einzelniere oder nach kompensatorischer Hypertrophie einer operativen Einzelniere verlaufen Schwangerschaft, Geburt und Wochenbett wie bei Patientinnen mit zwei gesunden Nieren, sofern die Funktion der vorhandenen Niere normal ist.

Unter Hämodialyse bei terminaler Niereninsuffizienz kommt es selten zur Konzeption (Ovarialfunktion vermindert). Eine Gravidität bleibt wegen der eingeschränkten Plazentafunktion nur selten intakt. Nach Transplantation einer Spenderniere sollten wegen der möglichen Komplikationen nach der Transplantation 1–2 Jahre bis zu einer Gravidität gewartet werden.

1.2.3 Fehlbildungen der Nieren und ableitenden Harnwege

Fehlbildungen der Nieren und der ableitenden Harnwege können zu Störungen von Schwangerschaft und Geburt führen. Eine **Beckenniere** kann ein unüberwindliches Geburtshindernis sein.

Einschränkung der Nierenfunktion kann zur Eklampsie führen.

Bei Einzelniere mit normaler Gesamtfunktion sind keine spezifischen Komplikationen durch die Schwangerschaft zu erwarten.

Unter Hämodialyse kommt es selten zur Konzeption.

Nach Transplantation sollten 1–2 Jahre zu einer Gravidität vergehen.

2 Fisteln und Strikturen

Als Ursachen der Fistelbildung kommen in erster Linie operative oder strahlentherapeutische Interventionen, aber auch entzündliche oder tumorige Darmerkrankungen in Betracht.

Merke ▶

2.1 Fisteln

Klassifikation ▶

Am häufigsten kommen Blasen-Scheiden-Fisteln vor.

Klinik Symptome sind **unwillkürlicher Urinverlust, ständiges Harnträufeln,** eventuell Pneumaturie bei Blasen-Rektum-Fistel.
Bei Blasen-Darm-Fisteln können eine **Pneumaturie** oder **Pyurie** vorliegen.

Diagnostik Zu den diagnostischen Maßnahmen zählen **Ausscheidungsurogramm, Urethrozystoskopie, Zystogramm,** vaginale **Inspektion, 3-Tupfer-Probe, Zystoskopie,** ggf. i.v. Indigokarmin-**Farbstoff-Applikationen.**

Therapie In der Regel ist ein **operativer Verschluß** indiziert. Bei kleiner Blasen-Scheiden-Fistel kann es unter passagerer Harndauerableitung über

2 Fisteln und Strikturen

Fisteln und Strikturen kommen häufig vor. In der Regel sind sie selten durch eine primäre urologische Erkrankung bedingt. Zu den häufigsten Ursachen zählen primäre Darmerkrankungen, wie z. B. der M. Crohn, die Colitis ulcerosa oder aber Dickdarmkarzinome. Ebenfalls häufig sind gynäkologisch bedingte Fisteln und Strikturen.

> ▶ ***Merke.*** Die Topographie des kleinen Beckens bedingt, daß Komplikationen gynäkologisch-geburtshilflicher Eingriffe oder auch die Karzinomchirurgie häufig die harnableitenden Organe betreffen.

Harnleiter- oder Blasenverletzungen mit nachfolgender Fistelbildung, narbige Ureterstrikturen oder iatrogene Ureterligaturen sowie funktionelle Blasenentleerungsstörungen stehen im Vordergrund. Fortgeschrittene gynäkologische Tumoren, insbesondere das Zervixkarzinom, können ebenfalls zu einer Fistelbildung führen. Gelegentlich treten Fisteln nach einer Radiatio auf. Traumatisch bedingte Fisteln oder Strikturen sind selten.

2.1 Fisteln

Folgende Fisteln werden unterschieden:
- Blasen-Scheiden-Fistel
- Harnröhren-Scheiden-Fistel
- Blasen-Zervix-Fistel
- Ureter-Scheiden-Fistel
- Blase-Rektum-Scheiden-Fistel
- Blasen-Sigma-Fistel

Am häufigsten sind Blasen-Scheiden-Fisteln (≈ 42 %).

Klinik. Leitsymptom ist der unterschiedlich ausgeprägte **unwillkürliche Urinverlust**. Man spricht hierbei auch von einer extraurethralen Inkontinenz. **Ständiges miktionsunabhängiges Harnträufeln** läßt an eine Ureter- oder Blasen-Scheiden-Fistel denken. Urinfisteln müssen differentialdiagnostisch gegenüber einer urethralen Harninkontinenz abgeklärt werden. Bei Blasen-Darm-Fisteln können eine **Pneumaturie** oder **Pyurie** vorliegen.

Diagnostik. Vaginale **Inspektion, Ausscheidungsurogramm, Urethrozystoskopie, Zystogramm** und die **3-Tupfer-Probe** dienen der Differentialdiagnose und der Feststellung des Ausmaßes des Defektes.
Bei der 3-Tupfer-Probe wird die Vagina mit drei Tupfern austamponiert und anschließend eine **Blaulösung** (Indigokarmin, Methylenblau) in die Blase **instilliert**. Nach kurzer Zeit, bei kleinen Fisteln auch nach einem kurzen Spaziergang, werden dann die drei Tupfer aus der Scheide entfernt und inspiziert. Ist nur der erste Tupfer, welcher dem Meatus am nächsten ist, verfärbt, so spricht dies eher für eine urethrale Inkontinenz. Sind allerdings einer oder beide tiefer in der Vagina gelegene Tupfer blau verfärbt, so liegt wahrscheinlich eine urethro- oder vesikovaginale Fistel vor. Ist keiner der drei Tupfer verfärbt, so sollte zum Ausschluß einer Ureter-Scheiden-Fistel eine intravenöse Gabe von Indigokarmin erfolgen und die 3-Tupfer-Probe wiederholt werden.
Eine **Urethrozystoskopie** kann mit Indigokarminapplikation kombiniert werden.

Therapie. Therapie der Wahl ist der **operative Verschluß der Fistel.** Kleinere Blasen-Scheiden-Fisteln schließen sich mitunter spontan durch Dauerableitung mittels suprapubischer Harnableitung. Größere Defekte bzw. Fisteln sollten nach Infektsanierung operativ verschlossen werden. Ob man einen transvesikalen oder transvaginalen Zugang wählt, und ob man einen gestielten Peritoneallappen oder einen Netzzipfel interponiert, hängt von den persönlichen Erfahrungen des Operateurs und von der Größe des Defektes ab. Sollte eine Fistel innerhalb von 24 Stunden nach der verursachenden Primäroperation auftreten und diagnostiziert werden können, kommt ein unmittelbarer operativer Fistelverschluß in Frage. Bei später auftretender Fistel bzw. **späterer Diagnosestellung** ist zunächst eine suprapubische Harnableitung oder eine perkutane Nephrostomie indiziert. Bei der Fistelbildung nach Radiatio können aufgrund der Gewebealterationen und der möglichen Schrumpfblasenbildung erhebliche operative Probleme beim Fistelverschluß auftreten, so daß als Ultima ratio zur Harnableitung nur ein Conduit oder ein kontinentes Harnreservoir dienen.

einen suprapubischen Katheter zu einem eventuellen Spontanverschluß der Fistel kommen.
In schwierigen Fällen bleibt als Ultima ratio nur noch die Harnableitung mittels Ileum-Conduit oder Pouch.

Bei **späterer Diagnosestellung** ist zunächst eine suprapubische Harnableitung indiziert, während bei früher Feststellung nach einer Operation (24 Std.) die operative Revision angezeigt ist.

2.2 Harnleiterverletzungen und Strikturen

Die Häufigkeit iatrogener Harnleiterverletzungen bei operativen Eingriffen im kleinen Becken wird mit bis zu 2% angegeben. Ein präoperativ angefertigtes Ausscheidungsurogramm kann bereits präoperativ bestehende Veränderungen des Harntraktes aufzeigen, was auch von forensischer Bedeutung sein kann. Intraoperativ erkannte Verletzungen des Harnleiters sollten primär versorgt werden. Hierzu stehen u. a. die primäre Naht, die Ureterozystoneostomie, ggf. in der Psoas-Hitch-Technik oder die Boari-Lappen-Plastik zur Verfügung. Bei sehr langstreckiger Schädigung des Harnleiters kann auch eine Transuretero-Ureterostomie durchgeführt werden. Dabei wird der betroffene Harnleiter retroperitoneal End-zu-Seit mit dem kontralateralen Harnleiter anastomosiert.

2.2 Harnleiterverletzungen und Strikturen

Die Häufigkeit iatrogener Harnleiterverletzungen bei operativen Eingriffen im kleinen Becken beträgt etwa 2%. Wenn die Verletzung sofort erkannt wird, wird sie unmittelbar versorgt. Je nach Ausmaß und Lokalisation stehen verschiedene Techniken zur Verfügung.

Klinik

Klinik

> ▶ ***Merke.*** Treten nach einem chirurgischen Eingriff im kleinen Becken postoperativ kolikartige Flanken- oder Rückenschmerzen auf, können dies Frühsymptome einer Harnleiterverletzung oder einer Blasenentleerungsstörung sein.

◀ **Merke**

Eine einseitige Harnleiterligatur kann **klinisch auch inapparent** bleiben und zur **Autonephrektomie** führen. Offene Harnleiterläsionen können auch durch **Urinsekretion über die Wunddrainagen** auffällig werden. Eine Bestimmung des Kreatininwertes im Wundsekret oder eine Blaufärbung des Sekretes nach intravenöser Applikation eines blauen Farbstoffes lassen bei entsprechender Verdachtsdiagnose eine Differenzierung gegenüber Lymphflüssigkeit zu. Ist die Verletzung klein, kann langsam ein **Urinom** entstehen, das u. U. erst Jahre später als »Tumor« entdeckt wird.

Eine einseitige Harnleiterligatur bleibt **gelegentlich klinisch inapparent.** Auffällig ist oft die **Urinsekretion aus Wunden,** die durch Bestimmung des Kreatininwertes des Wundsekretes und Färbemethoden differenziert wird. Gelegentlich kann auch ein **Urinom** entstehen.

Diagnostik. Mittels Sonographie und Ausscheidungsurographie kann relativ einfach eine Verdachtsdiagnose gestellt werden. Eine antegrade Pyeloureterographie nach vorheriger perkutaner Nephrostomie oder retrograde Ureterographie sichern die Verdachtsdiagnose.

Diagnostik Sonographie, Ausscheidungsurogramm, antegrade und retrograde Ureteropyelographie sichern die Diagnose.

Therapie. Bei einem gestauten Nierenbeckenkelchsystem erfolgt zunächst die perkutane Nephrostomie zur Sicherung der Harnableitung. Zur definitiven Versorgung stehen die bereits o.a. Rekonstruktionen zur Verfügung. Der **Operationszeitpunkt** hängt vom Allgemeinzustand der Patientin und von den Wundverhältnissen ab. Der beste Zeitpunkt ist der **2. oder 3. postoperative Tag**. Mitunter kann dann lediglich die Entfernung der unbeabsichtigten Ligatur des Harnleiters die Lösung des Problems darstellen. Ansonsten bietet sich eher ein Zeitintervall von 4–6 Wochen zur operativen Intervention an.
Mögliche Spätfolgen von Harnleiterläsionen sind Harnleiterstrikturen. Regelmäßige urologische **Kontrolluntersuchungen** sind deshalb erforderlich.

Therapie Der beste Zeitpunkt zur **operativen Intervention** nach Ligatur bzw. Verletzung des Harnleiters ist der **2. oder 3. postoperative Tag.**

Regelmäßige postoperative **Kontrolluntersuchungen** sind zum Ausschluß von Strikturen erforderlich.

3 Inkontinenz

Definition ▶

Harninkontinenz ist kein eigenständiges Krankheitsbild, sondern Ausdruck von Störungen des unteren Harntraktes. Unterschieden werden **urethrale** und **extraurethrale Harninkontinenz.**
Zur **Klassifikation** *siehe* M-**1** und M-**3**.

Merke ▶

Diagnostik Exakte **anamnestische Exploration** ist die Basis einer sinnvollen Diagnostik und Therapie. Wichtig sind dabei: Miktionsanamnese, Miktionsprotokoll, Dokumentation von Schweregrad, Leidensdruck, Begleiterkrankungen, Medikamenteneinnahme, Trinkverhalten.

Die **klinische Untersuchung** schließt die Inspektion des äußeren Genitales, eine vaginale Inspektion, eine rektale Untersuchung sowie die exakte Erhebung des neurologischen Status ein.

Die **Urinanalyse** dient dem Ausschluß einer Harnwegsinfektion oder Makrohämaturie.
Bildgebende Verfahren:
- Ausscheidungsurogramm
- Miktionszystourethrogramm

3 Inkontinenz

Definition. Unter Harninkontinenz versteht man den unwillkürlichen Urinabgang.

Die Harninkontinenz ist eine Krankheit, welche viele Ursachen haben kann. Sie ist kein eigenständiges Krankheitsbild, sondern ein Symptom als Ausdruck einer mehr oder weniger komplexen Störung des unteren Harntraktes. Die Harninkontinenz ist ein weit verbreitetes Symptom. Sie wird unterteilt in eine **urethrale und extraurethrale Harninkontinenz**. Zur **Klassifikation** *siehe* M-**1** und M-**3**.

Merke. Zur Wahrung der Harnkontinenz ist neben der Verschlußkraft des Sphinktermechanismus (bestehend aus Mm. sphincter int. et ext., Beckenbodenmuskulatur und Urethra) auch die muskuläre Inaktivität des Detrusors Voraussetzung.

M-**1: Klassifikation der Harninkontinenz**

Bezeichnung	Ursache
Belastungs-(Streß-)Inkontinenz	Sphinkterschwäche
Motorische Drang-(Urge-)Inkontinenz	Detrusorhyperaktivität
Sensorische Drang-(Urge-)Inkontinenz	Blasenhalsinstabilität
Obstruktive Überlaufinkontinenz	Blasenauslaßobstruktion
Funktionelle Überlaufinkontinenz	Detrusorinsuffizienz
Reflexinkontinenz	Spinalläsion
Ungehemmte neuropathische Blase	Zerebralläsion
Extraurethrale Inkontinenz	Urinfistel, Ureterdystopie

Diagnostik. Eine sorgfältige **Anamnese** ist die Grundlage der Inkontinenzdiagnostik und liefert entscheidende Hinweise auf Form, Schwere und Behandlungsbedürftigkeit der Inkontinenz. Dazu zählen insbesondere eine exakte Miktionsanamnese (Miktionsfrequenz und -volumina, Nykturie, imperativer Harndrang, ggf. Miktionsprotokoll), die Ermittlung des Schweregrades des unwillkürlichen Urinverlustes durch die Frage nach Art und Menge verwendeter Hilfsmittel zur Wäscheprotektion, die Dokumentation von Begleiterkrankungen (Diabetes, MS, Lues, neurologische Störungen), regelmäßiger Medikamenteneinnahme sowie des Trinkverhaltens.
Die **klinische Untersuchung** umfaßt neben der allgemeinen körperlichen Untersuchung die Inspektion des äußeren Genitales (Meatusstenose, Verklebung der Labien etc.) sowie eine vaginale Inspektion in Steinschnittlage (Lage des Meatus urethrae, Hustenprovokationstest, Zystozele?, Rektozele?, zervikaler Deszensus?, ektopes Ureterostium?). Eine rektale Untersuchung zur Beurteilung des Sphinktertonus sollte mit einer neurologischen Untersuchung mit Hinblick auf Sensibilität, Reflexstatus (inkl. Analreflex und Bulbokavernosusreflex) und Muskelfunktion der unteren Extremität einhergehen.
Die **Urinanalyse** dient dem Ausschluß einer Harnwegsinfektion und einer Makrohämaturie.
Unter den bildgebenden Verfahren liefert die **Ausscheidungsurographie** (AUG) Hinweise über morphologische und topographische Veränderungen im Bereich des oberen Harntraktes. Entscheidende Informationen über Funktionsabläufe und Morphologie des unteren Harntraktes lassen sich durch die **Miktionszystourethrographie** (MCU) gewinnen (Blasenkapazität und -konfiguration?, Kaliber und Form der proximalen Urethra?, Blasenhalskompetenz?, Trabekulierung oder Divertikelbildung?, vesikoureteraler Reflux?, Zystozele? etc.).

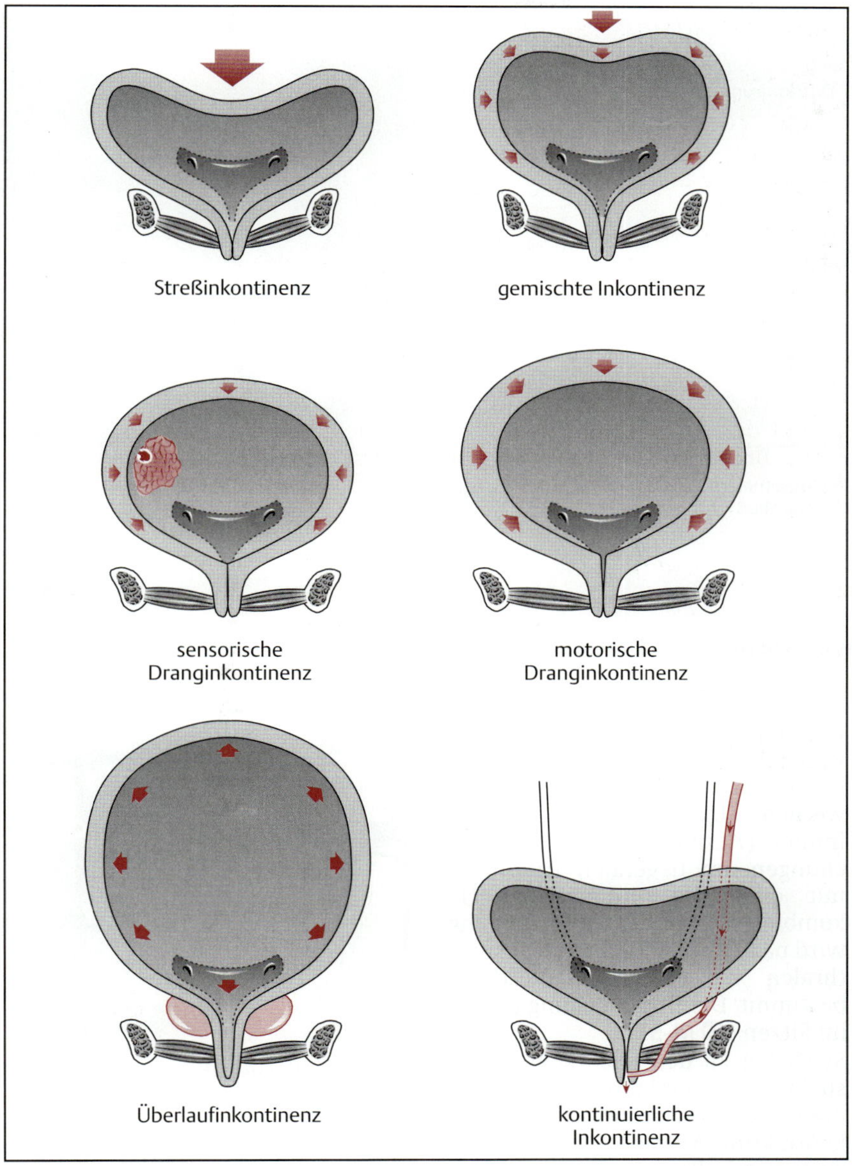

M-3: Formen der Harninkontinenz

Die wichtigste urodynamische Untersuchung zur differentialdiagnostischen Abklärung von Blasenfunktionsstörungen ist die **Zystomanometrie**. Es handelt sich dabei um eine physiologisch-klinische Untersuchungsmethode zur qualitativen und quantitativen **Analyse der Detrusorfunktion**. Sie liefert entscheidende Basisinformationen über die viskoelastischen Eigenschaften der Blasenwand, die Kontraktionskraft des Detrusors, den Miktionswiderstand des Blasenauslasses und über die Pathophysiologie der Blaseninnervation.

Bei der Zystomanometrie wird während kontinuierlicher oder stufenweiser Füllung der Blase durch eine Kochsalzlösung, die mit Kontrastmittel versetzt ist, über einen transurethralen oder suprapubischen Meßkatheter der **intravesikale Druck (P_{ves})** gemessen. Über eine rektale Sonde wird gleichzeitig der **intraabdominelle Druck (P_{abd})** bestimmt. Die rechnerische Differenz von P_{ves} und P_{abd} ergibt den **Detrusordruck (P_{det})**. Diese simultane Blasen- und Abdominaldruckmessung erlaubt es, intravesikale Druckschwankungen, die vom Detrusor aktiv ausgelöst werden, von solchen Druckschwankungen abgrenzen zu können, die passiv durch Veränderung des Abdominaldruckes bedingt sind (M-**4**).

Von entscheidender Bedeutung zur qualitativen und quantitativen **Analyse der Detrusorfunktion** ist die **Zystomanometrie.**

Bei der kombinierten Zystomanometrie wird durch simultane Messung von **Abdominal- und intravesikalem Druck** der **Detrusordruck** rechnerisch ermittelt (M-**4**).

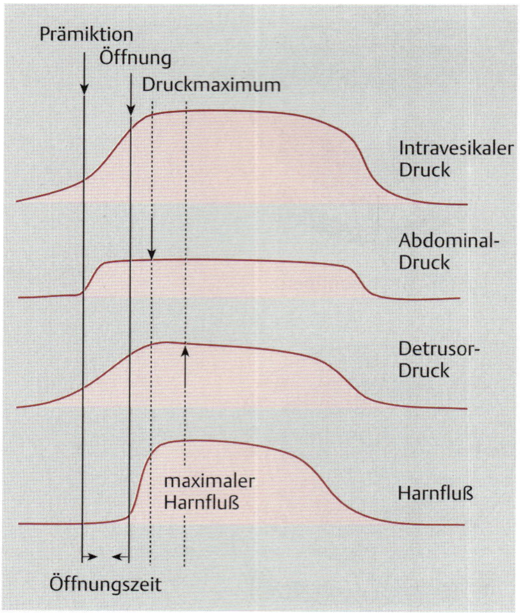

M-4: **Kombinierte Druck-Fluß-Messungen**

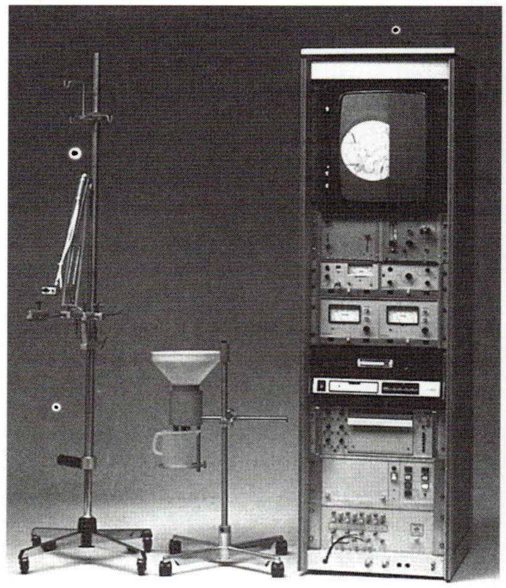

a Videozystomanoflowmetrie

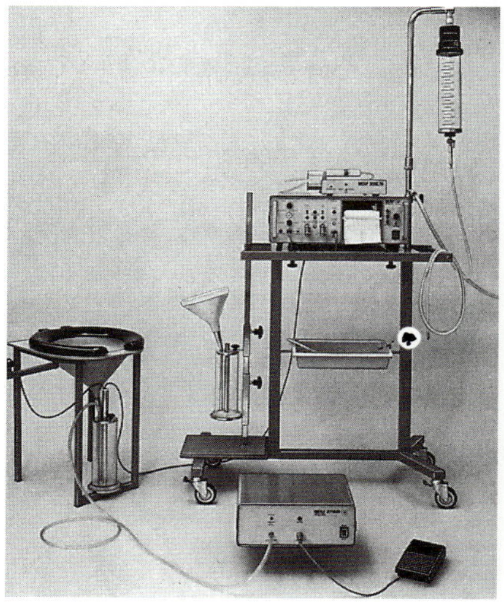

b Untersuchungsplätze

M-**5 a, b**

Die Zystomanometrie wird meist mit Uroflowmetrie und Beckenboden-EMG und Miktionszystourethrogramm kombiniert **(kombinierte Videozystomanoflowmetrie,** M-5).

Fakultativ kann die Aktivität der Beckenbodenmuskulatur über Klebe- oder Nadelelektroden gemessen werden (E). Das (E)CMG wird immer (Ausnahme sind Untersuchungen am liegenden Patienten) mit einer Harnflußmessung (F) kombiniert. Vor der Untersuchung wird nach Applikation des transurethralen Katheters der Restharn bestimmt. Die Untersuchung erfolgt im Sitzen (M-**5**).

Synchron zu den wichtigen Untersuchungszeitpunkten wie 1. Harndrang, starker Harndrang, Spontankontraktion, Miktion etc. werden Röntgenaufnahmen angefertigt, so daß zur zystometrischen Funktionsbeurteilung die Beurteilung der zeitgleichen Morphologie von Blase und Blasenhals kommt (kombinierte Videozystomanoflowmetrie).

Die Messung des **Urethradruckprofils** bleibt speziellen (wissenschaftlichen) Fragestellungen vorbehalten.

Eine hauptsächlich der experimentellen Urologie vorbehaltene Methode ist das **Urethradruckprofil** als graphische Darstellung des intraurethralen Druckes über der Harnröhrenlänge in Ruhe- und Speicherphase des unteren Harntraktes als Maß für die Verschlußkraft der einzelnen Segmente des Sphinktermechanismus. In der klinischen Routine wird diese Methode jedoch nicht überall eingesetzt.

3.1 Streß- oder Belastungsinkontinenz

Definition ▶

3.1 Streß- oder Belastungsinkontinenz

Definition. Bei der Streßinkontinenz handelt es sich um einen passiven, unwillkürlichen Urinverlust bei Erhöhung des intraabdominellen Druckes und Sphinkterinsuffizienz. ■

Charakteristisch ist der **Urinverlust ohne Harndrang** infolge einer **Beckenbodenschwäche** mit vermindertem Harnröhrenverschlußdruck.

Der intravesikale Druck übersteigt den Harnröhrenverschlußdruck. Es kommt zum **Urinverlust ohne Harndrang**. Ursache ist eine Verminderung des Harnröhrenverschlußdruckes infolge einer **Beckenbodenschwäche**, wobei es zur Verlagerung der Harnröhre kommt.

Schweregrade der Streßharninkontinenz. Die Streßinkontinenz wird nach *Ingelmann-Sundberg* in drei Schweregrade unterteilt: Bei der Einteilung unterscheidet man zwischen unwillkürlichem Urinabgang beim
- Husten, Lachen oder Niesen = Grad 1
- Gehen oder leichter körperlicher Tätigkeit = Grad 2
- Permanenter Urinabgang, auch im Liegen = Grad 3

Schweregrade:
Die Streßinkontinenz wird in 3 Schweregrade eingeteilt.
- Grad 1: bei Husten, Lachen oder Niesen
- Grad 2: beim Gehen oder bei leichter körperlicher Tätigkeit
- Grad 3: permanenter Urinabgang auch im Liegen

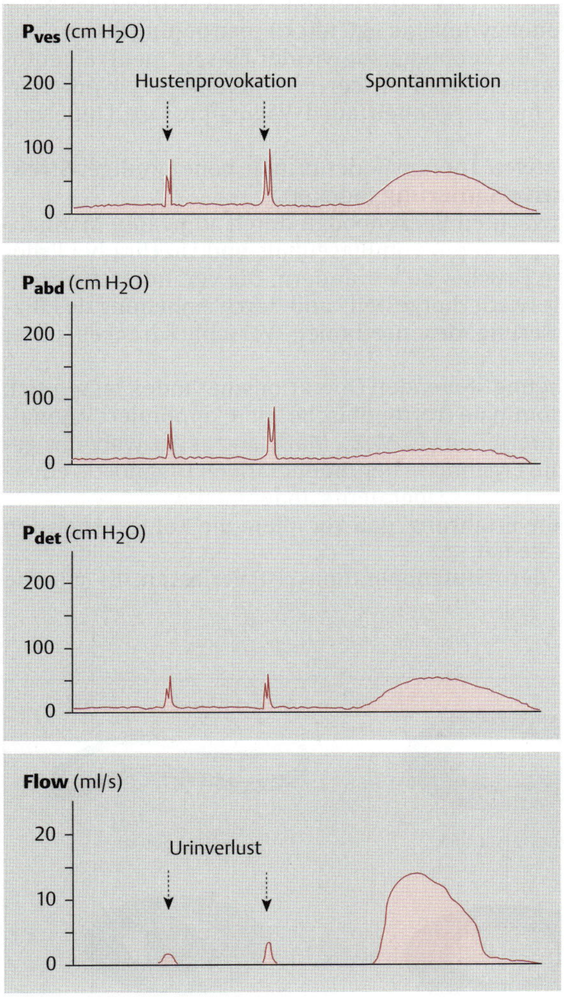

M-6: **Urodynamischer Befund einer Streßharninkontinenz.** Die Hustenprovokation löst Druckerhöhungen aus, die in Urinverlust münden, der im parallelen Uroflow gemessen wird.

Ursächlich für den verminderten Blasenauslaßwiderstand können mehrere Geburten, ein Östrogenmangel oder ein Descensus vesicae bzw. Descensus vaginae sein. Mitunter lassen sich auch keine Ursachen finden bzw. liegen Kombinationen vor.

Als Ursache kommen mehrere Geburten, ein Östrogenmangel oder ein Descensus vesicae bzw. Descensus vaginae in Betracht.

Diagnostik. Eine **exakte Anamnese** gibt oftmals entscheidende Hinweise. Typisch für eine Streßinkontinenz ist der **unwillkürliche Urinverlust ohne Harndrang bei körperlicher Anstrengung (Husten, Pressen, Heben einer schweren Last, Treppensteigen etc.)**. Vaginale Inspektion, Marshall-Bonney-Test (digitales Anheben des Blasenhalses transvaginal paraurethral während der Hustenprovokation), Ausschluß eines Harnwegsinfektes, Sonographie von Nieren und Blase (Restharn) und ein neurologischer Status komplettieren die Diagnostik. Zur Sicherung der Diagnose ist eine Zystomanometrographie mit Nachweis des Urinabganges aus der Urethra bei intraabdomineller Druckerhöhung ohne nachweisbare Detrusorkontraktion unbedingt erforderlich (M-**6**). Sie wird sinnvollerweise durch ein Miktionszystourethrogramm ergänzt. Fakultative Untersuchungen sind das Urethradruckprofil und das laterale Zystogramm.

Diagnostik An erster Stelle steht hierbei die **exakte Anamnese.**
Typisch ist der **unwillkürliche Urinabgang direkt bei körperlicher Anstrengung ohne Harndrang.**
Die Diagnostik wird vervollständigt durch:
- Urinanalyse
- Sonographie (Nieren, Restharn)
- Vaginale Inspektion
- Marshall-Bonney-Test
- Urodynamische Untersuchung
- Seitliches Zystogramm (M-**6**)

Therapie

Merke ▶

Zu den konservativen Behandlungsverfahren zählen physiotherapeutische Maßnahmen (Beckenbodengymnastik und -stimulation) sowie der Einsatz von Medikamenten (Östrogene, Alphaadrenergika) und Pessaren (M-**7**).

Operative Maßnahmen zielen auf eine Verbesserung des urethralen Verschlußmechanismus durch Verlagerung des urethrovesikalen Überganges nach kranioventral (Blasensuspension).

Es existieren vaginale, abdominale (retropubische) und kombiniert vaginal-retropubische Operationsverfahren (M-**2**).

Die Kolposuspension hat die niedrigste Rezidivrate.

Therapie

> ▶ ***Merke.*** Eine Streßharninkontinenz wird in der Regel **operativ** behandelt.

Bei leichteren Formen der Streßinkontinenz ist ein konservativer Behandlungsversuch gerechtfertigt. In Frage kommen dabei physiotherapeutische Maßnahmen wie Beckenbodengymnastik ggf. mit Unterstützung durch Coni oder Elektrostimulation des Beckenbodens sowie der Einsatz medikamentöser Maßnahmen (Östrogensubstitution in der Postmenopause, α-Adrenergika). Bei fehlender Op-Fähigkeit können auch Vaginalpessare Linderung bringen (M-**7**).
Bei Mißerfolg der konservativen Therapie oder primär höhergradiger Streßinkontinenz ist eine **operative Sanierung** indiziert.
Sie hat das Ziel, den geschwächten Beckenboden durch adjuvante Maßnahmen zu festigen und das Tiefertreten von Blasenhals und Urethra bei Erhöhung des intraabdominalen Druckes zu verhindern. Die veränderte Beckenbodenanatomie wird somit wiederhergestellt und durch Anhebung des Blasenauslasses eine Verbesserung des urethralen Verschlußdruckes unter Streß erreicht.
Die mehr als 200 zur Verfügung stehenden Operationsmethoden lassen sich prinzipiell in vaginale, abdominale (retropubische) und kombiniert vaginal-retropubische Verfahren unterteilen (M-**2**). Maßstab zur Auswahl des geeigneten Verfahrens sind die Ergebnisse der präoperativen Diagnostik einerseits, die persönliche Erfahrung des Operateurs andererseits.
In letzter Zeit festigt sich die Erfahrung, daß vor allem die Kolposuspension mit die niedrigste Rezidivrate hat.
Die früher geübte Praxis der »Stufenoperation« ist verlassen. Es gilt die Erkenntnis:

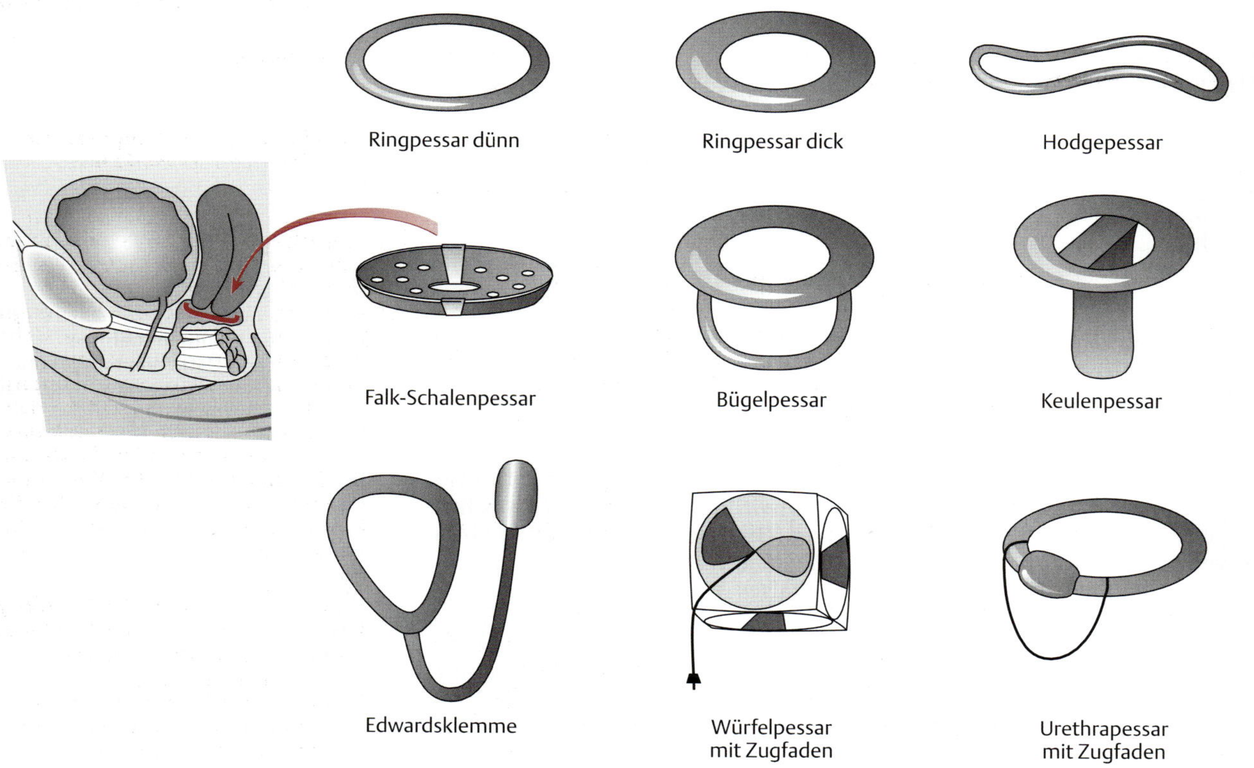

M-**7 a, b: Verschiedene Pessartypen** zur konservativen Therapie der Streßharninkontinenz

> **Merke.** Die beste Operationsmethode gleich beim Ersteingriff wählen.

◀ **Merke**

M-2: Operationsverfahren bei Streßinkontinenz

- Anteriore Kolporrhaphie
- Nadelsuspensionsplastiken (z. B. nach Raz; Stanney-Pereira)
- Schlingensuspension (auto- und alloplastisch) (autoplastische = Faszienzügelplastik)
- Kolpopubopexie (z. B. nach Marshall-Marchetti-Krantz)
- Retropubische Kolposuspension (z. B. nach Burch)
- Alloplastische Sphinkterprothese

> **Merke.** Alle Op-Verfahren bergen das Risiko einer Rezidivinkontinenz, die auch bei den erfolgreichsten Techniken und den erfahrensten Operateuren mindestens 10–20 % beträgt.

◀ **Merke**

Eine **begleitende Östrogentherapie** (vaginal!) mindert das Rezidivrisiko.

Eine **begleitende vaginale Östrogentherapie** mindert das Rezidivrisiko.

Alloplastische Sphinkterprothese bei Streßharninkontinenz

Diese Technik wird vor allem bei der Streßharninkontinenz des Mannes (z. B. nach radikaler Prostatektomie) eingesetzt, ist jedoch als Ultima ratio vor einer supravesikalen Harnableitung auch bei der Frau möglich.

Alloplastische Sphinkterprothese bei Streßharninkontinenz
Mögliche OP-Technik als Ultima ratio auch bei der Frau.

3.2 Drang- oder Urge-Inkontinenz

3.2 Drang- oder Urge-Inkontinenz

Definition. Dranginkontinenz nennt man einen unwillkürlichen Urinabgang, der mit imperativem Harndrang einhergeht. ■

◀ **Definition**

Neben dem unwillkürlichen Urinabgang mit **imperativem Harndrang** klagen die Patienten oft auch über **Pollakisurie und Nykturie**.
Bei der Drang- oder Urgeinkontinenz unterscheidet man eine **sensorische** und eine **motorische** sowie eine idiopathische und eine symptomatische Dranginkontinenz.
Die **motorische Dranginkontinenz** ist durch eine Hyperaktivität des M. detrusor vesicae gekennzeichnet. Hierbei ist die Patientin nicht in der Lage, spontane oder provozierte (z. B. durch Husten oder Lachen) Detrusorkontraktionen zu unterdrücken. Man spricht von einer **Detrusorinstabilität,** wobei der Harnröhrenverschlußmechanismus intakt ist. Im Gegensatz dazu ist die Detrusorhyperreflexie eine Detrusorhyperaktivität aufgrund einer neurogenen Blasenentleerungsstörung (siehe unten).
Die **sensorische Dranginkontinenz** ist die Folge einer reflektorischen Öffnung des Blasenhalses und sekundär des urethralen Schließmuskelsystems in Verbindung mit intensivem Harndrang, ohne daß sich primär der Blasenmuskel aktiv kontrahiert.

Charakteristisch sind **imperativer Harndrang, Pollakisurie und Nykturie.**
Man unterscheidet zwischen einer **motorischen** und **sensorischen** sowie idiopathischen und symptomatischen Dranginkontinenz.
Grundlage der **motorischen Dranginkontinenz** sind unwillkürliche, nicht unterdrückbare Detrusorkontraktionen, die vom Patienten als intensiver Harndrang wahrgenommen werden.
Bei der **sensorischen Dranginkontinenz** steht die unwillkürliche Öffnung des Blasenhalses mit Urinübertritt in die hintere Harnröhre, durch den die Blasenentleerung ausgelöst wird, im Vordergrund.

Ätiologie. Harnwegsinfekte, subvesikale Obstruktionen (z. B. Meatusstenose), Blasensteine, Blasentumoren sowie psychische Störungen können zu einer Dranginkontinenz führen **(symptomatische Dranginkontinenz)**. Häufig findet man bei Frauen allerdings keine Ursache für die Dranginkontinenz **(idiopathische Dranginkontinenz)**. Sie ist oft psychosomatischer Genese *(vgl. Kap. P)*. Östrogenmangel ist ein weiterer, sehr häufiger Auslöser.

Ätiologie **Symptomatische Dranginkontinenz:** Harnwegsinfekte, Meatusstenosen, Blasensteine, Blasentumoren, Östrogenmangel.
Idiopathische Dranginkontinenz: Keine Ursache diagnostizierbar; oft psychosomatischer Genese.

Diagnostik Neben exakter Anamnese, Urinanalyse, körperlicher Untersuchung, Sonographie und Urographie sind eine urodynamische Untersuchung (M-8) und Uretrhozystoskopie obligat.

Therapie

Merke ▶

Anticholinergika, Spasmolytika ebenso wie Antidepressiva sind die **Medikamente** der ersten Wahl in der Behandlung der idiopathischen Dranginkontinenz.
Die medikamentöse Therapie flankiert psychosomatische Therapieansätze.
Die auf das Vegetativum orientierte Therapie beinhaltet: autogenes Training, Akupunktur, Gesprächstherapie.
Ein Östrogenmangel wird bevorzugt vaginal substituiert.

Diagnostik. Eine exakte Anamnese (**unwillkürlicher Urinverlust mit imperativem Harndrang kurz nach Provokation durch z. B. Husten oder Lachen**), Urinbefund, körperliche Untersuchung, Sonographie, Urographie, **Zystomanometrographie** (M-8) **und die Zystoskopie** (z. B. Blasentumor) gehören zum diagnostischen Programm.

Therapie

> ▶ ***Merke.*** Die idiopathische Dranginkontinenz wird in der Regel **konservativ** behandelt.

Die idiopathische motorische und sensorische Dranginkontinenz sind die Domäne der **medikamentösen Therapie**. Hierbei kommen blasenwirksame Anticholinergika (Oxybutinin, Trospiumchlorid, Flavoxat, Propiverin) ebenso wie Antidepressiva (Imipramin) zum Einsatz.
Aufgrund der oft psychosomatischen Genese der idiopathischen Dranginkontinenz sollte die medikamentöse Therapie als Ergänzung einer auf das Vegetativum gezielten Therapie betrachtet werden: Autogenes Training, aber auch Akupunktur oder psychologische Gespräche wirken als Kausaltherapie, die bis zu ihrem Erfolg urologisch-symptomatisch unterstützt werden.
Ein Östrogenmangel wird selbstverständlich bevorzugt vaginal substituiert.

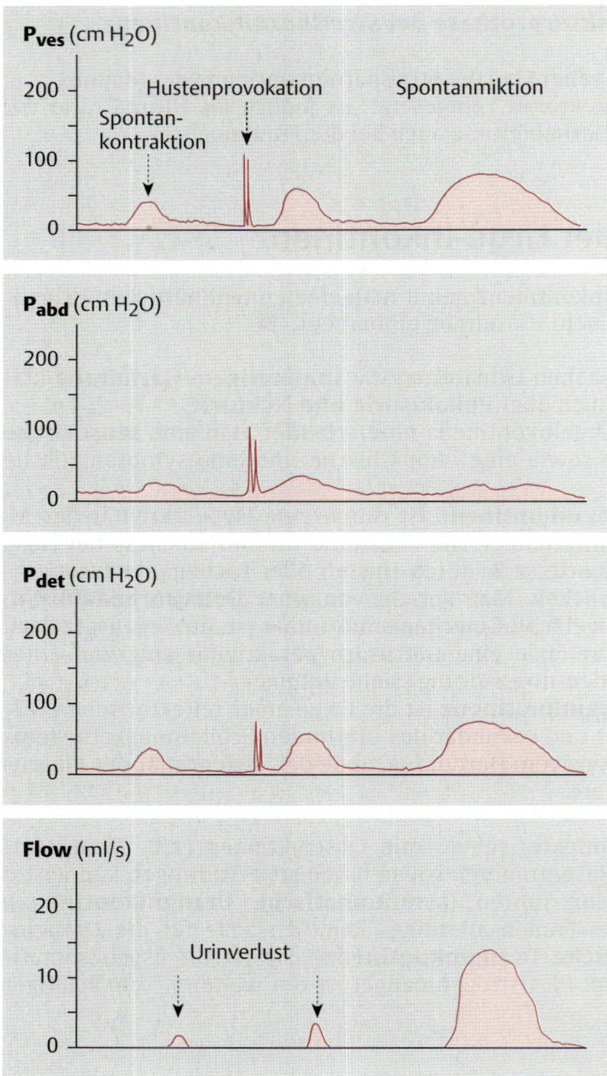

M-8: Urodynamischer Befund einer motorischen Dranginkontinenz. Während spontaner Kontraktionen kommt es zum Urinverlust, der sich im Uroflow zeigt

In therapierefraktären Fällen kann eine **Elektrostimulation** der afferenten Bahnen im Bereich des Versorgungsgebietes des N. pudendus oder eine **Neuromodulation** der Sakralwurzeln S2–S4 durch implantierbare Impulsgeneratoren in speziellen Zentren zur Therapie der Dranginkontinenz eingesetzt werden.

An speziellen Zentren stehen Methoden zur **Elektrostimulation** und **Neuromodulation** zur Verfügung.

Die Indikation zur **operativen Intervention** besteht nur in wenigen Ausnahmefällen nach Scheitern aller oben aufgeführten Therapieoptionen bei hohem subjektiven Leidensdruck der Patientinnen. Als Ultima ratio stehen Blasenaugmentation, Detrusorresektion und die Zystektomie mit innerer oder äußerer **Harnableitung** (z. B. Ileumersatzblase oder Ileumconduit) zur Verfügung.

Eine innere oder äußere **Harnableitung** gilt als Ultima ratio in verzweifelten Fällen nach Ausschöpfung aller anderen Verfahren.

◀ **Merke**

Merke. Voraussetzung für jede erfolgreiche Therapie der symptomatischen Dranginkontinenz ist die Sanierung der Ursache: Antibiose bei Harnwegsinfekt, TUR-Blase bei Blasentumor, Beseitigung einer Harnröhrenstriktur, Vermeidung lokal reizender Stoffe, Östrogensubstitution bei Mangel.

3.3 Reflexinkontinenz

3.3 Reflexinkontinenz

◀ **Definition**

Definition. Bei der Reflexinkontinenz kommt es zu einem unwillkürlichen Urinverlust durch Detrusorhyperaktivität infolge einer anomalen spinalen Reflexaktivität (Detrusorhyperreflexie).

Ursache ist eine Läsion des Rückenmarks **oberhalb des Miktionszentrums** im Sakralmark. Diese neurogen bedingte Detrusorhyperaktivität wird als **Detrusorhyperreflexie** bezeichnet. Hierzu *siehe Kapitel N.*

Ursache der **Detrusorhyperreflexie** ist eine Läsion **oberhalb des Miktionszentrums** im Sakralmark.

3.4 Überlaufinkontinenz (Ischuria paradoxa)

3.4 Überlaufinkontinenz (Ischuria paradoxa)

◀ **Definition**

Definition. Bei der Überlaufinkontinenz übersteigt der intravesikale Druck durch passive Überdehnung der Blasenwand das Druckmaximum in der Harnröhre.

Die Überlaufinkontinenz kann akut oder chronisch, mit oder ohne Harndrang auftreten. Eine Überlaufinkontinenz ist bei Frauen **selten obstruktiver** Genese, sondern fast immer Folge einer **Detrusorinsuffizienz (Detrusorakontraktilität)**.

Ursachen sind subvesikale Obstruktion oder eine **Detrusorinsuffizienz (= Detrusorakontraktilität).**

Ätiologie. Eine Detrusorakontraktilität ist nicht selten pharmakologisch durch eine **detrusordämpfende Medikation** bedingt (▤ M-**3**). Sie kann jedoch auch auf **Stoffwechselerkrankungen** (Diabetes), Spinalerkrankungen (Spina bifida, MS, Diskusprolaps, Paraplegie), **Zerstörung des Plexus pelvicus**, **Schädigung der neuromuskulären Bindungen** in der Blasenwand (Langzeitüberdehnung), **degenerativen Blasenwandveränderungen (»wide spread degeneration«)** oder auf **psychovegetativen Störungen** beruhen.

Ätiologie Die Ursachen der Detrusorakontraktilität sind
- medikamentöser,
- neurogener,
- myogener,
- psychogener,
- degenerativer oder
- metabolischer Genese.

Medikamentöse Ursachen sind in ▤ M-**3** dargestellt.

M-3: Medikamentöse Ursachen von Miktionsstörungen

Anticholinergika	Ganglienblocker
Sekundäre, tertiäre, quaternäre Amine	β-Blocker, β_2-Agonisten
Spasmolytika	Antazida
Antidepressiva	Kalziumantagonisten
Sedativa	Prostaglandin-Inhibitoren

Diagnostik

Merke ▶

Entscheidend zur Differentialdiagnose ist die urodynamische Untersuchung.

Diagnostik

> ▶ ***Merke.*** Die Unterscheidung Obstruktion/Akontraktilität kann nur durch eine urodynamische Untersuchung erbracht werden (M-**9**).

Durch pharmakodynamische Zusatzuntersuchungen kann eine neurogene Blasenentleerungsstörung (Detrusorareflexie) von den übrigen Formen der Detrusorakontraktilität abgegrenzt werden.

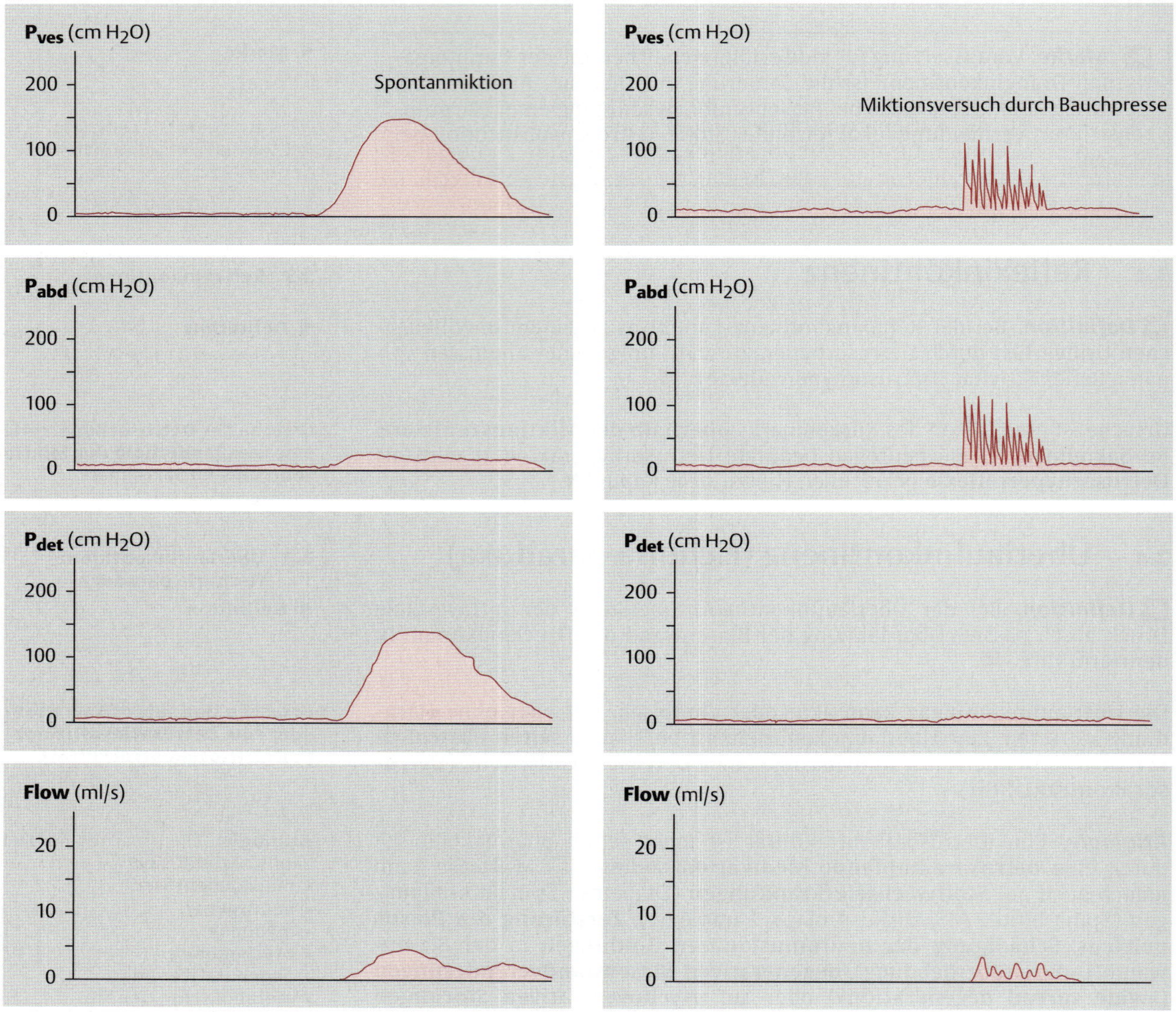

M-**9a, b: Urodynamische Differentialdiagnose: subvesikale Obstruktion a versus Detrusorakontraktilität b.**
(a: hoher P_{det}, schlechter Flow, b: fehlender P_{det}, Bauchpressenflow)

Therapie Eine Harnverhaltung zwingt zur Harnableitung.

Im übrigen erfordern die verschiedenen Ursachen der Detrusorinsuffizienz eine differenzierte Therapie, die vom Miktionstraining über intravesikale Prostaglandininstillation oder

***Therapie.* Eine Harnverhaltung zwingt zur Harnableitung, wobei ein suprapubischer Katheter bevorzugt werden sollte.**

Die Therapie einer Detrusorakontraktilität psychovegetativen Ursprunges gelingt meist durch ein konsequentes Miktionstraining – u. U. verbunden mit intravesikalen Prostaglandin-Instillationen oder einer intravesikalen Elektrostimulation. Detrusordämpfende Medikamente sollten – soweit möglich – ausgeschaltet werden. Ein flankierender psychosomatischer Therapieansatz kann unter Umständen sinnvoll sein. Therapie der letzten Wahl – insbesondere der neurogenen Detrusorareflexie – ist der intermittierende Einmalkatheterismus *(siehe Kapitel N).*

Elektrostimulation bis hin zum intermittierenden Einmalkatheterismus reicht.

3.5 Ungehemmte neuropathische Blase und spezielle Inkontinenzformen im Alter

Grundsätzlich betrifft die Harninkontinenz im Alter Frauen wesentlich häufiger als Männer. Neben Sphinkterinkompetenz, Detrusorinstabilität, Detrusorakontraktilität und Blasenauslaßobstruktion spielen auch zerebrale Involutionsprozesse eine wichtige Rolle für den **Verlust der willkürlichen Kontrolle über die Blasenfunktion** (**neuropathisch enthemmte Blase**).
Dabei verlieren die Patienten (Männer und Frauen gleichermaßen) die Fähigkeit, das Zentrum für den Miktionsreflex im Hirnstamm zu beeinflussen. Sie sind dann weder in der Lage, bei nicht ausreichend gefüllter Blase die Miktion auszulösen, noch sind sie fähig eine drohende Blasenentleerung bei einsetzendem Harndrang zu unterdrücken: **der Miktionsreflex ist ungehemmt,** der Kontrolle des Großhirns entzogen. Ursächlich kommen hierbei vor allem degenerative oder vaskuläre Erkrankungen des Großhirns (Z. n. Apoplex, Hirnatrophie, Alzheimer-Demenz etc.) in Frage.
Der Nachweis wird nach Ausschluß anderer Inkontinenzformen durch die urodynamische Untersuchung geführt (M-**10**).

3.5 Ungehemmte neuropathische Blase und spezielle Inkontinenzformen im Alter

Im höheren Lebensalter können sämtliche Formen der Harninkontinenz auftreten.

Die neuropathisch enthemmte Blase mit Verlust der willkürlichen Kontrolle über die Blasenfunktion gewinnt im Alter eine besondere Bedeutung (Z. n. Apoplex, Hirnatrophie, zerebrale Involutionsprozesse etc.), wobei der **Miktionsreflex ungehemmt** ist.

Den Nachweis bringt die urodynamische Untersuchung (M-**10**).

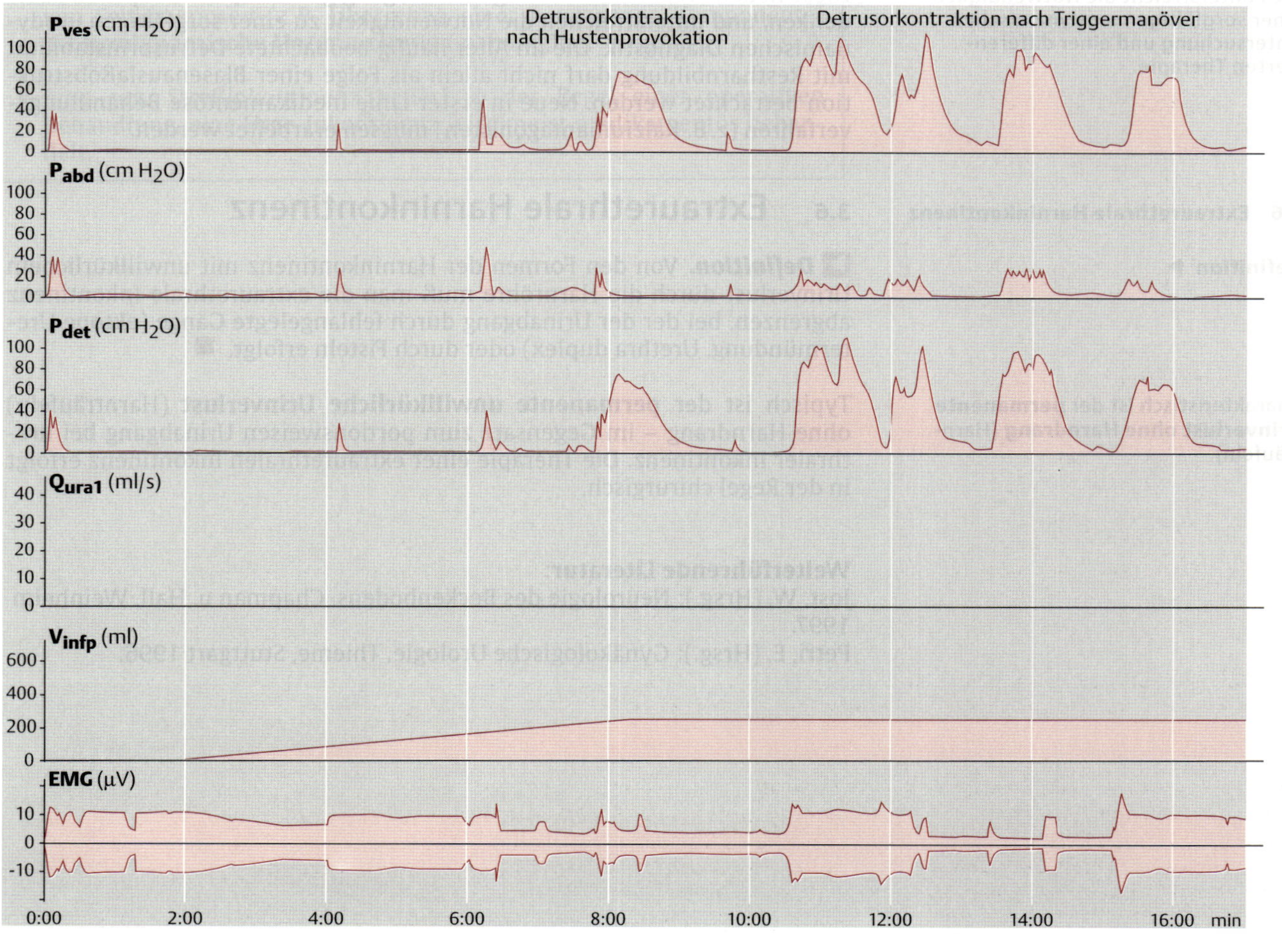

M-**10: Urodynamik einer ungehemmten Blase nach Apoplexie**

Neurogene Blasenentleerungsstörungen

Definition. Es handelt sich hierbei um Störungen des Wasserlassens, die aufgrund einer neuralen Schädigung entstanden sind, z. B. bei MS, Polyneuropathie, Querschnittslähmung etc. ■

◀ **Definition**

Merke. Neurogen bedingte Störungen der Blasenfunktion können sowohl die Blasenspeicherfunktion als auch die Phase der Blasenentleerung betreffen. Oft liegt eine kombinierte Störung vor.

◀ **Merke**

Die Innervation der Harnblase erfolgt über ein enges und komplexes Zusammenspiel der vegetativen Nerven des **Sympathikus** und des **Parasympathikus**. Zusätzlich ist ein funktionell intakter und **willkürlich innervierter Beckenboden** (M. sphincter urethrae) für eine normale Speicher- und Entleerungsfunktion der Blase verantwortlich.

Für eine physiologische Speicher- und Entleerungsfunktion der Harnblase ist ein komplexes Zusammenspiel der vegetativen (**Sympathikus** und **Parasympathikus**) und somatischen (**N. pudendus**) Nerven erforderlich.

Merke. Es ist also ein korrektes Zusammenspiel aller beteiligten Nerven und Muskeln erforderlich, um eine physiologische Speicher- und Entleerungsfunktion der Harnblase zu erhalten (N-**1**).

◀ **Merke**

Aus diesem Grund können bei Störungen der Blasenfunktion die Ausfallmuster von Patient zu Patient sehr unterschiedlich sein. Die nachfolgenden Ausführungen geben deshalb Prinzipien bei der Diagnostik und Therapie der neurogenen Blasenentleerungsstörungen wieder, die u. U. im Einzelfall korrigiert werden müssen, um eine optimale Versorgung des Patienten zu gewährleisten und Komplikationen, die mitunter sogar lebensverkürzend wirken können, zu vermeiden.

Die Ausfallmuster unterscheiden sich von Patient zu Patient. Die Diagnostik ist relativ standardisiert, muß aber dem Fall adaptiert erfolgen.

Merke. **Erstes Ziel** der Therapie neurogener Blasenfunktionsstörungen ist daher die **renale Protektion:** Reduktion des intravesikalen Druckes zum Schutz der Nieren und oberen Harnwege. Erst an **zweiter Stelle** folgt die **Sicherung der Harnkontinenz.**

◀ **Merke**

Ätiologie. Die Störung der Harnblasenfunktion ist Ausdruck einer **neurologischen Grunderkrankung**, welche **erworben oder angeboren** sein kann. Sie kann traumatisch, infektiös, degenerativ, vaskulär oder neoplastisch bedingt sein. Die neurologische Schädigung kann **akut oder chronisch** auftreten (Wirbelsäulenverletzungen [Höhe BWK 5], Bandscheibenerkrankungen, Myelitis, Tabes dorsalis, Diabetes mellitus, Morbus Parkinson, Multiple Sklerose, Amyotrophe Lateralsklerose, Funikuläre Myelose, Spina bifida, Meningomyelozele, Operationen im kleinen Becken usw.). **Oft ist eine Blasenentleerungsstörung die erste und mitunter auch einzige Manifestation einer neurologischen Erkrankung.**

Ätiologie Oft ist eine Blasenentleerungsstörung die erste und mitunter auch einzige Manifestation einer neurologischen Erkrankung. Sie kann **erworben** oder **angeboren** sein. Traumen, Infektionen, Degeneration, Neoplasien oder vaskuläre Ursachen kommen in Betracht. Die neurologische Schädigung kann akut oder chronisch verlaufen.

Merke. Das klinische Bild neuromuskulärer Dysfunktionen ist nur bedingt charakteristisch für die neuropathologische Ursache.

◀ **Merke**

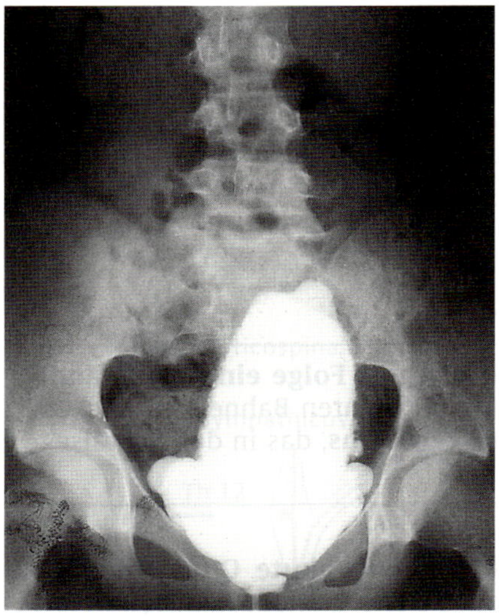

N-2: **Zystogramm bei unkoordinierter neuropathischer Reflexblase: »Christbaumblase«**

Sobald sich nach Abklingen des spinalen Schocks die Reflexblase ausgebildet hat, muß durch eine exakte Diagnostik der eingetretene Schaden definiert werden, damit eine Therapie entsprechend erfolgen kann.

Merke ▶

> ▶ ***Merke.*** Primäres Ziel jedes Therapieansatzes sind die Erhaltung der Nierenfunktion und die Kontinenz.

Bei der **koordinierten synergistischen Reflexblase** reicht oft alleiniges **Blasentraining** aus.
Durch Beklopfen der Bauchdecke wird gezielt eine Detrusorkontraktion ausgelöst (= Triggern).

Dieses Ziel kann **bei der koordinierten synergistischen Reflexblase** gelegentlich durch ein **Blasentraining** erreicht werden, bei dem durch Beklopfen oder Bestreichen der Bauchdecke (= Triggern) eine Detrusorkontraktion gezielt durch eine Spastik ausgelöst wird. Dies kann aber nur dann als sinnvolle Therapie angesehen werden, wenn es zur Ausbildung von Drücken kommt, die im physiologischen Bereich bleiben, und eine restharnfreie Blasenentleerung bei im übrigen weitgehender Kontinenz erzielt werden kann.

Merke ▶

> ▶ ***Merke.*** Eine regelmäßige Kontrolle dieser Maßgaben unter urodynamischen Meßbedingungen ist obligatorisch.

Ein Ausdrücken der Blase nach Credé gilt aufgrund der dabei auftretenden unphysiologisch hohen intravesikalen Drücke heute als obsolet.

Das Ausdrücken der Blase nach Credé gilt heute als obsolet. Dabei wird durch gewaltigen unphysiologischen Druck auf den Unterbauch der Blasenhals aufgesprengt und damit die Blase entleert. Dies führt jedoch fast ausnahmslos zu einer refluxbedingten Druckschädigung des oberen Harntraktes mit progressiver Nierenfunktionseinbuße.

Merke ▶

> ▶ ***Merke.*** Bei der unkoordinierten Reflexblase mit Detrusor-Sphinkter-Dyssynergie (DSD) muß der pathologische Miktionswiderstand gesenkt werden.

ECMG (Zystomanometrie und Beckenboden-EMG): Während der Blasenfüllung treten unwillkürliche Detrusorkontraktionen (**Detrusorhyperreflexie**) ohne Harndrang auf. Die Blasenkapazität ist meist eingeschränkt und die Compliance (Dehnbarkeit) erniedrigt. Es entsteht eine Hypertrophie des Blasenmuskels (N-**3** und N-**4**).

Bei der kombinierten Videozystomanoflowmetrie mit Beckenbodenelektromyogramm (**ECMG**) treten während der Füllung der Blase unwillkürliche Detrusorkontraktionen auf. Diese Hyperaktivität des M. detrusor vesicae wird hierbei auch als **Detrusorhyperreflexie** bezeichnet. Der Patient empfindet trotz erheblicher Detrusorhyperreflexie keinen Harndrang. Bei Erreichen der maximalen Blasenakapazität steigt der intravesikale Druck durch eine kräftige Detrusorkontraktion steil an, und es kommt zum unwillkürlichen Urinabgang. Die Blasenkapazität ist meist eingeschränkt und die Compliance der Blase (Dehnbarkeit der Blase) erniedrigt. Es entsteht eine Hypertrophie des Blasenmuskels (N-**3** und N-**4**).

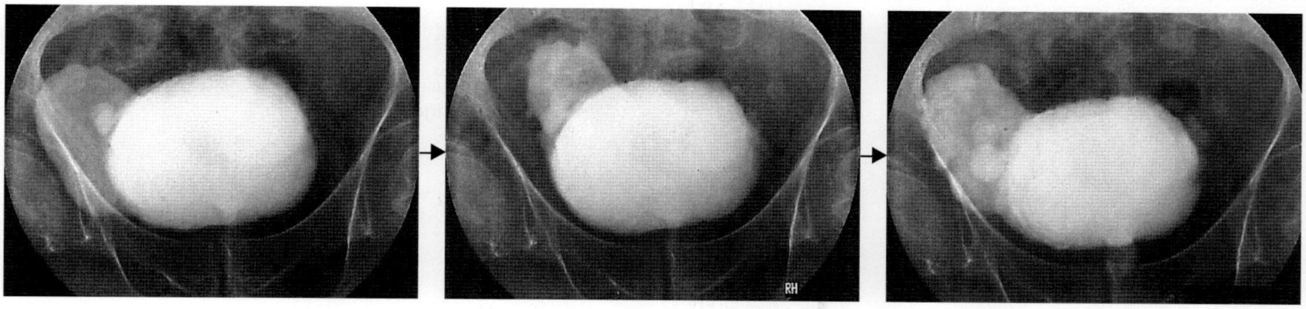

a b c

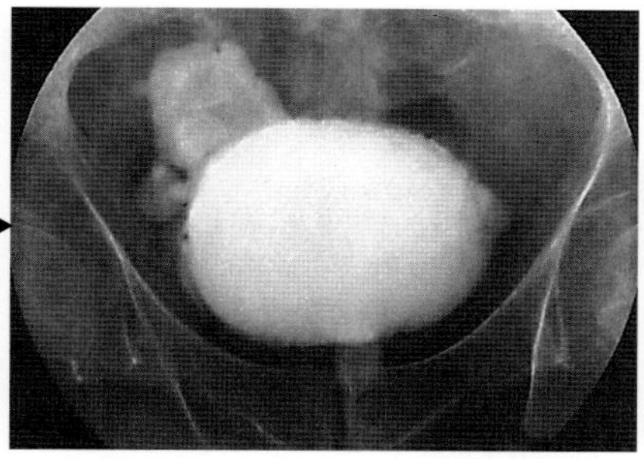

d

N-3 a–d: **Reflexblase: Videosequenz eines Miktionszysto- und -urogramms (MCU).** Man sieht multiple, z. T. große Divertikel einerseits, andererseits wegen der Detrusor-Sphinkter-Dyssynergie eine Ballonierung der proximalen (prostatischen) Urethra.

> ***Merke.*** Entscheidend für die Prognose ist das Zusammenspiel von M. detrusor vesicae und äußerem Schließmuskel bei der Miktion.

◀ **Merke**

Ist das Zusammenspiel synergistisch, d. h., relaxiert der Beckenboden bzw. der äußere Schließmuskelapparat, während der Detrusor zur reflektorischen Miktion kontrahiert, so kann die Blase nahezu restharnfrei entleert werden. Häufig reagieren beide Systeme aber unkoordiniert, und es resultiert die sogenannte **Detrusor-Sphinkter-Dyssynergie (DSD)**. Es kommt im weiteren Verlauf dann zu einer reaktiven **Detrusorhypertrophie** mit **Restharnbildung** und **möglichem Reflux** bzw. Rückstau in beide Nieren.

Bei der **Detrusor-Sphinkter-Dyssynergie (DSD)** kommt es zur **Restharnbildung mit oder ohne Reflux.**

Die **progressive Nierenschädigung**, oft anfangs unbemerkt, ist die Folge und die **Hauptursache für sekundäre Todesfolgen** nach querschnittserzeugendem Trauma.

Die **progressive Nierenschädigung**, oft anfangs unbemerkt, ist Folge und **Hauptursache für sekundäre Todesfolgen** nach einem Querschnittstrauma.

> ***Merke.*** Im Endstadium droht die progrediente Niereninsuffizienz.

◀ **Merke**

Durch **Alpharezeptorenblocker** (Phenoxybenzamin, Alfuzosin etc.) kann der Tonus der glatten Harnröhrenmuskulatur gesenkt, durch **Baclofen** die hyperaktive quergestreifte Beckenboden- und Sphinktermuskulatur gehemmt werden. Sollten diese medikamentösen Maßnahmen nicht ausreichen, um eine suffiziente Blasenentleerung bei normalem Miktionsdruck durch Triggern zu erzielen, kann durch **transurethrale Sphinkterotomie** die Verschlußkraft der hyperaktiven Harnröhre reduziert werden. Dies birgt meist die Gefahr der permanenten Inkontinenz. Zwar können Männer mit Harninkontinenz durch ein Kondomurinal einigermaßen befriedigend versorgt werden, für Frauen existiert jedoch derzeit keine zumutbare Alternative.

Bei Detrusor-Sphinkterdyssynergie kann durch **Alpharezeptorenblocker** und **Myotonolytika** der Miktionswiderstand vermindert werden.
Bei persistierend hohen Miktionsdrücken kann bei Männern ggf. eine **transurethrale Sphinkterotomie** erforderlich werden. Diese birgt die Gefahr der permanenten Inkontinenz.

In vielen Fällen bietet sich daher eine Reduktion des intravesikalen Druckes durch Ruhigstellung des Detrusors an. Zu diesem Zweck haben sich die modernen **Anticholinergika** (Oxybutinin, Propiverin, Trospiumchlorid) bewährt. Kontinenz ist somit erreicht, die Blasenentleerung erfolgt über den sterilen, intermittierenden Einmalkatheterismus bzw. Selbstkatheterismus.

Alternativ bieten sich die medikamentöse Blasenruhigstellung mit **Anticholinergika** und der **intermittierende Einmalkatheterismus** an.

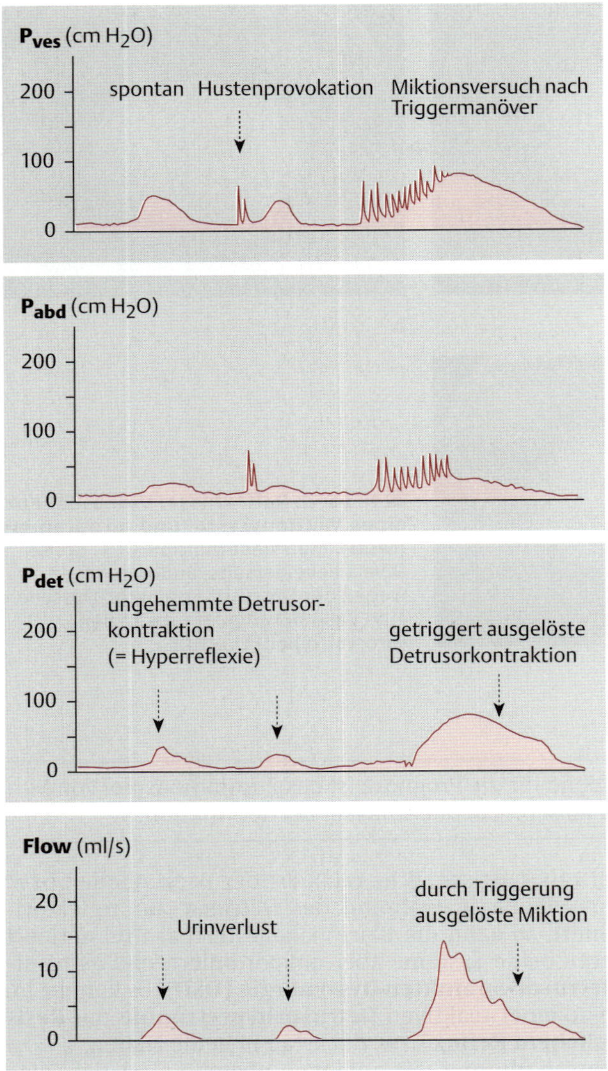

N-4: Urodynamischer Befund einer Reflexblase

Als Ultima ratio kann eine **supratrigonale Detrusorresektion mit Blasenaugmentation** durch einen intestinalen Pouch indiziert sein.

In sehr seltenen Fällen, in denen es nicht gelingt, durch eine medikamentöse Therapie die intravesikalen Druckverhältnisse ausreichend zu senken (Medikamentennebenwirklung!), kann eine **supratrigonale Detrusorresektion mit Blasenaugmentation** durch einen intestinalen Pouch oder eine Detrusorautoaugmentation durch Myotomie indiziert sein. Auch nach Blasenaugmentation ist im allgemeinen die Blasenentleerung durch intermittierenden Selbstkatheterismus erforderlich.

Durch Deafferentation von S2–S5 kann die spastische Detrusoraktivität aufgehoben und durch Vorderwurzelstimulation eine Blasenentleerung induziert werden (**sakrale Deafferentation = SDAF** und **sakrale Vorderwurzelstimulation = SARS**).

In jüngster Zeit steht zur Behandlung der neurogenen Reflexblase mit der operativen Durchtrennung der dorsalen Nervenwurzeln der Sakralsegmente (dorsale Rhizotomie, **sakrale Deafferentation = SDAF**) und Elektrostimulation der Vorderwurzeln über einen implantierbaren Schrittmacher (**sakraler Vorderwurzelstimulator = SARS** nach *Brindley, Tanagho*) ein Verfahren zur Verfügung, welches in einzelnen Zentren erprobt und standardisiert wird.

Als Ultima ratio ist eine supravesikale Harnableitung durch ein **intestinales Conduit** oder **kontinentes Pouch** indiziert.

Eine Harnableitung durch ein **intestinales Conduit oder einen kontinenten Pouch** ist bei Reflexinkontinenz nur dann indiziert, wenn aufgrund der komplexen Behinderung solcher Patienten eine Sicherung von Kontinenz und regelmäßige Blasenentleerung nicht erreicht werden kann; darüber hinaus ist die Indikation zur Harndeviation bei progredienter Destruktion der Nieren und oberen Harnwege gegeben.

K ***Der klinische Fall.*** 53jähriger Patient, bei dem es im Rahmen einer Paraplegie der unteren Extremitäten infolge traumatischer BWK-10-Fraktur nach initialer spinaler Schockphase mit suprapubischer Harnableitung via Zystostomie zu einer neurogenen Blasenentleerungsstörung im Sinne einer Reflexblase gekommen ist. Der Patient lernte rasch, seine Blase nach Entfernung der Zystostomie durch regelmäßiges 3- bis 4stündliches Beklopfen der Bauchwand zu entleeren (Triggern); gelegentlich durchgeführte Restharnkontrollen ergaben tolerable Volumina von 30–50 ml nach getriggerter Spontanmiktion. Zur Wäscheprotektion infolge gelegentlichen unwillkürlichen Urinabganges verwendet der Patient am Tage ein Kondomurinal.
Bei einer 2 Jahre nach Eintritt des Querschnittes durchgeführten urodynamischen Kontrolle zeigt sich jedoch nach Triggerprovokation ein deutlich erhöhter intravesikaler Miktionsdruck. Die Blasenentleerung erfolgt nur unvollständig bei sowohl elektromyographisch als auch röntgenologisch nachweisbarer Detrusor-Sphinkterdyssynergie (Zunahme der Beckenbodenaktivität und Ballonierung der prostatischen Harnröhre während der Miktion, *vgl.* N-**3**). Die Blase zeigt im Miktionszystourethrogramm zusätzlich eine erhebliche Trabekulierung sowie multiple Blasendivertikel, die dem hohen Detrusordruck zuzuschreiben sind. Zum Schutz des oberen Harntraktes empfiehlt sich daher dringend eine transurethrale Sphinkterotomie zur Reduktion des durch die DSD erhöhten Miktionswiderstandes oder alternativ die Blasenruhigstellung durch Anticholinergika bei gleichzeitig intermittierendem sterilen Einmalkatheterismus.

2 Autonome neuropathische Blase

Synonyme: autonome Blase, complete lower motor neuron lesion.

Definition. Hierbei handelt es sich um eine Schädigung **im oder unterhalb des spinalen Miktionszentrums S2 bis S4**, des Conus medullaris oder eine Schädigung der peripheren Nerven der Blase. ■

Ein spinaler Reflexbogen kann nicht mehr aufgebaut werden. Es resultiert somit eine **Detrusorakontraktilität mit fehlender Sensibilität.** Die Folge ist eine **Überlaufinkontinenz**. (Zur Ätiologie *siehe auch Kapitel M.)*

> ***Merke.*** Die häufigsten Ursachen einer autonomen neuropathischen Blase sind der massive Diskusprolaps, ausgedehnte Beckenoperationen sowie kongenitale Fehlbildungen wie Spina bifida oder Meningomyelozele, ferner Schädigungen im Rahmen der diabetogenen Polyneuropathie.

Diagnostik. Bei der neurologischen Untersuchung findet man eine **Anästhesie des Dammbereichs, einen negativen Analreflex und einen negativen Bulbokavernosusreflex**. Die Blase läßt sich häufig gefüllt im Unterbauch palpieren und läßt sich manuell (in der Regel unvollständig) ausdrükken.

ECMG: Hierbei zeigen sich ein **vollständiger Sensibilitätsverlust** und ein **akontraktiler M. detrusor vesicae**. Die Blasenkapazität ist groß. Bei Erhöhung des abdominellen Drucks, wie z.B. durch Husten, besteht nicht selten eine **Streßinkontinenz**, da der Beckenboden in der Regel ebenfalls hypoton ist. Da die Blase aktiv nicht entleert werden kann, entsteht eine Überlaufinkontinenz mit großen Restharnmengen. Die Blasenentleerung erfolgt also passiv. Das EMG zeigt eine Beckenbodenhypotonie.

Therapie

> ***Merke.*** Als dauerhafte Behandlungsmaßnahmen stehen der **intermittierende, sterile Einmalkatheterismus (Selbstkatheterismus)** oder aber eine **suprapubische Harnableitung** zur Verfügung.

2 Autonome neuropathische Blase

Synonyme: autonome Blase, complete lower motor neuron lesion.

◄ **Definition**

Als Folge einer Detrusorakontraktilität mit fehlender Sensibilität kommt es zu einer Überlaufinkontinenz.

◄ **Merke**

Diagnostik Dammanästhesie, negativer Anal- und Bulbokavernosusreflex und tastbarer Unterbauchtumor (= volle Blase) sind wichtige Untersuchungsbefunde.

ECMG: Sensibilitätsverlust, Detrusorakontraktilität, Beckenbodenhypotonie. Es resultiert eine Überlaufinkontinenz bei zusätzlicher möglicher **Streßinkontinenz.**

Therapie

◄ **Merke**

Der saubere **intermittierende Einmalkatheterismus** stellt die Therapie der ersten Wahl dar.

Bei letzterer sollte keine Dauerableitung, sondern intermittierendes Abklemmen des Katheters erfolgen. Somit kann eine Schrumpfblasenbildung vermieden werden. Der **intermittierende Selbstkatheterismus** nach sorgfältiger Anleitung des Patienten ist jedoch eine einfache, sichere und ausgesprochen effiziente Maßnahme zur restharnfreien Blasenentleerung unter Protektion des oberen Harntraktes, die den Patienten ein Höchstmaß an Autonomie gewährleistet und deshalb die **Therapie der Wahl** darstellt.

Gemischte Bilder neurogener Blasenentleerungsstörungen können auftreten, unterschiedliche Formen der Detrusordysfunktion bei gleicher Grundkrankheit sind möglich (**Meningomyelozele, Spina bifida occulta, multiple Sklerose, M. Parkinson** u. a.).

Die geschilderten Formen der neurogenen Blasenentleerungsstörungen können auch gemischt oder aber in unterschiedlicher Ausprägung auftreten. Spezielle Erscheinungsbilder seien hier nur kurz erwähnt:
Bei der **Meningomyelozele, Spina bifida occulta** oder bei der **Sakralagenesie** können sowohl Detrusorhyperreflexie als auch Detrusorakontraktilität vorkommen. Der Blasenauslaß kann sowohl obstruktiv als auch inkompetent sein. Auch die **multiple Sklerose** als disseminierte Erkrankung kann sowohl mit einer Detrusorhyperreflexie als auch mit einer Detrusorakontraktilität einhergehen. In weniger als 10% der Fälle findet sich eine unauffällige Zystomanometrie. Die Blasensensibilität ist häufig gestört. Beim **Morbus Parkinson** zeigen die meisten Patienten eine Detrusorhyperreflexie mit imperativem Harndrang. Daneben gibt es aber auch die Detrusorakontraktilität mit reduziertem Harndrang und erhöhter Blasenkapazität.

Merke ▶

Merke. Eine **subvesikale Obstruktion** durch eine **Prostatahyperplasie** oder eine **medikamentös** bedingte **Detrusorakontraktilität** müssen ursächlich bei der Therapie neurogener Blasenentleerungsstörungen mit berücksichtigt werden.

Die Blasenentleerungsstörung bei **Diabetes mellitus** ist urodynamisch durch eine große Blasenkapazität mit zunehmender Restharnbildung bei verminderter Blasensensibilität (Verlust von Füllungsgefühl) und Harndrang gekennzeichnet.

Die Blasenentleerungsstörung bei **Diabetes mellitus** ist urodynamisch durch eine große Blasenkapazität mit zunehmender Restharnbildung bei verminderter Blasensensibilität mit Verlust von Füllungsgefühl und Harndrang gekennzeichnet. Oft findet sich eine verminderte Detrusorkontraktilität.
Die bei allen Formen der neurogenen Blasenentleerungsstörungen entscheidende Frage nach Detrusoraktivität, Blasensensibilität und Schließmuskelaktivität führt jedoch immer zu therapeutischen Ansätzen unter Berücksichtigung der Grundkrankheit.

Merke ▶

Merke. Die videourodynamische Messung ist dabei die zentrale Untersuchungsmethode, die auch in der Lage ist, den Therapieerfolg zu kontrollieren.

Merke ▶

Merke. Inkontinenzformen und Blasenentleerungsstörungen, die im Rahmen von unfallbedingten Querschnittslähmungen auftreten, erfordern eine differenzierte und hochspezialisierte Diagnostik und Therapie, um Folgeschäden zu vermeiden, die (zumindest früher) oft die Lebenszeit der Opfer erheblich verkürzen. Zu einer solch aufwendigen Betreuung sind nur speziell ausgerichtete Zentren in der Lage.

Essentials

- Bei einer neurogenen Blasenentleerungsstörung sind **meist Speicher- und Entleerungsfunktion der Blase gemeinsam gestört.** Die Patienten haben Restharn und sind trotzdem inkontinent. Bei einer solchen Befundkonstellation muß zwingend die neuro-urologisch-urodynamische Abklärung erfolgen. Es bedarf hierzu einer speziellen Zusatzausbildung des Urologen.

- Patienten mit neurogener Blasenentleerungsstörung unterliegen vor allem dem **Risiko der Zerstörung der Nierenfunktion** bis hin zur Dialysepflichtigkeit und sogar dem Tod. Der Erhalt der Nierenfunktion ist deshalb das oberste Gebot, noch vor der Sicherung der Kontinenz.

- Das klinische Bild einer neurogenen Blasenentleerungsstörung ist nur bedingt charakteristisch für die neuropathologische Ursache. Die Zusammenarbeit mit dem Neurologen muß deshalb eng sein.

Weiterführende Literatur: B. Stöhrer, H. Madesbacher, H. Palmtag (Hrsg.): Neurogene Blasenfunktionsstörung – Neurogene Sexualstörung. Springer, Berlin 1997.

Teil O

Urologische Notfallsituationen

Nichturologische Notfallsituationen entstehen z. T. auch in der Folge urologischer Grunderkrankungen. Tumormetastasen können je nach Lokalisation Atemprobleme verursachen, **akute Querschnittslähmung** infolge vertebraler Prostatakarzinommetastasen und **delirante Zustände** bei ZNS-Metastasen sind möglich. Aber auch **Elektrolytentgleisungen** mit entsprechender kardialer Symptomatik kommen vor, besonders Störungen des Kaliumhaushalts (vor allem Hyperkaliämie) im Rahmen eines Nierenversagens.

Allein die Tatsache eines liegenden transurethralen Katheters sollte bei unklaren Fieberschüben (in jedem Fachgebiet) an eine darin begründete Ursache denken lassen. Zwar gibt es kein sog. »Katheterfieber«, aber bei falscher Technik oder insuffizienter Pflege kann hier ein Auslöser für eine lebensbedrohliche **Sepsis** liegen.

Darüber hinaus gibt es zahlreiche weitere Notfallsituationen aufgrund urologischer Grunderkrankungen, die in der Regel zunächst symptomatisch behandelt und dann einer Ursachenabklärung zugeführt werden, die schließlich ein urologisches Krankheitsbild definiert. Darüber geben die jeweiligen Differentialdiagnosen auf den nachfolgenden Seiten erschöpfend Auskunft. Vor allem dem als Hausarzt tätigen Allgemeinarzt und den Kolleginnen und Kollegen, die Notarztdienste leisten, sei deshalb dieses Kapitel besonders ans Herz gelegt. Denn gerade urologische Notfallsituationen brauchen ein rasches Erkennen und folgerichtiges Handeln, um unheilbare Folgeschäden oder Todesfälle zu verhindern. So **muß eine Hodentorsion binnen 2** (bis 4) **Stunden detorquiert werden**, um den Hodenverlust zu vermeiden, so muß eine sofortige **Harnableitung im Falle einer Urosepsis vor** einer **Antibiotikatherapie** durchgeführt werden, um eine Verbrauchskoagulopathie zu verhindern. Der Handlungszeitraum, der über Leben und Tod entscheidet, beträgt nicht selten nur wenige Stunden.

Die urologische Notfalluntersuchung ist relativ einfach und schnell durchzuführen. Wichtig sind dabei die richtige Weichenstellung und sofortige Hinzuziehung des Urologen.

Zur **Basisdiagnostik** der urologischen Notfallmedizin *siehe* ▤ O-**1**.

Neben rein urologischen Notfällen gibt es allgemeine Notfallsituationen aufgrund urologischer Krankheitsbilder, z. B. **Querschnittslähmung durch Metastasen, Hyperkaliämie** mit kardialer Begleitsymptomatik, **delirante Zustände durch ZNS-Metastasen**, Atemstörung durch Lungenmetastasen.

Jeder transurethrale Katheter kann zum Ausgangspunkt einer Allgemeininfektion bzw. **Sepsis** werden.

Viele Notfallsituationen basieren auf urologischen Grunderkrankungen, die zunächst symptomatisch behandelt werden müssen, bevor die Ursache abgeklärt werden kann.

Die frühzeitige Diagnostik führt häufig zu sofortigen therapeutischen Konsequenzen:

Eine **Hodentorsion muß binnen 2–4 Stunden operiert werden.**

Bei einer **Urosepsis** muß eine Harnableitung **vor Antibiotikatherapie** erfolgen.

Die urologische Notfalluntersuchung ist relativ einfach und schnell durchzuführen. Zur **Basisdiagnostik** *siehe* ▤ O-**1**.

O-1: Basisdiagnostik der urologischen Notfallmedizin

- Anamnese (ggf. Fremdanamnese, wenn Patient bewußtlos)
- Körperliche Untersuchung, beginnend im Zielgebiet der Beschwerden einschließlich Messung der Urinausscheidung
- Blutdruck- und Fiebermessung
- Urinsediment
- Ultraschall
- Laborbasisuntersuchungen (kleines BB mit Thrombozyten, Kreatinin, Harnstoff, BZ, Na, K, Ca, TPZ, PTT)
- Röntgen in der Hand des Urologen (vor allem Urogramm) sowie bei besonderen Indikationen instrumentelle Untersuchungen (Urethrozystoskopie, retrograde Harnleiterdarstellung)

Zusammen mit Anamnese, klinischer Untersuchung, Temperaturmessung und Sediment kann ein erfahrener Sonographeur die meisten Notfälle schnell und richtig diagnostizieren, was den Stellenwert der **Sonographie** in der Urologie unterstreicht.

1 Harnverhaltung und Anurie

Definition ▶

Die **Unterscheidung Anurie – Harnverhalt** bei fehlender Urinausscheidung ist für das therapeutische Prozedere wichtig. Im Falle der Anurie erfolgt eine weitere Ursachenabklärung (prä-/intra-/postrenal?), bei Harnverhaltung Legen eines Blasenkatheters.

Vorgehen im Notfall Anamnese, Perkussion und Sonographie klären, ob die **Blase voll** (= HV) **oder leer** (= Anurie) ist.
Durch **Perkussion** und **Sonographie** kann die volle, hochstehende Blase von einer leeren Blase bei Anurie gut unterschieden werden.

Ätiologie Ursachen des **Harnverhalts:** Infravesikale Obstruktion wie Prostataadenom, -karzinom, Blasenhalsstenose, Harnröhrenstriktur, Prostatitis/-abszeß, aber auch Blasenventilstein.
Neurogene Ursachen sind selten, z. B. durch mangelhafte Miktionssteuerung nach exzessivem Alkoholgenuß, wichtiger wegen der Konsequenzen sind: MS, Diabetes mellitus, Querschnitt, Apoplex etc. (▤ O-**2**).

Medikamentöse Ursachen Überdosierung von Anticholinergika und trizyklischen Antidepressiva kann zum Harnverhalt führen.

1 Harnverhaltung und Anurie

▶ ***Definition***

- **Harnverhalt** (HV): Trotz normaler Urinproduktion und voller Blase Unmöglichkeit zu miktionieren
- **Anurie:** Fehlende Urinproduktion (Anurie < 100 ml/24 Std.) ■

Die fehlende Urinausscheidung kann mehrere Ursachen haben *(vgl. hierzu Kap. A)*. Für den Notfall wichtig ist aber zunächst nur die Unterscheidung, **ob es sich um eine Anurie,** also die fehlende Urinproduktion in der/den Niere(n), **oder um einen Harnverhalt handelt,** also die fehlende Möglichkeit, den produzierten und bereits in der Blase befindlichen Urin zu entleeren. Die Therapie ist im Falle der Anurie erst nach weiterer Diagnostik möglich (prä-/intra-/postrenale Ursachenabklärung), im Falle der Harnverhaltung jedoch unmittelbar durch z. B. einen Blasenkatheter.

Vorgehen im Notfall. Wegen der völlig verschiedenen Notfalltherapie ist die Unterscheidung Anurie – Harnverhalt anhand des **Füllungszustandes der Blase** wichtig. Anamnestisch ist dabei der Harnverhalt schmerzhaft, die Anurie nicht. Bei der **Perkussion** zeigt die Klopfschalldämpfung die volle, hochstehende Blase beim Harnverhalt. Bei der Anurie perkutiert man nur den tympanitischen Klopfschall über darmgefülltem Abdomen. Ganz klar ist die Unterscheidung schließlich im **Ultraschall** zwischen voller und leerer Blase.

Ätiologie. Für den **Harnverhalt** kommen in aller Regel infravesikale Obstruktionen als Ursache in Betracht. **Am häufigsten** ist dies das sog. **»Prostataadenom«** bzw. die benigne Prostatahyperplasie, für die der Harnverhalt in etwa 30% das Leitsymptom ist. Aber auch Prostatakarzinom, Blasenhalsstenose, Prostatitis/-abszeß und eine Harnröhrenstriktur sind Ursachen für einen Harnverhalt. Ein Blasenventilstein, der wie ein »Korken« den Blasenhals verschließen kann, wodurch eine stotternde Miktion entsteht, ist eine weitere mögliche Ursache.
Neurogene Ursachen sind dagegen eher selten, aber nach einem Alkoholexzeß kann es vorkommen, daß die nervale Miktionssteuerung bei der durch die angeregte Diurese relativ vollen Blase nicht mehr einwandfrei funktioniert und so einen Harnverhalt auslöst.
Die klassischen **neurogenen Ursachen des Harnverhalts** sind Blasenfunktionsstörungen durch z. B. Diabetes mellitus, Querschnittslähmung, Tumor, Apoplex, Radikulitis, Diskusprolaps, multiple Sklerose, Poliomyelitis, angeborene Dysrhaphie etc. (▤ O-**2**). Der Harnverhalt kommt dabei dadurch zustande, daß zentrale Steuerungsbahnen zwischen dem Miktionszentrum im Rückenmark und dem Zerebrum unterbrochen sind.

Medikamentöse Ursachen. Bei Überdosierung von Anticholinergika und trizyklischen Antidepressiva kann es zum Harnverhalt kommen. In niedrigen Dosierungen werden diese Medikamente jedoch therapeutisch z. B. bei der Urge-Inkontinenz benutzt *(siehe Kapitel M)*.

O-2: Ätiologie des Harnverhalts

- Vergrößerte Prostata (benignes Adenom, Prostatakarzinom)
- Blasenhalsstenose
- Prostatitis/-abszeß
- Harnröhrenstriktur
- Blasenventilstein
- Querschnittslähmung (traumatisch, multiple Sklerose, diabetogene Polyneuropathie, Apoplasie etc.)
- Exzessiver Alkoholgenuß
- Medikamente (Anticholinergika, trizyklische Antidepressiva)
- Reflektorisch bei massiven Schmerzen (z. B. Steinkolik)

Die **Anurie** muß unterschieden werden in ihre **prärenalen, intrarenalen** und **postrenalen** Ausgangspunkte, da sich hiervon wesentliche Prinzipien der Therapie ableiten. Die Anurie ist dabei das Leitsymptom des akuten Nierenversagens. ▤ O-**3** stellt diese drei wichtigen Ursachenkomplexe der Anurie/ANV übersichtlich dar.

Die **Anurie** muß unterschieden werden in: **prärenal, intrarenal** und **postrenal.** Diese diagnostische Einteilung hat therapeutische Konsequenzen. (▤ O-**3**).

O-3: Ursachen der Anurie bzw. des akuten Nierenversagens

Anurie		
prärenal	**intrarenal**	**postrenal**
▶ Schock (akute tubuläre Nekrose*) ▶ Flüssigkeitsmangel ▶ Nierenarterienthrombose ▶ Nierenarterienembolie ▶ Nierenarterienabriß ▶ Vergiftung	▶ Niereninsuffizienz (z. B. Glomerulonephritis, Schrumpfniere, Tubulusnekrose)	▶ Harnleiterobstruktion beidseits ▶ Tumor, Stein ▶ Postoperativ (z. B. Uterus-/Rektumoperation ▶ M. Ormond (= retroperitoneale Fibrose) ▶ Tumorkompression des Harnleiters von außen (Tumoren, Lymphome etc.) ▶ Uratverstopfung der Niere ▶ Chronische Blasenentleerungsstörung

* Häufigste Ursache eines akuten Nierenversagens. Prinzipiell reversibel. In mehr als der Hälfte der Fälle traumatisch bedingt, aber auch bei jeder anderen Genese eines Schocks möglich.

Klinik

- **Akuter Harnverhalt:**

Die Patienten berichten, daß sie seit Stunden versuchen, Wasser zu lassen, was aber nicht oder nur in einzelnen, mühevoll abgepreßten Tropfen gelingt. Typischerweise bestehen deshalb Schmerzen im Unterbauch (▤ O-**4**).

Man tastet einen »Unterbauchtumor«, der der hochstehenden Blase entspricht. Durch suprasymphysäre Perkussion (hohlklingend über Darm, kurz und gedämpft über Flüssigkeit) läßt sich schnell klären, ob die Blase voll ist. Die Sonographie zeigt ebenfalls die volle Blase.

Klinik

- **Akuter Harnverhalt**

Typischerweise bestehen Schmerzen im Unterbauch (▤ O-**4**). Der tastbare »Unterbauchtumor« entspricht der hochstehenden Blase. Durch Perkussion und Sonographie kann die Diagnose rasch gestellt werden.

O-4: Symptomatik bei Harnverhalt

Obstruktion	Retention
▶ schmerzhaftes Ausbleiben der Miktion	▶ diskreter Dehnungsschmerz oder gar Schmerzfreiheit (HV bei Querschnittslähmung)
▶ schmerzhafte palpierbare Blase	
▶ Unruhe imperativer Harndrang Blässe Schweißausbruch	

K ***Der klinische Fall.*** Ein Jahr vor der urologischen Untersuchung wurde bei einer 73jährigen Patientin die Diagnose eines T3-Zervixkarzinoms gestellt, das wegen schlechten Allgemeinzustandes bestrahlt worden war. Die Patientin hat sich danach gut erholt, am Ende der Bestrahlungsserie war kein Tumor mehr tastbar gewesen.
Ein Jahr danach erfolgte die Wiederaufnahme in die gynäkologische Abteilung mit einem kindskopfgroßen Unterbauchtumor, der etwas höckrig zu tasten war. Die Diagnose lautete: großes Lokalrezidiv des bekannten, damals bestrahlten Tumors. Die Patientin wurde zusätzlich sonographiert, allerdings nur im Bereich der Nieren, denn folgerichtig wurde vermutet, daß der riesige Tumor die Ureteren verlegen und deshalb zu Harnstauungsnieren führen müßte. In der Tat bestanden Stauungsnieren 3. bis 4. Grades. Der Kreatininwert lag bei 300 mmol/l. Die Patientin wurde zur Anlage einer perkutanen Nephrostomie in die urologische Abteilung überwiesen (als Palliativmaßnahme). Dort wurde der »Tumor« als volle Blase diagnostiziert und durch Katheterismus beseitigt.
Wie erklärt sich die falsche Verdachtsdiagnose? Die Blase der Patientin enthielt über 4 Liter (!) Urin und führte somit zur Abflußbehinderung beider Nieren. Da die Patientin jedoch bis dahin immer noch kleine Mengen Urin abgesetzt hatte, war nicht bedacht worden, daß es sich um das Entleeren von Überstandsurin handelte (vgl. unten: Überlaufblase) und die Blase dennoch voll war. Der höckrige Tastbefund entpuppte sich, als die Bauchdecken weich waren, als Lipome in der Bauchdecke.
Der Urologe führte auch eine Harnableitung durch – aber mittels transurethralem Dauerkatheter, da der Unterbauchtumor einer maximal gefüllten Blase entsprach. Nach wenigen Minuten waren dann die Harnstauungsnieren abgeflossen, das Kreatinin binnen 2 Tagen normalisiert.
Wie kam es zu einer solchen Blasenentleerungsstörung? Diese ist letztlich Folge der tumorbeseitigenden Strahlentherapie. Es war einerseits eine Beeinträchtigung der nervalen Versorgung der im Bestrahlungsgebiet liegenden Blase gekommen, andererseits war der Meatus zusammen mit der Harnröhre aus dem gleichen Grund fibrosiert und verengt. Damit war die Miktion behindert, es entstand Restharn, der aber bei gestörter Nervenfunktion von der Patientin nicht bemerkt worden war. Die noch vorhandene Urinentleerung entsprach dem passiven Überlaufen einer randvollen Blase.

Lerneffekt
- Jeder Unterbauchtumor kann auch eine volle Blase sein.
- Ungewöhnliche Konstellationen kommen vor (volle Blase + Lipome = Tumortastbefund). Auch wenn das klinische Bild scheinbar klar zu sein scheint, lohnt immer noch die Überprüfung. Ein Blasensonogramm hätte die volle Überlaufblase gezeigt.

- **Chronischer Harnverhalt und Überlaufblase**
(Syn.: Ischuria paradoxa)
Eine chronische Harnverhaltung kann zu einer Überlaufinkontinenz führen. Die Patienten, **vorwiegend Männer,** kommen wegen des ständigen Einnässens in urologische Behandlung. **Ursache ist meist ein Prostataadenom.** Mögliche Folgen des chronischen Harnverhalts sind **Harnstauungsnieren** mit konsekutivem **postrenalem Nierenversagen.**

- **Chronischer Harnverhalt und Überlaufblase**
(Synonym: Ischuria paradoxa)
Vom akuten Harnverhalt ist die chronische Harnverhaltung mit Überlaufinkontinenz zu unterscheiden. Sie ist normalerweise kein Notfall. Der Patient kommt wegen des ständigen Einnässens in die Praxis. **Betroffen sind in aller Regel Männer mit einem Prostataadenom.**
Ursache des Urinverlustes ist die durch Restharn randvolle Blase, die den weiter nachströmenden Urin aus den Nieren nicht mehr fassen kann, so daß sich der Blasenhals öffnet und bei geringem zusätzlichen Druck (z. B. Bauchpresse) Urin entleert wird. Die Menge richtet sich dabei nach dem Füllungszustand der Blase und beträgt in der Regel nur wenige 10 ml. Da dieser Zustand nur allmählich eintritt, wird er oft von den Patienten nur unzureichend bemerkt; sie sind zufrieden (»der Urin läuft ja noch«). Aber in der Folge kann er in **Harnstauungsnieren** bds. münden mit allen daraus entstehenden Folgen bis hin zum **postrenalen Nierenversagen.**

Merke ▶

▶ ***Merke.*** Wichtig ist die Unterscheidung einer mechanisch bedingten Überlaufinkontinenz von der Überlaufinkontinenz bei neurogener Blasenentleerungsstörung.

- **Schmerzloser, akuter Harnverhalt bei Bandscheibenprolaps**
Ein Bandscheibenprolaps (◘ O-**1**) oder eine Wirbelkörpermetastase können durch Rückenmarkskompression eine neurogene Blase hervorrufen. Hierbei kann es zu einem **schmerzlosen Harnverhalt** kommen.
Bandscheibenprolapse mit Störung der Blasenentleerung liegen **meist kranial LWK 2/3.**

- **Schmerzloser, akuter Harnverhalt bei Bandscheibenprolaps**
Ein Bandscheibenprolaps (◘ O-**1**) oder eine Wirbelkörpermetastase können durch Rückenmarkskompression eine neurogene Blase hervorrufen, bei der es zu einem **schmerzlosen Harnverhalt** kommen kann. Gerade Prostatakarzinompatienten sind davon betroffen und kommen bei der Fokussuche für eine solche Metastase zum Urologen. Die ursprüngliche Verdachtsdiagnose ist häufig bei solchen Patienten »Bandscheibenprolaps«.
Bandscheibenprolapse – und analog Metastasen –, die zur Störung der Blasenentleerung führen, liegen in aller Regel **kranial der 2.–3. Lendenwirbelkörper.**

Merke. Bei einem akuten Bandscheibenvorfall mit Blasenentleerungssymptomatik muß eine sofortige neurochirurgische Entlastungsoperation (Nukleotomie) erfolgen.

◀ **Merke**

K ***Der klinische Fall.*** Eine 25jährige Frau, die immer schwer gearbeitet hat (Altenpflege!), erleidet kurz nach der Geburt eines Kindes einen schmerzhaften Bandscheibenvorfall, den der Orthopäde richtig diagnostiziert und in das Segment L1/L2 lokalisiert. Als therapeutische Maßnahme empfiehlt er Bettruhe und Analgetika. In der Nacht nach dem Arztbesuch erleidet die Patientien einen Harnverhalt, der aber verkannt wird als Komplikation nach der Geburt des Kindes. Der hinzugezogene Gynäkologe kann jedoch nichts Pathologisches auf seinem Gebiet feststellen. Die Patientin, die nur mühsam Urin abpressen kann, wird zum CT für den nächsten Tag bestellt. Auf die Miktionsstörung (Harnverhalt mit Überlaufsymptomatik) achtet niemand. Schließlich veranlaßt der Radiologe am 3. Tag nach Eintritt des Harnverhalts aufgrund seines CT-Befundes die sofortige neurochirurgische Operation, die wenige Stunden später durchgeführt wird. Die Patientin ist danach zwar schmerzfrei, ihre Blasenfunktion ist jedoch nicht wiedergekehrt, so daß sie sich heute selbst katheterisieren muß.

Lerneffekt: Bei **jedem** Bandscheibenvorfall **muß** nach einer Miktionsstörung gefragt werden, auch an den Folgetagen.

Wenn eine chirurgische Dekompression nicht unverzüglich erfolgt, bleibt eine Dauerschädigung der Blasennervenversorgung in solchen Fällen zurück (sogenannte areflexive Blase, *vgl. Kapitel N, »Neurogene Blase«).*

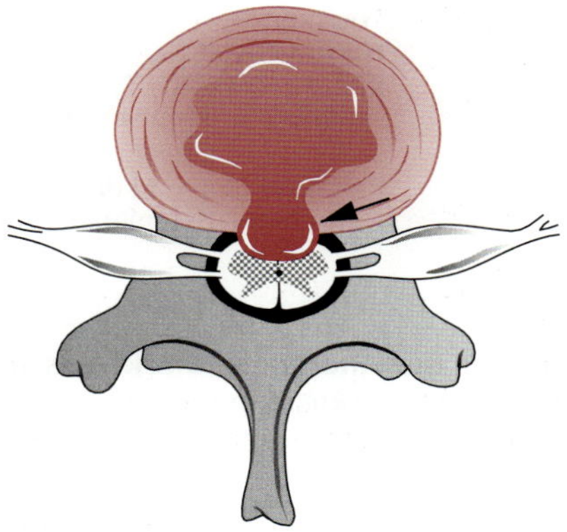

O-**1: Diskusprolaps** (→) mit Kompression des Myelons

- **Anurie**

Fehlende Urinproduktion, evtl. Begleitödeme, kardiale Insuffizienzzeichen, Atemnot (infolge Überwässerung), Exsikkose (wenn die Anurie infolge Flüssigkeitsmangel entsteht) sind die vorherrschenden klinischen Befunde bei der Anurie, d. h. beim akuten Nierenversagen. Zu den Ursachen *siehe* ▤ O-**5**. Die Komplikationen des ANV zeigen sich dann durch eine Hyperkaliämie mit Herzrhythmusstörungen, durch gastrointestinale Blutungen, Überwässerung und Blutdruckerhöhung.

- **Anurie**

Fehlende Urinproduktion, evtl. Begleitödeme, kardiale Insuffizienzzeichen, Atemnot oder Exsikkose sind die vorherrschenden Symptome. Ursachen ▤ O-**5**.

Komplikationen sind: Rhythmusstörungen infolge Hyperkaliämie, gastrointestinale Blutungen, Blutdruckanstieg.

O-5: Ursachen der Anurie

Obstruktion		
▶ Mechanisch	Prostataerkrankungen	Benigne Prostatahyperplasie Prostatitis Prostatakarzinom
	Blasenerkrankungen	Steine Blasentumor
	Harnröhrenerkrankungen	Striktur Meatusstenose kongenitale Harnröhrenklappe Steine Urethritis Fremdkörper (!)
	Peniserkrankungen	Phimose/Paraphimose
Retention		
▶ Neurogen	Läsion S2–S4	Tumoren MS
	Läsion Cauda equina	Diskusprolaps L3/L4/L5 Tumoren MS Poliomyelitis
	Läsion peripherer Nerven	Diabetes mellitus Traumen Herpes zoster pharmakologisch (Medikamentenanamnese)
▶ Psychogen	Psychische Erkrankungen	Psychose, Depression > und deshalb fehlendes Trinken

Diagnostik **Harnverhalt:** fehlende Miktion, perkutorisch und sonographisch **randvolle Blase.** Nur in Ausnahmefällen per Katheter. Gelingt dies nicht, suprapubische Zystostomie.

Diagnostik. Beim **Harnverhalt** ergibt die Anamnese direkt das Leitsymptom: »fehlende Miktion«. Die Unterbauchperkussion mit Blasenhochstand und der Ultraschall mit gut erkennbar voller Blase sichern die Diagnose.

$$\text{Volumen (ml) der Blase im Sonogramm: } \frac{\text{Länge} \times \text{Breite} \times \text{Höhe}}{2}$$

Der Katheterismus, der eigentlich Therapie ist, wäre die ungewöhnlichste Art der Diagnostik, ist aber in Ausnahmefällen hierzu zu gebrauchen.
Ist transurethral eine Katheterisierung nicht möglich, wird eine suprapubische Blasenfistel angelegt (zur Technik *vgl. Kap. C).*

Anurie Die Sonographie erlaubt rasch die Unterscheidung zwischen Anurie (leere Blase) und Harnverhalt (volle Blase) (O-**2a, b**).

Die Leitdiagnostik der **Anurie** erfolgt durch den Ultraschall (leere Blase). Dies ist die klassische Methode zur Feststellung der Differentialdiagnose zwischen Anurie und Harnverhalt (O-**2a, b**). Sofern Ultraschall nicht unmittelbar zur Verfügung steht, perkutiert man den Unterbauch im Blasenbereich (kurzer, gedämpfter KS entspricht der vollen Blase, tympanitischer KS dagegen dem gasgefüllten Darm).
Die Messung der Ausscheidung pro Stunde und Laborwerte (hoher Hämatokrit, Elektrolytstörung, Kreatinin/Harnstoff erhöht) ergänzen lediglich diese Feststellung.

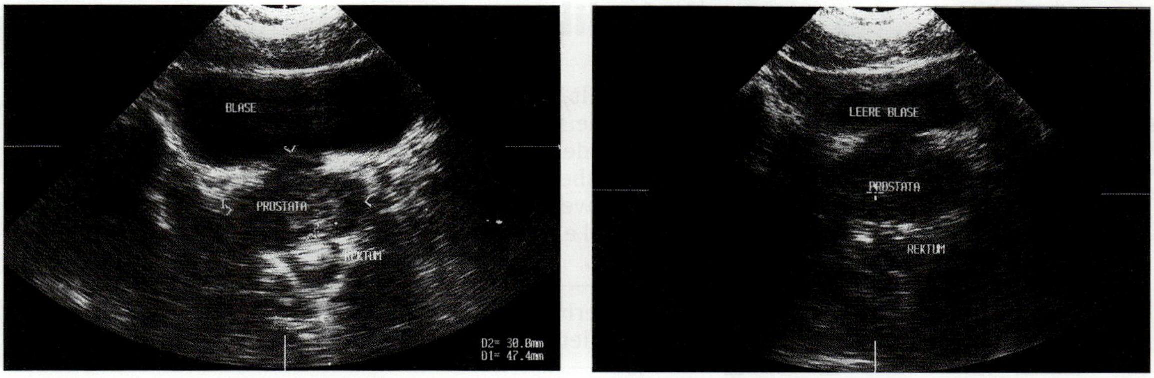

a b

O-2 a, b: **Sonographischer Befund bei a Harnverhalt (volle Blase) und b Anurie (leere Blase).**
(Anmerkung zu **b**: Eine vollständig entleerte Blase ist nicht zu schallen. **b** zeigt deshalb eine quasi entleerte Blase mit ca. 10 ml Restfüllung, die nicht pathologisch ist.)

Therapie. Die Entleerung der Blase ist die Notfalltherapie beim **Harnverhalt.** Üblicherweise erfolgt sie per sterilem Einmalkatheterismus. Sollte dies nicht möglich sein, z. B. bei einer Harnröhrenstriktur, erfolgt die suprapubische Blasenpunktion (zur Technik *siehe Kap. D).*
Die **Anurie** wird ursachenspezifisch behandelt. Im klinischen Alltag stellt sich dies in der Regel recht einfach dar, denn die Hauptursache ist der Schock (ab systol. Blutdruck < 90 mmHg), der mit den Mitteln der Notfall- und Intensivmedizin in klassischer Weise beseitigt wird. Die Nierenfunktion restituiert sich dann sehr oft von selbst.
Die O-**6** zeigt weitere Therapien beim akuten Nierenversagen mit Anurie.

Therapie Bei **Harnverhalt** erfolgt die Entleerung der Blase per transurethralem oder suprapubischem Katheter *(s. Kap. D).*

Die Therapie der **Anurie** ist ursachenspezifisch. Meist ist ein Schock die Ursache, so daß eine Schocktherapie durchgeführt werden muß.
Ansonsten: Therapie gemäß Ursache, *siehe* O-**6**.

O-6: Ursachenbezogene Therapie der Anurie

Prärenale Ursache	Intrarenale Ursache	Postrenale Ursache
▸ Flüssigkeitsausgleich ▸ Schockbehandlung ▸ Ausgleich einer Hyperkaliämie (Ionenaustauscher; Glukose + Insulin)	▸ Diuretika, Kortison Dialyse ▸ Flüssigkeit (bei Exsikkose)	▸ Harnleiterschienung ▸ Harnableitung, evtl. Operation, Intensivmedizin

2 **Steinkolik**

Neben dem Harnverhalt ist die Steinkolik der häufigste urologische Notfall. Besteht gleichzeitig **Fieber,** besteht die **Gefahr einer Urosepsis** (sofortige Klinikeinweisung).

Merke ▶

Ätiologie Hierzu *siehe Kap. H Urolithiasis.*

Pathogenese Eine intraluminäre Druckerhöhung mit Wandüberdehnung infolge Abflußbehinderung bei fortgesetzter Urinproduktion löst die Kolik aus.

Klinik Akute, heftig einsetzende, krampfartige Schmerzen, die mit **Übelkeit/Erbrechen** einhergehen. Dadurch oft Fehldiagnose eines durch eine Magen-Darm-Erkrankung bedingten »akuten Abdomens«.

Hinweis: Ein Kolikpatient bewegt sich, der Peritonitispatient liegt still.

Gelegentlich kommt es zum reflektorischen Harnverhalt.

Koliken können plötzlich abklingen, aber auch rezidivieren.
Das Nierenlager ist klopfschmerzhaft.
Je nach Lokalisation des Steines kommt es zu unterschiedlicher **Schmerzprojektion** (▤ O-**7**, H-**3**).

Diagnostik Klopfschmerzhafte Nierenlager; sonographisch Harnstauungsniere; **Temperaturmessung!** Bei Fieber besteht die Gefahr der Urosepsis.

Alle Patienten weisen eine **Mikro-, selten auch eine Makrohämaturie** auf.

2 Steinkolik

Neben dem Harnverhalt ist die steinbedingte Kolik derjenige urologische Notfall, mit dem die meisten Nichturologen, vor allem die Haus- und Notärzte, konfrontiert werden. Neben der selbstverständlichen Schmerztherapie ist es essentiell zu überprüfen, ob der Betroffene **Fieber** hat. Wenn ja, ist die sofortige Notfalleinweisung in eine Urologische Klinik wegen der **Gefahr der Urosepsis** dringend erforderlich.

> ▶ ***Merke.*** Eine fieberhafte Steinkolik ist der erste Hinweis auf eine infizierte Harnstauungsniere, die in eine Urosepsis mündet!

Ätiologie. Zur Ätiologie des Steinleidens *siehe Kapitel H Urolithiasis.*

Pathogenese. Die Ursache einer Kolik ist eine akute intraluminäre Druckerhöhung infolge fortgesetzter Urinproduktion trotz einer Abflußbehinderung im Harnleiter. Dadurch kommt es zu einer schmerzhaften Wandüberdehnung in Nierenbecken und Harnleiter.

Klinik. Akut und heftig einsetzende, meist einseitige, krampfartige, wiederholt auftretende Schmerzen (= Kolik) sind typisch. Koliken sind extrem schwer zu ertragende Schmerzen. Sie gehen mit einem Vernichtungsgefühl einher. Manche Patienten weinen oder schreien. Selten liegen sie ruhig, sondern bewegen sich in gekrümmter Haltung, um einen »Ausgleich« zu schaffen. Ferner bestehen **Übelkeit und/oder Erbrechen**, weshalb die Fehldiagnose eines durch eine gastrointestinale Erkrankung bedingten akuten Abdomens gestellt werden kann.
Die Ursache dieser intestinalen Symptomatik ist die prinzipiell gleiche vegetative Nervenversorgung von Darm und Harnleiter. Deshalb sei hier daran erinnert: **Ein Patient mit einer Peritonitis liegt zur Vermeidung von Schmerzen still, der Kolikpatient bewegt sich.** Diese Tatsache dient zur groben Unterscheidung des akuten Abdomens.
Aus den gleichen Gründen, aus denen es zu einer Darmpassagestörung kommt, kann auch ein reflektorischer Harnverhalt entstehen.
Allerdings kann eine Steinkolik ebenso plötzlich wieder abklingen, um dann nach Stunden oder Tagen wiederzukommen (rezidivierende Koliken).
Bei der Untersuchung stellt man ein klopfschmerzhaftes Nierenlager fest. **Je nach Steinlokalisation** im Harnleiter ergeben sich **unterschiedliche Schmerzausstrahlungen.** Dies hängt mit der unterschiedlichen Nervenversorgung der verschiedenen Harnleiterabschnitte zusammen. Dadurch ist es schon durch Befragen des Patienten möglich, einen Hinweis auf die Lage des Steines zu bekommen (▤ O-**7**, H-**3**).

O-7: Schmerzprojektion der Steinkolik

Schmerzen in:		Harnleiterabschnitt:
Flanke	→	oberes Drittel,
Mittelbauch	→	mittleres Drittel,
Genitale/Leiste	→	unteres Drittel,
Penis/Klitoris	→	unteres Drittel kurz vor Ostium

Diagnostik. Nach der Anamnese, die in fast allen Fällen schon die Diagnose ermöglicht, folgt die klinische Untersuchung. Sie sollte wegen der massiven Schmerzen kurz sein (wenn der Patient nach der Therapie beschwerdefrei ist, ist immer noch Zeit für die komplette körperliche Untersuchung). Typisch ist das stark klopfschmerzhafte Nierenlager. Zusätzlich wird die **Temperatur gemessen**. Bei Fieber besteht die Gefahr einer Urosepsis.
Alle Patienten weisen eine **Mikro-, selten auch eine Makrohämaturie** auf, da scharfkantige Steine das Urothel des sich verkrampfenden Harnleiters verletzen.

In der **Sonographie** ist in aller Regel eine Harnstauungsniere (◘ O-**3**), evtl. zusätzlich ein Stein erkennbar. Erst jetzt folgt die Röntgenuntersuchung: Zunächst wird die sog. Nierenleeraufnahme durchgeführt.

In der **Sonographie** erkennt man eine Harnstauung, evtl auch bereits den Stein (◘ O-**3**).
Röntgen: Zunächst erfolgt die sog. Nierenleeraufnahme.

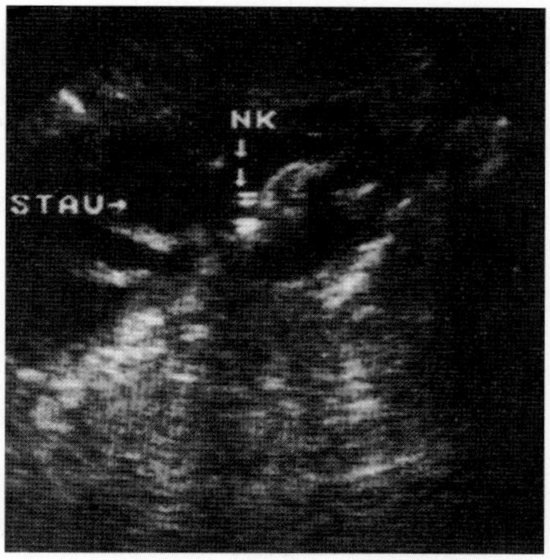

◘ O-**3: Harnstauungsniere bei Steinkolik** (Sonographie) (NK = Nephrostomiekatheter)

> **Merke.** Erst **nach Beschwerdefreiheit** darf die Gabe von **Kontrastmittel** zur Durchführung eines AUG erfolgen.

◄ **Merke**

Begründung: Da KM diuretisch wirken, die Harnleiterpassage aber vorübergehend gestört ist, besteht die **Gefahr einer Fornixruptur,** die bei anschließender fehlender Harnableitung u. U. bis zum Verlust der Niere führen kann. Zur Problematik der KM-Gabe bei erhöhtem Kreatinin-Wert *siehe Kapitel A.* Im Notfall gelten jedoch die dort angegebenen Einschränkungen nur bedingt.

Begründung: KM wirken diuretisch. Deshalb besteht bei einem akuten Abflußhindernis die **Gefahr der Fornixruptur.**

Das Ausscheidungsurogramm ist also erst im schmerzfreien Intervall erlaubt. Dabei kommt es auf der betroffenen Seite zu einer Ausscheidungsverzögerung (◘ O-**4**), so daß sog. Spätaufnahmen zur Lokalisation oft notwendig werden (bis zu 24 Stunden p.i. möglich).

Das Urogramm im schmerzfreien Intervall läßt eine Ausscheidungsverzögerung erkennen (◘ O-**4**), so daß oft Spätaufnahmen notwendig sind.

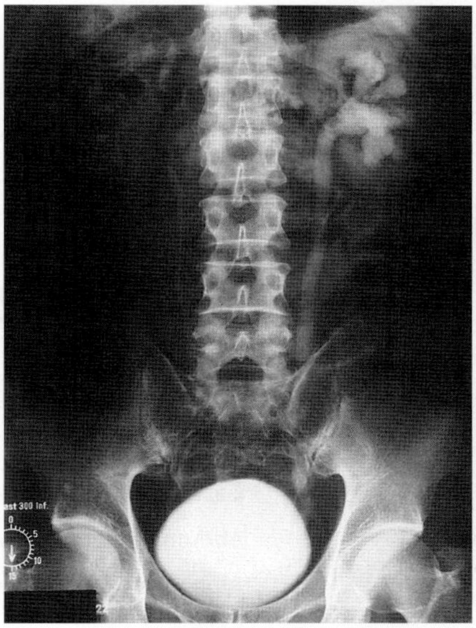
◘ O-**4: AUG Spätaufnahme bei Steinkolik.** Man erkennt den durchgezeichneten = gestauten linken Harnleiter

Es gibt eine **Ausnahme von der Regel,** das AUG erst im Intervall durchzuführen: Dies ist die im Sonogramm bestätigte Harnstauungsniere bei gleichzeitig vorliegendem Harnwegsinfekt. Hier muß wegen der Gefahr einer Urosepsis die Diagnose erzwungen werden. Wegen der Gefahr der Fornixruptur und der Urosepsis muß anschließend eine sofortige Harnableitung möglich sein, weil es sich hierbei um eine infizierte Harnstauungsniere handelt.
Oft ist man in einem solchen Fall sogar gut beraten, auf ein AUG zu verzichten und nach Sonogramm und Nierenleeraufnahme eine retrograde Untersuchung, die als primäre Maßnahme eigentlich nicht indiziert ist, ausnahmsweise durchzuführen und in gleicher Sitzung die Harnableitung durch eine Harnleiterschienung zu gewährleisten. Dies geschieht dann wegen der Sepsisgefahr selbstverständlich unter Antibiotikaschutz.
Als Maßnahme kann auch eine perkutane Nephrostomie erfolgen, wenn die retrograde Darstellung und Schienung nicht gelingt. Eine primäre Operation ist jedoch nur selten indiziert.

Ausnahme von der Regel, nur im schmerzfreien Intervall mit KM zu röntgen: Bei Gefahr der Urosepsis muß die Diagnose einschließlich Steinlokalisation erzwungen werden. Eine anschließend sofortige Harnableitung ist wegen der infizierten Harnstauungsniere notwendig.
In einem solchen Fall kann auch eine retrograde Darstellung mit anschließender Harnleiterschienung (unter Antibiotikaschutz) erfolgen. Ggf. benötigt man eine perkutane Nephrostomie.

> **Merke.** Bei der Diagnostik gibt es eine **Alarmkombination von Befunden:** Harnstauung bei gleichzeitig vorhandenem Fieber → Gefahr der Urosepsis.

◄ **Merke**

Differentialdiagnose Vor allem **Gallenkolik** und **Appendizitis** sowie Adnexitis kommen in Betracht (▤ O-**8**).

Sediment, Ultraschall und AUG klären in den meisten Fällen schon die Diagnose.

Koliken ohne Stein entstehen z. B. durch Blutkoagel und abgestoßene nekrotische Papillen.

Differentialdiagnose. Am häufigsten ist die **Gallenkolik** zu bedenken. Aber auch Ileus, Porphyrie, Magenperforation, Herzinfarkt (Hinterwand), **Appendizitis** und gynäkologische Erkrankungen wie Adnexitis und Tubargravidität oder eine Stieldrehung des Ovars gehören dazu. Bedacht werden muß ferner in seltenen Fällen eine Porphyrie.

In vielen Fällen genügen bereits klinische Untersuchung, Urinsediment und Ultraschalluntersuchung zur Differentialdiagnose. Letztlich ist aber erst das Ausscheidungsurogramm in der Lage, einen Stein nachzuweisen bzw. auszuschließen.

Darüber hinaus gibt es auch typische »Steinkoliken« ohne Stein, wenn z. B. bei einem blutenden Tumor der Niere Koagel den Harnleiter verstopfen oder nekrotische Nierenpapillen abgestoßen werden und die Schmerzen auslösen.

▤ O-**8** gibt einen Überblick über die Differentialdiagnose einer akuten Steinkolik zusammen mit den zur Klärung durchzuführenden Untersuchungen.

▤ O-8: Klärende Untersuchungen zu den Differentialdiagnosen einer Harnsteinkolik

Differentialdiagnose	Klärende Untersuchung bzw. Anamnese
Koagelabgang bei Nieren-/Nierenbecken- und Harnleitertumor sowie nach Verletzungen	Sono, AUG, ggf. CT, URS
Papillennekrose mit Spontanabgang	BZ (Diabetes mellitus), AUG
Tuberkulose	Sono, AUG, CT, sterile Leukozyturie, pH 5, säurefeste Stäbchen
Harnleiterstenose (M. Ormond, extraureteraler Tumor, nach Radiatio)	AUG, CT, URS
Nierenarterienembolie/Niereninfarkt	AUG, Angio (evtl. DSA)
Retrokavaler Harnleiter	AUG zusammen mit Kavographie
Sog. »Vena-ovarica-Syndrom« (Harnleiterkompression)	Schwangerschaft! Fast immer rechte Seite, Sono
Porphyrie	Sono, Braunverfärbung des Urins bei Tageslicht, Uroporphyrine im Urin
Cholelithiasis/Cholezystitis	Sono, Leeraufnahme, Bilirubin evtl. erhöht, Sediment negativ, Fieber bei Entzündung, typische Schmerzlokalisation/ -projektion
Perforiertes Ulkus	Typischer Entlastungsschmerz, okkultes Blut im Stuhl, Gastroduodenoskopie, Abdomenübersicht (freie Luft)
Magenulkus (evtl. perforiert)	Abdomenübersicht, Gastroskopie, Kaffeesatzerbrechen
Pankreatitis	Alpha-Amylase, Leukozytose, gürtelförmiger Schmerz, Alkohol (!), AUG
Appendizitis	Druckschmerz am McBurney-Punkt und andere klinische Zeichen, Temperaturdifferenz axillar-rektal (**cave:** Auch eine akute Appendizitis kann Mikrohämaturie aufweisen!), AUG
Pseudoperitonitis diabetica	Hoher BZ, keine Leukozytose
M. Crohn, Colitus ulcerosa	AUG, Kolon-KE, Diarrhö
Divertikulitis	AUG, Kolon-KE, Schleimabgänge
Ileus	Sono, Abdomenübersicht, Auskultation (paralytische Ruhe bzw. spritzende Geräusche, je nach Ursache)
Adnexitis, Drehung einer Ovarialzyste	Fluor, AUG, Sono, gynäkologische Untersuchung
(Tubar-)Gravidität	US, β-HCG im Urin positiv. **Cave:** Röntgen obsolet!
Degenerative Wirbelsäulenerkrankung/ Diskusprolaps	Klopfschmerz der WS, Sono, AUG, neurologische Orientierungsuntersuchung

> **Merke.** Eine junge Frau mit Koliken kann schwanger sein. Deshalb **muß** vor jeder Röntgenuntersuchung die Zyklusanamnese erhoben werden. Die Frage nach der individuellen Antikonzeption, vor allem, ob sie konsequent durchgeführt worden ist, ist selbstverständlich.

◀ **Merke**

Aber **im Zweifel** hilft nur der **Schwangerschaftstest.** Bis dahin dürfen ausschließlich – außer der körperlichen Untersuchung – nur Ultraschall und Urinsediment durchgeführt werden.

Im Zweifel hilft nur der **Schwangerschaftstest.**

Therapie. Aufgrund der Stärke der Schmerzen muß und darf die **Analgetikamedikation** bereits erfolgen, wenn bei Anamnese und kurzer klinischer Untersuchung sowie Sediment und Ultraschall, zwei sehr schnell durchzuführenden Untersuchungen, ein hinreichender Verdacht auf eine Steinkolik besteht, auch wenn der Befund noch nicht eindeutig geklärt ist. Das AUG ist in der akuten Kolik in der Regel kontraindiziert. Ausnahme ist die im Sonogramm bestätigte Harnstauungsniere bei vorliegendem Harnwegsinfekt. Für die Notfalltherapie kommen **Metamizol, Butylscopolamin** und **Tramadol** in Frage. Dosierung: Metamizol bis 2500 mg oder Tramadol 50–100 mg, Butylscopolamin 20–40 mg i.v. (RR-Kontrolle!). Danach 500 ml NaCl-Infusion mit 60–120 mg Butylscopolamin über 2 Stunden. (Die Wirksamkeit der Spasmolyse [z.B. Butylscopolamin] ist aus theoretischen Überlegungen derzeit etwas umstritten, in praxi aber bewährt.)
Wenn diese Spasmoanalgesie ohne Erfolg bleibt, was selten ist, dann darf man zu Opiaten wie Pethidin (50–110 mg) oder Pentazocin (30–50 mg) greifen (**langsam** i.v., RR-Kontrolle!).
Selbstverständlich ist die **Bettruhe,** die die Patienten dankbar akzeptieren, wenn ihre Schmerzen beseitigt sind. Additiv können evtl. feuchte Wärme und eine intrakutane Quaddelung der Headschen Zone (vgl. oben, Ausstrahlungsgebiet der Schmerzen) hilfreich sein.
Bei Verdacht auf eine **Urosepsis** erfolgt die sofortige **Harnableitung** mittels Harnleiterschienung oder perkutaner Nephrostomie.

Therapie Ausnahmsweise darf wegen der besonderen Stärke der Schmerzen nach Anamnese, klinischer Kurzuntersuchung, Urinsediment und Ultraschall die **Schmerztherapie** durchgeführt werden.
Medikation: **Metamizol, Butylscopolamin, Tramadol.**

Bettruhe, feuchte Wärme und Quaddelung der Headschen Zone können hilfreich sein.
Bei Verdacht auf eine **Urosepsis** erfolgt unverzüglich eine **Harnableitung.** Hierzu kommen perkutane Nephrostomie und innere Harnleiterschienung in Frage.

> **Merke.** Bei Stauung und Fieber ist eine alleinige Antibiotikatherapie nicht ausreichend! Sie begleitet nur eine instrumentelle Stauungsentlastung!

◀ **Merke**

Bei **Status colicus**, d.h. durch Analgesie nicht beherrschbarer Kolik, wird ebenfalls eine Harnableitung durchgeführt. Durch Entlastung der Stauung sistieren die Schmerzen rasch.
Zur definitiven Therapie der Urolithiasis *siehe Kap. H.*

Bei **Status colicus** wird eine Harnableitung durchgeführt. Zur definitiven Therapie der Urolithiasis *siehe Kap. H.*

Wichtig ist zu wissen, daß bei zweifelhafter Differentialdiagnose grundsätzlich die unmittelbare, operative Hodenfreilegung erfolgen muß, da weitere Diagnostik unnötige Zeit verschwenden würde.

Merke ▶

▶ ***Merke.*** Eine zu spät operierte Torsion führt zum Verlust des Hodens, eine irrtümlich freigelegte Epididymitis dagegen nicht.

Ein **Hodentumor** kann bei zentraler Nekrotisierung auch Schmerzen verursachen.

Eine zweite Differentialdiagnose ist der **Hodentumor,** der zwar meist eine schmerzlose Schwellung hervorruft, aber bei Auftreten von zentralen Nekrosen auch Schmerzen verursachen kann. Auch hier gilt: Im Zweifel erfolgt die Freilegung!

Therapie Diese erfolgt **symptomatisch** mit Samenstranginfiltration (O-5), Bettruhe, Kühlen und Hochlagern des Skrotums; weiterhin Antiphlogistika sowie Antibiotika (bevorzugt **Gyrasehemmer**).

Therapie. Diese erfolgt einerseits **symptomatisch,** d. h. eine Samenstranginfiltration mit Lokalanästhetikum zur Schmerzlinderung (ca. 10 ml) ist angebracht (O-**5**). Strenge Bettruhe, Hodenhochlagerung, Kühlung, orale entzündungshemmende (Acetylsalicylsäure, etc.) Analgetika und Antiphlogistika sind selbstverständlich. Ergänzt werden diese allgemeinen Maßnahmen durch eine **antibiotische Therapie.** Ein Breitspektrumantibiotikum nach Abnahme einer Urinkultur wird sofort angesetzt; als Mittel der ersten Wahl (wegen Erfassung von Chlamydien) kommen heute **Gyrasehemmer** in Frage. (Bakteriostatische Medikamente wie z. B. Doxycyclin, sollten vermieden werden, seitdem bakterizide Gyrasehemmer ebenfalls den Chlamydienbereich abdecken.)

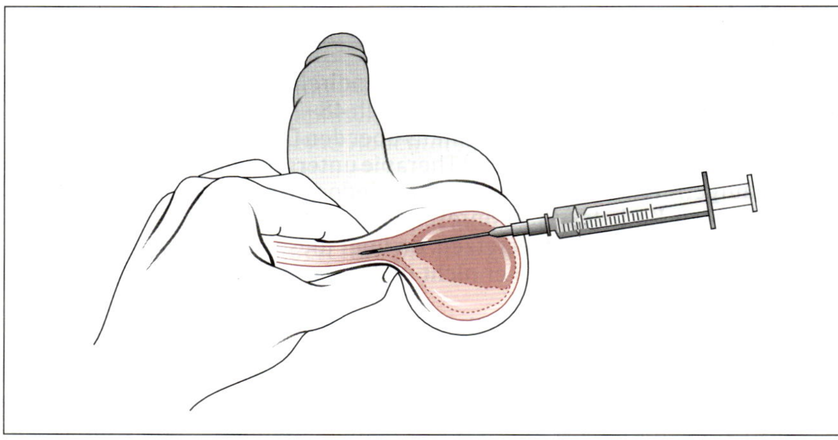

O-5: Samenstranginfiltration mit Lokalanästhetikum bei Epididymitis. (**Cave:** Das Lokalanästhetikum darf nicht in die Gefäße injiziert werden, deshalb vor der Injektion aspirieren!)

Ggf. ist eine **vorübergehende Zystostomie** nötig.

Wenn beim Vorliegen eines Harnwegsinfektes ein ausgeprägtes subvesikales Miktionshindernis vermutet wird (der Patient berichtet anamnestisch über einen schwachen Harnstrahl), empfiehlt sich die **vorübergehende** Anlage einer **Zystostomie,** um das weitere Einpressen infizierten Urins in die Samenleiter während der Miktion zu verhindern.

Die **kausale Therapie** erfolgt nach Abklingen von Fieber und Beschwerden und beseitigt das ggf. vorhandene subvesikale Miktionshindernis.

Die **kausale Therapie** folgt erst nach Abklingen von Fieber und Beschwerden; vor allem die Suche nach einem subvesikalen Miktionshindernis, einer Prostatitis, aber auch einer Tbc darf nicht vergessen werden. Vorhandene Erkrankungen müssen im Intervall behandelt werden, da es sonst zu Rezidiven kommt.

Prognose
Einschmelzung und Skrotalabszeß werden operativ angegangen (operative Therapie).

Prognose. Selbst bei korrekter Therapie, vor allem aber bei inadäquater Antibiotikagabe oder nicht eingehaltener Bettruhe kann es Folgeschäden geben, wie:

- Einschmelzung, Skrotalabszeß: Die operative Sanierung erfolgt durch Abszeßdrainage und evtl. Epididymektomie bzw. Semicastratio, wenn der Befund massiv ist oder verschleppt wurde. Symptomatisch in Richtung Abszeß deuten fehlende Besserung trotz Therapie, Fluktuationsgefühl bei der Palpationskontrolle, sonographisch Entstehung von Flüssigkeitsarealen, fortbestehendes Fieber. Eine Spontanperforation ist möglich.

- Sekundärhydrozele: Ihre Abtragung erfolgt im Intervall
- Chronifizierung/Rezidivierung: Wenn sich ein chronischer Entzündungsprozeß entwickelt, der trotz korrekter Kausaltherapie weiter schwelt, führt man eine **Epididymektomie** durch. Bei Rezidivierung verhindert eine **Vasektomie** (prophylaktische Durchtrennung der Ductus deferentes) ein Wiederaufflackern der Entzündung.
- **Infertilität:** Sie tritt ein, wenn der Befund beidseitig ist (infolge Verklebung der Samenkanälchen).

Die Zeichen für Abszedierung sind: fehlender Therapieerfolg, Fluktuation, fortbestehendes Fieber.
- Sekundärhydrozelen werden im Intervall abgetragen.
- Eine chronische Epididymitis kann zur **Epididymektomie** führen. Bei Rezidivierung verhindert eine **Vasektomie** ein Wiederaufflackern der Entzündung.
- **Infertilität** ist nach beidseitiger Epididymitis die Folge.

Hodentumoren

Sie führen zwar fast immer zu einer Schwellung des Skrotums, die aber in aller Regel langsam und zunächst **schmerzlos** entsteht und **palpatorisch hart** ist. Selten, daß durch zentrale Nekrose im Tumor Schmerzen ausgelöst werden, die dann unter dem Bild »akutes Skrotum« zur Diagnostik gelangen. Zum Thema Hodentumor *siehe Kapitel G.*
Nebenhodentumoren (gutartige Adenoidtumoren) sind dagegen relativ selten. Meist handelt es sich jedoch um ebenfalls langsam entstehende zystoide Vergrößerungen, sogenannte Spermatozelen. Nicht vergessen werden sollte die Nebenhodentuberkulose, die als Spät-Tbc häufiger zu finden ist. Typisch sind die schmerzlosen »Tumor«-Knoten am Nebenhodenschwanz. Die Urindiagnostik versagt oft dabei.

Hodentumoren

Tumoren führen zu einer langsam zunehmenden, fast immer **schmerzlosen Schwellung** des Skrotums, die **palpatorisch hart** ist. Nur bei zentralen Nekrosen kommt es zu Schmerzen.
Gutartige Nebenhodentumoren und schmerzlose »Pseudotumoren« am Nebenhoden, die einer Tbc entsprechen, sind abzugrenzen.

Hodentrauma

Äußere Verletzungen können alle Schweregrade von einer **oberflächlichen Ablederung der Haut bis zur kompletten Zerstörung des Skrotalinhalts** aufweisen. Wichtig ist in der Notfalldiagnostik allein, zu erkennen, ob es zu einem ausgedehnten intraskrotalen **Hämatom** gekommen ist, das einer operativen Entlastung bedarf. Auch wenn es »lediglich« zu einer Gefäßzerreißung gekommen ist ohne direkte Beeinträchtigung von Hoden und Nebenhoden, kann ein solches Hämatom nach einigen Tagen zur sekundären Zerstörung der Organe führen.
Bei Operation innerhalb der ersten Tage kann ein Organerhalt in den meisten dieser Fälle mit ausgedehnten Befunden erreicht werden, nach einer Woche Wartezeit nur noch in weniger als einem Drittel der Fälle.
Häufiger kann man aber zunächst konservativ bleiben (Bettruhe, Hodenhochlagerung) und den Verlauf beobachten, weil der Befund meist gering ist. Bei Zunahme des intraskrotalen Hämatoms erfolgt jedoch auch hier nachträglich die Operation. Deshalb sind **tägliche Ultraschallkontrollen** Pflicht.
Bei perforierenden Verletzungen, bei denen der Hoden und Nebenhoden freiliegen, muß selbstverständlich eine unmittelbare Operation zur Deckung erfolgen.

Hodentrauma

Äußere Verletzungen reichen von einer **einfachen Ablederung** bis zur **kompletten Zerstörung** des Skrotums. Entsprechend ist die Therapie. Sofern es zu einem kleinen intraskrotalen **Hämatom** gekommen ist, kann fast immer unter Ultraschallkontrolle zunächst abgewartet werden. Bei Zunahme des Hämatoms erfolgt die Operation, bei Abnahme bleibt es bei konservativen Maßnahmen, vor allem Bettruhe und Hodenhochlagerung unter **täglicher Ultraschallkontrolle.**

Perforierende Verletzungen werden sofort operativ versorgt.

> ***Merke.*** Skrotalverletzungen, außer wenn sie offen sind oder mit einem erheblichen Hämatom einhergehen, werden zunächst beobachtet. Bei fehlender Besserung innerhalb von 1 bis 2 Tagen Operation. Im Zweifel sofort freilegen.

◄ **Merke**

Bei der Operation ist zwar darauf zu achten, möglichst organerhaltend vorzugehen, jedoch ist ein Hodenverlust nicht immer zu umgehen.

Akute Hodentorsion

Die akute Hodentorsion betrifft fast ausschließlich **Kinder und Jugendliche.** Bis zum 20. Lebensjahr gilt jedes akute Skrotum zunächst als Hodentorsion und bedarf der sofortigen operativen Freilegung mit Retorquierung.

Merke ▶

Ätiologie und Pathogenese Die Ursache der Torsionsneigung ist eine angeborene Anomalie, die beidseits auftritt, mit weiter Tunica vaginalis testis und Insuffizienz des Ligamentum testis. Die Torsion verursacht eine **hämorrhagische Infarzierung.**

Klinik Typisch sind die **plötzlich auftretenden Schmerzen** nach Sport oder auch banaler körperlicher Betätigung (Drehen im Bett während des Schlafens).

Diagnostik Das **Prehnsche Zeichen** ist negativ. Cave: Auch bei positivem Zeichen **muß** im Kindes- und Jugendalter die Freilegung erfolgen, da die Zuverlässigkeit des Zeichens relativ mangelhaft ist. Gleiches gilt auch für die Wertigkeit der Dopplersonographie.
Die Dopplersonographie ergibt bei der Hodentorsion ein fehlendes Signal.

Merke ▶

Therapie In Samenstranginfiltrationsanästhesie kann ein **kurzdauernder** Versuch der Detorquierung durchgeführt werden (◘ O-6). Pflicht ist jedoch immer die **Klinikeinweisung** und operative Freilegung mit Orchidopexie.

Die **prophylaktische Orchidopexie der Gegenseite** wird in gleicher Sitzung durchgeführt.

Akute Hodentorsion

Da die akute Hodentorsion **vorwiegend Kinder und Jugendliche** betrifft, hat sie eine große Bedeutung. Denn von ihrer rechtzeitigen Erkennung und unverzüglichen operativen Retorquierung und Hodenfixation hängt es ab, ob der Patient später fertil sein wird.

> ▶ ***Merke.*** Bis zum 20. Lebensjahr gilt jedes akute Skrotum zunächst als Hodentorsion und bedarf der sofortigen Operation mit Retorquierung.

Ätiologie und Pathogenese. Ursache der Torsionsneigung ist eine (beidseits) angeborene Anomalie, die eine weite T. vaginalis testis und eine Insuffizienz des Ligamentum testis betrifft. Heftige Körperbewegungen (Sport!) oder direkte Gewalteinwirkung können dann zur Drehung führen, indem der M. cremaster, der spiralig am Samenstrang inseriert, sich kontrahiert. Folglich steht der betroffene Hoden höher als die Gegenseite. Häufig ist auch die nächtliche Spontantorsion während des Schlafs. Die Venen des Plexus pampiniformis werden abgedrückt, die A. testicularis wird weiter blutdurchströmt, so daß eine **hämorrhagische Infarzierung** resultiert.

Klinik. **Typisch** ist die **Anamnese eines plötzlichen Ereignisses.** Auch frühere Schmerzen, die spontan sistierten, werden oft berichtet (spontane Detorquierung). Die Schmerzen können so heftig sein, daß die Patienten erbrechen und unter der Fehldiagnose eines akuten Abdomens zunächst einer aufwendigen Diagnostik zugeführt werden, wodurch die rechtzeitige Operation verzögert wird.

Diagnostik. Klinisch wird zunächst das **Prehnsche Zeichen** überprüft. Wenn es negativ bzw. zweifelhaft ist, d.h. das Anheben des Skrotums verstärkt die Schmerzen, heißt die Verdachtsdiagnose vor allem im Kindes- und Jugendalter immer Torsion. Gleiches gilt auch für die Wertigkeit der Dopplersonographie.
Der korrekte Befund wäre bei der Epididymitis eine Verstärkung des Dopplersignals, bei der Torsion dessen Ausbleiben, da die Arterie zugedrosselt ist. Mittels NMR kann die Diagnose relativ sicher gestellt werden, jedoch ist diese Untersuchung sehr teuer und vor allem nicht überall verfügbar.

> ▶ ***Merke.*** Auch ein ektop liegender Hoden kann eine Spontantorsion bekommen. Das ist z.B. eine Möglichkeit des »akuten Abdomens« beim Säugling.

Therapie. Vom Notarzt kann in Samenstranginfiltrationsanästhesie (10 ml Lokalanästhetikum) ein **kurzdauernder** Versuch der externen manuellen Detorquierung gemacht werden, indem manuell der Hoden entgegengesetzt um den Samenstrang gedreht wird (Supinationsbewegung; ◘ O-**6**). Die **Klinikeinweisung** ist dennoch **Pflicht,** da auch eine zunächst erfolgreiche Detorquierung nicht bestehen bleiben muß. Ferner ist die Hodenfixation (Orchidopexie) in jedem Fall durchzuführen.
Inoperativ erholt sich bei frischen Torsionen der Hoden wieder und kann dann belassen werden. Bleibt diese Erholung aus, ist die Entfernung empfehlenswert. Würde diese nicht durchgeführt werden, käme es unweigerlich zur Hodenatrophie.
Die **prophylaktische Orchidopexie der Gegenseite** ist selbstverständlich, da auch der kontralaterale Hoden eine vermehrte Torsionsneigung besitzt. Sie erfolgt deshalb meist in der gleichen Sitzung.

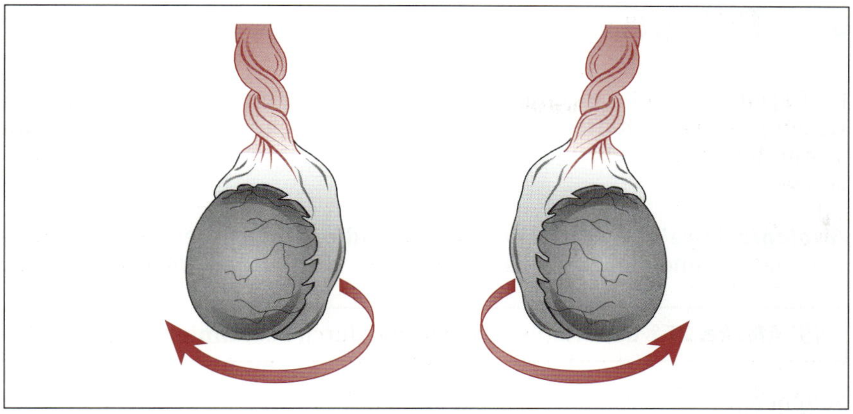

O-6: **Retorsionsrichtung (Supination)** als Notfallmaßnahme vor Durchführung einer Operation

Prognose. Selbst wenn bei einer verzögerten Operation der Hoden erhalten werden kann, ist die **Spermiogenese** doch immer dauerhaft zerstört. Die Zeit bis zum Auftreten irreparabler Schäden liegt bei nur 2–4 Stunden.

Prognose Irreparable Schäden (Spermiogenese) treten bereits nach 2–4 Stunden auf.

Sonderfälle

Sonderfälle

Ein Sonderfall der Torsion ist die **isolierte Drehung einer Morgagnischen Hydatide** (Appendix testis). Manchmal kann sie als prall-elastisches Knötchen am Oberpol des Hodens getastet werden. Meist ist die Symptomatik aber von einer Hodentorsion zunächst nicht zu unterscheiden. Therapie der Wahl ist die operative Freilegung und Abtragung.

Ein Sonderfall einer Torsion ist die **isolierte Drehung einer Morgagnischen Hydatide.** Therapie ist die Freilegung und Abtragung der Hydatide.

Akute Hydrozele: Hierbei handelt es sich um eine spontane Wiedereröffnung eines zuvor geschlossenen Processus vaginalis. Vorwiegend Säuglinge (Bauchpresse beim Schreien!) sind betroffen. Die Diagnostik zeigt dieses Phänomen (Diaphanoskopie positiv). Wenn die Schwellung innerhalb weniger Tage auftritt, kann sie sogar schmerzhaft sein. Bei Persistenz ist die operative Eröffnung und ggf. Abtragung der Hydrozele mit gleichzeitigem Verschluß des Processus vaginalis testis Therapie der Wahl. Dies ist auch deshalb indiziert, da sich unter der Hydrozele z. B. Tumoren verbergen können.

Eine **akute Hydrozele** ist selten und tritt fast nur bei Säuglingen auf. Therapie ist der Verschluß des wiedereröffneten Proc. vaginalis.

Inkarzerierte Leistenhernie: Wenn sich durch Erhöhung des intraabdominellen Drucks ein Bruchsack ins Skrotum vorwölbt, kann die Bruchpforte für die Masse des Inhalts zu eng sein, so daß es zu einer Abdrückung z. B. von Mesenterialgefäßen des Darmes mit der Folge einer hämorrhagischen Infarzierung kommen kann. Ferner kann eine alte Skrotalhernie infolge einer Koprostase symptomatisch werden. Typisch sind die Schmerzen, die abdominelle Abwehrspannung und ein entstehender Ileus. Über dem Skrotum kann man Darmgeräusche auskultieren. Die **Notoperation** ist Therapie der Wahl.

Die **inkarzerierte Leistenhernie** ist ein absoluter Notfall, der eine **sofortige operative Intervention** erzwingt. Über dem Skrotum hört man Darmgeräusche, der Bauch selbst ist ruhig.

Orchitis: Sie ist möglich durch Übergriff einer Epididymitis. Das geschieht jedoch erst relativ spät. Meist ist jedoch eine **Viruserkrankung** die Ursache. In Frage kommen vor allem Parotitis epidemica (Mumps), aber auch Mononukleose, Coxsackie- und Varizellen-Virusinfektionen sind anzutreffen. In 15 % der Fälle findet sich die Orchitis auch **beidseitig.** Dann ist oft **Infertilität die Spätfolge,** da die meisten Hoden anschließend atrophisch werden. Der Urinbefund ist negativ. Klinisch imponiert eine Schwellung des Skrotums, nur anfangs läßt sich der Nebenhoden noch abgrenzen. Die Differentialdiagnose ist aber nach kurzer Zeit sehr schwierig.
Die Therapie besteht symptomatisch aus Hochlagerung, Kühlung, Antiphlogistika. Wenn eine Hodentorsion nicht sicher ausgeschlossen werden kann, erfolgt auch hier die Freilegung.

Eine **Orchitis** ist eine **fast immer viral** ausgelöste Entzündung, die von Torsion und Epididymitis nur schwer unterschieden werden kann. Deshalb wird die Diagnose meist intraoperativ gestellt. Ansonsten ist die Therapie konservativ. **Wenn die Orchitis beidseits auftritt, ist Infertilität die Folge.**
Die Schwellung des Skrotums ist differentialdiagnostisch kaum abgrenzbar. Die Therapie ist symptomatisch. Bei DD zur Hodentorsion erfolgt die Operation.

4 Priapismus

Definition ▶

▶ ***Definition.*** Als Priapismus wird eine nur zu Beginn lusterfüllte, später im Gegenteil **schmerzhafte Erektion** des Penis bezeichnet, die **länger als etwa 2 Stunden** bestehen bleibt. Ejakulation und Orgasmus fehlen typischerweise. ■

Ätiologie Zwei Drittel der Fälle sind **idiopathisch,** häufig finden sich leukämische Bluterkrankungen.

Ätiologie. Etwa zwei Drittel der Fälle sind **idiopathisch.** Leukämische Blutkrankheiten und Sichelzellanämie kommen ebenfalls als Ursache in Frage.

Merke ▶

▶ ***Merke.*** 25 % der Priapismusfälle sind durch **Leukämien** bedingt.

Seltene Ursachen sind
- Tiefe Beckenvenenthrombose
- Tumoren/Metastasen
- Infektionen
- Stoffwechselkrankheiten
- Medikamente

Heutzutage tritt der artefizielle Priapismus im Rahmen einer SKAT-Therapie *(s. Kap. K)* auf. Diese Form ist anamnestisch zu diagnostizieren.

Seltenere Ursachen sind tiefe Beckenvenenthrombose, maligne Tumoren im kleinen Becken, Phlebitis in den Corpora cavernosa, Kavernitis, Metastasierung in die Corpora, systemische Infektionskrankheiten, Diabetes mellitus, Alkohol, Sepsis, Immunsuppressiva, Kortison, Phenothiazine.
Artefizieller Priapismus tritt gelegentlich im Rahmen einer SKAT-Therapie *(s. Kapitel K)* auf.
Diese Form ist anamnestisch zu verifizieren. Die Pathogenese einer prolongierten Erektion z. B. unter SKAT (= Schwellkörper-Autoinjektions-Therapie) besteht in einem Überangebot an arteriellem Blutzufluß infolge maximaler Erschlaffung der Trabekelmuskulatur bei gleichzeitig relativ zu geringem Abfluß. Hierdurch entsteht eine Zirkulationsverlangsamung mit Koagelbildung.

Klinik Der Penis ist erigiert und steinhart, wobei das Corpus spongiosum und die Glans nicht betroffen sind. Die Miktion ist ungestört. Das Fehlen der Lust ist typisch.

Klinik. Man sieht und tastet einen erigierten, oft steinharten Penis, wobei Glans und Corpus spongiosum nicht betroffen sind. Auch die Miktion ist nicht beeinträchtigt. Das Fehlen der Lust ist typisch. Eine transitorische Erektion (z. B. bei Tabes dorsalis, Enzephalitis, Hirntumor, Tetraplegie etc.) geht nur in raren Ausnahmefällen in einen Priapismus über.

Therapie Therapie der Wahl ist die Herstellung eines korporospongiösen Shunts. Zunächst erfolgt sie durch Punktion (◘ O-**7**), später durch den Shunt.

Therapie. In erster Linie führt man eine Punktion der Glans bis in die Corpora cavernosa hinein (korporospongiöser Shunt entsteht) durch. Sie erfolgt in Peniswurzelanästhesie. Möglich ist auch eine direkte Punktion der Corpora cavernosa (◘ O-**7**), ebenfalls in Lokalanästhesie, das geronnene Blut wird abgesaugt, die Corpora mit Heparin-Kochsalzlösung gespült.

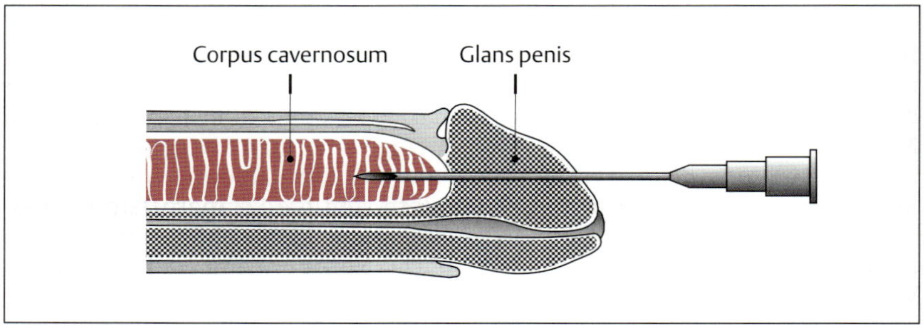

◘ O-**7**: **Punktion der Corpora cavernosa bei Priapismus**. Eine großlumige Nadel wird in Lokalanästhesie in Glans und Corpus cavernosus gestochen, um eine druckentlastende Verbindung zu erzielen. Ferner wird das Blut abgesaugt, anschließend mit einer Heparinlösung gespült.

Bei SKAT-Fällen wird jedoch zuvor die Injektion eines **Antidots** (Etilefrin) versucht. Operative Lösungen bei anderer Ursache sind korporospongiöse Shunts nach den Methoden von *Quackels* oder *Al Ghorab.*

Wenn **SKAT** die **Ursache ist**, werden zunächst **Alpha-Mimetika** (z. B. Etilefrin: 10 mg 1:10 mit NaCl-Lösung verdünnt; Injektion in 1-ml-Schritten bis zum Erfolg, Grenzdosis 10 mg) in die Corpora cavernosa zur Erreichung einer Erschlaffung injiziert (cave: hypertone Krise). Ist dies erfolglos, dann punktiert man ebenfalls.
Bei einer Nicht-SKAT-Ursache kann im Intervall danach eine Shunt-Operation zwischen Corpus cavernosum und Corpus spongiosum (nach *Quackels*

oder *Al Ghorab*) durchgeführt werden. Gelegentlich läßt sich auch eine großlumige V. dorsalis penis dafür nutzen. Der früher durchgeführte Shunt zwischen V. saphena magna und Corpus cavernosum (*Greyhack*) ist heute weitgehend verlassen, da er meist rasch thrombosiert und dadurch ineffektiv wird.

> ***Merke.*** Wenn nicht **binnen weniger Stunden ein Rückgang der Erektion** erreicht wird, ist eine erektile Impotenz infolge der Gewebeschädigung (Azidose, Hypoxie) mit nachfolgender Fibrose fast unausweichlich die Konsequenz, unabhängig von der Ursache des Priapismus. Ferner besteht das Risiko einer Lungenembolie.

◀ **Merke**

5 Paraphimose

5 Paraphimose

Definition. Bei der Paraphimose (Synonym: spanischer Kragen) handelt es sich immer um das Mißverhältnis zwischen Glansdurchmesser und innerem Durchmesser der Präputialöffnung. ■

◀ **Definition**

Ätiologie. Ursache ist meist eine **Phimose.** Aber auch, wenn das Präputium im Ruhezustand ausreichend mobil ist, nach Zurückstreifen aber eine Erektion zustande kommt, wodurch sich das relative Mißverhältnis manifestiert, entsteht eine Störung des venösen Abflusses. Auch brüsk durchgeführter Geschlechtsverkehr ist im gleichen Sinne wirksam.

Ätiologie Meist liegt eine **Phimose** vor.

Klinik. Wenn bei einem solchen Mißverhältnis mit Gewalt, z.B. auch beim Versuch der Desinfektion vor Legung eines Katheters, das Präputium dennoch hinter den Sulcus coronarius gezogen wird, werden die Venen des Präputiums komprimiert, wohingegen die Arterien weiter Blut fördern. Es kommt zu einer erheblichen **Schwellung mit Ödem** des zurückgezogenen Präputiums und der Glans, die sehr schmerzhaft ist.
Wenn dieser Zustand nicht rasch beseitigt wird, kann es sogar sekundär zu einer Störung der arteriellen Blutversorgung der Glans kommen, die u.U. in einer Gangrän münden kann.

Klinik Wenn das Präputium hinter den Sulcus zurückgezogen wird, entsteht eine erhebliche **Schwellung** infolge des gestörten Blutrückflusses.

Wenn keine Therapie erfolgt, kann es auch zu einer Gangrän kommen.

Diagnostik. Es handelt sich um eine Blickdiagnose (O-**8**). Man sieht den typischen »spanischen Kragen« des zurückgestreiften Präputiums. Er ist livide verfärbt. Die Palpation ist schmerzhaft, z.T. sieht man schon eine Gewebemazeration.

Diagnostik Es handelt sich um eine Blickdiagnose (O-**8**).

Therapie. Die notfallmäßige Therapie der Wahl ist die **manuelle Reposition.** Der »spanische Kragen« wird zunächst einige Minuten mit der geschlossenen Hand ausgedrückt. Vorher erfolgt eine Peniswurzelblockade. Nun fassen beide Zeige- und Mittelfinger hinter den »Kragen«, dieser wird nach distal gedrückt und gleichzeitig wird mit beiden Daumen die Glans nach proximal bewegt. Nach einigen Minuten kontinuierlichen Drückens rutscht das Präputium wieder an seine alte Lage (O-**8**).
Bei Erfolg ist im Intervall die Zirkumzision anzuschließen.

Therapie Zunächst wird die **manuelle Reposition** versucht (O-**8**).

Im Intervall erfolgt die **Zirkumzision.**

> ***Merke.*** Ein manueller Repositionsversuch ist fast immer erfolgreich.

◀ **Merke**

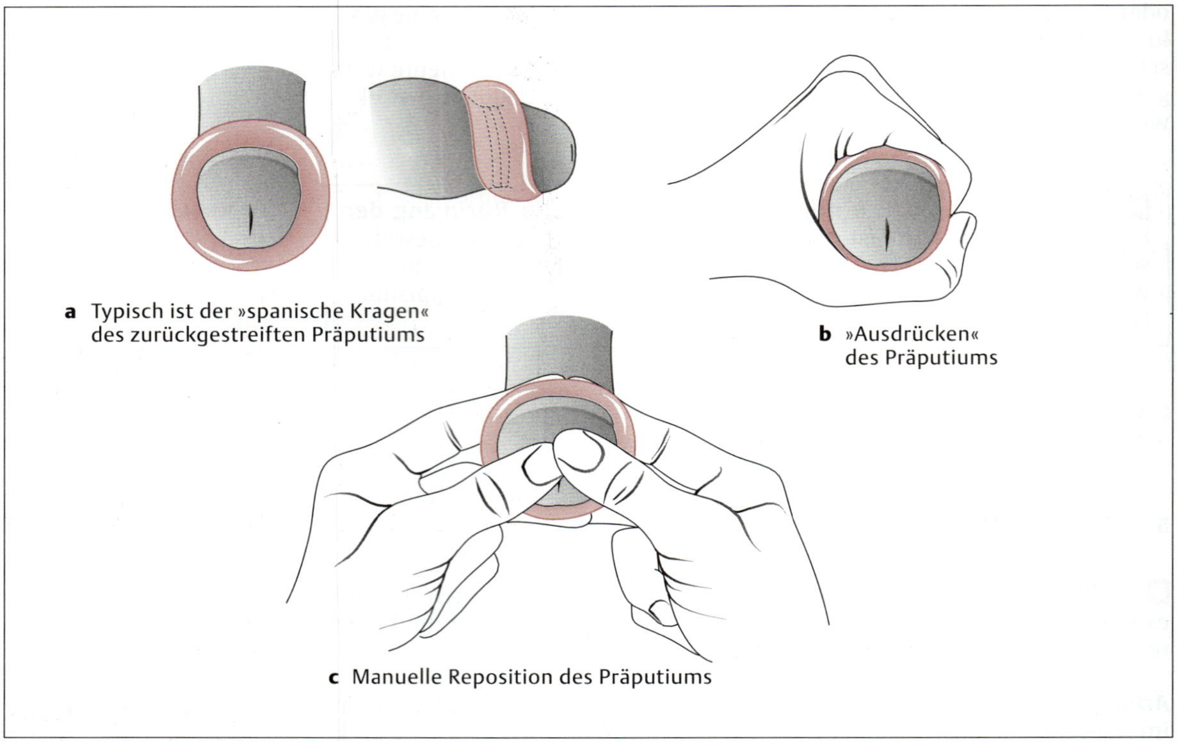

O-8: **Paraphimose**. Darstellung der Reposition in **b** und **c**. Zunächst wird das Ödem ausgedrückt **b**, dann mit zwei Händen der Schnürring vorsichtig über die Glans gezogen **c**.

Bei fehlgeschlagenem Repositionsversuch erfolgt die Dorsalinzision (O-9).

Wenn der Versuch der Reposition jedoch fehlschlägt, ist die **Dorsalinzision** Therapie der Wahl (O-**9**).

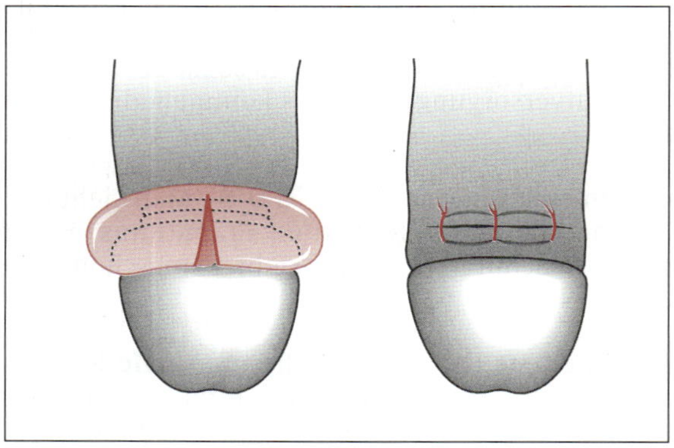

O-**9: Dorsalinzision bei Paraphimose** (Längsinzision und quere Vernähung)

Zunächst erfolgt die Längsinzision des Schnürrings, danach die quere Vernähung. Eine Zirkumzision im Intervall kann angeschlossen werden. Vorübergehend macht der Patient dann Sitzbäder in Kamillelösung und legt Salbenverbände an (sie verhindern das Verkleben des Verbandsmaterials, dessen Lösung sonst schmerzhaft wäre).

6 Hämaturie

Eine Hämaturie ist zwar immer ein diagnostischer und therapeutischer Imperativ, aber nur als **Makrohämaturie** kann ein echter Notfall daraus werden, sei es, daß die Blutung kreislaufrelevant ist, sei es, daß sie zu einer Verlegung des Harnleiters mit Koliken oder einer Blasentamponade führt. Gelegentlich sistiert eine tumorbedingte Blutung zunächst, der Patient versäumt es zum Arzt zu gehen – und der Tumor wächst weiter.

6 Hämaturie

Eine Hämaturie muß immer diagnostisch abgeklärt werden, aber nur die **Makrohämaturie** ist ein urologischer Notfall. Die Blutung kann kreislaufwirksam werden. Es kann durch Koagelbildung zu Harnleiterkoliken kommen.

Einteilung. Die Hämaturie muß aus diagnostischen und therapeutischen Gründen eingeteilt werden in Mikro- und Makrohämaturie. Eine Mikrohämaturie allein ist nie ein Notfall, löst aber eine intensive Suche nach der Ursache aus (Tumor, Stein, Entzündung etc.). Eine **Makrohämaturie ist dagegen in aller Regel ein sofort therapiebedürftiger Notfall,** der einerseits durch die Folgen des Blutverlustes, andererseits durch die Folgen der Koagelbildung Probleme hervorrufen kann.
Wichtig ist aber auf jeden Fall zu beurteilen, ob es sich um eine (kreislaufwirksame) massive Blutung, oder um eine lediglich sichtbare Blutbeimengung zum Urin handelt. Entsprechend aktiv oder zurückhaltend ist die unmittelbare therapeutische Konsequenz zu ziehen.

Einteilung Die Einteilung erfolgt nach dem Ausmaß der Blutung in Mikro- und Makrohämaturie.
Nur die Makrohämaturie löst sofortige Notfallmaßnahmen aus.

Beurteilt wird, ob es sich um eine kreislaufwirksame Blutung handelt.

▶ ***Merke.*** Bereits 1 ml Blut kann 1 l Urin rot färben.

◀ **Merke**

Ätiologie. Weiterhin wird die **Makrohämaturie** danach eingeteilt, ob sie schmerzhaft oder schmerzlos ist (O-**9**)
Bei **schmerzloser Hämaturie** muß vor allem an **Tumoren des Urogenitaltraktes** in allen urinableitenden Anteilen gedacht werden. Hier ist zusätzlich zum Ultraschall eine notfallmäßige Zystoskopie sinnvoll, da mit ihr eine Blutungsquelle oft direkt gesehen oder zumindest eine Seitendifferenzierung vorgenommen werden kann. Im Intervall kann die Diagnostik u. U. relativ schwierig sein.
Bei einer **schmerzhaften Hämaturie** sei vor allem an **Steine** als Auslöser gedacht, aber auch Koagel, die den Harnleiter verstopfen können, oder eine Blasentamponade mit konsekutivem Harnverhalt und eine hämorrhagische Zystitis sind abzuklären. Hierzu reicht anfänglich die Sonographie, die Zystoskopie erfolgt im schmerzfreien Intervall.

Ätiologie Die **Makrohämaturie** wird danach eingeteilt, ob sie schmerzlos oder schmerzhaft ist (O-**9**).
- Schmerzlos = **Tumor** bis zum Beweis des Gegenteils!
- Schmerzhaft = am ehesten **Entzündung, Koagel** oder **Stein.**

Jede schmerzlose Makrohämaturie läßt an Tumoren denken. Ultraschall und Zystoskopie sind die ersten diagnostischen Maßnahmen.
Eine schmerzhafte Hämaturie läßt zunächst an Steine denken.
Nach der unmittelbaren Sonographie erfolgt die Zystoskopie erst im schmerzfreien Intervall.

O-9: Differentialdiagnostik der Makrohämaturie nach dem Kriterium »Schmerzhaftigkeit«

Mit Schmerzen	Ohne Schmerzen
▶ Harnleiterstein	▶ Tumoren von Niere, Nierenbecken, Harnleiter, Blase, Prostata, Urethra
▶ Koagel im Harnleiter	▶ Ausgußstein
▶ Hämorrhagische Zystitis/Urethritis	▶ Bilharziose (auch ggf. schmerzhaft)
▶ Prostatitis	▶ Antikoagulanzien (Marcumar® u. a.)
▶ Blasenstein	▶ Sichelzellanämie
▶ Fremdkörper (Katheter-Rest?)	▶ Zystenniere
▶ Tuberkulose	
▶ Strahlenblase	
▶ Zustand nach Harnröhrenmanipulation (auch iatrogen und sexuell)	
▶ Blasenendometriose	
▶ Trauma von Niere, Blase, Harnleiter, Harnröhre (eigentlich reine Blutung)	

DD: Rotgefärbter Urin (Pseudohämaturie): Medikamente (z. B. Farbstoffe in Kapselhüllen; Pyridium; Vitaminpräparate); Myoglobin, Porphyrin

Für das diagnostische Prozedere empfiehlt sich die Einteilung der Makrohämaturie nach ihrer Beschaffenheit, d. h. initial, total, terminal, miktionsunabhängig (O-**10**).

Für das diagnostische Prozedere empfiehlt sich die Einteilung der Makrohämaturie nach ihrer Beschaffenheit, d. h. initial, total, terminal, miktionsunabhängig (O-**10**).

O-10: Differentialdiagnose der Makrohämaturie nach dem Kriterium »Miktionsverhalten«

Miktionsunabhängige Blutung:
- Urethratumor
- Harnröhrenverletzung (auch iatrogen durch DK/Zystoskop)
- Hämorrhagische Urethritis

Initiale Makrohämaturie:
- Prostatakarzinom
- Hämorrhagische Urethritis (auch spezifisch)
- Vesikulitis
- Samenblasenkarzinom (mit Hämospermie)
- Blasentumor am Blasenhals

Totale Makrohämaturie:
- Nierentumor
- Zystennieren/Nierenzysten
- Pyelonephritis
- Nierentoxikose
- Niereninfarkt/-thrombose
- Nierentuberkulose
- Urolithiasis
- Trauma (Niere, Blase)
- Nierenbecken-/Harnleitertumor
- Hämorrhagische Zystitis
- Blasentumor
- Blasenperforation (Unfall, extravesikaler Tumordurchbruch)
- Blasensteine
- Prostatitis
- Blasenfistel
- Antikoagulanzientherapie
- Agranulozytose
- Strahlenblase

Terminale Makrohämaturie:
- Hämorrhagische Zystitis
- Blasentuberkulose
- Bilharziose
- Blasentumor
- Blasenendometriose
- Prostataadenom/-karzinom
- Blasenstein
- Fremdkörper
- Varikosis des Blasenhalses/der Prostata

Die Mikrohämaturie hat die gleichen Ursachen wie eine Makrohämaturie, hinzukommen internistisch-nephrologische Krankheitsbilder wie die Glomerulonephritis oder Vergiftungen, aber auch AIDS.
Auch eine Appendizitis kann eine Mikrohämaturie auslösen.

Die **Ursachen der Mikrohämaturie** decken sich mit denen der Makrohämaturie und umfassen zusätzlich eine Reihe internistischer Erkrankungen wie Glomerulonephritis, Erkrankungen der weißen und roten (z. B. Sichelzellanämie) Blutzellreihen, Intoxikationen (z. B. Quecksilber), aber auch AIDS *(siehe Kap. F)*. Diesbezüglich sei auf internistische Lehrbücher verwiesen.
Wichtig ist, daran zu denken, daß auch eine Appendizitis eine Mikrohämaturie auslösen kann. (Es handelt sich hierbei dann um eine fortgeleitete Entzündung.)

Merke ▶

Merke. Erythrozyten im Urinsediment schließen eine Appendizitis nicht aus!

Diagnostik Nach der Anamnese, die die Frage klärt, ob es sich um eine schmerzlose oder schmerzhafte Makrohämaturie handelt, sollte an die häufigsten in Frage kommenden Ursachen gedacht werden (Tumoren, Steine, Fremdkörper, Entzündungen und Traumata).

Diagnostik. Die erste anamnestische Frage ist immer, ob es sich um eine schmerzlose oder schmerzhafte Makrohämaturie handelt. Danach denke man zunächst an häufige Ursachen wie: Tumoren, Steine, Fremdkörper (autoerotische Handlungen sind gar nicht so selten), Entzündungen (einschließlich Tbc), Traumata (auch DK!). Erst wenn die weitere Abklärung keine verwertbaren Hinweise erbringt, denke man auch an Exotika wie Bilharziose (Urlaub in Endemiegebieten, *vgl. Kap. F)*, Vesikulitis, spontane Antikoagulanzien-Blutung etc. Letztlich kommen alle Diagnosen der beiden o. g. Tabellen in Frage.

Deshalb beginnt man in einem solch unüberschaubaren Gebiet wie der Hämaturie mit einigen fest diagnostischen Regeln:

Sonographie: Der Patient sollte nach der klinischen Untersuchung (einschließlich rektaler Palpation!) sonographiert werden. Dabei denke man immer daran, daß auch zwei Ursachen einer Hämaturie gleichzeitig vorliegen können. Das bedeutet, daß man sich also nicht mit der Diagnose eines Steines zufriedengeben darf, sondern einen Tumor als Blutungsquelle **immer** ausschließen sollte.

Die erste technische Untersuchung nach Anamnese und klinischer Befunderhebung ist die **Sonographie.**

> ***Merke.*** Der Ausschluß eines Tumors ist oberstes Gebot bei der Abklärung einer Hämaturie.

◄ **Merke**

Röntgenuntersuchung: Der zweite wichtige Schritt ist das **Ausscheidungsurogramm,** das als Ergänzung der Sonographie, nicht als Konkurrenz zu verstehen ist, denn einige Befunde sind darin besser erkennbar als sonographisch (z. B. Harnleiterbefunde) und umgekehrt (z. B. Nierentumor).

Das **Ausscheidungsurogramm** ergänzt die Sonographie und ist besonders bei Harnleiterbefunden wichtig.

Endoskopie: Als dritter Schritt ist vor allem bei schmerzloser Hämaturie die **Zystoskopie** anzuschließen, um weitere, weder durch Sonographie noch durch Röntgen erfaßbare Befunde abzuklären (z. B. kleiner Blasentumor).

Die **Zystoskopie** klärt als nächster Schritt z. B. Blasentumoren ab.

Labor:
- **Urin:** Das Urinsediment beantwortet bereits eine Reihe von zusätzlichen Fragen (Leukozyturie?, Salze?), Urinkultur (Infekt?), evtl. suche man nach Myoglobin.
- **Serum:** kleines Blutbild (Hb-Abfall?), Quick/PTT (Gerinnungsstörung; immer nach »Marcumar®« und ASS fragen!).

Labor: Urinsediment, Urinkultur, kleines Blutbild, Gerinnungsstatus.

Zusatzuntersuchungen: Erst wenn diese Maßnahmen keine Klärung der Blutungsquelle erbringen, folgen **Angiographie, Computertomographie, NMR,** aufwendige immunologische Diagnostik. Auch eine Ureterorenoskopie kann erforderlich werden, da bei intraureteralen und intrapelvinen Prozessen alle anderen diagnostischen Maßnahmen in der Regel versagen. Nicht vergessen sollte man die Urinzytologie. Sie ermöglicht oft die Sicherung auch kleiner Urothelkarzinome.
Diese diagnostische Abfolge gilt gleichermaßen für die Mikro- wie Makrohämaturie. Lediglich das Urinsediment gewinnt bei der Mikrohämaturie einen wichtigeren Stellenwert, weil man darin auch z. B. Erythrozytenzylinder als Ausdruck einer Glomerulonephritis finden kann.

Zusatzuntersuchungen: Angiographie, CT, NMR und Ureterorenoskopie sind weitere Untersuchungsverfahren, die bei noch offener Abklärung ergänzend durchgeführt werden können. Die Urinzytologie ist ebenfalls hilfreich.

Die diagnostische Abfolge gilt für Mikro- wie Makrohämaturie.

K ***Der klinische Fall.*** Ein 55jähriger Mann wurde wegen eines kleinen Tumors organerhaltend an einer Niere operiert. Der Hausarzt kontrollierte den Patienten nach, den Urologen hatte der Patient in den Folgejahren nicht mehr aufgesucht. Im Rahmen einer wissenschaftlichen Nachuntersuchung aller Patienten, die organerhaltend an einem Nierentumor operiert worden sind, wurde auch dieser Patient in die Klinik einbestellt. Anamnestisch berichtete er über rezidivierende schmerzlose Makrohämaturien seit Monaten, die jedoch vom Hausarzt als Entzündung angesehen und antibiotisch behandelt worden sind. Weitere fachärztliche Diagnostik war nicht eingeleitet worden. Da angesichts der besonderen Operationsform ein Lokalrezidiv des Nierentumors wahrscheinlich war, wurde der Patient sofort diesbezüglich untersucht. Die Nieren waren jedoch unauffällig in Sono, AUG und CT. Wie eine Zystoskopie zeigte, hatte der Patient jedoch ein Urothelkarzinom der Blase entwickelt, also einen unabhängigen Zweittumor. Dieser wurde transurethral reseziert.
Lerneffekt: Jede Makrohämaturie muß sorgfältig abgeklärt werden.
Tumornachsorge gehört in die Hand darin erfahrener Fachärzte.

Merke ▶

> **Merke**
> - Jede, vor allem schmerzlose (Makro-)Hämaturie gilt solange als tumorbedingt, bis ein solcher im Harntrakt ausgeschlossen ist.
> - Zweittumoren kommen vor.
> - Eine Antibiotikatherapie ex juvantibus ist bei einer Hämaturie ein Fehler.
> - Eine fachmännische Tumornachsorge ist absolute Pflicht. Sie erfordert Sorgfalt und Umsicht und eine genaue Kenntnis der Tumorbiologie, mithin Spezialkenntnisse eines Facharztes.

Therapie und Komplikationen der Makrohämaturie Einerseits kann es zu einem **kreislaufrelevanten Blutverlust** kommen, der durch Transfusion und möglichst umgehende Stillung der Blutungsquelle beherrscht werden muß. Andererseits kann es zu einer schmerzhaften **Blasentamponade** kommen, die instrumentell ausgeräumt werden muß.

Therapie und Komplikationen der Makrohämaturie. Der Blutverlust kann kreislaufwirksam sein, so daß die allgemeinen Prinzipien der **Schocktherapie** angewandt werden müssen. Dies gilt vor allem bei traumatischer Ursache der Hämaturie. Dazu gehört dann aber auch die notfallmäßige Operation zur Beseitigung bzw. Stillung der Blutungsquelle.
Viel häufiger ist jedoch eine chronische Anämie, wenn der Patient nicht frühzeitig zum Arzt kommt oder die Diagnostik z.B. aus falscher Angst vor einer Zystoskopie unnötig lange verzögert wird. Diese wird zunächst substituiert, dann der ursächliche Prozeß – meist operativ - angegangen.
Als akutes Geschehen kann es auch zu einer **Blasentamponade** kommen, wenn die Blutmenge in der Blase relativ groß ist. Sie ist schmerzhaft, da die Miktion durch die Blutkoagulation sehr erschwert bis unmöglich ist. Die Symptome ähneln dem »normalen« Harnverhalt. Die Therapie ist immer die Ausspülung des geronnenen Blutes, wozu nicht selten eine Zystoskopie zu Hilfe genommen werden muß.

7 Urosepsis

Definition ▶

7 Urosepsis

Definition. Bei der Urosepsis handelt es sich um eine vorwiegend gramnegative Sepsis mit Verbrauchskoagulopathie, die rasch zum septischen Schock führt. ■

Es handelt sich um eine **Allgemeinerkrankung** mit (wiederholter) hämatogener Streuung von Keimen.

Merke ▶

> ***Merke.*** Etwa die Hälfte aller septisch bedingten Schockzustände hat eine urologische Genese.

Ätiologie Auslöser sind vorwiegend gramnegative Erreger (O-11). Eine Zunahme grampositiver Keime (Staph. aureus) ist in den letzten Jahren vorhanden.

Ätiologie. Trotz der in den letzten 10 Jahren vorhandenen Verschiebung der Erregerspektren entzündlicher Erkrankungen sind nach wie vor die gramnegativen Keime die klassischen Auslöser der allermeisten urologischen Infektionen (O-11). Allen voran behauptet Escherichia coli derzeit noch unangefochten den ersten Platz, auch bei der Urosepsis.

O-11: Erreger der Urosepsis*

Escherichia coli	> 50 %
Proteus	10–15 %
Enterobacter/Klebsiella	< 15 %
Streptococcus faecalis	5–10 %
Pseudomonas	5 %
Staphylococcus aureus	zunehmend bis 10 %.

* Vgl. Erregerspektrum »einfacher« HWI, *Kapitel F*

Allerdings ist durch Keimselektion infolge falscher bzw. zögerlicher und unterdosierter Antibiotikatherapie inzwischen eine langsame, aber zunehmende **Spektrumverschiebung der Keime** hin zu ungewöhnlichen Erregern und grampositiven Keimen (vor allem Staph. aureus) in den letzten Jahren zu verzeichnen. Diese Tatsache darf in der Therapie nicht vernachlässigt werden.

Eine falsche, zögerliche oder unterdosierte Antibiotikatherapie zieht eine **Spektrumverschiebung** mit sich, die bei der Therapie nicht vernachlässigt werden darf.

Pathogenese. Durch das Zusammentreffen von Harnstauungsniere und Harnwegsinfekt kommt es zur Stauung und einem Übertritt von Endotoxinen in das Blut, wodurch eine Verbrauchskoagulopathie ausgelöst wird.

Pathogenese In aller Regel ist die Ursache eine infizierte Harnstauungsniere, wodurch Endotoxine ins Blut übertreten und eine Verbrauchskoagulopathie auslösen.

> ▶ ***Merke.*** Die Kombination von Stauungsniere und Harnwegsinfekt ist der typische Auslöser für eine Urosepsis.

◀ **Merke**

Es gibt eine Urosepsisauslösung auch aus anderer Ursache heraus. Dies sind viszerale Infektion wie eine abszedierende Prostatitis, ein Nierenabszeß oder die Absiedlung von Keimen aus Infektionen anderer Organgebiete. Zahlenmäßig überwiegt jedoch die infizierte Harnstauungsniere mit über 90%. Die Keime werden bevorzugt durch Manipulationen am Harntrakt (besonders Dauerkatheter!, aber auch Zystoskopie, Operation) eingebracht. Weiterhin ist die Urolithiasis mit konsekutiver Stauungsniere ein Hauptauslöser. Wie bei vielen gefährlichen entzündlichen Erkrankungen findet man Faktoren, die das Geschehen fördern oder eine erfolgreiche Therapie behindern. Es sind dies:

- Reduzierter Allgemeinzustand
- Diabetes mellitus
- Malignome
- Immunsuppressiva (Kortison, Zytostatika i.w.S.)
- Langdauernde Vortherapie mit Antibiotika! (infolge Keimselektion und Pilzbefall)
- Leberinsuffizienz

Selten sind abszedierende Prozesse in Niere und Prostata oder viszerale Erkrankungen die Auslöser.

Bevorzugt werden die Keime durch urethrale Manipulationen in den Körper eingebracht. Die Urolithiasis mit konsekutiver Stauungsniere ist ebenfalls häufig die Ursache einer Urosepsis.
Die Urosepsis wird u. a. begünstigt durch reduzierten Allgemeinzustand, Diabetes mellitus, Malignome, Immunsuppression, Leberinsuffizienz.

Typisch für eine Urosepsis ist folgender **Krankheitsablauf:**
Zu einem vorhandenen Harnwegsinfekt kommt eine Harnstauungsniere (infolge Stein, Tumor, Nierenbeckenabgangsstenose und anderen angeborenen Urinabflußstörungen) hinzu. Durch die Abflußbehinderung wird das Keimwachstum mit der Folge einer massiven Infektion begünstigt, da der natürliche Spüleffekt des Urins, der für die effektivste Keimreduzierung außer einer Antibiose sorgt, wegfällt. Infolge der Streuung kommt es zum Übertritt von Keimen in die Blutbahn mit der Folge einer generalisierten Sepsis.

Der **klinische Ablauf** ist meist durch einen Harnwegsinfekt geprägt, zu dem sich sekundär eine Abflußbehinderung des Urins gesellt. Mangels Ausspülung der Keime durch den Urin kommt es zum Übertritt in die Blutbahn mit der Folge einer Sepsis.

Klinik. Bewußtseinstrübung, rasche Verschlechterung des Allgemeinzustands, septische Fieberschübe mit Schüttelfrost, Tachypnoe, therapierefraktäre Hypotonie und Tachykardie treten klassischerweise auf. Sekundär kommt es zur Minderung der Nierenperfusion mit Abnahme der Urinproduktion (Oligourie/Anurie).
Die exakte Krankenbeobachtung hilft, die Diagnose rechtzeitig zu stellen und folgerichtig zu handeln, denn typisch für den **beginnenden septischen Schock ist eine weite Peripherie**, d. h. eine warme Haut (▤ O-**12**). Erst später folgt dann die Vasokonstriktion mit kalten Akren. Im Endstadium finden sich schließlich alle Symptome eines manifesten Kreislaufschocks.

Klinik Die Symptome der Urosepsis sind diejenigen eines septischen Schocks, also: Fieber, Schüttelfrost, Tachykardie, Tachypnoe, Bewußtseinstrübung, Oligourie/Anurie.

Im Frühstadium hat der Patient zunächst eine warme Haut (▤ O-**12**). Erst später manifestiert sich die Vasokonstriktion mit kalten Akren, die schließlich zum Kreislaufschock führt.

Alarmzeichen:
- Typisch ist der rasche Verfall des Allgemeinzustandes mit Eintrübung.

Alarmzeichen: rascher Verfall des Allgemeinzustandes mit Eintrübung.

O-12: Ablauf der Urosepsis-Phasen

1) Hyperdyname Schockphase → Vasodilatation (Patient fühlt sich warm an)
2) Hypodyname Schockphase → Vasokonstriktion (Patient fühlt sich kühl an)

Diagnostik

Merke ▶

Diagnostik

> ▶ ***Merke.*** Bei allen urologischen Erkrankungen und Eingriffen, die von Fieber gefolgt sind, muß eine Urosepsis erwogen werden. »Daran denken« ist also der erste diagnostische Schritt.

Die Abklärung auf eine Harnstauungsniere mittels **Ultraschall** ist die erste diagnostische Maßnahme.

Laborchemisch ist die Konstellation aus **Leukozytose bei Thombopenie** klassisch als Ausdruck der Verbrauchskoagulopathie. Ferner findet sich ein **Abfall des ATIII.**

Fibrinogenspaltprodukte und der Anstieg der Spaltprodukte sind zwar exakt erfaßbar, aber dies dauert verglichen mit dem rasanten Verlauf einer Urosepsis zu lange.
Blut- und Urinkultur werden sofort abgenommen und mehrfach wiederholt.
Der **Verlauf der Laborwerte** ist wichtig.

Als erste diagnostische Maßnahme suche man mittels **Ultraschall** nach einer Harnstauung bzw. einem Eiterherd, z.B. einem Abszeß.

Laborchemisch fällt eine **Leukozytose** mit oft sehr hohen Werten auf, die aber durchaus abhängig sind von Abwehrfähigkeit des Körpers und dem verstrichenen Zeitraum zwischen Beginn der Urosepsis und der Laborbestimmung. Im septischen Schock ist eine Agranulozytose möglich! Dann besteht eine schlechte Prognose.
Die **Thrombopenie**, schließlich bis unter 50000/µl, beweist ebenfalls die Verbrauchskoagulopathie. Bei Werten unter 50000 besteht eine Spontanblutungsgefahr!
In der Folge dieses Geschehens erklären sich auch Quickabfall, PTT-Anstieg, **ATIII-Abfall**, Azidose und zuletzt Harnstoff- und Kreatininerhöhung.
Fibrinogenspaltprodukte erfassen zwar das Ausmaß der Verbrauchskoagulopathie genauer, sind aber für den Notfall unbedeutend, da ihre Bestimmung relativ zu lange Zeit dauert, verglichen mit dem rasanten Verlauf einer Urosepsis.
Blut- und Urinkultur werden sofort abgenommen und mehrfach wiederholt. Wichtig ist außerdem nicht der einzelne, wenn auch pathologische **Laborwert,** sondern der **Verlauf!** Er zeigt die Stadien der eintretenden Verbrauchskoagulopathie an.

Merke ▶

> ▶ ***Merke.*** Eine Urosepsis **muß** immer dann diagnostiziert werden, wenn innerhalb weniger Stunden eine signifikante Zunahme der Leukozytose von einer gleichzeitig signifikanten Abnahme der Thombozyten begleitet ist (Alarmzeichen!).

Therapie Die **Entlastung** des infizierten Harnaufstaus muß unbedingt erfolgen, damit allgemeine Therapien wie Antibiotikagabe und Schockbehandlung greifen können (▤ **O-13**).

Therapie. Sofortige **Entlastung** des infizierten Harnaufstaus, dann Antibiotika, Kreislaufstützung (Plasmaexpander, Dopamin)!
Parallel geht eine ggf. notwendige allgemeine Schocktherapie einher, die jedoch ohne gleichzeitige urologische Therapie nur für kurze Zeit greifen kann. Meist greift sie sogar erst nach erfolgter Entlastung des Sepsisherdes (durch Punktion, Harnleitersplint, Nephrostomie). Antibiotika allein sind bei der Urosepsis wirkungslos (▤ O-13).

Merke ▶

> ▶ ***Merke.*** **UBI PUS, IBI EVACUA*** – Und erst dann die Antibiotika!

Die **Antibiotikatherapie** erfolgt zunächst breit und wird später nach Antibiogramm ggf. angepaßt.

Ausreichendes Flüssigkeitsangebot ist nötig.

Die **Kausaltherapie** erfolgt erst **nach Erholung des Patienten.**

Schon beim Verdacht auf eine Urosepsis wird therapiert.

Als **Antibiotika** wählt man meist eine Kombination von Aminoglykosiden und Penizillinen oder Cephalosporinen, aber auch Gyrasehemmer (i.v.) oder Fosfomycin können eingesetzt werden. Die Therapie wird nach Eingang der Resistenztestung nach einigen Tagen testgerecht modifiziert.
Weiterhin wichtig ist ein **ausreichendes Flüssigkeitsangebot,** um neben der Kreislaufstützung auch eine ausreichende Diurese zu erzielen, die ebenfalls zur Keimreduktion beiträgt.
Die **Ursachendiagnostik und -therapie** erfolgt **nach Erholung des Patienten,** wenn alle Laborwerte wieder normalisiert sind. Bis dahin bleibt die Harnableitung konsequent. Die aufgeführten therapeutischen Maßnahmen werden bereits durchgeführt, wenn auch nur der Verdacht auf eine Urosepsis besteht. Möglichst wird versucht zu vermeiden, daß der Patient in das Vollbild der Erkrankung gerät.

---

* lat.: Entleere den Eiter, wo er anzutreffen ist.

O-13: Therapieprinzipien bei Urosepsis

- Entlastung einer infizierten Harnstauungsniere (Harnleiterschienung oder Nephrostomie) bzw. eines Abszesses
- Breite Antibiotikatherapie
- Kreislaufstützung (Plasmaexpander, Dopamin)
- Diureseförderung
- Entfernung von potentiellen Infektherden (Katheter, Implantate)
- Bikarbonat bei Azidose
- Ggf. Substitution von Gerinnungsfaktoren und ATIII
- Ggf. Hämofiltration

Die nachfolgenden Kasuistiken zeigen exemplarisch das Prozedere bei einer Urosepsis.

K ***Der klinische Fall.*** Eine 52jährige Frau wurde in einer chirurgischen Abteilung wegen unklarer fieberhafter Beschwerden probelaparotomiert. Die vermutete Appendizitis wurde nicht gefunden. Da postoperativ das Fieber trotz Antibiotika nicht fiel, wurde nach einigen Tagen die Diagnostik ergänzt, u. a. durch ein AUG. Eine Sonographie war bis dahin nicht erfolgt.
Wegen einer Ausscheidungsstörung wurde die Patientin verlegt. Sie war bereits kaum mehr ansprechbar, als sie auf die Intensivstation kam. Der Blutdruck lag systolisch unter 100 mmHg. Trotz kreislaufstabilisierender Therapie auf der Intensivstation verschlechterte sich der Zustand der nun komatösen Patientin weiter. Der Gerinnungsstatus war zusammengebrochen mit TPZ von 35 % und PTT 80', Thrombozyten 50 000/µl.
Inzwischen war eine Sonographie durch einen konsiliarisch herbeigezogenen Internisten durchgeführt worden, der eine Harnstauungsniere feststellte. Erst jetzt wurde der Urologe hinzugezogen. Unter der dringenden Verdachtsdiagnose: »gramnegative Sepsis mit septischem Schock« erfolgte die sofortige perkutane Nephrostomie trotz der Gerinnungsstörung. Die Niere war eitergefüllt. Binnen 12 Stunden war die Patientin wieder ansprechbar, der Kreislauf normalisierte sich innerhalb von 24 Stunden, der Gerinnungsstatus war nach 48 Stunden wieder im Normbereich.
Nach völliger Erholung der Patientin und Restitution der Funktion der betroffenen Niere erfolgte die definitive operative Therapie der Harnstauung (Nierenbeckenplastik bei Nierenbeckenabgangsstenose).

◀ Merke

Merke
- Eine Urosepsis ist lebensgefährlich.
- Eine Urosepsis läßt sich nur durch eine Entlastung des vereiterten Organs suffizient behandeln.
- Allgemeine Schocktherapie und Antibiotikatherapie können erst an zweiter Stelle wirken!
- Eine (infizierte) Harnstauungsniere ist eine mögliche Differentialdiagnose des akuten Abdomens.
- Die Sonographie ist weichenstellend und deshalb in solchen Fällen die Untersuchungsmethode der Wahl.

◀ Merke

Merke. **Wenn bei einer Urosepsis nicht sofort mit allen Mitteln korrekt therapiert wird, kann der Ausgang tödlich sein!**

Die **Mortalität beträgt über 50 % beim septischen Schock** und 20 % bei der Septikämie.

Selbst unter optimalen Therapiebedingungen liegt die **Mortalität über 50 % beim septischen Schock** und um 20 % bei der Septikämie. Ursächlich dafür sind Nierenversagen, Schocklunge, Verbrauchskoagulopathie, sekundäres Herz-Kreislaufversagen.

K

Der klinische Fall. Im vorliegenden Fall handelt es sich um eine 76jährige Patientin, die sich wegen einer endogenen Depression in stationärer Behandlung befand. Dort kam es Anfang Juni zu einem akuten Kreislaufkollaps, ohne daß von den Kollegen der Psychiatrie eine Beziehung zu ihrer Medikation (trizyklische Antidepressiva) gefunden werden konnte. Die Patientin war zunehmend bewußtseinsgetrübt, so daß sie notfallmäßig in die Innere Medizin verlegt wurde. Dort mußte die Kreislaufstabilisierung vorübergehend durch Katecholamine vorgenommen werden. Eine Ursache für die Kreislaufdepression war aber zunächst nicht zu finden. Auffällig war lediglich ein völliger Zusammenbruch der Blutgerinnung einschließlich einer Thrombozytopenie unter 50 000/µl. Gleichzeitig bestand bei lediglich subfebrilen Temperaturen eine mäßige Leukozytose um 13 000/µl.
Dies waren die einzigen Hinweise auf eine septische Ursache des Kreislaufkollapses. Die Abklärung ergab zwar einen Stein in der rechten Niere, aber keinen Stau. Die linke Niere war und blieb unauffällig. Da im Urin Kolibakterien nachgewiesen wurden, wurde die Patientin mit Breitspektrumantibiotika behandelt. In den Blutkulturen war kein Keimnachweis gelungen.
Der Zustand der Patientin besserte sich nur sehr gering, die Gerinnung erholte sich nur leicht. Wieder (Anfang Juli) wurde eine eingehende Untersuchung vorgenommen – und diesmal zeigte sich eine massive Stauungsniere rechts, der Stein war nicht mehr in der Niere zu lokalisieren.
Der Urologe wurde wegen des Verdachtes auf eine Urosepsis hinzugezogen. Wie die weiteren Untersuchungen zeigten, lag ein haselnußgroßer Stein im rechten Harnleiter und blockierte ihn. In der retrograden Darstellung bestätigte sich der Befund, der rechte Harnleiter wurde bei einer massiven Stauung mittels eines Pigtailkatheters geschient, der dort entlastete Urin war trübe, übelriechend und enthielt massenhaft E. coli.
Binnen 24 Stunden nach der Entlastung und unter fortgesetzter Antibiotikagabe erholte sich die Patientin, bis sie wieder bewußtseinsklar war. Auch die Laborwerte normalisierten sich vollständig. Durch eine Ureteroendoskopie wurde dann nach vollständiger Erholung der Patientin 2 Monate nach dem akuten Ereignis der Stein entfernt.

Merke ▶

Merke

- Gerade **bei alten Patienten** können **unklare Kreislaufzusammenbrüche** auch auf eine Sepsis zurückzuführen sein.
- **Steine können sich** auch **vorübergehend lösen,** so einen normalen Abfluß im Ultraschall zeigen, obwohl sie normalerweise blockierend sitzen und die Ursache einer Urosepsis sein können. Ursache dieser Spontanverlagerungen, die selten sind, sind Lagewechsel der Steinträger, z. B. auf dem Transport.
- Patienten unter **Psychopharmaka** können u. U. selbst so schmerzhafte Ereignisse wie eine Kolik oder eine massive akute Stauung nicht bemerken.
- Nur **wiederholte Kontrollen** ermöglichen in unklaren Fällen die Sicherung einer Diagnose, hier der Urosepsis bei infizierter Harnstauungsniere.
- Die völlige **Erholung** der Patientin **nach Entlastung** der gestauten infizierten Niere zeigt eindrucksvoll, daß der Grundsatz: »Ubi pus – ibi evacua, und erst dann die Antibiotika« richtig ist, denn die ganze Palette höchstwirksamer Antibiotika hatte vor der Harnableitung nur einen marginalen Effekt gehabt.
- **Fieber** ist **kein unbedingtes Leitsymptom** einer Urosepsis. Es gibt immer wieder Patienten, die trotz massivster Infekte keine erhöhte Temperatur aufweisen, deren Infekt aber laborchemisch eindeutig zu sichern ist. Vorwiegend handelt es sich um ältere Patienten und auch z. T. um Diabetiker. Ursache ist eine gestörte Infektabwehr.

◄ Essentials

Essentials

- Bei **fehlender Urinausscheidung** muß zwischen Harnverhalt und Anurie unterschieden werden. Am einfachsten geschieht dies per Ultraschall der Blase.

- Bei einem **schmerzlosen Harnverhalt** muß man immer an einen akuten Bandscheibenprolaps denken und den Patienten neurochirurgisch untersuchen und ggf. notfallmäßig operieren lassen. Die Harnableitung der Wahl erfolgt in diesem Fall suprapubisch.

- Auch eine **Steinkolik** (z.B. durch einen Harnleiterstein) kann ein akutes Abdomen mit vorwiegend **intestinaler Symptomatik** (Erbrechen, Übelkeit) auslösen. Die Sonographie der Nieren (Stau) und ein Urinsediment (Mikrohämaturie) gehören deshalb in die Differentialdiagnostik des akuten Abdomens.

- Das Urogramm ist in der akuten Kolik **kontraindiziert.** Ferner muß auch im Notfall eine vorliegende Schwangerschaft vor einer Röntgendiagnostik ausgeschlossen werden.

- Ein **akutes Skrotum** ist grundsätzlich, vor allem bei jüngeren Männern, als akute Hodentorsion zu bewerten und beim geringsten Zweifel an einer anderen Diagnose (z.B. Epididymitis) unverzüglich operativ freizulegen. Vgl. *Kap. L Kinderurologie.*

- Heutzutage ist der **»Priapismus«** meist durch eine fehldosierte SKAT-Therapie hervorgerufen und wird deshalb zunächst durch eine Punktion und ggf. Medikamenteninjektion behandelt. Diese muß unverzüglich erfolgen, um einer Thrombose bzw. Embolie vorzubeugen.

- Jede **Hämaturie,** vor allem wenn sie **schmerzlos** ist, gilt solange als tumorbedingt, bis das Gegenteil bewiesen ist. Die Ausschlußdiagnostik erfolgt durch den Urologen, da nur er über die instrumentelle endoskopische Technik verfügt (Blasentumoren im Frühstadium sind z.B. nur endoskopisch zu sichern!).

- Bei folgender Befundkonstellation ist eine **Urosepsis** zu befürchten: Fieberhafter Harnwegsinfekt mit Harnabflußstörung (vor allem Nierenstau). Eine alleinige antibiotische Therapie ist unzureichend! Die Harnabflußstörung muß zuvor (!) beseitigt werden.
  Da eine Urosepsis foudroyant tödlich verlaufen kann, muß bei dieser Befundkonstellation der Patient sofort notfallmäßig in eine urologische Klinik eingewiesen werden. Jede Verzögerung kann tödlich sein!

Psychosomatische Urologie

Nach jüngsten Angaben in der urologischen Fachliteratur haben zwischen 30 und 50% aller Patienten in der täglichen Sprechstunde des Urologen eine psychosomatische Erkrankung. Das »Deutsche Ärzteblatt« beziffert die Zahl für die Allgemeinmedizin auf 40%. Um dieser Tatsache gerecht zu werden, wurde mit der Approbationsordnung für Ärzte von 1970 die psychosomatische Medizin als Pflichtkurs in das Medizinstudium eingeführt.

30–50% aller Patienten in der täglichen Sprechstunde des Urologen haben eine psychosomatische Erkrankung!
1970 wurde ein Pflichtkurs für psychosomatische Medizin im Studium eingeführt.

1987 hat der Bundesausschuß der Ärzte und Krankenkassen die »psychosomatische Grundversorgung« in die Neufassung der Psychotherapie-Richtlinien aufgenommen und dabei einen tragenden **Grundsatz der psychosomatischen Medizin** im Gesetzestext verankert:

Die psychosomatische Grundversorgung ist seit 1987 Bestandteil der Psychotherapie-Richtlinien.

> ▶ ***Merke.*** »In der psychosomatischen Medizin geht es bei der differentialdiagnostischen Klärung von Krankheitszuständen um die **gleichgewichtige Erfassung der körperlichen, der seelischen und der sozialen Faktoren** im Krankheitsgeschehen«.

◀ Merke

Weiterhin geht es nach *Michael Balint* nicht um eine bestimmte Krankheit oder ein isoliertes erkranktes Körperorgan, sondern um den Patienten als **ganzheitliches Individuum.** Die psychosomatische Medizin spricht von **Leib-Seele-Einheit.**

Balint betrachtet den Patienten als **»ganzheitliches Individuum«**, die psychosomatische Medizin spricht von **Leib-Seele-Einheit.**

Der Urogenitaltrakt mit seinen drei ineinandergreifenden und voneinander abhängigen Funktionsaspekten als Produktionsorgan, als Reproduktionsorgan und als Lustorgan ist besonders anfällig für psychosomatisches Geschehen. Deshalb überrascht es nicht, daß sehr viele Krankheitsbilder in der täglichen Sprechstunde des Urologen typische psychosomatische Erkrankungen sind. Die Bewußtmachung, Vergegenwärtigung und Umsetzung dieser Tatsache im Hinblick auf die vornehmlich manuell, apparativ-instrumentell ausgerichtete Urologie ist Aufgabe dieses Kapitels.

Der Urogenitaltrakt ist besonders anfällig für psychosomatisches Geschehen.
Sehr viele Krankheitsbilder in der urologischen Sprechstunde sind typische psychosomatische Erkrankungen.

1 Typische psychosomatische urologische Krankheitsbilder

1 Typische psychosomatische urologische Krankheitsbilder

Beim Mann:
- Urogenitalsyndrom/Beckenbodenmyalgie

Beim Mann:
- Urogenitalsyndrom/Beckenbodenmyalgie

Synonyme:
- Prostatodynie
- Prostatopathie
- »Prostatitis«
- Chronische bakterielle Prostatitis
- Anogenitales (rektales) Syndrom
- Prostatakongestion
- Vegetatives Urogenitalsyndrom

• Sexualstörungen

- **Sexualstörungen:**
  - Psychogen gestörte Erektion (erektile Dysfunktion)
  - Orgasmus praecox – Orgasmus retardus (Ejaculatio praecox et retarda)
  - Anorgasmie

Merke ▶

> ***Merke.*** Die Diagnosebezeichnung »erektile Dysfunktion« ist irreführend, da sie besagt, daß es sich bei der Erektion um die Funktion oder Nicht-Funktion eines isolierten Körperorgans – des Penis – handelt. Tatsächlich geht es um einen betroffenen Mann als **ganzheitliches Individuum,** der Erektionsschwierigkeiten hat.

Bei der Frau:
- Reizblasensymptomatik
- Urethralsyndrom
- Rezidivneigung der Urethrozystitis
- Sexualstörungen

Bei der Frau:
- Reizblasensymptomatik
- Psychosomatisches Urethralsyndrom
- Rezidivneigung der Urethrozystitis
- Sexualstörungen:
  - Alibidinie
  - Anorgasmie
  - Scheidentrockenheit
  - Dispareunie
  - Sogenannter Vaginismus

Merke ▶

> ***Merke.*** Nur die Rezidivneigung der Urethrozystitis ist von psychosomatischer Relevanz!

Bei Mann und Frau:
- Pychogene passagere Polyurie
- Psychogene Harninkontinenz
- Psychogene Blasenentleerungsstörung
- Psychogene Harnretention

Beim Kind:
- Enuresis

Bei Mann und Frau :
- Psychogene passagere Polyurie
- Psychogene Harninkontinenz
- Psychogene Blasenentleerungsstörung
- Psychogene Harnretention

Beim Kind:
- Enuresis nocturna et diurna

P-1: Typische psychosomatische urologische Krankheitsbilder

Männer	Frauen
▸ Urogenitalsyndrom/ Beckenbodenmyalgie ▸ Sexualstörungen – psychogen gestörte Erektion – Orgasmus praecox/retardus – Anorgasmie	▸ Reizblasensymptomatik ▸ Urethralsyndrom ▸ Rezidivneigung der Urethrozystitis ▸ Sexualstörungen – Alibidinie – Anorgasmie – Scheidentrockenheit – Dyspareunie – Sog. Vaginismus
▸ Psychogene passagere Polyurie ▸ Psychogene Harninkontinenz ▸ Psychogene Blasenentleerungsstörung ▸ Psychogene Harnretention	
Kind	
▸ Enuresis nocturna et diurna	

2 Zugang zu psychosomatischem Geschehen – die psychosomatische Anamnese

Der Zugang setzt das Verständnis der psychophysiologischen (ursächliche Konflikte), der pathophysiologischen (Symptomentstehung) und der psychodynamischen (Symptomauslöser) Zusammenhänge im Krankheitsgeschehen voraus.
Das ausführliche, engagierte, empathisch geführte Anamnesegespräch ist der Schlüssel zum Erkennen von psychosomatischem Geschehen. Es umfaßt die:

- Krankheitsanamnese
- Biographische Anamnese
- Familienanamnese
- Sozialanamnese
- Sexualanamnese

Merke

- Mit dem empathisch geführten Anamnesegespräch beginnt die Therapie! (v. Uexküll)
- In der engagierten, psychosomatischen Anamnese gilt es, **das Symptom, die stumme Körperklage, in Sprache zu übersetzen.**
- »Hör' dem Patienten gut zu, er sagt Dir die Diagnose!« »Listen to the patient, he is telling you the diagnosis« (Aus dem »Credo« des amerikanischen Medizinstudenten).

Bei der psychosomatisch inspirierten Anamneseerhebung sind u.a. zu beachten:

- Zeitliche Zusammenhänge zwischen bestimmten Lebensereignissen und dem Erstauftreten der Krankheitserscheinungen.
  »Was hat sich in Ihrem Leben ereignet, als die Beschwerden erstmals auftraten?«
- Werden die Symptome in der Regel nur im Wachzustand wahrgenommen?
- Bietet der Patient gestische oder mimische Informationen?

- **Krankheitsanamnese:** Erst die Erfassung des Beschwerdebildes und des bisherigen Krankheitsverlaufs **in allen Einzelheiten** (u.a. Symptomlokalisation, Symptomqualität, Symptomauslöser, Symptomverstärker, scheinbar spontanes Verschwinden der Symptome) ermöglicht das Erkennen psychosomatischen Geschehens oder psychosomatischer Zusammenhänge.
- **Biographische Anamnese:** Angaben über Herkunft, Familie, Entwicklung, Partnerschaft, beruflichen Werdegang, Erfolge, Niederlagen und Enttäuschungen geben Einblick in mögliches Konfliktgeschehen.
- **Familienanamnese:** Berichte über das Elternhaus und die Familiensituation (Einzelkind, Nachkömmling, Vollwaise, Halbwaise, Scheidung, Stiefeltern, Internat?) können Hinweise auf mögliche Traumatisierungen während der Kindheit und Adoleszenz geben.
- **Sozialanamnese:** Konfliktsituationen im Beruf (»mobbing«, Verlust des Arbeitsplatzes), können ebenso wie die Infragestellung der eigenen Person im sozialen Umfeld bei der Entstehung psychosomatischer Erkrankungen eine Rolle spielen.
- **Sexualanamnese:** Sie ist unentbehrlich bei allen Sexualstörungen und erfordert ein hohes Maß an Einfühlungsvermögen, um dem Patienten zu helfen, seine Scham zu überwinden. Die differenzierte Erfassung der Störung ist von großer Wichtigkeit. In vielen Fällen erweist sich die Einbeziehung des Partners als notwendig.

2 Zugang zu psychosomatischem Geschehen – die psychosomatische Anamnese

Psychophysiologische, pathophysiologische und psychodynamische Zusammenhänge des Krankheitsgeschehens.

Das ausführliche, empathisch geführte Anamnesegespräch ist die Grundlage.

Anamnesebestandteile sind:
- Krankheitsanamnese
- Biographische Anamnese
- Familienanamnese
- Sozialanamnese
- Sexualanamnese

◀ Merke

Psychosomatisch relevant sind:
- Zeitliche Zusammenhänge
- Lebensereignisse?
- Wahrnehmung der Symptome meist nur im Wachzustand?
- Gestische und mimische Informationen?

- **Krankheitsanamnese:** Einzelheiten der Beschwerden und des bisherigen Verlaufs werden ermittelt.

- **Biographische Anamnese:** Herkunft, Entwicklung, Partnerschaft, Lebensereignisse und beruflicher Werdegang offenbaren mögliches Konfliktgeschehen.
- **Familienanamnese:** Elternhaus und Familiensituation können für frühe Traumatisierung verantwortlich sein.
- **Sozialanamnese:** Beruf und soziales Umfeld können bei der Entstehung psychosomatischer Erkrankungen eine Rolle spielen.
- **Sexualanamnese:** Sie ist unentbehrlich: Dem Patienten muß bei der Überwindung der Scham geholfen werden. Die Einbeziehung des Partners ist oft notwendig.

3 Die funktionellen Syndrome

Es handelt sich um **Beschwerdebilder** ohne erklärenden Organbefund.

Merke ▶

3.1 Myofaszialer Schmerz als pathophysiologische Symptomerklärung bei funktionellen Syndromen mit Spannungscharakter

Seelische Ursachen können zu muskulärer »Spannung« führen.

Muskuläre Verspannung kann Myelogelosen (Trigger points) verursachen.

Myelogelosen sind druckschmerzhaft, können aber auch ausstrahlende Schmerzen in bestimmten Referenzzonen auslösen (»referred pain«; P-**1**).

Psychogene Verspannungsneigung im Beckenbereich ist sehr häufig.

Myofaszialer Schmerz erklärt psychosomatische funktionelle Symptome (Synonym: Ligamentose).

3 Die funktionellen Syndrome

Funktionelle Syndrome, besonders funktionelle Syndrome mit Spannungscharakter, spielen in der psychosomatischen Urologie eine wichtige Rolle. Es handelt sich um oft **sehr belastende Beschwerdebilder,** die breitgefächert und ausgeprägt sein können, obwohl der erklärende Organbefund minimal ist oder fehlt.

> ***Merke***
> - Die meisten psychosomatischen urologischen Krankheitsbilder sind funktionelle Syndrome.
> - Der an einem funktionellen Syndrom Erkrankte leidet subjektiv in gleicher Weise wie der Patient mit einer manifesten Organerkrankung!
> - Der erklärende Organbefund ist minimal oder fehlt völlig.

3.1 Myofaszialer Schmerz als pathophysiologische Symptomerklärung bei funktionellen Syndromen mit Spannungscharakter

In ihrem umfassenden Werk »Myofascial Pain and Dysfunction – The Trigger Point Manual« (Myofaszialer Schmerz und Dysfunktion - Trigger point Manual) vermerken die amerikanischen Autoren *Travell & Simons,* daß neben vielen anderen auch seelische Ursachen muskuläre »Spannung« auslösen können (Angst-Spannungszyklus) und weisen in diesem Zusammenhang auf zwei wichtige Tatsachen hin:

- Akute muskuläre *An*spannung sowie chronische muskuläre *Ver*spannung können in einzelnen Muskelgruppen oder -bereichen zu ischämischen Bezirken führen, die durch zusätzliche Übersäuerung (Azidose) umschriebene Muskelverhärtungen verursachen (Trigger points, Myelogelosen).
- Diese Verhärtungen sind nicht nur selbst druckschmerzhaft, sondern können auch für ausstrahlende Schmerzen in bestimmte Referenzzonen (»referred pain«) verantwortlich sein, wie P-**1** deutlich macht. Myelogelosen im Adduktorenansatz können zum Beispiel Symptome nicht nur im gesamten Perineum, in der Scheide, in der Peniswurzel (M. bulbospongiosus, M. ischiocavernosus) und in der die Prostata überziehenden Muskelschicht (M. pubococcygeus) auslösen, sondern auch ein Fremdkörpergefühl im Rektum verursachen. Da psychogene muskuläre Verspannungsneigung im Beckenbereich sehr häufig ist (Angstäquivalent, Abwehr, auf die Kontinenz gerichtetes Sicherheitsdenken, hypochondrische Ideen, Vermeidung von Sexualität) haben **myofasziale Schmerzen** (Synonym: Ligamentose), vor allem das Wissen um »referred pain«, für das Verständnis vieler urologischer Krankheitsbilder, besonders funktioneller Syndrome mit Spannungscharakter,

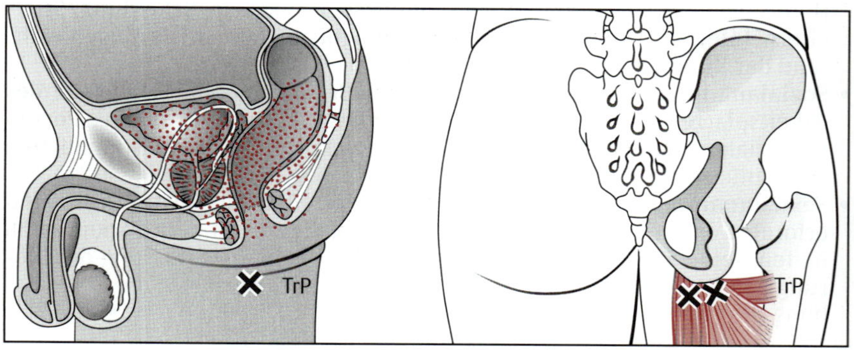

P-**1**: Trigger points (x) – Myelogelosen im Adduktorenansatz, die Symptome im Becken und der Leiste auslösen können (»referred pain«)

große Bedeutung. Schmerztherapeuten sprechen in diesem Zusammenhang auch von sogenannter Ligamentose.

3.2 Urogenitalsyndrom/Beckenbodenmyalgie

3.2 Urogenitalsyndrom/ Beckenbodenmyalgie

Synonyme: Prostatodynie, Prostatopathie, »Prostatitis«, chronische bakterielle Prostatitis, anogenitales (rektales) Syndrom, Prostatakongestion, vegetatives Urogenitalsyndrom.

Merke
- Urogenitalsyndrom/Beckenbodenmyalgie ist eines der **häufigsten Beschwerde- und Krankheitsbilder des Mannes** in der täglichen Sprechstunde des niedergelassenen Urologen.
- An der Prostata besteht kein krankhafter Organbefund.
- Chronische bakterielle Prostatitis und Urogenitalsyndrom/Beckenbodenmyalgie haben ein ähnliches Beschwerdebild.

◄ **Merke**

Beschwerdebild. Die betroffenen Patienten klagen über eines, mehrere oder alle der folgenden Symptome in der Häufigkeit der aufgeführten Reihenfolge:
- »Druckgefühl« im Damm, gelegentlich bis in den Enddarm und/oder die Adduktoren reichend (häufig Fremdkörpergefühl im Rektum).
- »Ziehende Beschwerden« in den Leisten, auch bis in die Hoden ausstrahlend (einseitig oder beidseitig!).
- Vermehrter Harndrang; gelegentlich erschwertes, verlangsamtes Wasserlassen.
- Brennen in der distalen (Fossa navicularis) oder der gesamten Harnröhre während und auch unabhängig von der Miktion (oft Brennen in der hinteren und/oder mittleren Harnröhre beim Orgasmus).
- »Druckgefühl« oder »Brennen« über dem Schambein, häufig als »Blasenschmerz« interpretiert.
- Einige Patienten klagen über ein »Spannungsgefühl« im Kreuzbeinbereich, über Schwierigkeiten, den Harnstrahl zu starten oder über Nachträufeln.
- Bei der Anamneseerhebung wird die Bezeichnung »Schmerz« von den meisten Patienten spontan relativiert
- Viele Patienten sagen, »daß sich ihre Beschwerden nur schwer beschreiben lassen«!

Beschwerdebild Der Patient kann über folgende Symptome klagen:

- »Druckgefühl« im Damm
- Fremdkörpergefühl im Rektum
- »Ziehende Beschwerden« in den Leisten
- Vermehrter Harndrang, gehemmte Miktion
- Brennen in der distalen oder der gesamten Harnröhre
- »Druckgefühl« oder »Brennen« über dem Schambein (»Blasenschmerz«)
- Kreuzschmerzen, verzögerter Miktionsbeginn, Nachträufeln
- Die Bezeichnung Schmerz wird oft spontan relativiert
- Die Beschwerden lassen sich oft nur schwer beschreiben

Merke. Das ähnliche Beschwerdebild von chronischer bakterieller Prostatitis und Urogenitalsyndrom/Beckenbodenmyalgie verlangt die genaue Abgrenzung der beiden Krankheitsbilder!

◄ **Merke**

Klinische Untersuchungen. *Weidner* und Mitarbeiter diagnostizieren aufgrund des Organbefunds an der Prostata nur bei 7,3% der von den beschriebenen Beschwerden betroffenen Patienten eine chronische bakterielle Prostatitis. Unter Hinzuzählung derjenigen Patienten, bei denen Chlamydien, Mykoplasmen, Ureaplasmen, oder nur eine vermehrte Leukozytenzahl im Prostataexprimat nachzuweisen sind, handelt es sich demnach bei der Patientengruppe **mit pathologischem Organbefund an der Prostata** um eine **Minderheit** (15 bis 20%). Ihr steht die Mehrheit der Patienten mit gleichen Beschwerden aber **ohne pathologischen Befund an der Prostata** (80 bis 85%) gegenüber. Bei dieser Patientenmehrheit handelt es sich in den meisten Fällen um das Krankheitsbild Urogenitalsyndrom/Beckenbodenmyalgie.

Klinische Untersuchungen Ein bakterieller Prostatabefund findet sich nur bei weniger als 10% der Patienten. **Patienten mit Organbefund** stellen die **Minderheit** dar (15%–20%).
Bei der **Mehrheit** der betroffenen Männer ergibt sich **kein krankhafter Prostatabefund!**
Es handelt sich bei der Mehrheit der Betroffenen um das Krankheitsbild Urogenitalsyndrom/Beckenbodenmyalgie.

Psychosomatische Erklärung Die Rolle der Prostata als allein symptomverursachendes Organ ist nicht bewiesen.
Erklärungsmodell der Beckenbodenmyalgie: Sie ist Folge muskulärer Verspannung des Beckenbodens u. a. erkennbar am erhöhten Analsphinktertonus.
Eine Beeinträchtigung des Uroflow ist möglich. Die Flowkurve ist dann in der Regel dyskoordinant.

Psychosomatische Erklärung der Verspannungsneigung im Becken ist eine zwanghafte Persönlichkeitsstruktur.

Therapie Die Erklärung der Symptomentstehung im **Therapiegespräch** ist für den Patienten wichtig. Auf die Ich-Beteiligung muß hingewiesen werden.
Es handelt sich um ein **Ausdrucksymptom mit Spannungscharakter.** Urogenitalsyndrom/Beckenbodenmyalgie ist keine chronische Erkrankung, sie ist vielmehr eine situativ bedingte körpersprachliche Reaktion.

Flankierende Maßnahmen: lokale Wärmeanwendung, Sport (leichtes Joggen), Körpertherapie sowie übende Verfahren, die gleichzeitig eine Selbsterfahrung bedeuten können.

Biofeedbacktraining kann bei der Beckenbodenentspannung helfen.

Merke ▶

Pychosomatische Erklärung des Beschwerdebilds Urogenitalsyndrom/ Beckenbodenmyalgie. Da die primär alleinverursachende Rolle der Prostata bei der Entstehung des Beschwerdebilds nicht bewiesen ist (dies gilt auch für die chronische bakterielle Prostatitis), bietet sich das Erklärungsmodell von *Sinaki* und Mitarb. an. Sie gehen von einer Beckenbodenmyalgie aufgrund muskulärer Verspannungen im Beckenbereich aus. Als übereinstimmender Befund bei der digitalen Rektaluntersuchung wird ein erhöhter Analsphinktertonus und ein Druckschmerz in der Beckenbodenmuskulatur beschrieben. Bei einigen Patienten findet sich eine vermehrt druckschmerzhafte Prostata (myofaszialer Schmerz im M. pubococcygeus s. o.). Aufgrund der Beckenbodenverspannung kann der Uroflow beeinträchtigt sein! Bei der Messung fällt ein typisch dyskoordinanter Flow auf *(vgl. Kapitel N:* Neurogene Blasenentleerungsstörungen). Rein meßtechnisch sieht das Kurvenbild aus wie bei einer neurogen bedingten Detrusor-Sphinkter-Dyssynergie, obwohl kein neurologisches Korrelat vorliegt.
Psychosomatisch läßt sich muskuläre Verspannungsneigung im Beckenbereich durch eine zwanghafte (analzwangsneurotische) Persönlichkeitsstruktur erklären.
Da *Sinaki* und Mitarbeiter ihre Untersuchungen an Männern und Frauen durchgeführt haben, stellt sich die Frage, ob Urogenitalsyndrom/Beckenbodenmyalgie des Mannes nicht die Entsprechung des Pelvipathiesyndroms der Frau ist.

Therapie. Die eingehende Erklärung der psychophysiologischen (psychosomatischen) und pathophysiologischen Zusammenhänge (psychogene muskuläre Verspannung als Ursache myofaszialer Schmerzen) im empathisch geführten **Therapiegespräch** ermöglicht dem Patienten, die Entstehung seiner Beschwerden aus neuer Sicht zu verstehen und sie mit weniger Angst zu erleben. Dazu gehört auch der Hinweis auf die Ich-Beteiligung: Eine zwanghafte Persönlichkeitsstruktur kann in bestimmten Auslösesituationen zu körpersprachlichen **Ausdrucksymptomen mit Spannungscharakter** in personenspezifisch vorgeprägten Körperbereichen führen. Deshalb handelt es sich beim Urogenitalsyndrom/Beckenbodenmyalgie nicht um eine chronische Erkrankung, sondern vielmehr um eine situativ bedingte körpersprachliche Reaktion!

Flankierende Maßnahmen: Lokale Anwendung von Wärme, Sport (leichtes Joggen), Körpertherapie nach *Feldenkrais – Hanna (Hanna Somatics)* sowie übende Verfahren (autogenes Training, progressive Muskelentspannung nach *Jacobson*) oder gleichgerichtete Verfahren eignen sich nicht nur zur Verspannungslösung und Vorbeugung einer Verspannungsneigung, sondern können darüber hinaus zu einer ersten Selbsterfahrung führen. Weiterhin kann Biofeedbacktraining dem Patienten helfen, die Beckenbodenmuskulatur aktiv entspannen zu lernen.

Merke

- Auch bei Patienten mit Organbefund an der Prostata (pathogene Erreger in pathogener Keimzahl [4-Gläser-Probe] im Exprimat) kann mit dem aufgezeigten Therapiekonzept ohne antibakterielle Medikation Beschwerdefreiheit erreicht werden.
- Medikamentöse, zum Beispiel Phytopharmaka-Behandlung bei Patienten ohne krankhaften Prostatabefund sollte nur mit Zurückhaltung erwogen werden!
- Eine Organfixierung durch ungerechtfertigte therapeutische Maßnahmen muß vermieden werden!

K **Der klinische Fall.** Ein 20jähriger Student mußte im Alter von 8 bis 15 Jahren mehrmals wegen »schwerster« Migräne stationär behandelt werden. Die Migräne wurde schließlich durch Akupunktur behoben. Nach der ersten Masturbation im Alter von 17 Jahren bemerkte der Patient ein Brennen in der mittleren Harnröhre, das vom Hausarzt erfolglos mit Salben behandelt wurde. Zwei Urologen diagnostizierten eine »Prostatitis«. Es erfolgten hochdosierte Antibiotikabehandlungen über 2 Jahre, ohne eine Besserung der Beschwerden zu erreichen. Schließlich verschwand das Brennen in der Harnröhre nach Absetzen der antibakteriellen Medikation. Dafür entwickelte sich ein »Ziehen« im Damm, ausstrahlend in die Adduktoren sowie ein Fremdkörpergefühl im Enddarm. Eine urologische Universitätsklinik konnte bakterielles bzw. entzündliches Geschehen in der Prostata ausschließen, fand jedoch beim transrektalen Ultraschall eine Gewebsverdichtung im rechten Prostatalappen, die als Symptomursache angenommen wurde. Ein Behandlungsangebot erfolgte jedoch nicht. Wegen Fortbestehens der Beschwerden wurden weitere Ärzte aufgesucht. Ein Urologe diagnostizierte wieder eine Prostatitis und behandelte über 10 Tage erfolglos intravenös mit Antibiotika und Diclofenac. Orthopäden und Neurologen in Deutschland, England und Schweden erwogen als Symptomursache neben einer Hüftgelenkarthrose (Patient 20!) M. Bechterew, rheumatoide Arthritis, »Restless legs« schließlich eine MS. Eine operative »Verödung der Nervenenden« im Dammbereich brachte ebenfalls keine Besserung. Letzte organorientierte Station war wieder ein Urologe, der ebenfalls keinen pathologischen Befund an der Prostata nachweisen konnte, aber sicherheitshalber einen möglichen, versteckten Infektherd in der Prostata mit Antibiotika, ohne Beeinflussung der Symptome, behandelte, dann aber den Patienten zur psychosomatischen Abklärung schickte.
Die psychosomatische Exploration ergibt: Biographische Anamnese: Einzelkind, »overprotected«, noch voll in das Elternhaus eingebunden, keine Freunde, keine Freundin.
Sexualanamnese: nicht aufgeklärt, schuldhaft erlebte Masturbation (Symptombeginn), noch kein Geschlechtsverkehr.
Mit der pathophysiologischen Erklärung der Entstehung seiner Beckenbodenmyalgie vor dem Hintergrund der Migräneanamnese (Neigung zu muskulärer Verspannung) kam es beim Patienten zu einer deutlichen Entlastung, da er die psychosomatischen (psychophysiologischen) Zusammenhänge in seinem Fall gut nachvollziehen konnte. Mit lokaler Anwendung von Wärme (Sitzbad) und Sport (leichtes Joggen) verschwanden die Beschwerden. Wenn sie noch sporadisch auftreten, werden sie angstfrei erlebt, weil sie der junge Mann nunmehr einordnen kann.
Kommentar: Erst die ausführliche Erklärung der psychophysiologischen (psychosomatischen) Zusammenhänge im empathischen Therapiegespräch haben es dem Patienten ermöglicht, sich selbst als einen Teil seines Krankseins und Krankbleibens zu sehen und seine Beschwerden als körpersprachliches Ausdruckssymptom für unbewußte Konflikte (s. biographische und Sexualanamnese) zu verstehen.

3.3 Sexualstörungen des Mannes

3.3.1 Psychogen gestörte Erektion (erektile Dysfunktion)

Es ist Aufgabe des Urologen zwischen **organbedingter erektiler Dysfunktion,** die psychische Reaktionen zur Folge haben kann, und **primär psychogen gestörter Erektion** zu unterscheiden, da sich im Hinblick auf die Therapie unterschiedliche Konsequenzen ergeben.
Organbedingte erektile Dysfunktion kann Folge von Gefäßveränderungen bei Diabetes mellitus oder Nikotinabusus sein. Läsionen des Rückenmarks führen in den meisten Fällen zu erektiler Dysfunktion. Neben bestimmten Medikamenten (Chemotherapeutika, Antidepressiva, Betablocker) kann auch Alkoholabusus die Erektion negativ beeinflussen.
Bis Ende der 70er Jahre wurden nur 15–20% aller Fälle von gestörter Erektion als organbedingt und 80–85% als psychogen eingestuft.
Mit der Verbesserung diagnostischer Verfahren, der Erforschung der Physiologie der Erektion und der dadurch möglich gewordenen künstlichen Erektion durch die Einspritzung vasoaktiver Substanzen in die Corpora cavernosa (SKIT/SKAT) hat sich die Einschätzung der Ursachen von Erektionsstörungen ins Gegenteil verkehrt. Französische Forscher bestätigen jedoch durch ihre fundierten Untersuchungen die Bedeutung psychogener Ursachen. Sie weisen nach, daß auch bei einem völlig intakten Gefäßbaum des Beckens Erektionsstörungen auftreten können. Darüber hinaus zeigen sie auf, daß nicht nur trotz nachweisbarer Gefäßveränderungen im kleinen Becken Erektionsfähigkeit bestehen kann, sondern auch, daß bei manifesten Gefäßveränderungen Erektionsstörungen durch Psychotherapie positiv beeinflußt werden können.

3.3 Sexualstörungen des Mannes

3.3.1 Psychogen gestörte Erektion (erektile Dysfunktion)

Psychogen gestörte Erektion muß von der organbedingten Dysfunktion unterschieden werden.

Organursachen können Gefäßveränderungen durch Diabetes mellitus und Nikotinabusus sein.
Rückenmarkläsionen führen in den meisten Fällen zu erektiler Dysfunktion.
Alkoholabusus und bestimmte Medikamente können die Erektion beeinflussen.
Nach der heutigen Einschätzung finden sich bei 80–85% aller Fälle von gestörter Erektion Organursachen.
Erektionsstörungen können auch bei intaktem Gefäßbaum auftreten, andererseits treten trotz nachweisbarer Gefäßveränderungen häufig keine Erektionsstörungen auf.
Auch gefäßbedingte Erektionsstörungen lassen sich mit Psychotherapie beeinflussen.

Psychogene Ursachen können sein:
- Beziehungsstörung
- Erfolgszwang
- Leistungsdruck
- Versagensangst
- Bindungsangst
- Verschmelzungsangst
- Schuldkomplex
- Abwehr
- Sexualtabuisierung
- Sexueller Mißbrauch

Bei **psychogenen Erektionsstörungen** sind folgende **Ursachen** in Erwägung zu ziehen:
- Beziehungsstörung
- Erfolgszwang
- Leistungsdruck
- Versagensangst
- Bindungsangst
- Verschmelzungsangst
- Schuldkomplex
- Abwehr
- Sexualtabuisierung
- Sexueller Mißbrauch

Merke ▶

Merke
- Die ausführliche Sexualanamnese gibt Aufschluß über mögliche seelische Ursachen einer gestörten Erektion. In bestimmten Fällen erweist sich die Einbeziehung des Sexualpartners als notwendig.
- Bei normaler Morgen-, Nacht- und Masturbationserektion sowie bei normaler Erektion im Vorspiel, jedoch bei Verlust der Erektion unmittelbar vor oder nach der Penetration ist eine Organursache auszuschließen. Bei situationsbedingtem Verlust einer spontan entwickelten, voll ausgebildeten Erektion ist vielmehr eine seelische Ursache naheliegend.

Therapie Der Hinweis auf die spontane Erektion kann zu psychischer Entlastung führen.
Das Lernprogramm nach *Masters & Johnson* kann zur Stabilisierung der Erektion beitragen.

Therapie. Der Hinweis auf die ungestörte Spontanerektion während der Nacht und am Morgen sowie auf die ebenfalls ungestörte Masturbationserektion ist ebenso wichtig wie die Aufdeckung der Auslöser von Erektionsschwankungen. Neben der beruhigenden und differenzierten Erklärung der psychophysiologischen (psychosomatischen) Zusammenhänge kann das Lernprogramm nach *Masters & Johnson* aus der Verhaltenstherapie zur Überwindung der Erektionsschwankungen und schließlich zur Stabilisierung der Erektion beitragen.

K ***Der klinische Fall.*** Ein 52jähriger Akademiker hat seit 9 Monaten Erektionsprobleme. Der behandelnde Urologe findet keine Organursache. Er versucht, die Erektionsprobleme des Patienten durch SKIT (Injektion durch den Arzt) überwinden zu helfen und bietet darüber hinaus SKAT (Autoinjektion) an. Wegen des Verdachts einer psychischen Ursache der Erektionsstörung wird zusätzlich die psychosomatische Abklärung erbeten. Die psychosomatische Exploration ergibt: Morgen-, Nacht-und Masturbationserektion sind ungestört. Ein Erbstreit in der Familie, der zeitlich mit dem Beginn der Erektionsstörungen zusammenfällt, kommt nach eingehender Erörterung als Auslöser nicht in Betracht. Die eheliche Beziehung sei nicht belastet. Der Patient fühlt sich wegen einer schweren chronischen Erkrankung seiner Ehefrau unabkömmlich verantwortlich. Schließlich offenbart er, daß sich seit einem Jahr eine langdauernde Freundschaft mit einer früheren Studien- und jetzigen Berufskollegin zu einer leidenschaftlichen Beziehung verdichtet hat. Der erste Geschlechtsverkehr scheitert am Erektionsverlust vor der Penetration. Danach kommt es auch zu Erektionsstörungen in der ehelichen Beziehung. Der erste SKIT-Versuch, von dem die Partnerin nichts weiß, führt zu einer guten Erektion und ermöglicht einen »befriedigenden« Geschlechtsverkehr. Der Patient hält jedoch die Anwendung von SKAT für keine annehmbare Lösung.

Kommentar: Die seelischen Ursachen der Erektionsstörung (Schuldkomplex, Erfolgszwang, Versagensangst) sind offensichtlich. Nur die Lösung des verwobenen Beziehungskonflikts kann zu einer Normalisierung der Erektion führen.

3.3.2 Orgasmus praecox und Orgasmus retardus

Vorzeitiger (vor Penetration) und frühzeitiger (kurz nach Penetration) Orgasmus findet sich häufig bei Männern mit geringem Selbstwertempfinden. Psychophysiologisch ist eine Beziehungsstörung vor dem Hintergrund einer problembelasteten Mutterbeziehung denkbar.

Therapie. Langfristige psychotherapeutische oder analytische Behandlung führt nur in bestimmten Fällen zum Erfolg. Gute Ergebnisse lassen sich mit den verhaltenstherapeutischen Lernprogrammen von *Masters & Johnson* (Druck-Methode) und *Kaplan-Singer* (Stop and go-Methode) erzielen.

3.3.2 Orgasmus praecox und Orgasmus retardus
Neben geringem Selbstwertempfinden kann eine Beziehungsstörung aufgrund einer problembelasteten Mutterbindung eine ursächliche Rolle spielen.

Therapie Psychotherapie und Psychoanalyse sind nur bedingt geeignet. Lernprogramme nach *Masters & Johnson* oder *Kaplan-Singer* führen zu guten Ergebnissen.

3.3.3 Anorgasmie des Mannes

Für die seltenen Fälle von Anorgasmie des Mannes gelten – wie beim Orgasmus praecox et retardus – Beziehungsstörung, Verschmelzungsangst oder eine ungelöste Mutterbindung als mögliche Ursachen.

Therapie. Lernprogramme sind hier nicht geeignet. Vielmehr bedarf die Anorgasmie der kompetenten, tiefenpsychologisch fundierten Sexualberatung.

3.3.3 Anorgasmie des Mannes

Beziehungsstörung, Verschmelzungsangst und ungelöste Mutterbindung sind mögliche Ursachen.

Therapie Lernprogramme sind ungeeignet. Notwendig ist tiefenpsychologisch fundierte Sexualberatung.

3.4 Reizblasensymptomatik der Frau

Die Reizblasensymptomatik, bei der ständiger Harndrang im Vordergrund der Symptome steht, ist ein häufiges, meist psychosomatisch bedingtes Beschwerdebild. Psychophysiologisch ist eine durch phobische Ängste, durch gesteigertes Sicherheitsdenken oder durch eine Hingabestörung ausgelöste Dyssynergie des Schließmuskels und des M. detrusor vesicae zu erwägen.
Betroffen sind typischerweise meist verheiratete, oft sexuell unbefriedigte Frauen zwischen 35 und 70 Jahren. Die Symptome können sich in angstmachenden (u.a. klaustrophobischen oder agoraphobischen) Situationen, zum Beispiel wenn eine Toilette nicht erreichbar ist, verstärken. Strangurie besteht in der Regel nicht. Reizblasenpatientinnen sind häufig depressive, ängstliche Frauen, die oft auch Schwierigkeiten haben, Aggressionen zuzulassen.

3.4 Reizblasensymptomatik der Frau
Der ständige Harndrang ist ein häufiges, meist psychosomatisch bedingtes Beschwerdebild. Pathophysiologisch ist eine Dyssynergie des Schließmuskels und des M. detrusor zu erwägen.

Betroffen sind besonders depressive Frauen zwischen 35 und 70 Jahren mit phobischen Ängsten und Aggressionshemmung.

Psychosomatische Erklärung der Reizblasensymptomatik. Neben einem Ersatzsymptom für phobische Ängste und gesteigertes Sicherheitsdenken (Angstäquivalent) ist das Körperkorrelat abgewehrter oder nicht zugelassener Aggressionen zu erwägen. Auch an das körpersprachliche Ausdruckssymptom einer Hingabestörung ist zu denken.

Psychosomatische Erklärung der Reizblasensymptomatik Ein Ersatzsymptom für phobische Ängste, Aggressionshemmung oder Hingabestörung ist zu erwägen.

> ***Merke***
> - Die Reizblasensymptomatik gehört zu den funktionellen Syndromen mit Spannungscharakter.
> - Typische psychosomatische Reizblasensymptome werden erfahrungsgemäß nur im Wachzustand erlebt.
> - Die typische Reizblasenpatientin ist in der Regel kontinent.

◀ **Merke**

Therapie. Anticholinergische Medikamente können nur auf das Symptom gerichtet sein. (Nebenwirkungen!)
Blasentraining (Biofeedback) aus der Verhaltenstherapie ist ebenfalls nur auf das Symptom gerichtet. In bestimmten Fällen kann die Methode subjektive Besserung bewirken. Bei Östrogenmangel ist die lokale Substitution hilfreich.
Die Erklärung der psychophysiologischen (psychosomatischen) sowie der pathophysiologischen Zusammenhänge im empathischen Therapiegespräch ist Grundlage einer erfolgreichen Behandlung, da sie auch die Zielrichtung

Therapie Organorientierte Maßnahmen (Biofeedback) sind meist nur auf das Symptom gerichtet. Östrogensubstitution kann hilfreich sein.

Ursachenorientierter psychosomatischer Ansatz hat die Erklärung der Symptomursachen und der Symptomentstehung zum Inhalt.

Unterstützende Maßnahmen: Übende Verfahren und Körpertherapie.

der therapeutischen Maßnahmen verständlich macht. Neben der Dyssynergie von Blasensphinkter und M. detrusor spielen Verspannungen der Bauchmuskulatur, der Beckenmuskulatur, besonders der des Beckenbodens und der Adduktoren bei der Reizblasensymptomatik eine verursachende Rolle. Deshalb werden die Beschwerden durch übende Verfahren (autogenes Training, progressive Muskelentspannung nach Jacobson) günstig beeinflußt. Körpertherapie nach *Feldenkrais – Hanna (Hanna Somatics)* ermöglicht, mit dem Verständnis der Entstehungszusammenhänge, gezielte Lösung muskulärer Verspannung im M. rectus abdominis, im gesamten Beckenbereich sowie der Adduktoren und auf diesem Weg weitgehende Befreiung von den lästigen Beschwerden. Körpertherapie gilt als wichtige Bereicherung der Behandlung von urologischen Symptomen mit Spannungscharakter.

K ***Der klinische Fall.*** Eine 58jährige, pensionierte Lehrerin klagt über dauernden Harndrang, der sie seit über 25 Jahren begleitet und in angstmachenden Situationen verstärkt auftritt. Strangurie besteht nicht.

Die psychosomatische Exploration ergibt: Aufgrund massiver Schulter-Nackenbeschwerden (u.a. mußte ein eigens angefertigtes Stehpult angeschafft werden) kam es zum vorzeitigen Ausscheiden aus dem Lehramt. Breitgefächerte Ängste spielen im Leben der Patientin eine große Rolle. In der 30 Jahre währenden Ehe ist es nur in den ersten Monaten vereinzelt zu Geschlechtsverkehr gekommen, der bald von der Patientin ganz abgewehrt wurde, da er wegen Scheidentrockenheit zu schmerzhaft war. Nach drei Ehejahren traten erstmals Reizblasensymptome auf. Die Patientin hat wegen der Angst, die Toilette nicht erreichen zu können Konzert-und Theaterbesuche aufgegeben. Seit über zwanzig Jahren werden alle Unternehmungen des Ehepaars nach der Erreichbarkeit einer Toilette geplant.

Kommentar: Reizblasenpatientinnen haben häufig auch andere Symptome mit Spannungscharakter (z.B. Schulter-Nackensyndrom). Die Scheidentrockenheit kann vor dem Hintergrund einer Hingabestörung verstanden werden.

3.5 Psychosomatisches Urethralsyndrom der Frau

Vornehmlich betroffen sind selbstsichere, aktive, junge Frauen.
Das Urethralsyndrom ist ein eigenständiges Beschwerdebild mit **anfallsweise** auftretenden **Schmerzsymptomen**, die auf die Harnröhre und den Harnröhrenausgang beschränkt sind.
Es findet sich **kein Organbefund!**
Der reizblasentypische Harndrang fehlt.
Das Urethralsyndrom wird häufig mit akuter Urethrozystitis verwechselt.
Wegen der Schmerzanfälle kann es zu stationärer Aufnahme kommen.
Symptomanfall und Konfliktaktualisierung stehen häufig in Zusammenhang.

3.5 Psychosomatisches Urethralsyndrom der Frau

Dieses viel zu oft übersehene, wichtige Krankheitsbild findet sich öfter bei jungen, selbstsicher erscheinenden, sexuell aktiven Frauen zwischen 18 und 50, obwohl auch ältere Frauen betroffen sein können. Depressive Züge sind häufig. Das Beschwerdebild unterscheidet sich deutlich von der Reizblasensymptomatik. Die betroffenen Frauen klagen über **anfallsweise** auftretende brennende, oft pochende **Schmerzen**, die nur auf die Harnröhre, besonders den Harnröhrenausgang beschränkt sind. Die Schmerzen sind **nicht miktionsabhängig**, können jedoch am Ende der Miktion durch die Betätigung des Schließmuskels ausgelöst oder verstärkt werden. Ihre Dauer reicht von 20 Minuten bis zu Stunden, selten über mehrere Tage. Im Gegensatz zu Reizblasensymptomen können die Beschwerden den Schlaf stören. Trotz eines normalen Urinbefunds werden die Frauen oft wegen einer vermeintlichen Urethrozystitis antibakteriell – erfolglos – behandelt. Die ausgeprägten Schmerzanfälle sind nicht selten Anlaß für stationäre Aufnahme. Viele Frauen können das anfallsweise Auftreten ihrer Beschwerden mit einer Konfliktaktualisierung oder -verdichtung in Zusammenhang bringen.

Neue Untersuchungen geben erste Hinweise, daß Urethralsyndrom und interstitielle Zystitis eng verwandte Krankheitsbilder sind.

Aufgrund vieler übereinstimmender Symptome wird aus psychosomatischer Sicht diskutiert, ob Urethralsyndrom und interstitielle Zystitis eng verwandte Krankheitsbilder sind. Neue Untersuchungen zeigen, daß akuter emotionaler Streß eine vesikale, histologisch nachweisbare Mastzellaktivierung auslösen kann und bieten damit einen ersten Hinweis auf einen möglichen ursächlichen Zusammenhang dieser beiden, die Patientinnen so belastenden Beschwerdebilder.

Merke ▶

▶ ***Merke.*** Zwischenzeitlich auftretende Urethrozystitiden (typisches Beschwerdebild, Bakterienbefund in pathologischer Keimzahl, rasche Besserung auf testgerechte antibakterielle Behandlung) können das Beschwerdebild des Urethralsyndroms undeutlich machen oder verschleiern.

Psychosomatische Erklärung des Krankheitsbildes
Mit den Symptomen des Urethralsyndroms werden meist tiefgehende Konflikte somatisiert. Ängste (Ablösungsangst), Enttäuschung und Wut können eine auslösende Rolle spielen. So kann eine Kränkung im Beziehungsbereich zur Enttäuschungswut führen, die mit Harnröhrensymptomen abgewehrt wird.

Psychosomatische Erklärung des Krankheitsbildes
Das Urethralsyndrom gilt u. a. als Angstäquivalent. Enttäuschungswut wird mit Harnröhrensymptomen abgewehrt.

Therapie. Bei Patientinnen mit Urethralsyndrom führen organorientierte Maßnahmen nur zu vorübergehender Symptombeeinflussung. Der erfolgreiche Einsatz von Spasmolytika beim akuten Schmerzanfall ist Hinweis auf eine Erkrankung mit Spannungscharakter. Psychogene myofasziale Schmerzen sind das Körperkorrelat. Betroffen sind neben den Muskeln des Beckenbodens besonders der M. bulbospongiosus, der M. sphincter vesicae sowie der M. rectus abdominis (suprapubische »Blasenschmerzen«). Körpertherapie führt neben der psychotherapeutischen oder analytischen Konfliktaufarbeitung zur gezielten muskulären Verspannungslösung im gesamten Becken sowie des M. rectus abdominis und auf diese Weise zu sehr guten therapeutischen Ergebnissen.

Therapie Organorientierte Behandlung führt nur zur Symptombesserung! Es handelt sich um eine Erkrankung mit Spannungscharakter, die zu akuten myofaszialen Schmerzanfällen führt.

Kombinierte Psychotherapie und Körpertherapie führen zu sehr guten Ergebnissen.

K ***Der klinische Fall.*** Eine 19jährige Schülerin wurde während der 2 Jahre vor ihrem psychosomatischen Erstgespräch 12mal wegen akuter Harnröhrenschmerzen als Notfall stationär aufgenommen. Ausführliche urologische, gynäkologische, chirurgische und bakteriologische Untersuchungen konnten das Beschwerdebild aufgrund fehlender Organbefunde nicht erklären. Verschiedene Behandlungen u.a. antibakterielle Medikation und Urethrotomie führten zu keiner Besserung.
Die psychosomatische Exploration ergibt: Die Beschwerden begannen mit der Aufnahme der ersten sexuellen Beziehung. Die Schmerzanfälle konnten jeweils mit Konfliktaktualisierung bzw. -verdichtung oder mit akutem Streß in Zusammenhang gebracht werden. Ein Anfall trat auf, als die Patientin versuchte, mit einer neuen Strickmaschine zu arbeiten (Streß) und löste sich spontan; ein anderer, der zur Notfallaufnahme führte, auf der Autofahrt zu einer Party, als der Freund ihr berichtete, daß seine ehemalige Freundin auch anwesend sein wird (Kränkung im Beziehungsbereich – Enttäuschungswut s.o.). Ein dritter urethraler Schmerzanfall, der die stationäre Infusionsbehandlung mit Spasmolytika notwendig machte, ereignete sich auf der Abiturfahrt nach Rom (Ablösungsängste).
Kommentar: Die seelischen Ursachen und der Spannungscharakter des Beschwerdebildes (myofasziale Schmerzen s.o.) sind offensichtlich. Mit einer kombinierten Psychotherapie und Körpertherapie *(Hanna Somatics)* über 6 Monate war die Patientin 3 Jahre beschwerdefrei. Nach der Heirat und dem Wegzug aus dem Elternhaus in eine andere Stadt (Ablösungsängste) kam es wieder zu vereinzelten urethralen Schmerzanfällen, die sich rasch mit Körpertherapie beheben ließen. Ein Hinweis, daß weiterhin psychische Anfälligkeit besteht, die in **konfliktaktualisierenden Situationen zur Somatisierung** führt, jedoch kein Hinweis auf eine chronische Erkrankung!

3.6 Rezidivneigung der Urethrozystitis der Frau

Die Urethrozystitis ist eine akute Organerkrankung, die entsprechend organbezogen behandelt werden muß. Die häufig anzutrefffende Rezidivneigung kann jedoch psychosomatische (psychophysiologische) Hintergründe haben. Psychophysiologisch können Abwehr, Hingabeproblematik oder die Vermeidung angstbesetzter Sexualität eine auslösende Rolle spielen. Ein lokaler Östrogenmangel muß ebenfalls erkannt und ggf. therapiert werden.

3.6 Rezidivneigung der Urethrozystitis der Frau
Nur die Rezidivneigung ist von psychosomatischer Relevanz!
Dabei können Abwehr, Hingabeproblematik oder angstbesetzte Sexualität eine auslösende Rolle spielen.

Therapie. Neben der oralen oder parenteralen Immunisierung muß im empathischen Therapiegespräch auf die pathophysiologischen (kurzer Infektweg, Intimhygiene) und die psychophysiologischen (Abwehr, Hingabeproblematik, Vermeidung angstbesetzter Sexualität) Zusammenhänge eingegangen werden. Die psychosomatisch bedingte Rezidivneigung der Urethrozystitis läßt sich nur beeinflussen, wenn die Patientin ihre Ich-Beteiligung am Krankheitsgeschehen annehmen kann und dementsprechend persönlich verantwortlichen Anteil an der Beeinflussung ihrer Anfälligkeit, das heißt ihrer Rezidivneigung, übernimmt. Da bei der Rezidivneigung der Urethrozystitis muskuläre Verspannung im Beckenbereich eine mitverursachende Rolle spielen kann, zeigen übende Verfahren, besonders Körpertherapie (s.o.) auch bei diesem Krankheitsbild gute therapeutische Ergebnisse. Zusätzlich kann die lokale Östrogensubstitution hilfreich sein.

Therapie Im Therapiegespräch muß auf pathophysiologische und psychosomatische Zusammenhänge sowie die Ich-Beteiligung hingewiesen werden.

Die Patientin muß Eigenverantwortung übernehmen.
Da bei der Rezidivneigung der Urethrozystitis muskuläre Verspannung im Becken eine mitverursachende Rolle spielen kann, zeigen übende Verfahren und Körpertherapie gute Ergebnisse. Zusätzliche lokale Östrogensubstitution kann hilfreich sein.

3.7 Sexualstörungen der Frau

Sexualstörungen sind in den meisten Fällen psychosomatisch (psychophysiologisch) bedingt.

Sexueller Mißbrauch muß als Hintergrundkonflikt erwogen werden.

Psychosomatisch inspirierte Sexualberatung, ggf. Psychotherapie ist angezeigt.

Alibidinie, Scheidentrockenheit, Anorgasmie, Dispareunie und sogenannter Vaginismus sind in der Regel psychosomatische (psychophysiologische) Störungen, die u. a. für Abwehr, Hingabeproblematik oder schuld- bzw. angstbesetzte Sexualität stehen können. **Sexueller Mißbrauch** oder sexuelle Belästigung in der Kindheit muß als meist unbewußter oder verdrängter ursächlicher Hintergrundkonflikt immer erwogen werden. **Cave:** Die Dunkelziffer ist sehr hoch! Psychosomatisch inspirierte, kompetente Sexualberatung ist angezeigt. In bestimmten Fällen ergibt sich die Indikation für Psychotherapie.

3.8 Psychogene Harninkontinenz

Drang-(Urge-)inkontinenz ist ein funktionelles Syndrom mit Spannungscharakter. Frauen sind häufiger betroffen als Männer.
Pathophysiologisch besteht eine **Dyskoordination des M. detrusor** und der **Beckenbodenmuskulatur.**
Mit übenden Verfahren und Körpertherapie können die Symptome gut beeinflußt werden.

Drang-(Urge-)inkontinenz ohne krankhafte urodynamische Befunde (die spontanen Detrusorkontraktionen werden auch von der »Organmedizin« als psychogen eingestuft) kommt bei Frauen häufiger vor als bei Männern. Auch hier handelt es sich neben allgemeiner muskulärer Verspannungsneigung im gesamten Beckenbereich um eine **Dyskoordination des M. sphincter vesicae**, der **Beckenbodenmuskulatur** und des **M. detrusor**. Psychogene Harninkontinenz zählt zu den funktionellen Syndromen mit Spannungscharakter. Psychophysiologisch handelt es sich u. a. um ein Angstäquivalent (gesteigertes Sicherheitsdenken). Harninkontinenz kann mit übenden Verfahren sowie Körpertherapie gut beeinflußt werden.

3.9 Psychogene Blasenentleerungsstörung Psychogene Harnretention

Es handelt sich um unbewußtes Zurückhalten des Urins.
Ein anatomisches Abflußhindernis besteht nicht; vielmehr ist von einer psychogenen »dynamischen Stenose« durch die muskuläre Verspannung des Beckenbodens auszugehen.
Übende Verfahren sowie Körpertherapie führen zu guten Ergebnissen.
Der Uroflow ist intermittierend (Dyskoordination).

Es handelt sich um unbewußtes Zurückhalten des Urins, das zu Blasenwandhypertrophie führen kann, obwohl ein anatomisches Abflußhindernis nicht nachweisbar ist. Die »dynamische Stenose« ist auf eine muskuläre Verspannung des Beckenbodens zurückzuführen, die häufig psychisch (Abwehr, Versagensängste, Leistungsdruck) bedingt ist. Auch die Blasenentleerungsstörungen gelten als funktionelle Syndrome mit Spannungscharakter, von denen ebenso Männer im vorprostatischen Alter betroffen sein können. Dementsprechend zeigen verspannungslösende Maßnahmen und Körpertherapie gute Ergebnisse. Urodynamisch zeigt sich meist ein intermittierender Uroflow (Dyskoordination).

Merke ►

> ▶ ***Merke.*** Bei allen urologischen Symptomen mit Spannungscharakter, besonders beim Urethralsyndrom, der Reizblasensymptomatik, bei den Blasenentleerungsstörungen und der Harninkontinenz, aber auch bei den meisten Sexualstörungen muß **sexueller Mißbrauch oder sexuelle Belästigung in der Kindheit als** unbewußte oder verdrängte **Konfliktursache** erwogen werden. Obwohl erfahrungsgemäß Frauen ungleich viel häufiger betroffen sind, gilt dies in gleicher Weise für den Mann.

3.10 Psychogene passagere Polyurie

In Angst- und Streßsituationen kann eine **vorübergehende Harnflut** irritative Blasensymptome verursachen.
Es handelt sich um eine nephrogene Funktionsstörung.

Eine so ausgelöste paradoxe Polliakisurie kann ein Blasenproblem vortäuschen!

Nicht nur nach Genuß von Alkohol, Kaffee, Tee oder durch Unterkühlung, sondern auch in Angst- und Streßsituationen kann es zu einer **vorübergehenden Harnflut** kommen, die vielen Patienten Angst macht. Dabei werden große Mengen (2–4 l) eines hochverdünnten Urins innerhalb von wenigen Stunden ausgeschieden. Es handelt sich um eine vorübergehende **nephrogene Funktionsstörung.** Aufgrund der raschen Blasenfüllung können sich irritative Blasensymptome im Sinne einer paradoxen Pollakisurie (Strangurie fehlt!) einstellen, die ein Blasenproblem vortäuschen.

> **Merke**
> - Frauen sind häufiger betroffen, als Männer. Das Urinsediment ist unauffällig.
> - Viele Patienten berichten erst auf Nachfrage von den großen Harnmengen. (Anamnese – Miktionsprotokoll)
> - Cave: Die Behandlung darf nicht am falschen Organ (Blase) erfolgen! (vorgetäuschte Pollakisurie)

◄ **Merke**

Therapie. Die **beruhigende Erklärung** möglicher psychosomatischer (psychophysiologischer) Zusammenhänge sowie der Hinweis auf eine vorübergehende psychogene Funktionsstörung der Nieren (Aufdeckung des Auslösers!) machen dem Patienten verständlich, daß es sich nicht um eine Organerkrankung handelt. Auf diesem Weg kann psychische Entlastung erreicht werden.

Therapie Die **beruhigende Erklärung** einer vorübergehenden nephrogenen Funktionsstörung läßt eine Organerkrankung ausschließen und führt zur psychischen Entlastung.

4 Enuresis nocturna et diurna

4 Enuresis nocturna et diurna

Enuresis darf erst als psychogen eingestuft werden, nachdem Organursachen (Harnwegsinfekt, Reflux, Abflußhindernis, Blasenentleerungsstörung) ausgeschlossen wurden. Knaben sind häufiger betroffen als Mädchen. Erfahrungsgemäß sistiert Enuresis in den meisten Fällen mit Beginn der Pubertät. Enuresis bei Erwachsenen ist deshalb selten. Anamnestisch ist von Bedeutung, ob die Enuresis von Anfang an besteht oder erst einsetzte, nachdem die Sauberkeitserziehung erfolgreich abgeschlossen war.
Psychophysiologisch hat Enuresis Appell- bzw. Signalcharakter. So kann der averbale Appell Verlangen nach mehr Zuwendung oder Signal für seelische Not bedeuten. Bei älteren Kindern muß, besonders bei Neuauftreten von Einnässen an sexuellen Mißbrauch oder Belästigung gedacht werden. Typischer Auslöser bei kleineren Kindern ist die Geburt von Geschwistern, mit denen sie nun die Zuwendung der Eltern teilen müssen. Nichtverstandenfühlen ist eine andere häufige seelische Ursache.

Enuresis kann erst als psychogen gelten, nachdem Organursachen ausgeschlossen wurden.
Wichtig ist die Frage, ob Enuresis von Anfang an besteht oder erst einsetzte, nachdem die Sauberkeitserziehung erfolgreich abgeschlossen war.

Psychophysiologisch hat Enuresis Appell- bzw. Signalcharakter.
Das kann bedeuten: Verlangen nach Zuwendung, Signal für seelische Not (sexueller Mißbrauch) oder Nichtverstandenfühlen.

Therapie. Im Umgang mit Enuretikern sollte das »Thema Einnässen« in Familie und Verwandtschaft ausgeklammert werden, damit das Problem auf den Betroffenen »zurückfällt«. Abfällige Bemerkungen, verurteilende Gesten und Mimik verstärken das Problem. Vielmehr sollte mitfühlend, ernstnehmend und ermutigend auf die Betroffenen eingegangen werden. Eine Gute-Nachtgeschichte kann bei kleineren Kindern als Beweis persönlicher Zuwendung hilfreich sein.
Praktische Hilfen wie vernünftige Dosierung der zugeführten Flüssigkeitsmenge nach 17 Uhr und nächtliches Wecken zur Blasenentleerung (die Betroffenen müssen so wach sein, daß sie den Vorgang der Blasenentleerung bewußt erleben) können ergänzende Maßnahmen sein.
Weckamine oder andere Medikamente, ebenso die Klingelmatratze entsprechen nicht psychosomatischer Denk-und Handlungsweise.

Therapie Im Umgang mit Enuretikern ist das Thema »Einnässen« zu vermeiden.
Das Problem soll auf die Betroffenen »zurückfallen«.
Die Kinder brauchen persönliche Zuwendung.

Praktische Hilfen sind Dosierung der Flüssigkeitszufuhr nach 17 Uhr und nächtliches Wecken zur Blasenentleerung.

Medikamente oder technische Hilfsmittel entsprechen nicht psychosomatischer Denkweise.

> ***Merke.*** Enuresis darf erst als psychogen eingestuft werden, nachdem Organursachen (Harnwegsinfekt, Reflux, Abflußhindernis, neurogene Blasenentleerungsstörung) ausgeschlossen wurden *(vgl. Kapitel Kinderurologie).*

◄ **Merke**

5 Urolithiasis

In Streßsituationen kann es zu einer **erhöhten Kalziumausscheidung** und damit zur Steinbildung kommen. Extrakorporale Stoßwellentherapie ermöglicht den »Zeitpunkt Null« der Steinentstehung zu bestimmen.

Klinische Studien beweisen, daß es in **Streßsituationen zu erhöhter Kalziumausscheidung im Urin** kommt, die bei psychogen vorgeprägten Menschen zur Steinbildung führen kann. Die Einführung der extrakorporalen Stoßwellen-Lithotripsie hat die Steinerkrankungen im wesentlichen beherrschbar gemacht. Sie ermöglicht darüber hinaus, nicht nur der psychosomatischen Forschung, den »Zeitpunkt Null« der Steinentstehung zu bestimmen.

6 Erkrankungen der genitalen Schleimhäute

Penis und Scheide sind als sexuelle Kontaktorgane besonders anfällig. Verschmelzungsangst und Nähe-Distanz-Problem können eine begünstigende Rolle spielen.

Die Anfälligkeit für Pilzerkrankungen, Kondylome und Herpes genitalis kann psychosomatisch (psychophysiologisch) mit bedingt sein. Die erhöhte Anfälligkeit für Herpes genitalis in Streßsituationen ist bekannt. Da es sich bei Scheide und Penis um sexuelle Kontaktorgane handelt, über die Nähe erfahren wird, können psychophysiologisch neben Abwehr eine Nähe-Distanz-Problematik oder Verschmelzungsängste eine auslösende Rolle spielen.

7 Schlußbemerkung – Ausblick

Psychosomatische Urologie findet zögernd Anerkennung.
Auch materiell nicht greifbare, z. B. psychische Ursachen, können zu Krankheiten oder Krankheitserscheinungen führen.
Viele Erkrankungen in der täglichen Sprechstunde sind psychosomatisch. Demgegenüber ist der Klinikarzt häufiger mit somatopsychischen Problemen konfrontiert.
Psychosomatische Urologie ist keine Außenseitermethode, sie ist vielmehr eine gleichwertige und gleichberechtigte Disziplin.

Die Bedeutung der psychosomatischen Urologie findet – wenn auch zögernd – Anerkennung. Grund ist die Erkenntnis, daß nicht nur materiell greifbare, sondern auch materiell nicht greifbare – zum Beispiel psychische – Ursachen Krankheit oder zumindest Krankheitserscheinungen verursachen können. Während in der Klinik somatopsychische Probleme überwiegen, sind psychosomatische Erkrankungen vornehmlich in der Praxis des niedergelassenen Urologen anzutreffen. Zum Beispiel ist eines der häufigsten Krankheitsbilder des Mannes in der täglichen Sprechstunde, das Urogenitalsyndrom/Beckenbodenmyalgie (Prostatodynie, Prostatopathie, »Prostatitis«), nicht nur ein typisches psychosomatisches urologisches Krankheitsbild, sondern darüber hinaus ein funktionelles Syndrom (ausgeprägtes Beschwerdebild – minimaler oder kein Organbefund). Um so mehr muß es ein dringendes Anliegen sein, die psychosomatische Urologie nicht als Außenseitermethode zu betrachten, sondern sie vielmehr als gleichwertige und gleichberechtigte Disziplin zu integrieren.

Merke ▶

> ▶ ***Merke.*** Psychosomatisches Geschehen darf nicht als letztmögliche Krankheitsursache in Betracht gezogen werden. Vielmehr spielen primär psychosomatische Erkrankungen und dementsprechend funktionelle Syndrome in der Urologie eine wichtige Rolle. Deshalb sollte psychosomatisches Geschehen schon bei der Erstbegegnung mit dem Patienten erwogen werden.

Essentials

- Die wichtigsten Hinweise auf psychosomatisches Geschehen liefert die ausführliche **Anamnese.** »Listen to the patient he is telling you the diagnosis«. Die Zeit zum Zuhören muß man sich nehmen.

- Die meisten psychosomatischen urologischen Krankheitsbilder sind **funktionelle Syndrome**, das heißt: ausgeprägten Beschwerdebildern stehen minimale oder keine Körperbefunde gegenüber. Deshalb entspricht hier vorrangig organorientiertes Vorgehen nicht den Gegebenheiten.

- Myofasziale Schmerzen und »referred pain« als Folge psychogener muskulärer Verspannung bieten für Urogenitalsyndrom/ Beckenbodenmyalgie und Urethralsyndrom als **funktionelle Syndrome mit Spannungscharakter** eine sinnvolle Erklärung der pathophysiologischen Symptomentstehung. Gesteigertes Sicherheitsdenken und Abwehr führen bei der Reizblasensymptomatik - ebenfalls ein funktionelles Syndrom mit Spannungscharakter – im Sinne des Angst-Spannungszyklus zur Dyssynergie von Beckenbodenmuskulatur (an erster Stelle M. sphincter vesicae) und M. detrusor vesicae und auf diesem Weg zum Harndrang.
  Auf Einzelorgane gerichtete Behandlung vernachlässigt das ursächliche Gesamtgeschehen.

- Diffuse Beckenbeschwerden werden bei Männern viel zu oft der Prostata zugeordnet. Bei Fehlen eines krankhaften Befunds an der Prostata wird der Patient mit der Diagnosebezeichnung Prostatodynie oder »Prostatitis« nicht nur fehlgeleitet, sondern auch auf eine Krankheit fixiert, die er nicht hat. **Urogenitalsyndrom/Beckenbodenmyalgie** (myofasziale Schmerzen - »referred pain«) erklären das Beschwerdebild besser.

- Da die Erektion sowohl ein körperlicher als auch ein geistiger Vorgang ist, spricht die psychosomatische Urologie im Einklang mit dem Grundsatz von *Michael Balint* bei Erektionsschwankungen zunächst von **gestörter Erektion**. Neben anderen Organursachen (Rückenmarkverletzung) können Gefäßveränderungen und-läsionen im Beckenbereich erektile Dysfunktion (ED) verursachen und Indikation für organbezogenes Vorgehen sein.

◄ **Essentials**

Weiterführende Literatur:

Blacklock, N. J.: Urodynamic und Psychometric Observations and their Implication in the Manangement of Prostatodynia. In: Weidner W., H. Brunner, W. Krause, C.F. Rothauge (Hrsg.): Therapy of Prostatitis. S. 201. W. Zuckschwerdt Verlag München 1986.

Günthert, E.-A., P. Diederichs: Psychosomatische Aspekte in der Urologie, Kapitel: Urologie In: Uexküll Th. v. (Hrsg.): Psychosomatische Medizin. Urban & Schwarzenberg, München 1996

Hanna, Th.: Beweglich sein – ein Leben lang. Die heilsame Wirkung körperlicher Bewußtheit. Kösel Verlag, München 1990

Sinaki, M., J.L. Merrit, G.K. Stillwell: Tension Myalgia of the Pelvic Floor. Mayo Clinic Proc. 52 (1977) 717.

Travell, J.G., D.G. Simons: Myofacial Pain and Dysfunction. The Trigger Point Manual. Williams & Wilkins, Baltimore 1992

Wilhelm, E.: Die Beckenbodenmyalgie, keine Prostatitis. In: Verhandlungbericht der Deutschen Gesellschaft für Urologie S. 494. Springer, Berlin 1985.

Anästhesie und Tumor-Schmerztherapie

Teil Q

1 Anästhesie bei urologischen Eingriffen

Zur Vorbereitung vieler urologischer Eingriffe und Operationen gehört eine gezielte Anästhesievorbereitung. Daher soll in diesem Kapitel ein Überblick über die gängigen Anästhesieverfahren mit besonderem Schwerpunkt bezüglich der **Vorbereitung urologischer Patienten auf Operation und Anästhesie** gegeben werden. Dies ist ein Bereich, in dem *zwei* verschiedene medizinische Disziplinen in enger Kooperation gleichzeitig am selben Patienten zu seinem Nutzen tätig werden.

Darüber hinaus stellen die **postoperative Behandlung** urologischer Patienten und die Therapie akuter (besonders postoperativer) Komplikationen einen wichtigen Kooperationsbereich von Urologe und Anästhesist dar. Hier werden die postoperative Infusionstherapie und Schmerzbehandlung sowie die Behandlung postoperativer Komplikationen besprochen.

Viele Patienten, die zu urologischen Eingriffen in die Klinik kommen, weisen bereits ein **hohes Lebensalter** auf. Durch **Begleiterkrankungen** (z. B. Niereninsuffizienz, Herz- und Kreislauferkrankungen, Diabetes mellitus) ist ihr Anästhesierisiko oft deutlich erhöht. Durch eine gute Anästhesievorbereitung und die Auswahl des geeigneten Anästhesieverfahrens kann das Anästhesierisiko erheblich reduziert werden. Am anderen Ende der Altersskala kommen im Bereich der **Kinderurologie** auch Säuglinge und Neugeborene zur Operation, die von besonders erfahrenen Anästhesisten betreut werden sollten.

Generell sind sowohl die Methoden der **Allgemeinanästhesie** (»Vollnarkose«) als auch der **Regionalanästhesie** für urologische Patienten geeignet. Der Anästhesist schlägt dem Patienten die Methode vor, die für den geplanten Eingriff unter Berücksichtigung der speziellen Risiken des Patienten mit dem geringsten Risiko verbunden ist.

> ▶ ***Merke.*** Außer bei dringlichen bzw. Notfalleingriffen muß gerade der ältere Patient in seinem präoperativen Gesundheitszustand möglichst optimiert werden, um die Risiken von Operation und Anästhesie so gering wie möglich zu halten.

1.1 Voruntersuchung des Patienten

Zur eigentlichen anästhesiologischen Vorbereitung des Patienten dienen die **Prämedikationsvisite** und beim ambulanten Patienten (bzw. ambulanten Operieren) die **Anästhesiesprechstunde**.

---

1 Anästhesie bei urologischen Eingriffen

Vor und während Anästhesie und Operation werden urologische Patienten kooperativ vom Urologen und Anästhesisten betreut.

Die **postoperative** Infusions- und Schmerztherapie und die **Behandlung** postoperativer Komplikationen sind weitere Gebiete interdisziplinärer Zusammenarbeit.

Bei den oftmals **geriatrischen Patienten** sind Anästhesievorbereitung und Auswahl des Anästhesieverfahrens zur **Reduzierung des Risikos** essentiell. Auch für die Kinderanästhesie in der Urologie sind besondere Erfahrungen unerläßlich.

Alle gängigen **Anästhesieverfahren** können in der Urologie zum Einsatz kommen. Insbesondere bei Wahleingriffen hat die gute präoperative Vorbereitung des Patienten einen hohen Stellenwert, um das Risiko von Operation und Anästhesie zu minimieren.

◀ Merke

1.1 Voruntersuchung des Patienten

Die Voruntersuchung des Patienten durch den Anästhesisten findet in Form einer **Prämedikationsvisite** oder in einer **Anästhesiesprechstunde** statt.

Vorbefunde und Anamnese

Vor der Prämedikationsvisite des Anästhesisten soll ein **Routineuntersuchungsprogramm** (▤ Q-**1**) durchgeführt werden, das sich nach Alter und Vorerkrankungen sowie dem geplanten operativen Eingriff (z. B. auf Blutverlust) richtet. Die standardisierte Anamneseerhebung wird durch das Ausfüllen eines **Anamnesebogens** durch den Patienten erleichtert.

Vorbefunde und Anamnese

Zur Vorbereitung der Prämedikationsvisite erhält der Patient auf der Station einen standardisierten **Anästhesieaufklärungs- und Anamnesefragebogen** zum Ausfüllen, dieser darf das Gespräch mit dem Anästhesisten jedoch *nicht ersetzen*. Gleichzeitig werden auf der Station bereits routinemäßig einige Vorbefunde erhoben. Dieses **Routineuntersuchungsprogramm** umfaßt Labor- und apparative Untersuchungen (▤ Q-**1**). Darüber hinaus werden im Einzelfall bei bestimmten Vorerkrankungen oder vor besonders ausgedehnten Operationen (z. B. bei erhöhtem Blutungsrisiko) zusätzliche Befunde erhoben oder Konsiliaruntersuchungen durchgeführt. Bei blutungsreichen elektiven Eingriffen sollte eine **Eigenblutspende** erwogen werden.

Q-1: Routineuntersuchungsprogramm

1. **Laborwerte (bei jedem Patienten)**
   - Blutbild: **Hämoglobin, Hämatokrit, Thrombozyten**
   - Elektrolyte: **Na^+, K^+**
   - Gerinnung: **Quick, PTT**
   - **Kreatinin, Harnstoff**
2. **Apparative Untersuchungen:**
   - **EKG** (bei allen Patienten über 40 Jahren oder mit kardialen Vorerkrankungen)
   - **Röntgen-Thorax** (bei allen Patienten über 60 Jahren oder mit pulmonalen oder kardialen Vorerkrankungen)

Prämedikationsvisite

Wenigstens einen Tag vor der Narkose untersucht der Anästhesist *jeden* Patienten.
Aufgaben der Prämedikationsvisite sind:
- Anamneseerhebung
- Sichtung der Vorbefunde
- Untersuchung des Patienten
- Planung der Anästhesiedurchführung
- Anästhesieaufklärung
- Anästhesieeinwilligung

Prämedikationsvisite

Der Anästhesist besucht *jeden* Patienten mindestens einen Tag vor Durchführung der Anästhesie auf der Station (von dieser Regel ausgenommen sind nur akute Notfälle). Ambulante Patienten sollten sich einige Tage präoperativ in einer Anästhesie-Sprechstunde vorstellen.
Zweck der Prämedikationsvisite ist, daß der Anästhesist, der auch die Anästhesie durchführt, sich möglichst persönlich anhand von **Anamnese** und **Vorbefunden** sowie der **körperlichen Untersuchung** des Patienten ein Bild von seinem physischen und psychischen Zustand machen kann. Dazu konkretisiert er durch Nachfragen die vom Patienten angegebenen Vorerkrankungen und orientiert sich insbesondere über die körperliche Belastbarkeit des Patienten. Daraus ergibt sich auch die Klassifikation des Anästhesierisikos.

Risikoeinstufung

Die Klassifizierung des Anästhesierisikos erfolgt häufig nach den **ASA-Empfehlungen.** Je nach Vorerkrankungen gibt es fünf Risikogruppen und eine Zusatzkennzeichnung für Notfälle (▤ Q-**2**).

Risikoeinstufung

Verschiedene Verfahren zur Stratifizierung des Anästhesierisikos finden Verwendung. Am weitesten verbreitet ist die Einstufung nach den **Empfehlungen der ASA** (American Society of Anesthesiologists), die in den Grundzügen 1961 festgelegt wurde (▤ Q-**2**).

Q-2: ASA-Risikogruppen

I	Normaler, sonst gesunder Patient
II	Leichte Allgemeinerkrankung ohne Leistungseinschränkung
III	Schwere Allgemeinerkrankung mit Leistungseinschränkung
IV	Schwere Allgemeinerkrankung mit Lebensbedrohung (mit oder ohne Operation)
V	Moribund (mit oder ohne Operation innerhalb von 24h)
E	Notfall, Notoperation (Emergency)

Die Patienten der Gruppen **I** und **II** weisen ein geringes Anästhesierisiko (< 1 %) auf, in den Gruppen **III** bis **V** nimmt es kontinuierlich zu.

Anästhesieaufklärung

Nach Anamnese und Untersuchung plant der Anästhesist die Durchführung der Anästhesie. Er legt je nach dem vorgesehenen operativen Vorgehen die
- **Art der Anästhesie**: Allgemeinanästhesie (»Vollnarkose« als Maskennarkose oder Intubationsnarkose) oder/und Regionalanästhesieverfahren (Spinal- oder Periduralanästhesie ggf. mit Katheter zur postoperativen Schmerztherapie),
- **Vor- und Begleitbehandlung** (Eigenblutspende, Bestellung von Blutkomponenten für eine mögliche Bluttransfusion),
- **Umfang des Monitorings** (EKG, Pulsoxymetrie, RR etc.),
- **Nachbetreuung des Patienten** (Aufwachraum, Intensivstation)

fest und klärt den Patienten über das geplante Vorgehen und die typischen Risiken auf. Diese Aufklärung soll realistisch, aber behutsam durchgeführt werden, um den Patienten nicht zusätzlich zu verängstigen.

Anästhesieaufklärung

Die **Auswahl des Narkoseverfahrens** richtet sich nach:
- **Patient:** Erwachsener/Kind, körperliche Verfassung, seelische Verfassung
- **Art des Eingriffs:** Lokalanästhesie, Regionalanästhesie, Allgemeinanästhesie

Priorität hat die Sicherheit des Patienten. Der Patient wird realistisch, aber behutsam über die geplante Anästhesiedurchführung, Vor-, Begleit- und Nachbehandlung aufgeklärt.

> ▶ ***Merke.*** Ein wesentliches Ziel des Aufklärungsgespräches ist die Minderung der Ängste des Patienten.

◀ **Merke**

Gleichzeitig teilt er dem Patienten die wesentlichen zeitlichen Eckpunkte des Operationstages und -vorabends mit: Beginn der **Nahrungskarenz** (mindestens 6 Std. präoperativ), vorgesehene Zeitpunkte der medikamentösen **Prämedikation** und den ungefähren **Operationszeitpunkt**. Danach wird die Einwilligung des Patienten schriftlich dokumentiert. **Bei Minderjährigen** sollen möglichst **beide Elternteile** nach der Aufklärung die Anästhesieeinwilligung unterschreiben.

Die wesentlichen Eckpunkte zur Vorbereitung auf den Operationstag sind:
- **Nahrungskarenz** mind. 6 Std. präoperativ
- **Prämedikation**
- Ungefährer **Operationszeitpunkt**

> ▶ ***Merke.*** Nur der aufgeklärte Patient kann rechtsgültig in die Behandlung einwilligen.

◀ **Merke**

1.2 Anästhesieverfahren

Neben der Allgemeinanästhesie, die durch allgemeine Bewußtseinsausschaltung zur Empfindungslosigkeit führt, kann auch durch zeitweise Blokkade peripherer oder spinaler Leitungsbahnen eine Schmerzausschaltung erreicht werden. Die verschiedenen Möglichkeiten der Regionalanästhesieverfahren sind gerade bei urologischen Operationen entweder allein, oder bei großen Eingriffen in Kombination mit einer Allgemeinanästhesie besonders geeignet (▤ Q-**3**).

1.2 Anästhesieverfahren

Wir unterscheiden Allgemeinanästhesie (»Vollnarkose«) und Regionalanästhesieverfahren. Je nach Patient und operativem Eingriff sind beide Vorgehensweisen allein oder kombiniert in der Urologie anwendbar (▤ Q-**3**).

Q-3: Anästhesieverfahren für urologische Eingriffe

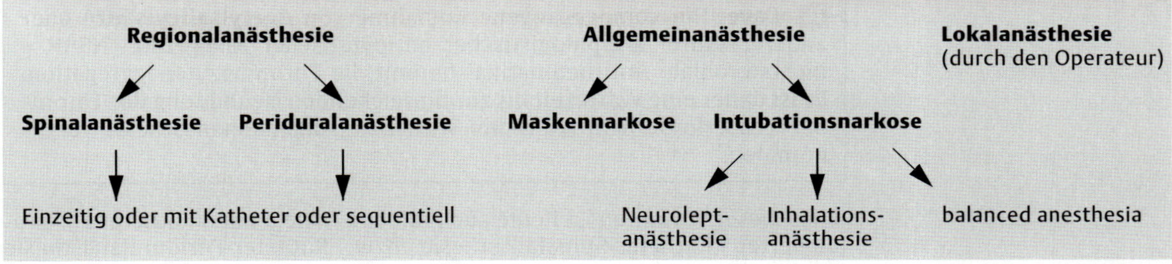

1.2.1 Allgemeinanästhesie

Die Allgemeinanästhesie führt durch **allgemeine Bewußtseinsausschaltung** zur Empfindungslosigkeit. Ihre drei Teileffekte **Hypnose, Analgesie und Muskelerschlaffung** können durch moderne Anästhetika isoliert gesteuert werden.
Durchführung als Intubations- oder Maskennarkose (letztere ist für Eingriffe mit einer geplanten Dauer von bis zu ½ Stunde geeignet).

Während der Operation:
- Aufrechterhaltung der Anästhesie durch Nachinjektionen intravenöser und/oder kontinuierliche Anwendung gasförmiger Anästhetika.
- Aufrechterhaltung der Vitalfunktionen und Homöostase durch Infusionen, Transfusionen und ggf. Einsatz weiterer Pharmaka.

Narkoseausleitung: Nach der Extubation weitere Überwachung im Aufwachraum.

Nach großen Eingriffen erfolgt die Nachbetreuung auf einer Intensivstation.

Die postoperative Nahrungskarenz vermeidet Aspirationen nach der Allgemeinanästhesie.

1.2.1 Allgemeinanästhesie

Durch gezielten pharmakologischen Einsatz von Hypnotika, Analgetika und Muskelrelaxanzien sowie der »Narkosegase« N_2O (= Lachgas) und volatiler (verdampfbarer) Anästhetika (z.B. Isoflurane, Desflurane, Sevoflurane) werden die drei Teileffekte der Narkose **Hypnose, Analgesie** und **Muskelerschlaffung** erreicht und ggf. einzeln gezielt gesteuert.

Praktische Durchführung: Anschluß des Monitorings (EKG, Pulsoxymetrie, Blutdruckmanschette), Legen eines sicheren venösen Zuganges, Präoxigenierung über die Atemmaske, Injektion des Hypnotikums (und ggf. des Analgetikums und der Muskelrelaxanzien), endotracheale Intubation (bei kurzdauernder Narkose ggf. auch weitere Atmung – spontan und assistiert – über eine Atemmaske oder eine laryngeale Maske), dann Einsatz der gasförmigen und/oder intravenösen Narkosemittel zur Aufrechterhaltung der Narkose. Je nach Operationsverlauf und -dauer ist zusätzliches weiteres Monitoring (z.B. zentralvenöser Katheter oder arterielle Blutdruckmessung) erforderlich, das in der Regel nach der Narkoseeinleitung gelegt wird.
Während der Operation wird die Anästhesie durch repetitive Gaben intravenöser Anästhetika (z.B. Opioide, Neuroleptika, Muskelrelaxanzien etc.) und/oder kontinuierliche Applikation gasförmiger Anästhetika aufrechterhalten. Dabei ist eine wesentliche Aufgabe des Anästhesisten die Überwachung aller Vitalparameter durch die klinische Beobachtung des Patienten und das apparative Monitoring. Zur Erhaltung der Homöostase und Vitalfunktionen werden intraoperativ gezielt Elektrolytlösungen, Plasmaexpander, Blutbestandteile und weitere Pharmaka eingesetzt.
In der Regel wird der Patient **postoperativ im Ausleitungsraum** extubiert und danach im anästhesiologisch geleiteten Aufwachraum weiter überwacht, bis keine Nachwirkungen der Narkose mehr zu erwarten sind.
Nach großen bzw. langdauernden Eingriffen kann der intubierte Patient zunächst zur postoperativen Überwachung und Nachbeatmung (z.B. bis zum Wiedererreichen einer angemessenen Körperkerntemperatur) auf eine Intensivtherapiestation verlegt werden.
Die postoperative Nahrungskarenz schützt den Patienten vor den Gefahren der Aspiration, solange nach der Narkose die Schutzreflexe noch nicht wieder voll zurückgekehrt sind (ca. 6. Std. nach Narkoseende).

1.2.2 Regionalanästhesie

Die Regionalanästhesieverfahren bieten sich für viele urologische Eingriffe an. In der Regel reicht die Spinalanästhesie für kurze transurethrale Eingriffe voll aus. Es bestehen jedoch bei den häufig geriatrischen Patienten nicht selten Kontraindikationen.

⚠ ▶

Durchführung als **Spinal-** oder **Periduralanästhesie.**

1.2.2 Regionalanästhesie

Eine vollwertige Alternative zur Allgemeinanästhesie stellen bei korrekter Indikationsstellung und Durchführung die Regionalanästhesieverfahren dar. Die Anästhesievorbereitung unterscheidet sich *nicht* vom Vorgehen bei der Allgemeinanästhesie. Spezifische Kontraindikation ist eine beeinträchtigte Blutgerinnung (auch *thrombozytär).*

> ▶ **Cave.** Die vorangegangene Einnahme von **Acetylsalicylsäure** oder anderer saurer antiphlogistischer antipyretischer Analgetika (**NSAR** = nichtsteroidale Antirheumatika) hemmt die Thrombozytenaggregation. Es ist daher eine Wartezeit bis zur hinreichenden Neubildung der Thrombozyten erforderlich, alternativ wird eine Allgemeinanästhesie vorgenommen.

Jedes dieser Verfahren ist heute auch mit einem liegenden Katheter zur prolongierten Katheter-Spinalanästhesie bzw. Katheter-Periduralanästhesie möglich. Ebenso besteht die Möglichkeit, eine konsekutive Spinal-/Katheter-Periduralanästhesie durchzuführen.

Praktische Durchführung: Anschluß des Monitorings (EKG, Pulsoxymetrie, Blutdruckmanschette), Legen eines sicheren venösen Zuganges, Vorinfusion von mind. 500 ml kristalloider Infusionslösung zur Prophylaxe des Blutdruckabfalles durch Sympathikolyse, Lagerung des Patienten in Seitenlage (»kranke« Seite nach unten) oder sitzend mit »Rundrücken«.

• **Spinalanästhesie:** Lokalanästhesie, dann Punktion im Zwischenwirbelraum L_3/L_4 oder L_4/L_5 mit *möglichst dünner* Spinalkanüle (bei Patienten < 40 Jahre: 27 oder 29 Gauge, bei älteren Patienten: 25 Gauge) zur Vermeidung von Kopfschmerzen, die durch Liquorverlust auftreten können, ggf. Vorschieben eines Spinalkatheters durch die Spinalkanüle (dafür ist jedoch eine *dickere* 22-Gauge-Spinalkanüle zur Aufnahme des Katheters erforderlich), dann Injektion des Lokalanästhetikums. (Bei der einzeitigen Spinalanästhesie kann die Ausbreitung der Anästhesie bei Verwendung eines *hyperbaren* Lokalanästhetikums [schwerer als der Liquor] durch die Lagerung des Patienten zusätzlich gesteuert werden.)

• Bei der **Spinalanästhesie** wird nach Punktion in Höhe L_3/L_4 oder L_4/L_5 mit einer möglichst dünnen Spinalkanüle das Lokalanästhetikum intrathekal injiziert.

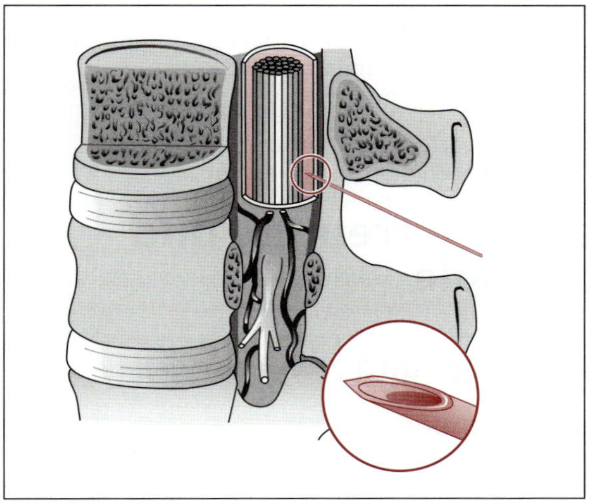

Q-1: Anatomie der LWS mit Spinalnadel

• **Periduralanästhesie:** Lokalanästhesie, dann Punktion im Zwischenwirbelraum L_3/L_4 oder L_4/L_5 mit Tuohy-Nadel 18 Gauge unter Verwendung der »loss-of-resistance«-Technik (Widerstandsverlust) oder der Technik des »hängenden Tropfens« zur sicheren Identifizierung des Periduralraumes ohne akzidentielle Durapunktion, ggf. Vorschieben eines Periduralkatheters durch die Tuohy-Nadel, dann Injektion des Lokalanästhetikums (ggf. in Kombination mit einem Opioid, z. B. Morphin oder Sufentanil).

Die Kathetertechniken erlauben durch Nachinjektionen kurz vor dem Abklingen der Wirkung der Lokalanästhetika eine Wirkungsverlängerung bzw. eine langdauernde postoperative Analgesie mit geringen systemischen Nebenwirkungen.

• Bei der **Periduralanästhesie** ist darauf zu achten, daß der Periduralraum sicher identifiziert wird, um die Durapunktion zu vermeiden (Widerstandsverlusttechnik oder Technik des hängenden Tropfens).

Die Kathetertechniken erlauben eine Verlängerung der Wirkung durch Nachinjektionen.

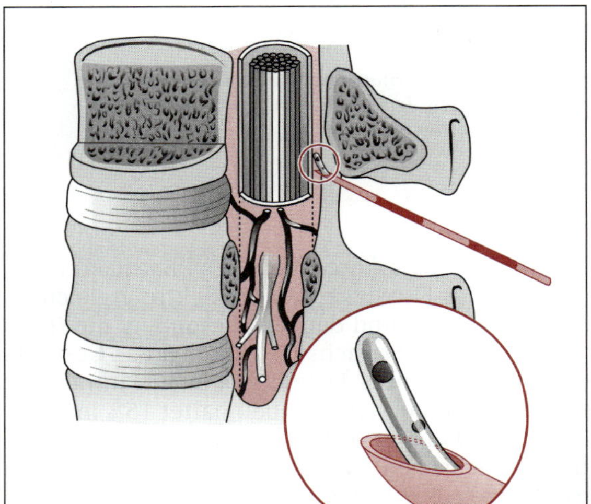

Q-2: Anatomie des Periduralraumes mit Tuohy-Nadel und Periduralkatheter

• Die **konsekutive Spinal-/Periduralanästhesie** verbindet die Vorteile beider Verfahren: schnelles Einsetzen der Anästhesie und verlängerte Wirkung.

• **Konsekutive Spinal-/Periduralanästhesie:** Wie Periduralanästhesie; durch die im Periduralraum liegende Tuohy-Nadel (als Führung) wird dabei zunächst mit einer Spinalkanüle die Spinalanästhesie durchgeführt und danach ein Periduralkatheter gelegt. So lassen sich die Vorteile beider Verfahren verbinden: schneller Anschlag der Anästhesie und bei Bedarf verlängerte Wirkung bzw. postoperative Analgesie. Diese Methode setzt große Erfahrung in Regionalanästhesieverfahren voraus.

• Besonders günstig für ausgedehnte Eingriffe ist die **Kombinationsanästhesie** aus Allgemeinnarkose und Katheter-Periduralanästhesie: Durch Nachinjektionen über den Katheter wird eine gute Analgesie besonders postoperativ erreicht.

• **Kombinationsanästhesie:** Bei ausgedehnten und langdauernden Eingriffen fällt es den Patienten oft schwer, stundenlang unter der Regionalanästhesie in strenger Rückenlage auf dem Operationstisch zu liegen. Hier empfiehlt sich die Kombination von z.B. der Allgemeinanästhesie mit einer Katheter-Periduralanästhesie. Dadurch hat der Patient postoperativ eine Analgesie, die weder die Atmung noch die Vigilanz einschränkt.

2 **Postoperative Betreuung und Schmerztherapie**

2 Postoperative Betreuung und Schmerztherapie

2.1 **Postoperative Betreuung**

2.1 Postoperative Betreuung

2.1.1 **Postoperative Überwachung**

2.1.1 Postoperative Überwachung

In der Aufwachphase werden **EKG, Kreislauf, Atmung- und Laborparameter** überwacht (Q-**4**) sowie eine akute **Schmerztherapie** durchgeführt.

Zur Optimierung der Infusionstherapie werden wichtige **Laborwerte** bestimmt.

Nach jeder Allgemeinanästhesie und größeren Eingriffen in Regionalanästhesie werden in der **Aufwachphase** (i.d.R. in einem anästhesiologisch geleiteten Aufwachraum) **EKG** und **Blutdruck, Pulsoximetrie** und **Atmung** überwacht.
Gleichzeitig werden dort akut auftretende Schmerzen frühzeitig behandelt. Gegebenenfalls werden wichtige **Laborwerte** bestimmt, um die postoperative Infusionstherapie zu optimieren (Q-**4**).

Q-4: Postoperative Überwachung des urologischen Patienten

1. **Postoperative Überwachung des Patienten:**
   - EKG-Monitoring (im Aufwachraum)
   - regelmäßige Blutdruckkontrolle
   - Überwachung der Atmung
   - Kontrolle der Sauerstoffsättigung im peripheren Blut (Pulsoxymetrie)
2. **postoperative Laborkontrollen (nach größeren Eingriffen und TUR):**
   - Blutbild: Hämoglobin, Hämatokrit, ggf. Thrombozyten
   - Elektrolyte: Na^+, K^+
   - ggf. Gerinnung: Quick, PTT (bei großem Volumenumsatz: intraop. Substitution von Plasmaexpander sowie Transfusion von Erythrozytenkonzentraten und frisch gefrorenem Plasma)

2.1.2 **Infusionstherapie**

2.1.2 Infusionstherapie

Verteilung der Körperflüssigkeiten beim Erwachsenen: Das **Gesamtkörperwasser, ca. 50 % des Körpergewichtes**, zerfällt in 30 % intrazelluläre und 20 % extrazelluläre Flüssigkeit. Das intravasale **Blutvolumen** des Erwachsenen beträgt ca. **7,5 % des Körpergewichtes.** Operationsbedingte Veränderungen des Flüssigkeits- und Elektrolytgleichgewichts sind zu kontrollieren und zu substituieren.

Vor allem der operative Eingriff und die Narkose, aber auch Pharmakotherapie und Vorerkrankungen können das Flüssigkeits- und Elektrolytgleichgewicht des Patienten erheblich verändern und dadurch besonders die *Herz-Kreislauf-Funktion* beeinträchtigen. Beim Erwachsenen beträgt das **Gesamtkörperwasser ca. 50 % des Körpergewichtes**. Es teilt sich in 30 % intrazelluläre und 20 % extrazelluläre Flüssigkeit auf; letztere beinhaltet 15 % interstitielle Flüssigkeit, so daß 5 % Plasmavolumen verbleiben. Zusammen mit den Blutzellen ergibt sich für den Erwachsenen ein (intravasales) **Blutvolumen** von ca. **7,5 % des Körpergewichtes** (z.B. 70 kg × 75 ml = 5,25 l).
Intraoperativ wird dem Patienten je nach Operationsdauer zunächst das durch die präoperative Nahrungskarenz hervorgerufene **Flüssigkeitsdefizit**

ersetzt (z. B. durch Vollelektrolytlösung). Darüber hinaus bemüht sich der Anästhesist um den Erhalt des **intravasalen Volumens** (z. B. durch Plasmaexpander wie Hydroxyäthylstärkelösung 6%) und der **Homöostase** (z. B. durch Substitution von Elektrolyten und durch Transfusion von Erythrozytenkonzentraten und [gefroren gelagertem] Frischplasma).
Postoperativ sollte diesen Prämissen weiter gefolgt werden. Dazu ist es **nach allen größeren Eingriffen und jeder transurethralen Resektion** (Komplikationsmöglichkeit: TUR-Syndrom s. u.) erforderlich, zunächst einige wichtige **Laborwerte** (▤ Q-4) zu bestimmen.

Intraoperativ: (kristalloider) Flüssigkeits- und (kolloidaler) Volumenersatz, sowie Aufrechterhaltung der Homöostase.

Postoperativ: Zunächst Kontrolle der **Laborwerte** (vor allem nach transurethraler Resektion oder mittelgroßen und großen Operationen).

> ▶ ***Merke.*** Während der Phase der postoperativen Nüchternheit werden dem erwachsenen Patienten Wasser und Elektrolyte in einer Dosierung von **40 ml pro kg Körpergewicht und Tag** zugeführt (= **Basisbedarf**).
> Über den Basisbedarf hinausgehende Verluste (z. B. durch Blutverlust, Fisteln, Sonden, Schweiß etc.) werden gesondert ersetzt.

◀ **Merke**

Dazu eignet sich bei **postoperativer Nahrungskarenz** *bis zu zwei Tagen* nach kleineren und mittleren Eingriffen eine Zweidrittelelektrolytlösung, sofern der Patient sich in gutem Allgemeinzustand befindet.
Die weitere Infusionstherapie hängt von den postoperativ erhobenen Laborwerten ab sowie von Art und Auswirkungen des Eingriffs: Bei einer postoperativen Nahrungskarenz von voraussichtlich *drei bis vier Tagen* muß eine **Basisernährung** verabreicht werden, die (2–5 g/kg KG × Tag) **Kohlenhydrate** und (1,5–2 g/kg KG × Tag) **Aminosäuren** zusätzlich enthält (auch als Komplettlösung erhältlich, muß je nach Osmolalität ggf. über zentralvenösen Zugang verabreicht werden; Flüssigkeitsvolumen siehe oben bei Basisbedarf).
Bei *längerer* Nahrungskarenz ist eine **totale parenterale Ernährung** (inkl. Spurenelementen, Vitaminen und Fettlösungen) erforderlich.

Bei postoperativer Nahrungskarenz unter 2 Tagen erfolgt nur der Ausgleich von Flüssigkeit, Elektrolyt- und Volumenverlusten.
Bei postoperativer Nahrungskarenz von 3–4 Tagen wird eine **Basisernährung** verabreicht.

Bei längerer Nahrungskarenz ist eine **totale parenterale Ernährung** indiziert.

> ▶ ***Merke.*** Es ist nicht erforderlich, postoperativ jeden **Laborwert** durch Infusionen und Transfusionen zu normalisieren.

◀ **Merke**

Postoperativ primär wichtig sind der Ausgleich der **Serumelektrolyte** und der Erhalt bzw. die Substitution des **intravasalen Volumens** (unter Kontrolle des zentralvenösen Druckes, ZVD: Normalwert +2 bis +10 cm H_2O). Bei der Elektrolytsubstitution steht **Kalium** (Normalwert 3,5–5,5 mmol/l) ganz im Vordergrund. Bei hochgradiger Niereninsuffizienz darf K^+ nur sehr vorsichtig oder gar nicht verabreicht werden. Wenn jedoch nach Beseitigung eines postrenalen Hindernisses (Harnstauungsnieren) eine Polyurie einsetzt, müssen oftmals große Mengen K^+ substituiert werden *(vgl. Kap. O)*.
Transfusionen werden in der Regel erst bei Unterschreiten eines Hämatokrits von 30% durchgeführt (d. h. Hämoglobin < 10 mg/dl bzw. < 6 mmol/l). Die Indikation wird wegen des Hepatitis- und HIV-Infektionsrisikos streng gestellt. Dabei ist zu berücksichtigen, ob mit weiteren Blutverlusten (z. B. über Drainagen) zu rechnen ist. Bei Patienten mit kardialen oder pulmonalen Vorerkrankungen muß ggf. ein höherer Grenzwert als Sicherheitsreserve angesetzt werden.
Nach Eingriffen mit großem Blutverlust kann auch die Gabe von **Gerinnungsfaktoren** erforderlich werden, um postoperative Blutungskomplikationen zu vermeiden. In dieser Situation ist die Gabe von (gefroren gelagertem) **Frischplasma** der Substitution von Faktorenkonzentraten vorzuziehen, da im Frischplasma sämtliche Faktoren in physiologischem Verhältnis vorliegen (Grenzwerte zur Substitution: Quick < 30–50%, PTT > 50 sec. [heparinabhängig!], insbesondere bei klinischer Blutungsneigung).
Die Gabe von **Thrombozytenkonzentraten** ist nach urologischen Operationen nur selten erforderlich: Wenn bei postoperativer Blutungsneigung und tolerabler humoraler Gerinnung die Thrombozytenzahl 20000–50000/µl unterschreitet, sollten auch Thrombozyten substituiert werden.
Eine Thrombozytopenie kann auch als Symptom einer Verbrauchskoagulopathie im Rahmen einer Urosepsis auftreten. Hier kann nur die Sanierung des Sepsisherdes Abhilfe schaffen *(vgl. Kapitel O)*; als Differentialdiagnose kommt ggf. eine Heparin-induzierte Thrombozytopenie in Frage.

Ergänzung des Infusionsregimes nach **Laborwerten**, z. B. **Kalium: 3,5 bis 5,5 mmol/l.** Engmaschige Kontrolle ist insbesondere bei Polyurie notwendig.

Transfusion bei **Hämoglobin** < 10 mg/dl (oder < 6 mmol/l) bzw. Hämatokrit < 30%. Strenge Indikationsstellung zur Erythrozytentransfusion wegen Hepatitis- und HIV-Infektionsrisiko.

Gabe von Gerinnungsfaktoren (FFP) bei **Quick** < 30–50%, PTT > 50 sec.

Bei extremem Thrombozytenabfall (< 20000/µl) ist die **Substitution von Thrombozyten** angezeigt, bei klinischer Blutungsneigung bereits < 50000/µl.

2.1.3 Behandlung von Komplikationen

TUR-Syndrom durch Resorption großer Mengen elektrolytfreier Spülflüssigkeit. **Frühsymptome:** Blutdruckanstieg, Tachykardie, (beim wachen Pat.), Unruhe, Verwirrtheit, Eintrübung; dann: kardiale Dekompensation bis hin zum Lungenödem, (beim wachen Pat.) beginnend mit Dyspnoe; **Spätzeichen:** Hämolyse, massive Blutungen.

Therapie Flüssigkeitsrestriktion, forcierte Diurese, zentralvenöser Katheter bei V. a. kardiale Dekompensation, Dopamin, ggf. NaCl-Substitution.

Merke ▶

Blasenperforation: Seltene TUR-Komplikation mit gespanntem Abdomen, Schmerzen, Tachykardie mit RR-Anstieg oder -Abfall.

Gerinnungsstörungen durch Freisetzung von Fibrinolyseaktivatoren.

Pneumothorax: Bei der Nephrektomie kann die Pleura verletzt werden.

2.2 Postoperative Schmerztherapie

Neben der i. m.-Gabe von Opioiden kann bei engmaschiger Überwachung ein besserer Effekt durch titrierte i. v.-Gabe oder »on demand« über PCA-Pumpen erreicht werden.

2.1.3 Behandlung von Komplikationen

Endoskopische Operationen in der Urologie können zu spezifischen Komplikationen führen. Selten, aber vital bedrohlich kann sich das durch die elektrolytfreie Spülflüssigkeit hervorgerufene **TUR-Syndrom** entwickeln. Während der **t**rans**u**rethralen **R**esektion der Prostata werden große Mengen elektrisch nicht leitender Spülflüssigkeit (Aqua dest. mit Zusatz hochmolekularer Zucker) instilliert, um Blut, Koagel und exzidierte Gewebeanteile auszuspülen. Diese Lösung kann durch eröffnete Venen der Prostatakapsel resorbiert werden und zu folgenden Komplikationen führen:

- Kreislaufüberlastung mit Linksherzinsuffizienz → Blutdruckanstieg, Lungenödem, Dyspnoe,
- Wasserintoxikation durch Verdünnungshyponatriämie → Unruhe, Verwirrtheit, Erbrechen, Eintrübung, Koma, Krampfanfall (infolge Hirnödem),
- Hämolyse → Blutdruckabfall, Tachykardie, Blutungen.

Prophylaxe: Die Bevorzugung der Regionalanästhesie zur transurethralen Prostataresektion ermöglicht die Erkennung der Frühsymptome einer Wasserintoxikation: Unruhe, Verwirrtheit und Müdigkeit als Zeichen der beginnenden Eintrübung.

Therapie des TUR-Syndroms: Flüssigkeitsrestriktion und forcierte Diurese, zentralvenöser Katheter bei Verdacht auf kardiale Dekompensation und Gabe von Dopamin. Bei schwerer Hyponatriämie ($Na^+ < 130$ mmol/l) muß auch NaCl substituiert werden. Zur Therapiekontrolle sollen engmaschig Laborwerte erhoben und ggf. Messungen des ZVD durchgeführt werden.

> ▶ ***Merke.*** Das TUR-Syndrom ist die schwerste Komplikation transurethraler Resektionen.

Die **Blasenperforation** ist eine weitere seltene Komplikation der transurethralen Resektion. Beim wachen Patienten ist ein plötzlicher heftiger Schmerz im Unterbauch richtungweisend, bei Perforation in die freie Bauchhöhle Übelkeit und Erbrechen sowie präkordiale und Schulterschmerzen, sonst müssen ein gespanntes Abdomen und Tachykardie mit Blutdruckanstieg bzw. -abfall an diese Möglichkeit denken lassen. Bei Verdacht auf eine Perforation wird der Eingriff abgebrochen, ein Zystogramm angefertigt und ggf. die Perforationsstelle übernäht.

Gerinnungsstörungen können auch durch Freisetzung von Fibrinolyseaktivatoren und Plasmin bei Prostataoperationen hervorgerufen werden. Die **Therapie** erfolgt mit Fibrinolysehemmern (z. B. ε-Aminokapronsäure).

Pneumothorax: Bei der Nephrektomie wird gelegentlich die Pleura verletzt. In der Regel reicht in diesem Fall der Verschluß der Pleura, wenn der Anästhesist gleichzeitig die Lunge bläht. Bei anderen Ursachen muß zur Vermeidung eines Spannungspneumothorax eine Thoraxdrainage gelegt werden und ohne Lachgas (Diffusion!) weiter beatmet werden.

2.2 Postoperative Schmerztherapie

Starre Dosierungsschemata und alleinige intramuskuläre Applikation von Opioiden werden postoperativen Schmerzen häufig nicht gerecht. In der direkten postoperativen Phase im Aufwachraum oder auf einer Observationseinheit können Opioide auch i. v. titriert oder »on demand« über PCA-Pumpen (**P**atient **C**ontrolled **A**nalgesia) i. v. gegeben werden.

> **Merke.** Keine abwechselnde oder gleichzeitige Gabe von **Opiat-Agonisten** (Fentanyl, Piritramid) und **partiellen Antagonisten** (Tramadol, Tilidin, Buprenorphin etc.)!

◀ Merke

Zur patientenkontrollierten Analgesie werden spezielle **Spritzenpumpen** angeboten, bei denen der Patient kleine Bolusgaben anfordern kann: Einzeldosis, Sperrzeit und maximale Dosis pro Zeiteinheit sind programmierbar. Bei diesem Verfahren ist eine Überdosierung mit Atemdepression sehr selten, andere Nebenwirkungen wie Blutdruckabfall, Übelkeit oder Erbrechen müssen frühzeitig erkannt und behandelt werden (z.B. Volumengabe; Metoclopramid i.v.). Bei Überdosierung können die rein agonistisch wirksamen Opioide mit Naloxon antagonisiert werden (Dosierung: Bolusgaben von 0,04–0,1 mg, bis der gewünschte Erfolg eintritt, **cave:** kurze Wirkdauer, bei langwirksamen Opioiden können Nachinjektionen erforderlich werden).

Spezielle **Spritzenpumpen** ermöglichen eine durch den Patienten kontrollierte Analgesie.
Nebenwirkungen durch Überdosierungen werden so vermieden.

Q-5: Dosierungsempfehlungen für Erwachsene (im Aufwachraum)

Piritramid 0,025 mg/kg als **i. v.**-Bolusgaben unter engmaschiger Überwachung bis zum Eintritt der erwünschten Wirkung (Erfolgskontrolle; meist sind 7,5 [– 15] mg erforderlich); bei PCA 1,5–2 mg alle 10 min. Auf der Allgemeinstation ggf. Übergang auf i. m.-Applikation (15 mg 4–6 stdl.).
Pethidin 0,15 mg/kg als **i. v.**-Bolusgaben unter engmaschiger Überwachung bis zum Wirkungseintritt (s. o.).

Nichtopioid-Analgetika sollten postoperativ nur bei geringem Schmerzniveau oder als Kombinationspartner der Opioide (synergistische Wirkung) angewandt werden. Wegen der Nebenwirkung auf die Thrombozytenaggregation werden saure antiphlogistische antipyretische Analgetika (wie Acetylsalicylsäure, Indometacin oder Diclofenac) vermieden, so daß sich hier nichtsaure Analgetika wie das Paracetamol anbieten, das vor allem bei Kindern vor oder nach kleineren Eingriffen gerne rektal gegeben wird.
Dosierung für Paracetamol-Zäpfchen: Säuglinge: 125 mg, Kleinkinder: 250 mg, Schulkinder: 500 mg, Jugendliche und Erwachsene 1000 mg rektal.

Nichtopioid-Analgetika eignen sich zur Behandlung bei geringem Schmerzniveau. Paracetamol wird gerne nach kleinen operativen Eingriffen bei Kindern rektal verabreicht.

Kontinuierliche Regionalanästhesieverfahren werden bei großen Eingriffen vor Einleitung einer Allgemeinanästhesie durchgeführt und bieten eine besonders gute Alternative zur systemischen Analgetikaverabreichung. Bei Operationen wie Zystektomie (mit Anlage einer Neoblase oder eines Ileumconduits), Nephrektomie oder radikaler Prostatektomie bietet die lumbale Katheter-Periduralanästhesie die Möglichkeit der postoperativen Schmerztherapie ohne systemische Nebenwirkungen. Dazu sind regelmäßige Nachinjektionen in den liegenden Periduralkatheter *(s. Kap. 1.2.2.)* oder die kontinuierliche Medikamentenapplikation über eine Spritzenpumpe (z.B. Perfusor) erforderlich. Hierzu eignen sich besonders **Bupivacain 0,25%** in einer Dosierung von 1,5–2 ml/Std. (ggf. in Kombination mit Morphin). Eine regelmäßige Kontrolle der Spontanmotorik ist zur frühzeitigen Erkennung seltener Fälle von Nervenkompression durch Hämatombildung erforderlich.

Kontinuierliche Regionalanästhesieverfahren: Die vor Narkoseeinleitung gelegte lumbale Katheter-Periduralanästhesie *(s. Kap. 1.2.2)* erlaubt eine besonders effektive postoperative Schmerztherapie, wenn regelmäßige Nachinjektionen oder eine kontinuierliche Medikamentenapplikation erfolgen.

3 Schmerztherapie bei urologischen Tumorerkrankungen

Die Fortschritte der Schmerztherapie sollten allen Tumorpatienten beim Auftreten von Tumorschmerzen zugute kommen.

Über zwei Drittel aller Tumorpatienten leiden im Verlauf ihrer Erkrankung unter krankheits- oder therapiebedingten Schmerzen.

Merke ▶

3.1 Verfahren der Tumor-Schmerztherapie

Die Methoden der **Onkochirurgie**, der **Onkologie** und der **Strahlentherapie** sind geeignet, auch den Tumorschmerz zu reduzieren. Bis ihre Wirkung hinreichend greift oder wenn diese Möglichkeiten erschöpft sind, wird die medikamentöse Schmerztherapie eingesetzt.

Eine **kausal** wirksame palliative oder kurative **Therapie** hat dabei immer Vorrang vor einer medikamentösen Schmerztherapie.

In über 90 % der Tumorschmerzpatienten ist eine **orale medikamentöse Schmerztherapie** erfolgreich durchführbar.

Schmerzursachen

Oft werden die wenigsten Schmerzen durch den Primärtumor selbst hervorgerufen. Daher unterscheidet man:
- **Tumorbedingte** Schmerzen,
- **Tumorassoziierte** Schmerzen,
- **Therapiebedingte** Schmerzen sowie Schmerzen anderer (tumorfremder) Genese.

Konkrete Schmerzursachen
- Tumor-Weichteilinfiltration
- Viszerale Spannung
- Nervenkompression
- Periostschmerz
- Verlegung von Blut- oder Lymphgefäßen
- Behandlungsschmerzen

Bei jedem Tumorschmerz sollte der in Syn. Q-1 gezeigte Regelkreis durchlaufen werden.

3 Schmerztherapie bei urologischen Tumorerkrankungen

Die Therapie chronischer Schmerzen hat in den letzten 10 Jahren deutliche Fortschritte gemacht. Daher ist es besonders wichtig, daß die klinisch gesicherten Erkenntnisse der Schmerzforschung in die flächendeckende Versorgung der Tumorpatienten durch die Klinik- und Hausärzte einfließen. Schmerz ist das häufigste Symptom bei Patienten mit malignen Tumoren, das ihre Lebensqualität herabsetzt. In der Bundesrepublik Deutschland sterben mehr als 170 000 Menschen pro Jahr an Krebs. Nach allgemein akzeptierten Zahlen ist darunter von über 112 000 Patienten mit intensiv behandlungsbedürftigen Schmerzen auszugehen.

> ▶ ***Merke.*** Wenn Tumorpatienten Schmerzen haben, muß – gleich in welchem Tumorstadium sie sich befinden – eine adäquate Schmerztherapie durchgeführt werden.

3.1 Verfahren der Tumor-Schmerztherapie

Grundsätzlich kommen sämtliche Verfahren der Tumortherapie auch bei der Schmerztherapie zur Anwendung:
- **chirurgisch** (ursächlich oder palliativ)
- **onkologisch** (Chemo-, Hormon-, Immuntherapie)
- **radiologisch** (Strahlentherapie, Brachytherapie, intraoperative Bestrahlung)

Kombinationen dieser Verfahren sind möglich und sowohl begleitend dazu, als auch nach Ausschöpfung dieser Möglichkeiten sollte die Schmerztherapie **medikamentös** durchgeführt und im Verlauf adäquat angepaßt werden. Es versteht sich von selbst, daß eine Therapie, die die **Grunderkrankung** oder auch (palliativ) den Schmerz oder andere Tumorsymptome direkt, d. h. **kausal** behandelt, stets Vorrang vor der medikamentösen Schmerztherapie hat. Letztere darf dadurch jedoch nicht verzögert werden.
Da nach weltweiten Erfahrungen über 90 % der Patienten durch eine **orale medikamentöse Schmerztherapie** ausreichend schmerzreduziert werden können, wird dieses Verfahren hier besprochen.

Schmerzursachen

Verschiedene Schmerzursachen lassen sich durch eine genaue Anamnese und Untersuchung (unter Zuhilfenahme vorliegender bildgebender Verfahren und intraoperativer Befunde) differenzieren. Man unterscheidet:
- **Tumorbedingte** Schmerzen (Tumorwachstum, -infiltration, Metastasen),
- **Tumorassoziierte** Schmerzen (Dekubitus, Zoster, Thrombose)
- **Therapiebedingte** Schmerzen.

Diese werden von evtl. vorhandenen Schmerzen anderer (tumorfremder) Pathogenese abgegrenzt.
Im Vordergrund stehen:
- Schmerzen durch **Weichteilinfiltration**
- **Viszerale** Schmerzen (Kapselschmerz)
- Schmerzen durch **Nervenkompression** oder **-infiltration**
- **Knochen-** und **Periost**schmerzen
- Verlegung von **Blut-** oder **Lymphgefäßen**
- **Behandlungsbedingte** Schmerzen

Bei jedem neu aufgetretenen oder im Verlauf veränderten Tumorschmerz sollte der in Syn. Q-**1** dargestellte diagnostische Regelkreis durchlaufen werden, an dessen Ende stets die Frage steht: Ist in dieser Situation eine ursächliche oder palliative Therapie möglich, die zur Schmerzreduktion führt?

Synopsis Q-1: Regelkreis der Tumor-Schmerztherapie

▶ Jeder neu diagnostizierte Tumorschmerz bzw. jede Veränderung der Schmerzsymptomatik gibt Anlaß zum Durchlaufen dieses Regelkreises.

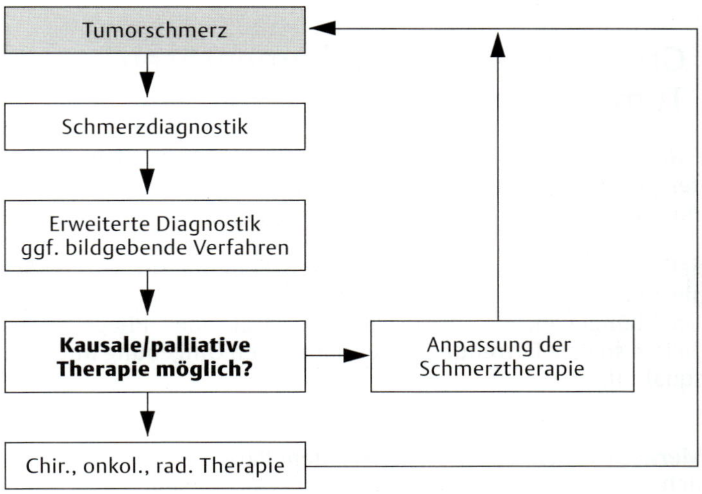

Schmerzdiagnostik

Zur umfassenden Schmerzdiagnostik gehört daher eine ausführliche standardisierte **Schmerzanamnese** mit Fragen nach:
- **Lokalisation** des Schmerzes und Ausstrahlung,
- **Schmerzqualität** (wichtige Hinweise auf die Schmerzentstehung),
- **Neurologische Begleitreaktionen** (z. B. Hypästhesie),
- **Intensität** (Messung der subjektiven Intensität durch Analog- oder Kategorienskalen als Verlaufsparameter),
- **Tageszeitliche Schwankungen – Häufigkeit – Dauer,**
- **Veränderungen** über die Zeit (zurückliegender Verlauf),
- **Verstärkende/lindernde** Faktoren,
- **Erfolg bisheriger Therapiemaßnahmen**.

Danach erfolgt eine eingehende **körperliche Untersuchung** des Patienten. Unter Einbeziehung der **Vorbefunde** und evtl. weiterer **bildgebender Untersuchungsverfahren** (inkl. szintigrafischer Untersuchungen) wird dann die **Schmerzdiagnose** gestellt.

Schmerzdiagnostik

Neben körperlicher Untersuchung und **Vorbefunden** ist eine umfassende **Schmerzanamnese** häufig bereits richtungweisend: Neben **Lokalisation** und **Intensität** geben besonders die **Schmerzqualität** und der **Verlauf** wichtige Hinweise auf die Schmerzentstehung und -ursache. Zur Anamneseerhebung haben sich spezielle Anamnesebögen bewährt.

Aus dieser Synopsis ergibt sich die **Schmerzdiagnose**, die Voraussetzung für eine effektive Schmerztherapie ist.

Synopsis Q-2: Schmerzskalen in der Tumor-Schmerztherapie

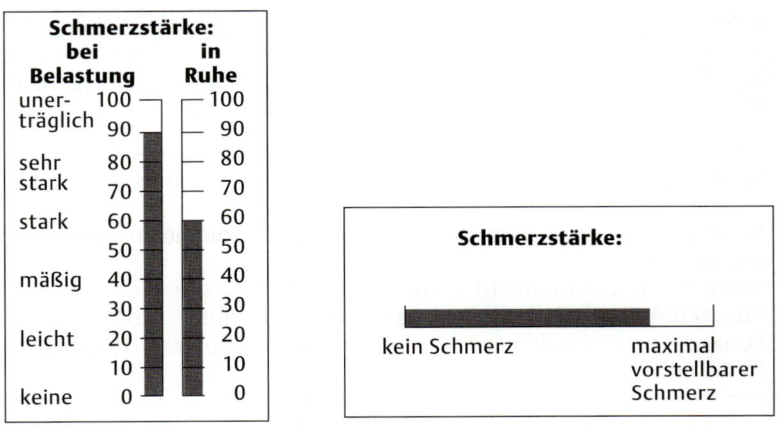

Numerische Kategorienskala **Visuelle Analogskala**

Schmerzskalen (Syn. Q-2) erlauben eine Messung der subjektiv empfundenen Schmerzintensität. Dadurch ermöglichen sie die Verlaufskontrolle und adäquate Anpassung der Schmerztherapie

Zur klinischen Messung der Schmerzintensität hat sich die subjektive Algesimetrie (Syn. **Q-2**) durchgesetzt. Sie bedient sich der oben gezeigten Skalen und liefert therapeutisch wichtige Hinweise zum Verlauf der Schmerztherapie. Für wissenschaftliche Fragestellungen ist die visuelle Analogskala am besten geeignet.

3.2 Grundsätze der medikamentösen Tumor-Schmerztherapie

Ein wesentliches Ziel der medikamentösen Schmerztherapie ist es, die Lebensqualität des Patienten wieder zu verbessern, und eine möglichst schmerzfreie Rückkehr in seine häusliche Umgebung und ambulante Therapie zu ermöglichen. Dazu dienen das **WHO-Stufen-Schema zur Tumor-Schmerztherapie** und einige essentielle **Leitsätze**. Voraussetzung für jede Schmerztherapie ist die **Wahrhaftigkeit dem Patienten gegenüber.**

In der Schmerztherapie muß der **Grundsatz der Wahrhaftigkeit** dem Patienten gegenüber stets gewahrt werden. Er impliziert, daß dem Patienten stützende Angebote zur Krankheitsbewältigung an die Hand gegeben werden.

Essentielle **Leitsätze** und das **WHO-Stufen-Schema zur Tumor-Schmerztherapie** sind die wesentlichen Voraussetzungen für eine möglichst langfristige Unabhängigkeit des Patienten von Arzt oder Pflege(-dienst) und ermöglichen so eine Betreuung in der häuslichen Umgebung mit optimierter Lebensqualität.

Merke ▶

▶ ***Merke.*** Die Schmerztherapie soll dem Patienten ein – soweit irgend möglich – schmerzfreies normales Leben ermöglichen.

Leitsätze der Tumor-Schmerztherapie

Leitsätze der Tumor-Schmerztherapie als essentielle Voraussetzung für die Durchführung einer wirksamen Behandlung ▶

Die nachstehenden Leitsätze sind essentielle Voraussetzung für die Durchführung einer wirksamen Therapie chronischer Tumorschmerzen.

- **Orale Medikamentengabe** so lange wie möglich (weitestgehende Unabhängigkeit des Patienten)
- **Feste Therapieintervalle:** alle Analgetika regelmäßig in festen Zeitenabständen verabreichen (schriftl. Plan mitgeben)
- **Unterdosierung vermeiden:** Dosis erhöhen, bis Schmerzfreiheit erreicht ist oder Nebenwirkungen inakzeptabel werden
- **Nebenwirkungen antizipieren** und durch frühzeitige prophylaktische Behandlung vermeiden
- **Keine Plazebos benutzen!**

WHO-Stufen-Schema

Da bei über 90% der Tumorpatienten eine erfolgreiche orale Schmerztherapie möglich ist, hat das WHO-Stufen-Schema breite Akzeptanz gefunden. Wichtig ist die Ausnutzung des Synergismus von »kleinen« Analgetika und Opioiden bei **allen** fortgeschrittenen Schmerzzuständen.

WHO-Stufen-Schema ▶ mit den Stufen 1 bis 3 und Zusatzmöglichkeiten

- **Stufe 1:** »kleine« Nichtopioid-Analgetika (NSAR) und ggf. Co-Analgetika
- **Stufe 2:** »kleine« Analgetika und mittelstarke Opioide sowie Co-Analgetika
- **Stufe 3:** »kleine« Analgetika und »starke« Opioide sowie Co-Analgetika
- **Zusatzmöglichkeit:** Analgetika-Applikation über kontinuierliche Pumpen (extern: subkutan oder epidural bzw. implantiert: intrathekal fördernd)

3.2.1 Nichtopioid-Analgetika

> ▶ ***Merke.*** Sobald kontinuierliche Tumorschmerzen auftreten, sollten peripher wirksame »kleine« Analgetika **nicht »nach Bedarf«**, sondern in (substanzabhängigen) regelmäßigen 4-, 8- oder 12stündlichen Intervallen verabreicht werden, denn nur die **regelmäßige Applikation** wird dem Dauerschmerz gerecht.

Bevor Analgetika mit Opioiden kombiniert werden, wird ihre Maximaldosierung unter Berücksichtigung der Kontraindikationen beim jeweiligen Patienten ausgeschöpft.
Q-**6** informiert über Dosierung und Applikationsintervall der verschiedenen, in der Tumor-Schmerztherapie eingesetzten peripher wirksamen Analgetika.

Q-6: Nichtopioid-Analgetika in der Tumor-Schmerztherapie

Substanz	Einzeldosis (mg)	Intervall (h)
Metamizol	500–1000	4
Paracetamol	500–1000	4
Ibuprofen	200– 600	8
Indometacin	25– 75	8
Indometacin ret.	100	12
Naproxen	500	8

Metamizol ist in der oralen Tumorschmerztherapie wegen seiner hohen analgetischen Potenz unverzichtbar, bei knöcherner Beteiligung (Metastasierung) sind die nichtsteroidalen Antirheumatika Metamizol jedoch überlegen.
Acetylsalicylsäure ist zur hochdosierten Daueranwendung wegen der gastrointestinalen Nebenwirkungen ungeeignet.

3.2.2 Opioid-Analgetika

Wenn die regelmäßig gegebenen Nichtopioid-Analgetika zur Schmerzlinderung nicht mehr ausreichen, werden sie zunächst mit mittelstarken Opioiden kombiniert (die nicht der Betäubungsmittel-Verordnung unterliegen), bei weiterer Steigerung des Schmerzniveaus sind »stark wirksame« Opioide als Kombinationspartner der Nichtopioid-Analgetika unerläßlich. Bei jeder kontinuierlichen Verordnung von Opioiden müssen deren Nebenwirkungen durch eine adjuvante Medikation antizipiert werden.

> ▶ ***Merke.*** Nebenwirkungen der Opioid-Analgetika müssen prophylaktisch durch adjuvante Zusatzmedikamente behandelt werden.

Mittelstarke Opioide

Mittelstarke Opioide sind meist partielle Opioid-Agonisten und **partielle Opioid-Antagonisten** (Q-**7**). Daher sollten sie nicht mit »starken« Opioiden (= **reinen Agonisten**) kombiniert werden, da bei solcher Kombination **keine Wirkungsverstärkung** auftritt.

> ▶ ***Merke.*** Die Kombination von Nichtopioid-Analgetika **und** Opioiden ist wegen der synergistischen Wirkung besonders sinnvoll. Dagegen sollen verschiedene Opioide nicht miteinander kombiniert werden.

3.2.1 Nichtopioid-Analgetika

◀ **Merke**

Q-**6** informiert über Dosierung und Applikationsintervall der verschiedenen, in der Tumor-Schmerztherapie eingesetzten Nichtopioid-Analgetika.

Metamizol hat eine hohe analgetische Potenz, bei knöcherner Beteiligung (ossäre Metastasen) sind die NSA wirksamer.
ASS ist wegen gastrointestinaler Nebenwirkungen zur hochdosierten Daueranwendung ungeeignet.

3.2.2 Opioid-Analgetika

Opioid-Analgetika treten nach dem WHO-Schema bei Schmerzzunahme als Kombinationspartner zu den peripher wirksamen Analgetika hinzu.
Kontinuierliche Opioidgabe immer mit Zusatzmedikamenten zur Kompensierung der Nebenwirkungen kombinieren.

◀ **Merke**

- **Mittelstarke Opioide**

Stufe 2 des WHO-Stufen-Schemas besteht aus einer Kombination von Nichtopioid-Analgetika und mittelstarken Opioiden (Q-**7**).

◀ **Merke**

Q-7: »Mittelstarke« Opioide für die Behandlung von Tumorschmerzen

Substanz	Wirkstärke*	Einzeldosis (mg)	Intervall (h)
Dihydrocodein (DHC)	0,17	30–120	(8–)12
Tramadol retard	0,15	50–200	12
Codein	0,1	50–100	4
Tramadol	0,15	50–100	4
Tilidin (mit Naloxon)	0,15	50–100	4

* Angabe der relativen Wirkstärke im Vergleich zu Morphin (= 1).

Retardpräparate werden nur 2-3x täglich in gleichen Zeitabständen gegeben, z. B. **Dihydrocodein** oder **Tramadol.**

Retardpräparate werden nur zweimal (bis maximal dreimal) täglich gegeben und entfalten dabei eine sehr gute kontinuierliche Wirkung. Langjährige Erfahrungen liegen mit dem **retardierten Dihydrocodein** vor (Hauptnebenwirkung: Obstipation, daher regelmäßige Kombination mit Lactulose). Neuer ist das **retardierte Tramadol** (Nebenwirkungen eher Übelkeit und Benommenheit). Es ist das einzige retardierte Opioid dieser Gruppe, das weniger stark zur Obstipation führt.

»Starke« Opioide

Stufe 3 des WHO-Stufen-Schemas besteht aus einer Kombination von Nichtopioid-Analgetika und »starken« Opioiden (Q-**8**), z. B. **Morphinsulfat** (MST).

»Starke« Opioide

Wenn bei Schmerzzunahme die Kombinationstherapie nach Stufe 2 des WHO-Stufen-Schemas keine hinreichende Schmerzlinderung mehr bewirkt, müssen die Nichtopioid-Analgetika mit »stark wirksamen« Opioiden kombiniert werden (Q-**8**). Das retardierte orale **Morphinsulfat** (MST) als Kombinationspartner »kleiner« Analgetika stellt den **internationalen Standard der Stufe 3** gemäß den WHO-Empfehlungen dar.

⚠ ▶

▶ ***Cave:*** Verschiedene Opioide unterschiedlicher Rezeptoraffinität *nicht* miteinander kombinieren!

Q-8: »Starke« Opioide für die Behandlung von Tumorschmerzen

Substanz	Wirkstärke*	Einzeldosis (mg)	Intervall (h)
Morphinsulfat (MST) (Retard-Tbl./-Kps./Granulat)	1	10–200	12
Morphin-HCl oder -sulfat (Ampullen/Tbl./Suppositorien)	1	10– 30	4
Buprenorphin (Sublungualtabl.)	20– 50**	0,2–1	8
Fetanyl-TTS-Pflaster	70–100	25–100 µg/Std.	(48–)72

* Angabe der relativen Wirkstärke im Vergleich zu Morphin (= 1).
** Ceiling-Effekt s. u.

Neben dem 8 bis 12 Stunden lang wirkenden retardierten Morphinsulfat (mehrere Hersteller) existiert neuerdings auch eine galenische Zubereitung von Morphinsulfat als Retard-Kapseln (MST continus) mit einer bis zu 24stündigen Wirkdauer. Bei diesem Handelspräparat existieren jedoch z. Z. noch keine Kapseln zu 100 mg und 200 mg Stärke für die tägliche Einmalgabe.

Merke ▶

▶ ***Merke.*** Bei Schmerzzunahme Morphindosis erhöhen, bis Schmerzfreiheit erreicht ist oder die **Opiod-Nebenwirkungen** trotz adjuvanter Therapie inakzeptabel werden.

Von der Erstverordnung an werden mögliche **Opioid-Nebenwirkungen** mitbehandelt.

Wenn beim Patienten die Wirkdauer eines retardierten Opioids wesentlich kürzer ausfällt als erwartet, nicht die Einnahmeintervalle (unter 8stündlich) verkürzen, sondern die Einzeldosen erhöhen.
Von vorneherein müssen auch hier die **Opioid-Nebenwirkungen** (besonders: Obstipation, Übelkeit und Erbrechen) antizipierend mitbehandelt werden.

> **Merke.** Alle »stark wirksamen« Opioide unterliegen der Betäubungsmittelverschreibungsverordnung.

◂ **Merke**

Bei ihrer Anwendung in der Tumor-Schmerztherapie besteht (wegen der kontinuierlichen Applikationsweise) **keine Gefahr der psychischen Abhängigkeit (»Sucht«).**

> **Merke.** In der Tumor-Schmerztherapie besteht **keine Suchtgefahr!**

◂ **Merke**

Wenn mit der oralen Kombinationstherapie keine effektive Schmerzbehandlung möglich ist, können darüber hinaus über kontinuierliche Pumpen die erforderlichen Medikamente subkutan, epidural oder intrathekal appliziert werden *(s. Kap. 3.2.4).*
Bei besonderen Problemfällen erlauben entsprechende Applikationsformen trotzdem eine »enterale« Schmerztherapie: Das **mikroverkapselte retardierte Morphinsulfat** in Capros®-Kapseln kann z. B. auch über eine **Magensonde** gegeben werden. Ebenso erlaubt die **sublinguale** Applikationsform von **Buprenorphin** eine Versorgung von Patienten mit Schluckstörungen. Allerdings muß bei Buprenorphin beachtet werden, daß im Gegensatz zum reinen Opioid- Agonisten Morphin die maximale Wirkdosis durch einen Ceiling-Effekt (d. h. bei mehr als ~4 mg/die keine Zunahme des Wirkungseffektes mehr) limitiert ist.

Mikroverkapseltes Morphinsulfat oder **Buprenorphin** erlauben auch in Sonderfällen eine »enterale« Schmerztherapie, z. B. über eine **Magensonde** oder **sublingual.**

Eine andere Form der kontinuierlichen Stufe-3-Schmerztherapie ist die Anwendung von **Fentanyl-TTS®-Pflastern** (als **t**ransdermales **t**herapeutisches **S**ystem) in Verbindung mit Nichtopioiden usw. Sie eignen sich besonders für Patienten mit einem sehr stabilen Schmerzniveau, da wegen der langen Wirkdauer von drei Tagen eine kurzfristige Anpassung an wechselnde Schmerzzustände nur durch die zusätzliche Gabe von nichtretardiertem Morphin (z. B. in Form von **Sevredol**®-Tbl.) möglich ist. Dies ist die **einzige** Ausnahme, zwei verschiedene Opioide bei einem Patienten gleichzeitig zu verwenden (hier liegt auch gleiche Rezeptoraffinität vor).

Fentanyl-Pflaster eignen sich vor allem für Patienten mit gleichbleibend starken Schmerzen. Ihre Wirkdauer beträgt drei Tage. Oft ist eine Zusatzmedikation von nichtretardiertem oralen Morphin erforderlich.

- **Betäubungsmittelverschreibungsverordnung (BtMVV)**

Durch die letzten Novellen der Betäubungsmittelverschreibungsverordnung (BtMVV) sind wesentliche Vereinfachungen in Kraft getreten:
So dürfen »stark wirksame« Opioide seitdem bei Einhaltung der Höchstmengen für einen Zeitraum von bis zu 30 Tagen auf einem **BtM-Rezept** verordnet werden (dabei darf pro Tag maximal ein Zehntel dieser Menge verordnet werden). Vermerke wie »Menge ärztlich begründet« oder »Bedarf für ... Tage« entfallen seitdem. Über die Höchstmengen informiert Q-**9**.

- **Betäubungsmittelverschreibungsverordnung (BtMVV)**

Die Verordnung »starker« Opioide unterliegt besonderen Formvorschriften auf speziellen **BtM-Rezeptformularen.**
Durch die letzten BtMVV-Novellen wurden die Verordnungsmöglichkeiten wesentlich verbessert. Stark wirksame Opioide dürfen bei Einhaltung der Höchstmengen (Q-**9**) für bis zu 30 Tage auf einem BtM-Rezept verordnet werden.

Q-9: Höchstmengen stark wirksamer Opioide, die für einen Zeitraum von bis zu 30 Tagen auf einem BtM-Rezept verordnet werden dürfen

Substanz	Höchstmenge für 30 Tage	Höchstmenge/Tag
Morphin	20 000 mg	2000 mg
Buprenorphin	150 mg	15 mg
Fentanyl	120 mg	12 mg

Darüber hinaus bestehen verschiedene Ausnahmeregelungen (siehe aktuelle »Rote Liste«, BtM-Kapitel [violette Seiten] im Anhang).
Auf dem dreiteiligen BtM-Rezept (zu beziehen bei der Bundesopiumstelle am Bundesinstitut für Arzneimittel und Medizinprodukte, Genthiner Str. 38, 10785 Berlin, Fax: 030/25492-210) sind folgende Angaben für einen **ambulanten Patienten** erforderlich: Pat.-Name, Vorname, Anschrift; Krankenkasse; Ausstellungsdatum; *verordnetes Arzneimittel: Name, Stückzahl (Wiederholung in Worten), Darreichungsform, Gewichtsmenge des BtM je Tbl., Suppositorium, Ampulle oder Tropfflasche; Gebrauchsanweisung oder Vermerk »gem. schriftl. Anweisung«; Unterschrift (ggfs. mit Zusatz: in Vertretung),*

BtM für den **stationären Krankenhausbedarf** und **Rettungsdienst** müssen auf **BtM-Anforderungsscheinen** geordert und der Verbrauch in Betäubungsmittelbüchern dokumentiert werden.

Name, Berufsbezeichnung, Anschrift und Telefonnummer des Arztes *(kursive Angaben handschriftlich durch den verordnenden Arzt)*.
BtM für den **Stationsbedarf im Krankenhaus** und für den **Rettungsdienst** sind auf **BtM-Anforderungsscheinen** zu bestellen und ihr Verbrauch in Betäubungsmittelbüchern zu dokumentieren.
Die Durchschriften der BtM-Rezepte und BtM-Anforderungsscheine sowie die BtM-Bücher sind mindestens drei Jahre lang aufzubewahren.

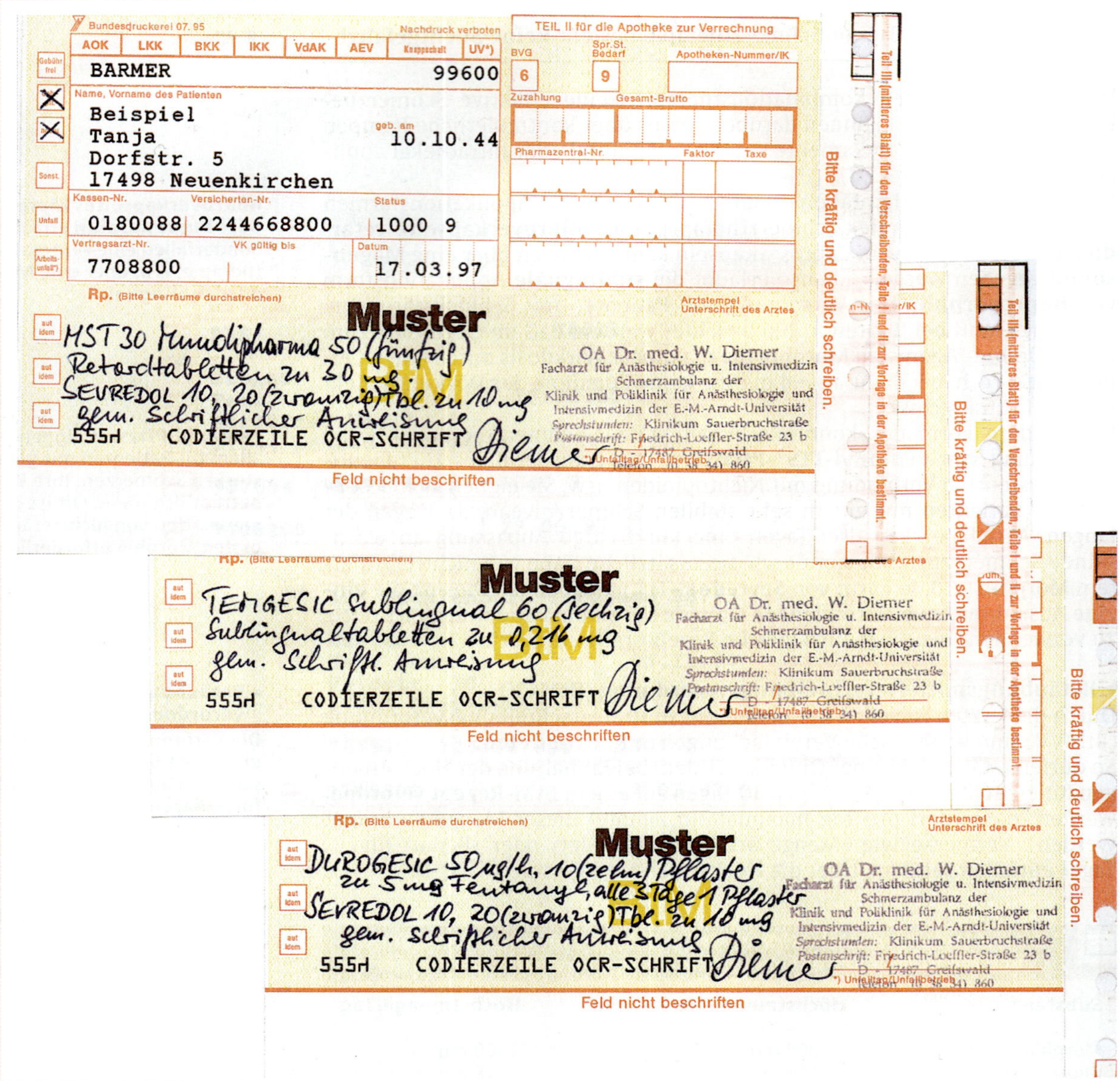
Bundesdruckerei 07. 95
Nachdruck verboten
TEIL II für die Apotheke zur Verrechnung
AOK | LKK | BKK | IKK | VdAK | AEV | Knappschaft | UV*)
BARMER 99600
BVG 6
Spr.St. Bedarf 9
Apotheken-Nummer/IK
Name, Vorname des Patienten
Beispiel
Tanja
Dorfstr. 5
17498 Neuenkirchen
geb. am 10.10.44
Zuzahlung
Gesamt-Brutto
Pharmazentral-Nr. | Faktor | Taxe
Kassen-Nr. 0180088
Versicherten-Nr. 2244668800
Status 1000 9
Vertragsarzt-Nr. 7708800
VK gültig bis
Datum 17.03.97
Rp. (Bitte Leerräume durchstreichen)
Muster
MST 30 Mundipharma 50 (fünfzig) Retardtabletten zu 30 mg
SEVREDOL 10, 20 (zwanzig) Tbl. zu 10 mg
gem. schriftlicher Anweisung
555H CODIERZEILE OCR-SCHRIFT
Arztstempel Unterschrift des Arztes
OA Dr. med. W. Diemer
Facharzt für Anästhesiologie u. Intensivmedizin
Schmerzambulanz der
Klinik und Poliklinik für Anästhesiologie und Intensivmedizin der E.-M.-Arndt-Universität
Sprechstunden: Klinikum Sauerbruchstraße
Postanschrift: Friedrich-Loeffler-Straße 23 b
D - 17487 Greifswald
Telefon (0 38 34) 860
Feld nicht beschriften
Bitte kräftig und deutlich schreiben.
Teil III (mittleres Blatt) für den Verschreibenden, Teile I und II zur Vorlage in der Apotheke bestimmt.

Muster
TEMGESIC sublingual 60 (sechzig) Sublingualtabletten zu 0,216 mg
gem. schriftl. Anweisung
555H CODIERZEILE OCR-SCHRIFT
OA Dr. med. W. Diemer
Feld nicht beschriften

Rp. (Bitte Leerräume durchstreichen)
Muster
DUROGESIC 50 µg/h, 10 (zehn) Pflaster zu 5 mg Fentanyl, alle 3 Tage 1 Pflaster
SEVREDOL 10, 20 (zwanzig) Tbl. zu 10 mg
gem. schriftlicher Anweisung
555H CODIERZEILE OCR-SCHRIFT
OA Dr. med. W. Diemer
Feld nicht beschriften

Q-3 a–c: **Muster für BtM-Rezepte**

3.2.3 Symptomkontrolle

Merke ▶
Schmerzen sind das Symptom, das von Tumorpatienten am meisten gefürchtet wird. Andere Krankheitssymptome wie Angst, Depressivität, Schlafstörungen, Übelkeit etc. können die Lebensqualität auch einschneidend vermindern und müssen daher ebenfalls behandelt werden.

3.2.3 Symptomkontrolle

> ▶ ***Merke.*** Neben den Schmerzen müssen auch andere Symptome der Tumorerkrankung behandelt werden, die die Lebensqualität des Patienten beeinträchtigen.

Dazu gehören Angst und Depressivität, Schlafstörungen (häufig durch Schmerzen hervorgerufen), Kachexie und Aszites, sowie auch als Nebenwirkungen der Schmerztherapie: Obstipation, Übelkeit, Erbrechen, Müdigkeit und gelegentlich Pruritus.

Adjuvanzien

Die Nebenwirkungen der Schmerztherapie müssen bei chronischen Tumorschmerzen von Beginn an antizipierend mitbehandelt werden. Hier stehen besonders die ulkogene Wirkung der **sauren Nichtopioid-Analgetika (H_2-Blocker!)** und die wesentlichen Nebenwirkungen der Opioide im Vordergrund. Um bei kontinuierlicher Gabe von **Opioiden** die obligate **Obstipation** zu vermeiden, sollte man besonders bei DHC und Morphin vom ersten Tag an **Lactulose** (z.B. als Sirup) hinzugeben (▤ Q-**10**).

Adjuvanzien

Bei der Verordnung von **nichtsteroidalen Analgetika** kann (je nach individueller Anamnese des Patienten) eine adjuvante Gabe eines **H_2-Rezeptoren-Blockers** sinnvoll sein.
Die **Obstipation**, die durch die **Opioide** verursacht wird, erfordert die Begleitmedikation mit **Lactulose** (▤ Q-**10**).

Q-10: Adjuvante Medikation zur prophylaktischen Behandlung der Nebenwirkungen der Analgetika

Indikation	Substanz	Tagesdosierung
Obstipation	Lactulose ggf. zusätzlich: Natriumpicosulfat	3 x tgl. 10 – 20 g, 7,5 – 10 mg
Übelkeit/Erbrechen	Metoclopramid ggf. zusätzlich: Scopoderm TTS-Pflaster	3 x 5 – 10 mg alle 3 Tage
Ulkusprophylaxe	z. B. Ranitidin	300 mg zur Nacht

Die weitere Behandlung von Nebenwirkungen sollte im Rahmen kurzfristiger Patientenkontakte durch regelmäßige standardisierte Zwischenanamnesen erfolgen (◘ Q-**4**).

Die weitere Behandlung von Nebenwirkungen sollte durch regelmäßige und standardisierte Zwischenanamnesen erfolgen (◘ Q-**4**).

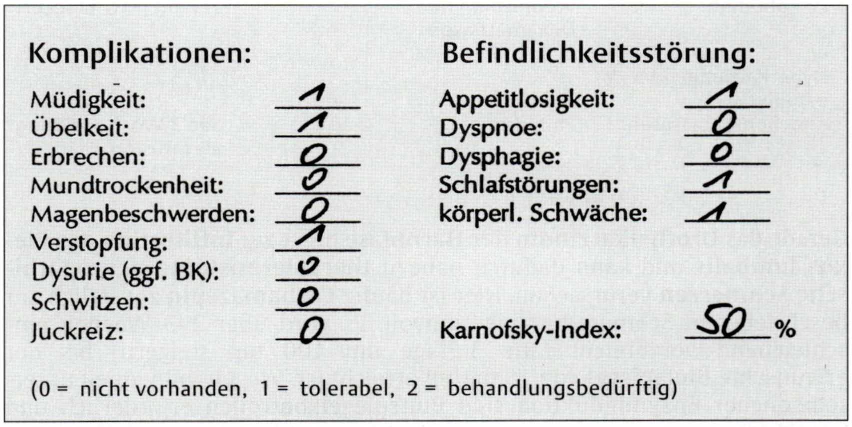
Komplikationen:

Müdigkeit:	1
Übelkeit:	1
Erbrechen:	0
Mundtrockenheit:	0
Magenbeschwerden:	0
Verstopfung:	1
Dysurie (ggf. BK):	0
Schwitzen:	0
Juckreiz:	0

Befindlichkeitsstörung:

Appetitlosigkeit:	1
Dyspnoe:	0
Dysphagie:	0
Schlafstörungen:	1
körperl. Schwäche:	1
Karnofsky-Index:	50 %

(0 = nicht vorhanden, 1 = tolerabel, 2 = behandlungsbedürftig)

◘ Q-**4**: **Standardisierte Zwischenanamnese von Nebenwirkungen und Befindlichkeitsstörungen** eines Tumorpatienten in der ambulanten Schmerztherapie. Der Karnofsky-Index spiegelt die relative Einschränkung im Alltagsleben wider (100 % = volle Lebensqualität)

Co-Analgetika

Neben einer individuellen Pflege des Patienten und psychosozialer Betreuung kann im Einzelfall eine stimmungsaufhellende Medikation günstig auf den Tumorpatienten wirken. Gerade die Antidepressiva bewirken bei Schmerzpatienten längerfristig einen vom Schmerz distanzierenden co-analgetischen Effekt, obwohl sie keine Analgetika im eigentlichen Sinne sind (▤ Q-**11**).

Co-Analgetika

Psychopharmaka sollen nicht routinemäßig bei der Tumor-Schmerztherapie eingesetzt werden. Bei gezieltem Einsatz können Antidepressiva oder Neuroleptika jedoch co-analgetisch wirken (besonders bei neuropathischen Schmerzen; ▤ Q-**11**).

Q-11: Psychopharmaka zur Co-Medikation bei Tumorpatienten

Substanz	morgens	mittags	abends (mg)
Antidepressiva:			
Amitriptylin	[10]	[10]	25
Clomipramin	25	10	–

Amitriptylin mit seiner leicht sedierenden Komponente bewährt sich eher bei Einschlafstörungen, wohingegen Clomipramin wegen seines stimulierenden Effektes nicht abends verordnet werden sollte.

Sedativa werden außer in der Finalphase **nicht** verwendet.
Zur gezielten Behandlung neuropathischer Schmerzen, von Kapselschmerz und Lymphödem sowie den Symptomen von Knochenmetastasen stehen weitere Medikamente zur Verfügung (Q-**12**).

Benzodiazepine oder andere **Sedativa** empfehlen sich **nicht zur Tumorschmerztherapie.** Sie stehen dem Ziel des schmerzfreien und möglichst wachen Patienten eher im Wege und sind der Finalphase vorbehalten.
Weitere somatische Symptome ergeben sich insbesondere durch den Tumor oder seine Metastasierung. Dann sind die in Q-**12** genannten Co-Analgetika sinnvoll.

Q-12: Medikamente zur gezielten Behandlung somatischer Schmerzen

Indikation	Substanz	Tagesdosierung
Neuropath. Schmerzen:	Carbamazepin (retardiert) (über 3 Wo. langsam steigernd)	100 – 600 mg
Lymphödem:	Prednisolon oder Dexamethason	7,5 mg [+H_2-Blocker]
Hyperkalzämie oder osteolytische Knochenmetastasen:	Pamidronat	alle 3 Wochen 60 mg als Infusion

Gerade das **Urothelkarzinom der Harnblase** neigt zur **Infiltration des Plexus lumbalis** und kann dadurch nahezu **therapieresistente neuropathische Schmerzen** verursachen. Hier ist häufig **Carbamazepin** zusätzlich zur beschriebenen Schmerztherapie sinnvoll. Es wird über 2–3 Wochen einschleichend verabreicht (alle 3 Tage um 100 mg steigern) bis der erwünschte Blutspiegel von 10 mg/ml erreicht ist. Wegen individuell unterschiedlicher Enzyminduktion sind Blutspiegelkontrollen erforderlich und Retardpräparate vorzuziehen. Daneben müssen Leberwerte und Thrombozyten überwacht werden. Immer muß jedoch auch ein Einsatz von Chemo- oder Strahlentherapie sowie neuroablativer Verfahren erwogen werden.

3.2.4 Parenterale Schmerztherapie

Wenn die orale Schmerztherapie in seltenen Fällen versagt oder wegen häufigen Erbrechens nicht durchführbar ist, können die Medikamente in entsprechender Dosis auch i. v. oder subkutan appliziert werden.

Zur ambulanten parenteralen Schmerztherapie existieren externe **Medikamentenpumpen**, die sich besonders zur subkutanen Infusion eignen (Q-**5**).

3.2.4 Parenterale Schmerztherapie

Bei Patienten, bei denen die orale Schmerztherapie nicht hinreichend wirksam bzw. wegen Unmöglichkeit enteraler oder rektaler Medikamentenzufuhr nicht durchführbar ist, besteht die Möglichkeit, die oben angegebenen Medikamente auch parenteral zuzuführen. Im stationären Bereich eignen sich dazu bereits Spritzenpumpen (Perfusor Fa. Braun, Melsungen, oder Injektomat Fa. Fresenius, Bad Homburg v.d.H.) zum Beispiel in der Terminalphase einer Tumorerkrankung.
Für ambulante Patienten existieren tragbare **Medikamentenpumpen** (Q-**5**). Dazu bietet sich in erster Linie die subkutane Applikation über eine Teflon-Kanüle an (wie sie sonst zur i. v.-Infusion verwendet wird). Dort werden die Analgetika (z. B. Metamizol + Morphin) ähnlich gut wie bei einer i. v.-Applikation resorbiert. Dem Inhalt dieser Pumpe kann gleichzeitig auch Metoclopramid oder Dexamethason zugesetzt werden, ohne daß es zu Inkompatibilitäten kommt.

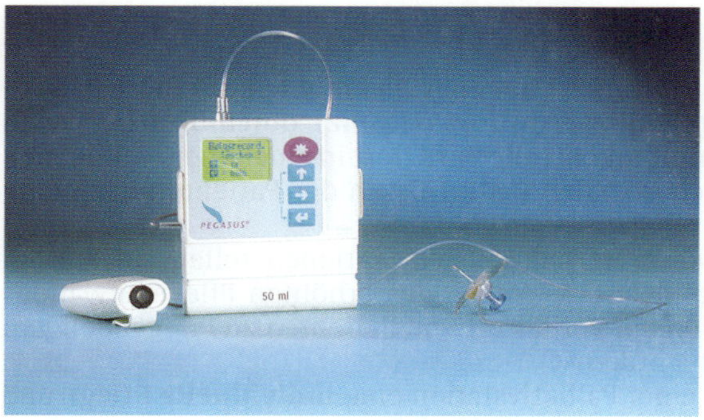

Q-5: **PCA-Pumpe zur Schmerztherapie**

Geeignete Pumpen bieten an:

Fa. Logomed, 61140 Oberursel: WalkMed 300-Pumpe (Reservoir bis 250 ml möglich); Pegasus PCA-Pumpe (Reservoir bis 200 ml, vollprogrammierbar mit PC-Schnittstelle, der Pat. kann selbst Bolusgaben bei Schmerzspitzen abrufen.).
Fa. PvB-SIMS-Deltec, 85614 Kirchseeon: CADD-PCA 5800 Pumpe der Fa. Deltec (Reservoir-Größe bis 100 ml, programmierbare PCA-Pumpe: Der Pat. kann selbst Bolusgaben bei Schmerzspitzen abrufen).
Fa. Graseby, 22335 Hamburg, ambulante Infusionspumpe 9300, programmierbare PCA-Pumpe, Reservoirgröße bis 250 ml.
Bei allen Pumpen sind auf Antrag Kauf oder Miete durch die Krankenkasse des Patienten möglich.

Je nach zu erwartender Dauer besteht auch die Möglichkeit, eine **implantierbare Pumpe** (zur Schmerztherapie über wenigstens drei Monate) zu verwenden; mit ihr kann Morphin intrathekal appliziert werden (Q-**6a**).

Ebenso eignen sich implantierbare Pumpen zur spinalen Analgetikaapplikation.

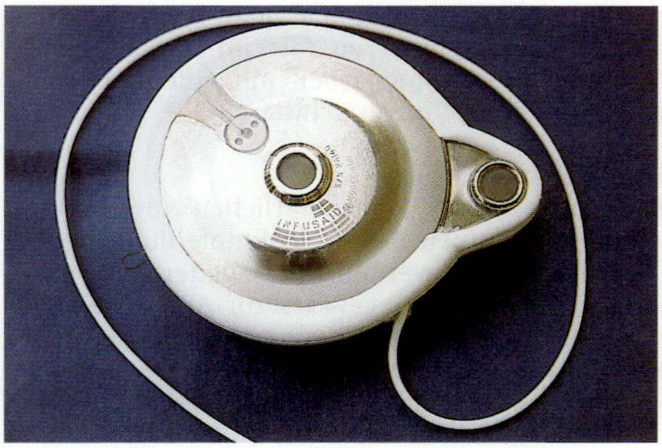

a

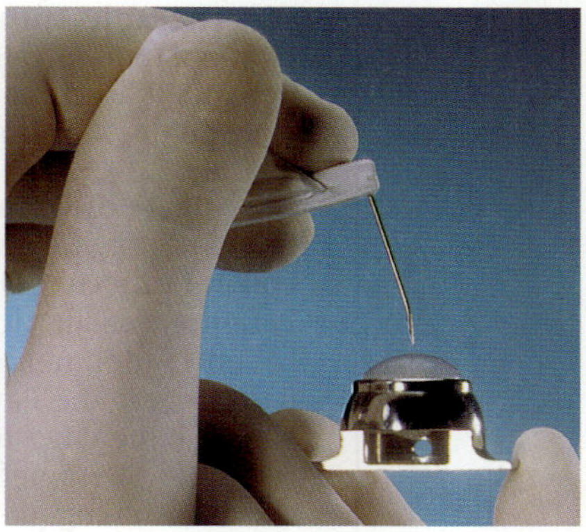

b

Q-**6a, b: Implantierbare Pumpe a und Portsystem b zur Schmerztherapie**

3.3 Umfassende Betreuung des Tumorpatienten

Wie oben bereits angedeutet wurde, bedarf gerade der Tumorpatient in den letzten Monaten seines Lebens eines ganzheitlichen Behandlungsansatzes. Nur unter Einbeziehung von Psychologen, Geistlichen, Sozialarbeitern können Pflegende, Krankengymnasten und Ärzte eine umfassende Betreuung des Tumorpatienten verwirklichen.
Neben der psychischen und spirituellen Betreuung des Patienten bedürfen auch die Angehörigen intensiver Zuwendung.

3.3 Umfassende Betreuung des Tumorpatienten

Neben den konventionellen Berufsgruppen im Krankenhaus kann durch den Einsatz von Psychologen, Geistlichen und Sozialarbeitern eine umfassende Betreuung des Tumorpatienten erreicht werden.

3.3.1 Palliativmedizin

In den letzten Jahren entstehen **Palliativstationen**, die nach dem Vorbild englischer **Hospize** eine solche ganzheitliche Betreuung des Patienten anstreben.

Hausbetreuungsdienste ermöglichen gegebenenfalls, daß der Tumorpatient mit verbesserter Lebensqualität zu Hause weiter ambulant versorgt werden kann.

Essentials ▶

3.3.1 Palliativmedizin

Ein solcher ganzheitlicher Ansatz ist am ehesten auf einer auf diese Patientengruppe eingerichteten **Palliativstation** (Hospiz) durchführbar. Neben Schmerztherapie und Symptomkontrolle wird dort in einer eher wohnlichen Umgebung auch den psychosozialen Bedürfnissen der Patienten Rechnung getragen.
Sowohl Pflegende als auch Ärzte auf solchen Stationen sollen auf diesem Gebiet speziell weitergebildet sein. Wegen des erhöhten Pflegeaufwandes ist auf einer solchen Station ein Verhältnis von Patienten zu Pflegenden von 1 : 1,4 erforderlich (im Schichtdienst).
So ist es möglich, daß auf einer Palliativstation eine **individuelle Pflege** und ganzheitliche Patientenbetreuung möglich wird.
Durch die Einrichtung eines **Hausbetreuungsdienstes** kann sichergestellt werden, daß der so in seiner Lebensqualität stabilisierte Patient auch in der häuslichen Umgebung ambulant gut weiterversorgt werden kann.

Essentials

- Die **Vorbereitung eines Patienten zur urologischen Operation** sollte in enger Zusammenarbeit mit dem Anästhesisten erfolgen, da es sich häufig um Kinder, vorgeschädigte Tumorpatienten und vor allem ältere Menschen handelt, die somit ein spezielles Risikoprofil haben. Die Regionalanästhesie nimmt deshalb einen breiten Raum bei urologischen Operationen ein.

- Die **Therapie tumorbedingter Schmerzen** hat heute einen derart hohen Stand erreicht, daß Tumorschmerzen fast immer suffizient behandelt werden können. Die Zusammenarbeit mit einem speziell ausgebildeten Schmerztherapeuten ist unverzichtbar.

- Die **Angst vor Opioiden ist unbegründet**!
  Es ist nämlich erwiesen, daß bei einer kontinuierlichen Anwendung von retardierten Opioiden im Rahmen der WHO-Empfehlungen die Patienten nicht nur beschwerdefrei werden und wieder aktiv am Leben teilnehmen können, sondern im Gegensatz zur Analgesie »bei Bedarf« (die die Patienten regelmäßig Schmerzen erleiden läßt) auch keine nennenswerten Nebenwirkungen auftreten.
  Die orale Therapieform ist fast immer möglich. Sie schließt eine psychische Abhängigkeit praktisch ganz aus.

- Im**Betäubungsmittelgesetz** sind diese Erkenntnisse berücksichtigt, so daß die Verschreibungsmodalitäten heute viel einfacher geworden sind.

Teil R

Begutachtung

1 Vorbemerkungen

Die ärztliche Begutachtung ist eine **Aufgabe, der sich jeder Arzt stellen muß**, nicht nur um Versicherungen oder Gerichten eine Grundlage für Entscheidungen zu geben, sondern gerade auch, um den Betroffenen die Möglichkeit einzuräumen, Verletzungsfolgen und Gesundheitsschäden sowie Beeinträchtigungen körperlicher Unversehrtheit gerecht entschädigt zu bekommen.

Begutachtung ist **eine allgemeine ärztliche Aufgabe** im Interesse von Betroffenen, aber auch Versicherungen und Gerichten.

Dabei muß der Arzt immer bedenken, daß er »nur« Gutachter ist, nicht aber Richter. Er stellt **möglichst objektiv** fest, welche Veränderung zu einem vergleichbar gesunden Menschen der/die Betroffene aufweist, beschreibt diese ausführlich und wertet seinen Befund, so daß er am Ende sagen kann, ob die festgestellte Veränderung mit einem schädigenden Ereignis in Zusammenhang steht und welche prozentuale Beeinträchtigung gegenüber dem Zustand der Gesundheit vorliegt.

Gutachten müssen **möglichst objektiv** zu Zusammenhang und Ausmaß einer körperlichen Beeinträchtigung Stellung nehmen.

Zwar gibt es in dieser Einschätzung gewisse Spielräume, im wesentlichen hat der ärztliche Gutachter sich jedoch an die **zeitgemäßen Regeln der Schulmedizin** zu halten und weder zugunsten der Versicherung noch des Betroffenen zu entscheiden. Welche Konsequenzen aus dem Gutachten gezogen werden, obliegt allein den Parteien und ihrer Verhandlung miteinander.

Gutachter sind an die **zeitgemäßen Regeln der Schulmedizin** gebunden.

> ▶ ***Merke.*** Ärztliche Gutachten müssen objektiv sein, nach bestem Wissen und Gewissen. Sie nehmen Stellung zur Zusammenhangsfrage und zum Grad der körperlichen Beeinträchtigung.

◀ **Merke**

Welche technischen Untersuchungen der Gutachter für nötig hält, ist ihm überlassen. Das gesamte Spektrum seines Fachgebietes steht dazu zur Verfügung, sollte das nicht reichen, um die Fragestellung zu beantworten, muß er Nebengutachten vorschlagen.

Das gesamte Untersuchungsspektrum seines Fachgebietes steht einem Gutachter zur Verfügung.

Ein Gutachten zu erstellen, ist **Pflicht** eines approbierten Arztes, der er sich nur bei Befangenheit, anderweitiger dienstlicher Überlastung, Krankheit oder fehlender Fachkompetenz entziehen darf.

Der **Pflicht**, ein Gutachten zu erstellen, darf sich der Arzt nur aus triftigem Grund entziehen.

Der **§ 278 StGB** begleitet dabei den Gutachter, denn »Ärzte und andere approbierte Medizinpersonen, welche ein unrichtiges Zeugnis über den Gesundheitszustand eines Menschen zum Gebrauch bei einer Behörde oder Versicherungsgesellschaft wider besseres Wissen ausstellen, werden mit Freiheitsstrafen von einem Monat bis zu 2 Jahren bestraft.«

Das heißt: »in dubio pro aegroti« (lat.: Im Zweifel für den Erkrankten) ist nicht gestattet! Dem Kausalitätsbedürfnis der Patienten darf nicht gefolgt werden, wenn dies objektiv nicht gerechtfertigt ist.

Die Gutachtentätigkeit wird in **§ 278 StGB** geregelt. Bei Falschgutachten drohen empfindliche Strafen.

Aus der eigenen Gutachtenpraxis stammt folgender Fall:

K ***Der klinische Fall.*** Ein 55jähriger Mann wurde von seinem Chef mit einer schweren Eisenstange auf den Kopf geschlagen. Die Platzwunde blutete erheblich, bis sie chirurgisch korrekt versorgt werden konnte. Es kam nachweislich in dieser Zeit zu einem Hb-Abfall von 1,2 g/l.
Gut ein Jahr später wurde der Patient stationär wegen eines malignen Nierentumors aufgenommen. Kurz nach der erfolgreich verlaufenen Tumornephrektomie klagte der Patient. Er behauptete, aufgrund der Kränkung durch seinen Chef und des erlittenen Blutverlusts bei der tätlichen Auseinandersetzung habe sein Immunsystem derart gelitten, daß sein Körper gegenüber einer Krebserkrankung wehrlos geworden sei. Der Nierentumor sei mithin Folge der über ein Jahr zuvor verübten Körperverletzung. Als Beleg, daß er im Recht sei, brachte er von einem psychosomatisch arbeitenden Arzt ein Gutachten bei, in dem eben dies bescheinigt wurde. Die Fragestellung des Sozialgerichts an den urologischen Gutachter war dann auch, ob es einen Zusammenhang gäbe.
Aufgrund der Größe des Tumors (7,5 cm Durchmesser), der durchschnittlichen Vermehrungsrate von Nierenzellkarzinomen und der Zeit, die vergehen muß, bis ein Tumor 7,5 cm Durchmesser erreicht hat, ließ sich abschätzen, daß im günstigsten Fall mindestens 2 Jahre seit Entstehung der ersten malignen Zellen vergangen sein mußten, also mehr Zeit, als zwischen Verletzung und Tumornephrektomie vergangen sind. Damit war die Klage des Patienten vom Gericht zurückgewiesen worden.

Einige Grundregeln ▶

Einige Grundregeln:
- Gutachten dürfen nicht aus Gefälligkeit erstellt werden, sondern haben objektiv zu sein.
- Alle Aspekte einer Zusammenhangsfrage müssen vom Gutachter berücksichtigt werden, Verdachtsmomente des ersten Anscheines dürfen nicht Grundlage eines Gutachtens sein.
- »Post hoc, ergo propter hoc« (lat. [frei]: Nur weil ein Schaden zeitlich nach einem angeschuldigten Ereignis auftrat, darf daraus ein kausaler Zusammenhang abgeleitet werden) ist *kein* gutachterlicher Grundsatz. Ein unkritisches Kausalitätsbedürfnis allein aufgrund zeitlicher Abläufe muß vom Gutachter strikt vermieden werden.
- Teilweise liegen die Begründungen für die Erstellung eines Gutachtens außerhalb der üblichen Bahnen des Fachgebietes. Der Gutachter ist dann verpflichtet, sich kundig zu machen (hier z. B. Molekularbiologie, Tumorbiologie) oder das Gutachten abzugeben.

Ein **Zusammenhang** zwischen einem vermuteten **Schädigungsereignis und** einer **körperlichen Beeinträchtigung** gilt dann als gegeben, wenn die Wahrscheinlichkeit hierfür über 50 % beträgt (sog. überwiegende Wahrscheinlichkeit).

Beachtet werden muß ferner, daß im Gutachterwesen dann ein **Zusammenhang** zwischen **schädigendem Ereignis und körperlicher Beeinträchtigung** angenommen und entschädigt werden muß, wenn eine überwiegende Wahrscheinlichkeit besteht. Das bedeutet, daß die Wahrscheinlichkeit mehr als 50 % betragen muß. Andernfalls muß der Zusammenhang verneint werden.

2 Regelungen des Schwerbehindertengesetzes

2 Regelungen des Schwerbehindertengesetzes

Das Schwerbehindertengesetz regelt die Beurteilung der körperlichen Beeinträchtigung.

Die Beurteilung, welche Beeinträchtigung der körperlichen Unversehrtheit vorliegt, unterliegt den Regeln des sog. Schwerbehindertengesetzes. Die Hilfeleistung wird dabei vom Grad der MdE abhängig gemacht.

Definition ▶

▶ ***Definition.*** Die MdE (Minderung der Erwerbsfähigkeit) ist ein Maß für die Auswirkungen eines Mangels an funktioneller Intaktheit, für einen Mangel an körperlichem, geistigem und seelischem Vermögen. Die MdE gibt den Grad der Behinderung bzw. Störung der körperlichen Unversehrtheit wider. ■

Auch für Kinder und Nichtarbeitnehmer kann eine MdE festgelegt werden. Ebenso begründen Unfallfolgen sowie Krankheiten eine MdE.

Dies bedeutet, daß die MdE keine Rückschlüsse auf die noch vorhandene Leistungsfähigkeit in Erwerbsschäden zuläßt. Mithin können auch Nichtarbeitnehmer oder Kinder einen MdE haben, und nicht nur Unfälle mit ihrer

Verletzungsfolge, sondern auch Krankheiten wie eine Niereninsuffizienz oder Verlust eines Hodens durch einen Tumor haben eine MdE zur Folge. Auch ist die **MdE vom Beruf eines Arbeitnehmers unabhängig**. So kann z. B. ein Dialysepatient durchaus noch Bürotätigkeiten erfüllen, der geheilte Hodentumorpatient als Handwerker arbeiten. Der Dialysepatient hat dabei sogar eine MdE von 100 %.

Die **MdE ist vom Beruf unabhängig.**

Auch die psychische Verarbeitung von Beeinträchtigungen ist wichtig. Unter Umständen kann allein daraus eine relevante MdE resultieren, wenn der Betroffene so unter körperlichen Folgen und Mängeln leidet, daß er dadurch »seines Lebens nicht mehr froh wird« und dann auch für den Arbeitsmarkt ausfällt.

Auch die psychische Beeinträchtigung trägt zum Ausmaß der MdE bei.

Die MdE ist also prinzipiell ein mittelfristiger Dauerzustand. Im Bereich der Unfallversicherung muß eine Gesundheitsstörung über die 13. Woche hinaus andauern, um eine Berentung aufgrund einer MdE zu erwirken. Im sozialen Entschädigungsrecht sowie nach dem Schwerbehindertengesetz dauert diese Frist sogar 6 Monate. Bis dahin wird die Gesundheitsstörung als Krankheit aufgefaßt.

Die MdE beurteilt einen Dauerzustand, der mindestens 13 Wochen bestehen muß. U. U. muß eine Nachbegutachtung erfolgen, wenn die Beeinträchtigung sich in einem größeren Zeitraum verändert.

Allerdings kann selbst eine 6-Monatsfrist nicht ausreichen, um endgültig den Grad der bleibenden Beeinträchtigung festlegen zu können. In solchen Fällen wird zunächst eine MdE für 1 Jahr festgelegt mit der Auflage einer anschließenden Nachbegutachtung. Dies ist zum Beispiel notwendig bei der Beurteilung von neurogenen Blasenentleerungsstörungen oder bei Beteiligung der Sexualfunktion.

3 Spezielle urologische Begutachtung

3.1 Nierenerkrankungen

3 Spezielle urologische Begutachtung

3.1 Nierenerkrankungen

Wie bei allen Gutachten so ist besonders bei der Begutachtung von Nierenerkrankungen auf die exakte Fragestellung zu achten, insbesondere ob nur nach Zustand oder nach Zusammenhang bzw. Verlauf oder Kombinationen daraus gefragt sind. Die Beiziehung eines Nephrologen ist mitunter erforderlich, um ausgedehnte Fragestellungen bei diesem Organ umfassend und korrekt beantworten zu können.

Bei allen Gutachten muß auf die exakte Fragestellung geachtet werden (Zustand, Zusammenhang, Verlauf, Prognose).

Die beiden gutachterlich wichtigsten Fragen im Zusammenhang mit Nierenerkrankungen sind:

- Ist der Tumor (vor allem Nierenbeckentumor) eine **Folge berufsbedingter Einwirkung** von Noxen?
- Welcher **Funktionsverlust/Dauerschaden** ist aus der unfallbedingten Verletzung/Verlust einer Niere entstanden?

Zur Diagnose bei Nierenschädigungen gehört neben einer exakten Anamnese einschließlich möglicher Noxen aus Beruf und Freizeit (z. B.: Hg, Tabak) und einer allgemeinen körperlichen Untersuchung folgendes:

- Blutdruck
- Labor: Kreatinin, Leukozyten, Na, K, Ca, Cl, Harnstoff, Harnsäure, Blutzucker
- Urinstatus, Urinkultur (mit Erregernachweis + Resistenzbestimmung)
- Temperaturmessung
- Sonographie (auch der Abflußwege und Blase → Restharn?)
- Ausscheidungsurogramm
- Seitengetrennte Isotopenclearance

Eine exakte Anamnese einschließlich Noxen aus Beruf und Freizeit gehört zur Beurteilung von Nierenerkrankungen.

Biopsie, MCU, Angiographie, CT, Zystometrie und ausgedehntere Laboruntersuchungen sind speziellen Fragestellungen vorbehalten.

Zwar hat jeder Patient, über den ein Gutachten erstellt werden soll, prinzipiell eine **Mitwirkungsverpflichtung**, die aus dem Versicherungsvertrag bzw. der Rechtsprechung begründet ist, jedoch geht sie nicht so weit, daß alle Untersuchungen geduldet werden müssen. **Insbesondere Röntgen** und

Jeder Patient hat eine **Mitwirkungspflicht** bei der Erstellung von Gutachten, er **muß jedoch keine invasiven bzw. potentiell gefährlichen Untersuchungen dulden.**

Der Gutachter stellt **Verweigerung** fest und bewertet die möglichen Konsequenzen fehlender Information.

Der Auftraggeber fragt oft nach Zusammenhängen zwischen Erkrankung und anderen (Vor-)Erkrankungen bzw. Exposition gegen Noxen.

Die Klärung von Zusammenhangsfragen erfordert z. T. kriminalistisches Vorgehen. Die MdE ist dagegen relativ fest geregelt.
Der Verlust einer Niere bei gesunder Gegenseite ergibt eine MdE von 25%.

Die **MdE** ist in **Tabellen des BMA** festgelegt.

3.2 Blasenerkrankungen

Bei Blasenerkrankungen werden vor allem Tumoren, Verletzungen und neurogene Entleerungsstörungen gutachterlich behandelt. **Blasenverletzungen** kommen meist infolge Traumata zur Begutachtung. Heilen sie folgenlos aus, begründen sie keine MdE.

Blasentumoren entstehen u. a. durch biogene Amine aus der Arbeitswelt. Bestimmte Faktoren in der Arbeitsanamnese müssen für eine Zusammenhangsherstellung aber erfüllt sein (Expositionsdauer, Intensität des Kontaktes, Latenzzeit).

Rückenmarksverletzungen sind eine mögliche Ursache **neurogener Blasenentleerungsstörungen.** Die Folgeerkrankungen bestimmen das Ausmaß der MdE. Die Zystometrie ist die Basisuntersuchung.

Die **weibliche Inkontinenz** ist selten Gegenstand urologischer Begutachtung. Vor allem Bestrahlungsfolgen wie Blasenscheidenfisteln werden gutachterlich beurteilt.

Kontrastmitteluntersuchung, Isotopendiagnostik, endoskopische Untersuchungen und Biopsien bedürfen einer Aufklärung und (freiwilligen) **Zustimmung** des zu Untersuchenden. Die Begutachtung der Nieren kann also u. U. unvollständig bleiben müssen.
Allerdings kann die **Ablehnung** solcher Untersuchungen zu finanziellen Einbußen führen, wenn nachweislich Details nicht erfaßt werden können. Der Gutachter macht jedenfalls auf solche Lücken der Diagnostik und Beurteilung aufmerksam.
Ist der Zustand festgestellt, muß noch die Frage des Auftraggebers beurteilt werden, ob Zusammenhänge mit anderen Erkrankungen bestehen. So denke man an rezidivierende Angina tonsillaris bei Glomerulonephritis, chronische Pyelonephritis bei Reflux, Stauungsniere bei Prostataadenom oder Steinen, Tumoren bei Verarbeiten von Quecksilber und aromatischen Aminen etc.
Diese Zusammenhangsfragen erfordern teilweise kriminalistisches Vorgehen, um die Ursache zu finden. Die Frage der MdE dagegen ist in der Literatur und Rechtsprechung relativ fest geregelt. Zwar diskutiert man noch durchaus, ob der Verlust einer Niere bei gesunder Restniere überhaupt eine Beeinträchtigung im Sinne der Definition bedeutet, aber inzwischen ist man zu der Überzeugung gelangt, daß auch in diesem Fall 25% MdE gerechtfertigt sind. Denn dem Betroffenen muß man von außergewöhnlicher körperlicher Belastung abraten, folglich besteht eine gewisse bleibende Behinderung. Die **MdE** bei Begleitinfekten, Funktionsbeeinträchtigung etc. ist in **Tabellen des BMA (Bundesministeriums für Arbeit)** von 1983 festgehalten.

3.2 Blasenerkrankungen

Drei wesentliche Krankheitsgruppen haben gutachterlich Relevanz: Verletzungen, Tumoren und neurogene Entleerungsstörungen der Blase.
Während **Blasenverletzungen** meist nach Beckenfrakturen vorkommen, also zusammen mit den Traumafolgen begutachtet werden, sind Verletzungen bei Operationen (TUR) selten Gegenstand einer gutachterlichen Bearbeitung. Zur Frage intra-/extraperitonealer Blasenruptur siehe *Kapitel I.*
Heilen solche Blasenverletzungen folgenlos aus, begründen sie keine MdE. Bei sekundären Blasensteinen, chronischer Zystitis, Schrumpfung etc. kann aber eine MdE bis 100% resultieren.
Bezüglich der Entstehung von **Blasentumoren** weiß man schon seit *Rehm* (1895), daß meist biogene Amine verantwortlich sind. Die Arbeitsanamnese gewinnt hier stark an Bedeutung. Kann man ferner eine Latenzzeit zwischen Langzeitexposition und Tumornachweis zeigen, ist der Zusammenhang hochwahrscheinlich. Ist eine Zystektomie die Folge, ist eine MdE von 100% gerechtfertigt, selbst wenn der Patient danach geheilt wird.

Neurogene Blasenentleerungsstörungen gibt es nicht nur nach Rückenmarksverletzungen, sondern auch nach Beckenoperationen und z. B. Diabetes mellitus *(vgl. hierzu Kapitel N).*
Der Zusammenhang zwischen einem Rückenmarkstrauma und einer Blasenentleerungsstörung ist meist einfach zu erkennen, die daraus abzuleitende MdE richtet sich aber ganz nach den Folgen für Kontinenz, Entleerungsmodus, Reflux und Stauung des oberen Harntraktes. Nicht selten liegt die MdE bei 100%. Die sorgfältige Zystometrie ist die Basisuntersuchung bei solchen Fragestellungen. Gleichzeitig gilt es, die sexuelle Beeinträchtigung zu beurteilen, da sie mit einer neurogenen Blasenentleerungsstörung eng vergesellschaftet ist.

Die **weibliche Inkontinenz** ist selten Gegenstand urologischer Gutachten. Erwähnt werden sollen aber vor allem Folgen von Bestrahlungen wie z. B. Blasenscheidenfisteln, die u. U. nur mit bleibenden Defekten bzw. Harnableitung zu sanieren sind, die dann eine MdE begründen.

3.3 Erkrankungen von Prostata und Harnröhre

Erkrankungen der Prostata werden relativ selten begutachtet. Besonders **chronische Entzündungen** als Folge von transurethralen Manipulationen, allen voran Dauerkatheter, können relevant werden. Aber auch die **Prostatatuberkulose** wird gelegentlich gutachtlich beurteilt. Ist sie im Rahmen einer Urogenital-Tbc behandlungsbedürftig, begründet sie eine MdE von 50%. Dieser Prozentsatz faßt dabei alle Tb-befallenen Organe zusammen.

3.3 Erkrankungen von Prostata und Harnröhre
Vor allem **chronische Entzündungen** der Prostata als Folge von Dauerkathetern werden begutachtet. Im Rahmen der Urogenital-Tbc wird auch eine **Prostata-Tbc** bewertet.

Bei **Prostataadenomen,** die Miktionsstörungen hervorrufen, kann eine MdE entstehen, vor allem wenn ein Dauerkatheterismus nötig wird. Angesichts der Fortschritte minimal-invasiver Operationstechniken und dank einer hochentwickelten, mithin schonenden Analgesie, sind solche Patienten zu raren Ausnahmen geworden. Praktisch alle Prostatiker können heute so operiert werden, daß auf einen Dauerkatheter verzichtet werden kann.

Ein bleibender Dauerkatheter wegen **prostataadenombedingter** Miktionsstörungen begründet u. U. eine MdE.

Viel wichtiger – aus gutachterlicher Sicht – ist die **Harnröhrenstriktur,** ist sie doch eine lästige Dauerfolge, die prinzipiell vermeidbar ist, wenn simple Grundregeln beachtet werden. Ursache ist nämlich oft ein infizierter transurethraler Dauerkatheter aus intensivmedizinischen Gründen. Würde statt dessen eine suprapubische Harnableitung zur Ausscheidungsüberwachung angelegt werden, wäre die Entzündungsfolge »Harnröhrenstriktur» fast nicht mehr vorhanden, da es nur wenige und seltene Kontraindikationen gegen eine Zystostomie gibt (örtl. Verletzung, Gerinnungsstörung, nicht auffüllbare Blase; siehe *Kapitel C).*

Ein wichtiges gutachterliches Krankheitsbild ist die **Harnröhrenstriktur** als Folge eines infizierten transurethralen Dauerkatheters. Eine suprapubische Harnableitung verhindert das.

> ***Merke.*** Auf einen transurethralen Dauerkatheterismus sollte möglichst zugunsten einer suprapubischen Zystostomie verzichtet werden.

◄ **Merke**

Ist eine solche, fast nur bulbär gelegene Harnröhrenstriktur bei Männern (Frauen sind nicht betroffen, da ihre Harnröhre kurz ist) einmal eingetreten, kann und sollte sie operiert werden. Eine MdE von 20% ist aber zunächst vorübergehend gerechtfertigt.

Eine Harnröhrenstriktur wird operiert, eine vorübergehende MdE von 20% ist gerechtfertigt.

Eine weitere wichtige Ursache von Harnröhrenstrikturen findet man bei Patienten mit vorderer **Beckenringfraktur** *(siehe Kapitel I).* Diese Strikturen sind oft kompliziert, Defektheilungen trotz aller operativer Maßnahmen möglich. Hier hat eine MdE bis 50% ihre Berechtigung. Dieser Satz kann sich noch weiter erhöhen, wenn es neben der Harnröhrenverletzung auch zu einer Störung der Erektionsfähigkeit gekommen ist, so daß die Patienten impotent (neurogene Ursache) sind.

Beckenringfrakturen sind oft von Harnröhrenverletzungen begleitet, die mit Strikturbildung abheilen können. Auch eine Störung der Erektionsfähigkeit kann aus einer vorderen Beckenringfraktur resultieren.

3.4 Harnleiterverletzungen

Verletzungen des Harnleiters sind meist iatrogen bedingt, allen voran im Rahmen gynäkologischer Eingriffe und Ureterorenoskopien. Sofern die Korrekturoperation nicht erfolgreich verläuft, kann eine Harnstauungsniere entstehen, die aufgrund der chronischen Schädigung schließlich eine MdE begründet.

3.4 Harnleiterverletzungen

Harnleiterverletzungen entstehen vorwiegend durch Ureterorenoskopie und gynäkologische Eingriffe. Konsekutive Harnstauungsnieren können zur MdE führen.

3.5 Schädigung des äußeren Genitales

Zwar ist ein Mann ohne intakte Sexualfunktion bzw. ohne äußeres Genitale prinzipiell erwerbsfähig, wie unglückliche, aber arbeitsfähige Kastraten in früheren Jahrhunderten belegen. Aber da es sich um eine Beeinträchtigung der körperlichen Unversehrtheit handelt, ist selbstverständlich eine MdE anzusetzen. Dabei spielt es nur für die Zusammenhangsfrage eine Rolle, wodurch der Betroffene Teile seines Genitales verlor (Unfall, Tumor) bzw. impotent wurde (Diabetes mellitus, Unfall, Operation, Tumor, Querschnittslähmung etc.). Wenn aber aus der Zusammenhangsfrage eine zu entschädigende Störung wahrscheinlich gemacht wurde, resultiert eine MdE von bis zu 60% (bei beidseitigem Hodenverlust).

3.5 Schädigung des äußeren Genitales
Eine intakte körperliche und psychische Sexualfunktion gehört zur körperlichen Unversehrtheit, weshalb eine Störung eine MdE begründet.
Die Zusammenhangsfrage zwischen Ereignis und Impotenz ist wichtig. Eine psychische Begleitkomponente wird als mittelbare Schädigungsfolge ebenfalls berücksichtigt.

Psychologische Nebengutachten sind bei der Impotenzbegutachtung ratsam.

MdE-Sätze aus mehreren Erkrankungen dürfen nicht einfach addiert werden. Es muß vielmehr eine Gesamtwürdigung erfolgen, die eine Gesamt-MdE ergibt.

Ein durch den Schaden ausgelöstes psychisches Leiden (z.B. Depression) würde diesen Satz weiter erhöhen.
Auch eine rein psychische Störung mit resultierender Impotentia coeundi kann mittelbare Schädigungsfolge sein und muß dann entschädigt werden. Ein urologischer Gutachter ist aber in solchen Fällen immer zur Skepsis berechtigt und sollte ein **psychologisches Nebengutachten** veranlassen, um nicht Fehlbehauptungen zur Erhöhung des Rentenanspruchs aufzusitzen.
Weiterhin **darf man MdE-Sätze, die für Einzelschäden ermittelt werden, nicht einfach addieren**. Man käme sonst leicht über 100%. Der Gutachter hat nämlich die Aufgabe, zunächst die einzelnen Prozentsätze festzulegen und anschließend eine Gesamt-MdE abzuschätzen, die dem Gesamtbild möglichst gerecht wird.

4 Begutachtung in der gesetzlichen Unfallversicherung

4 Begutachtung in der gesetzlichen Unfallversicherung

Urologische **Folgen von Arbeitsunfällen** sind im Vergleich zu Extremitätenverletzungen selten.

Urologische **Folgen von Arbeitsunfällen** sind vergleichsweise selten, da bevorzugt die Extremitäten verletzt werden. Die Beeinträchtigungen werden im wesentlichen nach den gleichen Kriterien untersucht und festgelegt, wie oben beschrieben.

Merke ▶

Merke. Für die BG-liche Behandlung (BG = Berufsgenossenschaft als Träger der gesetzlichen Unfallversicherungen für Arbeitnehmer) eines Schadens müssen aber bestimmte Kriterien erfüllt sein:
- Plötzlichkeit des Ereignisses, d.h. längstens während der Dauer einer Arbeitsschicht.
- Wegeunfall zur/von der Arbeit.

Auch sog. **Berufserkrankungen,** die aufgrund von Noxen aus der Arbeitswelt entstehen, werden BG-lich erfaßt. Urologisch am wichtigsten ist das **Urothelkarzinom.**

Weiterhin werden BG-lich sogenannte **Berufskrankheiten** entschädigt, die mit überwiegender Wahrscheinlichkeit auf Noxen infolge der Arbeitsbedingungen zurückzuführen sind. Das typische Beispiel in der Urologie ist das **Urothelkarzinom,** das nach entsprechend intensiven und langzeitigen Kontakten mit aromatischen Aminen entstehen kann. Daß Raucher ebenfalls überdurchschnittlich häufig Blasenkrebse erleiden, ist dabei zweitrangig, weil die Berufsnoxe auf jeden Fall im Sinne eines Synergismus das individuelle Risiko für den Arbeiter erhöht.

Die BG haben eine Liste anerkannter Berufskrankheiten.

Beim Verdacht auf einen Arbeitsunfall bzw. eine Berufserkrankung muß die **Meldung an den D-Arzt bzw. die BG** erfolgen.

Die Berufsgenossenschaften haben eine Liste solcher anerkannter Berufskrankheiten aufgestellt, was die Gutachtenerstellung wesentlich erleichtert.
Beachtet werden muß ferner, daß beim Verdacht auf das Vorliegen eines Berufsunfalls bzw. einer Berufserkrankung eine **Meldung an den D-Arzt bzw. die zuständige BG** zu erfolgen hat, die dann das Verfahren an sich zieht und entsprechende Gutachtenaufträge erteilt. Welche BG zuständig ist, ergibt sich aus der Branche, zu dem der Betrieb gehört, in dem der Arbeitnehmer tätig ist.

Mittelbare Unfallfolgen werden ebenfalls entschädigt. Das typische Beispiel in der Urologie ist die **Harnröhrenstriktur** infolge eines nach Arbeitsunfall vorübergehend intensivmedizinisch notwendig gewesenen Dauerkatheters. **Brückensymptome** sowie exakte Dokumentation im Krankenblatt ermöglichen das Zusammenhangsgutachten.

Aber auch **mittelbare Unfallfolgen** werden BG-lich entschädigt. Ist es z.B. infolge einer Dauerkatheterisierung im Rahmen einer berufsunfallbedingten Intensivtherapie zu einer **Harnröhrenstriktur** gekommen, ist diese zu entschädigen, obwohl primär die Harnröhre nicht verletzt war.
Dieser Grundsatz gilt auch für Spätschäden. Wichtig ist in diesem Zusammenhang die **Dokumentation sogenannter Brückensymptome,** anhand derer man dann den Zusammenhang zum eigentlichen Unfallgeschehen herstellen kann.

5 Die Begutachtung im Versorgungswesen

Zugrunde liegen dieser Form der Begutachtung das soziale **Entschädigungsrecht** und das **Schwerbehindertengesetz.** Vorrangig ist die Klärung der Zusammenhangsfrage nur im Sozialrecht, im Gültigkeitsbereich des Schwerbehindertengesetzes ist das dagegen völlig unwichtig. Hier geht es nur um den Tatbestand und das Ausmaß einer Behinderung.

Im Versorgungswesen erfolgt die Begutachtung nach **Entschädigungsrecht** und **Schwerbehindertengesetz,** das nur die Tatsache, nicht aber die Auslösung einer Behinderung beurteilt.

Definition. Als Behinderung wird eine MdE von mindestens 10% infolge einer nicht nur vorübergehenden Beeinträchtigung angesehen, d. h. die Störung muß länger als 6 Monate bestehen. ■

◄ **Definition**

> ***Merke.*** Die Feststellung der MdE ist grundsätzlich unabhängig von der Tatsache oder der Art einer Erwerbstätigkeit.
> Beispiel: Ein Rollstuhlfahrer hat eine MdE von 100%, kann aber voll erwerbstätig sein.

◄ **Merke**

Ein wichtiger Grundsatz ist auch die sogenannte **Heilbewährung.** Darunter fallen vor allem Tumorpatienten. Während z.B. ein Nierentumorpatient nach Nephrektomie auf 5 Jahre 50% MdE erhält, reduziert sie sich danach, sofern keine Metastasen oder Rezidive aufgetreten sind, je nach Funktion des Restorgans evtl. bis unter 20%.

Die **Heilbewährung** erfaßt den Verlauf nach dem akuten Ereignis und ist vor allem bei Tumorpatienten wichtig.

6 Begutachtung nach dem Rentenrecht

In der Rentenversicherung gelten wieder etwas andere Maßstäbe. Hier gilt die **»Erwerbsunfähigkeit«:**

Im Rentenrecht wird die sog. **Erwerbsunfähigkeit** begutachtet.

Definition. Erwerbsunfähig ist der Versicherte, der infolge von Krankheit oder anderen Gebrechen oder von Schwäche seiner körperlichen und geistigen Kräfte auf nicht absehbare Zeit eine Erwerbstätigkeit in gewisser Regelmäßigkeit nicht mehr ausüben und nicht mehr als nur geringfügige Einkünfte durch Erwerbstätigkeit erzielen kann (§ 1247 RVO). ■

◄ **Definition**

Das bedeutet für den Gutachter, daß er meist zu folgenden Fragen Stellung beziehen muß:
- Welche körperliche oder geistige Beeinträchtigung liegt vor?
- Welche Tätigkeit kann der Versicherte, ggf. teilzeitig, noch ausüben?
- Seit wann besteht die Beeinträchtigung?
- Wie ist die Prognose?

Fragen an den Gutachter im Rentenrecht sind:
- Welche Art der Beeinträchtigung besteht?
- Welche Tätigkeit ist noch möglich?
- Seit wann besteht die Beeinträchtigung?
- Wie ist die Prognose?

Besonders zur Beurteilung der Prognose kann eine Nachbegutachtung nötig werden, bevor ein endgültiger Rentenbescheid möglich wird.
Bedacht werden muß bei Rentengutachten ferner, daß trotz einer erheblichen Störung u.U. eine Vollberentung unterbleiben sollte, um psychische Folgen nicht zu provozieren. Dies gilt besonders für Tumorpatienten, die zwar eine (finanzielle) Hilfe oder Teilzeitarbeit gerne annehmen, aber prinzipiell arbeitsfähig bleiben wollen. Eine Vollberentung könnte sie erst psychisch »tumorkrank« machen.
Weiterhin sollte der Gutachter **Konsequenzen für den Arbeitsplatz** berücksichtigen. Im öffentlichen Dienst ist z.B. eine Berentung auf Zeit mit dem Verlust des Arbeitsplatzes gleichbedeutend. Das kann u.U. erhebliche Folgen für die Wiedereingliederung bedeuten.

Der Betroffene ist in die Entscheidung über das Ausmaß der Berentung einzubeziehen, der Arbeitgeber sollte gehört werden.

Der Betroffene ist auf jeden Fall zu fragen, mit ihm und dem Arbeitgeber ist ein gemeinsames Konzept zu erarbeiten, das dem Einzelfall angemessen ist. Abschließend sei für die Vertiefung auf das Buch von K.H. Bichler (s.u.) verwiesen, in dem die gutachterliche Problematik allgemein und speziell für urologische Belange ausführlich dargestellt wird.

Essentials ▶

Essentials

- Die gutachterliche Beurteilung beruht neben einer sorgfältigen Untersuchung auf der Aktenlage; deshalb ist eine sorgfältige Dokumentation und Führung aller Patientenunterlagen in Praxis und Klinik unverzichtbar.
  Auch scheinbar belanglose Kleinigkeiten müssen notiert werden, z.B. die Anlage eines Blasenkatheters, Urinverlust, kurzzeitiger Fieberschub, der ohne Therapie sistiert, etc.
- Post hoc, ergo propter hoc ist als Entscheidungskriterium in der Zusammenhangsfrage falsch.
- Die gutachterlichen Kriterien sind je nach Fragestellung und Versicherungsträger bzw. Auftraggeber unterschiedlich.
- Kein zu Begutachtender kann und darf zu einer gutachterlichen Untersuchung, vor allem, wenn sie invasiv oder unter Einsatz von ionisierenden Strahlen erfolgen soll, gezwungen werden; er hat allerdings dann mögliche Nachteile aus einer unvollständigen Diagnostik zu tragen.
- Die ärztliche Begutachtung ist Berufspflicht. Sie ist in § 278 StGB geregelt, der Gefälligkeitsgutachten unter Strafe stellt.

Weiterführende Literatur: K.H. Bichler: Das urologische Gutachten. Springer, Berlin 1994.

Abkürzungsverzeichnis

ADH Antidiuretisches Hormon
AFP Alpha-Fetoprotein (Tumormarker)
AGS Adrenogenitales Syndrom
ANV Akutes Nierenversagen
ATN Akute tubuläre Nekrose
AUG Ausscheidungsurogramm
β-HCG Beta-Humanes-Chorion-Gonadotropin (Tumormarker)
BG Berufsgenossenschaft als Träger der gesetzlichen Unfallversicherungen für Arbeitnehmer
BPH Benigne Prostatahyperplasie
BtMVV Betäubungsmittelverschreibungsverordnung
CAPD kontinuierlich ambulante Peritonealdialyse
CCPD kontinuierlich zyklische Peritonealdialyse
CIS Carcinoma in situ (intraepithelial wachsende Dysplasie)
CNV Chronisches Nierenversagen
CT Computertomographie
DHT Dihydrotestosteron
DK Dauerkatheter zur Harnableitung (transurethral)
DSA Digitale Subtraktions-angiographie
EBK Eisenbindungskapazität
ESWL Extrakorporale Stoßwellen-lithotripsie
FSH Follikelstimulierendes Hormon
FFP Fresh frozen plasma (eingefrorenes Frischplasma zur Substitution von Gerinnungsfaktoren)
GF mikroskopisches Gesichtsfeld (Einheit GF bei Urinsediment)
GFR Glomeruläre Filtrationsrate
Gn Gonadotropes Hormon
Gn-RH Gn-Releasing-Hormon (Hypophyse u. Analoga)
HDI Harnleiterdarmimplantation
HE Hämatoxylin-Eosin (-Färbung in Zytologie oder Histologie) aber *auch* Hounsfield-Dichte (in computertomographischen Aufnahmen)
IVP intravenöses Pyelogramm (= AUG)
KE Kontrastmittel-Einlauf, z. B. zur Röntgen-Dickdarmdarstellung
KM Kontrastmittel
KPI Karyopyknotischer Index
LH Luteinisierendes Hormon
LHRH LH-Releasing-Hormon (Hypophyse u. Analoga)
MCU Miktionszysturethrogramm
MDP Röntgendarstellung einer Kontrastmittel-Magen-Darm-Passage
MIF Müllerian Inhibiting Factor (Embryologie)
MMC Myelomeningozele
MS Multiple Sklerose
MRT Magnetresonanztomographie (auch NMR = Nuclear magnetic resonance)
NBKS Nierenbeckenkelchsystem
NI Niereninsuffizienz
NMR Magnetresonanztomographie (Nuclear magnetic resonance)
NPT Nächtliche penile Tumeneszenzmessung
NSAR Nichtsteroidale Antiphlogistika (z. B. Acetylsalicylsäure, Diclophenac)
PAH Paraaminohippursäure
PIN Prostataintraepitheliale Neoplasie (Vorform des Prostata-Ca?)
PNL Perkutane Nephrolitholapaxie
PNS Perkutane Nephrostomie
PSA Prostataspezifisches Antigen (Tumormarker)
PTD Perkutane transluminale Dilatation
RBF Renaler Blutfluß
RLA Retroperitoneale Lymphadenektomie
RPF Renaler Plasmafluß
RH Restharn
RR Blutdruck(-messung) nach Methode Riva-Rocci
RTA Renale tubuläre Azidose
SKAT Schwellkörper-Autoinjektionstherapie
SKIT Schwellkörperinjektionstherapie (in der Regel durch den behandelnden Arzt)
SPK Suprapubischer Katheter (Zystostomie)
STD Sexually transmitted disease
TIN Testikuläre intraepitheliale Neoplasie (= Carcinoma in situ des Hodens)
TNM Tumor-Node-Metastasis (TNM-System zum Tumor-Staging, s. a. Kap. G Tumoren)
TPA Tissue polypeptide antigen (Tumormarker)
TRUS Transrektale Ultraschalluntersuchung (z. B. der Prostata)
TUR Transurethrale (Elektro-) Resektion
TUR-B TUR der Blase
TUR-P TUR der Prostata
URS Ureterorenoskopie
VSS Visuelle sexuelle Stimulation
ZRB Zentrales Reflexband (helles Mittelecho der Niere im Sonogramm)
ZVD Zentralvenöser Druck, gemessen in Höhe des rechten Herzvorhofs

Quellenverzeichnis der Abbildungen, Synopsen und Tabellen

Kap. C Urologische Diagnostik

Abb. C-33: Technik Blasenkatheterismus → Fresenius AG, 61343 Bad Homburg v.d.H.

Abb. C-37: Technik der suprapubischen Punktion und Kathetereinlage → Fresenius AG, 61343 Bad Homburg v.d.Hd.

Kap. F Entzündungen

Abb. F-2b: Veränderung der Blase bei Bilharziose im CT → Prof. Stockamp, Städt. Kliniken Ludwigshafen

Kap. I Verletzungen

Abb. I-3: CT bei Nierentrauma → Prof. Köllermann, Urologische Klinik der Dr. Horst-Schmidt-Kliniken, Wiesbaden

Abb. I-6: Intraperitoneale Blasenruptur → PD Dr. J. Rassweiler, Urologische Klinik Heilbronn

Kap. N Neurogene Blasenentleerungsstörungen

Abb. N-1: Schematische Darstellung der somatischen, sympathischen und parasympathischen Innervation des unteren Harntraktes → Masuhr, K.-F., Neumann, M.: Neurologie. Hippokrates, Stuttgart 1996

Kap. Q Anästhesie und Tumor-Schmerztherapie

Abb. Q-5: PCA-Pumpe zur Schmerztherapie → Fa. Logomed, 61440 Oberursel

Abb. Q-6a, b: Implantierbare Portsysteme zur intravenösen Schmerztherapie → Fa. PVB-SIMS-Deltec, 85614 Kirchseeon

Sachverzeichnis

A

ABCD-Regel **227**
Abflußstörung, akute 27
–, chronische **24**, 27
– –, Harnleiterstenose 24
Abszeß, paranephritischer **125**
–, chronischer 125
–, Klinik 125
–, Senkungsabszeß 125
–, Therapie 125
Adnexitis, männliche 133
Adrenalektomie **258**
–, bilaterale 258
adrenogenitales Syndrom (AGS) **248**, **253**, 258, 314
–, Befunde 254
– –, Knaben 254
– –, Mädchen 254
–, erworbenes **255**
– –, Nebennierentumor 255
–, intersexuelles Genitale 254
–, Laborbefunde 254
–, Nebennierenhyperplasie 255
–, Pseudohermaphroditismus femininus 253
–, Salzverlustsyndrom 253
AGS s. adrenogenitales Syndrom
AIDS **146**
–, Harnwegsinfekt 147
–, Kaposisarkom 146
–, Makrohämaturie 147
–, Mikrohämaturie 147
– mit Condylomata acuminata 147
akutes Skrotum s. Skrotum, akutes
akutes Urethralsyndrom s. Urethralsyndrom, akutes
Aldosteron 28
Alfozosin 197
Algurie 36
Allgemeinanästhesie **412**
Alpha-Fetoprotein 89
Ammoniumchloridbelastungstest 212
Anästhesie **409**
–, Allgemeinanästhesie 409, 411
–, ASA-Risikogruppen 410
–, Kombinationsanästhesie 414
–, Lokalanästhesie 411
–, Monitoring 411
–, Periduralanästhesie 413
–, postoperative Behandlung 409
–, Prämedikation 411
–, Prämedikationsvisite 410
–, Regionalanästhesie 409, 411
– –, kontinuierliche 417
–, Risikoeinstufung 410
–, Spinalanästhesie 413
–, Vorbereitung 409
Anästhesieverfahren **411**
Angiographie **74**, 232
–, Digitale Subtraktionsangiographie (DSA) 75
–, Katheterangiographie 74
Angiomyolipom **149**
–, Therapie 149
Angiotensin II 28
Anomalien, numerische **107**
–, Duplikation 107
–, Harnleiteratresie 107
–, Ureter duplex 107
– – fissus 107
Anomalien, zystische **105**
–, Markschwammniere 107
–, multizystische Nierendysplasie 105
–, polyzystische Nierendysplasie 106
– –, adulte Form 107
– –, infantile Form 107
–, renale Echinokokkose 107
–, Solitärzyste 107
–, Zystenwandkarzinom 107
Anorchie **270**
Anorgasmie **401**
Antirefluxplastik **110**
Anurie 36, **364** f., **367**, s. a. Harnverhalt
–, intrarenale 365
–, Obstruktion 368
–, postrenale 365
–, prärenale 365
–, Retention 368
–, Ursachen 368
ANV **17**, 21
–, glomeruläre Filtrationsrate 17
Arbeitsunfälle **434**
ASA-Risikogruppen **410**
Aspekte, psychosomatische **393**
–, Alibidinie 394
–, Anorgasmie 394
–, Balint 407
–, Blasenentleerungsstörung 394
–, Drang-(Urge-)Inkontinenz 404
–, Dyskoordination 404
–, Dyspareunie 394
–, Ejaculatio praecox et retarda 394
–, Enuresis nocturna et diurna 394
–, erektile Dysfunktion 394
–, Grundsatz der psychosomatischen Medizin 393
–, Harninkontinenz 394
–, Harnretention 394
– –, psychogene 404
–, Orgasmus praecox/retardus 394
–, psychogen passagere Polyurie 404
–, psychogene Harninkontinenz 404
– –, Polyurie 394
–, psychosomatische Anamnese 395
–, Sexualanamnese 395
–, Sexualstörungen 394
–, sexueller Mißbrauch 404
AUG s. Ausscheidungsurographie
Ausscheidungsurographie (AUG) 64 f., **65**, 232, 239, 340, 371
–, Beurteilung 67
–, Leeraufnahme 65
–, Regeln zur Beurteilung 69
–, Schichtaufnahmen 68
–, Spätaufnahmen 66
–, Stauungsgrade nach Emmett 67
–, stumm 67
–, typische Röntgenbefunde 68
automatische Blase **355**
autonome neuropathische Blase **359**
–, autonome Blase 359
–, complete lower motor neuron lesion 359
–, Detrusorakontraktilität 359
–, Diabetes mellitus 361
–, Diagnostik 359
–, Inkontinenz 361
–, intermittierender Selbstkatheterismus 360
–, Therapie 359
Autotransplantation 32
Azidose, metabolische 21
–, renal-tubuläre (RTA) **212**
Azoospermie **264**

B

Bandscheibenprolaps **366**
Bauchhoden **316**
Beckenbodenmyalgie **393**, **397**, s. a. Urogenitalsyndrom
Beckenexenteration **203**
Beckenniere **291**, 337
Begutachtung **429**
–, Blasentumoren 432
– gesetzliche Unfallversicherung **434**
– –, Brückensymptome 434
–, Grundregeln 430
–, neurogene Blasenentleerungsstörungen 432
– Rentenrecht **435**
–, urologische **431**
– –, Blasenerkrankungen 432
– –, Blasenverletzungen 432
– –, Erkrankungen von Prostata und Harnröhre 433
– –, Harnleiterverletzungen 433
– –, Nierenerkrankungen 431
– – –, Zusammenhangsfragen 432
– –, Schädigung des äußeren Genitales 433
– Versorgungswesen **435**
–, weibliche Inkontinenz 432
Belastungsinkontinenz **37**, **342**, s. a. Streßinkontinenz
benigne Prostatahyperplasie **193**
–, alternative Therapieverfahren 200
–, Blasenhalsvarizen 195
–, Blasensteine 195
–, chronische Restharnentwicklung 195
–, Detrusorhyperplasie 193
–, Diagnostik 196
–, Differentialdiagnose 197
–, Entlastungsdiurese 201
–, Klinik 194
–, Komplikationen der TUR-P 199

–, Laseranwendung 200
benigne Prostatahyperplasie, offen chirurgische Enukleation (transvesikale, retropubische oder perineale Adenomektomie) 198
–, Pathogenese 193
–, Pseudodivertikel 195
–, Restharnbildung 193
–, sonographische Restharnbestimmung 196
–, Stadien 195
–, Stent 200
–, Therapie 197
– –, Alfozosin 197
– –, Finasterid 198
– –, pflanzliche Präparate 197
– –, 5-α-Reduktasehemmer 198
– –, Tamsulosin 197
–, transrektale Sonographie 196
–, transurethrale Resektion der Prostata (TUR-P) 198
–, TUR-Syndrom 199
–, Uroflowmetrie 197
Berufsanamnese 160
Berufsgenossenschaft (BG) **434**
Berufskrankheiten **434**
Beta-HCG 89
Betreuung, postoperative **414**, s. a. Schmerztherapie
–, Infusionstherapie 414
–, postoperative Überwachung 414
–, Therapie des TUR-Syndroms 416
Bilharziose 55, **128**, **130**
–, Diagnostik 132
–, Epidemiologie 130
–, Klinik 131
–, Makrohämaturie 131
–, Mikrohämaturie 131
–, Plattenepithelkarzinom 132
–, Prävention 133
–, Sandy patches 131
–, Schistosoma haematobium 130
–, Therapie 132
–, Zerkarien 130
Biofeedbacktraining **398**
Blase, autonome **359**
–, suprapubische Punktion **51**
–, ungehemmte neuropathische **349**
– –, Miktionsreflex 349
– –, neuropathisch enthemmte Blase 349
Blasendivertikel **111**, **305**
–, Hutch-Divertikel 305
–, Pseudodivertikel 305
Blasenekstrophie **111**, **308**f
–, Harninkontinenz 308
–, Kontinenzplastik 308
–, operative Strategie 309
Blasenentleerungsstörungen, neurogene 24, 119, **328**, **353**, **432**
–, Ätiologie 353
–, Diagnostik 354
–, definitive Therapie 328
–, Nierenfunktion 328
–, obstruktive **327**
– –, Detrusor-Sphinkter-Dyssynergie 327
– –, Harnröhrenstrikturen 327
– –, Niereninsuffizienz 327
– –, Urethralklappen 327
–, Primärtherapie 328
–, Videourodynamik 354
–, Zystomanometrie 354
Blasenhalsstenose 95
Blasenhalsvarizen 195
Blasenkatheterismus **51**, **83**
–, steriler Einmalkatheter 51
Blasenruptur, extraperitoneale 239
–, intraperitoneale 239
Blasenschmerz 397
Blasensteine 195, **224**
–, Blasenkatheter 224
Blasentumoren **432**
Blasenverletzungen **238**
–, AUG 239
–, extraperitoneale 238
– –, Ruptur 239
–, intraperitoneale 238
– –, Ruptur 239
–, Leitsymptom 238
–, Sonographie 239
–, Urinom 239
–, Urinphlegmone 239
Brückensymptome **434**
BtM-Rezept **424**
BtMVV **423**

C

Captopril 62
Captopril-Test **29**
Carcinoma in situ 160, 165
Chemotherapie 172, 180, 192
Chevassue-Katheter 72
Chlamydien 58, 137
Christbaumblase **356**
chronische bakterielle Prostatitis **393**
Chylurie **35**
Clearance-Untersuchung **59**
CNV **22**
–, Behandlung **25**
complete lower motor neuron lesion **359**
Computertomographie 188, 233, 249, 251
Computer- und Kernspintomographie **76**
–, Dichtewerte 77
–, Konvention 77
–, urologische Indikationen 76
Condylomata acuminata **172**
–, Ätiologie 172
–, Differentialdiagnose 172
– Klinik 172
–, Therapie 172
Conn-Syndrom **248**, **250**, 258
–, Bestimmung des Aldosteronspiegels im Nebennierenvenenblut 251
–, Captopril-Test 251
–, Computertomographie 251
–, Funktionstest 251
–, Hypertonie 250
–, K-Ausscheidung 250
–, Messung des Plasmarenin- und Aldosteronspiegels 251
–, Na-Retention 250
–, Sonographie 251
Crush-Niere 17
Cushing-Syndrom **248**, **252**, 258
–, Dexamethason-Hemmtest 252
–, Differentialdiagnose 253
–, Hypogonadismus 252
–, Provokationstest 252
–, Steroiddiabetes 252
–, Symptomatik 252

D

D-Arzt **434**
Descensus testis 263
Detrusorhyperplasie 193
Detrusorhyperreflexie **356**
Detrusor-Sphinkter-Dyssynergie **327**
Diabetes mellitus 23, **360**
Diagnostik, transurethrale **80**
Dialyse **25**
Dichtewerte 77
Digitale Subtraktionsangiographie (DSA) **30**, **75**
–, Nierenarterienstenose 75
–, Verlaufskontrolle von Transplantatnieren 75
Dilatation, transluminale (PTD) **31**
–, Autotransplantation 32
–, Komplikationsmöglichkeiten 32
–, Kontraindikationen 32
Dimethylsulfoxid 130
Diuresefunktionsserienszintigraphie **62**f
–, Furosemid-Sonographie 63
–, Furosemid-Szintigraphie 62
–, Nierenbeckenplastik 62
Doppelnieren **295**
Drang-Inkontinenz **38**, **340**, **345**, 404
–, Detrusorinstabilität 345
–, medikamentöse Therapie 346
–, motorische 345
–, sensorische 345
–, Zystomanometrographie 346
Dreigläserprobe **52**, 134
DSA **30**, **75**
Duplexsonographie **49**
–, farbcodierte 29
Dysfunktion, erektile s. erektile Dysfunktion
Dystopie, gekreuzte 292
Dysurie 36

E

Echinokokkose, renale 107
echter Hermaphroditismus **311**
Eingriffe, endoskopische **99**
–, Frühkomplikationen 100
–, Harnleiterspiegelung 101
–, Prinzip 100
–, Spätkomplikationen 100
–, transurethrale Resektion (TUR) 99
Einmalkatheter, steriler 51
Einmalkatheterismus, intermittierender **358**

Ejakulatanalyse **266**
–, Aspermie 268
–, Asthenozoospermie 268
–, Azoospermie 268
–, Carnitin 268
–, Ejakulatparameter – Terminologie 268
–, FSH 268
–, Hämatospermie 268
–, Hyperspermie 268
–, Hypospermie 268
–, idiopathischer hypogonadotroper Hypogonadismus (IHH) 268
–, LH 268
–, Normalwerte 266
–, OAT-Syndrom 268
–, Oligozoospermie 268
–, Polyzoospermie 268
–, Prolaktin 269
–, Spermaplasmaparameter 268
–, Teratozoospermie 268
–, Testosteron 268
Ejakulatdiagnostik **58**
–, sexuelle Karenz 58
ektoper Ureter s. Ureter, ektoper
Endometriosen **45**, **334**
Entlastungsdiurese 201
Entlastungspolyurie 21, 96
Entzündungen **115**
–, E. coli 116
–, gramnegative Erreger 116
Entzündungszeichen **236**
Enuresis **38**, **326**
–, Diagnostik 326
–, geregeltes Miktionsverhalten 326
–, Klinik 326
–, Miktionsprotokoll 326
– nocturna et diurna 39, **405**
–, Pathogenese 326
–, Therapie 326
Epididymitis **139**, **319**
–, akute 139, **375**
– –, akute Hodentorsion 378
– –, Ätiologie 375
– –, Hodentrauma 377
– –, Hodentumoren 377
– –, Klinik 375
– –, Prehnsches Zeichen 375
– –, Prognose 376
– –, Samenstranginfiltration 376
– –, Skrotalverletzung 377
– –, Therapie 376
–, akutes Skrotum 140
–, chronische 141
–, Differentialdiagnose 139
–, Folgediagnostik und -therapie 140
–, Klinik 139
–, Komplikation 140
–, Pathogenese 139
–, Prehnsches Zeichen 319
– – –, positiv 139
–, Prophylaxe 140
–, Therapie 140
Epispadie **111**, **308**
–, Harninkontinenz 308
–, Kontinenzplastik 308
–, operative Strategie 309
erektile Dysfunktion **273**, **399**
–, Alkoholismus 274
–, Arterialisierung 280
–, Ätiologie 273
–, Diabetiker 274
–, Diagnostik 275
– –, Angiographie 278
– –, Pharmakodopplersonographie 277
– –, Pharmakokavernosographie 277
– –, Pharmakokavernosometrie 277
– –, venöses Leck 277
–, endokrine Störungen 274
– –, arteriell-vaskuläre Dysfunktion 275
– –, Hyperprolaktinämie 274
– –, Hypogonadismus 274
– –, venookklusive Dysfunktion 275
–, Hyperprolaktinämie 279
–, Induratio penis plastica (IPP) 275
–, Lernprogramm nach Masters u. Johnson 400
–, neurogene Störungen 274
–, Nikotinabusus 274
–, Operationen und Traumen 274
–, Papaverin 276
–, Penisprothetik 281
–, Phentolamin 276
–, primärer Hypogonadismus 279
–, Prostaglandin E_1 (PGE_1) 276
–, psychogene Erektionsstörungen 400
–, Risikofaktoren 273
–, sekundärer Hypogonadismus 279
–, SKAT 279, 399
– –, Nebenwirkungen 280
–, SKIT 399
–, Therapiekonzepte 278
–, Ursachen 400
–, Vakuumpumpe 279
–, Venenchirurgie 281
Erektion, psychogen gestörte s. erektile Dysfunktion
Erreger, gramnegative 116
Erwerbsunfähigkeit **435**
Erythroplasie de Queyrat **169**
Erythrozytenzylinder 42
ESWL (extrakorporale Stoßwellenlithotripsie) **220**

F

Fäkalurie **35**
Fehlbildungen, kongenitale **285**
Feminisierung, testikuläre **313**
Fernmetastasen 184
Fertilitätsdiagnostik **263**
–, Descensus testis 263
–, dynamische Hormontests 269
–, FSH 268
–, Gynäkomastie 263
–, Hodenbiopsie 269
–, HOS-Test 269
–, idiopathischer hypogonadotroper Hypogonadismus (IHH) 268
–, Klinefelter-Syndrom 265
–, LH 268
–, MAR-Test 269
–, Mumpsorchitis 263
–, Penetrak-Test 269
–, Postkoital-Test 269
–, Prolaktin 269
–, Samenbläschen 265
–, Sitzzwerg 265
–, spermatogenesehemmende Pharmaka 263
–, Sperma-Zervikalmukus-Kontakt-Test 269
–, Testosteron 268
–, transrektale Sonographie 265
Fertilitätsstörungen **261**
–, endokriner Anteil 261
–, exokriner Anteil 261
–, Hodenfunktion 261
–, Hypogonadismus 262
–, Regelkreis der Hypothalamus-Hypophysen-Gonaden-Achse 262
α-Fetoprotein 176
Fibrose, retroperitoneale **24**
Filtrationsrate, glomeruläre 17
Finasterid 198
Fisteln **338**
–, Blase-Rektum-Scheiden-Fistel 338
–, Blasen-Scheiden-Fistel 338
–, Blasen-Sigma-Fistel 338
–, Blasen-Zervix-Fistel 338
–, Harnleiter- oder Blasenverletzungen 338
–, Harnleiterverletzungen und Strikturen 339
–, Harnröhren-Scheiden-Fistel 338
–, Leitsymptom 338
–, Ureter-Scheiden-Fistel 338
–, Urinom 339
Frühurogramm 70
Fuchs-Rosenthal-Zählkammer 53
Funktionsdiagnostik **59**
–, Filtrationsfraktion 60
–, Gesamtkörper-Clearance 59
–, glomeruläre Leistung 60
–, Inulin-Clearance 60
–, Isotopen-Clearance 60
–, Kreatinin-Clearance 59
–, Normwerte 59
–, PAH-Clearance 60
–, Tubulusfunktion 60
Furosemid-Sonographie 63
Furosemid-Szintigraphie 62

G

Genitale, Verletzungen **243**
–, intratestikuläres Hämatom 243
–, Penis 243
–, Skrotum 243
Genitalmykose 148
Gesichtsfeldmethode 53
Glomeruli, Schädigungen 17
Glomerulonephritis 23
gonadale Intersexualität s. Intersexualität, gonadale
Gonadendysgenesie, gemischte **312**
– –, Mosaik 312
– –, Streak 312

Gonadendysgenesie, reine 312
– –, Streak 312
Gonokokken 58
Gonorrhö 147
gonorrhoische Urethritis **136**
Grawitz-Tumor **150**
Gutachten 245
Gynäkomastie 263, 272

H

hairless woman 313
Hämatokolpos 113
Hämatom, perirenales 233
Hämaturie **35**, **40** f., 229, **383**
–, Makrohämaturie 383
–, Mikrohämaturie 383
–, schmerzhafte 41, 383
–, schmerzlose 41, 383
Harnableitung **96**, 166
–, Entlastungspolyurie 96
–, Harnleiterdarmimplantation (HDI) 98
–, Harnleiterschiene 96 f.
–, Nephrostomie 96
–, perkutane Nephrostomie 96 ff.
–, permanente 98
– –, Conduit 98
– –, Darmersatzblase 98
– –, direkte 98
– –, indirekte 98
– –, Pouches 98
– –, Urinstoma 98
–, suprapubische **87**
– –, Indikation 87
– –, Komplikation 88
– –, Kontraindikationen 88
– –, Technik 87
–, temporäre 96
–, Ureterhautfisteln 98
Harnblase, TNM-System 206
Harnblasentumoren **159**
–, Ätiologie 159
–, Berufsanamnese 160
–, Carcinoma in situ (Cis, Tis) 160, 165
–, chemische Zystitis 165
–, Diagnostik 161
–, Differentialdiagnose 164
–, Harnableitung 166
–, Ileum-Conduit 167
–, Ileum-Neoblase 167
–, Klinik 160
–, Kolon-Conduit 167
–, kombinierte Radiochemotherapie 167
–, Mainz-Pouch 167
–, muskelinfiltrierendes Harnblasenkarzinom 165
–, Nachsorge 168
–, oberflächliche, Ta-T1/G1–2 165
–, Pathogenese 160
–, pelvine Lymphadenektomie 166
–, Prognose 168
–, Quadrantenbiopsie 162
–, radikale Zystektomie 165
–, schmerzlose Makrohämaturie 161
–, Symptome 161
–, Therapie 164 f.
–, Tumorstadium T1/G3 165
–, Urinzytologie 162
–, Urothelkarzinome 160
Harninkontinenz **340**, 394
–, Ausscheidungsurographie 340
–, Detrusordruck 341
–, extraurethrale **38**, 340, **350**
–, Formen 341
–, intraabdomineller Druck 341
–, intravesikaler Druck 341
–, Klassifikation 340
–, kombinierte Druck-Fluß-Messung 342
– – Videozystomanoflowmetrie 342
–, Miktionszystourethrographie (MCU) 340
–, psychogene 404
–, Urethradruckprofil 342
–, urethrale 340
–, Zystomanometrie 341
Harnkonkremente **57**
–, chemische Zusammensetzung 57
–, makroskopisches Aussehen
– –, Ca-Oxalat 57
– –, Ca-Phosphat 57
– –, Harnsäure 57
– –, Struvit 57
– –, Zystin 57
–, Röntgendiffraktionsanalyse 57
Harnleiter, Fehlbildungen **298**
Harnleiteranomalien **107**
–, primär obstruktiver Megaureter 108
–, retrokavaler Ureter 109
–, subpelvine Obstruktion 108
–, Whitaker-Test 109
Harnleiteratresie 107
Harnleiterdarmimplantation 98
Harnleiterdarstellung, antegrade **73**
–, Nephrostomie 73
Harnleiterschiene 96 f.
Harnleiterspiegelung 101
Harnleiterstenose 24, 95, **237**
Harnleitertumoren **156**
–, Ätiologie 156
–, AUG 157
–, Balkannephropathie 156
–, Chemoinstillationstherapie 158
–, Diagnostik 157
–, Differentialdiagnose 158
–, Metastasierung 156
–, Nachsorge 159
–, Nephroureterektomie 158
–, Pathogenese 156
–, Prognose 159
–, retrograde Kontrastmitteldarstellung 157
–, Symptome 157
–, Therapie 158
–, TNM-System 205
Harnleiterverletzungen **235**
–, Harnleiterstenose 237
–, iatrogene 235
–, Kontrastmittelparavasat 236
–, traumatischer Ureterabriß 236
–, Ureterozystoneostomie 237
–, Urinom 236
–, Urinphlegmone 236 f.
Harnretention, psychogene 404
Harnröhrenduplikaturen 307
Harnröhrenkarzinom **201**
–, Ätiologie 201
–, Beckenexenteration 203
–, Diagnostik 202
–, Differentialdiagnose 202
–, distales 202
–, Epidemiologie 201
–, hinteres 203
–, Klinik 202
–, Pathologie 201
–, Therapie 202
–, TNM-Klassifikation 204
– –, Definitionen 204
–, TNM-System 207
–, Urethrektomie 203
–, Urothelkarzinom der prostatischen Harnröhre 203
–, Vulvaexstirpation 203
Harnröhrenklappen 71, **112**, 119, **306**
–, isolierte Meatusstenosen 306
–, Schlitzung oder (Laser-)Resektion 306
Harnröhrenruptur, infradiaphragmale 240
–, supradiaphragmale 240
Harnröhrensteine **225**
Harnröhrenstenosen **306**
–, isolierte Meatusstenosen 306
Harnröhrenstriktur 71, 95, **327**, **433**
Harnröhrenverletzungen **240**
–, Diagnostik 241
–, Douglas-Hämatom 241
–, erektile Impotenz 241
–, Impotenz 242
–, infradiaphragmatisches Trauma 241
–, Inkontinenz 241 f.
–, Komplikationen 242
–, oberhalb (supradiaphragmal) 240
–, Perkussion des Abdomens 241
–, rektale Untersuchung 241
–, retrogrades Urethrogramm 241
–, Straddle injury 241
–, supradiaphragmatisches Trauma 241
–, Therapie 242
–, Übersichtsröntgenaufnahme des kleinen Beckens 241
–, unterhalb (infradiaphragmal) 240
Harnsäuresteine 214
–, Uratverstopfungsniere 214
Harntrakt, oberer **96**
–, Fehlbildungen **290**
– –, Doppelnieren 295
– –, Harnleiteranomalien 290
– –, Heminephrektomie 297
– –, Hypertonus 294
– –, Jo-Jo-Phänomen 296
– –, Markschwammniere 294
– –, Meyer-Weigertsche Regel 296
– –, Nierenanomalien 290
– – –, Formanomalien 292
– – – –, Hufeisenniere 292
– – – –, Kuchenniere 292
– – – –, Scheibenniere 292
– – –, Geburtshindernis 292

- - -, gekreuzte Dystopie 292
- - -, Lageanomalien 291
- - - -, Beckenniere 291
- - - -, Malrotation 291
- - -, Nephroptose 292
- - -, numerische 291
- - - -, Nierenagenesie 291
- - - -, Nierenaplasie 291
- - -, Strukturanomalien 293
- -, Nierendysplasie 293
- -, Nierenhypoplasie 294
- -, Niereninsuffizienz 293
- -, polyzystische Nierenerkrankung 293
- -, Schrumpfniere 294
- -, Urämie 293
- -, Ureter duplex 295
- - -, fissus 295
- -, Ureterozele 296
- -, Ureterreimplantation 297
- -, vesikoureteraler Reflux 290
- -, Zystennieren 293
-, unterer **99**
- -, Katheter 99
- -, suprapubisch 99
- -, transurethral 99
Harntransport, Störungen **26**
-, akute Abflußstörung 27
-, Ätiologie und Pathogenese 26
-, mögliche Ursachen 26
-, obstruktive Uropathie 26
Harnverhalt 19, 81, **364**
-, akuter 39, **365**
- -, Klinik 365
- -, schmerzloser 366
-, Anurie 365
-, Ätiologie 364
-, chronischer 40, **366**
-, Diagnostik 368
-, neurogene Ursachen 364
-, Prostataadenom 364
-, Therapie 369
Harnwege, ableitende, Erkrankungen s. Nierenerkrankungen
-, Erkrankungen, Schwangerschaft **335**
- -, Beckenniere 337
- -, Fehlbildungen der Nieren und der ableitenden Harnwege 337
- -, Pigtail-Ureterkatheter 335
- -, polyzystische Nierendegeneration 337
- -, Pyelonephritis 336
- -, Urolithiasis 337
Harnwegsinfekt **56**, 147, **285**
-, asymptomatischer 115
- beim Kind **288**
- -, antibiotische Langzeitprophylaxe 289
- -, Enuresis 289
- -, Pathogenese 288
- -, Sekundärschäden 290
- -, Therapie 289
- -, Urinkultur 289
- -, Ursachen und Risikofaktoren 288
-, Keimspektrum 116
-, symptomatirscher 115
β-HCG 176
HDI 98
Hermaphroditismus, echter **311**
- verus **113**
Herpes genitalis 147
Hochdruck, fixierter 33
-, renal-parenchymatöser 31
Hoden, Lageanomalien **316**
-, Einschränkung der Fertilität 316
-, Malignitätsrisiko 316
-, Therapie 316
Hodenbiopsie 269
Hodenektopie **270**, **316**
Hodenkarzinom, TNM-System 206
Hodenretention **270**
Hodentorsion **317**, 363
-, akute **378**
- -, Diagnostik 378
- -, Klinik 378
- -, Orchidopexie 378
- -, Prehnsches Zeichen 378
- -, Therapie 378
-, Differentialdiagnose 318
-, Prehnsches Zeichen 317
Hodentrauma **377**
Hodentumoren **173**, **321**, **377**
-, Ätiologie 173
-, Carcinoma in situ 173
-, Chemotherapie 180
-, Chorionkarzinome 173
-, Computertomographie 176
-, Diagnose 175
-, Differentialdiagnose 177
-, Dottersacktumor (Orchidoblastom) 321
-, Keimzelltumoren 173
-, Klinik 174
-, Leydig-Zelltumoren 173
-, Lymphknotenmetastasen 180
-, maligne, Therapie 178
-, Metastasierung 174
-, modifizierte Lymphadenektomien 180
-, Nachsorge 181
-, Nichtseminom 179
-, Palpation 175
-, Pathogenese 173
-, PEB-Schema 180
-, PEI-Schema 180
-, Prognose 181
-, PVB-Schema 180
-, Seminom 173, 179, 321
-, Stadieneinteilung 177
-, Teratokarzinom 321
-, testikuläre intraepitheliale Neoplasie (TIN) 173
-, Therapie 177
-, TIN (testikuläre, intraepitheliale Neoplasie) 178
-, Tumormarker 176
Hufeisenniere **104**, **292**
Hydatide **379**
Hydatidentorsion **319**
-, blue dot 319
Hydrokolpos **113**
-, Hämatokolpos 113
Hydronephrose **27**, 235
-, hydronephrotische Schrumpfniere 27
Hydrozele **320**
-, akute **379**
Hyperkaliämie 21
Hyperkalziurie, idiopathische 212
Hyperkortisolismus **252**
Hypernephrom **150**
Hyperoxalurie 213
Hyperparathyreoidismus **212**
Hypertonie 23, 250, 256
-, renale **28**
- -, Aldosteron 28
- -, Angiotensin II 28
- -, farbcodierte Duplexsonographie 29
- -, Katheterangiographie 30
- -, Page-Niere 28
- -, Pharmakotherapie 31
- -, Plasmareninaktivität 30
- -, Renin 28
- -, renoparenchymatöse 28
- -, renovaskuläre 28
- -, seitengetrennte Isotopenclearance 30
-, renal-parenchymatöse 29
-, renal-vaskuläre 29
-, renovaskuläre, Therapie 31
Hypertonus **235**, 294
-, renal-parenchymatöser, Therapie 33
Hypogonadismus **262**
-, hypergonadotroper 262
-, hypogonadotroper 262
-, idiopathischer hypogonadotroper (IHH) **268** s.a idiopathischer hypogonadotroper Hypogonadismus (IHH)
-, normogonadotroper 262
-, primärer 262
Hypospadie **112**, **307**
-, plastische Korrektur 308
-, Therapie 308
Hypozitraturie 212

I

idiopathischer hypogonadotroper Hypogonadismus (IHH) **271**
-, Kallmann-Syndrom 271
-, Klinefelter-Syndrom 271
Ileum-Conduit 167
Impotenz, erektile 241
Induratio penis plastica **282**
-, Deviation des Penis 283
-, Dupuytren 282
-, Dupuytrensche Kontraktur 282
-, Operation nach Nesbit 284
-, Plaque-Rektion 284
-, Therapie 283
Infektionen, hochfieberhafte 87
-, venerische **147**
- -, AIDS mit Condylomata acuminata 147
- -, Differentialdiagnose 147

Infektionen, hochfieberhafte, Genitalmykose 148
– –, Gonorrhö 147
– –, Herpes genitalis 147
– –, Lues 147
– –, Lymphogranuloma inguinale 147
– –, Ulcus molle 147
Infektsteine 213
Infertilität **261**
–, primäre 261
Infrarotspektroskopie 211
Inkontinenz 241, **361**
–, weibliche **432**
Inkontinenzformen, spezielle, im Alter **349**, s. a. Blase, ungehemmte neuropathische
Intersexualität **310**
–, genetische 311
–, gonadale **312**
– –, kongenitale Anorchie 312
–, somatische **312**
– –, feminine 312
– –, maskuline 312
– –, Pseudohermaphroditismus 312
– – – femininus 314
– – – masculinus 313
Inulin-Clearance 60
Inzidentalom **247**
IPP **282**
Ischuria paradoxa 366
Isosthenurie 21
Isotopenclearance **60**
–, Captopril 62
–, Indikationen 60
–, MAG-3 61
–, Methodik 60
–, seitengetrennte 30
–, Strahlenexposition 61
IVP 65

K

Kaliumhaushalt 20
Kalziumsteine **212**
–, Ammoniumchloridbelastungstest 212
–, Ausgußstein 213
–, Hyperoxalurie 213
–, Hyperurikosurie 213
–, Hypozitraturie 212
–, idiopathische Hyperkalziurie 212
–, Infektsteine 213
–, paraneoplastisches Syndrom 212
–, Sarkoidose 212
–, Struvitsteine 213
–, Vitamin-D-Überdosierung 212
Kaposisarkom 146
Karnofsky-Index **425**
Katheterangiographie 74
Katheterismus **80**
–, Einmalkatheter 81
–, Harnleiter(Stein-)schlinge 81
–, Harnröhrenpassage 81
–, Harnverhalt 81
–, Kathetermaterialien 81
–, Kathetertypen und Einsatzbereiche 80
–, Kinder 83, 287
–, Komplikationen 84
–, Latex 82
–, Legen eines Katheters 82
– –, Technik 83
–, Nelatonkatheter 80
–, Silikonkatheter 82
–, Tiemannkatheter 80
–, Ureterenkatheter 81 f.
–, Zystostomie 81
Katheterpflege **84**
Kavernosographie **78**
–, Indikation 78
–, venöses Leakage 78
Kavographie **75**
Kernspintomographie 77, 188
–, MRI 77
–, MRT 77
–, NMR 77
Kinderurologie **285**
–, Diagnostik 286
–, Erkrankungen, Hauptsymptome 286
–, gestörte Blasenentleerung 285
–, Harnwegsinfekt 285
–, Katheterismus 287
–, komplexe embryonale Entwicklung 285
–, kongenitale Fehlbildung 285
–, Lageanomalie des Hodens 285
–, mikrochirurgische Techniken 287
–, perinatale Sonographie 285
–, RARE-MR-Urogramm 286 f.
–, skrotale Krankheitsbilder 285
–, suprapubische Harndrainage 287
–, Tumor 285, **321**
–, Vorsorgeuntersuchung 285
Kittniere 142
Klinefelter-Syndrom **113**, **265**, **271** f, **311**
–, eunuchoider Hochwuchs (Sitzzwerg) 272
–, Gynäkomastie 272
Knochenszintigraphie **79**, 188
–, Durchführung 79
–, Prostatakarzinom 79
Kolik 42, 216
Kolon-Conduit 167
Kontrastmittel, mögliche Reaktionen und ihre Behandlung **65**
–, nichtionische 65
Kontrastmittelallergie **64**f
–, AUG 64
–, Urographie 64
Kreatinin-Clearance **59**
Kryptorchismus **113**, **270**, **316**
Kuchenniere 292

L

Lageanomalien **104**
–, chronische Pyelonephritis 105
–, ektope Nieren 105
–, gekreuzte Dystopie 105
–, Malrotation 104
–, Nephroptose 105
–, Nierendysplasie 105
–, Nierenhypoplasie 105
–, unilaterale Verschmelzungsnieren 105
Lauensteinlage 71
Leakage, venöses 78
Leistenhernie, inkarzerierte **379**
Leisten-/Skrotalhernie **320**
–, Inkarzerationsgefahr 320
Leukozyturie 27
Lues 147
Lymphadenektomie, modifizierte 180
–, pelvine 166
Lymphknotenmetastasen 180
Lymphogranuloma inguinale 147
Lymphographie **74**
–, Durchführung 74
–, Indikationen 74

M

Makrohämaturie **40**, 131, 147, 215, 383
–, Differentialdiagnose nach dem Kriterium »Miktionsverhalten« 384
–, – – – – »Schmerzhaftigkeit« 383
–, schmerzlose 40, 161
Maldescencus testis **270**
–, Gleithoden 271
–, LHRH-Analoga 271
–, Pendelhoden 271
Markschwammniere 107, **294**
MdE **430**
Meatusstenose 96
–, isolierte 306
Megaureter 19, **300**
–, primär obstruktiver 108, 300
– –, refluxive 300
–, sekundärer 300
–, Uretermündungsstenose 300
–, Ureterokutaneostomie 300
–, Ureterreimplantation 300
–, Ureterresektion 300
Meningomyelozele **328**, **360**
MEN-Syndrom **256**
Metastasen 153
Meyer-Weigertsche Regel **108**, **296**
Mikrohämaturie 27, **42**, 131, 147, 383
–, Erythrozytenzylinder 42
–, Kolik 42
Miktion, zweizeitige 37
Miktionscysturethrogramm (MCU) **70**
–, subvesikales Hindernis 70
–, vesikoureterorenaler Reflux 70
Minderung der Erwerbsfähigkeit **430**
Mißbildungen **103**
Mittelstrahlurin **51**
Morbus Bourneville-Pringle **149**
– Bowen **169**
– Crohn, Blasen-Darm-Fisteln 35
– Ormond 19, **24**
– Parkinson **360**
– Reiter **138**
– –, Diagnostik 138
– –, Pathogenese und Klinik 138
– –, Therapie 138
Morgagnische Hydatide, Drehung **379**
MRI 77
MRT 77

multiple Sklerose **360**
Mumpsorchitis 138, 263, **319**, 379
Mündungsanomalien **109**
–, Ureterektopie 109
–, Ureterozele 109 f.
Mycobacterium tuberculosis 141

N

Nausea 27
Nebenhoden 143
Nebenniere, Erkrankungen **247**
–, ACTH 249
–, Aldosteronproduktion 249
–, anatomische und physiologische Grundlagen 248
–, Androgene 249 f.
–, Aufbau der Nebenniere und Hormonproduktion 248
–, Computertomographie 249
–, Diagnostik 249
–, Glukokortikoide 250
–, hormoninaktive Adenome der Nebennierenrinde 247
–, Hormonstörungen 248
–, Hypertonieabklärung 247
–, Kortisolproduktion 249
–, Mineralokortikoide 250
–, MRT 249
– Nebennierenmark 255
–, Nebennierenmetastasen 247
–, Phäochromozytom 247
–, primärer Hyperaldosteronismus 250
–, Pseudohermaphroditismus femininus 253
–, Regulation der Nebennierenhormone 249
–, Sonographie 249
– Zona fasciculata 252
– – glomerulosa 250
– – reticularis **253**
– – –, 21-Hydroxylasemangel 253
– – –, Salzverlustsyndrom 253
Nebennierenhyperplasie 255
Nebennierenkarzinom **253**
Nebennierenrinde, hormoninaktive Adenome **247**
Nebennierentumor 255
–, Adrenalektomie 257
–, AGS 258
–, chirurgische Therapieprinzipien 257
–, Cushing-Syndrom 258
–, Hormonsubstitution 257
–, Morbus Conn 258
–, perioperative Begleittherapie 258
–, Phäochromozytom 258
Nelatonkatheter 80
Nephrektomie 33, **91**
–, Diagnostik 92
–, Indikationen 91
–, Invaliditätsbemessung 93
–, Komplikationen 93
–, notfallmäßige 91
–, partielle 91
–, relative Kontraindikationen 92
–, unilaterale 91
Nephritis, bakterielle interstitielle 117
Nephroblastom (Wilms-Tumor) **321**
–, Klinik 322
–, Therapie 323
Nephrolitholapaxie, perkutane **221** f
Nephroptose (Senkniere) 45, 105, **292**
Nephroskopie **85**
–, Fluoreszenszystoskopie 86
–, photodynamische Markierung 86
Nephrostomie 73
–, perkutane 96 ff., 371
Nephroureterektomie **110**, **158**
Neuroblastom **256**, **323**
–, Klinik 323
–, paraneoplastische Syndrome 324
–, Therapie 257, 324
–, Vanillinmandelsäure 323
neurogene Blasenentleerungsstörungen s. Blasenentleerungsstörungen, neurogene
neuropathische Reflexblase **355**
–, Anticholinergika 358
–, automatische Blase 355
–, Christbaumblase 356
–, Detrusorhyperreflexie 356
–, Detrusorhypertrophie 357
–, Detrusor-Sphinkter-Dyssynergie (DSD) 355 ff.
–, Diagnostik 355
–, intermittierender Einmalkatheterismus 358
–, koordinierte synergistische Reflexblase 356
–, Reflux 357
–, Restharnbildung 357
–, Therapie 355
–, transurethrale Sphinkterotomie 358
–, Triggern 356
–, upper motor neuron lesion 355
nichtgonorrhoische Urethritis **136**
Nichtseminom 179
Niere, stumme 232
Nierenagenesie **291**
Nierenanomalien **103**
–, Nierenagenesie 103
–, numerische 103
–, Überzahl 103
Nierenaplasie **291**
Nierenarterienstenose **24**, 75
–, arteriosklerotische 29
–, fibromuskuläre 29
–, operative Korrektur **31**
Nierenbeckenabgangsstenose 94, **298**
Nierenbeckenplastik 62, 94
Nierenbeckentumoren **156**
–, AUG 157
–, Ätiologie 156
–, Balkannephropathie 156
–, Chemoinstillationstherapie 158
–, Diagnostik 157
–, Differentialdiagnose 158
–, Metastasierung 156
–, Nachsorge 159
–, Nephroureterektomie 158
–, Pathogenese 156
–, Prognose 159
–, retrograde Kontrastmitteldarstellung 157
–, Symptome 157
–, Therapie 158
–, TNM-System 205
Nierenbiopsie **87**
–, Komplikationsmöglichkeit 87
Nierendysplasie 105, 293
–, multizystische 105
–, polyzystische 106
– –, adulte Form 107
– –, infantile Form 107
Nierenerkrankungen **331**
–, akute abakterielle chemotoxisch-allergische Zystitis 334
–, Entzündungen 331
–, komplizierte Zystitis 333
–, polyzystische **293**
–, unspezifische, bakterielle Zystitis 331
–, zystische 293
Nierenhypoplasie 105, **294**
Niereninsuffizienz **17**, 293, 327
–, Ätiologie 17
–, »Crush-Niere« 17
–, Diabetes mellitus 23
–, Glomerulonephritis 23
–, Hypertonie 23
–, neurogene Blasenentleerungsstörungen 24
–, postrenale **24**
–, Pyelonephritis 23
–, Schädigungen der Glomeruli 17
–, Therapie **23**
–, Tubulusnekrose 17
Nierenkarbunkel **124**
–, Definition 124
–, Diagnostik 124
–, Klinik 124
–, Therapie 124
Nierenstielabriß **229**
Nierenszintigraphie, statische **63**
–, Mißbildungen 63
Nierentransplantation **25**
Nierentrauma **44**
Nierentumor 48
Nieren- und Harnleitersteine **215**
–, alkalisierter Urin 219
–, Differentialdiagnose 219
–, ESWL (extrakorporale Stoßwellenlithotripsie) 220
–, Kolik 216
–, Makrohämaturie 215
–, offene Operationen 221
–, perkutane Nephrolitholapaxie 221 f.
–, physiologische Engstellen 216
–, Pyelolithotomie 221
–, retrograde Pyelographie 218
–, Schlinge 221
–, Sepsis 215
–, Therapie 219
– –, instrumentelle und operative 220
– –, konservative 219
–, Tomographie 217
–, Ureterolithotomie 221
–, Ureterorenoskopie (URS) 221
–, Urogramm 217

Nierenverletzungen **229**
–, Abszeß 235
–, Angiographie 232
–, Ausscheidungsurogramm 232
–, Computertomogramm 233
–, Diagnostik 230
–, diagnostische Maßnahmen 231
–, Differentialtherapie 234
–, Einteilung 229
–, Frühkomplikationen 234
–, geschlossene 229
–, Hämaturie 229
–, Hypertonus 235
–, Komplikationen 234
–, Nierenstielabriß 229
–, Nierentrauma, differenziertes Klassifikation 230
–, Page-Niere 235
–, perirenales Hämatom 233
–, Peritonitis 234
–, Röntgenuntersuchung 231
–, Schrumpfniere/Hydronephrose 235
–, Sonographie 231
–, Spätkomplikationen 235
–, stumme Niere 232
–, Therapierichtlinien 233
–, Urinom 234
–, Urosepsis 235
–, verzögerter Schockzustand 234
Nierenversagen, akutes (ANV) **17**
– –, Symptomatik 20
–, chronisches (CNV) **21**
– –, chronisch rezidivierende Pyelonephritiden 21
– –, kompensierte Retention 22
– –, Polyneuropathie 22
– –, renale Anämie 22
– – –, Osteopathie 22
–, intrarenales 17, **18**
–, postrenales 17, **19**
– –, Entlastungspolyurie 21
– –, Harnverhalt 19
– –, Hyperkaliämie 21
– –, Isosthenurie 21
– –, Kaliumhaushalt 20
– –, Megaureter 19
– –, metabolische Azidose 21
– –, Morbus Ormond 19
– –, obstruktive Uropathie 19
– –, Oligurie 20
– –, Säure-Basen-Haushalt 20
–, prärenales 17, **18**
Nierenzellkarzinom **150**
–, Ätiologie 150
–, Diagnostik 152
–, Differentialdiagnose 153
–, Epidemiologie 150
–, komplizierte Zysten 152
–, Metastasen 153
–, Nachsorge 156
–, organerhaltende Operationstechniken 155
–, paraneoplastische Symptome 151
–, Pathogenese 150
–, Prognose 155
–, Stauffer-Syndrom 151
–, symptomatische Varikozele 150
–, Symptome 151
–, Therapie 154
–, TNM-System 205
–, Tumorembolisation 155
–, Tumorenukleation 155
–, Tumornephrektomie 154
–, Tumorthrombus 152
Notfallsituationen, urologische **363**
–, Basisdiagnostik 363
–, delirante Zustände 363
–, Elektrolytentgleisungen 363
–, Hodentorsion 363
–, Querschnittslähmung 363
–, Sepsis 363
Nykturie 36

O

OAT-Syndrom **268**
obstruktive Blasenentleerungsstörungen s. Blasenentleerungsstörungen, obstruktive
Oligurie 20, 36
Operationen, plastische **94**
–, Blasenhalsstenose 95
–, Harnleiterstenose 95
–, Harnröhrenstriktur 95
–, Indikationen 94
–, Kelchhalsstenosen 94
–, Meatusstenose 96
–, Nierenbeckenabgangsstenose 94
–, Nierenbeckenplastik 94
–, subpelvine Stenosen 94
–, vesikorenaler Reflux 95
Orchiektomie 190
Orchitis **138**, **319**, **379**
–, Klinik 138
–, Mumps 319, 379
–, Mumps-Orchitis 138
–, Pathogenese 138
–, Therapie 138
Östrogenmangel 127
Ovarial-Venen-Syndrom **109**

P

Page-Niere 28, **235**
PAH-Clearance 60
Palliativmedizin **428**
–, Hospiz 428
Paraphimose **315**, **381**
–, Diagnostik 381
–, Klinik 381
–, Therapie 381
–, Zirkumzision 381
PCN 98
Pendelhoden **271**, **316**
Penisdeviation **113**
–, Chorda 113
–, Induratio penis plastica 113
Peniskarzinom **170**
–, Risiko 316
–, TNM-System 206
Penistumoren **169**
–, Ätiologie 169
–, Chemotherapie 172
–, Diagnostik 170
–, Differentialdiagnose 171
–, Klinik 170
–, Lasertherapie 172
–, Pathogenese 169
–, Penisteilamputation 171
–, Prognose 172
–, Therapie 171
Periduralanästhesie **413**
Peritonitis **234**
perkutane Nephrolitholapaxie (PNL) **85**
Peyronie's disease **282**
P-Fimbrien 119
Phäochromozytom **247**, **248**, **255**, 258
–, Andrenalektomie 256
–, Hypertonie 256
–, katecholaminproduzierende Tumoren 255
–, Vanillinmandelsäure 256
–, Zuckerkandlsches Organ 255
Pharmakotherapie 31
Phimose **169**, **315**
–, Peniskarzinomrisiko 316
–, Zirkumzision 316
Pilzinfektion **129**
Plasmainaktivität 30
Plattenepithelkarzinom 132
Plexus pampiniformis, Darstellung **79**
–, Rezidivvarikozele 79
–, Verschlußazoospermie 79
Pneumaturie **35**
Pollakisurie 36
Polyneuropathie 22
Polytrauma 228
Polyurie **24**, 36
–, psychogen passagere 404
Portsystem **427**
Prämedikation **411**
Prämedikationsvisite **410**
Präparate, pflanzliche 197
Prehnsches Zeichen **317**, **319**, **375**, **378**
Priapismus **380**
–, Therapie 380
primärer Hyperaldosteronismus **250**
Processus vaginalis, nicht obliterierter **320**
Prostata **112**, 143
–, Fehlbildungen 112
–, Massage 137
–, transurethrale Resektion (TUR-P) 198
Prostataabszeß **136**
Prostataadenom 119
Prostatahyperplasie, benigne s. benigne Prostatahyperplasie
Prostatakarzinom 79, **182**
–, Androgenentzugstherapie 191
–, Antiandrogene 192
–, Ätiologie 182
–, Chemotherapie 192
–, Computertomographie 188
–, Diagnostik 184
–, Epidemiologie 182
–, Fernmetastasen 184
–, hämatogene Streuung 183
–, Infusionsurogramm 188

–, jährliche Vorsorgeuntersuchung 183
–, Kernspintomographie 188
–, Klinik 183
–, Knochenszintigramm 188
–, LHRH-Analoga 192
–, lokal begrenztes (T1-T2–3/N0/M0), Therapie 189
– –, fortgeschrittenes bzw. metastasiertes, Therapie 190
–, lymphogene Metastasierung 183
–, Manifestationsformen 182
–, Orchiektomie 190
–, osteoblastische Metastasen 183
–, Östrogen 192
–, Pathogenese 183
–, Prognose 193
–, prostataspezifisches Antigen (PSA) 186
– – Kriterien 188
–, prostatische intraepitheliale Neoplasie (PIN) 183
–, PSA 185
–, Quotient 185
–, radikale Prostatektomie 189
– –, Alternative 190
– –, Komplikationen 190
– – –, intraoperativ 190
– – –, späte 190
–, Therapie 189
–, TNM-System 207
–, TRUS 186
Prostatakongestion **393**, 397
Prostatasekret **58**
–, Prostatitis 58
prostataspezifisches Antigen (PSA) 89
Prostatastanzbiopsie **86**
–, hochfieberhafte Infektionen 87
–, Komplikationen 86
–, perineale Punktionstechnik 87
–, transrektale 86
–, ultraschallgeführt 86
–, Voraussetzung 86
Prostatektomie, radikale 189
Prostatitis 58, **133**, 397
–, akute 134
–, chronische 134
– – bakterielle **393**, 397
–, Diagnostik 134
–, Differentialdiagnose 135
–, Dreigläserprobe 134
–, Einteilung 134
–, granulomatöse **135**
–, Klinik 133
–, männliche Adnexitis 133
–, Pathogenese 133
–, Therapie 134
Prostatodynie **393**, 397
Prostatopathie **135**, **393**, 397
Prune-Belly-Syndrom **310**
–, Hydrometrokolpos 309
–, Kryptorchismus 309
Pseudodivertikel 195, 305
Pseudohermaphroditismus 312
– femininus **253**, **314**
– –, adrenogenitales Syndrom (AGS) 314
– –, Salzverlust-Syndrom 314
– masculinus 113, **313**
– –, hairless woman 313
– –, primäre Amenorrhö 313
– –, Stoffwechseldefekte 313
–, weiblicher 113
psychosomatische Aspekte s. Aspekte, psychosomatische
Punktion, suprapubische
–, Blase **51**
– –, Kontraindikationen 52
Punktionstechnik, perineale 87
Pyelographie, retrograde **72**, 218
–, Chevassue-Katheter 72
–, Indikationen 73
–, Kontraindikationen 73
Pyelonephritis 23, **117**, **336**
–, abszedierende **123**
– –, Definition 123
– –, Pathogenese 123
– –, Therapie 123
–, akute 117
– –, Klinik 117
– –, Pathogenese 117
–, Antibiotika 120
–, bakterielle interstitielle 117
–, chronische 105, 122
– –, Diagnostik 122
– –, Klinik 122
– –, Therapie 122
–, chronisch rezidivierende 21
–, Dauerkatheterträger 119
–, Diagnostik 119
–, Harnröhrenklappen 119
–, immunologische Faktoren 119
–, interstitielle 122
–, Kindesalter 118
–, neurogene Blasenentleerungsstörung 119
–, P-Fimbrien 119
–, Prostataadenom 119
–, pyelonephritische Schrumpfniere 122
–, Schwangerschaft 118
–, Therapie 120
–, Urinkultur 119
–, xanthogranulomatöse **122**
Pyonephrose **123**, 142
–, Definition 123
–, Klinik 123
–, Pathogenese 123
–, Therapie 123
Pyurie **35**

Q

Quadrantenbiopsie 162

R

Radiochemotherapie, kombinierte 167
RARE-MR-Urogramm 286 f.
5-α-Reduktasehemmer 198
Reflex, renointestinaler **45**
Reflexblase, neuropathische s. neuropathische Reflexblase
Reflexinkontinenz **38**, **340**, **347**
–, Detrusorhyperreflexie 347
Reflux 63
–, antibiotische Prophylaxe 304
–, antirefluxive Ureterreimplantation 304
–, Klassifizierung 303
–, nach Parkkulainen 303
–, primärer 303
–, sekundärer 304
–, Therapie 304
–, vesikorenaler 95, **110**
– –, primär 110
– –, sekundär 110
–, vesikoureteraler **303**
Refluxprüfung, indirekte **63**
Regionalanästhesie **412**
Reizblasensymptomatik **394**
– der Frau **401**
– –, Biofeedback 401
– –, Östrogenmangel 401
Renal-tubuläre Azidose (RTA) **212**
Renin 28
Renin-Angiotensin-Aldosteron-System 28
Restharn 37
Restharnbildung 193
retrokavaler Ureter s. Ureter, retrokavaler
Rhabdomyosarkom **324**
–, Klinik 324
–, Sarcoma botryoides 324
–, Therapie 324
Röntgendiffraktionsanalyse 57

S

Sakralagenesie **360**
Salzverlustsyndrom **253**, **314**
Samenblasen **112**
–, Fehlbildungen 112
Sandy patches 131
Sarcoma botryoides 324
Säure-Basen-Haushalt 20
Scheibenniere 292
Schistosoma haematobium 130
Schmerz, myofaszialer **396**
–, Ligamentose 396
–, M. bulbospongiosus 396
–, M. ischiocavernosus 396
–, M. pubococcygeus 396
–, Myelogelosen 396
–, referred pain 396
Schmerzprojektion **27**
Schmerztherapie **409**, **414**, **418**
–, Adjuvanzien 425
–, chirurgische 418
–, Co-Analgetika 425
–, Medikamentenpumpen 426
–, mittelstarke Analgetika 421
–, Nichtopioid-Analgetika 421
–, onkologische 418
–, Opioid-Analgetika 421
–, Palliativmedizin 428
–, parenterale 426
–, Portsystem 427
–, postoperative **416**
– – bei Kindern 417

Schmerztherapie, postoperative, kontinuierliche Regionalanästhesieverfahren 417
–, Psychopharmaka 426
–, radiologische 418
–, Schmerzanamnese 419
–, Schmerzdiagnostik 419
–, Schmerzqualität 419
–, Schmerzursachen 418
–, starke Opioide 422
–, therapiebedingte Schmerzen 418
–, tumorassoziierte Schmerzen 418
–, tumorbedingte Schmerzen 418
– – –, Regelkreis 419
–, WHO-Stufen-Schema 420
Schnelltest **54**
Schockniere **18**
Schockzustand, verzögerter **234**
Schrumpfniere 235, **294**
–, hydronephrotische 27
–, pyelonephritische 122
Schwerbehindertengesetz **430**, **435**
–, Minderung der Erwerbsfähigkeit (MdE) 430
Selbstkatheterismus, intermittierender **360**
Seminom 179
Senkniere 45
Sepsis 215, 363
Sexualstörungen der Frau **404**
– des Mannes **399**
– –, Orgasmus praecox und retardus 401
Sexuelle Differenzierungsstörungen **310**
–, Androgeneinfluß 310
–, feminisierende Reduktionsplastiken 311
–, genetische Intersexualität 311
–, genetisches Geschlecht 310
–, genitales Geschlecht 310
–, gonadales Geschlecht 310
–, Müllerian Inhibiting Factor (MIF) 310
–, somatisches Geschlecht 310
–, virilisierende Aufbauplastiken 311
SKAT **279**
–, Nebenwirkungen 280
Skrotalhernie **320**
–, Inkarzerationsgefahr 320
Skrotalverletzung **377**
Skrotum, akutes **374**
–, akute Epididymitis 375
– –, Hodentorsion 378
– –, Hydrozele 379
–, Diagnostik 374
–, Differentialdiagnose 374
–, Drehung einer Morgagnischen Hydatide 379
–, Hodentrauma 377
–, Hodentumor 377
–, inkarzerierte Leistenhernie 379
–, Klinik 374
–, Orchitis 379
–, Skrotalverletzung 377
Solitärzyste 107
Sonographie **48**, 231, 239, 249, 251
–, Nierentumor 48
–, perinatale 285
–, transrektale **49**, 50, 196, 265
Spaltbildungen **111**
spanischer Kragen **381**
Spermatogenese **261**
Spermiogramm **266**, s. a. Ejakulatanalyse
Spina bifida **328**
– occulta **360**
Spinalanästhesie **413**
Status colicus **373**
Stauffer-Syndrom **151**
Stehaufnahme 70
Steinarten 211
Steinkolik **370**
–, Ausscheidungsurogramm 371
–, Diagnostik 370
–, Differentialdiagnose 372
–, Fornixruptur 371
–, Klinik 370
–, Notfalltherapie 373
–, perkutane Nephrostomie 371
–, Schmerzprojektion 370
–, Status colicus 373
–, Urosepsis 370
Steinmetaphylaxe **223**
–, Rezidivsteine 223
Stent 200
Sterilität **261**
Stix **54**
Straddle injury **241**
Strangurie 36
Streßinkontinenz **37**, **340**, **342**
–, Coni 344
–, Operationsmethoden 344
–, Operationsverfahren 345
–, Östrogensubstitution 344
–, Schweregrade 343
Strikturen **338**, s. a. Fisteln
Struvitsteine 213
Sucht **423**
Syndrom, adrenogenitales (AGS) 113, **253**
–, (rektales) 397

T

Tamsulosin 197
Tbc **24**
Tiemannkatheter 80
TNM-System **203**
–, allgemeine Grundlagen 203
Tomographie 217
Transplantatnieren, Verlaufskontrolle 75
Trauma, urologisches s. urologisches Trauma
Trichomonaden 58
Tuberkulose **128**
Tuberkulostatika 145
Tubulusnekrose 17
Tumoren, kinderurologische **321**
–, Hodentumor 321
–, Neuroblastom 321
–, Rhabdomyosarkom 321
–, Wilms-Tumor 321
Tumormarker **89**
–, Alpha-Fetoprotein 89
–, Beta-HCG 89
–, prostataspezifisches Antigen (PSA) 89
Tumornephrektomie **154**
Tumor-Schmerztherapie **420**
–, Grundsätze der medikamentösen 420
–, Leitsätze 420
Tumorthrombus 152
TUR 99
TUR-Syndrom **18**, 100, 199, **416**
–, Therapie **416**
Turner-Syndrom **311**

U

Überlaufblase **366**
Überlaufinkontinenz (Ischuria paradoxa) **38**, **347**
–, Detrusorakontraktilität 347
–, Detrusorinsuffizienz 347
–, urodynamische Differentialdiagnose 348
Ulcus molle 147
Unfallurologie, Prinzipien 227
upper motor neuron lesion **355**
Urachusanomalien **305**
–, Urachusdivertikel 305
–, Urachusfistel 305
–, Urachuszyste 305
Urachusdivertikel 305
Urachusfistel 305
Urachuspersitenz **111**
Urachuszyste 305
Uratverstopfungsniere 214
Ureaplasmen 58
Ureter duplex 107, **295**
–, ektoper **301**
–, Epididymitiden 301
– fissus 107, **295**
–, intermittierende Harninkontinenz 301
– – –, Knaben 301
–, Mädchen 301
–, retrokavaler **299**
Ureterabgangsstenose **298**
–, Anderson-Hynes 298
–, Diagnostik 298
–, Therapie 298
Ureterhautfistel 98
Ureteritis caseosa 142
Ureterorenoskopie (URS) **85**, **221**
–, Fluoreszenszystoskopie 86
–, photodynamische Markierung 86
Ureterozele **109** f, **296**, **302**
–, Harnsteinbildung 302
–, orthotope 302
Urethralklappen **327**
Urethralsekret **58**
–, Chlamydien 58
–, Gonokokken 58
–, Trichomonaden 58
–, Ureaplasmen 58
–, Urethritis 58
Urethralsyndrom, akutes **334**
–, psychosomatisches, der Frau **402**
– –, suprapubische Blasenschmerzen 403
Urethrektomie **203**

Urethritis 58, **136**, **331**, s. a. Zystitis, akute
–, Chlamydien 137
–, Diagnostik 136
–, gonorrhoische **136**
–, Gramfärbung 136
–, NGU 136
–, nichtgonorrhoische **136**
–, Prostatamassage 137
–, STD 136
Urethrographie, retrograde **71**, 241
–, Durchführung 71
–, Harnröhrenklappen 71
–, Harnröhrenstriktur 71
–, Lauensteinlage 71
Urgeinkontinenz **38**, **340**, **345**, s. a. Drang-Inkontinenz
Urin, alkalisierter 219
Uringewinnung, Methoden **51**
Urinkultur **55**, **119**, 289, 333
Urinom **234**, 236, **239**, **339**
Urinphlegmone **236** f, **239**, 244
Urinsediment **52**
–, Befunde 53
–, Fuchs-Rosenthal-Zählkammer 53
–, Gesichtsfeldmethode 53
–, Normwerte 53
Urinstoma 98
Urinzytologie **55**, 162
Uroflowmetrie 197
Urogenitalinfekt **115**
–, endogener 115
–, exogener 115
–, Kinder 115
–, prädisponierende Faktoren 115
–, Schwangere 115
– –, kontraindizierte Antibiotika 116
Urogenitalsyndrom **393**, **397**
–, autogenes Training, progressive Muskelentspannung nach Jacobson 398
–, Biofeedbacktraining 398
–, Blasenschmerz 397
–, dyskoordinanter Flow 398
–, Körpertherapie nach Feldenkrais-Hanna 398
–, Persönlichkeitsstruktur (analzwangs-neurotische) 398
–, Synonyme 393
–, vegetatives 397
Urogenitaltrakt, sensible Versorgung 43
Urogenitaltuberkulose **56**, **141**
–, Ätiologie und Pathogenese 141
–, destruierendes Stadium (Pyonephrose und Kittniere) 143
–, Diagnostik 144
–, Dreifach-Kombination 145
–, Epidemiologie 141
–, Kittniere 142
–, Klinik 144
–, Mycobacterium tuberculosis 141
–, Nebenhoden 143
–, Operationsindikationen 146
–, parenchymatös-ulzeröses Stadium 143
–, Pathologie 141
–, Prognose 146
–, Prostata 143
–, Pyonephrose 142
–, Stadieneinteilung 143
–, Therapie 144
–, Tuberkulostatika 145
–, ulzerokavernöses Stadium 143
–, Ureteritis caseosa 142
Urogramm 217
Urographie **64**
Urolithiasis **211**, **325**, 337
–, idiopathische 212
–, Infektsteine 325
–, Infrarotspektroskopie 211
–, metabolische Störungen 212
–, Mineralogische Bezeichnung 211
–, obstruktive Anomalien 325
–, Röntgendiffraktion 211
–, Steinarten 211
–, Therapie 325
–, Ursachen der Steinbildung 211
–, Zusammensetzung der Harnsteine 211
Urologische Notfallsituationen s. Notfallsituationen, urologische
Urologisches Trauma, Spätkomplikationen und Prognose **244**
–, Gutachten 245
–, Steine 244
–, Thrombose/Embolie 244
–, Urinom 244
–, Urinphlegmone 244
–, Urosepsis 244
Uropathie, obstruktive 19, 26
Urosepsis **19**, **235**, 244, 370, **386**
–, Alarmzeichen 387
–, Diagnostik 388
–, Erreger 386
–, gramnegative **115**
–, Klinik 387
–, Pathogenese 387
–, Phasen 387
–, Therapie 388
–, Therapieprinzipien 389
Urothelkarzinom 160

V

Vanillinmandelsäure **256**
Varikozele **264**, **320**
–, symptomatische **150**
Vena-ovarica-Syndrom **335**
Venerische Infektionen **147**
–, AIDS mit Condylomata acuminata 147
–, Differentialdiagnose 147
–, Genitalmykose 148
–, Gonorrhö 147
–, Herpes genitalis 147
–, Lues 147
–, Lymphogranuloma inguinale 147
–, Ulcus molle 147
Verfahren, radiologische **64**
– –, Urographie 64
Verletzungen **227**
–, ABCD-Regel 227
–, Polytrauma 228
–, Prinzipien der Unfallurologie 227
–, urologische, Verteilung 228
Verschmelzungsnieren **104**
–, unilaterale 105
vesikoureteraler Reflux s. Reflux, vesikoureteraler
Videourodynamik **354**
Vomitus 27
V.-ovarica-dextra-Syndrom **45**
Vulvaexstirpation **203**

W

Whitaker-Test 109
WHO-Stufen-Schema **420**
Wilms-Tumor s. Nephroblastom

Z

Ziehl-Neelsen-Färbung **55**
Zystektomie, radikale 165
Zysten, komplizierte 152
Zystenwandkarzinom 107
Zystinsteine 214
Zystitis **125**
–, akute **129**, **331**
– –, abakterielle chemotoxisch-allergische 334
–, asymptomatische Bakteriurie 332
–, chemische 165
–, chronische 128
–, chronisch-rezidivierende **129**
–, Definition 125
–, DMSO (Dimethylsulfoxid) 130
–, Einmalkatheterismus 332
–, gramnegative Stäbchen 331
–, hämorrhagische 129 f.
–, hormonelle Störungen 127
–, interstitielle **130**, **402**
–, komplizierte 128, 333
–, Mittelstrahlurin 332
–, Östrogenmangel 127, 332
–, Pathogenese 126
–, rezidivierende 125
–, suprapubische Punktion 332
–, Therapie 128
–, unspezifische, bakterielle 331
–, Urinkultur 333
Zystomanometrie **341**, **354**
Zystoskopie **84**
–, Indikationen 85
–, Kontraindikationen 85
Zystostomie 81, **87**

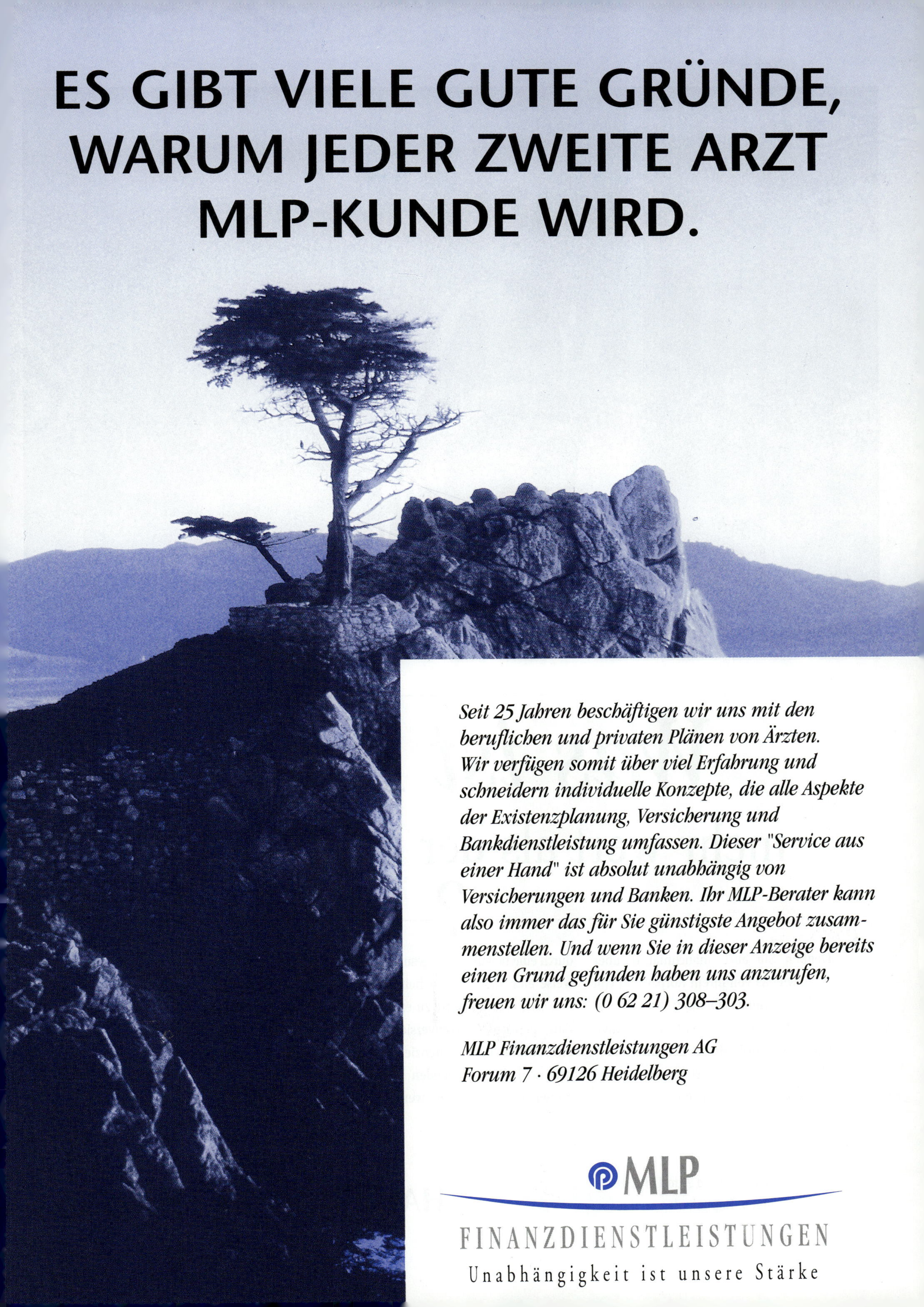
ES GIBT VIELE GUTE GRÜNDE, WARUM JEDER ZWEITE ARZT MLP-KUNDE WIRD.
Seit 25 Jahren beschäftigen wir uns mit den beruflichen und privaten Plänen von Ärzten. Wir verfügen somit über viel Erfahrung und schneidern individuelle Konzepte, die alle Aspekte der Existenzplanung, Versicherung und Bankdienstleistung umfassen. Dieser "Service aus einer Hand" ist absolut unabhängig von Versicherungen und Banken. Ihr MLP-Berater kann also immer das für Sie günstigste Angebot zusammenstellen. Und wenn Sie in dieser Anzeige bereits einen Grund gefunden haben uns anzurufen, freuen wir uns: (0 62 21) 308–303.
MLP Finanzdienstleistungen AG
Forum 7 · 69126 Heidelberg
MLP
FINANZDIENSTLEISTUNGEN
Unabhängigkeit ist unsere Stärke